ÉLÉMENTS

DE

CHIRURGIE VÉTÉRINAIRE.

TOULOUSE. — IMPRIMERIE DE CHAUVIN ET FEILLÉS, RUE MIREPOIX, 3.

ÉLÉMENTS

DE

CHIRURGIE

VÉTÉRINAIRE

PAR

J. GOURDON

CHEF DES TRAVAUX D'ANATOMIE ET DE CHIRURGIE A L'ÉCOLE IMPÉRIALE VÉTÉRINAIRE
DE TOULOUSE

TOME PREMIER

PARIS

LABÉ, LIBRAIRE-ÉDITEUR

PLACE DE L'ÉCOLE-DE-MÉDECINE

TOULOUSE

FEILLÈS, CHAUVIN et Cie

RUE SAINT-ROME, 46

1854

AVANT-PROPOS.

Depuis longtemps la chirurgie forme dans la bibliographie vétérinaire un vide regrettable, également senti, et par les élèves qui commencent leurs études, et par les vétérinaires dans l'exercice de leur profession : par ces derniers surtout, qui se trouvent si fréquemment dans la nécessité de mettre en pratique les préceptes élémentaires de la science chirurgicale. Non pas que l'indigence de la médecine vétérinaire, en livres de chirurgie, soit absolue; loin de là. La science, au contraire, est à peu près entièrement créée; de nombreuses monographies, quelques-unes fort remarquables, ont épuisé presque tous les sujets, et laissent peu de chose à ajouter. Malheureusement, tous ces travaux, dispersés dans une multitude de publications diverses, sont perdus pour la plupart des vétérinaires qui n'ont à leur disposition ni une riche bibliothèque ni le temps nécessaire pour compulser, dans les nombreux ouvrages où ils sont consignés, les matériaux propres à l'étude de chaque sujet. De là les plus grandes difficultés, sinon d'invincibles obstacles dans les études.

C'est pour faire disparaître ces difficultés, pour aplanir ces obstacles, que j'ai entrepris la publication de ce livre, dans lequel seront rassemblés en un tableau succinct, quoique aussi complet que possible, les éléments épars qui constituent aujourd'hui la chirurgie vétérinaire.

Pour me tracer un plan, en l'absence presque totale de traités spéciaux sur les diverses branches de la médecine pratique des animaux domestiques, j'ai dû embrasser tout ce qui réclame le secours de la main. Ainsi, indépendamment des opérations proprement dites, j'ai compris dans la chirurgie vétérinaire les moyens propres à contenir les animaux, les pansements, le traitement chirurgical des fractures et des luxations, la parturition et les opérations diverses qui en dépendent, objets divers que les médecins peuvent généralement étudier dans des livres spéciaux. De cette manière s'est trouvé constitué un cadre beaucoup plus varié que celui de la plupart des traités de chirurgie humaine, qui n'ont à s'occuper, d'ailleurs, ni des moyens de contention, ni de certaines opérations, telles que la castration, les opérations de pied, qui forment une partie si importante de la chirurgie des animaux domestiques.

Je reconnais qu'un tel programme est vaste, et que, pour le remplir d'une manière convenable, il faudrait certainement d'autres ressources de temps et d'expérience que celles dont je puis disposer. Mais enfin, faute d'autre, l'ouvrage que je publie aujourd'hui aura, tel qu'il est, son utilité, et, en tous cas, il aidera à attendre l'œuvre plus approfondie, le monument scientifique que la chirurgie vétérinaire, comme toute autre science, a le droit d'espérer.

D'abord, interprète fidèle des faits acquis, pour en faciliter la connaissance approfondie, autant que je le pourrai, sur chaque sujet je dirai tout : le bon et le mauvais côté. Je mentionnerai les procédés les meilleurs comme ceux d'une application difficile ou impossible; car il est important, pour le praticien, d'être également renseigné sur les uns et sur les autres : sur ceux-là, pour leur donner la préférence; sur ceux-ci, pour s'épargner des recherches inutiles, des tentatives déjà faites infructueusement. En matière de médecine, on l'a dit souvent, la connaissance des insuccès et des

essais malheureux sert autant que celle des succès. Pour ne
pas s'égarer en chemin, il faut connaître la route à éviter
aussi bien que la route à suivre.

Il est entendu qu'en adoptant cette ligne de conduite,
je ne dois pas me borner à répéter purement et simplement
ce qui a été fait et ce qui a été dit. De pures descriptions
techniques seraient, en effet, sans valeur, si elles n'étaient
accompagnées d'une appréciation motivée. Je m'efforcerai de
rendre ces appréciations aussi concluantes que le permettra
l'état actuel de nos connaissances.

Quant aux opinions étrangères aux miennes, je ne les
donnerai que sous la responsabilité de leurs auteurs, et
je mettrai un soin scrupuleux à rendre à chacun la part qui
lui revient et, autant que possible, sous la forme de citations textuelles. C'est la meilleure manière de n'altérer la
pensée de personne : une idée ne saurait mieux être rendue
que par son auteur, un fait mieux raconté que par celui qui
l'a observé. Je ne serai pas, d'ailleurs, le premier à agir
ainsi. Dans un ouvrage fort répandu aujourd'hui parmi les
vétérinaires, la partie chirurgicale est presque toute traitée
de cette manière; malheureusement, l'auteur est sobre à
l'excès sur l'indication de ses sources, ce qui laisse quelquefois de l'obscurité sur la valeur de ses appréciations. La
science, malgré son caractère élevé, se personnifie toujours
quelque peu. Plus d'un progrès, plus d'une découverte ne
sont jugés à leur véritable valeur que sur le nom de leurs
auteurs et la date de leur origine.

De plus, je dois dire qu'il n'est pas entré dans mes vues
d'écrire un recueil méthodique d'observations et de comprendre dans ce livre autre chose que les principes, les *éléments* de la science, qui suffisent d'ailleurs pour les études
et dans la pratique. Comme le dit Bourgelat, « un art, dans
» l'exercice duquel l'esprit doit sans cesse diriger la main, ne
» saurait être constamment asservi à des modèles; mais, les
» principes une fois établis, c'est à l'homme instruit à les
» étendre, à les resserrer, à les combiner, à en imaginer

» de nouveaux dans le besoin, et à se frayer, en un mot, des
» routes qui le rendent supérieur à toutes les difficultés et
» à tous les obstacles [1]. »

Guidé par cette pensée, je n'ai pas cru non plus devoir
me borner à la description pure et simple des opérations
connues. J'ai cherché encore, en donnant un certain développement aux principes généraux, en m'étendant sur
quelques méthodes opératoires presque ignorées des vétérinaires, à poser la chirurgie vétérinaire sur une base assez
large pour former une spécialité complète et raisonnée,
ayant ses préceptes et ses lois : un art quelconque ne pro-
gresse qu'à cette condition. C'est-à-dire que, tout en offrant
aux vétérinaires un guide manuel pour la pratique des opérations, j'ai en outre essayé, dans le but d'ouvrir à leurs
études la carrière la plus étendue, de leur aider à acquérir
ce qu'on peut appeler la *science chirurgicale* qui, jusqu'à présent, n'a eu qu'une existence presque accessoire dans l'enseignement théorique de la médecine vétérinaire.

Il m'a paru d'autant plus utile d'envisager mon sujet de
cette manière, qu'il s'en faut que la chirurgie vétérinaire soit
partout comprise comme elle devrait l'être. Réduite encore,
entre les mains de beaucoup de praticiens et d'empiriques, à
quelques données vagues et superficielles, éléments incom-
plets d'un art grossier, pratiqué sans direction et sans règle
et ne dépassant pas un certain horizon, elle ne peut ainsi
que rester fermée à tout perfectionnement. Il ne saurait donc
être inutile, dans le but de faciliter son essor, de chercher
à la rapprocher de plus en plus de la chirurgie humaine,
puisant ses merveilleux progrès de chaque jour dans l'extension indéfinie de ses applications.

Je dois me hâter d'ajouter qu'en m'exprimant ainsi je n'en-
tends nullement juger la chirurgie vétérinaire telle qu'elle est
exercée actuellement par quelques vétérinaires distingués,
notamment par les professeurs des Écoles chargés de son

[1] *Essai sur les appareils et les bandages*. Avertissement. p. IV

enseignement. Entre les mains de ces savants praticiens, dont quelques-uns sont mes maîtres, toujours honorés, la chirurgie n'a d'autres perfectionnements à recevoir que ceux nécessités par le progrès des temps; aussi n'est-ce pas pour eux que j'écris. Je m'inspirerai, au contraire, de leurs travaux pour contribuer à l'instruction de ceux auxquels est destiné ce livre, c'est-à-dire des vétérinaires que les nécessités de leur clientèle tiennent éloignés de la marche de la science, et des élèves de nos Écoles, qui ont besoin de posséder l'exposé exact de la science pour devenir habiles à leur tour. Mon ambition serait remplie, une partie de ma dette serait acquittée envers mes anciens maîtres, si je parvenais ainsi à propager leurs méthodes, leurs préceptes, et à leur créer des imitateurs.

Comme complément à mon plan général, j'y ai joint une introduction consacrée à l'histoire de la chirurgie vétérinaire. On ne s'en étonnera pas; toutes les autres branches de notre médecine ont leur histoire : celle de la chirurgie restait à faire. Je l'ai essayée en donnant un assez grand développement à cette étude rétrospective en raison des enseignements de plus d'un genre qui pourront en ressortir.

Pour faciliter la lecture, j'ai ajouté un grand nombre de figures intercalées dans le texte, et destinées, non-seulement à représenter les formes diverses d'instruments, mais aussi à figurer, toutes les fois qu'il sera nécessaire, la disposition anatomique des parties et le manuel des opérations. Je n'ai pas besoin de faire autrement valoir les avantages qu'on retirera de ces figures pour l'intelligence du texte. En disant qu'elles ont été dessinées sur bois par M. Ed. Pochet, bien connu déjà des vétérinaires, j'aurai donné la meilleure garantie du soin apporté à leur exécution. Ici, je dois adresser un témoignage particulier de reconnaissance à MM. H. Bouley, professeur, et Reynal, chef de service à l'École d'Alfort, qui ont bien voulu, vu mon éloignement de Paris, se charger de veiller à l'exécution des planches. Qu'ils veuillent bien agréer, pour ce service, l'expression de ma sincère gratitude.

Quant au style de l'ouvrage, je suis obligé de réclamer de
la part du lecteur une certaine indulgence. Forcé, par la
nature du sujet, de rechercher avant tout la clarté et la précision, je n'ai pu éviter ni l'aridité ni la monotonie du langage descriptif. Mais à défaut de la forme, j'espère pouvoir
me recommander par le soin consciencieux et par l'impar-
tialité qui ont présidé à la rédaction du fond.

J. G.

Toulouse, février 1851

INTRODUCTION.

La chirurgie, qui occupe aujourd'hui une place si considérable dans la pratique vétérinaire, est cependant, comme science particulière, une des branches le plus récemment constituées de la médecine des animaux. Réduite pendant des siècles à quelques pratiques grossières, que les progrès universels de notre époque n'ont pas encore réussi à faire entièrement disparaître, aujourd'hui encore à peine dégagée de son passé de barbarie, elle est en quelque sorte, pour nous, une science nouvelle. C'est pourquoi, au moment où nous entreprenons de présenter, dans un cadre élémentaire, les principes fondamentaux de la chirurgie vétérinaire, il nous semble utile de remonter les temps écoulés pour en rechercher la trace originelle, pour voir par quels chemins elle est arrivée jusqu'à nous, et pour déterminer, enfin, quels sont ses véritables fondateurs. Rien n'aide mieux à l'appréciation exacte de l'état présent d'une science que son histoire passée. La connaissance des difficultés vaincues, des erreurs renversées, donne la mesure des efforts qu'il a fallu faire, et prépare la voie pour les travaux qui restent à accomplir.

Pour avoir un point de comparaison, nous ferons précéder cet exposé d'une histoire générale de la chirurgie humaine, esquissée en traits rapides. Puis nous parcourrons les différentes phases historiques de la chirurgie vétérinaire, en les partageant en trois périodes distinctes : 1° dans l'antiquité; 2° à la renaissance; 3° enfin à l'époque moderne depuis la fondation des écoles.

I.

APERÇU HISTORIQUE SUR LA CHIRURGIE HUMAINE.

Selon toute apparence, la médecine et la chirurgie durent être entièrement confondues à l'origine, et celle-ci dut se borner d'abord à l'application des remèdes sur les plaies, à l'extraction des corps introduits dans les chairs, à des pansements, à des fomentations. Très-probablement on n'essaya pas de prime-abord l'instrument tranchant : il fallut auparavant qu'on eût quelques données anatomiques : à ce qu'il paraît, toutefois, déjà du temps d'Homère, on pratiquait des incisions pour extraire les flèches. Mais à quelle époque ces premiers principes de l'art de guérir ont-ils commencé à être réunis en préceptes, en corps de doctrine ? Il est difficile de le dire au juste; ce qu'il y a seulement de certain, c'est que les premières traces de la saine médecine ne vont pas au-delà de la Grèce. Quelques coutumes générales, signalées chez les autres peuples, sont tout ce qui reste de leur histoire médicale ; ainsi Hérodote rapporte que les Egyptiens avaient des oculistes, des dentistes, des médecins pour la poitrine, pour le ventre, autant d'espèces de guérisseurs, en un mot, qu'il y avait de parties du corps susceptibles de devenir malades. Dans les livres de Moïse, on trouve quelques préceptes prophylactiques, quelques remèdes contre la lèpre ; et c'est tout.

En Grèce, l'origine de la chirurgie paraît remonter aux premiers temps de l'histoire de ce peuple, puisque déjà on en attribuait l'exercice à Apollon, à Chiron. Mais les disciples de celui-ci, et entre autres Thésée, Aristée, Pythagore et surtout Esculape furent, selon toute probabilité, les premiers qui en firent un art spécial. Esculape, qui accompagnait Jason pendant l'expédition de la Toison-d'Or, vivait par conséquent au XIIIe siècle avant Jésus-Christ ; ses deux fils, Podalyre et Machaon, suivirent la même carrière, comme on le voit dans Homère, qui raconte les soins donnés par eux aux guerriers blessés devant les murs de Troie. Ils furent les fondateurs de la secte des Asclépiades, qui continuèrent d'exercer la chirurgie; mais il ne nous est rien resté des travaux de cette secte jusqu'à Hippocrate — Ve siècle av. J.-C. — un des descendants d'Esculape, et dont les œuvres sont le monument le plus ancien de la médecine et de la chirurgie en Grèce. On ne croit pas, toutefois, que ces œuvres soient personnelles à Hippocrate ; on les considère plutôt comme un résumé de toutes les connaissances médicales de son temps, que le premier il aurait réunies sous une forme scientifique.

La partie chirurgicale d'Hippocrate est assez étendue; ainsi, indépendamment de la manière de soigner les blessures, d'arrêter le sang, d'extraire les flèches, opérations dont on retrouve les traces dans Homère, Hippocrate parle de la saignée, des ventouses, de la cautérisation; il mentionne les procédés opératoires concernant la trépanation, les luxations et les fractures avec les bandages convenables, les plaies de la tête, l'ouverture des abcès, le traitement des fistules, le traitement par la ligature de la fistule à l'anus, l'extirpation des hemorrhoïdes et des polypes, l'empyème, la paracenthèse par cautérisation, etc. Et pour toutes ces opérations, il donne des préceptes dont la plupart sont encore suivis aujourd'hui. En un mot, la chirurgie grecque était arrivée à un tel point sous Hippocrate, qu'il faut aller jusqu'à Celse pour constater quelque progrès.

Chez les Romains, la chirurgie fut loin d'abord d'être cultivée comme chez les Grecs; il ne reste même aucune trace qui indique qu'elle ait été pratiquée pendant les cinq premiers siècles de Rome. Selon Pline, le premier qui l'exerça fut un certain Archagatus, grec d'origine, qui s'établit à Rome en 535 (219 ans avant J.-C.). Mais la chirurgie ne fit pas pour cela de grands progrès; car, excepté quelques amputations pour lesquelles on employait le fer et le feu, il n'y avait pas possibilité de pratiquer des opérations, attendu qu'elles effrayaient les Romains, au point de les pousser souvent à se défaire de ceux qui exerçaient l'art chirurgical en les tuant ou en les forçant à fuir de leur ville. Archagatus tout le premier, qu'ils avaient surnommé le *bourreau* (*carnifex*), fut obligé de quitter Rome.

Il en fut ainsi jusqu'à Celse qui, au 1er siècle de notre ère, rétablit par ses écrits et sa pratique la chirurgie à Rome. Son ouvrage, qui nous reste, rapporte à peu près tous les progrès faits depuis Hippocrate jusqu'à lui. On y trouve sur les affections chirurgicales une description meilleure que ce qui avait été fait jusque-là, et l'indication de procédés opératoires nouveaux; il y est question de la saignée comme d'une chose déjà fort ancienne, se pratiquant alors seulement aux tempes, aux bras et aux pieds. Ce livre, le premier, donne sur l'opération de la pierre des détails vraiment chirurgicaux. En un mot, il résume tous les préceptes de la chirurgie grecque, plus tout ce que la science avait acquis depuis Hippocrate. Cet ouvrage remarquable pour le temps pose Celse comme le véritable créateur de la médecine et de la chirurgie à Rome, sciences dont l'insuffisance avant lui est plus que prouvée par le grand nombre de mots nouveaux, tous tirés du grec, qu'il est obligé de créer pour constituer un langage médical; de même qu'il rapporte encore aux Grecs la division de la médecine en trois branches : diététique, pharmaceutique et chirurgicale, χειρουργία. Toutefois, il paraît que c'est Celse lui-même qui a donné au mot chirurgien, *chirurgus*, de χείρ, main, ἔργον, ouvrage, sa signification exclusive actuelle. Auparavant ce mot s'appliquait à tout artisan faisant œuvre de main, aux peintres, aux sculpteurs, comme on le voit dans Élien.

Après Celse, la chirurgie s'enrichit seulement de quelques progrès partiels jusqu'à Galien. Mais ce qui doit être remarqué à cette époque, c'est la multiplication des médecins spéciaux : pour les yeux, pour les oreilles, pour la pierre, pour tous les genres, en un mot, d'opérations ou de maladies; et dans toute espèce d'affection les méthodes superstitieuses et empiriques continuèrent à être, plus que jamais, la base essentielle du traitement.

Galien, qui vint s'établir à Rome vers le milieu du IIe siècle, donna un nouveau lustre à la chirurgie, mais plutôt par ses écrits que par sa pratique, car il abandonnait les opérations, comme il le dit, à ceux qui en faisaient profession. Il introduisit peu de choses nouvelles dans la chirurgie; mais il lui donna une forme plus méthodique, montra l'utilité qu'elle pouvait retirer de l'anatomie, traita avec soin des luxations et des fractures, des bandages, des hémorrhagies artérielles et des moyens de les arrêter par la compression et la ligature, etc.

A peu près à la même époque, ou peu de temps après Galien, vécurent différents médecins qui apportèrent de notables améliorations à la chirurgie, notamment Archigène, Héliodore, Rufus; puis Léonide, qui fit connaître l'opération de l'hydrocèle; Antyllus, qui donna la première description d'un procédé de trachéotomie.

Malgré les travaux divers de ces savants, après Galien, le dernier médecin distingué qui exerça à Rome, la chirurgie entra dans une véritable décadence; il en fut de même, au reste, de toutes les autres sciences. L'anatomie fut abandonnée; les opérations furent oubliées, et remplacées par des pratiques superstitieuses, par l'emploi abusif et déréglé des médicaments. Pour toute médecine, des empiriques, des moines, des vieilles femmes, exploitant la crédule ignorance des temps, administraient des remèdes secrets appropriés à chaque maladie. Quelques opérations indispensables, telles que la taille, l'opération de la hernie, la cataracte, etc., continuèrent à être exercées, tant bien que mal, par des individus dépourvus de tout savoir médical qui faisaient de la pratique de chaque opération une profession spéciale. La chirurgie pourtant reprit quelque splendeur sous les empereurs grecs, et Paul d'Egine, au VIIe siècle, fut le principal représentant de cette phase de restauration; mais il fut le dernier à soutenir chez les Grecs l'honneur de la chirurgie. Après lui elle s'éteignit, tombée entre les mains d'esclaves ignorants.

Elle fut relevée, vers le Xe siècle, par les Arabes, qui puisèrent les premières notions de cette science dans Hippocrate, Galien et Paul d'Egine. Cependant les principaux d'entre eux, Rhazès, Avicenne, Aben-Zohar, Albucasis, continuèrent de dédaigner la pratique des opérations qu'ils confiaient presque toutes aux opérateurs ambulants; la taille surtout leur paraissait une véritable dérogation à la dignité de la médecine. Toutefois les opérations générales, telles que la saignée, les ventouses, les cautérisations, occupèrent une grande place dans leur thérapeutique; ils faisaient aussi usage de la compression pour guérir certaines fistules et ulcères. Quant à quelques grandes opérations connues des Grecs, comme la trépanation, l'extirpation des polypes du nez, les opérations de la cataracte, de la hernie, de l'hydrocèle, de la pierre, de l'anévrysme, etc., quoiqu'elles ne leur fussent pas étrangères, elles n'entrèrent pas dans le domaine usuel de leur médecine.

De tous les auteurs arabes qui ont traité de la chirurgie, le principal est Albucasis, de Cordoue en Espagne, — an. 1106. — Il rapporte dans ses écrits que de son temps la chirurgie était presque entièrement éteinte : et, le premier de tous les anciens, il donne la description des instruments propres à chaque opération, et les représente avec des figures. Il s'étend surtout longuement sur l'emploi du feu, dont il exalte les vertus presque divines, et nomme cinquante maladies où il peut être employé ; il se montre, en un mot, un des plus hardis opérateurs de l'antiquité. Son ouvrage resta longtemps classique. Mais ce fut la dernière œuvre capitale de l'art médical des Maures. Après Albucasis, les Arabes ne firent plus aucun progrès en chirurgie, et quand ils furent chassés d'Espagne, cette science s'éteignit encore une fois en Occident.

Chez les chrétiens, contemporains des Arabes, la médecine, d'abord plongée dans les ténèbres qui enveloppaient toutes les sciences, devint à la renaissance, au XIIe siècle, le privilége des moines et des ecclésiastiques des ordres inférieurs ; mais en même temps, tout ce qui tenait à la chirurgie manuelle fut négligé par eux. En effet, depuis 1131, une ordonnance du synode de Reims, confirmée à diverses reprises par des canons et des bulles des papes, leur interdisait positivement toute opération chirurgicale, et notamment l'usage du feu et des instruments tranchants : de façon que tout ce qui restait de chirurgie ne sortit pas des mains des opérateurs de profession, et ceux-ci continuèrent à puiser toute leur science dans une tradition aveugle, dont les préceptes se conservaient pour la plupart sous forme de secrets de famille. Quant à la médecine exercée par les thérapeutes des couvents, elle se borna à ce que l'on pouvait attendre d'eux, vu leur ignorance en cet art, c'est-à-dire à des prières, à des invocations aux saints, à des applications de reliques, etc.

A cette époque, toutes les branches de l'art de guérir étaient arrivées à la plus extrême limite de décadence qu'elles aient jamais atteinte. Elles étaient tout juste au niveau de la science des Asclépiades, prédécesseurs d'Hippocrate. Ce fut en Italie que leur restauration commença sous l'influence des lumières puisées aux écoles des Arabes. L'École de Salerne s'éleva au milieu du XIe siècle, et commença à propager les connaissances chirurgicales puisées dans Hippocrate, Celse, Galien, Paul d'Egine et les premiers ouvrages des médecins arabes. Cette école produisit un grand nombre de chirurgiens célèbres, dont plusieurs, pour échapper aux factions des Guelfes et des Gibelins, se réfugièrent en France, où ils posèrent les premières bases de la chirurgie raisonnée.

Un de ces réfugiés fut Lanfranc de Milan, qui vint à Paris en 1295.

y ouvrit des cours publics et acquit une très-grande célébrité. Déjà quelques années auparavant, en 1271, avait été établi à Paris le Collége de chirurgie par Jean Pitard, médecin de Louis IX. Toutefois, l'influence de Lanfranc et du Collége de chirurgie fut encore assez faible sur les progrès de cette science. Son véritable restaurateur, celui qui véritablement replaça la chirurgie à la hauteur où elle était chez les Grecs, et inaugura, au milieu du XIVe siècle, l'ère de progrès dont elle ne s'écarta plus depuis, malgré les tracasseries et les persécutions qu'elle eut à subir, ce fut Gui de Chauliac, de l'École de Montpellier, homme remarquable, supérieur à son siècle, qui, grâce à ses travaux, à sa fermeté, à sa constance, réussit enfin à placer les opérations dans le domaine de la médecine. Toutes les Écoles le proclamèrent promoteur de la chirurgie dans l'Occident. Il pratiqua presque toutes les grandes opérations indiquées avant lui; et, pendant trois siècles, il fut le classique par excellence.

Par l'influence de cet homme célèbre, la chirurgie aurait pu alors prospérer en France; il n'en fut pourtant pas ainsi, et d'absurdes rivalités laissèrent encore le progrès s'exiler à l'étranger. Il trouva surtout asile en Italie, où toutes les branches de la science médicale, continuant d'être cultivées avec éclat, s'illustraient successivement des noms de Benedetti, de Jean de Vigo, au XVe siècle; d'Eustachi, de Fallope, de Vésale, de Varole, de Fabrice d'Aquapendente, au XVIe siècle, âge d'or de la littérature italienne. Tous brillèrent également par leurs travaux en anatomie et en chirurgie. Ils eurent pour successeurs, dans le siècle suivant, Marc-Aurèle Séverin, Marchetti, qui achevèrent la période glorieuse de la chirurgie italienne.

Pendant ce temps, la chirurgie française était l'objet de luttes qui feront éternellement la honte de cette époque. Les docteurs des Universités, composées d'ecclésiastiques, à qui il était interdit, comme nous l'avons vu, de répandre le sang, et d'un petit nombre de laïques qui se soumettaient aux mêmes statuts, voulant, par orgueil, s'arroger le droit exclusif d'enseigner les opérations qu'ils ne pouvaient pratiquer, exclurent les chirurgiens du milieu d'eux, soutenant leurs prétentions en séparant la théorie de la pratique, exaltant celle-ci et rabaissant celle-là, défendant l'opération au savant, la science à l'opérateur. La Faculté des médecins s'opposa surtout, de toutes les manières, à ce que les chirurgiens étudiassent l'anatomie, soit en disséquant des cadavres soit en l'enseignant publiquement. Elle réussit même à entraîner dans sa haine les autorités légales et à faire soutenir ses droits par la prison, la flagellation et la potence; ainsi, en 1533, un arrêt du Parlement défendit aux aspirants à la maîtrise en chirurgie de chercher en aucune manière à enlever les cadavres des criminels exécutés *à peine d'être pendus et étranglés sans autre forme ni figure de procès.*

Dès le XIVe siècle, les chirurgiens s'étaient partagés en deux communautés : 1° les chirurgiens lettrés ou de robe-longue, constitués sous Philippe-le-Bel, par lettres-patentes de novembre 1311, qui leur accordaient le privilége exclusif de l'exercice de la chirurgie et défendaient à toute personne de l'exercer sans avoir été examinée par eux : 2° les chirurgiens-barbiers qui furent autorisés à pratiquer les petites opérations sous Charles V, et dont le plus ancien titre est de décembre 1371. De ces deux communautés, la première surtout, on le comprend, fut en butte aux attaques des médecins, et ceux-ci, afin de manifester encore plus hautement leur incroyable opposition, confièrent exclusivement aux mains des barbiers les opérations qu'ils jugeaient nécessaires et l'application de tous les remèdes extérieurs qu'ils ordonnaient. Les barbiers, ignorants, et les moins propres, par leurs fonctions, à toute étude, étaient ainsi pour eux des instruments, des automates dont l'ignorance même leur servait à consacrer la distinction étrange qu'ils voulaient mettre entre la théorie et la pratique. Et pour achever enfin d'avilir les chirurgiens lettrés dont ils avaient cherché à abaisser la science, en faisant prendre en mauvaise part le mot de *médecine chirurgicale*, synonyme pour tout le monde de *médecine des barbiers*, ils réussirent, par leurs intrigues, à faire prononcer, en 1655, par l'autorité supérieure, la réunion des deux communautés et à faire tout-à-fait exclure la chirurgie de l'Université.

Cela acheva d'éteindre tout zèle et toute émulation parmi les chirurgiens français. Ambroise Paré, qui venait une seconde fois de restaurer la chirurgie en France et avait rempli le XVIe siècle de sa renommée, était mort en 1590, et ses successeurs, Pigray, Guillemeau, Pineau, Rousset, etc., auxquels l'art des opérations doit plus d'un perfectionnement important, allaient, en continuant l'œuvre de Paré, donner à la science chirurgicale la place qui lui convient, lorsque l'indigne conduite de la Faculté de Paris entrava tout progrès pour près d'un siècle.

Mais l'Italie n'était plus seule à soutenir l'édifice de la science. La Suisse, et principalement la ville de Bâle, depuis le milieu du XVIe siècle, participait au mouvement intellectuel et produisait, entre autres illustrations, Fabrice de Hilden, Théophile Bonet ; puis l'Allemagne, les Pays-Bas, l'Angleterre, l'Espagne vinrent à leur tour. Alors s'ouvrit le XVIIIe siècle, dans lequel l'influence de la raison vint enfin ébranler l'édifice gothique des priviléges et délivrer la chirurgie du joug où la maintenait le pédantisme en robe et en bonnet. Grâce surtout à quelques chirurgiens dont les noms sont immortels, la science se releva, et, cette fois, pour ne plus tomber.

Vers la fin du siècle précédent, Dionis et Bienaise avaient préparé cette restauration. Le premier obtint de Louis XIV le droit de professer l'anatomie et la chirurgie au Jardin-des-Plantes ; en même temps que les chirurgiens de la cour, Félix, Clément, Mareschal étaient comblés d'honneur. Par leurs efforts et ceux de Lapeyronie, cinq places de démonstrateurs pour l'enseignement public de toutes les parties de l'anatomie et de la chirurgie, furent créées, en 1724, dans l'Ecole de Saint-Côme. La Faculté, se basant sur ce qu'elle seule avait le droit d'enseigner les diverses parties des sciences médicales, fit encore une violente opposition. Heureusement elle ne fut pas écoutée ; elle n'eut pas plus de succès dans la plainte que, pour le même motif, elle éleva contre J.-L. Petit qui venait d'annoncer (1727) la publication de ses *Principes de chirurgie théorique*.

Peu après, en 1731, Lapeyronie fit ériger la communauté des chirurgiens en Académie royale de chirurgie, avec rétablissement des droits des anciens chirurgiens de robe-longue. Nouvelle opposition de la Faculté ; mais ce fut la dernière. Un arrêt de 1743 élimina de l'Académie les barbiers dont la présence avait longtemps déshonoré ce corps ; d'autres arrêts du Conseil, en 1749 et 1750, mirent un terme aux prétentions des médecins, et, en 1757, s'ouvrit définitivement l'Ecole de chirurgie qui produisit Desault, et qui n'a cessé de prospérer jusqu'à 1789. Dans la plupart des autres villes de France, notamment à Montpellier, à Lyon, à Toulouse, l'enseignement chirurgical se répandit avec le même succès ; et lorsque la Révolution française, nivelant toutes les institutions, abolit a Société royale de médecine, l'Académie royale de chirurgie, et rétablit, par une organisation nouvelle, l'unité dans l'art de guérir, elle ne fit que consacrer, en faisant disparaître des distinctions ridicules et orgueilleuses, ce que la saine raison avait depuis longtemps jugé indispensable.

A partir de ce moment, le sort de la chirurgie fut fixé. Dégagée de toute entrave, libre, obligée même de participer à toutes les branches médicales, elle put prendre son essor et arriver à être la science merveilleuse des temps actuels, science illustrée depuis le commencement de ce siècle par les Boyer, les Sabatier, les Dupuytren, les Lisfranc, si glorieusement continués de nos jours par cette pléiade de chirurgiens illustres, MM. Velpeau, Malgaigne, Jobert (de Lamballe), Vidal (de Cassis), et tant d'autres qui, chaque jour, par des prodiges de talent, d'adresse et même de génie, s'efforcent de venger, en apportant un surcroît de soulagement à leurs semblables, la mémoire de leurs prédécesseurs si longtemps outragés et persécutés par le pédantisme et l'ignorance.

Puisse la chirurgie vétérinaire profiter de l'enseignement offert par cette rapide et brillante évolution !

II.

HISTOIRE DE LA CHIRURGIE VÉTÉRINAIRE.

1re Période. — Dans l'antiquité.

Les commencements de la chirurgie vétérinaire, comme ceux de toutes les sciences, sont enveloppés d'une assez grande obscurité. On trouve les premières traces de la pratique de cet art chez les Juifs; ainsi Moïse, indiquant dans le Lévitique les qualités que doivent présenter les victimes offertes au Seigneur, dit que l'on pourra donner volontairement un bœuf ou une brebis dont on aura coupé les oreilles ou la queue, mais non s'en servir pour acquitter un vœu ; il défend ensuite d'offrir un animal qui, pour être privé de la faculté reproductrice, aura été froissé, foulé, coupé ou arraché, et prescrit de plus au peuple d'Israël, de ne jamais pratiquer cette opération dans son pays ; ce qui semble indiquer que la castration était déjà connue ailleurs que chez les Juifs, et notamment, sans doute, en Egypte d'où venaient la plupart des animaux employés en ces temps primitifs par les Israélites.

Voilà tout ce que l'on sait de l'art chirurgical avant l'époque grecque ; cela ne suffit pas pour nous apprendre si cet art formait chez les Juifs une branche professionnelle spéciale, ou si, ce qui est plus probable, la pratique des quelques opérations nommées, ainsi que tout ce qui appartenait à la médecine des animaux, étaient du domaine commun.

En Grèce, la chirurgie vétérinaire fut confondue avec la chirurgie humaine pendant tout le temps que dura la civilisation grecque, c'est-à-dire pendant près de douze siècles. On donnait à l'une et à l'autre la même origine mythologique : Esculape passait, en effet, pour avoir pratiqué la médecine des animaux en même temps que celle de l'homme, ayant eu pour précepteur le centaure Chiron, ainsi appelé à cause de la dextérité de sa main, et qui pratiquait les opérations sur l'homme et le cheval, d'où lui viendrait la figure, mi-partie homme, mi-partie cheval, sous laquelle on le représente. La même tradition se retrouve chez les successeurs d'Esculape, chez Hippocrate lui-même qui, dans ses livres, remarque souvent, par exemple, la conformité qui existe entre les maladies des hommes et celles des animaux, et qui, dans son traité *de Articulis*, explique pourquoi les bœufs sont si sujets à se luxer la cuisse.

Cet usage de pratiquer les deux médecines ensemble paraît s'être perpétué jusqu'à la fin de la civilisation grecque : ainsi Absyrte, le plus célèbre des vétérinaires grecs dont les écrits nous soient restés et sur lequel nous aurons à revenir, dit, dans une de ses lettres *(lib. II. cap 129)*, qu'il n'a pas seulement traité des chevaux et de leurs remèdes, mais aussi des remèdes convenables aux maladies des hommes. Cette indication, jointe à l'épithète de *medicus equorum* qu'il donne à beaucoup de ses correspondants, semble indiquer qu'alors les mêmes hommes exerçaient à la fois les deux médecines.

Au reste, cela ne doit pas surprendre si l'on considère que la médecine en général, aux premiers temps de la civilisation grecque, se confondait elle-même avec toutes les autres sciences humaines ; ce que Celse faisait déjà remarquer en citant, en témoignage, l'exemple de Pythagore, d'Empédocle, de Démocrite. C'est pourquoi on remarque qu'en Grèce il n'y avait pas que les médecins proprement dits qui pratiquassent la médecine des animaux : les philosophes, les militaires s'occupaient aussi de cet art, alors fort en honneur. Pourtant un auteur, dont nous reparlerons plus loin, Hiéroclès, rapporte que le premier hippiatre grec fut un nommé Simon, lequel, dit-il, avait écrit les enseignements concernant les chevaux sur les murailles du temple de Pallas Éleusienne, et en faisait la démonstration par des figures gravées sur du bois.

Mais, quoique la Grèce ait été le véritable berceau de la médecine vétérinaire et que les ouvrages d'Hippocrate, de Xénophon, d'Aristote, établissent son ancienneté dans ce pays, ce n'est pas dans les auteurs grecs qu'on trouve les premières notions de la chirurgie des animaux ; il faut les aller chercher dans les livres latins. Aussi, pour suivre l'ordre chronologique du développement de l'art chirurgical vétérinaire, il nous faut donc, mettant d'abord de côté la période grecque primitive qui ne nous a laissé que quelques aperçus, presque toujours vagues ou erronés, commencer par les auteurs romains dont les ouvrages sont le véritable point de départ de toutes les branches de la médecine vétérinaire.

Ce point de départ, toutefois, ne remonte pas très-haut dans l'histoire de Rome ; car, de même que la chirurgie humaine, la chirurgie vétérinaire y fut longtemps, nous ne dirons pas seulement négligée, mais inconnue, grâce à l'ignorance profonde dans laquelle les Romains vécurent pendant près de six cents ans. Livrés alors exclusivement au métier des armes, ils méprisaient toutes les autres branches des connaissances humaines. Aussi l'on comprend qu'étrangers aux plus grossiers éléments d'anatomie, et ne voyant dans la chirurgie, en particulier, qu'un objet de terreur, ils n'aient pas essayé sur les animaux domestiques la pratique d'un art qui leur était complètement inconnu.

Caton-le-Censeur — qui vécut de 234 à 149 ans av. J.-C. — le plus ancien écrivain latin qui nous ait laissé quelques traces de la médecine du bétail, dans son traité de *Re Rustica*, ne donne aucun précepte de chirurgie, et ne mentionne aucune opération. Il recommande seulement d'enduire le dessous des sabots du bœuf avec de la poix fluide pour les empêcher de s'user en voyage [1] : puis il ordonne, en cas de morsure de serpent, d'injecter dans le nez une décoction vineuse de semence de cumin, et d'appliquer sur la morsure de la fiente de porc [2]. Après cela, toute sa médecine se borne, soit pour guérir un bœuf malade, soit pour prévenir les maladies qu'il ne distingue pas, à l'administration de substances diverses, combinées de la façon la plus bizarre [3]. Quant aux maladies chirurgicales, il ne nomme que les luxations pour la guérison desquelles il se contente d'indiquer un charme consistant à lier, sur la partie malade, des morceaux d'un roseau vert coupés en prononçant des paroles magiques [4].

Et ce fut à cela que se borna longtemps tout l'art médical et chirurgical chez les Romains, alors même qu'ils avaient déjà appris à connaître un certain nombre de maladies. Par compensation, le chiffre des remèdes s'augmenta infiniment par l'emploi d'une multitude de recettes absurdes dont Pline donna plus tard l'incroyable nomenclature.

Les conquêtes des Romains en Grèce, qui eurent pour résultat de faire transporter à Rome toutes les merveilles des arts et des sciences dont les conquérants dépouillaient les pays conquis, attirèrent, dans la capitale du monde, tous les artistes, savants, hommes de lettres, qui suivaient, dans leur émigration, les objets nécessaires à la culture de leur esprit. Ce furent là les premières circonstances qui commencèrent à jeter quelque lumière au milieu du chaos d'ignorance où était plongé l'esprit des célèbres maîtres de la ville éternelle. Les vaincus instruisirent les vainqueurs, et de ce moment seulement date l'histoire intellectuelle de ceux-ci. Alors, comme toutes les autres branches scientifiques, demandant quelque observation et quelque étude, la chirurgie vétérinaire dut être cultivée; et, selon toute apparence, la plupart des opérations qu'on pratiqua sur les animaux domestiques furent imitées de celles déjà pratiquées sur l'homme.

Cependant, il ne paraît pas qu'avant le Ier siècle de notre ère, cet art ait été cultivé d'une manière régulière ; au moins il ne reste pas de document historique qui l'indique. Varron — vivant de 116 à 26 ans av. J.-C. —dans son *Traité de l'Agriculture*, si remarquable par l'esprit d'observation vraie et judicieuse qui en fait le caractère principal, et dans lequel se trouve résumé à peu près tout ce qu'on savait alors sur les animaux domestiques, avec l'indication des soins à leur donner en santé comme en maladie, Varron, disons-nous, ne parle que de la saignée des veines de la tête pour combattre la fièvre, et de la castration des diverses espèces do-

[1] Chap. 72.
[2] Chap. 102.
[3] Chap. 70, 71, 73
[4] Chap. 160.

mestiques. Ces opérations évidemment avaient été introduites par les Grecs. Dans un passage [1], il nous fait connaître qu'on panse les plaies des brebis avec un emplâtre de poix fondue, et ailleurs, conformément aux idées polypharmaques du temps, il dit à plusieurs reprises que la médecine des chevaux est très-compliquée, et qu'un propriétaire doit avoir par écrit les différentes recettes employées contre les maladies de ces animaux.

Virgile, — vivant de 70 à 19 av. J.-C. — conseille d'ouvrir en cas de fièvre, la veine du pied des brebis pour en faire couler le sang, suivant la coutume des Bisaltes et des Gelons [2]; et pour guérir la gale, il indique d'exciser par le fer le sommet des boutons ou abcès formés par cette maladie [3]; il veut certainement parler de la clavelée.

Voilà tout ce que nous savons de la chirurgie vétérinaire, chez les Romains, avant Columelle. Mais avec ce dernier auteur, qui nous a laissé le traité le plus complet que nous ayons sur l'agriculture des anciens, nous commençons à apercevoir chez les Romains une pratique chirurgicale assez étendue. C'était dans le milieu du Ier siècle; car Columelle, né à Cadix, ne vint se fixer à Rome qu'en l'an 42, et n'écrivit que plus tard. Il put alors, pour ce qui concerne la partie médicale de son livre, s'inspirer de l'ouvrage que Celse avait écrit sur l'agriculture et la médecine des animaux domestiques [4]; et, en effet, dans plusieurs passages [5], il avoue lui-même avoir agi d'après les indications de cet auteur.

Entre autres choses, Columelle nous apprend d'abord que de son temps existaient déjà des vétérinaires, *veterinarii*, exerçant spécialement la médecine du bétail. C'est ce que Celse, d'ailleurs, donne aussi à entendre dans son *Traité de Médecine*, lorsque, combattant les médecins méthodistes, qui ne considéraient dans les maladies que l'état de relâchement et de resserrement, et se bornaient dans la pratique à une observation facile et vulgaire, il les compare aux individus qui pratiquent la médecine des animaux, et qui, ne pouvant apprendre de leurs malades muets les choses qui les concernent, s'en tiennent aux caractères généraux. Ils sont, dit-il, comme ceux *qui pecoribus ac jumentis medentur, cum propria cujusque ex mutis animalibus nosse non possint, communibus tantummodo insistunt...* (CELS. med. Præf.)

Parmi les opérations dont parle Columelle, la saignée et la castration sont encore celles qui occupent le rang le plus important. La saignée, que

[1] VARR., liv. II, chap. 11.

[2] VIRG., *Géorgiques*, liv. III, vers 460, 461.

[3] *Ibid.* liv. III, vers 453, 454.

[4] *De Re rustica*, en cinq livres; ouvrage perdu que l'on ne connaît que par les citations de Columelle.

[5] COLUM., liv. VI, chap. 12, 14; liv. VII, chap. 2, 4, 5.

Celse mentionne comme étant déjà de son temps une opération fort ancienne chez l'homme, se pratiquait alors sur tous les animaux. Sur le
cheval, on saignait à la veine du larmier pour les différentes affections de
l'œil, aux veines des jambes pour certaines boiteries, et l'on arrêtait le
sang avec du crottin assujéti par des bandes. Sur le bœuf, on saignait
1o à la base de la queue pour la fièvre et différentes maladies, et l'on
arrêtait le sang avec une ligature de papyrus; 2o au pied, en coupant la
corne à vif, à son extrémité inférieure, pour faire sortir le sang descendu
dans cette partie[1]; 3o à l'oreille, si le cou avait été blessé pendant le travail, ou s'il y avait eu ébranlement de cette région par le joug; on
saignait alors à l'oreille opposée au côté du mal au moyen d'un petit
couteau, et après avoir fait gonfler la veine en la battant avec un sarment,
4o au palais, en cas d'enflure de cette région, en déchirant les tissus;
5o aux jambes de devant et de derrière, en cas de claudication. Pour la
brebis, Columelle ordonne également la saignée aux yeux, aux oreilles,
sous la queue, plus entre les onglons à la veine du talon, d'après Virgile,
et à la lèvre supérieure, en cas d'empoisonnement par la renoncule. Pour
la truie enfin, il recommande la saignée sous la queue en cas de fièvre, et
donne pour précepte de faire d'abord gonfler la veine en la frappant, puis
de bander la plaie avec de l'écorce de saule. Il n'est pas question de la
saignée à la jugulaire.

Comme Varron, Columelle parle de la castration de tous les animaux
domestiques : le cheval, le taureau, le bélier, le verrat, le coq; mais,
de plus, il donne, en l'empruntant à Magon[2], la description du procédé
opératoire, chez les mâles, qui est le même au surplus pour toutes les
espèces; il se borne à l'excision simple des testicules chez les jeunes sujets,
et à l'excision avec arrachement chez les sujets plus avancés en âge.
Columelle ne dit rien de la castration des truies, dont pourtant Aristote
avait déjà parlé.

Le feu, qui joua plus tard un si grand rôle dans la chirurgie en général,
mais dont l'usage causait toujours une grande frayeur aux Romains,
ne pouvait pas être fort usité dans la chirurgie du bétail; cependant il
paraît, d'après Columelle, que ce moyen thérapeutique précieux n'était
pas inconnu aux vétérinaires du temps, si toutefois ce que dit l'agronome
latin de l'usage du feu n'est pas emprunté, comme nous sommes fort
porté à le croire, à l'ouvrage de Celse. Quoi qu'il en soit, Columelle recommande l'application du feu aux membres pour les douleurs anciennes,
invétérées; il prescrit encore de cautériser par le fer rouge pour les
morsures de serpent, *de musaraigne*, et autres blessures envenimées.

---

[1] Colum., liv. VI, chap. 12.

[2] Auteur carthaginois, dont l'ouvrage, déjà cité par Varron, a été traduit

de brûler de même, chez le cheval, le front jusqu'à l'os, en y joignant l'incision des oreilles, en cas d'écoulement par les naseaux. Ailleurs, il fait observer qu'il est préférable d'ouvrir les abcès avec une lame de fer rouge, au lieu de se servir de l'instrument tranchant; et enfin, en parlant du pansement des plaies, il ordonne de laver avec de l'urine de bœuf les blessures faites avec le feu, et de panser avec de la poix et de l'huile celles faites avec le fer. On voit, au surplus, que ces substances : les corps gras fondus, la poix et l'urine jouaient alors un grand rôle dans le traitement des plaies, abcès, blessures du pied, furoncles, blessures envenimées, etc. [1].

Pour les pustules contagieuses de la gale et de la clavelée, il ordonne, d'après un précepte existant déjà dans Virgile, de réséquer les boutons ou les ulcères jusqu'au vif, au moyen de l'instrument tranchant (*scalpellus*), et de panser encore avec l'huile et la poix [2]. Par cette recette uniforme et fort simple, Columelle se sépare tout-à-fait de Celse, qui a cru devoir sacrifier aux idées polypharmaques du temps en prescrivant pour le traitement des plaies une foule de remèdes cicatrisants, maturatifs, apéritifs, détersifs, corrosifs, caustiques, résolutifs, attractifs, etc, composés avec des mélanges bizarres de toute espèce de choses. Laissant de côté toutes ces recettes plus ou moins dispendieuses, notre agronome latin fait preuve de sens; il comprend déjà que l'économie est la première condition pour l'exercice de la médecine du bétail, et qu'en définitive, la poix et l'huile pourraient bien être tout aussi efficaces entre les mains du médecin, qu'une multitude de substances diverses venues de tous les pays, et dont personne ne connaissait la composition ni les vertus.

Mais où l'on s'aperçoit que Columelle prend évidemment Celse pour guide, c'est quand il parle des fractures des brebis, qu'il recommande d'entourer de bandages et d'attelles comme pour les hommes [3], et quand il dit qu'un propriétaire de troupeaux doit être instruit dans la médecine vétérinaire, afin de pouvoir aider ses brebis pendant la parturition, si le fœtus est en travers, et pratiquer alors, s'il le faut, la section du fœtus, opération, dit-il, déjà connue des Grecs qui l'appelaient ἐμβρυουλκεῖν [4]. C'est tout ce qu'il dit à ce sujet; ce qui prouve qu'il n'a pas pratiqué lui-même, et qu'il s'est seulement inspiré de Celse, lequel venait précisément de donner dans son *Traité de la médecine* d'excellents préceptes sur la conduite à tenir dans les cas d'accouchements laborieux et sur la pratique de l'embryotomie.

---

[1] COLUM., liv. VI, chap. 11, 14, 17 ; liv. VII, chap. 15.

[2] *Ibid.*, liv. VI, chap. 32 ; liv. VII, chap. 5.

[3] *Ibid.*, liv. VII, chap. 5.

[4] *Ibid*, liv. VII, chap. 3.

A ces principes judicieux se trouve jointe dans Columelle la mention de certaines opérations où se décèle toute l'ignorance de l'époque. Par exemple, pour préserver les bœufs, les moutons, les porcs de la phthisie ou *contagion*, il prescrit de prendre un fragment de racine de pulmonaire (*consiligo*) arrachée de terre de la main gauche, avant le lever du soleil, puis de tracer un petit cercle sur la partie la plus large de l'oreille, par des piqûres faites sur les deux faces; de faire un trou au centre avec le même instrument, d'y insérer la racine, et de l'y laisser jusqu'à ce qu'elle tombe avec le cercle de l'oreille où elle est fixée, ce qui emporte le virus [1]. Il indique encore d'inciser les oreilles pour les brebis qui ont de la peine à respirer [2], d'enlever les barbillons, excroissances sous la langue, nommées, dit-il, par les vétérinaires *grenouillettes* (*ranæ*), en les coupant avec le fer, puis en frottant la plaie avec du sel et de l'ail pilés ensemble [3]; d'ouvrir dans le cas d'hydropisie chez les chèvres, la peau sous l'épaule, et de panser avec la poix [4]; de serrer fortement, pour la tympanite, la base de la queue avec une ligature, puis verser dans la gorge du bœuf un mélange de vin et d'huile, et si cela ne suffit pas, lui couper la corne autour du pied, *ungulas circumsecare*, ou lui tirer du sang sous la queue, et le faire courir, etc. [5]. A cela on peut joindre, comme il en est encore question dans mainte autre circonstance, l'introduction de substances médicamenteuses par le nez; ce qui se pratiquait, à ce qu'il parait, chez le bœuf, la brebis et les solipèdes. C'est la corne qu'on employait dans ce cas-là, et cet instrument, le seul d'ailleurs qu'on connût alors pour l'administration des breuvages par les voies naturelles, est encore employé de nos jours dans quelques campagnes. Columelle enfin, parlant de l'amputation de la queue du chien, nous apprend [6] qu'elle se pratiquait quarante jours après la naissance, en prenant avec les dents le tendon qui s'étend le long de l'épine du dos jusqu'à l'extrémité de la queue, et en le rompant après l'avoir tiré à soi; cela, dit-il, empêche cette partie de prendre une extension désagréable et préserve l'animal de la rage.

On voit que si Columelle mérite une place honorable parmi les écrivains qui appartiennent aux premiers temps de la chirurgie vétérinaire, ce n'est pas pour s'être entièrement mis à l'abri de la crédulité ignorante de son temps; mais c'est la faute des circonstances plutôt que la sienne, et

---

[1] COLUM., liv. VI, chap. 5, 14; liv. VII, chap. 5, 10

[2] *Ibid.*, liv. VII, chap. 5.

[3] *Ibid.*, liv. VI, chap. 8.

[4] *Ibid.*, liv. VII, chap. 7.

[5] *Ibid.*, liv. VI, chap. 6.

[6] *Ibid.*, liv. VII, chap. 12.

l'on saurait d'autant moins lui faire un reproche de ses erreurs, qu'il est encore resté, sous ce rapport, bien au-dessous d'écrivains beaucoup plus rapprochés de nous, et dont les ouvrages sont loin d'être oubliés. Ajoutons, pour en terminer avec cet auteur, qu'il est le premier qui nous ait laissé l'indication de l'emploi, chez les anciens, d'un travail pour contenir les grands quadrupèdes qu'on avait à panser ou à médicamenter. La machine qu'il décrit n'est pas tout-à-fait semblable à celle qu'on a depuis mise en usage: on la verra figurée dans le corps de l'ouvrage.

Après Columelle, il est à peine utile de citer Palladius, qui se contente de recommander, comme ses prédécesseurs, de châtrer le bétail en printemps et en automne, et transcrit purement et simplement le procédé décrit par Columelle pour pratiquer l'opération. Quant à Pline, qui vécut à la même époque que Columelle, de l'an 23 à 79, il ne nous apprend rien d'utile : il achève seulement le tableau de son époque par les mille récits bizarres et absurdes qu'il nous a conservés.

Ainsi, pour ce qui concerne la chirurgie des animaux, il raconte entre autres choses, que l'on pratiquait la castration sur le chameau, le mâle et la femelle, pour les rendre propres à la guerre [1]; sur la truie, que l'on opérait comme les chamelles en la suspendant par les pieds de devant et lui coupant la matrice, pour qu'elle engraissât plus rapidement [2]; sur le coq opéré dans le même but, et qu'on châtrait en brûlant avec un fer rouge, soit les lombes, soit le bas de la jambe [3]. Pline ensuite, en parlant des hémorrhagies, n'indique, pour les arrêter que l'usage de certaines plantes, la prêle, la ciguë, le plantain, la pivoine. Pour la morsure du chien enragé, il prescrit de couper jusqu'au vif et d'appliquer différents remèdes [4]. Le premier, il fait connaître l'usage des sangsues comme moyen de tirer le sang superflu ; puis, revenant à ses histoires, il raconte que le castor se châtre lui-même, sachant qu'on le poursuit pour ses testicules qui sont le *castoreum* [5] : que l'hippopotame trop gras se saigne spontanément, en s'appuyant sur un roseau aigu, qui ouvre ainsi une veine de la jambe et que c'est là ce qui a donné l'idée de la saignée à la médecine [6]: qu'on guérit la morsure de la musaraigne, — au danger de laquelle, en plein XIX° siècle, il y a des gens qui croient encore, — avec la trompe du même animal, etc.

Telle était la chirurgie vétérinaire, à Rome, au commencement de notre

[1] Pline, liv. VIII, chap. 26.

[2] Ibid., liv. VIII, chap. 77.

[3] Ibid., liv. X, chap. 25.

[4] Ibid., liv. VIII, chap. [illegible]

[5] Ibid., liv. XXVIII, chap. [illegible]

[6] Ibid., liv. [illegible]

ère; pour voir ce qu'elle devint ensuite, il faut consulter les auteurs grecs, beaucoup plus nombreux que les auteurs latins, attendu que la science du cheval, plus cultivée en Grèce qu'en Italie, y était même en honneur, par suite de l'antique importance que les jeux, les courses d'hippodrome avaient fait acquérir à cet animal. Malheureusement, de ce grand nombre d'hippiatres que possédait la Grèce, peu de chose nous est parvenu; les noms seuls de beaucoup d'entre eux nous ont été transmis à défaut de leurs ouvrages.

Tout ce qui reste de leurs écrits se trouve rassemblé dans une collection célèbre, formant deux livres et 129 chapitres. Tous les auteurs modernes rapportent, les uns après les autres, que cette collection fut préparée dans le Xe siècle par les soins de Constantin Porphyrogénète. Elle nous paraît plutôt due à l'un des vétérinaires de la collection, Hiéroclès, de qui l'on trouve une préface en tête de chacun des deux livres de ce recueil et le seul qui, dans les articles qui lui sont propres, cite tous les autres auteurs sans être cité par aucun. Mais peut-être ce Hiéroclès est-il celui qui fut chargé par Constantin de réunir les écrits des anciens vétérinaires : cette opinion n'a rien d'invraisemblable.

En tous cas, après l'invention de l'imprimerie, deux éditions, l'une latine, l'autre grecque, de la collection, parurent presque en même temps. L'édition latine fut publiée par Jean Ruel, en 1530, à Paris : l'autre parut par les soins de Simon Griner, à Bâle, en 1537. L'édition de Jean Ruel, sous le nom de *Medicina veterinaria*, est la plus ancienne des vétérinaires grecs que l'on puisse aujourd'hui consulter. Dans cet ouvrage, sont réunis les fragments de vingt-et-un écrivains. Parmi eux, celui qui occupe la plus large place est Absyrte ou Apsyrte, de Pruse selon les uns, de Nicomédie selon d'autres ; il paraît avoir vécu sous Constantin-le-Grand, vers 330, dans les armées duquel il aurait combattu en Scythie. Tout ce qu'il y a de lui est écrit sous forme de lettres, adressées à des hippiatres ou à des dignitaires de l'armée gréco-romaine. Il devait jouir d'une haute réputation si l'on en juge par le grand nombre de ses relations : il fait connaître en effet le nom de plus de soixante de ses correspondants. Dans ses lettres il passe en revue tous les objets concernant la médecine vétérinaire : l'hygiène, l'éducation, la pathologie, la chirurgie, l'extérieur, à l'exception de l'anatomie dont il n'est pas question.

Outre ses lettres, Absyrte, selon Suidas, aurait encore écrit une hippiatrique en grec, qu'il adressa à Asclépiade. Cet ouvrage est perdu.

Après Absyrte, vient Hiéroclès auquel, avons-nous dit, il paraît juste d'attribuer le mérite d'avoir rassemblé les lettres d'Absyrte et les fragments qui restent des autres auteurs. Parmi ces derniers il faut citer d'abord Pelagonius, Eumèle, Théomneste et Hippocrate; puis, à un rang inférieur, Anatolius, Tibérius, Didymus, Agathotychus, Africanus, Democritus et une douzaine d'autres encore, qui ne font que répéter Absyrte, et dont les noms se trouvent associés à des objets sans importance. Tous ces noms, on le remarquera, sont grecs et romains; ce qui prouve, en ce temps, la fusion scientifique aussi bien que la fusion politique des deux nations.

Quoi qu'il en soit, on trouve chez les vétérinaires grecs, ou plutôt chez les hippiatres — car tel était le nom qu'on leur donnait déjà, vu qu'ils s'occupaient exclusivement du cheval — c'est-à-dire dans Absyrte, qui les résume tous, un progrès réel sur les auteurs romains, relativement à la chirurgie vétérinaire. Ceux-ci pourtant ont de plus, qu'ils s'occupent, en même temps que du cheval, des autres espèces domestiques.

Absyrte s'étend fort longuement sur l'emploi des opérations simples, mentionnées par Columelle, sur la *saignée* principalement, dont il blâme l'abus; ce qui ne l'empêche pas d'en recommander l'usage, selon le cas, sur presque toutes les parties du corps : au palais, au larmier, aux tempes, aux oreilles, sous les mâchoires, au cou (τένος), aux articulations des membres, aux talons, aux pieds, à la queue.

Il parle ensuite du *feu* qu'il préconise dans une multitude de cas, contre la fièvre et le tétanos, recommandant de l'appliquer alors en raies droites sur la tête, le cou, l'épaule; contre les maux de reins, en faisant des raies le long de l'épine du dos; contre les tumeurs osseuses, les déviations des membres, les diverses espèces de tumeurs, les morsures, les membres fatigués, etc. Cette généralisation de l'emploi du feu donne déjà à la chirurgie des Grecs un caractère propre qui la distingue de la chirurgie pratiquée à Rome; on y voit le germe de la chirurgie arabe qui naîtra plus tard et se conservera jusqu'à nous chez les peuples de l'Orient, lesquels font encore de la cautérisation une panacée universelle contre presque toutes les maladies.

Après la saignée et le feu, Absyrte entretient encore ses correspondants des autres opérations utiles mentionnées dans Columelle : de la *castration* qu'il pratique par cautérisation et non par arrachement; de *l'application des bandages* à la suite de fractures; des soins à donner aux femelles pendant une *parturition laborieuse;* il ne dit rien pourtant de l'embryotomie. Mais, chose plus remarquable, on ne trouve dans sa correspondance ni dans les autres auteurs grecs conservés avec lui aucune mention de ces opérations barbares ou ridicules qui déparent l'ouvrage de l'auteur latin, et que nous avons citées.

Mais ce qui atteste encore mieux les progrès qu'avait faits alors la médecine vétérinaire dans le monde gréco-romain, c'est le grand nombre d'opérations nouvelles mentionnées, et, pour la plupart, décrites par Absyrte. Ainsi il parle le premier de la *chute de la matrice*, du *rectum* et des moyens d'en opérer la réduction; de *l'extirpation des tumeurs*, des *polypes du nez*; de la *suture* comme moyen d'aider à la cicatrisation de certaines plaies ; de la *paracenthèse* pour guérir l'hydropisie ; de l'*usage des exutoires* appliqués en cautères avec de la racine d'ellébore ; de la *luxation de l'encolure*, dont il propose la réduction au moyen d'attelles appliquées de chaque côté du cou ; de la *taille* pour l'extraction des calculs, du *thrombus* après la saignée, etc.

De tout cela il ne faut pas conclure que les vétérinaires grecs ont été exempts d'erreurs : loin de là. Ainsi, ils conseillent : — pour la hernie inguinale, de serrer le scrotum avec le lien qu'on laisse jusqu'à ce que tout tombe ; — pour les prétendues tumeurs de la parotide, d'inciser et d'arracher la glande, pratique où l'on voit l'origine de la fameuse opération des avives. — Contre l'enflure du flanc ou pousse, ils recommandent de pratiquer la trépanation du sternum, afin de laisser échapper l'air. — Pour la vue faible, ils prescrivent l'extirpation de la troisième paupière ou onglet, etc.

Ces erreurs toutefois n'ont rien d'extraordinaire pour l'époque, et elles ne sont pas plus bizarres, d'ailleurs, que celles qui subsistaient dans toutes les branches des connaissances humaines, dans la médecine et la chirurgie de l'homme notamment. Elles étaient la conséquence de la défaveur presque générale qui, entourant les travaux de dissection, faisait de l'anatomie une science presque inconnue. Le progrès, néanmoins, se fait sentir ; on voit, par les indications qui précèdent, se former, sur de larges bases, la médecine des animaux ; et, sans doute, elle serait arrivée à un haut degré de prospérité, si les études anatomiques eussent été plus cultivées. Mais l'omission de cette branche importante de la science médicale était un obstacle invincible à tout progrès sérieux ; et la médecine, arrivée aussi haut qu'il lui fût possible par les seules lumières de l'empirisme, cessa d'avancer bien avant l'heure qui marqua la fin de la civilisation antique. Privés du flambeau de l'anatomie et de la physiologie, les esprits, marchant au hasard et sans guide, n'avaient d'autre moyen de conjurer leurs insuccès croissants que de créer sans cesse de nouveaux remèdes, de nouvelles recettes, pour la formation desquels étaient convoqués tous les produits de la nature, toutes les formules de la superstition. Ainsi naquit cette étrange polypharmacie qui, fille de l'ignorance, à son tour, contribua si puissamment à l'accroître.

La science qui cesse d'avancer recule. La médecine recula donc, et la vétérinaire commençait à la suivre dans ce mouvement rétrograde, quand parut l'ouvrage de Végèce [1], le dernier livre qui nous reste de cet art chez les anciens, et dans lequel on trouve le résumé, sinon le plus complet, — les vétérinaires grecs le sont davantage, — du moins le plus

<hr>

[1] PUBLII VEGETII RENATI, *Artis veterinariæ sive Mulomedicinæ* libri quatuor.

méthodique de la médecine des animaux dans l'empire romain, c'est-à-dire dans l'universalité du monde alors connu.

On ne sait pas au juste à quelle époque vivait Végèce, son livre étant tout ce qui reste de lui. Cependant, comme il cite Absyrte et Pelagonius, il ne peut avoir vécu avant la fin du IVᵉ siècle. D'un autre côté, il y a tout lieu de croire qu'il est le même que le Végèce — Flavius Vegetius Renatus, — auteur des *Institutions militaires*, — *Institutorum rei militaris*, — le premier nom ayant pu être altéré par les anciens copistes ; or, ce Végèce a dû vivre sous le second Valentinien, mort en 392. Cette époque est donc celle à laquelle il convient de rapporter la publication de l'*Art vétérinaire* de Végèce. La première édition imprimée en fut donnée à Bâle en 1532 ; elle eut plusieurs traductions en français et en italien, et parut pour la dernière fois, en sa langue originale, dans l'édition latine des anciens agronomes, à Leipsick, en 1735.

Mais, quelle qu'ait été sa source, cet ouvrage, rapide et clair comme le traité sur l'Art militaire, dénote chez son auteur un homme de mérite, de savoir et de sens, voyant juste et jugeant bien, et paraissant, comme Varron, avoir étudié tout ce que l'on apprenait de son temps. Dès le début, il se plaint de l'avidité des hippiatres, des abus de la polypharmacie, et reproche aux vétérinaires grecs, à Absyrte notamment, la bassesse de leur langage. Ailleurs, il combat l'opinion des gens qui méprisent la médecine des animaux, par des arguments qui ne sont autres que ceux de nos discussions modernes. Dans le courant du livre, il donne sur les soins généraux qui conviennent aux animaux malades ou en santé, et sur le traitement spécial des maladies, des préceptes dont l'excellence serait encore aujourd'hui incontestable.

Relativement à la chirurgie, on doit s'attendre à ce qu'il soit plus complet que ses prédécesseurs, et il l'est en effet, mais non sur tous les points : par exemple, nous avons été étonné de n'y rien trouver concernant le manuel de la castration ; il ne parle pas non plus des moyens chirurgicaux à mettre en usage dans les cas de parturition difficile, de chute de matrice ou de rectum, de hernie. Par compensation, il donne des détails plus étendus sur la saignée ; le premier, il prescrit le *choix de la jugulaire* et l'usage de la corde pour faire gonfler la veine, et donne une nomenclature de toutes les veines où l'on tirait du sang. Parlant du feu, dont il blâme l'abus général que l'on en faisait alors, il accorde la préférence au cuivre sur le fer pour la fabrication des cautères, et ajoute qu'on applique ce feu, tantôt en enfonçant des pointes dans le corps, tantôt en y introduisant un fer chaud semblable à une verge, tantôt en formant sur la peau des espèces de petites palmes, attendu, ajoute notre auteur, « que le médecin vétérinaire *mulomedicus* montre sa capacité en évitant de déformer la peau d'un avec le cautère

Après cela, il fait mention de toutes les autres opérations indiquées dans Columelle et dans Absyrte contre les maladies du bœuf et celles du cheval, et, de plus, il en fait connaître de nouvelles, ou tout au moins plusieurs que l'on ne trouve pas dans les auteurs qui l'ont précédé. Parmi ces opérations, dont Végèce a parlé le premier, nous signalerons :

L'extraction des calculs de la vessie, au moyen d'une ponction par le rectum ; l'opération de la *cataracte* par abaissement, qu'il appelle paracenthèse de l'œil ; l'opération du *trichiasis* par enlèvement d'un lambeau de peau à la paupière ; *l'extirpation des glandes de l'auge* en cas de morve, de gourme, etc. ; la *suture de la langue* coupée par accident ; la *dessolure* par le procédé qu'ont suivi plus tard tous les hippiatres ; plus, divers moyens de remédier au *clou-de-rue*, au *crapaud*, à *l'usure du pied* produite par la marche prolongée, à la *chute du sabot*, aux *pieds rampins*, etc. ; l'emploi de certains moyens *hémostatiques*, tels que l'éponge et la fleur d'encens.

En outre, Végèce, après nous avoir appris que le *scalpel*, la *flèche* (espèce de lancette) et la *canule à ponctions* étaient les principaux et presque les seuls instruments usités de son temps, donne de très-judicieux préceptes pour le traitement des *fractures de la tête*, *l'ouverture des abcès*, le *traitement des fistules* par *séton*, *débridement* et *cautérisation*, etc. Tout ce qu'on peut lui reprocher, c'est d'avoir prescrit la dessolure et de n'avoir indiqué qu'un seul procédé pour l'extirpation de toutes les tumeurs : stéatômes, mélicéris, anévrysmes, ganglions, etc. Mais ce reproche presque unique, duquel d'ailleurs l'état général d'abaissement où se trouvait alors l'anatomie peut prendre la meilleure part, prouve la supériorité de Végèce, non-seulement sur ses prédécesseurs, mais encore sur les auteurs hippiatres qui l'ont suivi, qui tous, sans exception, jusqu'à la création des Écoles, fourmillent d'erreurs sans donner un seul précepte nouveau vraiment utile...

Après Végèce, il faut clore cette première partie de l'histoire de la chirurgie vétérinaire, formant une phase qui avait duré près de quinze siècles. A ce moment, tout déclinait, et l'état général de la société, auquel se joignaient certains préjugés enracinés dans les masses, s'opposait à tout nouveau progrès dans les sciences. Une révolution était nécessaire pour effacer les effets de l'esclavage, de la superstition et de la dégradation des mœurs ; pour retremper les intelligences, donner une impulsion nouvelle aux idées et aux travaux de l'esprit. La révolution eut lieu : ce fut l'invasion du Nord ; mais les résultats furent longtemps avant de s'en faire sentir. Les Barbares, ayant tout anéanti, arts et sciences, l'esprit humain parut alors s'endormir, et ne put qu'après plus de mille ans sortir de sa léthargie et reprendre sa marche progressive.

2e Période. — Moyen-âge et Renaissance.

Depuis Végèce jusqu'à la renaissance du XVIe siècle, durant cette longue période de silence et de ténèbres qui suivit la chute de l'empire romain, la médecine vétérinaire dut suivre le mouvement universel de décadence qui entraîna à leur anéantissement presque toutes les branches des connaissances humaines, et entrava pendant des siècles l'émulation et l'esprit de progrès. Les guérisseurs d'animaux, comme les médecins, comme les guérisseurs de toute espèce, frappés d'une égale déconsidération, tombent encore au-dessous de leurs prédécesseurs, déjà si imparfaits pourtant, de la Grèce et de Rome. La chirurgie des animaux notamment, réduite à quelque débris de l'art chirurgical antique, survivant au naufrage général des arts et des sciences, devient l'objet d'une profession grossière exercée sans principes et sans règles. Les méthodes rationnelles qui subsistaient encore, après avoir été dénaturées par l'ignorance des temps, perdent toute apparence d'art raisonné et se transforment en autant de pratiques routinières et extravagantes. Rien d'utile ne surgit : la pratique des opérations, laissée entre les mains de maréchaux ignorants, de sorciers, de rebouteurs, de vieilles femmes, n'est plus qu'un métier méprisable, dans lequel chacun n'adopte qu'une spécialité qu'il est incapable d'élargir par lui-même ; et ainsi se forment des catégories différentes, comprenant les maréchaux de chevaux, de bœufs, de petit bétail, etc. Quelques-unes mêmes, comme dans la chirurgie humaine, se bornaient à la pratique exclusive et routinière de certaines opérations ; parmi ces dernières catégories, les diverses classes de châtreurs ou hongroyeurs, les rebouteurs, acquirent une importance relative qui dure encore.

Une restauration de la médecine vétérinaire fut cependant tentée dans l'empire d'Orient, à l'époque de Constantin Porphyrogénète, sous l'influence du réveil temporaire des sciences médicales provoqué par Paul d'Egine. La collection des vétérinaires grecs fut le résultat de cette tentative : de telle sorte que Hiéroclès, qui prépara cette collection, peut être considéré comme le Paul d'Egine de la médecine vétérinaire. Mais l'éclat jeté à cette époque par l'une et l'autre médecines ne fut qu'éphémère ; elles ne devaient toutes deux se relever que plus tard et en Occident. La décadence continua et alla toujours augmentant jusqu'à la renaissance.

A cette époque mémorable, l'impulsion donnée à tous les travaux intellectuels par la découverte de l'imprimerie s'étend à tout ce qui concerne l'économie rurale, et quelques écrits commencent à apporter la lumière au milieu des ténèbres universelles.

Les premiers de ces écrits, on le comprend, se ressentent de l'époque : néanmoins, en les parcourant, on s'aperçoit bien vite que leurs auteurs n'ont rien ou presque rien emprunté à l'art des artisans contemporains, desquels ils auraient eu, du reste, peu de chose à apprendre. Comme tous les écrivains du temps, obligés après ce long sommeil intellectuel de remonter jusqu'à l'antiquité pour avoir un point de départ, ils n'ont fait que répéter purement et simplement les auteurs grecs et latins.

De ces premiers ouvrages sortirent cette multitude de livres sur la médecine vétérinaire et l'économie rurale qui, sous les noms divers de *Parfait mareschal*, de *Parfait écuyer*, de *Mareschal expert*, de *Grande mareschallerie*, de *Médecine vétérinaire*, de *Connaissance des chevaux*, etc., se succédèrent dans les siècles suivants, et qui tous ne furent que des copies plus ou moins altérées les uns des autres, ou de mauvaises compilations faites sans ordre et sans méthode, de toutes les absurdités créées ou maintenues par l'ignorance des siècles précédents. Aucun ne fit faire un pas à la science.

1309. Le plus anciennement connu de ces livres est le *Opus ruralium commodorum* de Pierre des Crescens, de Boulogne, écrit d'abord en latin en 1309, et dont une traduction française fut faite cinquante ans plus tard, sous le règne et par les ordres de Charles V, roi de France, et parut imprimée en 1486, sous le titre de *Le bon Mesnaiger* ou *Prouffitz champestres et ruraulx*. Différentes autres éditions latines, françaises et italiennes en furent encore publiées dans le siècle suivant. L'ouvrage forme douze livres, traitant chacun d'une partie relative à l'agriculture ; le neuvième concerne le bétail. Sur tous les points, Pierre des Crescens ne fait que répéter les auteurs latins ; et, sur ce qui concerne les animaux domestiques, il ne dit pas un mot des vétérinaires grecs qui lui étaient apparemment inconnus. En fait d'opérations chirurgicales, il prescrit principalement la saignée et le feu, la dessolure pour les maladies du pied, et la castration du taureau, suivant le procédé décrit par Palladius. Il parle encore du barrage des veines supérieures des membres pour la guérison des tumeurs molles et osseuses des articulations, opération dont on trouve dans Celse la première mention ; puis de l'amincissement de la paroi du pied combiné avec l'emploi d'un caustique pour guérir la *seime*, opération fort judicieuse qu'il a l'honneur de mentionner le premier.

1531. Après l'ouvrage de des Crescens vient celui de Laurent Rusé, *Hippiatrica sive marescallia*, qui parut d'abord à Paris, en 1531, et dont une première traduction française, plusieurs fois rééditée ensuite, fut publiée, en 1560, sous le titre de *Mareschallerie*. C'est le premier livre spécial de médecine vétérinaire qui succède à Végèce. Toutefois cet auteur est loin d'être original ; il procède directement de Pierre des Crescens dont il suit la marche dans la plus grande partie de son livre, en y ajoutant une multitude de recettes empruntées à un auteur inconnu aujourd'hui, qu'il appelle maître Maurus, et le seul qu'il cite. Dans les recettes de L. Rusé,

figurent toutes les substances imaginables, serpents, tortues, vers de terre,
myrrhe, aloès, fiente d'animaux, vert-de-gris, huile, vinaigre, racine de
bryone, ellébore, etc.: elles y sont indiquées comme propres à faire des
emplâtres pour toute espèce de maladies. Ainsi commence ce prodigieux
défilé de tous les produits de la nature que l'on vit se continuer ensuite
trois siècles et demi durant dans tous les traités d'hippiatrique, en se
complétant chaque fois par l'adjonction de recettes nouvelles.

Ce qu'il faut encore noter dans l'ouvrage de L. Rusé, c'est l'extrême
confusion qui existe dans la détermination des maladies, confusion
qu'avait déjà offerte son prédécesseur dans un cadre beaucoup plus restreint, et que ses successeurs, jusqu'à Lafosse, imitèrent à l'envi. Dans
les descriptions de L. Rusé, on voit ainsi les affections les plus dispa-
rates confondues en une seule, à côté de symptômes insignifiants d'une
même affection distingués comme autant de maladies spéciales. Là, c'est
la *froidure de tête* dont on ne saurait dire si c'est un coryza ou une ophthalmie; ailleurs, c'est la *malferrure* ou *mauferu* que l'on peut considérer à volonté comme un effort de reins, une fourbure ou une paralysie;
puis ce sont des répétitions à n'en plus finir des mêmes choses, au point
que l'on va jusqu'à rencontrer dans vingt chapitres différents la description de la même maladie; et ainsi du reste. Pour donner une idée de tout
cela, un volume ne suffirait pas.

Au point de vue chirurgical, ce que nous remarquons principalement
dans L. Rusé, c'est qu'il s'inspire surtout de la médecine arabe qui brillait
encore alors d'un certain éclat ; aussi recommande-t-il le feu comme un
remède à peu près universel pour les maladies internes, pour les
maladies externes, blessures, enflures, douleurs articulaires, luxations,
boiteries de toute sorte, maux réels ou imaginaires, déclarant lui-même,
à plusieurs reprises, que le feu est le dernier et souverain remède contre
toutes les affections. Pour le traitement des tumeurs synoviales et autres,
il donne un procédé général, venant évidemment de la même source, et
consistant à ouvrir ces tumeurs avec la lancette, puis à en détruire in-
térieurement les parties vives avec un caustique; et ailleurs, il décrit un
procédé de castration par écrasement, qu'il dit lui-même avoir emprunté
aux Maures. Ces deux opérations, encore aujourd'hui, se trouvent usitées
dans certaines tribus arabes.

Outre cela, on s'aperçoit que L. Rusé connaissait les auteurs grecs
ainsi que les auteurs latins, car il mentionne toutes les opérations qu'on
trouve dans les uns et les autres. De plus, il en indique plusieurs
dont il est le premier à parler : telles sont, la réduction de la *hernie de
castration*, l'*extirpation des quatre coins de lait* pour faciliter l'application
du mors, la *réunion des tendons* coupés par accident, l'*opération du
lampas*: enfin il fait connaître, le premier évidemment, l'utilité de la *sus-*

pension des animaux qui ont des maux de pied, ainsi que le moyen de suspendre par un drap passé sous le ventre et attaché au plancher de l'étable.

En résumé, on peut dire que l'art chirurgical moderne se trouve à peu près tout entier en germe dans l'ouvrage de Rusé ; seulement, il y est encore informe et sans règles. On y voit même, et c'est une remarque à faire, l'usage des opérations prescrit d'une manière immodérée. Ainsi, il n'est pas une seule maladie pour laquelle, au moins une opération, souvent plusieurs à la fois, telles que saignées, feu, sétons sous la peau, incisions, extirpations diverses, etc., ne soient indiquées. On reconnait là évidemment le reflet de la médecine des Arabes. Les successeurs de L. Rusé continuèrent cet abus en l'aggravant encore par une pratique de plus en plus routinière et empirique.

1530. A la même époque où fut publié le livre de L. Rusé, deux éditions des vétérinaires grecs, la première latine, la deuxième grecque, parurent à peu de distance l'une de l'autre. L'édition latine fut publiée d'abord, en 1530, sous le titre de : *Medicinæ veterinariæ, libri duo*, par Jean Ruel, médecin de Paris, un des plus savants latinistes et hellénistes de son temps.

L'édition grecque parut, en 1537, à Bâle, par les soins de Griner ou Grynée, sous le titre de : Τῶν ἱππιατρικῶν βιβλία δύο, in-4°. Une version française de ce recueil fut donnée plus tard par maître Jean Massé, medecin, sous le titre de : *Art vétérinaire ou Grande mareschallerie de Hiéroclès*, Paris, in-4°, 1563. Nous avons déjà parlé de ce livre : mais nous devions noter ici l'époque de sa publication pour faire sentir, chronologiquement, l'influence qu'il dut exercer sur les écrits des hippiatres qui vinrent ensuite.

Une traduction espagnole des vétérinaires grecs parut à Tolède en 1564. Le traducteur, D. Alonzo Suarez, y joignit une compilation de tous les écrits antérieurs sur l'*albeiteria* (mot qui répond assez exactement à notre ancien mot de *mareschallerie* dans sa plus large signification). On trouve ainsi dans l'ouvrage de Suarez, outre les auteurs de la collection d'Hiéroclès, des extraits de Xénophon, des auteurs romains, de P. des Crescens, de Laurent Rusé, plus un extrait du *Libro de Albeiteria* de Martinez Dampies, un des premiers livres espagnols de médecine vétérinaire. La compilation d'Alonzo Suarez a servi de base à tous les traités d'*albeiteria* qui parurent ensuite en Espagne.

1536. Le *Libro de Albeiteria*, par Francisco de la Reyna, de Zamora, en Espagne, auteur dont le nom est resté célèbre comme celui du premier qui ait parlé de la circulation du sang. Ce livre mérite d'autant mieux d'être cité ici, que c'est précisément à propos d'une opération chirurgicale que F. de la Reyna donne à entendre qu'il connaissait ce phénomène, dont la découverte illustra G. Harvey près d'un siècle plus tard. Ainsi, la Reyna, décrivant le barrage des veines, — *desgobierno* en espagnol, — remarque que, quand on coupe les veines des membres, le sang s'échappe de la partie inférieure, et il explique cela en disant que les veines servent à ramener vers le centre du corps le sang conduit, par les artères, du cœur aux extrémités.

1551. Après la publication des vétérinaires grecs il faut citer la grande compilation de Conrad Gesner, où se trouve rassemblé tout ce que les anciens ont écrit sur l'histoire naturelle des animaux. Le premier livre, *Historiæ animalium liber primus, de quadrupedis viviparis*, in-folio avec figures, renferme ce qui concerne la médecine vétérinaire ; mais comme toute cette partie est entièrement tirée de Varron, de Columelle et de Végèce, elle ne présente pour nous aucun intérêt.

1565. L'*Agriculture et Maison rustique*, par Charles Estienne et Jean Liébault, dont toute la partie économique et agricole est puisée dans les auteurs latins, et la partie vétérinaire, de l'aveu même des auteurs, dans Végèce pour le cheval, dans Columelle pour le bœuf. Néanmoins nous trouvons dans cet ouvrage, pour la première fois, une description de l'*uréthrotomie* pour l'extraction de calculs de l'urèthre du bœuf ; la prescription de *fendre les naseaux* pour favoriser la respiration des animaux courts d'haleine, et la recommandation d'introduire un *corps étranger*, une pierre *dans l'oreille*, pour maintenir l'animal au repos s'il est rétif.

1588. *Libro de Albeiteria*, par Pedro Lopez Zamora, publié à Logroño; ouvrage assez remarquable pour l'époque et pour le pays. L'auteur y fait preuve de savoir et de jugement, surtout dans le choix des moyens curatifs des maladies. On n'y retrouve que fort peu la trace de cet empirisme grossier qui régnait alors presque exclusivement.

1598. *Anatomia del cavallo... Anatomie du cheval, ses maladies et ses remèdes*, par Ch. Ruini, 2 vol. in-folio. Venise, 1598. Dans ce livre, malgré son étendue, Ruini ajoute peu de chose à ce qu'avaient dit ses prédécesseurs sur les maladies des animaux ; il donne seulement une énumération beaucoup plus complète des maladies du pied et des opérations qui leur conviennent. Mais ce qui le signale surtout à notre attention, c'est qu'il essaie, le premier, de donner une *anatomie du cheval*, et de faire reposer sur cette base la médecine vétérinaire. A ce titre, malgré le peu d'exactitude que l'on trouve parfois dans les descriptions anatomiques, l'ouvrage de Ruini inaugure un progrès réel et mérite une place à part au milieu des méchantes compilations de l'époque. Une traduction française de Ruini, moins l'anatomie, fut donnée, en 1607, sous le nom d'*Hippiatrique*, par Horace de Francini, neveu et élève du sénateur de Bologne ; rien ne fut ajouté à l'ouvrage italien.

1600. *Théâtre d'Agriculture*, par Olivier de Serres. Cet ouvrage célèbre, aujourd'hui entre toutes les mains, est placé ici, comme tous ceux que nous citons, sous la date de sa première édition. Il se rattache au cadre de cette notice, surtout par les indications qu'il donne sur la castration de toutes les espèces domestiques, mâles et femelles, et parce qu'il mentionne, pour la première fois, *l'amputation de la queue* et des *oreilles* chez les solipèdes Les autres préceptes chirurgicaux qu'on y trouve se rencontrent dans les auteurs précédents.

Viennent ensuite successivement une série d'ouvrages qui, avec une fortune différente, peuvent être tous classés au même rang. Ce sont :

1618. *Discurso de Albeiteria*, par Baltazar Francisco Ramirez, de Chinchon (Espagne), avec des planches représentant des instruments de chirurgie et les figures diverses à donner au feu.

1619. *Le vray mareschal expert*, de Beaugrand.

1628. *L'art de la mareschallerie*, de Dumesnil.

1628. *Le Trattado di mascalzia*, par Felipo Scacco, de Padoue.

1642. *La grande mareschallerie*, de l'Espinay.

1646. *La connaissance des chevaux*, de Rouvray.

1646. *La Pratica del medicare i cavalli*, par G. Giordani, de Livourne.

1647. *La vraie connaissance du cheval* avec l'*Anatomie de Ruini*, par Jean Jourdain, qui n'est qu'une traduction tronquée des vétérinaires grecs, précédée d'une longue introduction sur le choix, l'élève, l'hygiène du cheval. Ce livre n'eut qu'une édition, qui fut toutefois livrée au commerce sous plusieurs autres titres différents : en 1655, sous celui de *Parfait cavalier ou la Vraye connoissance du cheval ;* en 1667, sous le nom de *Grand mareschal ou la Parfaite connoissance des chevaux :* changements d'étiquette qui ne sont pas la meilleure recommandation du livre.

1654. *Le grand mareschal français*, attribué à Samuel Fouquet de Beaurepaire et qui parut sans nom d'auteur.

1658. *L'Art de monter à cheval*, par Delcampe.

1658. *Libro de Albeiteria*, par Miguel de Paracuellos, de Saragosse.

1660. *Le nouveau parfait mareschal*, de la Bussinière.

A tous ces livres, dont l'analyse serait aussi fastidieuse qu'inutile, il faudrait joindre encore, pour faire une liste complète, un grand nombre d'autres écrits en italien, en espagnol, en allemand, en anglais, traduits ou compilés des précédents ; mais nous nous dispenserons d'une semblable énumération, totalement dénuée d'intérêt, pour nous borner, afin d'en terminer avec le XVIIe siècle, à citer deux auteurs, Markam et Solleysel, lesquels, quoiqu'ils ne soient pas arrivés jusqu'à nous avec un égal degré de célébrité, peuvent être placés sur le même rang.

1656. Le livre de Markam est le premier en date. Il fut publié, en 1656, à Londres, en anglais ; puis une traduction française, par Foubert, parut, en 1666, à Paris, sous le titre de *Nouveau et savant mareschal*. Cet ouvrage est surtout remarquable, à notre point de vue, en ce qu'il donne, le premier, d'une manière fort complète, la description détaillée du manuel de toutes les opérations dont il parle, ainsi que la figure de plusieurs des instruments employés. Cela donne à ce livre une certaine valeur relative ; et bien d'autres qu'on a infiniment plus vantés, à commencer par Solleysel, méritent moins que lui d'être tirés de l'oubli.

L'ouvrage de Markam, si l'état de l'art vétérinaire l'eût alors permis, aurait fondé la chirurgie vétérinaire ; dans tous les cas, il a le mérite d'avoir présenté un tableau fidèle de la chirurgie de l'époque. Sous ce rapport, tous ses successeurs, sans exception, sont restés au-dessous de lui. Toutefois, il est peu original et ne se distingue par aucune innovation remarquable. Ainsi, la plupart des opérations nouvelles qu'il mentionne se retrouvent plus ou moins éparses dans les livres, publiés depuis 1600, que nous avons nommés plus haut. Parmi elles, il faut citer l'opération du *mal de taupe*, du *mal de garrot*, du *cou penché; le redressement des oreilles*, la *régularisation des dents*, la *ponction de l'intestin des solipèdes* en cas de météorisation, le pansement des *blessures par armes à feu*, etc. A cela, il ajoute les noms des trente-sept veines du corps auxquelles on peut saigner, puis l'indication des moyens *d'abattre les chevaux*, de leur donner des *lavements* à l'aide d'une vessie et d'un bâton creux. Bien d'autres choses encore se trouvent relatées dans ce livre peu connu et mal jugé.

1664. Voici maintenant Solleysel, la grande renommée hippiatrique du XVIIe siècle, dont le *Parfait mareschal*, publié d'abord à Paris, en 1664, réédité ensuite une multitude de fois, ferme, dans ce siècle, la carrière bibliographique de la maréchalerie. L'opinion a été plus que favorable à ce livre ; on l'a traduit dans plusieurs langues ; on a dit que son auteur effaçait les écrits de tous ses devanciers, et le nom de Solleysel fait aujourd'hui encore, sur plus d'un point, autorité dans la science.

Pour ces motifs, nous devons à l'ouvrage de Solleysel un examen attentif, que nous ne lui aurions sans doute pas accordé, si nous n'eussions considéré que son mérite propre, attendu que, sans être précisément inférieur à aucun autre ouvrage de ce genre, il est loin, bien loin de posséder la supériorité relative qu'on lui attribue.

Solleysel, en effet, n'est original nulle part ; tout son *Parfait mareschal* n'est qu'une compilation, souvent défectueuse, des ouvrages antérieurs sur l'hippiatrique, et dans laquelle on trouve rassemblé tout ce qu'on avait dit et écrit jusque-là, bon ou mauvais, sur le choix des chevaux et les soins à leur donner en santé et en maladie. Le livre est partagé en deux parties : la première considère l'animal malade, la seconde, l'animal en santé. Dans celle-ci, qui logiquement devrait se trouver la première, l'auteur étudie ce qu'aujourd'hui nous appelons l'extérieur, la ferrure, l'hygiène, l'éducation. C'est la seule partie raisonnable de l'ouvrage, quoiqu'il ne s'y trouve rien que nous n'ayons lu dans les travaux qui l'avaient précédé.

Quant à la première partie, celle qui a le plus contribué à la grande célébrité du *Parfait mareschal*, nous serions indulgent en disant seulement qu'elle présente beaucoup de défauts : la vérité est que, d'un bout à l'autre, elle semble écrite en parfaite ignorance de cause et ne paraît rien moins que fondée sur l'observation et l'expérience. Solleysel était, sans doute, un excellent écuyer ; mais, à coup sûr, il n'avait jamais étudié véritablement la médecine, autrement il n'aurait pas aussi complètement négligé l'anatomie, sans laquelle il n'y a pas d'étude possible des maladies, et il n'en aurait pas aussi ouvertement violé les lois dans la plupart de ses prescriptions curatives. Cependant il avait un précédent dans Ruini : et, tout incomplet que fût celui-ci, Solleysel aurait pu, en tenant compte des éléments anatomiques donnés par le sénateur bolonais, éviter au moins d'inqualifiables erreurs. Au lieu de cela, il s'est borné, dépourvu de tout jugement médical, à suivre la routine, comme le prouve l'incroyable abus qu'il fait de la polypharmacie, ce produit de l'ignorance et de la barbarie des temps, abus dans lequel il dépasse tous les hippiatres venus avant et après lui. Ainsi, sans compter celles qui lui appartiennent, il rapporte toutes les formules contenues dans les auteurs antérieurs, de manière à fournir des douzaines de remèdes à chaque maladie : et ce qu'il trouve de mieux pour expliquer les insuccès de la médecine des animaux, c'est de les attribuer à la parcimonie des maréchaux, qui n'emploient jamais, dit-il, les médicaments en quantité suffisante.

La chirurgie vétérinaire est au niveau du reste dans Solleysel. On n'y trouve aucune innovation, aucun procédé opératoire que n'aient mentionné les auteurs antérieurs ; et, pour la partie descriptive, il est bien moins complet que Markam. En revanche, on a la satisfaction de rencontrer, dans le *Parfait mareschal*, une énumération assez complète de toutes ces mutilations absurdes que, sous le nom d'opérations, les empiriques et les maréchaux ignorants du temps faisaient subir aux animaux.

Voici quelques-unes de ces opérations qui donneront une idée exacte de l'état de la science à cette époque :

Brûlure du palais, pour dissiper l'engorgement, le plus souvent imaginaire, dit *lampas* ou *fève*.

Coup de corne au palais à l'aide de la corne de chamois, remède souverain, vu le sang qui s'écoule, pour décharger la tête, pour calmer la fièvre, et surtout pour rendre l'appétit.

Extirpation des barbillons, orifices, en saillie dans la bouche, du canal de sténon, qui empêchent le cheval de manger.

Section des cirons, petites tumeurs au dedans des lèvres qu'il faut caulever, parce qu'elles empêchent le cheval de manger par la démangeaison qu'elles causent.

Dégraissage des yeux pour décharger la vue : 1° *par en haut*, en arrachant, avec une forte érigne, la graisse qui remplit une partie de la fosse temporale ou le fond de la cavité orbitaire, au moyen d'une incision faite à la peau des salières ; 2° *par en bas*, en extirpant la troisième paupière et la caroncule lacrymale.

Opération des avives, pratiquée lors des maux ou des enflures réelles ou imaginaires de la gorge, et consistant à battre fortement, puis à couper et à arracher les glandes parotides.

Percement des naseaux, mode particulier de saigner à la tête.

Fente des naseaux ou *essourrissage* pour faciliter la respiration et empêcher les solipèdes de hennir.

Saignée au larmier, à la langue, aux flancs, etc., sans compter la *saignée avec la corde*, c'est-à-dire en serrant fortement le cou avec une ficelle, de manière à étrangler tous les tissus, d'où il résultait que le sang ne descendant plus par aucune veine, il n'était pas rare de voir le cheval tomber en suffoquant.

Barrage et *arrachement des veines*, consistant à ouvrir la peau, soulever la veine avec la corne de chamois, lier au-dessus et au-dessous et couper le vaisseau entre les deux ligatures, et se pratiquant surtout sur les veines des membres pour arrêter les mauvaises humeurs qui s'y jettent, et quelquefois même aux jugulaires pour arrêter la fluxion des yeux.

Application des plumes, se faisant surtout à l'épaule, pour guérir l'écart, et consistant à broyer d'abord avec une brique toute la surface de l'épaule, de manière à en détacher la peau depuis l'articulation du coude jusqu'au garrot, puis à introduire sous la peau, après avoir insufflé le tissu cellulaire sous-cutané, des plumes d'oie enduites de basilicum, de la couenne de lard ou d'autres corps étrangers.

Dénervation ou *énervation*, consistant dans l'arrachement du muscle releveur de la lèvre supérieure pour dégager la vue et rendre la face plus belle, le bout du nez plus fin.

Rossignol ou *sifflet*, ouverture pratiquée entre la queue et l'anus avec une tige de fer rouge et pénétrant dans le rectum, dans le but de soulager les chevaux poussifs ; on empêchait l'ouverture de se fermer au moyen d'un anneau de fer, de laiton ou de plomb ressortant par l'anus.

Fente de la queue dans toute sa longueur jusqu'à l'os, pour guérir les démangeaisons.

Arrachement des ergots du fanon jusqu'à la chair vive pour guérir les eaux-aux-jambes.

Dessolure, le remède à tous les maux de pieds, clous-de-rue, bleime, tics, même la rétraction des tendons.

Voilà les pratiques recommandées par le plus illustre des hippiatres. Qu'on juge par cela de sa valeur scientifique! Nous serions pourtant injuste en n'observant pas que Solleysel a blâmé certaines autres opérations en honneur de son temps, telles que l'habitude de *faire nager à sec* les animaux boiteux de l'épaule, consistant à maintenir attaché dans l'état de flexion le membre opposé et à forcer ensuite le malade à courir sur trois jambes; il n'approuve pas non plus la coutume qu'on avait de percer l'encolure avec un fer chaud en cas de tétanos; mais, d'un autre côté, il persiste à trouver bon de *faire tirer l'épine* pour remettre les efforts de hanche, c'est-à-dire d'attacher la jambe malade à un pieu solide, et de faire ensuite avancer le cheval à coups de fouet.

Il recommande encore — de mettre un séton entre les oreilles pour les chevaux lunatiques, — de battre les suros pour les guérir, — d'introduire un nerf de bœuf dans le gosier du cheval, s'il tousse ayant avalé une plume, — d'introduire, dans l'oreille du cheval triste et dont la tête est pesante, du beurre frais, de l'huile d'amandes douces ou autres substances, — de déferrer les chevaux pour les délasser, — de serrer fortement les jambes avec un lien pour empêcher la fourbure de descendre dans le sabot, — de donner des lavements de sang chaud pour les échauffements et autres maladies. Il n'oublie pas d'indiquer le moyen — de faire des étoiles ou pelotes sur le front en introduisant sous la peau des lames de plomb placées en étoile, — de couper les oreilles trop longues. — etc. Nous n'en finirions pas enfin s'il nous fallait redire ici toutes ces coutumes ridicules et insensées entassées comme à plaisir dans le *Parfait mareschal*, et dans lesquelles l'ignorance à chaque page le dispute à l'absurde.

On doit donc maintenant le reconnaître avec nous : quelque savant qu'il ait été, Solleysel mérite peu, comme hippiatre, la réputation dont il a joui. Sous ce rapport, il est bien au-dessous de Végèce, et son livre, loin d'attester un progrès, n'est qu'une œuvre de décadence et d'empirisme incapable d'avoir fait faire un pas à la médecine vétérinaire, et notamment à la chirurgie. Sa célébrité même n'a fait qu'augmenter son influence pernicieuse, en ce que toutes les pratiques ridicules de l'hippiatrique du temps, soutenues par l'autorité de son nom, se sont répandues davantage, et se maintiennent encore, dans les masses crédules, avec une force et une persistance que des vérités utiles n'auraient jamais acquises.

Hâtons-nous d'ajouter que ce jugement sévère sur Solleysel dépasserait la portée que nous entendons lui donner si on le prenait comme étant exclusivement applicable à cet auteur. En réalité, nous n'avons fait que le juger en proportion du rang qu'il occupe dans son siècle : car, en lui-même, il n'est pas au-dessous des autres hippiatres, et, à la rigueur, tous ceux que nous avons nommés ne méritent pas une appréciation plus indulgente; mais leur obscurité les sauve de la critique. Au fond, Solleysel n'est ni meilleur ni pire que les autres; il est tout ce que pouvait être un écrivain parlant médecine vétérinaire sans avoir étudié l'art médical ni même seulement l'anatomie. De plus, il a le mérite d'avoir, mieux qu'aucun autre, peint aussi exactement que possible la science hippiatrique générale de son temps. Mais qu'est-ce qu'une science reposant sur de pareilles bases, et qui expose un homme de talent et de bon sens, tel que toutes les biographies nous représentent Solleysel, à prendre sous sa responsabilité un semblable tissu d'absurdités et d'erreurs? Une telle science est de la décadence, de la barbarie, et c'est cet état de barbarie de la vieille hippiatrique que nous avons voulu peindre et stigmatiser dans son œuvre capitale, celle de son plus illustre et dernier représentant.

Nous disons que l'ouvrage de Solleysel fut la dernière œuvre de l'ancienne hippiatrique : car, en effet, jusqu'à la création de l'art vétérinaire moderne, il est resté le livre de prédilection des maréchaux, et aucun autre ouvrage ne l'a effacé en se plaçant au-dessus de lui. Son succès, constaté par une série d'éditions successives, à l'exclusion de presque tous les autres livres publiés depuis, s'est maintenu jusqu'au dernier jour, et dure encore dans certaines localités réfractaires à la marche des choses.

Ce n'est pas que les traités d'hippiatrique aient manqué depuis la publication de la première édition de Solleysel; au contraire, les livres sur cette matière ont continué à pulluler après lui plus qu'auparavant, mais sans ajouter un fait à la somme des connaissances acquises, sans faire faire un pas à la science, chaque auteur se contentant de recopier simplement Solleysel ou de l'imiter en l'amoindrissant. Faire mieux, d'ailleurs, n'était pas possible en restant dans la même voie empirique et routinière; on ne pouvait que faire pis. La science vétérinaire était dans une impasse; elle ne pouvait plus en sortir que par une réforme radicale : ce sera l'éternel honneur des Lafosse et de Bourgelat de l'avoir accomplie.

Mais avant eux, avons-nous dit, et depuis Solleysel, avaient été publiés un assez grand nombre d'ouvrages plus ou moins oubliés aujourd'hui, au moins pour la partie vétérinaire et chirurgicale. Ainsi parurent successivement :

En 1669, la *Perfettione del cavallo*, par Francesco Liberati, de Rome.

En 1677, le *Mareschal méthodique*, par de la Bessée.

En 1686, les *Breves parafrasis de Albeiteria*, par Miguel Nicolas Ambros, de Saragosse.

En 1712, la *Connaissance parfaite des chevaux*, par Liger.

En 1717, le *Compendio de Albeiteria*, de Fernando de Sande y Lago, de Madrid.

En 1725, le *Manuel des écuyers*, par Carbon de Besgrières.

En 1727, le *Libro de Albeiteria*, de Francisco Cabero, de Madrid, espèce de catéchisme qui a eu un grand succès parmi les albeitares espagnols; c'est le Solleysel de la Péninsule.

En 1730, l'*Ecole de cavalerie*, par de la Guérinière, ouvrage réédité souvent sous des titres variables : *Eléments*, *Manuel*, *Ecole de cavalerie*.

En 1734, la *Parfaite connaissance des chevaux*, par MM. Saunier (Jean) et Gaspard son fils; et les *Eléments de cavalerie*, par Gaspard Saunier seul; ce dernier ouvrage ne parut qu'en 1741.

En 1734, la *Llave* ou *Clef de Albeiteria*, par Domingo Royo, de Saragosse, qui parle de la transfusion du sang et de l'introduction des médicaments par les veines.

En 1735, les *Principios compendiosos de Albeiteria*, par José Perez Zamora, de Madrid.

En 1741, le *Nouveau parfait maréchal*, par Garsault, qui eut rapidement un grand nombre d'éditions, et qui, sans être beaucoup plus savant que Solleysel, lui a été souvent et avec juste raison préféré, tant à cause des planches qu'il renferme que parce qu'il est plus clair et conçu avec plus d'ordre et de méthode. Malgré son style commun, l'ouvrage de Garsault, comme œuvre spéciale, nous paraît bien supérieur à celui de son célèbre prédécesseur; nous aurons plusieurs fois occasion de le citer.

En 1742, la *Sanidad del caballo y otros animales*, par Salvador Monto y Roca, de Valence.

En 1744, le *Parfait cocher*, par La Chaynaie.

En 1756, le *Gentilhomme maréchal*, par Barthelet.

En 1760, le *Traité des maladies qui font boiter les chevaux*, par Osmer (anglais).

En 1761, le *Gentilhomme cultivateur*, par Dupuis d'Emportes.

En 1763, la *Médecine des chevaux*, à l'usage des laboureurs, par Hérissant.

En 1763, la *Nouvelle Maison rustique*.

En 1766, le *Manuel du cavalier*, par le baron de Sind.

En 1766, le *Parfait bouvier*, par Boutrolle.

En 1768, le *Parfait écuyer militaire*, par Weyrother.

En 1773, l'*Anti-Maréchal*, de Dutz.

En 1775, le *Dictionnaire vétérinaire* de Buch'oz.

En 1786, *Every man his own farrier, or the whole art of farriery laid open* (la Maréchalerie mise à la portée de tout le monde), par F. Clater.

En 1789, le *Nouveau traité sur les chevaux*, par Sire.

En 1792, le *Livre de la grande maréchalerie*, par C. de M., écuyer.

En 1806, l'*Art de panser et de guérir toutes les maladies des chevaux*, par l'abbé de Villers.

Il y en a d'autres encore, mais il faut nous arrêter : car nous voici dans la période moderne, et nous aurions fort à faire de vouloir suivre jusqu'au milieu de notre époque la trace des derniers vestiges de l'ignorance. D'ailleurs, la réforme a commencé, la science rationnelle est née, la chirurgie vétérinaire réelle a été fondée, et c'est le développement de cette dernière phase que nous avons à aborder maintenant.

3e Période. — Epoque moderne depuis la fondation des Ecoles vétérinaires.

De ce qui précède, il ressort avec évidence que, jusqu'au milieu du siècle dernier, la pratique des opérations sur les animaux domestiques, exercée sans principes par des maréchaux ignorants, resta complètement en dehors de toute espèce de progrès, et que, de plus, aucun écrivain ne peut réclamer l'honneur de lui avoir fait faire un pas dans la voie de la raison et de la saine expérience. Descendue au-dessous de ce qu'elle était dans l'antiquité, la chirurgie vétérinaire, loin de s'être éclairée, comme la plupart des autres sciences et arts, aux lumières de la renaissance, semblait, au contraire, retourner de plus en plus à la barbarie; et elle avait comblé la mesure de l'extravagance lorsqu'enfin parurent les créateurs de la médecine vétérinaire moderne, les Lafosse et Bourgelat, auxquels rien, pour ainsi dire, n'avait préparé la voie, et qui eurent de la sorte la gloire entière d'une réforme accomplie de toutes pièces.

Jusqu'à eux, la chirurgie vétérinaire, qui n'existait seulement pas de nom, était restée même fort en arrière de la chirurgie humaine, déjà si maltraitée pourtant, et cela, à cause de la séparation complète qui s'était faite entre la médecine de l'homme et celle des animaux. Mais comment s'était produite cette division? comment ces deux grandes branches de l'art de guérir, sœurs et alliées chez les anciens, se trouvèrent-elles ainsi désunies à la renaissance des sciences et des lettres, quand le mouvement général des esprits semblait, au contraire, si propre à les confondre et à les unir dans une voie commune de progrès? C'est ce qu'il est facile de comprendre.

Nous avons dit plus haut les combats, les épreuves par lesquels dut passer la chirurgie de l'homme pour arriver au rang d'une science : à plus forte raison en fut-il de même pour ceux qui se livraient au traitement manuel des maladies des brutes. Repoussés du giron de la science, ils ne tentèrent même pas d'affronter le mépris et les persécutions des théologiens et des docteurs en robe. Le terme injurieux d'*opérateurs* par lesquels on les stigmatisait, comme les chirurgiens, se joignant à l'abjection générale dans laquelle vivaient ces maréchaux guérisseurs, les maintinrent à l'écart de tout mouvement scientifique, et toutes les protestations des Cornélius Agrippa, des Ingrassias et des autres médecins célèbres qui cherchèrent à relever l'excellence et la dignité de l'art vétérinaire aux yeux de leurs confrères aveuglés, ne furent que de généreuses, mais vaines paroles... Et c'est ainsi que la médecine vétérinaire, étrangère aux travaux des Facultés, ne fit aucun pas du XVe au XVIIIe siècle, et que la chirurgie des animaux ne profita en rien des progrès accomplis pendant ce temps par la chirurgie humaine. L'une et l'autre, parties d'un même point, avaient fini par suivre une voie opposée, l'une en avant, l'autre en arrière; puissent-elles, le cycle accompli, en se rencontrant de nouveau, cheminer à jamais ensemble!

Quoi qu'il en soit, pour rompre avec un passé semblable, pour oser rêver quelque chose de mieux que la routine et la barbarie des vieux temps, il fallait des hommes actifs, laborieux, entreprenants. Lafosse père, maréchal des petites écuries du roi, fut un de ces hommes. Il osa le premier franchir les barrières du préjugé et de l'ignorance dans une série de mémoires, quelques-uns adressés à l'Académie royale des Sciences, et qui furent ensuite réunis dans un volume sous le titre de *Observations et découvertes faites sur les chevaux*, Paris, 1754. Le premier de ces mémoires traite de l'anatomie et de quelques maladies du pied du cheval; il contient de plus dix-neuf observations sur différentes causes de claudications. Le deuxième mémoire est relatif au siége de la morve, que l'auteur place, comme on sait, dans les cavités nasales, ce qui n'est pas sa meilleure idée. Le troisième est relatif à l'usage du lycoperdon ou vesse-de-loup comme hémostatique. Le quatrième contient différentes pratiques de ferrer les chevaux, pratiques pouvant être discutées dans certains détails, mais au moins reposant toutes sur des principes raisonnés. Quant au cinquième, c'est la véritable déclaration de guerre de Lafosse à toutes les erreurs et abus consacrés. Il commence par faire voir que le danger de la morsure de la musaraigne, admis, depuis Aristote et Pline, comme article de foi, par tous les auteurs sans exception, est purement imaginaire. Puis, faisant l'énumération des opérations extravagantes que nous avons citées plus haut, il en démontre l'inutilité et le danger. Un tel mémoire était une nouveauté, et devait être remarqué : il le fut, en effet, et l'Académie royale des Sciences l'inséra au *Recueil des Savants étrangers*, se fondant sur ce que les préjugés que l'auteur combat ayant été adoptés par les plus célèbres auteurs d'hippiatrique, c'était rendre un service essentiel au public que de l'en désabuser.

Lafosse fils continua dignement l'œuvre de son père, en publiant son *Guide du Maréchal*, Paris, 1766, ouvrage remarquable dans lequel l'esprit, fatigué après la lecture des vieux auteurs par l'effroyable confusion et la masse d'inepties qui y règnent, se repose cette fois satisfait de rencontrer enfin des divisions claires et méthodiques, et des principes portant tous le caractère d'une judicieuse observation. Ce livre se divise en cinq parties comprenant l'anatomie, l'extérieur, l'étude des maladies externes et internes, des opérations les plus essentielles et des maladies des yeux, et enfin la ferrure. Une partie entière, la deuxième, est consacrée à réfuter les *Erreurs de la maréchallerie.* C'est là que Lafosse, attaquant les abus de son siècle, laisse deviner l'importance de son rôle de réformateur. Nous voudrions pouvoir citer cette partie tout entière, où il peint en traits saisissants la médecine vétérinaire à cette époque. « Les erreurs de la maréchallerie, dit-il, sont aussi anciennes que les » maréchaux. Le temps qui détruit tout n'a fait que les fortifier ; bien » loin de se dissiper en vieillissant, elles n'ont fait que prendre de la force » et de l'accroissement ; elles ont trouvé des sectateurs et des partisans » crédules qui nous les ont transmises, non-seulement telles qu'elles étaient » dans leur origine, mais on peut dire qu'elles ont fait des progrès entre » leurs mains. Elles se sont tellement multipliées qu'un volume entier » suffirait à peine pour en faire l'énumération. »

On a vu, en effet, par les échantillons que nous avons donnés des produits de l'imagination des anciens maréchaux, que l'esprit d'invention, ainsi déréglé, peut aller très-loin ; mais nous ferons grâce au lecteur d'une nouvelle liste de ces étranges élucubrations rappelées par Lafosse ; la première suffit pour juger du reste. Ajoutons seulement, comme trait caractéristique de la science du temps, que parmi ces opérations ridicules, le barrage de la veine était une des plus en honneur ; elle était le chef-d'œuvre à faire par l'apprenti maréchal aspirant à passer compagnon ! et la tradition ne s'en est pas perdue, car nous nous rappelons avoir vu pratiquer cette opération par des garçons maréchaux.

Après son *Guide du maréchal*, Lafosse, pour donner plus de développement à ses principes, publia d'abord son grand *Cours d'hippiatrique*, in-folio, 1772, avec planches gravées, puis son *Dictionnaire d'hippiatrique*, 1775, 4 vol. in-8°, résumé de l'ensemble de ses travaux. Lafosse était alors professeur en chef d'une Ecole gratuite de maréchalerie, établie par lui à Paris, et pouvait encore ainsi répandre ses idées, dont le triomphe était l'avenir de la science.

Mais voici Bourgelat, d'abord avocat, puis écuyer à Lyon, et qui, passionné pour le cheval, et animé du même esprit de réforme, entreprend aussi de son côté, et presqu'en même temps, de relever de son avilissement l'art vétérinaire, perdu dans les bas étages de la société sous le nom de *maréchallerie.* Seulement il est plus heureux, car il fait une œuvre durable : il fonde les Ecoles, celle de Lyon en 1762, celle d'Alfort en 1765. La médecine vétérinaire naît alors véritablement, et la chirurgie en particulier n'est pas oubliée.

A ce dernier point de vue, notre illustre fondateur retrace ainsi l'état des choses qu'il allait réformer : « Jusqu'alors, dit-il, armé du fer et du feu,

» on brûlait, on coupait indistinctement au milieu des ténèbres épais-
» ses qui voilaient la structure et l'usage des parties sur lesquelles on
» opérait. Rien de rationnel : nulle vue, nulle méthode, nulle trace, ni
» dans les auteurs anciens ni dans les ouvrages même les plus récents, du
» plus léger progrès de la chirurgie des animaux ; nuls vestiges des ap-
» pareils, ni des bandages contentifs des médicaments, ni des bandages
» contentifs des parties. Des embrocations, le plus souvent capables de
» contrarier et d'étouffer les efforts de la nature, sont encore, relative-
» ment à différentes portions du corps des brutes, les uniques secours
» suggérés sans doute par la facilité des poils à retenir les graisses et les
» huiles ; tels ont été les malheureux effets d'une routine aveugle et mé-
» prisable [1]. »

Il ne manque maintenant plus rien au tableau, nous osons le croire, pour qu'on soit convaincu d'une manière positive qu'avant les Ecoles, la chirurgie vétérinaire n'existait pas comme science raisonnée, et que leur création, n'eût-elle eu d'autre objet que de délivrer nos campagnes des désastres occasionnés par l'ignorance des maréchaux et la folle superstition des propriétaires, eût encore été un immense bienfait pour la France. Des efforts isolés, quelque puissants qu'on les suppose, auraient été insuffisants pour un tel résultat, même en admettant, ce qui est peu probable, qu'il se fût trouvé beaucoup d'hommes comme les Lafosse pour accepter et faire fructifier leur héritage. Ces derniers ne créaient, en définitive, que des partisans parmi les hommes anciens, tandis que Bourgelat en fit des élèves, c'est-à-dire des hommes nouveaux, qui, n'étant liés par rien au passé, purent se donner sans arrière-pensée à l'art plein d'avenir qui naissait. Lafosse avait seulement combattu les abus de l'art de guérir ; Bourgelat en fit une science nouvelle, et constitua une carrière à part de ce qui n'était auparavant qu'une branche plus ou moins accessoire de la profession d'écuyer, de maréchal ou de sorcier. Voilà la différence qu'il y a entre les deux fondateurs de la science vétérinaire moderne ; voilà comment Bourgelat l'emporta en créant les Ecoles vétérinaires, dont les élèves ensuite défendirent et propagèrent à la fois et son œuvre et celle de Lafosse.

La chirurgie entra nécessairement dans les premières préoccupations du fondateur des Ecoles ; le passage suivant du prospectus qu'il publia en 1761, pour annoncer l'ouverture de l'Ecole de Lyon, en est la preuve :

« ... Nous ajouterons, dit-il, aux opérations admises dans le traitement
» des animaux, et que nous rectifierons en les asservissant à des règles
» et à des principes, de nouvelles vues et une partie des opérations qui se

---

[1] BOURGELAT, *Essai sur les bandages*, etc. Avertiss., page V.

» pratiquent sur le corps humain, et peut-être restituerons-nous un jour
» à la chirurgie ce qu'elle nous prête aujourd'hui de lumières. »

Fidèle à cette pensée, Bourgelat, dans ses *Réglements pour les Ecoles
vétérinaires*, ouvrage où il pose, comme il les comprend, les bases de
l'enseignement de la médecine des animaux, donne une place importante
à la chirurgie : « La chirurgie, dit-il en cette circonstance, est une des
» parties les plus considérables de l'art ; l'aveu de tout ce qu'elle doit à
» la chirurgie humaine est un hommage juste et légitime qu'elle s'em-
» pressera toujours de lui rendre ; car, lors même que les différences qui
» existent dans l'homme et dans les animaux en établissent dans les
» moyens et dans les routes à suivre, ou obligent à des opérations parti-
» culières et qui lui sont inconnues, nous ne procédons jamais que d'après
» ses principes..... »

Il indique ensuite la méthode à suivre dans la description des opérations,
puis le moyen de compléter par des exercices pratiques l'étude de la chirurgie. Ces préceptes sont encore les plus raisonnables qui aient été
suivis dans l'étude de cet art. On en trouve le développement raisonné
dans les *Eléments d'hippiatrique*, publiés en 1760 et dans les différents
articles de la première *Encyclopédie*, par lesquels Bourgelat compléta sa
réputation d'écrivain et d'hippiatre, et enfin dans son *Essai sur les appareils et sur les bandages*, ouvrage tout rempli de l'esprit droit et clair-
voyant de son auteur. Et, sans nul doute, si le soin à donner aux autres
branches de l'enseignement vétérinaire, ainsi que ses fonctions adminis-
tratives n'eussent aussi complètement absorbé son temps, notre bibliographie chirurgicale n'aurait pas manqué de s'enrichir de quelque autre
ouvrage de notre honorable maître ; mais, par bonheur, il sut laisser en
bonnes mains la continuation de son œuvre, et il put la voir à sa mort,
qui eut lieu le 3 janvier 1779, en voie de grandir et de prospérer, grâce
au zèle et au talent des Huzard, des Chabert, des de Feugré, des Girard,
des Barthélemy, des Vatel, des Bredin, des Hénon, des Gohier, etc., ces
dignes successeurs de l'homme de génie qui avait su déposer le germe
d'un bienfait national dans la sphère sociale la plus modeste et la plus
obscure.

Huzard surtout, dans ses articles si remarquables et trop peu nombreux de l'*Encyclopédie méthodique*, contribua à ouvrir une large carrière
à la chirurgie vétérinaire. Chabert, dont tous les écrits sont marqués au
coin du bon sens et de l'observation exacte et judicieuse, fit beaucoup
aussi de son côté pour le progrès de cet art : il inventa ou perfectionna
un grand nombre d'instruments ou procédés opératoires, et le tout fut
consigné dans les cahiers de ses élèves qui malheureusement ne furent
jamais publiés. Néanmoins, il ne paraît pas que rien ait été perdu des
œuvres de Chabert : car, sans compter les mémoires particuliers qu'il a

fait paraître, il y a lieu de croire que la plupart de ses recherches se retrouvent dans les travaux ultérieurs des jeunes vétérinaires, ses disciples,
qui, probablement, ont sauvé ainsi de l'oubli les leçons de leur maître.

Après Chabert, on voit se rattacher aux progrès de la chirurgie vétérinaire les travaux des professeurs de l'École d'Alfort et de l'École de
Lyon, qui ont laissé les noms les plus recommandables de la médecine
vétérinaire : à Alfort, Flandrin, de Feugré, Verrier, Girard, Barthélemy, Vatel; à Lyon, Hénon, Bredin, Gohier, etc. Bredin, directeur et Hénon, surtout, qui restèrent seuls chargés de l'enseignement de
1780 à 1795, ont droit à un souvenir pour les efforts dévoués qu'ils firent
en ces temps agités pour sauver l'École nouvelle d'une ruine imminente.
Tous deux alors, malgré la charge considérable qu'ils avaient assumée,
surent encore trouver le temps de donner une direction à la science chirurgicale; ils créèrent divers procédés opératoires, inventèrent plusieurs
instruments. Bredin composa même un traité d'opérations chirurgicales, le
seul qu'il ait écrit; et ce traité, resté comme manuscrit entre les mains des
élèves, fut longtemps leur seul guide. Il mourut en 1814, et Hénon, qui
était mort en 1809, avait déjà été remplacé par Gohier, dont les deux
volumes de *Mémoires et Observations* attestent le soin qu'il prit de continuer la tâche de son prédécesseur dans la carrière de la chirurgie.

Une nouvelle phase de progrès pour la médecine vétérinaire s'ouvre à
la création de la troisième école, l'École de Toulouse, fondée en 1825, et à
propos de laquelle nous devons au moins rappeler ici le nom de Bernard,
son ancien directeur, dont le jugement net et droit s'exerça sur plusieurs points de la chirurgie qu'il chercha surtout à simplifier dans ses
procédés. Citons aussi Hurtrel d'Arboval, dont l'ouvrage populaire n'a
pas laissé que de rendre d'incontestables services à l'art vétérinaire; puis,
parmi les vivants, M. Bouley jeune, M. Renault, M. Leblanc, M. H. Bouley, M. Rey, etc., qu'il suffit de nommer pour rappeler la période la plus
brillante de la chirurgie vétérinaire, et aux noms desquels nous pourrions
ajouter ceux de bien d'autres vétérinaires encore qui n'ont pas moins
contribué aux progrès de cet art.

Tel a été le résultat de la fondation des Écoles, auxquelles on doit,
non-seulement les hommes distingués que nous venons de nommer,
mais de plus la formation d'une science chirurgicale rationnelle, grâce à
laquelle des praticiens exercés ont pu substituer dans les populations les
saines pratiques de la science aux ridicules et barbares procédés de la
routine. Tout a concouru, d'ailleurs, à ce résultat. Nous avons vu les
efforts de Bourgelat se porter déjà avec prédilection sur le perfectionnement de la chirurgie; grâce à lui, dès les premières années des Écoles,
la chirurgie y fut enseignée théoriquement, les élèves exercés à la pratique manuelle des opérations, comme ils le sont encore aujourd'hui, et

ainsi fut de suite établie la démarcation entre l'art informe des hippiatres et la véritable chirurgie. L'importance de cette science parut encore dans le décret de la Convention nationale du 29 germinal an III, qui réorganisa et assura l'existence des deux Ecoles, et établit la chaire de maladies externes et opérations comme la première des cinq en lesquelles était partagé l'ensemble des cours.

Depuis ce temps, la chirurgie des animaux n'a cessé de se perfectionner; mais, pour qu'elle puisse atteindre la hauteur des progrès à laquelle on doit désirer de la voir arriver, peut-être faut-il que son enseignement fasse un nouveau pas en achevant de se spécialiser....

Avant de terminer, disons, pour être tout-à-fait dans le vrai, que malgré l'influence qu'elles ont eue pour faire disparaître une multitude de préjugés, les Ecoles, aujourd'hui, n'ont pas encore réussi à déraciner entièrement les vieilles erreurs. A la fondation de ces établissements, on vit même à peine ces erreurs s'atténuer; après Lafosse et Bourgelat, elles étaient encore très-puissantes sur les imaginations, et Huzard fut obligé de continuer la guerre à tous ces abus propagés dans les campagnes sous toutes les formes; il le fit dans l'*Encyclopédie méthodique*, où l'on peut lire les articles *abus*, *almanachs*, *amulettes* notamment, dans lesquels sont retracés toute l'histoire de ces produits de la superstition et de l'ignorance, et les préjudices qu'ils entraînent pour la société.

Mais il n'y a pas beaucoup à s'étonner de cela; toute œuvre capitale naît du temps, et reste longtemps en germe avant de porter ses fruits. Or, la science vétérinaire, étant toute à naître, dut suivre la loi commune. Et si aujourd'hui la chirurgie vétérinaire est loin d'avoir atteint la limite de progrès à laquelle elle peut aspirer, on ne saurait cependant méconnaître le pas immense qu'elle a fait depuis Lafosse et Bourgelat sur l'art informe des hippiatres qui les avaient précédés; et s'il existe encore dans certaines localités, isolées du mouvement général, beaucoup de préjugés et de vieux abus, ces restes d'un temps qui n'est plus deviennent heureusement fort rares, et tendent de jour en jour à disparaître sous l'envahissement général des lumières.

Rompre avec le passé était le plus difficile. Cette tâche est heureusement accomplie. Grâce à nos devanciers, la carrière est ouverte, l'impulsion est donnée; le temps fera le reste.

III.

RELATIONS ENTRE LA CHIRURGIE HUMAINE ET LA CHIRURGIE VÉTÉRINAIRE.

Par ce qui précède, nous n'aurions donné des origines de la chirurgie vétérinaire moderne qu'un tableau incomplet, si nous ne reconnaissions quelle part a prise à sa régénération la chirurgie de l'homme, si nous omettions de dire qu'à elle surtout elle est redevable de ses plus grands progrès, et qu'à sa suite seulement elle espère en réaliser de nouveaux. C'est, en effet, en s'aidant des travaux des chirurgiens que les fondateurs de la médecine des animaux ont pu constituer promptement l'art chirurgical vétérinaire, avec ses principes, ses méthodes. Sans cette ressource, combien leur œuvre n'eût-elle pas été longue à accomplir! N'a-t-on pas vu ce que cet art, marchant seul, était devenu entre les mains des maréchaux étrangers à toute étude raisonnée, et abandonnés aux seules ressources de leur imagination ou de traditions grossières?

Il y a longtemps, au reste, qu'il en est ainsi, et que la chirurgie des animaux n'est qu'un reflet, une imitation de la chirurgie humaine. S'il est vrai que les chirurgiens anciens et modernes ont essayé la pratique de beaucoup d'opérations sur des animaux, *in animâ vili*, avant de les tenter sur l'homme; s'il est vrai encore que la chirurgie humaine a emprunté quelques méthodes thérapeutiques à la médecine des animaux, par exemple, l'usage des pessaires mentionné par les vétérinaires grecs [1], et dont les chirurgiens n'ont commencé à se servir que du temps d'Albucasis, il est également vrai que les premières opérations régulières faites sur les animaux ne furent que des reproductions d'opérations pratiquées sur l'espèce humaine. Dans la partie chirurgicale d'Hippocrate se trouve, en effet, en germe, sinon en réalité, toute la médecine opératoire des vétérinaires grecs et latins qui l'ont suivi. Nous citerons la saignée, le feu, etc. Et cela doit s'entendre, non-seulement des opérations utiles qui sont restées dans la science, mais encore de quelques-unes de ces pratiques absurdes que nous avons reprochées aux hippiatres, et dont la responsabilité ne leur appartient pas toujours : par exemple, la coutume de *barrer les veines* est antérieure aux auteurs vétérinaires, puisqu'on la trouve déjà dans Celse, qui recommande, pour arrêter la pituite, source d'inflammation, ou pour combattre l'ophthalmie, d'enlever les veines des tempes ou du vertex.

Cette dépendance toutefois de la chirurgie vétérinaire à la chirurgie humaine n'est pas absolue; sur plus d'un point, il y a des différences tranchées entre l'une et l'autre. La pratique des opérations sur les animaux réclame souvent des conditions toutes spéciales, parfaitement étrangères à la médecine opératoire de l'homme; en sorte que, malgré ses affinités avec celle-ci, la chirurgie vétérinaire est véritablement une science à part, avec ses caractères propres, sa physionomie à elle.

[1] Ces premiers pessaires décrits dans les vétérinaires grecs étaient formés d'une vessie gonflée d'air, système que tout récemment un médecin a présenté comme nouveau

Une distinction principale est déjà établie par le naturel des malades : les animaux, d'une sensibilité relativement moindre que celle de l'homme, d'une constitution plus robuste et privés du sens moral dont l'influence est souvent si décisive sur le résultat des opérations, n'exigent pas de l'opérateur une aussi grande délicatesse dans l'action ni le même déploiement de précautions de toutes sortes. Mais, d'un autre côté, l'impossibilité de commander à l'intelligence de ses malades laisse le vétérinaire entièrement exposé aux moyens de défense que les animaux opposent constamment et l'oblige à recourir à des moyens de contrainte, dont l'application forme déjà, à elle seule, une branche importante de la chirurgie vétérinaire.

Si l'on considère ensuite le résultat définitif à obtenir dans les opérations, la différence se manifeste encore davantage entre les deux chirurgies. Ainsi les chirurgiens de l'homme doivent, avant toute chose, agir en vue de conserver la vie à leurs malades ; la conservation des organes, de l'exercice des diverses facultés, ne vient qu'en seconde ligne. Pour les vétérinaires, c'est le contraire : comme les animaux sont essentiellement des machines productives, l'important chez eux est de conserver l'intégrité des fonctions, l'aptitude aux divers services qu'on attend d'eux ; ce qui fait que la chirurgie vétérinaire doit être, dans la grande majorité des cas, radicalement curative, sinon elle est sans objet.

Pour atteindre son but principal, la conservation de la vie, le chirurgien ne doit rien négliger, ni le temps ni les frais, ni hésiter, quand il le faut, à pratiquer les mutilations les plus graves ; tant qu'il lui reste un espoir, si faible qu'il soit, de sauver son malade, son devoir est d'agir. Le vétérinaire, au contraire, doit envisager d'abord la question économique, mettre en ligne de compte les frais de traitement, le temps de privation du travail, s'abstenir des mutilations qui pourraient rendre tout service impossible à l'animal, sacrifier à temps les malades dont la valeur ne compenserait pas les dépenses à faire ; en un mot, soit qu'il pratique, soit qu'il ajourne une opération, soit qu'il abandonne tout-à-fait le malade, le vétérinaire doit avoir à peu près exclusivement en vue l'intérêt du propriétaire. Sa devise est : *économie;* celle du chirurgien : *humanité.* Ces deux mots résument, le mieux possible, le caractère général de l'une et de l'autre chirurgies.

Si nous considérons maintenant les opérations en détail, nous devons dire que toutes celles qui se font sur l'homme peuvent, à la rigueur, être pratiquées sur les animaux ; toutefois, il convient de retrancher du cadre habituel de la chirurgie vétérinaire toutes celles qui ne remplissent pas suffisamment les conditions économiques voulues : ainsi, chez les grands quadrupèdes, on ne fait jamais l'amputation des membres, si ce n'est expérimentalement ; on essaie rarement la réduction des fractures dont l'indocilité des malades rend, le plus souvent, le succès douteux. On ne tente pas davantage de remédier à ces accidents, ces difformités des rayons osseux, de la colonne vertébrale, de la face, etc., dont la guérison, journellement essayée sur l'homme, forme même l'objet de quelques branches importantes de la chirurgie humaine : l'autoplastie, l'orthopédie, etc.

D'autres opérations sont chez les animaux, ou empêchées par la disposition anatomique des parties, ou inconnues en raison de la rareté des affections qui les réclament. Par exemple, la cataracte, la lithotritie, pratiquées tous les jours par les chirurgiens ne le sont presque jamais par les vétérinaires. La ligature des vaisseaux, les opérations d'anévrysmes, de varices, l'opération de l'empyème, la paracenthèse, si ce n'est quelquefois chez le chien, la ponction de la vessie, sont de celles encore peu connues en chirurgie vétérinaire.

Par compensation, nous pourrons citer beaucoup d'autres opérations qui appartiennent à celle-ci d'une manière à peu près exclusive. Ainsi, sans compter les hernies, les renversements d'utérus, surtout chez la vache, les opérations dystociques, les extirpations de tumeurs, etc., qui occupent une assez large place dans la chirurgie vétérinaire et se pratiquent par des procédés, souvent tout-à-fait spéciaux, nous pouvons citer comme appartenant presque uniquement à la médecine opératoire des animaux :

L'application du feu, méthode curative peu étudiée par les chirurgiens qui n'en peuvent faire qu'un emploi exceptionnel, et qui est d'un usage journalier en chirurgie vétérinaire ;

La *ponction de l'estomac* des ruminants, *de l'intestin* des solipèdes, opérations que les vétérinaires pratiquent fréquemment et que l'on oserait à peine essayer sur l'homme;

L'hyovertébrotomie, *l'œsophagotomie*, *l'amputation* de la *queue* et des *oreilles*, la *queue à l'anglaise*, la *nécrotomie plantaire*:

La *castration*, que les chirurgiens ne pratiquent que sur l'homme et par un seul procédé, et uniquement comme moyen curatif mis en usage à la dernière extrémité, tandis qu'elle forme, en chirurgie vétérinaire, une opération usuelle pratiquée sur les deux sexes de toutes les espèces, dans l'état de santé et de maladie, et par une foule de procédés différents,

Les *opérations de pied*, qui se pratiquent sur les parties superficielles et profondes de la troisième phalange des grands quadrupèdes, et n'ont aucun analogue dans la chirurgie humaine.

A ces opérations diverses, joignons encore la *ferrure*, le principal, nous pouvons bien le dire, presque l'unique moyen orthopédique que possède la chirurgie vétérinaire pour remédier à beaucoup de difformités, non-seulement des pieds, mais encore des membres et du corps, et en tous cas, le moyen le plus avantageux d'aider à la cure des maladies du pied chez les grands quadrupèdes.

Tout cela, nous l'espérons, établira suffisamment ce qu'il y a de caractéristique dans la chirurgie vétérinaire et fera comprendre son importance spéciale. Au fond, elle ne ressemble à la chirurgie de l'homme que par les principes, les éléments de la science. Quant à l'application de ces principes, elle varie à chaque pas chez les hommes et chez les animaux, et c'est là ce qui a permis à la chirurgie vétérinaire de se constituer comme une branche particulière, parfaitement distincte, de l'art général de guérir.

Mais, et que ce soit notre conclusion, ces différences qui existent entre les deux chirurgies et donnent à chacune sa physionomie propre, ne sauraient les isoler l'une de l'autre. Elles ont des principes communs, qui ne peuvent que se féconder des deux côtés, par les secours mutuels de l'observation chez l'homme, de l'expérimentation chez les animaux, et profiter également à chaque branche. Leur alliance, en un mot, est la condition de leur progrès réciproque.

La chirurgie vétérinaire, en effet, ouvre aux recherches hasardées de l'opérateur un champ plus vaste et plus libre et l'aide à acquérir plus d'assurance dans la manœuvre des instruments ; puis elle profite, à son tour, des observations que l'on ne peut faire que sur le malade intelligent. Et cet échange de services, il est de notre devoir, de part et d'autre, de le favoriser de plus en plus, puisqu'il tourne toujours, en définitive, au bénéfice de la science.

BIBLIOGRAPHIE.

DE

LA CHIRURGIE VÉTÉRINAIRE.

Ne sont compris, dans cette note bibliographique, que les ouvrages publiés dans la période moderne, et pouvant fournir des matériaux utiles à la science chirurgicale. Les livres antérieurs appartiennent à l'histoire de la chirurgie; ils ont été mentionnés à leur date dans l'introduction qui précède.

OUVRAGES DIVERS.[1]

1770. . . . . Bourgelat. *Essai sur les appareils et sur les bandages propres aux quadrupèdes.* Paris. 4 vol. in-8°.

1775. . . . . Lafosse. *Dictionnaire d'hippiatrique.* Paris. 4 vol. in-8°.

1782. . . . . Chabert, Flandrin et Huzard. *Instructions et observations sur les maladies des animaux domestiques.* (Ouvrage primitivement publié sous le titre de : *Almanach vétérinaire*, Paris, 1782. (Dernière édition des *Instructions*. 1809.) Paris. 6 vol. in-8°.

1782. . . . . Daubenton. *Instructions pour les bergers.* (Dernière édition, 1820.) Paris. 1 vol. in-8°.

1784 à 1827. *Comptes-rendus de l'École vétérinaire de Lyon* et *Comptes-rendus de l'École vétérinaire d'Alfort.* Brochures annuelles.

1787 à 1827. Huzard, Grognier. Différents articles dans le *Dictionnaire de Médecine* de l'Encyclopédie méthodique. Paris. 13 vol. in-4°.

---

[1] La date indiquée est celle de la première édition de chaque ouvrage.

1788. . . . . . HARTMANN. *Traité des Haras* (édition française, par J.-B. Huzard). Paris. 1 vol. in-8°.

1791 à 1805. ROZIER (avec la collaboration, pour les articles vétérinaires, de CHABERT, FLANDRIN, HUZARD, GILBERT, etc.). *Cours complet d'agriculture.* Paris. 13 vol. in-4°.

1797. . . . . . GILBERT. *Instructions sur les bêtes à laine de race d'Espagne.* Paris. Broch. in-8°.

1803. . . . . . DELABÈRE-BLAINE. *Notions fondamentales de l'art vétérinaire* (trad. de l'anglais). Paris. 3 vol. in-8°.

1805. . . . . VIBORG. *Mémoire sur le porc* (dernière édition en 1835). Paris. 1 vol. in-8°.

1808. . . . . MURAT. *Expériences sur la vaccination des moutons.* Montpellier. Broch. in-8°.

1809. . . . . SIRE. *Manuel de l'Écuyer* (trad de l'anglais). Lyon. 1 vol. in-8°.

1809. . . . . BEAUCHÊNE fils. *Considérations sur l'organisation de l'œil et sur l'opération de la cataracte chez les animaux domestiques.* Paris. Broch. in-8°.

1810 et 1811. FROMAGE DE FEUGRÉ. *Correspondance sur la conservation et l'amélioration des animaux domestiques.* Paris. 4 vol. in-12.

1813. . . . . . J. GIRARD. *Traité du pied* (dernière édition en 1836). Paris. 1 vol. in-8°.

1813 à 1816. GOHIER. *Mémoires et observations sur la chirurgie et la médecine vétérinaires.* Lyon. 2 vol. in-8°

1818. . . . HUZARD fils. *Esquisse de nosographie vétérinaire.* Paris. 1 vol. in-8°.

1823. . . . . . J. GIRARD. *Mémoire sur les calculs vésicaux.* Paris.. Broch. in-8°.

1824. . . . . . U. LEBLANC. *Traité des maladies des yeux sur les animaux domestiques.* Paris. 1 vol. in-8°.

1825. . . . . . CASTEX. *Claudication des membres postérieurs particulière à l'espèce bovine.* Paris. Broch. in-8°.

1827. . . . . . J. GIRARD. *Traité des hernies inguinales.* Paris. 1 vol in-4°.

1827. . . HERTWEL D'ARBOVAL. *Dictionnaire de Médecine, de Chirurgie et d'Hygiène vétérinaires.* Paris (1re édition de 1827, 4 vol. in-8°); 2e édition en 1836. 6 vol. in-8°

1828. . . . . . VATEL. *Éléments de Pathologie vétérinaire*, ou *Précis théorique et pratique de la médecine et de la chirurgie des principaux animaux domestiques.* Paris. 3 vol. in-8°

1831. . . . . . RENAULT. *Traité du javart cartilagineux.* Paris. 1 vol. in-8°.

1837. . . . . . RENAULT. *Chirurgie de la MAISON RUSTIQUE DU XIXe SIÈCLE* (2e vol., liv. III. titre Ier chap. 3.

1838. . . . . . . Brogniez. *Notice sur l'évulsion du tissu corné.* Bruxelles. 1 vol. in-8º.

1839. . . . . . Brogniez. *Traité de Chirurgie vétérinaire.* Bruxelles. 3 vol. in-4º.

1839. . . . . . Delwart. *De la parturition des principales femelles domestiques.* Bruxelles. 1 vol. in-8º.

1841. . . . . . Huzard fils. *Sur la multiplication des sangsues.* Paris. Broch.

1841. . . . . . Mercier. *Du crapaud ou podoparenchydermite chronique du cheval ; et du piétin, ou podoparenchydermite du mouton.* Paris. 1 vol. in-8º.

1845. . . . . . Rainard. *Traité complet de la parturition des principales femelles domestiques.* Lyon. 2 vol. in-8º.

1850. . . . . . Rey. Articles du *Dictionnaire général de Médecine et de Chirurgie vétérinaire.* Lyon. 1 vol. in-8º.

1853. . . . . . Serres. *Du bistournage sous les rapports hygiénique, chirurgical et pathologique.* Toulouse. Broch. in-8º.

PUBLICATIONS DES SOCIÉTÉS VÉTÉRINAIRES.

1830 à 1848. Mémoires de la Société vétérinaire du Calvados et de la Manche. 12 vol. in-8º.

1239 à 1842. Mémoires de la Société vétérinaire de l'Hérault. 4 broch.

1839 à 1852. Annales de la Société vétérinaire du Finistère et des Côtes-du-Nord. 4 vol.

1840 à 1845. Mémoires de la Société vétérinaire des départements de l'Ouest. 2 br.

1840 à 1853. Mémoires de la Société vétérinaire du département de Lot-et-Garonne. 11 br.

1842 à 1846. Annales de la Société vétérinaire de Libourne. 2 broch.

1843 à 1849. Mémoires de la Société vétér. des Bouches-du-Rhône. 7 br.

1844 à 1849. Mémoires de la Société vétérinaire et agronomique du Nord et du Pas-de-Calais. 2 vol.

1846 à 1848. Mémoires de la Société vétérinaire de Vaucluse. 4 broch.

1846 à 1848. Mémoires de la Société vétérinaire du Loiret. 2 broch.

JOURNAUX AGRICOLES ET VÉTÉRINAIRES FRANÇAIS.

1795 à 1851. *Annales de l'Agriculture française.* Paris. 162 vol.
   1re série de l'an IV à 1817. 70 vol.
   2e série de 1818 à 1828. 44 vol.
   3e série de 1829 à 1839. 24 vol.
   4e série de 1840 à 1851. 24 vol.

1824 à 1853. *Recueil de Médecine vétérinaire.* Paris. 30 vol.

1826 à 1831. *Journal pratique de Médecine vétérinaire*, par M. Dupuy.
(Paris, 1826 à 1829. — Toulouse. 1830 et 1831). 7 vol.

1830 à 1835. *Journal de Médecine vétérinaire théorique et pratique*. Paris.
6 vol.

1830 à 1853. *Journal des Haras*. Paris. 51 vol.

1836. . . . . *Journal des progrès des sciences zooiatriques* (continué spécialement de 1837 à 1842 par le *Journal des Haras*). Paris.
1 vol.

1836. . . . . *Journal de Médecine vétérinaire pratique du bœuf et du
mouton*. Toulouse. 1 vol.

1838. . . . . *Le Zooiâtre* (continuation du précédent). Toulouse. 1 vol.

1837 à 1853. *Journal d'Agriculture pratique*, par Bixio et Barral. 19 vol.
1re série de 1837 à 1843. 6 vol.
2e série de 1843 à 1849. 6 vol.
3e série de 1850 à 1853. 7 vol.

1838 à 1853. *Journal des Vétérinaires du Midi*. Toulouse. 16 vol.

1843 à 1848. *La Clinique vétérinaire*, par M. Leblanc. Paris. 5 vol.

1845 à 1853. *Journal de Médecine vétérinaire*. Lyon. 9 vol

JOURNAUX VÉTÉRINAIRES ÉTRANGERS.

JOURNAUX ALLEMANDS.

1816 à 1853. *Archiv für Thierheilkunde, von der Gesellschaft Schweize-
rischer Thierärzte* (Archives de Médecine vétérinaire, par
la Société des vétérinaires suisses), cah. trimest. in-8°.
Nouvelle série depuis 1841. *Zurich*. 38 vol.

1827 à 1853. *Jahrbuch für Pferdezucht, Pferdekenntniss, Pferdehandel,
Dressur, Reitkunst and Rossarzneikunde* (Journal sur
l'élève, la connaissance, le commerce, le dressage des
chevaux, l'équitation et la médecine des chevaux). Commencé par S. Tennecker, et continué par A. Rueff.
1 vol. annuel in-12. *Weimar*. 26 vol.

1828 à 1850. *Zeitschrift für die gesammte Thierheilkunde* (Gazette géné-
rale de Médecine vétérinaire), publié de 1828 à 1833 par
J. D. Busch, et de 1834 à 1850 par Dietrichs, Nebel et
Vix. Cahiers trimest. in-8°. *Giessen* (Hesse). 23 vol.

1833 à 1853. *Blätter hippologische* (Feuille hippologique), publié par le
comte de Holstein. Cahiers trimest. in-8°. *Kiel* (Holstein).
21 vol.

1835 à 1853. *Magazin für die gesammte Thierheilkunde* (Revue générale
de Médecine vétérinaire), publié par les prof. E.-F. Gurlt
et C.-H. Hertwig. Cahiers trimest. in-4°. *Berlin*. 19 vol.

1840 à 1853. *Repertorium der Thierheilkunde* (Répertoire de Médecine vétérinaire), par le prof. HERING. Cahiers trimest. in-8°. *Stuttgart*. 14 vol.

1844 à 1850. *Thierarztliche Zeitung* (Gazette vétérinaire), par FAVEUS. 7 vol.

1849 à 1853. *Wochenblatt Thierärztliches, organ des vereins deutscher Thierärzte* (Feuille hebdomadaire de médecine vétérinaire, organe de l'union des vétérinaires allemands), publié par G. NICKLAS. In-4°. *Ulm*. 5 vol.

1851 à 1853. *Central-Zeitung für die gesammte Veterinärmedizin und ihre hilfswissenschaften* (Gazette centrale et générale pour la médecine vétérinaire et les sciences accessoires), par le docteur J.-M KREUTZER. Cahiers mensu. in-4°. *Erlangen*. (Bavière) 3 vol.

1851 à 1853. *Vierteljahrsschrift für wissenschaftliche Veterinairkunde, von den Mitgliedern der Wiener k. k. Thierverein-Institutes* (Gazette trimestrielle sur la science vétérinaire, par les membres de l'Institut impérial vétérinaire de Vienne); rédacteurs, les prof. MULLER et ROLL. In-8°. *Vienne*. 3 v.

1852 et 1853. *Blätter über Pferde und Jagd* (Feuille sur les chevaux et la chasse), par C.-H. VOGLER. In-8°. *Berlin*. 2 vol.

Zeitschrift für Rindviehkunde (Gazette sur la médecine bovine), publié par RYCHNER. In-4°. *Berne*.

Tagsberichte über die Fortschritte der Natur und Heilkunde. —Abtheilung für Thierheilkunde (Rapports journaliers sur les progrès de l'histoire naturelle et de la médecine. — Division pour l'art vétérinaire), par le docteur R. FRORIEP. In-8°. *Weimar*.

Bericht des vereins Mecklenbürgischer Thierärzte (Rapports de la Société des vétérinaires de Mecklembourg). Cahiers in-8°.

JOURNAUX ANGLAIS.

1828 à 1853. *The Veterinarian, or monthly Journal of veterinary science* (le Vétérinaire, ou Journal mensuel de science vétérinaire), publié par YOUATT et Percivall. *Londres*. 26 vol.

1845 à 1850. *The Veterinary Records and Transactions* (Annales et Mémoires vétérinaires), publiés par SPOONER, SIMONDS et MORTON. *Londres*. 6 vol.

JOURNAL BELGE.

1842 à 1848. *Journal vétérinaire et agricole de Belgique*. Bruxelles. 7 vol.

1849 à 1851. *Répertoire de Médecine vétérinaire.* Bruxelles. 3 vol.
1852 et 1853. *Annales de Médecine vétérinaire.* Bruxelles. 2 vol.

JOURNAL HOLLANDAIS.

Het repertorium Tigdscrift woor de geneeskunde in ol haaren omrang (Répertoire hollandais sur toutes les branches de l'art de guérir), par van HASSELT et HECKMEYER. In-4º. *Leyde.*

JOURNAL ESPAGNOL.

1845 à 1853. *Boletin de Veterinaria*, par N. CASAS et G. SAMPEDRO *Madrid.* 9 vol.

JOURNAL AMÉRICAIN.

1851 à 1853. *The American veterinary Journal*, publié par GEORGE DADD. Cahiers trimest. in-8º. *Boston.* 3 vol.

JOURNAL ITALIEN.

1852 et 1853. *Giornale di Veterinaria*, publié sous les auspices de l'Ecole vétérinaire de Turin par les professeurs LESSONA CARLO et ERCOLANI. Cahiers mensuels in-8º. *Turin.* 2 vol.

JOURNAL DANOIS.

1853. . . . . . *Tidsskrift for veterinairer* (Gazette vétérinaire), par les professeurs de l'Ecole vétérinaire danoise H. BENDZ et H. BAGGE. Cahiers trimestriels in-8º. *Copenhague.* 1 vol.

ÉLÉMENTS

DE

CHIRURGIE VÉTÉRINAIRE.

PROLÉGOMÈNES.

I.

De la Chirurgie vétérinaire en général.

Définition, objet, importance.

La Chirurgie en général, branche essentielle de l'art de guérir, comprend dans son domaine tout ce qui se rapporte à l'étude des opérations pratiquées sur le corps vivant.

Primitivement, le mot de chirurgie, χειρουργια, comme son étymologie l'indique, — χειρ *main*, εργον *ouvrage*, — s'appliquait seulement à la pratique manuelle des opérations. Depuis on a élargi sa signification pour y comprendre tout ce qui a trait aux maladies réclamant le secours des opérations, et nommées, à cause de cela, *maladies chirurgicales.*

Cette définition de la chirurgie donne à ce mot la même valeur que celle de l'expression *Pathologie chirurgicale,* qui est plus explicite, et qu'il faut de son côté distinguer de la *Pathologie externe,* laquelle traite des maladies chirurgicales, de leurs caractères, du mode de traitement qui leur convient, mais sans entrer, à l'égard de la partie chirurgicale de ce traitement, dans le détail du manuel des opérations. Ce dernier point forme une branche particulière de la chirurgie, qui a reçu de Sabatier le nom de *Médecine opératoire.*

1

Ces diverses expressions sont loin d'avoir chacune un sens spécial et bien déterminé; souvent on les confond, on les emploie l'une pour l'autre. Il y a, en effet, tant de points de contact, tant de liaisons entre les objets qu'elles définissent chacune plus particulièrement; il arrive si souvent que leur distinction est impossible dans la pratique, que la confusion dans les mots n'a rien d'extraordinaire : d'autant mieux que les uns et les autres disent assez exactement la même chose. Ainsi, le mot *Médecine opératoire*, qu'on est généralement convenu d'appliquer d'une manière spéciale à l'art de pratiquer les opérations, pourrait aussi bien désigner la science qui traite des maladies qu'on doit opérer. A la rigueur, nous lui préférerions l'expression de *Chirurgie opératoire* dont se servent les anglais, comme plus juste et plus rigoureuse, pour la désignation de cette partie de la science qui se rapporte à la pratique des opérations.

Toutefois, nous nous conformerons aux définitions les plus généralement adoptées, et d'après lesquelles la chirurgie est divisée en deux parties : la *pathologie chirurgicale* et la *médecine opératoire*. C'est de cette seconde partie que nous aurons à traiter particulièrement, mais non d'une manière absolument exclusive, attendu qu'il est beaucoup d'opérations qu'on ne saurait décrire sans indiquer au moins les cas où elles doivent être pratiquées. Nous éviterons d'ailleurs autant que possible ces empiètements, pour rester dans le cadre que nous nous sommes tracé.

Malgré cela, nous n'avons pas cru devoir adopter le titre de *Médecine opératoire*, à cause du sens beaucoup trop restrictif que lui donnent les auteurs, en n'y comprenant que les opérations pratiquées avec l'instrument tranchant. Le mot *Chirurgie*, d'une signification plus générale, nous convenait mieux à tous égards.

La *Chirurgie vétérinaire*, en effet, n'est pas seulement l'art de pratiquer les opérations; elle comprend encore les actions complémentaires de celles-ci, savoir : les pansements, l'application des bandages, l'administration des médicaments; plus les moyens d'assujétir les animaux, la réduction des fractures et des luxations, l'obstétrique chirurgicale, et en un mot toutes les branches de la médecine des animaux qui réclament le secours de la main.

L'objet de cette science est, comme on voit, fort étendu; et l'on peut d'après cela comprendre l'importance qu'elle présente pour le vétérinaire, et comment elle est digne d'exciter son zèle, son esprit, son intelligence, autant par l'utilité et la variété des résultats aux-

quels elle lui permet d'arriver, que parce que c'est par elle surtout
qu'il peut faire juger de son habileté et de son savoir, et affermir
la base de sa réputation de praticien.

Connaissances préparatoires. — Nécessité de l'étude méthodique et précise
de la chirurgie.

Plusieurs conditions sont indispensables pour que la chirurgie
puisse atteindre, entre les mains du vétérinaire, toute la perfection désirable; ces conditions sont : 1° que la pratique de cet art
soit de plus en plus essentiellement basée sur la connaissance approfondie de la science de l'organisation, étudiée en santé comme
en maladie; 2° que la chirurgie elle-même soit une science précise;
que ses principes, appuyés sur des raisonnements rigoureux, soient
toujours méthodiquement appliqués.

Chacun comprendra l'importance de la première de ces conditions,
sans laquelle il n'y a pas de bon chirurgien possible. Comment oser,
en effet, porter la main sur une partie du corps vivant, dans le
but de remédier à une affection quelconque dont cette partie peut
souffrir, si l'on n'en connaît d'avance la structure, le mécanisme, la
fonction exacte, si l'on est incapable de juger des altérations qu'elle
a pu subir? Ces objets différents, non moins nécessaires les uns
que les autres, font pressentir la multiplicité des connaissances préparatoires à la chirurgie.

Énumérées en détail, ces connaissances premières sont l'Anatomie
descriptive, l'Anatomie chirurgicale, l'Anatomie générale, la Physiologie, l'Anatomie pathologique, la Pathologie générale et spéciale,
sciences qui, toutes, fournissent des éléments essentiels à la pratique de la médecine opératoire.

L'Anatomie descriptive, base générale de toute médecine, est plus
spécialement encore la base première et indispensable de la chirurgie. Il faut connaître les divers appareils du corps vivant, les organes qui les composent, leurs rapports, leurs connexions, si l'on ne
veut pas, en opérant, agir dans une perpétuelle obscurité. L'évidence de cette proposition n'a nul besoin d'être démontrée: elle est
de celles qu'il suffit d'énoncer. Un fait cependant sur lequel nous
croyons devoir insister, c'est que l'anatomie, pour être réellement pro-
fitable à l'art chirurgical, ne doit pas uniquement être apprise dans
les livres; elle doit être étudiée le scalpel à la main, car c'est ainsi

seulement que l'on peut se familiariser avec la disposition relative des parties, avec la forme des organes, avec l'épaisseur, l'étendue des couches organiques; avec la couleur, la résistance des tissus, etc.; que l'on peut apprécier les différences que présentent les tissus considérés chez les sujets maigres ou en état d'embonpoint. En faisant des préparations anatomiques, on s'habitue à ménager les organes essentiels à la vie, tout en les mettant à nu, lorsqu'on les sépare des tissus qui les protégent; enfin, on acquiert, par l'usage du scalpel, l'habileté de la main, et ce n'est pas le moindre avantage de l'étude pratique de l'anatomie descriptive.

Nous en dirons à peu près autant de l'*Anatomie chirurgicale* dite encore *Anatomie topographique* ou *Anatomie des régions*, qui n'est, à proprement parler, qu'une fraction de l'anatomie descriptive, celle qui prend surtout en considération les dispositions d'ensemble, les rapports directs et plus ou moins immédiats des parties, abstraction faite de leur nature et de leurs usages. Elle apprécie la direction exacte des organes, leurs distances réciproques, leurs proportions géométriques en un mot, ainsi que leurs relations topographiques. C'est là véritablement l'anatomie qu'il faut à la chirurgie; mais par malheur ce n'est pas la plus cultivée; elle demande beaucoup de soins, d'attention et de travail : plus que n'en permet aux praticiens le soin de leur clientèle. Toutefois, on ne s'en passe jamais tout-à-fait, car il n'est pas d'opération possible dans une ignorance absolue d'anatomie chirurgicale. Pour une simple saignée, il faut savoir au moins la place exacte du vaisseau que l'on veut ouvrir. Dans tous les cas, la sûreté d'action de l'opérateur sera en raison directe de ses connaissances en anatomie. Par exemple, une saignée à la jugulaire semblera facile au premier maréchal venu; mais l'anatomiste saura de plus qu'il est nécessaire de faire la saignée à la partie moyenne du trajet de ce vaisseau pour éviter d'atteindre la carotide, dont la jugulaire est séparée, en ce point, par l'épaisseur du muscle sous-scapulo-hyoïdien. Et ainsi du reste.

L'*Anatomie générale*, quoique à un degré moindre, est aussi nécessaire au chirurgien. Connaissant la contractilité du tissu de la peau, il s'habitue à en conserver la quantité convenable dans l'extirpation des tumeurs ou l'amputation de certains organes; sachant que l'étendue de la rétraction des fibres musculaires varie suivant la longueur des muscles, il peut diriger son instrument comme il convient, pour faire des sections nettes, quand il a des lésions profondes à opérer ; l'inextensibilité des aponévroses lui fait comprendre l'utilité des débridements dans les abcès profonds, etc.

L'opérateur ne trouve pas moins d'applications à faire de la *Physiologie*. Souvent la cessation ou l'altération d'une fonction organique lui indique l'urgence d'une opération. La névrotomie plantaire est basée sur la connaissance de l'action physiologique des nerfs. La perception du mouvement péristaltique de l'intestin sert quelquefois de moyen de diagnostic pour les hernies, de même que, dans un cas de fracture, la connaissance précise de l'action des muscles indique la position invisible de l'os fracturé. Il faut encore savoir exactement les fonctions du pied pour ne pas en amener la déformation à la suite des opérations que l'on fait sur l'enveloppe cornée. C'est la physiologie qui explique au chirurgien comment la voix s'altère dans certaines affections, et peut être rétablie par une opération : qui lui prescrit d'éviter la compression de la trachée ou de la poitrine, pendant les opérations, pour ne pas gêner l'action respiratoire : qui lui fait comprendre la gravité des plaies, des étranglements de l'intestin, le danger des anévrysmes. C'est par la connaissance des phénomènes physiologiques de la parturition que l'opérateur peut, en favorisant la production de ces phénomènes, venir efficacement en aide aux femelles domestiques lors des accouchements laborieux, etc.

A la science de l'organisme normal, le chirurgien doit joindre, avons-nous dit, celle de l'organisme en état de maladie, comprenant l'anatomie pathologique et la pathologie générale et spéciale. L'*Anatomie pathologique*, créée par Morgagni et remise en honneur dans nos temps modernes par quelques grands chirurgiens, par Laennec et Dupuytren entre autres, et par Dupuy en médecine vétérinaire, permet à l'opérateur d'apprécier la véritable nature de l'altération des tissus, et d'en déduire le plan de son opération : car on n'enlève pas une tumeur cancéreuse comme un simple kyste, une tumeur charbonneuse comme un polype. Elle fait encore connaître les atrophies, les hypertrophies, les transformations des organes, etc., autant de modifications que le chirurgien doit apprécier pour agir avec certitude, et surtout pour ne pas se trouver surpris par les complications imprévues qui surgissent quelquefois pendant les opérations.

La connaissance de la *Pathologie générale* est, pour le chirurgien, d'une égale nécessité ; les phénomènes d'inflammation, de congestion, de suppuration, dont toutes les opérations sont plus ou moins accompagnées, doivent avoir été l'objet, de la part de l'opérateur, d'une étude approfondie. La pratique de l'opération n'est pas d'ailleurs la seule chose à laquelle il ait à songer : la surveillance des symptômes consécutifs, les soins à donner jusqu'à la guérison ne réclament pas moins son attention; et pour pouvoir apprécier judicieusement toutes les suites possibles de la lésion qu'il a produite en opérant, telles que la suppuration, la gangrène, la dégénérescence cancéreuse ou ulcéreuse, etc., il a besoin d'appeler à son aide toutes ses notions acquises en anatomie pathologique comme en pathologie générale.

Quant à la *Pathologie chirurgicale* ou *externe*, nous n'insisterons pas pour en faire ressortir l'importance. Elle est intimement liée à la chirurgie, qui n'est, à son égard, que la mise à exécution des indications qu'elle réclame, de sorte que l'une et l'autre ne forment qu'un seul tout, inséparable dans la pratique. Ainsi, la pathologie externe fait connaître la disposition, l'état matériel des lésions chirurgicales, leurs symptômes, leur marche, leurs terminaisons, les influences qui en modifient la marche et le développement. C'est, en un mot, le véritable flambeau de la chirurgie, le guide immédiat et constant de l'opérateur.

La *Pathologie interne* n'est pas moins utile en chirurgie. Les réactions locales et générales qui s'exercent entre les tissus, l'influence des altérations organiques sur les lésions traumatiques déterminées par les opérations et l'influence contraire, non moins défavorable, de celles-ci sur certaines lésions chroniques de l'économie, sont la source de fréquents phénomènes qui viennent souvent compliquer les suites ordinaires des lésions externes produites par l'instrument tranchant. C'est un phlegmon qui s'aggrave d'un état muqueux, ou un état chronique d'un viscère qui se ravive sous l'influence de la fièvre traumatique; ou bien c'est une résorption purulente qui survient à la suite d'une opération grave, ou une métastase qui se produit quand on supprime trop brusquement un exutoire ou tout autre foyer de suppuration établi depuis longtemps, etc.

Dans ces cas et dans d'autres analogues, on comprend combien il importe que le chirurgien ne soit pas pris au dépourvu, et sache également agir, soit pour remettre une opération à un temps plus opportun, soit pour combattre les complications générales et locales qui peuvent survenir. C'est-à-dire que l'art de guérir est un; et ce n'est qu'au préjudice de la science et des malades qu'on a trop longtemps établi des distinctions entre la médecine et la chirurgie, ces deux grandes branches d'un même tout, destinées à se compléter l'une par l'autre, et dont l'union définitive a été le plus grand progrès de la science médicale moderne.

La médecine vétérinaire était trop jeune à l'époque où les médecins n'admettaient pas encore les chirurgiens au milieu d'eux pour que la scission se soit produite dans son sein; aussi a-t-elle toujours conservé son unité; c'est son essence même, d'autant plus que les vétérinaires, par la nature de leur clientèle, n'ont jamais été en position de se faire une spécialité exclusive de l'une ou de l'autre de ces deux fractions de l'art de guérir. Nous n'avons donc nul besoin d'insister pour démontrer que, dans la pratique, elles ne peuvent marcher l'une sans l'autre. Ce que nous ferons seulement remarquer à cette occasion, comme fait important à notre point de vue, c'est que la chirurgie, prise isolément, a besoin, pour être exercée avec succès, de toutes les connaissances anatomiques et pathologiques qui rentrent dans la science de l'organisation, et qu'un examen superficiel pourrait faire supposer nécessaires seulement aux études purement médicales.

Nous avons dit plus haut que la seconde condition à remplir pour élever la chirurgie vétérinaire au rang qu'elle doit occuper dans l'art médical, c'était de la considérer comme une science exacte, caractérisée par la précision de ses principes, la rigueur de ses descriptions : méthode excellente, qui a été pour la chirurgie de l'homme la source féconde des brillantes découvertes qui l'ont illustrée à l'époque moderne. L'étude des détails est, en effet, seule fructueuse. Ce que l'on appelle de la minutie, en médecine opératoire, est précisément le propre de l'art; c'est ce qui indique l'exactitude des connaissances anatomiques, en même temps que l'étude spéciale, précise, rigoureuse du manuel de chaque opération, et donne la meilleure preuve de la grande habileté de l'opérateur. Or, l'habileté, en matière d'œuvre manuelle, est le précurseur du progrès. Il n'y a que le chirurgien habile, exercé à être de moins en moins arrêté par les difficultés, qui soit tenté d'en chercher de nouvelles, qui puisse reculer les bornes de la science, et faire faire de nouvelles conquêtes à son art.

Voilà pourquoi nous insistons sur la nécessité de la chirurgie mathématique, si l'on peut employer ce mot. C'est par elle, c'est par l'habitude de n'entreprendre aucune opération sans avoir bien calculé, bien réfléchi sur ce qu'il doit faire, et de quelle manière exacte il doit s'y prendre et agir, que le vétérinaire développera véritablement en lui, non-seulement l'adresse manuelle, mais aussi la sagacité médicale. Cette ligne de conduite, nous la recommandons surtout aux élèves des écoles qui, grâce aux exercices pratiques de chirurgie auxquels ils se livrent dans le cours de leurs études, sont dans les meilleures conditions possibles pour en faire leur profit. Qu'ils se persuadent bien que, pour apprendre à opérer, ce n'est pas le tout de se servir souvent de l'instrument tranchant : le point vraiment essentiel et utile pour eux, c'est de n'agir qu'avec discernement et en parfaite connaissance de cause. Une opération dix fois répétée, mais sans méthode, sur une région dont on ne connaît que très-peu ou pas du tout l'anatomie topographique, produit un moindre résultat, comme connaissance acquise, que la même opération faite une seule fois dans les conditions voulues.

Lisfranc, dont les efforts pour propager cette méthode de n'opérer que d'après des principes fixes et détaillés ont tant contribué à la vive et lumineuse impulsion qu'a reçue la chirurgie moderne, dit, dans sa *Médecine opératoire*, qu'on n'apprend pas à faire une opération quand on n'en voit que le résultat, et quand, en la voyant faire, on n'en suit pas exactement tous les détails. En n'opérant, au contraire, qu'avec une connaissance parfaite des règles de la médecine opératoire, ajoute-t-il, et lorsqu'on s'est déjà essayé à manœuvrer suivant des principes fixes, il est difficile qu'on n'ait pas, dans un cas urgent, le calme et le sang-froid nécessaires. La palpitation des chairs ne montre à l'opérateur que l'activité vitale, et il agit alors, sans se troubler, comme sur des tissus inanimés.

Nous pouvons parfaitement appliquer ces préceptes à la chirurgie des animaux domestiques, et nul doute qu'elle ne puisse, à son tour, être l'objet d'une amélioration sensible, si elle suit cette marche rationnelle et si les vétérinaires remplacent les méthodes par à peu près et un peu routinières, dont ils se contentent aujourd'hui, par une médecine opératoire exacte et véritablement scientifique.

Qualités exigées du chirurgien vétérinaire.

La chirurgie, ainsi comprise, exige de celui qui veut l'exercer avec fruit des connaissances exactes et précises, d'autant plus indispensables que ses actes, vu la fixité des règles de son art, deviennent alors plus faciles à contrôler. En matière d'opérations, une indication étant fournie, l'expectative n'est pas permise, pas plus que l'ignorance de l'opérateur n'est excusable : le chirurgien, qui doit agir, cache moins ses fautes que le médecin. Voilà pourquoi il ne saurait trop se mettre à l'abri des déconvenues de la pratique, en faisant ses efforts pour arriver à posséder certaines qualités indispensables, au premier rang desquelles se range l'habileté, la dextérité de la main.

L'habileté chirurgicale s'acquiert par l'exercice sur les animaux vivants et sur les cadavres. Mais cet exercice ne sera fructueux qu'appuyé sur de bonnes études anatomiques, et quand on aura la précaution de ne jamais tenter une opération à titre d'essai ou autrement sans être parfaitement fixé d'avance sur le manuel opératoire du procédé que l'on met en usage. Ce n'est que par l'observation scrupuleuse de ce double précepte que l'on peut espérer de devenir en peu de temps habile opérateur : sans cela, on n'arrive jamais à opérer avec assurance, et l'habitude, même pendant de longues années, est impuissante à corriger ce vice d'éducation chirurgicale. Avec le temps seul, l'opérateur peut acquérir du sang-froid, s'habituer à considérer sans pâlir les cas les plus foudroyants : mais, s'il n'a toujours présente à la mémoire la connaissance exacte de la structure des parties, n'agissant presque jamais qu'au hasard, il s'arrête et tâtonne à chaque cas imprévu qui se présente.

Au reste, l'opérateur fera toujours bien, quelle que soit son habileté pratique, de ne jamais tenter une opération nouvelle d'une certaine gravité sans l'essayer d'avance sur le cadavre ou sur un sujet destiné à être sacrifié ; la répétition d'un mode opératoire donne une aptitude singulière pour son exécution, et devient ainsi une précieuse garantie de succès.

Quant aux autres qualités à remplir par le chirurgien, elles sont assez multipliées. Tous les auteurs qui ont écrit sur la médecine opératoire ont insisté sur l'importance des qualités personnelles que la pratique de cet art réclame. Ainsi, outre une grande habileté dans le manuel des opérations et des connaissances médicales étendues, il lui faut encore, comme le dit Sabatier, « du génie, de » l'industrie, de la présence d'esprit, de la fermeté dans le carac-» tère, un sang-froid imperturbable, une grande patience et cette » douceur dans les formes qui inspire la sécurité..... »

Il faut ajouter à cela la culture de l'intelligence, l'instruction : un art aussi délicat que l'art chirurgical, sans cesse perfectible, que mille circonstances fournissent l'occasion de modifier, ne saurait faire de progrès entre les mains d'un ignorant, pour lequel ce ne peut être qu'un métier plus ou moins grossier, borné à un petit nombre de cas ordinaires, perpétuellement opérés par des méthodes invariables, et acquises aveuglément par l'habitude seule.

Toutes les sciences, même celles qui y semblent d'abord les plus étrangères, concourent à développer le talent du chirurgien. Ainsi, les sciences mathématiques, appliquées à l'art d'opérer, aident beaucoup à la description rigoureuse des procédés opératoires. Quelques idées de mécanique conviennent pour apprécier les instruments dont on se sert, pour aider quelquefois à en inventer de nouveaux. Pour acquérir de l'adresse, de l'agilité, on a conseillé les exercices du corps, la culture de certains arts mécaniques, tels que celui du tourneur, du menuisier, etc., l'escrime, qui donne de la sûreté, de la dextérité à la main, l'habitue à obéir aux impulsions du cerveau. Aux vétérinaires, nous recommanderons, dans le même but, l'exercice de la forge et de la ferrure. On s'exercera surtout, et le plus fréquemment possible, à parer les pieds. Ce travail préparatoire, dont nous ferons connaître les règles en traitant des opérations de pied, est de la dernière importance, non-seulement comme exercice de la main, mais comme le seul moyen d'apprendre à explorer les pieds pour la recherche des maladies qui ont leur siége dans cette région, et de se fixer sur les préparations les plus convenables aux opérations qu'on doit y pratiquer.

Une autre qualité très-utile à celui qui se propose d'exercer la chirurgie, et surtout la chirurgie vétérinaire, dans laquelle il n'y a pas toujours possibilité de donner aux malades toutes les attitudes que l'on voudrait, c'est de pouvoir se servir également de ses deux mains, d'être ambidextre, suivant l'antique précepte de Celse : *Esse autem chirurgus debet.... manu strenua, stabili, nec umquam intremiscente, eaque non minus sinistra, quam dextra promptus.* Il est un grand nombre de circonstances dans lesquelles il deviendrait sans cela difficile ou impossible d'opérer ; mais c'est surtout dans les opérations à pratiquer sur le pied, dans l'action de mettre le feu, dans celle de saigner, et dans une foule d'autres semblables qu'on reconnaît l'avantage de pouvoir faire usage des deux mains.

Pendant l'opération, outre l'impassibilité, le sang-froid, on doit encore réclamer du chirurgien la patience : l'emportement et la colère sont blâmables au premier chef. Il examinera lentement, mûrement les choses ; mais, son jugement décidé, il opérera avec rapidité ; remédiera, sans paraître s'étonner, à tous les accidents qui pourront survenir. Son œil, exercé à la mensuration des parties, jugera promptement de l'étendue des lésions, de la profondeur à donner aux plaies ; déterminera d'avance les limites précises où doit porter l'instrument, et ne paraîtra, en un mot, ni incertain, ni décousu, ni irrégulier dans sa manière d'agir.

Le vieil axiôme d'Asclépiade, *citò*, *tutò* et *jucundè*, résume tout le plan de conduite à tenir par le chirurgien en semblable circonstance. En effet, s'il opère *rapidement*, il abrége le temps des souffrances et une partie des inconvénients d'une opération longue et douloureuse ; *avec assurance*, il détermine une plaie plus nette, plus régulière, évite les délabrements inutiles, et, en un mot, tous les dangers d'une opération faite avec crainte et hésitation. Le *jucundè*, que le mot *agréablement* rend d'une manière incomplète, indique à la fois que l'opération doit être le moins possible blessante pour l'œil, gênante et douloureuse pour l'animal, prescription toujours bonne à rappeler.

Bref, le chirurgien doit toujours se tenir entre ce double écueil qui se présente à lui, soit avant les opérations quand il en décide l'opportunité, soit pendant qu'il opère, d'une réserve excessive ou d'une témérité exagérée qui, l'une et l'autre, manquent le but et prouvent également l'inhabileté de l'opérateur. *Timiditas equidem impotentiam, audacia vero ignorantiam artis significant*, dit un autre ancien axiôme de l'École, et c'est avec juste raison.

En ce qui concerne la médecine opératoire des animaux, il semble, au premier abord, que l'on puisse sans inconvénients se départir un peu de ces règles, et que les qualités morales exigées de l'opérateur soient moins nécessaires en face de la brute qui ne peut pas en profiter pour son soulagement, et ne subit d'autre impression que celle de la douleur physique qu'il éprouve. On ne saurait admettre cette manière de voir : la patience, la douceur sont aussi indispensables pour le vétérinaire que pour le chirurgien, car elles sont chez lui la garantie des autres qualités. D'ailleurs l'animal est un être sensible dont un strict devoir d'humanité prescrit de ne jamais aggraver inutilement les souffrances par une brutalité déplacée, sans compter que la présence habituelle du propriétaire ne laisse pas que d'imposer toujours au vétérinaire la plus grande réserve.

déchirures accidentelles des parois de cavités splanchniques, etc. ; — des lésions mécaniques, telles que l'obstruction d'un conduit naturel par un calcul, la distension d'une cavité par un produit anormal ou étranger, etc. ; — des lésions organiques comme les cancers, les exostoses, la gangrène, etc.

Cette diversité d'objets montre de quelle importance, de quelle utilité sont les opérations entre les mains du vétérinaire. Dans beaucoup de cas elles constituent les moyens curatifs les plus avantageux, souvent même les seuls efficaces qu'il puisse employer pour triompher de lésions pathologiques contre lesquelles tous les efforts de la médecine viendraient échouer : telles sont la hernie étranglée, la plupart des fractures, les rétractions des tendons, etc., affections au-dessus des ressources de la thérapeutique médicale seule. Tout cela sans compter enfin qu'elles sont souvent le meilleur moyen d'abréger le temps de la guérison et d'éviter les longueurs et les dépenses d'un traitement pharmaceutique plus ou moins incertain, comme c'est le cas de la plupart des opérations de pied.

Divisions et classifications des opérations.

Il y a plusieurs espèces d'opérations qui ont reçu des dénominations diverses, motivées sur les circonstances qui concourent à leur exécution. Ainsi l'on distingue :

1º Suivant le mode général d'action exercé sur les organes : les opérations *sèches* quand il n'y a pas écoulement de sang, et qui se pratiquent en général avec la main seulement, et les opérations *sanglantes* quand on entame les tissus avec l'instrument tranchant.

2º Suivant leur plus ou moins de facilité, de durée, ou suivant encore l'étendue, la multiplicité des tissus attaqués : les opérations *simples* qui se pratiquent en un seul temps, et les opérations *compliquées* qui demandent plusieurs temps et entraînent la lésion de plusieurs tissus différents.

3º Suivant les conditions qui président à leur exécution : les opérations *régulières* ou *réglées* qui se pratiquent d'après des règles tracées d'avance en raison de la disposition des parties, et, en général, sur des tissus sains, quelquefois, comme pour les hernies, sur des parties malades; et les opérations *irrégulières* ou *insolites*, nécessitées par des cas imprévus et pour la pratique desquelles l'adresse, le sang-froid du chirurgien, agissant suivant les préceptes applicables à toutes les opérations, doivent suppléer aux connaissances préliminaires qu'il n'a pu acquérir.

4° Enfin, suivant l'objet qu'on se propose : des opérations *urgentes*, *nécessaires* ou *instantes* qui doivent se faire sans retard, sous peine de compromettre la vie du malade, telles que l'opération de la hernie, la ligature d'une artère, la trachéotomie en cas d'asphyxie ; des opérations *utiles* qui donnent plus de valeur à l'animal, comme la castration, ou *palliatives* qui n'assurent pas la guérison, mais permettent à l'animal de reprendre son service, ce que fait la névrotomie plantaire ; et des opérations de *fantaisie*, de *luxe*, de *convenance* ou encore de *complaisance*, qui, sans utilité réelle, sont pratiquées seulement pour satisfaire à une mode, au caprice du propriétaire, la queue à l'anglaise par exemple.

Hâtons-nous de dire que ces divisions ont fort peu d'importance dans la pratique ; elles ne fournissent que des définitions, et ne sauraient servir à établir un classement quelconque entre les opérations. Beaucoup de celles-ci, en effet, suivant les circonstances, peuvent appartenir alternativement à toutes ces catégories. Ainsi l'amputation de la queue, des oreilles, la castration, peuvent être à la fois de fantaisie, utiles ou urgentes ; une opération de javart, régulière dans les cas ordinaires, devient irrégulière à la suite de certaines complications imprévues. Les expressions mêmes qui marquent ces différences sont loin d'avoir un sens rigoureux : Quelle est la limite entre une opération régulière et irrégulière, entre une opération simple et compliquée ? Une opération qui se fait en un seul temps, et qui cependant embrasse plusieurs tissus à la fois, comme certaines ponctions, est à la fois simple et compliquée, et ainsi de presque toutes les autres.

En réalité, il n'y a de distinctions possibles, au point de vue chirurgical, entre les opérations, que celles établies par l'ensemble du manuel opératoire et la différence des régions et des tissus opérés, seuls éléments qui peuvent aider à mettre de l'ordre dans l'étude particulière des opérations.

Cette difficulté de caractériser les opérations par des définitions précises s'est retrouvée lorsqu'il s'est agi de les grouper, suivant leurs analogies, dans une classification générale et méthodique pour en faciliter l'étude. Aussi, il n'a pas encore été possible, jusqu'à présent, d'arriver à une classification, sinon parfaite, au moins assez rationnelle pour fixer définitivement la marche des auteurs dans leurs descriptions; toutes celles qu'on a proposées sont plus ou moins défectueuses.

La plus ancienne de ces classifications est celle que l'on attribue à Celse, par tradition sans doute, car il n'en est pas fait mention dans le *Traité sur la Médecine* qui nous reste de cet auteur; elle est basée sur la nature même du résultat produit par l'opération. Elle comprend ainsi : 1º la *diérèse* ou division, séparation des tissus; 2º la *synthèse* ou réunion des tissus; 3º l'*exérèse* ou extraction d'organes malades, de tissus altérés, de corps étrangers; 4º la *prothèse* ou l'adjonction de parties nouvelles.

Ces quatre classes, quoique pouvant contenir la plupart des opérations, ne suffisent pas cependant pour les comprendre toutes, puisqu'il en est quelques-unes, comme les dilatations des conduits naturels, les sondages, les compressions, les torsions d'artères, etc., qui ne peuvent s'y ranger. D'un autre côté, cette classification sert plutôt à définir les différentes actions exécutées pendant les opérations que les opérations elles-mêmes; et à ce titre, les termes en ont été conservés dans le langage chirurgical.

A la classification de Celse, Ferrein chercha à substituer, au XVIIIᵉ siècle, une division des opérations en huit classes, comprenant les *réunions*, la *séparation* des tissus accidentellement réunis, les *dilatations* et le rétablissement des conduits naturels, l'*oblitération* ou la fermeture de canaux devenus inutiles, l'*extraction de certains liquides*, l'*ablation*, l'*extraction* des corps étrangers, les *réductions*.

Avant Ferrein, Dionis avait ajouté aux quatre ordres primitifs la *diarthrose*, ou l'action de remédier aux difformités, et depuis M. Roux, avec plus de raison, y a joint la *dilatation* et la *compression*, élaguant la prothèse qui ne lui paraît pas une véritable action chirurgicale. Cela ne peut suffire encore pour comprendre tous les cas, attendu que, suivant la remarque de M. Velpeau, il resterait toujours certaines opérations, comme la torsion des vaisseaux, l'exploration de la vessie, l'injection dans les cavités naturelles, etc., qui ne pourraient trouver place dans aucun de ces ordres.

Au surplus, les expressions que nous venons de mentionner représentant à peu près toutes les actions que le chirurgien peut exécuter pendant la pratique des opérations, ont plus ou moins servi de base aux classifications suivies de nos jours par les auteurs qui ont écrit sur la médecine opératoire, classifications que nous nous abstiendrons de mentionner, attendu qu'elles ne nous fourniraient que des énumérations et des répétitions inutiles de mots. Nous citerons cependant celle de Sabatier, basée sur le mode d'action des instruments, parce que c'est celle qui a été suivie par Vatel, le seul auteur qui ait écrit, en France, un ouvrage méthodique sur la chirurgie vétérinaire [1]. Dans ses descriptions, Vatel parcourt ainsi successivement :

1° Les opérations par piqûre ;

2° Les incisions ;

3° Les excisions, extirpations, amputations et ablations des parties molles ;

4° La succion et les opérations qui s'y rattachent ;

5° La cautérisation ;

6° La réunion et les moyens de la produire ;

7° La réduction ;

8° La compression et les moyens qui s'y rattachent ;

9° L'extraction ;

10° L'évulsion ;

11° La trépanation ;

12° Les amputations des parties dures et des parties composées de tissus durs et de tissus mous.

Nous n'insisterons pas pour démontrer combien une telle classification est peu rationnelle, par la nécessité qu'elle impose d'établir entre les opérations des rapprochements et des séparations également forcés. Qu'est-ce, par exemple, qu'une classe spéciale d'opérations par incisions? Y a-t-il beaucoup d'opérations qui se fassent sans incisions? Et puis, voyons : nous trouvons réunies dans cette classe des incisions, la saignée, les exutoires et la ténotomie plantaire, tandis que la ponction et l'incision du rumen se trouvent dans deux classes différentes; les ventouses et les sangsues forment seules la quatrième classe, isolées ainsi de la saignée à laquelle elles se rattachent; les opérations de l'œil, qui forment par leur réunion un groupe si naturel, sont dispersées dans quatre ou cinq classes différentes; la cataracte se trouve à côté de l'extraction des calculs et de la parturition; les opérations pratiquées sur les dents sont réunies aux opérations de pied, et ainsi de presque tout le reste.

[1] *Eléments de Pathologie vétérinaire, ou Précis théorique et pratique de la Médecine et de la Chirurgie des principaux animaux domestiques.* 3 vol. Paris, 1828.

I. 2

Si une telle classification n'avait que le tort d'être opposée à la marche naturelle des méthodes descriptives, l'inconvénient serait faible, du moment qu'on pourrait toujours trouver sans difficulté la description de telle ou telle opération. Mais le reproche plus grave que nous lui faisons, c'est d'empêcher, en éloignant les uns des autres des sujets qui ont des rapports forcés, de donner, en une seule fois, les prescriptions qui peuvent leur être communes; et cela expose à des omissions ou à des répétitions fastidieuses de certaines règles qui perdent alors toute leur valeur, n'étant pas présentées avec le caractère général qui leur convient.

Brogniez, qui blâme avec raison cette méthode de grouper les opérations, en adopte une autre, dans son ouvrage [1], basée sur la distinction des appareils d'organes; ce qui lui permet d'établir huit ordres et soixante-dix-sept genres formant le sujet d'autant de chapitres. Ces huit ordres comprennent :

1º Les opérations périphériques ou superficielles, c'est-à-dire qui se pratiquent sur l'enveloppe cutanée;

2º Les opérations qui se pratiquent sur le squelette, sur l'appareil musculaire et sur quelques autres organes de la vie de relation;

3º Les opérations qui se pratiquent sur le système nerveux;

4º Les opérations particulières aux organes digestifs et aux parois de la cavité splanchnique qui renferme les principaux;

5º Les opérations de l'appareil génito-urinaire des femelles;

6º Les opérations de l'appareil respiratoire et des parois de la cavité thoracique;

7º Les opérations que l'on pratique sur l'appareil circulatoire;

8º Les opérations qui se pratiquent sur les appareils sexuel et urinaire des mâles.

Ce cadre de Brogniez, obscurci par un néologisme très-souvent inutile, par un style peu descriptif et beaucoup trop de considérations générales, a, dans un autre ordre d'idées, les mêmes inconvénients que celui de Vatel. Ces groupes d'opérations par appareils d'organes n'ont pas tous également raison d'être chirurgicalement. Enfin, là encore, l'excès de méthode n'a pas évité la confusion.

Pour ce qui nous concerne, en présence de cette difficulté de classification, nous avons renoncé à nous faire un cadre rigoureusement systématique. Nous proposant, avant tout, d'être assez clair et

___
[1] *Traité de Chirurgie vétérinaire.* 3 vol. Bruxelles 1839.

méthodique pour éviter les répétitions et les doubles emplois, sans rien omettre d'essentiel, nous nous bornerons à suivre la marche indiquée par le développement naturel du sujet, en groupant, dans une série de sections et de sous-sections divisées en chapitres, les descriptions d'objets analogues.

Ajoutons toutefois que le mode de classification que nous devons suivre se rapproche sensiblement du plan donné par Bourgelat d'un cours d'opérations. « Ainsi, dit-il, on commencera par les opérations qui peuvent avoir lieu dans toute l'étendue et l'habitude de la machine, telles que l'ouverture des abcès, l'extirpation des tumeurs, les sutures, les sétons, les orties, la cautérisation, l'extraction des corps étrangers ; on passera ensuite à la démonstration de celles qui sont affectées : 1° à la tête et à toutes les parties qui en dépendent ; 2° à l'encolure ou au cou ; 3° au corps, en y comprenant la poitrine, l'abdomen et la queue, et l'ouvrage sera enfin terminé par celles qui intéressent les extrémités [1]. » Avec quelques légères modifications nécessitées par les progrès de la science, quelle méthode pourrait être plus simple et plus rationnelle ?

De la *méthode* et du *procédé* opératoires.

On emploie souvent, dans le langage chirurgical, les mots de *méthode*, de *procédé* opératoire, qui ont une valeur presque synonyme. Cependant, il y a une distinction à faire entre ces deux expressions. Lisfranc [2] appelle *méthode* le mode opératoire primordial et principal suivant lequel on opère, et *procédés* les modifications qu'on apporte à cette opération. S'agit-il d'extraire un calcul vésical, il y a la *méthode* par lithotritie et la *méthode* par extraction, et avec l'une et l'autre, pour pénétrer dans le canal uréthral, on a le *procédé* par le cathéter et le *procédé* par l'injection d'eau tiède. La castration par casseaux est une *méthode* comparée à la castration par le bistournage, par la torsion, et on la pratique d'après deux *procédés* : à testicules couverts et à testicules découverts.

La *méthode* tient souvent à des considérations chirurgicales, anatomiques ou thérapeutiques importantes, qui la font choisir de préférence à une autre pour assurer la guérison, tandis que le *pro-*

[1] BOURGELAT, *Règlements pour les Écoles vétérinaires.* Paris, 1777.
[2] *Médecine opératoire*, t. I, p. 30.

cédé n'a ordinairement d'autre règle que le plus ou moins de facilité d'exécution, le caprice ou la nécessité créée par un cas imprévu.

Mais, au fond, cette distinction n'est pas toujours saisissable dans la pratique; il est tel mode d'opérer qui peut être aussi bien une méthode qu'un procédé, selon la manière dont on l'envisage, lorsque surtout on ne procède pas par comparaison. Aussi, ne devra-t-on pas s'étonner si, dans le courant de nos descriptions, on nous voit souvent mettre indistinctement ces deux mots en usage.

SECTION Iʳᵉ

MOYENS PROPRES A CONTENIR LES ANIMAUX PENDANT LA
PRATIQUE DES OPÉRATIONS.

CHAPITRE PREMIER.

Utilité de l'assujétion [1] des animaux. — Règles préliminaires.

Il est toujours indispensable, avant de commencer une opération quelconque, d'assurer la fixité de position de l'animal, pour annuler ses moyens de défense et se mettre ainsi à l'abri de tout danger. Cela est nécessaire, soit que l'on ait une opération très-douloureuse à pratiquer, soit que l'on redoute l'indocilité ou la méchanceté de l'animal, soit que l'on veuille donner au sujet une position plus commode, et cela aussi bien pour pratiquer une opération que pour un simple pansement ou une exploration, soit enfin qu'il s'agisse d'obtenir l'immobilité nécessaire à la guérison d'une maladie.

Dans tous ces cas, ne pouvant faire aucun appel à la raison des animaux, on est obligé de se rendre maître de leurs mouvements par des moyens de contrainte plus ou moins violents. Mais nous devons ajouter qu'il ne faut user qu'avec réserve et modération de ces moyens, surtout lorsqu'ils sont douloureux, et qu'il est du plus strict devoir du vétérinaire de ne pas en aggraver l'application par des mauvais traitements, par des violences que réprouve l'humanité, et qui n'ont pas même l'avantage de rendre les animaux plus traitables. On sait combien il est quelquefois facile de se rendre

---

[1] Ce mot d'*assujétion*, que nous employons, n'est pas encore généralement adopté. Nous avons cru devoir néanmoins nous en servir, car aucun autre ne peut le remplacer pour exprimer cette action très-générale de contrainte efficace, dont la *contention* proprement dite n'est qu'un des moyens. Au surplus, c'est le substantif du verbe *assujétir*, reçu depuis longtemps.

maître des sujets les plus opiniâtres par la douceur, les caresses et quelque peu de patience; aussi ces moyens, dans tous les cas, sont-ils de rigueur, quel que soit le genre d'assujétion auquel on soit obligé de soumettre le malade. D'ailleurs, l'habitude de la brutalité, de la colère, est non-seulement en elle-même répréhensible, mais elle fera toujours le plus grand tort à celui qui ne saura pas s'en garantir. « Un ignorant ne craint rien, dit Bourgelat, parce qu'il est hors » d'état de prévoir les moindres risques; une sorte de férocité, qui » n'est que trop ordinaire, lui tient lieu de courage; il choisit de » préférence toutes les voies les plus capables de gendarmer et » d'irriter l'animal, parce qu'il croit, très-mal à propos, qu'il par- » viendra plutôt à le maîtriser par la force qu'à le subjuguer par la » douceur, et c'est ainsi qu'un grand nombre de chevaux se blessent, » s'estropient et se tuent, et que quantité d'hommes deviennent » eux-mêmes les victimes de leur impéritie et de leur brutalité. »

Quand on veut contenir un animal, il faut joindre à la douceur l'adresse, l'entente dans l'action. On ne se presse pas d'abord, afin de ne pas commencer par l'effrayer, et de l'habituer peu à peu à supporter les objets divers qu'on emploie pour le maintenir. Il importe encore beaucoup de s'abstenir constamment de mouvements violents ou précipités qui peuvent provoquer l'animal à se défendre et à déranger toutes les dispositions qu'on a déjà pu prendre. En cas pareil, il est bien rare que le vétérinaire puisse agir seul; presque toujours il est obligé de s'adjoindre un ou plusieurs aides, qu'il choisira, lorsqu'il aura le choix bien entendu, aussi adroits, aussi forts, aussi intelligents que possible. Les valets de ferme, les garçons d'écurie, les maréchaux, sont les gens qu'il emploie alors plus habituellement. Avant de les mettre en action, il fera bien de distribuer à chacun son rôle respectif, en tenant compte de ses capacités morales et physiques; il donnera aux plus robustes les fonctions qui ne réclament que de la force; aux plus intelligents, celles qui demandent de l'adresse et de la dextérité, etc. Les maréchaux, qui ont l'habitude de ces manipulations, sont les aides qui rendent les meilleurs services; ils secondent immédiatement l'opérateur, se chargent des instruments, aident à l'opération ou aux pansements, pendant que les valets tiennent la tête de l'animal et les instruments de contention.

L'assistance d'un confrère surtout est toujours utile quand on doit pratiquer une opération d'une certaine gravité: il procède au moins sciemment pour maintenir les parties, écarter les tissus, étancher le sang, arrêter une hémorrhagie par la compression, et peut donner un conseil dans un cas imprévu. Un maréchal très-adroit ne le supplée qu'imparfaitement.

Une autre règle encore à observer en fixant un animal, c'est de prévoir les accidents qui peuvent atteindre, non-seulement l'opérateur ou les aides, mais l'animal lui-même. Ainsi, il faut éviter de comprimer la poitrine, les flancs ou la trachée; de laisser les parties saillantes du corps frotter contre des surfaces dures ou rugueuses; ne se servir que de liens toujours faciles à défaire à un moment donné, etc. Faute de ces précautions et de quelques autres que nous indiquerons par la suite, on expose l'animal à beaucoup d'accidents qui seront plus tard mentionnés, et l'opérateur lui-même, gêné, embarrassé de la contrainte dangereuse éprouvée par le malade, est beaucoup moins sûr de lui-même.

Les moyens d'assujétion, applicables à tous les animaux domestiques, sont de deux espèces. Les uns consistent à produire sur certaines parties du corps une douleur vive et permanente, qui, par une sorte de dérivation, diminue d'autant la douleur produite par l'opération que l'on fait subir au malade, de sorte que celui-ci, sous l'impression de cette douleur nouvelle, contre laquelle il sent d'instinct l'impossibilité de se défendre, se tient tranquille. Les autres comprennent les moyens de contention proprement dits: ils s'appliquent aux animaux maintenus debout et aux animaux abattus. Nous passerons en revue ces moyens divers, en les examinant successivement dans chaque espèce domestique.

CHAPITRE II.

Moyens d'assujétion employés sur les solipèdes.

ARTICLE Ier

DÉRIVATION DE LA DOULEUR.

Ce moyen d'assujétion est général. Très-souvent, pendant des opérations légères, il suffit pour obtenir du malade l'immobilité, la tranquillité nécessaires, et, dans la plupart des circonstances, il est complémentaire des moyens de contention proprement dits. Plusieurs instruments sont employés pour obtenir la dérivation de la douleur. Le *tord-nez*, les *morailles* sont les plus usités; il y en a d'autres, comme le *serre-oreille*, le *mors d'Allemagne*, le *serre-côtes*, dont l'emploi est presque partout rejeté.

Le *tord-nez* ou *serre-nez*, *trousse-nez*, que, par une corruption de mot injustifiable, on appelle quelquefois *torche-nez*, est le plus fréquemment employé. Il se compose (*fig.* 1, A) d'une espèce de bâton,

Fig. 1

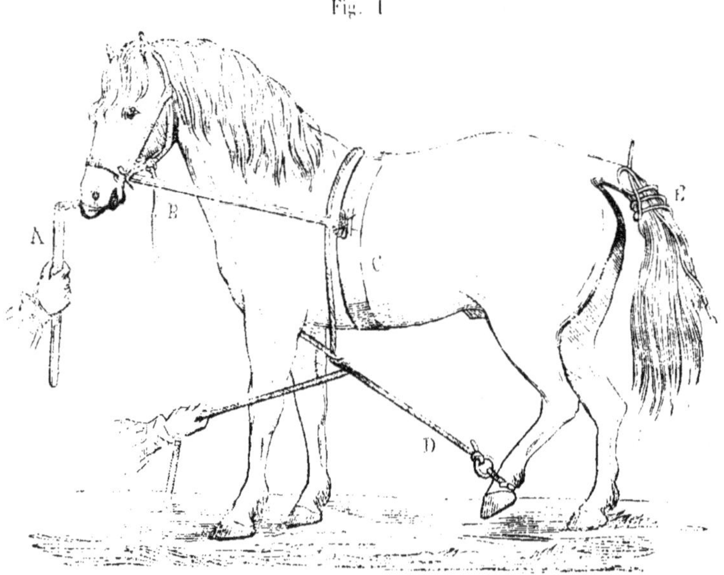

de 35 à 40 centimètres, percé à une de ses extrémités d'un trou destiné à laisser passer une corde de 7 à 8 millimètres de diamètre, et dont les deux bouts, réunis par un nœud, forment une anse mobile assez grande pour laisser passer la main. Pour l'appliquer, on passe la main gauche dans l'anse de la corde, et, avec cette même main, on saisit le bout du nez du cheval sur lequel on fait glisser l'anse de la corde, et avec la main droite, en tournant le bâton sur lui-même, on serre avec l'anse le bout du nez et la lèvre supérieure jusqu'au degré qu'on juge convenable. Le bâton est ensuite confié à un aide; à défaut de celui-ci, on passe le bâton sous la muserolle du licol où on le maintient avec une ficelle. Le bâton du tord-nez est de longueur variable; quand il est court, il convient mieux si on n'a pas d'aide pour le tenir ou si l'animal n'est pas trop indocile. Dans le

cas contraire, pour se mettre hors d'atteinte des pieds, on lui
donne une longueur de 1 mètre et plus; avec ce long bâton, on a encore l'avantage de pouvoir élever la tête aussi haut que l'on veut pour
empêcher le cheval de frapper des pieds postérieurs. Si l'on n'avait
pas à sa disposition un tord-nez préparé, il serait, d'ailleurs, facile
de le remplacer avec un simple morceau de corde noué en forme
d'anse et un petit bâtonnet quelconque. On passe de la même manière
cette corde avec la main gauche sur le bout du nez ou la partie
qu'on a saisie, on y engage ensuite le bâtonnet auquel on fait faire
la roue, et on tortille ainsi la corde jusqu'au degré voulu. On maintient l'instrument de même en le confiant à un aide ou en l'attachant
à la muserolle.

Le tord-nez, qui n'est guère employé que pour le cheval, s'applique communément à la lèvre supérieure. Si cette partie a été blessée par une application réitérée de cet instrument ou de toute autre
manière, on l'applique à la lèvre inférieure: mais alors son action
est moindre, et il a l'inconvénient, si l'aide imprime à la partie de
trop violentes secousses, de déchirer la muqueuse au point où elle
se réfléchit sur le maxillaire.

Quelquefois on applique le tord-nez à la base de l'oreille, soit
afin d'augmenter la douleur, soit quand on a quelque opération à
pratiquer à l'extrémité inférieure de la tête: l'instrument devient
alors un *serre-oreille*. Mais l'on risque, quand on le met ainsi trop
souvent, de briser la conque et de déformer l'oreille, ce qui est
un motif surtout pour ne jamais l'employer chez les chevaux
distingués. Au surplus, dans quelque région que ce soit qu'on
applique cet instrument de torture, il ne faut jamais le serrer au
point de laisser des traces, qui sont toujours une cause de dépréciation pour la valeur de l'animal.

Les *morailles* sont formées de deux tiges qu'on serre l'une contre
l'autre pour produire une compression plus ou moins violente sur une partie du corps qu'on saisit entre ces tiges.
Elles sont en fer ou en bois. Les morailles en fer (*fig. 2*)
ont la forme d'un compas, c'est-à-dire que les deux tiges
sont réunies à charnière par une extrémité; elles portent
à l'autre extrémité, l'une, sur son bord externe, une
crémaillère dentelée qui s'élargit graduellement; l'autre,
un anneau ovale qui s'accroche aux dents de la crémaillère et serre les branches à mesure qu'on le fait remonter.

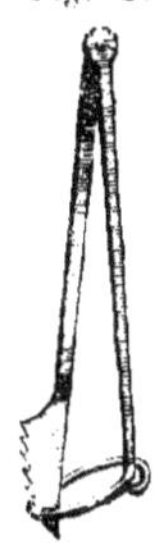
Fig. 2.

Les morailles en bois (*fig.* 3) sont formées de deux branches tournées

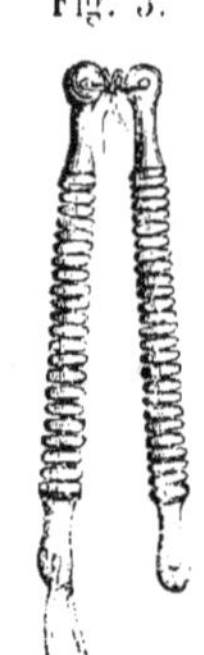

Fig. 3.

et garnies de cannelures circulaires destinées à augmenter la douleur; on les serre en haut et en bas avec des cordes. Les morailles, en fer ou en bois, s'appliquent, comme le tord-nez, aux deux lèvres ou à l'oreille, et présentent les mêmes inconvénients quand elles sont trop serrées. On les fait tenir également par un aide; mais on peut s'en passer en se contentant, pour éviter d'être atteint par l'instrument pendant les mouvements latéraux de la tête de l'animal, de comprendre la longe du licol entre les deux branches serrées sur le nez, et d'attacher court; la tête alors est tenue fixée à la longe par les morailles et ne peut plus se mouvoir. Les morailles servent plus habituellement aux maréchaux; les vétérinaires emploient de préférence le tord-nez.

Le *serre-oreille* proprement dit (*fig.* 4) est une espèce de moraille formée d'un simple morceau de bois incomplètement fendu, que l'on serre ensuite inférieurement avec une corde. Il a moins d'inconvénients que le tord-nez appliqué à l'oreille, et peut, au besoin, s'appliquer lui-même au bout du nez; mais il a peu de solidité.

Le *mors d'Allemagne* (*fig.* 5) est un instrument, décrit par Lafosse,

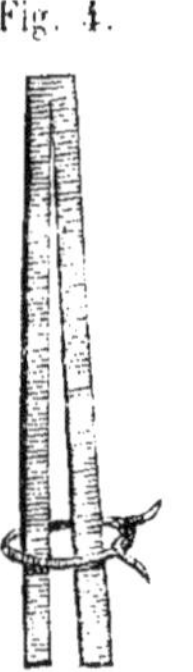

Fig. 4.

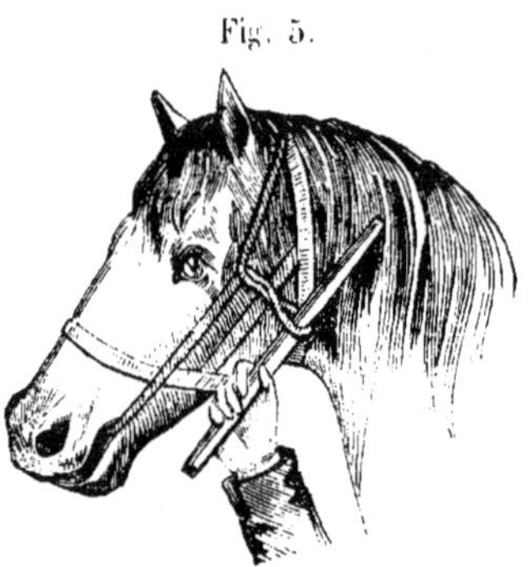

Fig. 5.

qui ressemble beaucoup au tord-nez; il se compose d'une corde de 1 centimètre à peu près de diamètre, qu'on passe dans la bouche comme une bride et qu'on attache au sommet de la tête, de manière à la serrer sur les joues. Ensuite, avec un bâtonnet qu'on passe entre cette corde et la joue, et qu'on tourne comme une roue, on tord cette corde à la manière d'un garrot. La corde se tend, et, en se raccourcissant, fait remonter la commissure des lèvres, et produit une douleur assez vive. La figure représente la corde tendue non encore raccourcie par la torsion. On peut craindre par ce moyen la déchirure des commissures labiales; ce qui doit le faire rejeter, surtout chez les animaux qui ont les lèvres minces ou déjà blessées par le mors. Les blessures de la nuque sont également à craindre.

Nous citerons encore, mais pour en condamner l'usage, le *serre-côtes*, composé de deux forts bâtons d'environ 1 mètre 50 centimètres chacun, réunis à une extrémité par une corde, et qu'on écarte inférieurement pour comprendre le thorax en arrière des épaules. Une autre corde joint les deux extrémités inférieures, et, en raccourcissant cette corde par un bâton qui permet de la tordre comme le mors d'Allemagne, on exerce sur les côtes la pression au degré qu'on désire. Cet instrument, indépendamment de la douleur qu'il produit, a le grave inconvénient de gêner une fonction importante, la respiration, qu'on n'interrompt jamais sans danger. C'est pourquoi le serre-côtes est aujourd'hui inusité.

On produit quelquefois la dérivation de la douleur sans employer d'instruments particuliers; c'est ce que l'on fait quand on pique, par exemple, le bout du nez avec une épingle pour contrebalancer l'impression d'une opération très-douloureuse, telle que la castration. D'autres fois, enfin, on supplée à ces moyens de torture par un effet opposé, c'est-à-dire agréable. Ainsi, en grattant l'animal sur la tête, sur l'encolure ou sur tout autre point où l'on sait pouvoir produire une sensation de plaisir, on obtient chez certains sujets une tranquillité suffisante, si l'on ne doit pas pratiquer une opération trop douloureuse.

Mentionnons enfin un dernier moyen, depuis très-longtemps connu, quoique peu employé de nos jours et qu'on attribue aux Hongrois; il consiste dans l'introduction de corps étrangers dans l'oreille. Nous avons trouvé la première mention de ce procédé de dérivation de la douleur dans l'ancienne *Maison rustique*[1] où l'on recommande pour cela l'usage de petits cailloux ronds. Plus récemment, Gohier a rapporté le fait d'un étalon qu'on ne pouvait ferrer et dans les oreilles duquel on mit deux balles à fusil en forme de poires, et liées l'une à l'autre par une ficelle passant dans un trou

---

[1] *Agriculture et Maison rustique.* Paris, 1607.

pratiqué à chaque balle. On attacha ensuite la conque de façon à ce
que le corps métallique ne pût tomber, et on fit trotter l'animal en
rond après lui avoir bandé les yeux; il se laissa alors approcher et
ferrer sans opposer la moindre résistance [1]. Le soin d'attacher ces
deux balles à un fil qui permet de les retirer à volonté, évitant
tout danger, fait que ce moyen pourrait être ajouté aux autres déjà
connus, si l'on avait à contenir quelque sujet par trop indocile.

ARTICLE II.

CONTENTION DE L'ANIMAL DEBOUT.

Pour les opérations de peu d'importance qui se font rapidement
ou causent peu de douleur, comme lorsqu'on a affaire à des sujets
médiocrement irritables, on peut laisser les animaux dans leur
position naturelle et se contenter de les attacher à un mur, à un
poteau résistant, à un arbre, ou de les tenir à la main.

Dans ces cas, il faut s'assurer d'un terrain convenable, uni sans
être glissant, ni trop dur ni trop humide, afin d'éviter les glissades,
les chutes et les accidents qui peuvent en résulter. Cela est utile
aussi pour le vétérinaire lui-même qui peut se mouvoir avec plus de
facilité quand il a le pied solide, et mieux se mettre en garde contre les attaques des animaux.

En étudiant les moyens employés pour contenir les animaux
debout, nous aurons à considérer ceux employés pour les maintenir attachés, pour les tenir en main, pour les empêcher de voir,
pour les empêcher de mordre et de ruer; puis à dire un mot des
précautions spéciales à prendre contre les animaux vicieux ou
ombrageux.

§ 1. — Moyens pour attacher les animaux debout.

Indépendamment du licol ordinaire, on fait usage du *licol de force*
(*fig.* 6) qui doit être fait avec assez de solidité pour résister à tous les
efforts prévus de la part de l'animal. Ce licol peut être en corde
ou en cuir, ce qui importe peu, pourvu qu'il ait la force suffisante. Il faut dire cependant que le licol en cuir est préférable,

<hr>

[1] *Comptes-rendus de l'École de Lyon*, année 1809.

en ce qu'il présente de plus larges surfaces pour l'application de la
tête, et risque moins ainsi de causer des blessures. Il est formé de
cuir souple doublé, avec une tétière

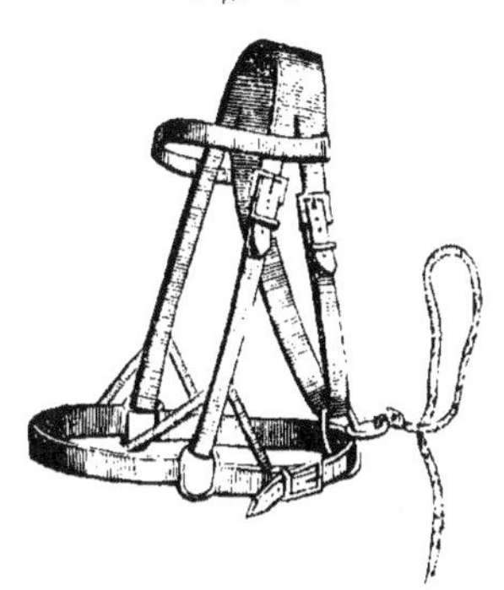

Fig. 6.

large et aplatie qui expose moins la
nuque aux contusions. Il porte une
sous-gorge et est confectionné à boucles pour s'agrandir ou se rétrécir à
volonté. On peut lui donner différentes formes : celle que l'on voit
représentée dans la figure nous paraît la plus favorable. La *longe* doit
être toujours en corde; en cuir, elle
ne serait pas assez solide pour résis-
ter aux violentes tractions que lui fait souvent subir l'animal en
tirant au renard; et, de plus, les nœuds faits avec une longe en
cuir sont beaucoup plus difficiles à défaire : ce qui est un grand inconvénient quand on est obligé de détacher instantanément un animal
qui est tombé en se défendant et ne peut se relever. C'est pour cela
encore qu'il convient d'attacher par un nœud coulant et d'avoir la
longe assez longue pour que le nœud se défasse avec plus de facilité.

Quand on attache un animal, il ne faut jamais passer la longe
dans la bouche ou sur le chanfrein, par crainte des accidents qui
peuvent survenir si l'animal tire fortement en arrière; la section de
la langue, la fracture du maxillaire ont été quelquefois la suite de
l'oubli de cette précaution. Pour la même raison, on ne doit se
servir ni de la bride ni du bridon pour attacher. Il vaut mieux, à
défaut du licol de force, se servir d'une plate-longe nouée de manière à former une anse double invariable, qu'on passe, l'une sur la
partie supérieure de l'encolure, l'autre sur le chanfrein. On attache
la tête à des hauteurs différentes, suivant le but qu'on se propose.
Si l'on veut opérer sur les parties antérieures du corps, on l'attache
le plus bas possible pour empêcher l'animal de se cabrer ou de
frapper des pieds de devant ; si on opère aux régions postérieures,
on prévient les ruades en attachant, au contraire, la tête très-haut.
Quand on craint que l'animal, en se défendant, ne se blesse la tête
en la frappant contre le mur, on l'entoure d'une capote ou d'une
couverture, ou bien on l'attache à un poteau; ce qui préserve
l'opérateur du danger d'être serré contre le mur, et lui permet de
circuler autour du sujet, suivant les besoins de l'opération.

Si l'animal est trop rétif et qu'un motif quelconque s'oppose à ce qu'on l'abatte, on le fixe debout contre un mur, entre deux anneaux solidement scellés; la tête est tenue par le licol de force à un des anneaux; ensuite, une corde est attachée à la queue, puis passée dans l'autre anneau, et un aide, appuyé contre la hanche, tient l'animal serré contre le mur.

§ 2. —Moyens pour maintenir debout les animaux non attachés.

Cela est nécessaire pour quelques opérations et avec certains animaux. Alors il faut absolument avoir recours à un aide qui se sert de la *bride* ou du *bridon*, et qui passe la longe du licol dans la bouche ou sur le chanfrein. Placé un peu de côté, l'aide s'arrange de manière à pouvoir élever, abaisser la tête, la porter d'un côté à l'autre, suivant les nécessités de l'opération. En même temps, il cherchera par des caresses à calmer l'irritation de l'animal, et s'abstiendra surtout de serrer avec violence et par secousses. Si la bride est insuffisante pour empêcher le cheval de se cabrer, on emploie le *caveçon* (*fig.* 7), espèce de licol dont la

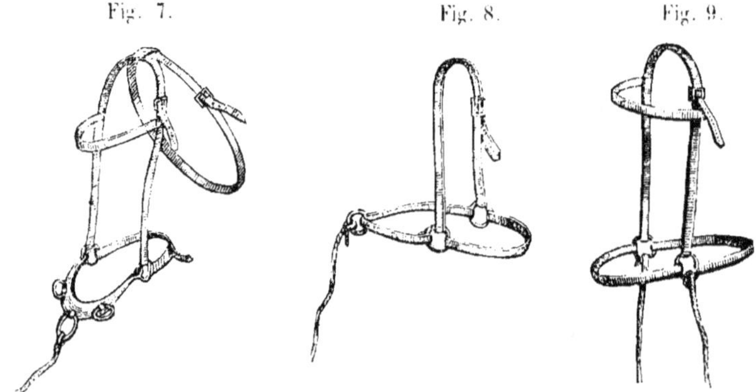

muserolle est un arc de fer garni habituellement de trois anneaux où s'attachent la longe ou les longes, suivant qu'on tient l'animal avec une ou avec deux, et qui exerce sur le chanfrein une pression très-efficace, suffisante pour contenir des animaux que le bridon ne peut retenir, ou chez lesquels l'emploi du mors est suspendu par des blessures aux lèvres ou à la bouche.

La forme du caveçon varie suivant l'effet qu'on veut produire. Ainsi, l'arc peut être tordu, mordant ou plat: l'arc tordu et l'arc mor-

dant, dit à siguette ou camarré, qui est creusé en dedans suivant sa
longueur et taillé en dents de scie sur ses bords, sont les plus énergiques et risquent de blesser l'animal sur le chanfrein ; l'arc plat,
qu'on arme de cuir tout autour, est le meilleur : il est presque
toujours suffisant. Au besoin, on peut remplacer le caveçon par la
cavecine, qui en diffère en ce que l'arc de fer est remplacé par une
muserolle de cuir qui ne porte pas d'anneaux pour l'attache de la
longe. On a la cavecine à main ou à une longe (*fig.* 8) et la cavecine à deux longes (*fig.* 9), que l'on emploie suivant la résistance
de l'animal ; la seconde peut aussi servir particulièrement pour attacher court et à deux longes.

§ 3. — Moyens pour empêcher les animaux de voir.

Cette précaution est utile chez quelques chevaux qui s'agitent
constamment et ne sont tranquilles que quand on leur dérobe la
vue des objets. Tous les animaux, d'ailleurs, privés momentanément
de la faculté de voir, deviennent plus maniables. On a vu des chevaux qui, après avoir résisté à tous les liens, à tous les moyens de
torture, cessaient tout mouvement dès qu'on leur couvrait les
yeux. Ensuite, il est prudent de se mettre en garde contre la mémoire de certains animaux susceptibles de garder assez de rancune
à l'opérateur qui leur aura fait subir une opération douloureuse,
pour l'attaquer, le blesser plus ou moins dangereusement au bout
d'un temps même assez long, comme on en a vu plus d'un exemple. On empêche de voir au moyen de la *capote*, des *lunettes*, ou,
à défaut, d'un simple tablier ou d'une couverture.

La *capote*, appelée plus souvent *capote à lunettes* (*fig.* 10), est un
appareil en toile, taillé sur la forme de la
tête qu'il est destiné à recouvrir, et qui se
fixe sous l'auge par de petites courroies
bouclées. On la voit en place ci-après
(*fig.* 11). Comme cette capote sert aussi
quand on abat l'animal pour protéger
la tête contre les corps durs, elle est
piquée et rembourrée sur les côtés, de
manière à couvrir, non-seulement les
yeux, mais les parties latérales de la tête.

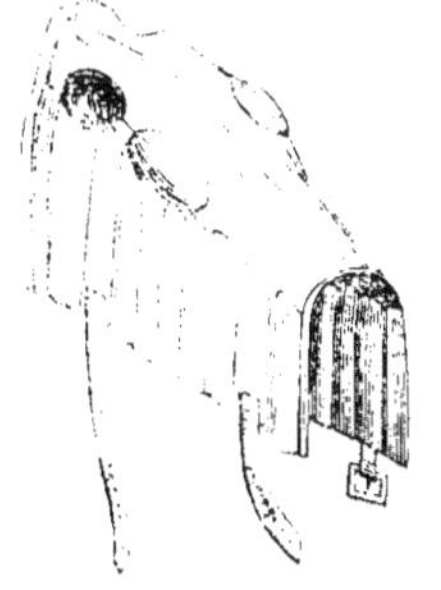

Fig. 10.

Les *lunettes*, sans doute ainsi nommées par antiphrase, se composent de deux pièces de cuir concaves, attachées à des montants de bridons et qui s'appliquent sur les yeux qu'elles recouvrent. Quelquefois de simples œillères de bride peuvent suffire, quand l'animal est bien maintenu, pour l'empêcher de voir sur les parties latérales de son corps. Quand on place la capote ou les lunettes sur un animal debout, il faut, pour ne pas effaroucher l'animal, poser d'abord l'appareil sur l'encolure et le ramener peu à peu sur la tête d'arrière en avant.

Quand on se sert du tablier, on le place de manière à ce que les cordons descendent de chaque côté du sommet de la tête; on les croise ensuite sous la gorge pour les venir attacher sur le nez. Pour fixer une couverture, on se sert d'un surfaix qui, posé sur la nuque, se croise en 8 sous la gorge comme les cordons du tablier pour venir ensuite se fixer sur le chanfrein. Pour ajouter à l'effet de ces moyens, dès qu'on a intercepté la lumière à l'animal, on peut le faire tourner rapidement cinq ou six fois sur lui-même; ce qui l'étourdit, le désoriente et achève de le porter à rester tranquille.

§ 4. — Moyens pour empêcher les animaux de mordre ou de ruer.

Lors même que les animaux sont parfaitement contenus, ils peuvent encore faire usage des dents ou des pieds comme moyens de défense. Le vétérinaire peut se préserver de ces atteintes de différentes manières : le *licol à muselière*, le *collier à chapelet*, le *bâton à surfaix*, la *plate-longe*, le *trousse-pied* et la *bricole* sont les principaux instruments dont il fait alors usage.

1° Pour empêcher de mordre. — L'instrument le plus simple, le plus sûr et de l'application la plus facile, pour empêcher un grand quadrupède de mordre, est sans contredit le *licol à muselière*. Le licol ressemble au montant d'une bride, mais il est plus fort. Quant à la muselière, on peut la former de plusieurs lanières de cuir entrecroisées et figurant une sorte de panier; mais il est préférable de la faire confectionner en fer. Pour cela, on commence par recouvrir d'une bande de fer la surface antérieure de la muserole dans les deux tiers au moins de son étendue; puis, deux branches de fer de 3 millimètres d'épaisseur sur 10 de largeur sont fixées à environ 8 centimètres l'une de l'autre au bord inférieur de cette muserolle, descendent le long du nez. se contournent sur les

lèvres, remontent le long du menton en arrière de la mâchoire postérieure jusqu'auprès de la muserolle ; là, elles se réunissent en formant une anse retenue à la muserolle par une petite courroie à
boucle. Pour maintenir, entre ces deux branches, un égal écartement, une petite traverse en baguette ronde s'étend de l'une à l'autre et est rivée aux deux ; elle est placée à la partie moyenne vers
l'espace qui sépare les naseaux de la lèvre supérieure. Ensuite deux
tiges latérales, fixées chacune à la partie la plus inférieure des deux
branches contournées, et terminées en anneau supérieurement, se
fixent aux porte-mors, complètent ainsi l'appareil et assujettissent la
muselière au licol.

Le *collier à chapelet* (fig. 11) se compose : 1º de douze bâtons
cylindriques de 3 centimètres

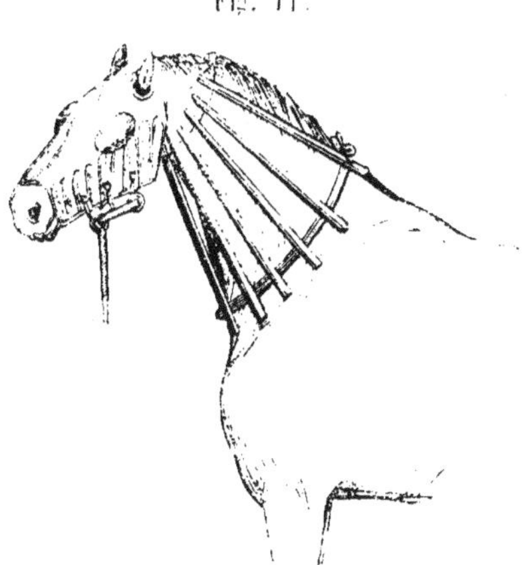

Fig. 11.

de diamètre et de 40 centimètres de long, et percés tous
d'un trou transversal près de
chaque extrémité ; 2º de vingt-
deux cylindres de bois de
même diamètre, dont onze de
8 centimètres de long et onze
de 6 centimètres, les uns et
les autres arrondis aux extrémités, et percés au centre
dans toute leur longueur. Dans
une corde assez grande pour
embrasser supérieurement l'encolure, on passe alternativement l'extrémité d'un des bâtons, puis un petit cylindre, et quand ils sont
tous assemblés, on enfile de même, mais dans une corde plus
longue, l'autre extrémité avec les cylindres restants qui, étant les
plus grands, donnent une longueur plus grande à ce bord du chapelet. Avec cet appareil, on embrasse toute l'encolure, on noue la
petite corde près du sommet de la tête, la grande corde vers le
garrot, et le collier à chapelet porte ainsi inférieurement sur le
poitrail et sur la saillie des épaules ; il empêche l'animal de porter
la tête d'un côté à l'autre, et par conséquent de se mordre au poitrail, au ventre, aux côtes, aux membres, etc.; ce qui fait qu'on
emploie surtout le collier à chapelet pour protéger contre les dents
de l'animal les plaies, blessures ou pansements qui peuvent se rencontrer dans ces régions du corps.

4.

A défaut du collier à chapelet, on fait souvent usage du *bâton à surfaix* (*fig.* 1, B et C) qui est d'une confection beaucoup plus simple. Il se compose d'un bâton *B* long d'environ 1 mètre 30 centimètres, portant un bout de corde à chaque extrémité, et d'un surfaix *C* qu'on fixe solidement autour du corps. Le bâton, attaché au licol par une de ses extrémités, se noue, par l'autre extrémité, à la partie du surfaix qui passe sur le thorax du même côté, et, par ce moyen, les mouvements latéraux de l'encolure se trouvent considérablement limités. Si l'on s'en sert pendant une opération, il se met du côté opposé à l'opérateur. Quand on l'emploie, au lieu du collier à chapelet, pour empêcher l'animal d'arracher ses pansements ou de porter les dents sur ses plaies, on peut, pour plus de sûreté, mettre deux bâtons, un de chaque côté.

2° Pour empêcher de ruer. — La première précaution à prendre pour se préserver de l'atteinte des pieds, c'est d'attacher court l'animal, en portant la tête très-haut si on veut opérer en arrière, très-bas si on veut opérer en avant. Après cela, le moyen le plus simple et le plus général pour se préserver des ruades, c'est de lever un des pieds; s'il s'agit de se mettre à l'abri des coups de pieds de devant, on fait lever, soit le membre antérieur opposé au côté où l'on se trouve, soit le membre postérieur du côté où l'on est; si on veut se préserver des pieds de derrière, on fait lever, soit le pied antérieur du côté où l'on se trouve, soit le pied postérieur opposé. Dans tous ces cas, la manière de lever les pieds n'est pas indifférente; aussi importe-t-il d'indiquer de quelle manière l'aide doit s'y prendre pour éviter d'être frappé.

Manière de lever les pieds. — Pour lever un pied, il n'est besoin que d'un seul homme; il commence par se placer toujours en dehors pour les pieds antérieurs comme pour les pieds postérieurs.

Faut-il lever un pied antérieur, le droit par exemple, l'aide, placé près de l'épaule droite, la face tournée en avant, prend d'abord un point d'appui de la main gauche sur la crinière, puis pose la main droite à plat, le pouce en haut, sur l'épaule, la fait descendre doucement jusqu'au dessous du boulet, et là, abaissant le pouce et le joignant aux autres doigts, il embrasse le paturon dans la main. Cela fait, l'aide repousse avec son épaule le corps du cheval sur le membre antérieur opposé, porte ensuite en avant et à quelque distance du sol le membre qu'il tient, et quand le pied a perdu son point d'appui, il opère immédiatement la flexion de la région digitée sur l'avant-bras, de manière à amener les talons vers le coude; puis il fait lui-même un demi-tour sur la gauche, porte sa cuisse droite sous le genou ployé du cheval, ramène la jambe gauche en arrière pour prendre un point d'appui, et, s'il est nécessaire, il achève d'assurer la fixité du pied en prenant le paturon dans les deux mains.

Pour lever un pied postérieur, si l'animal n'oppose pas de défense, l'aide, tourné en arrière, peut se contenter de passer le bras qui est du côté du corps en avant et en dedans de la jambe de l'animal, en descendant jusqu'au canon; puis, après avoir pris avec la main ramenée en arrière, un point d'appui sur le tendon, enlever la jambe d'un seul mouvement. Mais si le cheval fait quelque résistance, il s'y prendra autrement.

Supposons qu'il faille lever le pied postérieur gauche. L'aide alors, placé de la même manière, c'est-à-dire regardant en arrière, prend un point d'appui sur la hanche avec la main gauche pour empêcher l'animal de se tourner contre lui; il tient ses pieds rapprochés et le haut du corps incliné en avant, puis il applique la main derrière la jambe, la fait glisser jusque dans le paturon, en ayant soin de pousser le corps sur le membre opposé pour décharger le pied à lever. Le paturon étant saisi, l'aide le serrera un peu pour avertir l'animal de sa volonté, puis soulèvera le pied en avant contre le ventre, et quand ce pied sera à une distance suffisante du sol, l'aide, par un mouvement rapide de conversion à droite, portera aussitôt sa cuisse gauche sous le membre du cheval, et sa main gauche au paturon pour soutenir le pied qui sera toujours porté directement en arrière et jamais en dehors. Pour soutenir le pied avec plus de facilité, l'aide peut, si elle est assez longue, se servir de la queue dont il enroule l'extrémité autour du paturon; ou bien il la remplace par une longe attachée à la base de la queue, et qui lui sert, non-seulement à soutenir le pied, mais à lui éviter d'être blessé par l'animal lorsque celui-ci cherche à se délivrer en tirant brusquement.

Ces manœuvres exigent plus d'attention quand on agit sur les pieds postérieurs que lorsqu'on agit sur les pieds antérieurs dont les défenses offrent moins de périls. Souvent encore, avec toutes les précautions possibles, on ne peut réussir à lever ni les uns ni les autres; alors il faut persister, mais sans cesser d'employer les moyens de douceur, et parfois ainsi les chevaux les plus indociles finissent par céder. Mais si l'animal résiste quand même ou si l'on doit lui faire subir une opération douloureuse, il faut avoir recours à des moyens plus sûrs.

Emploi de la plate-longe, des entraves, de la bricole et du trousse-pied. — La plate-longe, journellement employée en chirurgie vétérinaire, est une longue sangle de chanvre tressé, de 5 à 6 mètres et quelquefois plus, aplatie dans les quatre cinquièmes de sa longueur, et tordue en corde dans le reste de son étendue. La partie plate, large de 7 à 8 centimètres, porte une ganse à son extrémité. La plate-longe est l'instrument principal pour enlever, hors du sol, les pieds postérieurs et antérieurs, et empêcher, de la sorte, aussi bien les coups de pied de devant que ceux de derrière.

Pour lever un pied postérieur avec la plate-longe, on prend d'abord, dans une anse coulante formée en passant l'extrémité tordue en corde dans la ganse, le paturon du pied postérieur que l'on veut lever: puis on passe cette même extrémité, qui est libre, entre les deux avant-bras, on la remonte le long de la base de l'encolure du côté opposé au pied entravé, et, après avoir croisé sur le garrot, on la descend le long de l'épaule et on la fait croiser avec elle-même, au niveau du coude, en la passant par dessous, de dedans en dehors. Cela fait, on tire la portion du lien qui tient le membre, et on ramène celui-ci en haut et en avant, jusqu'à ce qu'il ait perdu toute possibilité d'appui sur le sol. On maintient cette position en faisant plusieurs tours en arrière du coude avec le bout de la plate-longe, de manière à empêcher son relâchement. On peut suppléer à la plate-longe par une longue corde portant à son extrémité une ganse ou mieux un entravon qui se boucle au paturon du pied à soulever (*fig.* 1, D); on l'applique de la même manière. Néanmoins, il y a avantage à se servir de la plate-longe qui, étant aplatie, risque moins de blesser l'animal pendant les frottements.

Au lieu de lever un des membres postérieurs, on peut fixer ces deux membres ensemble : soit en attachant les deux paturons par une anse double faite à la plate-longe qu'on ramène ensuite, de la manière que nous avons dit, sur l'encolure; soit avec deux plates-longes qui, attachées chacune à un paturon, se croisent plusieurs fois autour des deux pieds, et sont ensuite réunies pour aller se fixer ensemble à l'encolure; soit enfin au moyen de deux entravons, — instruments que nous décrirons plus loin, — placés un à chaque paturon, et que l'on réunit en passant, dans l'anneau de l'un d'eux.

un lacs fixé à l'anneau de l'autre; puis, en faisant un nouveau tour dans les anneaux et en allant, comme avec la plate-longe, attacher l'extrémité libre du lacs à l'encolure. Ce dernier moyen est préférable aux deux autres comme plus prompt et plus sûr.

Un autre procédé analogue, pour empêcher l'action des pieds postérieurs, consiste à placer également deux entravons, mais en fixant à l'anneau de chacun un lacs spécial: alors, les deux lacs sont croisés sous le ventre de l'animal, puis ramenés latéralement sur les épaules, croisés de nouveau sur le bord supérieur de l'encolure, descendus de chaque côté de cette région, au-dessous de laquelle on les fixe par une boucle coulante. Quelquefois, au lieu de fixer ainsi ces lacs autour de l'encolure, ce qui a le grave inconvénient de compromettre la fonction respiratoire, on va les attacher à des anneaux de fer dont se trouve garni un collier ordinaire de cuir que l'on met à la base de l'encolure à la manière accoutumée. Ce procédé est celui dont on a fait longtemps usage pour contenir et empêcher les juments de ruer pendant la saillie : on le remplace avec avantage par l'usage de la *bricole*, instrument fort commode et que les vétérinaires feraient bien, croyons-nous, d'employer plus fréquemment pour se préserver des ruades de leurs malades.

Elle se compose d'une bande de cuir de la largeur de la main, qu'on place au-devant du poitrail, et qui porte quatre anneaux : deux à son bord supérieur, soutenant chacun une courroie qui va se boucler au-devant du garrot avec celle du côté opposé, et deux autres aux extrémités, correspondant au bas des épaules où viennent se fixer de chaque côté, par un nœud coulant, un lacs ou corde solide partant d'un entravon placé au pied postérieur du même côté. Un simple collier, formé d'une bande de cuir qui enveloppe toute la base de l'encolure et portant sur ses côtés deux anneaux à ardillon où viennent se boucler les liens qui partent des entravons, est une autre forme ordinaire de la bricole.

L'avantage de cet appareil, c'est qu'on n'est pas obligé de croiser les lacs; on les attache directement, chacun à leur anneau, et on ne gêne point ainsi l'encolure de l'animal; de plus, la facilité qu'on a de dénouer ou de déboucler promptement ces lacs met davantage à l'abri des accidents consécutifs.

Quelquefois on est obligé de lever un pied postérieur pour opérer sur ce pied même; dans ce cas, au lieu de le porter en avant, il faut le lever en arrière dans la même posture que pour le ferrer.

On se sert encore de la plate-longe ou d'une forte corde pour obtenir cette position du pied. Alors on commence par attacher cette corde à la queue par le procédé suivant : à une distance de 1 mètre à peu près de son extrémité, on la plie de manière à former une anse qu'on applique en long sur la queue, l'anse en haut, l'extrémité libre de la corde à gauche ; puis avec cette extrémité, qu'on saisit de la main droite, on fait deux tours de gauche à droite, autour de la queue, et ce qui reste de ce bout libre est passé dans l'anse supérieure (*fig.* 4, E), après qu'on l'a joint et tortillé avec une poignée de crins. On tire alors la corde par le bas : corde et crins passent ensemble sous les tours qui ceignent la queue, et l'on a un nœud d'une extrême solidité. Ce nœud fait, on lève le pied, on entoure le paturon avec deux ou trois tours de plate-longe, et le bout, passé entre le lien et le canon, est confié, selon la force de l'animal, à un ou plusieurs aides qui tirent en arrière.

Certains praticiens, au lieu de la nouer à la queue, commencent par attacher la plate-longe autour de la base de l'encolure, puis la ramènent en arrière, saisissent le tronçon dans une anse serrée, et fixent le pied comme précédemment. Ce moyen a l'inconvénient de produire, si l'anse de la queue glisse, la compression de la trachée et la gêne de la respiration. On est cependant obligé d'y recourir quand la queue manque de crins ou quand on a affaire à un cheval fin dont on risquerait d'arracher les crins. Une autre modification commode de ce procédé, c'est la substitution d'un entravon aux tours qui serrent le paturon. La corde ou la plate-longe passe alors dans l'anneau de l'entravon, et le pied est comme suspendu à la queue ; il peut glisser d'avant en arrière ; les aides peuvent lâcher à volonté, et c'est un avantage, en ce que l'animal se sentant pris d'une manière moins fixe, mais tout aussi solide, se soumet plus facilement. C'est pourquoi nous recommandons ce moyen, par lequel il est peu de chevaux, si rétifs qu'ils fussent, que nous n'ayons vu soumettre.

Pour lever les pieds antérieurs, soit qu'on veuille se garantir des coups de l'animal, soit qu'on ait à opérer sur un de ces pieds, on peut, si l'aide ne suffit pas, se servir également de la plate-longe. On la fixe au paturon comme pour un pied de derrière ; on la fait ensuite passer sur le garrot, puis un aide, appuyé sur l'épaule opposée, la tire à lui, et quand le pied est à la hauteur convenable, il le maintient dans cette position. Si l'on n'a pas un aide pour tenir la plate-longe au côté opposé, on la ramène à soi par dessous l'encolure, et on la fixe en l'enroulant autour de l'avant-bras et du canon, fléchis l'un sur l'autre, en ayant soin de la faire passer une fois entre les deux rayons, en avant des tours, pour éviter que ceux-ci ne glissent sur le genou. Par ce moyen, et en prenant le bout libre de la plate-longe dans sa main, un seul aide peut tenir le pied levé, aussi longtemps qu'il est nécessaire, sans se fatiguer. La plate-longe convient surtout quand on veut tenir un pied levé pour une opération ; car alors l'appui qu'il trouve sur l'encolure lui donne plus de fixité. Mais on peut se contenter d'employer le *trousse-pied*, si l'on veut seulement empêcher l'animal de frapper des pieds de devant. Cet instrument, des plus simples, se compose d'une petite courroie de 1 mètre environ de long portant une boucle à une extrémité et des trous à l'autre. Pour en faire usage, après avoir levé le pied et serré le canon contre l'avant-bras, on embrasse avec ce lien le paturon et la partie supérieure de l'avant-bras, l'on serre et l'on boucle au degré voulu. Au besoin, la première corde venue peut remplir le même office. Pour maintenir le trousse-pied en place et l'empêcher de glisser sur le genou, il est bon de glisser un petit bâtonnet entre le canon et l'avant-bras, ou bien, si l'on s'est servi d'une corde assez longue, au lieu du bâtonnet on interpose le bout même de cette corde, avec laquelle, pour plus de solidité encore, on peut croiser les tours qui enveloppent les deux rayons et les serrer dans l'intervalle.

Resterait maintenant à parler, pour compléter l'énumération des moyens employés pour maintenir les animaux debout, des travails et de leur emploi ; mais nous reviendrons plus tard sur ces machines dont nous réunirons les descriptions dans un article spécial.

§ 5. — Contention des animaux ombrageux et vicieux. — Assujétion sans contrainte.

L'application des divers moyens que nous venons d'indiquer se fait le plus souvent sans difficulté comme sans danger pour l'opérateur par suite du caractère ordinairement docile des animaux. Cependant il n'en est pas toujours ainsi ; il y a des sujets vicieux, ombrageux, rendus plus irritables encore par l'emploi réitéré des moyens de contrainte dont il faut quelquefois faire usage pour les pansements longtemps répétés de certaines blessures graves. Alors l'application des appareils de contention devient, en quelque sorte, un supplément à l'opération principale, qui n'exige rien moins que tout le tact, l'adresse et la vigilance de l'opérateur.

En pareil cas, il faut agir un peu suivant les circonstances, suivant la nature connue du caractère de l'animal; une règle absolue de conduite serait aussi difficile à poser qu'à observer. Avec un sujet simplement irritable, ombrageux ou craintif, il suffit presque toujours d'user, mais d'une manière plus rigoureuse, des précautions générales qu'on recommande d'observer avec tous les animaux, c'est-à-dire de ne jamais les aborder sans les prévenir, de la voix d'abord, de la main ensuite; puis, de ne jamais chercher à leur appliquer un instrument de contrainte, sans avoir passé plusieurs fois la main sur la partie du corps qui doit le recevoir. On joint à cela quelques paroles de douceur; on s'abstient de tout mouvement brusque ou violent, et l'on finit toujours ainsi par maîtriser son sujet.

Mais on ne saurait agir de même avec les animaux réellement vicieux ou décidés à se défendre contre les manœuvres de l'opérateur, manœuvres dont il se rappelle les effets douloureux. Alors les précautions préliminaires, les appels de voix seraient plus nuisibles qu'utiles en éveillant l'attention de l'animal. Il faut agir de surprise, couvrir les yeux par un tablier ou une couverture habilement jetée, et achever de se rendre maître du sujet en saisissant un pied dans le nœud coulant d'une plate-longe.

Quand on aborde un sujet pour la première fois, on n'en distingue pas d'abord le naturel, et c'est alors qu'il faut redoubler de précautions si l'on aperçoit en lui quelques signes de méchanceté. D'abord, on fait éloigner les personnes qui le soignent habituellement pour peu qu'on soupçonne qu'il en a reçu des mauvais traitements, et on approche seul. Si, alors, les yeux de l'animal sont menaçants, son regard en dessous, ses oreilles inclinées en arrière: si surtout il tourne obstinément sa croupe vers la personne qui l'approche et refuse de présenter la tête, il faut prendre garde et ne pas se hasarder seul à placer les instruments de torture ou de contrainte.

Un aide, dans ce cas, passe rapidement vers l'épaule gauche de l'animal, saisit avec force de la main gauche le licol passé sur le nez ou la rêne de bride près du menton, appuie la main droite sur le garrot, s'écarte un peu, et évite ainsi les atteintes des dents et des pieds antérieurs. On place alors la bride si elle n'est déjà mise, la

capotte à lunettes, les morailles ou le tord-nez, et on fait avancer le
sujet en le tenant solidement entre deux longes ; on le fait de plus
tourner sur lui-même, s'il est trop rétif, pour achever de le désorien-
ter, et, de cette manière, sans mauvais traitements, on le réduit à
obéir promptement et à supporter avec une sorte de résignation des
opérations même assez douloureuses. On parvient surtout ainsi à
ferrer en liberté des animaux qu'on ne pourrait qu'avec de grandes
difficultés fixer au travail, et l'on vient même à bout de ceux qui
se défendent contre les entraves et refusent de se laisser abattre ou
fixer d'aucune manière.

Parfois, quand on se place à côté d'un animal vicieux, pendant
qu'il est attaché à l'écurie ou à un mur, il essaie de presser, contre
l'auge ou le mur, le corps de la personne ainsi engagée. En pareil
cas, on cherche volontiers un abri dans l'auge ou le râtelier ; mais
si l'animal est furieux, il peut attaquer des dents et des pieds
antérieurs ; aussi vaut-il mieux, pour éviter le danger d'être pressé
ou foulé sous les pieds, rester à côté de l'animal en se courbant un
peu de manière à faire un arc avec son corps, puis saisir avec force
la tête du sujet en l'attirant à soi : ce qui fléchit l'encolure, force le
train postérieur à s'écarter, et permet de sortir de cette mauvaise
position. Ou mieux, si l'on tient la tête assez solidement pour être à
l'abri des ruades et d'une pression dangereuse, on profite de cette
situation pour faire mettre, par un aide, la capotte et le tord-nez,
et l'animal est aussitôt réduit à l'impuissance de se défendre.

Une remarque générale, c'est qu'il ne faut jamais aborder un
cheval vicieux par le côté droit, qu'il soit au repos ou en mouvement, car c'est toujours à droite qu'il rue de préférence, ses mouvements n'étant pas contraints de ce côté par la main du conducteur. Celui-ci se tiendra toujours à gauche de l'animal pour le sortir
de l'écurie, pour le changer de position ; il saisira de la main droite
et à pleine main, près du menton, les rênes ou la longe placée dans
la bouche, marchera de côté le bras tendu, passera le premier, s'il
se présente un passage étroit, en tenant la tête du cheval baissée
par une pression sur les barres, et continuera à marcher en la tournant vers lui de manière à donner au corps une position oblique
qui le préservera des ruades.

L'animal est-il échappé, fougueux, le danger est plus grand encore ;
mais il n'est pas nécessaire d'indiquer toutes les précautions à prendre en pareil cas pour l'approcher ; la sûreté personnelle, s'aidant

des circonstances locales, les inspirera suffisamment. L'essentiel est de saisir la tête par la bride ou par le licol, et si l'on peut, il faut, en même temps, saisir le toupet ou une oreille. Quand le sujet est tout-à-fait nu, après avoir réussi à l'approcher, soit par l'appât de quelques aliments, soit en l'enfermant dans un lieu clos, il ne faut pas essayer de le prendre de suite : si l'on sait un peu patienter, il finit par se laisser saisir. Quand on le tient, pour ne pas qu'il s'échappe de nouveau, on ne cherche pas à lui mettre le licol ou la bride avant qu'il soit tout-à-fait calmé ; on se contente d'abord de le tenir quelques instants par le toupet, on lui fait faire ainsi quelques pas, et, après cela, on peut le brider avec beaucoup plus de facilité.

Il est rare d'ailleurs qu'un homme seul puisse arrêter ainsi un cheval méchant : souvent il faut en venir aux moyens violents. On lui jette d'abord une couverture sur les yeux ; on profite ensuite du premier moment de calme pour lui mettre le caveçon à deux longes ou le licol de force, le tord-nez, le serre-oreille même, le licol à muselière ou le collier à chapelet s'il cherche à mordre, puis on le conduit à deux personnes et on le laisse attaché à deux longes ou à un poteau solide.

Ici nous citerons, mais seulement pour mémoire, l'exemple de certains hommes courageux et vigoureux qui arrêtent des chevaux emportés, les terrassent même en leur tordant la tête sur l'encolure : ce qui se fait, soit au moyen du mors, soit en prenant la lèvre inférieure d'une main et l'oreille de l'autre, et en agissant brusquement pour opérer cette torsion de la tête. Ces tours de force présentent beaucoup de dangers, pour l'homme aussi bien que pour l'animal ; aussi ne sommes-nous pas tenté de les recommander.

Cependant il est des cas où les moyens de douceur que nous indiquons sont sans succès, où l'animal refuse tout-à-fait de se laisser approcher, et où il importe pourtant de le saisir pour prévenir des accidents. En pareille circonstance, les préceptes ordinaires ne sont plus de mise ; il faut user de moyens extraordinaires, et les plus prompts sont les meilleurs. Par exemple, on lance à l'animal une corde à nœud coulant à l'encolure ou aux jambes, ou bien on l'empêtre dans des panneaux, dans des filets solides ; des hommes se jettent alors sur lui, commencent par le fixer solidement à un anneau, à un arbre, puis lui couvrent la vue, mettent la muselière ou le caveçon avant de le dégager de ses liens, et quand il est debout ils lui appliquent le trousse-pied s'il frappe des pieds antérieurs ou

tout autre instrument propre à le contenir. Ce sont là les moyens
généralement employés pour saisir et dompter les chevaux sauvages.

Dans maintes occasions, il est une excellente méthode de maîtriser
des chevaux trop absolument rétifs ou indomptables lorsqu'ils sont
tenus en main : c'est de les laisser sous le harnais, soit à la selle, soit
à la voiture. Un cheval sellé, surtout s'il est monté par son cavalier,
n'a presque plus de résistance. S'il est attelé, il est encore moins
dangereux, principalement si le poids de la voiture est au-dessus
de ses forces. Aussi, n'est-il pas de meilleur moyen de venir tout-
à-fait à bout d'un animal furieux, que de lui faire faire, attelé à
une voiture surchargée, une course rapide dans un terrain meuble ;
ajoutons toutefois que le procédé sera rarement applicable sur les
sujets malades.

Ces moyens sont d'une application générale : il en est d'autres
d'un usage plus restreint et d'une efficacité variable. Nous pouvons
citer parmi eux : l'habitude qu'on a en certains pays, surtout en Allemagne, de maîtriser les chevaux méchants, non-seulement au travail,
mais encore en les laissant entravés, suspendus pendant un certain
temps, jusqu'à épuisement de leurs forces ; puis cette coutume qu'ont
certaines personnes de chercher à les réduire par les privations de
sommeil, une diète rigoureuse, les saignées jusqu'à faiblesse, l'emploi de substances stupéfiantes, etc. Ces derniers moyens sont à
rejeter, en ce qu'ils joignent à l'inconvénient de n'avoir qu'une
action peu durable, celui d'influer gravement sur la santé des animaux.

Nous en dirons autant de quelques procédés propres à certains individus qui les mettent en usage avec plus ou moins de succès pour
dompter les animaux. Godine jeune [1], parlant de la nécessité d'inspirer l'obéissance par la crainte à quelques animaux, qui ont appris à connaître leurs moyens, cite l'exemple d'un écuyer qui rendait
souples et obéissants tous les chevaux indomptables qu'on lui présentait. Il se servait de la poignée de sa cravache formée d'une boule
de plomb et dont il appliquait un coup sec sur la nuque chaque fois
que le cheval faisait une défense ; ce coup, à la région très-sensible
de l'occiput, faisait éprouver comme un choc électrique à l'animal
qui n'osait plus alors résister, et restait étourdi et comme anéanti
pendant un instant : l'écuyer, flattant ensuite le cheval, l'amenait

[1] *Journal de Médecine vétérinaire théorique et pratique*, 1831, p. 369.

avec douceur à tout ce qu'il désirait de lui. Néanmoins, le danger qui peut accompagner l'emploi d'un tel moyen, doit le faire proscrire.

Nous avons cité plus haut l'effet de deux balles de plomb dans les oreilles; ce peut être en même temps un dérivatif de la douleur, et un moyen de dompter l'animal par l'espèce d'étourdissement que cela doit produire sur lui.

Et puisque nous en sommes sur ce sujet, citons encore le moyen bizarre employé par un jockey irlandais, Sullivan, dit *le Charmeur*, à cause de la promptitude des effets obtenus par lui, et dont nous venons de lire l'histoire dans un ouvrage récent [1]. « Cet homme, dit l'auteur du livre dont nous parlons, ne reculait devant aucune difficulté. Il s'enfermait avec l'animal, et une heure suffisait pour que la métamorphose se fît. Ni la menace, ni les coups, ni la force n'étaient employés, et pourtant le résultat obtenu dans un intervalle de temps si court était généralement durable. On convenait d'un signal auquel la porte de l'écurie, où il restait tête à tête avec le cheval indompté, devait être ouverte. Pendant cette étrange conférence, on n'entendait que peu ou pas de bruit à l'intérieur; puis, quand le signal était donné et qu'on ouvrait la porte, on trouvait le cheval couché par terre, l'homme étendu à côté de lui, et jouant avec lui comme un enfant avec un petit chien. A partir de ce moment, l'animal montrait une docilité à toute épreuve: il se soumettait aux disciplines les plus contraires à sa nature primitive. »

Sullivan fit toujours un mystère du moyen qu'il employait avec tant de succès; il mourut, en 1810, sans le révéler : il prétendait seulement parvenir à de tels résultats au moyen de quelques paroles magiques dites à l'oreille des animaux qu'il voulait soumettre; mais enfin le secret fut révélé, il y a quelques années, par M. Catlin, auteur d'un ouvrage sur les Américains du Nord. « Il m'est souvent arrivé, dit cet auteur, conformément à l'usage assez répandu parmi les hordes nomades des montagnes Rocheuses, de poser ma main sur les yeux d'un veau et *de souffler fortement dans ses narines;* après quoi, accompagné de mes amis de chasse, je me suis promené à cheval pendant de longues heures, le petit prisonnier suivant mon cheval à la piste sans désemparer. *C'est par ce même procédé qu'on apprivoise ici les chevaux sauvages.* Quand un Indien en a capturé

[1] *Les Courses de chevaux en France et en Angleterre,* par M. Eug. Chapus, 1853, p. 282.

un, quand il s'est assuré de lui au moyen d'un *laso*, il avance graduellement jusqu'à ce qu'il puisse poser sa main sur les yeux de l'animal, et qu'il soit parvenu à lui souffler dans les naseaux ; le cheval se calme aussitôt, et sa soumission immédiate est telle qu'il n'a plus qu'à le monter pour le ramener au camp. »

M. Ellis, propriétaire à Cambridge, ayant lu, dit M. Chapus, l'ouvrage de M. Catlin, essaya ce procédé sur un poulain d'un an, sauvage et peureux ; mais il n'obtint aucun effet en se bornant à lui souffler dans les naseaux ; alors il aspira, et aussitôt l'animal se calma, devint immobile, puis trembla, paraissant subir cette épreuve avec plaisir ; le lendemain on recommença l'expérience, et à partir de cette époque, il se laissa diriger à volonté, et il eût été impossible de l'effrayer. « D'où il suit, ajoute l'auteur, qu'aujourd'hui il est à peu près certain que chacun peut opérer des métamorphoses semblables à celles qui sont demeurées si longtemps le privilège de cet Irlandais. » C'est ce que chacun peut vérifier, en profitant pour cela des occasions favorables.

N'est-ce pas ici le cas de rappeler encore la méthode Balassa qui, sous le nom de *Ferrure sans contrainte*, fut accueillie avec tant de faveur il y a quelques années, après que le colonel de Brack eut donné de l'ouvrage une traduction, d'allemand en français, qui parut à Paris en 1828.

Tout le monde, un moment, connut cette méthode : aujourd'hui, elle est presque oubliée : c'est peut-être à tort : car elle repose sur un fond rationnel incontestable, qui est tout simplement l'emploi méthodique des moyens de douceur généralement recommandés. Ainsi, M. Balassa, voulant qu'on tienne plus de compte qu'on ne le fait de la volonté propre des animaux, et posant en principe que le cheval obéit plutôt à la force raisonnable qu'à la force brutale, cherche à établir sur ces bases des règles fixes et invariables pour soumettre tous les animaux, même les plus vicieux.

D'abord, selon l'auteur allemand, il n'y a pas de cheval réellement méchant par nature ; ceux qui sont tels ne le deviennent que par suite des mauvais traitements de toute sorte que nous leur faisons subir. Ayant à exiger quelque chose d'un cheval, il faut commencer par étudier son caractère, ses aptitudes, pour ne lui demander que ce dont il est capable, et ne pas l'irriter par des punitions inutiles. On prend toujours cette précaution quand on veut instruire une personne ignorante ; à plus forte raison est-elle

constituent le *système des entraves*, comprenant les *entravons*, au nombre de quatre, et le *lacs* : les autres, accessoires, sont la plate-longe et la capote à lunettes que nous connaissons.

Les *entravons* (*fig.* 12) sont de fortes courroies de cuir souple,

Fig. 12.

longues de 50 centimètres, larges de 6 centimètres, épaisses de 1 centimètre. A l'une des extrémités est une boucle dont l'ardillon doit dépasser à peine le bord sur lequel il appuie, afin qu'on puisse désentraver avec facilité. A 10 centimètres à peu près de cette extrémité est fixé, sur la face externe, un anneau qui a une forme ovalaire dans sa partie libre. A l'autre extrémité, qui est un peu plus mince que le reste de l'entravon, existent plusieurs trous destinés à recevoir l'ardillon de la boucle. La face interne est rembourrée dans toute l'étendue qui porte sur la peau quand l'entravon est en place. Le *lacs* est une simple corde d'environ 3 mètres de long et de 2 à 3 centimètres de diamètre, portant à une extrémité une ganse, au moyen de laquelle on fixe le lacs à demeure à l'anneau d'un des entravons qui, pour cela, est un peu plus grand que l'anneau des autres. Ces dimensions des entravons et du lacs conviennent pour un cheval de taille moyenne; il en faut de dimensions moindres pour les petits chevaux, l'âne et le mulet.

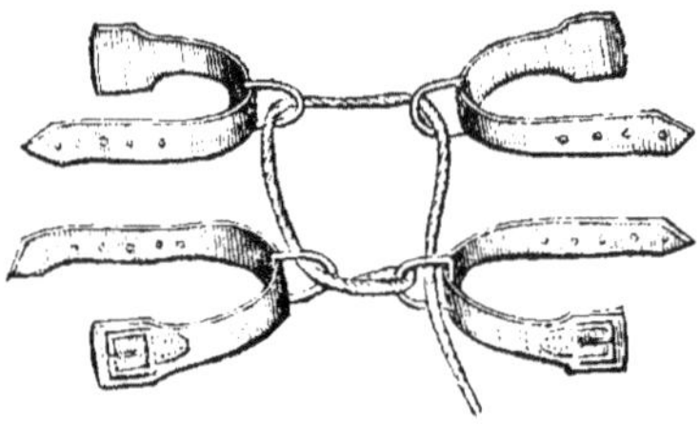

Quand on doit abattre un cheval, il faut d'abord disposer un lieu convenable. On choisit un local assez vaste, libre de tout encombrement, sous un hangar ou dans une cour où l'on puisse se mouvoir en parfaite liberté autour de l'animal. Le terrain doit être uni; on le recouvre encore d'un épais lit de paille, long de 3 mètres et large de 2 mètres 70 centimètres environ, ou bien on se sert d'un fumier étendu qu'on recouvre de paille fraîche. A défaut de paille, on peut coucher l'animal sur le gazon; mais ce genre de lit n'est pas sans quelque danger. Le lit préparé, l'animal est amené au bord, tenu par un bridon ou par la longe passée dans la bouche, la tête couverte de la capote ou d'une couverture épaisse.

On place alors les entravons à chaque paturon, en les serrant assez fort pour qu'ils ne puissent sortir du pied. On les dispose de manière à ce que la boucle soit en dehors pour les quatre membres; de cette façon on a plus de facilité pour les défaire, et on ne

risque pas que les ardillons blessent les parties voisines : il faut de
plus que les anneaux soient tournés en arrière pour les membres
antérieurs, et en avant pour les membres postérieurs, vis-à-vis les
uns des autres. L'entravon porte-lacs se place toujours au membre
antérieur opposé à celui du côté sur lequel on couche l'animal, et doit
être posé le dernier. Quand les quatre entravons sont placés, le bout
libre du lacs est passé, de dehors en dedans, dans l'anneau du pied
postérieur du même côté que celui auquel est fixé le lacs, puis dans
l'autre pied postérieur, ramené ensuite en avant dans l'anneau antérieur qui est contre le lit, et engagé enfin dans le premier anneau
qui a servi de point de départ : les quatre pieds se trouvent pris
ainsi autour du lacs. On peut voir, plus haut (*fig.* 12), la disposition
relative des entravons en place et du lacs passé dans les anneaux.

Les choses ainsi préparées, on rapproche modérément les pieds
les uns des autres, et non pas le plus qu'on peut, comme on l'a
conseillé, attendu qu'on expose, de cette façon, l'animal à tous les
accidents d'une chute trop brusque. En même temps, la plate-longe
est passée autour du corps, le plus près possible des épaules, et les
extrémités en sont tenues par un ou plusieurs aides placés de l'autre
côté du lit ; un autre aide s'empare de la queue, et, ces dispositions
prises, on achève la manœuvre par divers mouvements qui doivent
être exécutés avec promptitude et d'une manière simultanée. Ainsi :
l'aide qui est chargé de la tête, — lequel, soit dit en passant, doit
être fort et adroit, et habitué à manier les chevaux, — prend d'une
main, — la droite si on abat sur le côté gauche, — la longe ou la
rêne du filet, et la tient à la hauteur de la nuque; de l'autre main,
il saisit l'extrémité de la mâchoire inférieure en passant le pouce
dans la bouche et l'appuyant sur les barres, et, au moment d'agir,
il tire fortement la tête sur le lit en la renversant sur elle-même.
Pour les forts chevaux, deux hommes sont utiles à la tête : l'un
tient la mâchoire et l'oreille, l'autre tire sur le lit la rêne ou la longe
passée sur la nuque. En même temps, à un signe donné, les aides,
qui tiennent la plate-longe et la queue, tirent de leur côté sur le
lit, et l'opérateur, qui tient le lacs avec le concours d'un aide, tire
du côté opposé, de manière à rapprocher les quatre extrémités, et
sous ces efforts réunis, l'animal tombe immédiatement. La chute se
fait sans une trop forte secousse, si l'on a agi avec ensemble, si surtout on n'a pas tiré sur le lacs trop brusquement et trop fortement,
de manière à dérober les pieds du sol; ce qui arrive souvent avec

des aides maladroits ou peu exercés. Il faut bien remarquer, pour éviter cela, que la chute doit surtout résulter de l'effort de ceux qui tirent sur la tête, la plate-longe et la queue, et non de l'action de ceux qui sont chargés de réunir les extrémités en tirant sur le lacs, lesquels ne doivent tirer à eux que lorsque les autres ont commencé à agir, et que l'animal est déjà en partie renversé.

Lorsque ce temps est achevé, et l'animal couché sur le lit, on tire le lacs pour rapprocher les membres le plus possible, et on le passe de nouveau dans tous les anneaux; puis par dessous le point de réunion des entravons pour le ramener au-dessus, en formant une anse qu'on fixe par un nœud qui serre les premiers tours du lacs; dans cette anse on étreint une forte poignée de paille formant un point d'appui pour le nœud, et permettant plus tard, lorsqu'elle est retirée, de défaire ce nœud avec facilité. Quand on n'a pas besoin d'une très-grande force, on peut se borner à cette anse nouée pour maintenir les entravons rapprochés, sans passer de nouveau le lacs dans les quatre anneaux. Toutefois, il est toujours plus prudent de ne pas négliger cette dernière précaution. On recommande en même temps à l'aide qui tient la tête de la porter dans la plus grande extension, ce qui facilite la respiration et amoindrit beaucoup les efforts de l'animal. Un autre aide, qui tient le lacs libre pendant tout le temps que dure l'opération, s'oppose à tous les efforts que peut faire l'animal pour se relever. Si on a peu de monde, on peut faire passer ce lacs sous le corps de l'animal et le ramener aux pieds, où on l'arrête fortement dans l'anneau de l'un des entravons par un nœud coulant, ou bien encore on le fixe à un poteau ou à un anneau placé à proximité.

Tel est le procédé le plus ordinaire pour abattre les chevaux; son application, d'ailleurs, présente toujours plus ou moins de difficultés, suivant la résistance de l'animal; mais on ne peut donner des règles propres à tous les cas susceptibles de se présenter; en cas imprévu, c'est au génie de l'opérateur, aidé des ressources classiques, à s'inspirer des circonstances. Desplas a bien conseillé, quand l'animal est très-rétif, qu'il s'impatiente, cherche à s'élancer hors du lit aussitôt qu'il se sent pris par les membres, d'embrasser avec la plate-longe, non pas le corps entier, mais l'avant-bras du côté opposé au lit, et de ramener cette plate-longe sur le garrot pour tirer ensuite sur le lit, comme à l'ordinaire; mais nous doutons que ce moyen, facile à essayer du reste, soit bien efficace avec des animaux très-ombrageux. Du sang-froid et de l'adresse sont les meilleures ressources pour surmonter toute difficulté.

Maintenant, quand on a terminé l'opération pour laquelle on a couché l'animal, il faut le *désentraver* pour le faire relever. Deux aides sont alors utiles : ils se placent, non en avant ou en arrière, mais vis-à-vis les pieds, et, sans efforts, ils commencent ensemble à déboucler les entravons inférieurs, attendu que le poids du corps, gênant la liberté des mouvements de ces membres, empêche l'animal de se défendre et de blesser ceux qui l'entourent. Puis on déboucle les entravons supérieurs, et on peut alors retirer les quatre entravons qui restent arrêtés, tous ensemble, par le lacs ; si une des extrémités a été particulièrement fixée par la plate-longe, on saisit cet instant pour la dégager. En même temps, l'aide qui tient la tête la porte en arrière pour éviter d'être blessé par le membre antérieur devenu libre. Dans la plupart des cas, l'animal, que ce soit par fatigue ou pour toute autre cause, reste assez tranquille pendant qu'on le désentrave ; cependant il y a quelquefois du danger à désentraver ; l'animal peut se défendre aussitôt qu'il commence à se sentir libre, chercher à se relever avant d'être complétement désentravé, et s'exposer, en retombant, à se heurter sur le sol et à blesser les assistants. La crainte que cela n'arrive doit toujours engager à agir avec précaution, à ne pas retirer les entravons isolément avant que toutes les boucles ne soient défaites.

Dans tous les cas, lorsque le cheval est désentravé, l'aide qui a maintenu la tête doit l'aider à se relever. Pour cela, il le soutient avec le licol ou le bridon en se portant du côté opposé à celui sur lequel il est couché, et en ramenant la tête et l'encolure du côté du corps. Cette espèce de point d'appui est d'autant plus nécessaire que, souvent les jambes étant engourdies par la situation gênante qu'elles ont gardée pendant l'opération, les premiers mouvements que fait le cheval sont impuissants, et la tête, sans cette précaution, pourrait retomber et heurter le terrain avec plus ou moins de violence. Lorsque l'animal est relevé, on ôte la capote, on le caresse, on lui parle, on le bouchonne s'il est nécessaire, etc.

MODIFICATIONS DU PROCÉDÉ ORDINAIRE. — Ces modifications portent sur deux points : sur la forme des instruments et sur la manière d'en faire usage.

I. *Modifications dans la forme des entraves.* — En premier lieu, nous mentionnerons une modification de Fromage de Feugré, qui avait imaginé des entravons plus longs et plus minces que ceux dont on se sert habituellement; leurs boucles et anneaux portaient deux ouvertures, et ils entouraient deux fois le paturon. Ces entravons avaient l'inconvénient de ne pouvoir être ni placés ni ôtés facilement, surtout chez les animaux craintifs ou méchants.

Une autre modification de la méthode ordinaire d'abattage consiste dans l'emploi de quelques moyens propres à suppléer aux entravons. De simples anneaux de corde, enroulés une ou deux fois autour des paturons, et auxquels on a préalablement attaché des anneaux de fer dans lesquels passe le lacs, constituent un de ces moyens. Il se simplifie encore quand, n'ayant pas d'anneaux de fer, on les remplace par des anses faites, au moyen d'un nœud, sur les cordes qui servent d'entraves, ou quand on se borne à ménager, entre les tours qui embrassent le paturon, assez d'espace pour laisser passer le lacs.

On comprend que ces moyens soient bien inférieurs, pour la commodité, aux véritables entraves, et que, de plus, ils aient l'inconvénient d'exposer bien davantage la peau du paturon à des blessures. Mais enfin, dans l'occasion, ils peuvent avoir leur utilité.

II. *Modifications dans le mode opératoire.* — Ces modifications sont toutes déterminées par des circonstances spéciales. Ainsi, l'emploi des entraves ou des cordes qui y suppléent suppose toujours l'action de plusieurs aides réunis. Mais il se peut qu'on n'ait pas d'aide à sa disposition pour abattre un cheval; il faut alors agir seul, et, dans ce cas, on peut faire usage du procédé suivant, décrit par Girard [1]. Le sujet placé près du lit, à la manière ordinaire, est attaché à un mur ou à un poteau; on met les entravons, et le lacs, passé dans les anneaux, est fixé solidement à une boucle ou à un corps quelconque. On rapproche le plus possible les membres, et l'opérateur, placé du côté du lit, saisit la queue d'une main, la crinière de l'autre, donne un coup de pied à l'animal pour le déterminer à se porter en avant, et quand celui-ci, se sentant pris, perd l'équilibre dans les efforts qu'il fait pour se dégager, l'opérateur tire à lui fortement et renverse ainsi l'animal. Si on craint que le sujet ne se heurte la tête contre le mur ou le poteau auquel il est attaché, on peut, après avoir appliqué les entravons et fixé le lacs, détacher l'animal, l'éloigner même de

----

[1] GIRARD, *Traité du Pied*, 3e édition, 1836, p. 130

tout corps contre lequel il risque de se blesser. Alors, pour contenir la tête avec la main qui tient la crinière, on saisit la rêne du bridon passée sur l'encolure.

Girard ajoute que la même manœuvre peut se faire au moyen seulement de trois entravons, dont deux au bipède antérieur, et le troisième, celui qui porte le lacs, au pied postérieur qui est contre le lit, du côté sur lequel l'animal doit être abattu. Cette manière de procéder a paru à Girard plus expéditive et plus sûre pour faire tomber l'animal.

Les entraves de corde peuvent également servir au besoin pour abattre un cheval par ce procédé; mais alors on peut attacher ensemble chaque bipède antérieur et postérieur avec deux longes de 2 mètres environ, et les rapprocher avec une troisième qui fait fonction de lacs. Avec deux longes seulement, mais ayant 2 mètres 50 centimètres environ chacune, on peut entraver les quatre pieds et renverser l'animal. Girard ne dit pas comment. C'est sans doute, après avoir entravé les deux bipèdes, chacun avec l'extrémité d'une longe, en allant passer l'autre extrémité de chaque longe sous l'entrave du bipède opposé, et en ramenant les deux cordes l'une vers l'autre, de manière à serrer les membres en les tirant toutes deux à la fois.

Voici une autre manière d'abattre un cheval, à l'aide des entraves, dont nous avons trouvé la description dans un ancien auteur [1] qui la donne comme particulièrement convenable pour la pratique de la castration. On commence par ceindre le corps avec une large sangle munie de deux anneaux de fer fixés de chaque côté de la poitrine, à environ 45 centimètres l'un de l'autre. On met ensuite les quatre entravons, dont deux portent un lacs; on place ces deux derniers entravons en diagonale, un devant, l'autre derrière. Ces dispositions prises, les lacs sont ramenés séparément, en avant d'une part, en arrière de l'autre, dans l'anneau de l'entravon libre du même bipède latéral, et de dehors en dedans; puis, dirigés de nouveau en sens inverse, de façon que le lacs fixé à un pied postérieur vient passer entre les jarrets, et celui fixé à un pied antérieur entre les genoux. Les lacs ainsi disposés sont confiés à deux aides placés, l'un en avant, l'autre en arrière, et qui tirent en sens inverse; les deux pieds de chaque bipède latéral se rapprochent, et

---

[1] HARTMANN, *Traité des Haras*, édition française, 1788, chap. XX

un troisième aide, qui tient la tête, détermine la chute de l'animal. Aussitôt qu'il est abattu, on passe les cordes qui ont réuni les pieds dans les anneaux de la sangle, et on les fixe à ces anneaux par un nœud coulant facile à défaire. Ce procédé a l'inconvénient de déterminer, par la flexion forcée des membres, la compression des viscères abdominaux; on ne pourrait l'employer avec avantage que sur des chevaux ayant l'abdomen peu développé, et chez lesquels on aurait à pratiquer une opération à la région inguinale.

Citons enfin un procédé plus particulièrement usité en Normandie par les vétérinaires, qui ont souvent à pratiquer la castration sur un grand nombre d'animaux à la fois; il peut être employé pour toutes les opérations qui réclament un mode de contention semblable à celui qui est nécessaire pour la castration. Voici en quoi il consiste :

L'animal est placé, contre un mur, au bord d'un bon lit de paille ou seulement d'un lit de fumier et appuyé par le côté droit. On place une entrave à chacun des deux pieds antérieurs; puis on fixe, par un nœud coulant, l'extrémité d'une longue et forte corde au paturon postérieur gauche; cette corde passe par les deux anneaux des entraves de devant, réunies quelquefois en une seule entrave double, et va ensuite se fixer à un anneau scellé dans le mur, plus ou moins en arrière des membres antérieurs, soit en dessous du ventre, soit en arrière et au-dessus de l'animal, ce qui nécessite une corde beaucoup plus longue.

Cela fait, on a une autre corde, moins grosse que la précédente, que l'on fixe au paturon postérieur droit de la même manière; puis on la fait remonter jusque vers le garrot où on la maintient pendant que l'extrémité fait le tour de l'encolure par dessous, et de droite à gauche, pour venir rejoindre la corde au-dessus du garrot, passer par dessous et se replier de manière à retomber sur l'épaule gauche. C'est cette corde qui sert à fixer le membre postérieur sur l'avant-bras pendant l'opération.

L'animal ainsi entravé, un aide tient la longe du licol par le bout, un autre tient la queue, et le cheval, excité par le fouet ou par un moyen quelconque à faire un mouvement en avant, tombe aussitôt, pendant que les trois hommes tirent en même temps. Quelquefois deux hommes suffisent; alors c'est celui qui tient la queue qui va saisir, aussitôt que l'animal est tombé, la corde qui pend sur le garrot, et avec laquelle il ramène le pied droit sur l'épaule. Une autre modification employée par quelques vétérinaires, c'est le remplacement des deux entraves antérieures par deux anneaux passés dans la première corde, et munis de lanières qui se fixent à chacun des paturons antérieurs, à la façon des entraves.

2º Procédé par les entravons anglais. — En imaginant ce nouveau système d'entravons, on a eu surtout en vue de remédier au danger qu'il peut y avoir à faire relever un animal abattu avec les entravons ordinaires, et de mettre l'opérateur à l'abri des coups de pied auxquels il est exposé en pareille circonstance.

La première description française que nous ayons de ces instruments est due à M. Prudhomme [1], par qui nous avons appris que ce fut Bracy-Clark qui songea le premier à modifier les entravons ordinaires. La modification de Bracy-Clark consista à annexer à l'extrémité du lacs, du côté de l'entravon, une chaîne en fer de 1 mètre de long environ, et à attacher le bout libre de cette chaîne à l'entravon porte-lacs, non pas d'une manière fixe, mais au moyen d'un petit appareil à vis, susceptible de se défaire promptement quand on veut relever l'animal couché. De plus, pour maintenir à terre les quatre pieds réunis, il plaçait à l'extrémité libre de la corde du lacs un crochet fortement contourné que l'on passait dans une des mailles de la chaîne pour fixer le lacs. Avec ce procédé, quand on ôtait la vis, ce qui permettait de retirer la chaîne, l'animal était libre et se relevait avec les quatre entravons aux pieds; ce qui n'était pas un petit inconvénient, à cause de la difficulté de les ôter sur l'animal debout pendant les efforts faits par celui-ci pour s'en débarrasser.

Pour remédier à cela, M. Spooner, professeur au Collége vétérinaire, imagina des entravons susceptibles de se détacher quand on sortait le lacs. Ces entravons, formés d'une seule pièce, avaient l'étendue nécessaire en longueur et en largeur pour embrasser exactement le paturon d'un animal de taille moyenne, et se terminaient, aux deux extrémités, par des anneaux en forme de D, à travers chacun desquels passait le lacs, qui, seul ainsi, maintenait les entravons; de sorte qu'en défaisant la vis et en tirant la corde, tous les entravons tombaient.

Mais, avec ce système, comment faire pour désentraver un membre quelconque isolé sur lequel on aurait quelque opération à prati-

[1] *Recueil de Médecine vétérinaire.* 1844. t. XXI. p. 446

quer? Cet inconvénient radical motiva une nouvelle modification due à un autre vétérinaire, M. Gloag, d'où résulta l'appareil connu aujourd'hui sous le nom d'*entravons anglais*.

M. Gloag fit subir un double changement à l'entravon Spooner; d'abord, de simple, il le fit double, réunissant les deux parties, dont l'une est à peu près trois fois plus longue que l'autre, par une boucle semblable à celle des entravons ordinaires; l'entravon peut se défaire ainsi isolément, et permettre de désentraver un pied seul quand il le faut. L'autre modification porte sur les deux anneaux de terminaison, confectionnés par M. Gloag, de telle sorte que l'un des deux, plus petit que l'autre, passe dans celui-ci à frottement, et y est retenu par le lacs qui fixe, de cette façon, l'entravon au pied (*fig.* 13). La figure ci-contre représente la double modification de M. Gloag. La chaîne de Bracy-Clark est conservée.

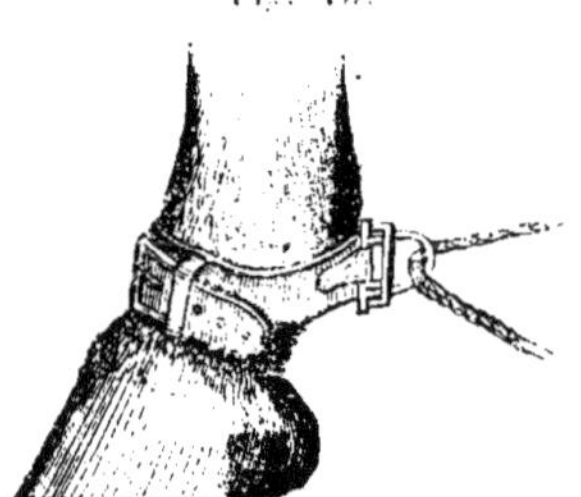

Fig. 13.

Voilà tout le système, dont on voit ci-dessous les détails (*fig.* 14). L'anneau le plus étroit est fixé sur la portion *b*, la plus courte de l'entravon, celle qui porte la boucle, et elle a la forme d'un D allongé; l'autre anneau, annexé à la pièce *a*, est carré et ressemble à une boucle sans ardillon. Quant à l'entravon *c* porte-lacs, il diffère des trois autres par l'appareil à vis, qu'on voit figuré. La petite pièce *e*, qui termine la chaîne, entre dans l'échancrure de l'anneau de l'entravon porte-lacs, et y est maintenue par une vis.

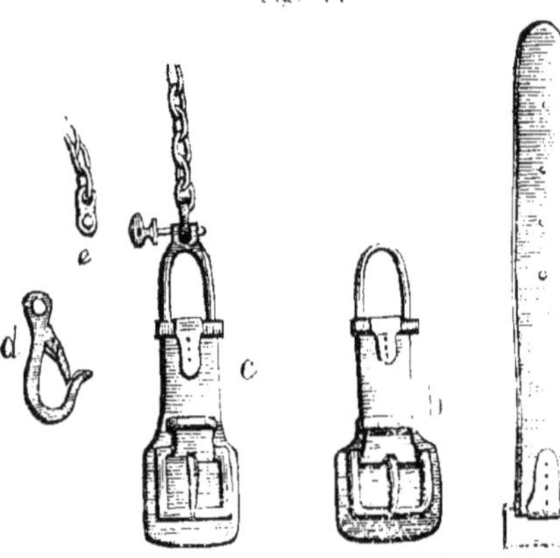

Fig. 14.

Pour abattre un animal avec cet appareil, on commence par arrêter les boucles suivant le volume des paturons, puis l'entravon porte-lacs est placé le premier au pied antérieur opposé à celui sur lequel on doit faire tomber l'animal, comme avec les entravons ordinaires, en faisant passer tout le lacs par l'anneau carré de la pièce *a* de ce même entravon; on fixe le second entravon au pied postérieur du même côté; le troisième au pied postérieur qui est du côté du lit; le dernier à l'autre pied antérieur pour enfin ramener le lacs à son point de départ, toujours comme avec les entravons ordinaires, et chacun des entravons se trouve maintenu comme l'indique la figure 13. Le cheval alors est abattu, on tire le lacs pour rapprocher les membres, et, pour les maintenir dans cette position, on se sert du crochet à mousqueton (*fig.* 14, *d*) que l'on place sur la maille de la chaîne la plus rapprochée de l'anneau de l'entravon porte-lacs. Pour faire relever, on détourne la vis qui fixe le lacs à ce premier entravon, et, en tirant légèrement, on amène le lacs à soi, et les entravons, n'étant plus retenus par rien, tombent d'eux-mêmes.

Les entravons primitivement confectionnés par M. Gloag avaient l'inconvénient d'être trop pesants, de devenir très-durs et peu flexibles au bout de quelques mois de service, et de causer des blessures par le frottement, sur la peau de la couronne, de l'arête qui sert de point d'appui à la boucle. Pour diminuer ces inconvénients, MM. H. Bouley et Prudhomme ont diminué de beaucoup l'épaisseur du cuir des entravons, ainsi que le diamètre du lacs, qu'ils ont réduit au volume d'une longe ordinaire; puis, ils ont fait arrondir les angles des boucles et diminuer la longueur des extrémités de la traverse de l'anneau de jonction, pièce *b*; ce qui n'en gêne pas le jeu et suffit pour retenir l'anneau carré qui s'y appuie.

Mais il est d'autres inconvénients du système anglais que ces améliorations n'ont pas fait disparaître: ils furent notamment constatés par M. Rey, professeur à l'École de Lyon, qui, à l'époque où M. Prudhomme publia sa description, fit confectionner l'appareil anglais avec les modifications recommandées par MM. H. Bouley et Prudhomme, et le soumit à divers essais dont nous fûmes témoin, étant alors élève à l'École. Ce qu'alors on reconnut d'abord, ce fut la difficulté de placer les entravons, difficulté qui parut même assez grande pour faire considérer comme impossible l'application de ces entravons sur des animaux un peu indociles. Ensuite, on s'aperçut que l'animal en se relevant, s'il se débattait avec quelque vigueur, pouvait lancer au loin les entravons, et occasionner ainsi parfois de graves accidents. Ajoutons enfin à tout cela que le prix de ces instruments est trop élevé: on a des entraves ordinaires pour 12 à 15 fr., et il faut au moins payer 40 à 50 fr. des entravons anglais, en les estimant au plus bas.

MODIFICATIONS DE L'APPAREIL ANGLAIS. — 1. *Système Rey.* — En face de ces inconvénients et considérant que l'une des principales imperfections des entraves ordinaires est la difficulté de fixer le lacs, qu'il faut repasser dans les anneaux et arrêter par un nœud embrassant un faisceau de paille, M. Rey a eu l'idée, en conservant les entravons ordinaires, de n'adopter du système anglais que le lacs terminé par une courte chaîne d'un demi-mètre, fixée à l'un de ces entravons. Avec ce lacs, quand les membres du cheval abattu sont rapprochés, on les maintient dans cette position à l'aide du porte-mousqueton (*fig.* 14, *d*) placé dans la dernière maille, comme avec les entravons anglais; un anneau brisé remplirait le même office pour arrêter la chaîne.

Après toutes les tentatives faites, ce système nous semble le plus favorable. Comme le dit M. Rey [1], il permet de fixer les animaux avec une grande rapidité, et surtout d'une manière plus solide qu'avec le lacs ordinaire qui peut glisser et permettre l'écartement des pieds; puis l'appareil est peu dispendieux et dure davantage que l'appareil ordinaire, attendu que la chaîne remplace précisément la portion du lacs qui s'use le plus. Reste toujours l'inconvénient des dangers que l'on court en retirant les entraves pour faire relever; mais, avec un peu d'habitude et d'adresse, ces dangers deviennent à peu près impossibles.

Dans sa notice, M. Rey cite la méthode d'un vétérinaire de Nîmes, M. Boudgourd, qui tient les entravons rapprochés quand l'animal est abattu, au moyen d'une courroie en cuir souple. Ce procédé est fort praticable; mais nous ne voyons pas assez quels avantages il présente pour le préconiser.

II. *Système Daprey.* — Tout récemment, un vétérinaire de Bourbonne-les-Bains, M. Daprey, a proposé, aux entravons anglais, une nouvelle modification que nous devons faire connaître. Nous en emprunterons la description au rapport qu'en a fait, à la Société impériale et centrale de Médecine vétérinaire, séance du 10 mars 1853 [2], M. H. Bouley, qui a eu, en outre, l'obligeance de nous montrer les modèles envoyés par M. Daprey à la Société.

Par ses nouveaux entravons, M. Daprey s'est proposé de faire disparaître l'inconvénient le plus grave qu'on puisse reprocher au

---

[1] *Journal de Médecine vétérinaire* de Lyon, 1845, t. I, p. 313.
[2] *Recueil de Médecine vétérinaire*, 1853, t. XXX, p. 549.

système anglais, c'est-à-dire les dangers qui peuvent résulter de la
facilité avec laquelle les entravons sont rejetés au loin quand on a
retiré la chaîne qui termine le lacs. Pour cela, dit M. H. Bouley dans
son rapport, « au lieu de fermer le cercle de l'entravon par la récep-
tion d'un plus petit anneau dans un plus grand, M. Daprey propose
d'articuler ensemble les deux extrémités libres de l'entravon par le
mécanisme d'une espèce de charnière mobile que l'on fixerait et que
l'on détacherait à volonté à l'aide d'une goupille vissée. En d'autres
termes, M. Daprey adapte à chaque entravon un mécanisme analogue à celui par lequel la chaîne du lacs est fixée à l'anneau qui la
porte dans le système anglais. Les entravons de M. Daprey se fixent
autour des membres, à l'aide de la boucle à ardillons, comme dans
les entraves ordinaires, la réunion des extrémités des entraves destinées à devenir libres ayant été au préalable obtenue en fixant la
goupille que porte chaque entravon. Veut-on maintenant, dans ce
système, détacher un membre au lieu de le déboucler, comme dans
la méthode usuelle, on dévisse la goupille qui maintient continues
l'une à l'autre les deux moitiés de l'entrave opposées à celles que la
boucle maintient. Veut-on désentraver les quatre membres, on
dévisse les quatre goupilles, et les quatre entravons se détachent
des membres, mais restent réunis ensemble par le lacs passé dans
leurs anneaux. Il n'y a donc pas de danger qu'ils soient pro-
jetés à distance comme dans le système anglais.

» M. Daprey a adopté de ce système le mécanisme de la chaîne
terminale du lacs, qui permet de maintenir les quatre membres
réunis sans faire de nœud, en fixant une arête dans la maille la
plus rapprochée des anneaux. Mais, au lieu du porte-mousqueton,
qui, dit-il, s'est brisé plusieurs fois entre ses mains et l'a exposé à
des dangers, il préfère employer un morceau de fer représentant
un segment d'ovale. Ce morceau de fer porte, sur une de ses faces,
un bouton saillant qui sert d'attache à un petit cordeau, lequel
supporte une petite goupille susceptible de se visser dans un trou
taraudé dont le segment de fer est traversé à une certaine distance
du point où s'élève le point d'attache du cordeau de la goupille. Ce
segment de fer est introduit, sa convexité tournée par en bas, dans
la maille où les Anglais mettent le porte-mousqueton, et, une fois
placé, il est fixé par la petite goupille que l'on visse dans le trou
destiné à la recevoir. »

Tel est l'appareil nouveau et ingénieux proposé par M. Daprey, et auquel on ne refusera pas de reconnaître qu'il réalise, par le mécanisme, un progrès réel sur ce qui existait auparavant. Seulement nous nous demanderons, avec M. le rapporteur, si le prix de revient de cet appareil, hors de proportion avec le but à remplir, et la difficulté de le faire partout exécuter convenablement, ne seront pas des obstacles à son adoption par la généralité des vétérinaires. Il n'entre pas, toutefois, dans notre pensée de le repousser, au contraire; car ce n'est au fond qu'une question de dépense, et il faut louer et non blâmer quiconque consent à s'imposer des sacrifices pouvant accroître la perfection pratique de sa profession.

Quant à l'inconvénient spécial auquel M. Daprey a cherché à remédier, savoir, la possibilité pour les entraves d'être lancées à distance après l'enlèvement du lacs, M. H. Bouley, qui donne au système anglais primitif la préférence sur les instruments nouveaux, propose, pour prévenir tout accident avec les entravons anglais ordinaires, de passer, à l'aide d'une corde, un nœud coulant dans chaque entravon, et de les retirer du pied au moment où la goupille est dévissée. Avec cette précaution, les entravons anglais ne présentent plus, en effet, à part leur prix, d'autre inconvénient que la difficulté de les placer sur les chevaux indociles ou ombrageux. Cette difficulté, il est vrai, s'atténue beaucoup quand on a des aides intelligents et adroits; mais disons enfin, pour conclure, que l'impossibilité d'avoir toujours de tels aides à sa disposition, se joignant à la question de dépense, fera que, de longtemps encore sans doute, les entravons anglais ne seront pas d'une pratique usuelle et générale.

§ 2. — Méthodes d'abattage sans entraves et par l'emploi seul de la plate-longe
ou des cordes.

On a essayé divers procédés pour abattre les chevaux en se servant seulement de la plate-longe ou d'un ou plusieurs lacs d'une étendue suffisante, ou même de la bride seule. Voici les principaux :

1° Procédés avec deux plates-longes. — Il y a plusieurs manières d'abattre un cheval en se servant de deux plates-longes à la fois. Le procédé ordinaire est celui qu'on met en usage quand on a affaire à des animaux tellement méchants ou ombrageux qu'il n'est pas possible de les toucher et encore moins de leur mettre les entraves sans danger. Il faut alors avoir deux plates-longes : l'une est passée autour du thorax, comme dans la méthode par les entravons; l'autre, fixée au paturon antérieur du côté où le sujet doit tomber, est tenue en arrière. Comme on opère alors sur des animaux dont il faut se méfier, il importe, en plaçant ces plates-longes, de prendre quelques précautions. D'abord, on étend par terre celle qui doit saisir le pied, et le nœud coulant est développé en cercle d'une certaine grandeur près du bord antérieur du lit. Cela fait, on amène le cheval, tenu par le nombre d'aides nécessaires pour contenir ses efforts, et on le manœuvre jusqu'à ce qu'il mette le pied antérieur désigné dans le cercle du nœud; alors on tire promptement la plate-longe en haut, et on serre le nœud coulant dans le paturon. Le pied étant ainsi pris, on passe immédiatement l'autre plate-longe autour du corps; on approche l'animal le plus près possible du lit, ou, au besoin, on approche le lit lui-même, et, au signal donné, tous les aides agissent simultanément : en tirant sur le lit la plate-longe du corps, en tirant en arrière celle qui tient le pied de manière à lui faire perdre son appui sur le sol, enfin en agissant sur la tête, et si l'on peut, sur la queue, à la manière ordinaire. Le sujet tombe aussitôt, et, quand il est à terre, la tête étant tenue solidement par autant d'aides qu'il est nécessaire, on met les entraves, qu'on applique après avoir lié chaque bipède par la partie moyenne, et en les tenant suffisamment écartés l'un de l'autre, à l'aide de deux plates-longes que plusieurs aides tirent en avant et en arrière.

En abattant un animal par ce procédé, il est urgent d'agir avec promptitude et surtout avec ensemble; d'abord, parce que c'est le moyen de faire tomber le sujet sans accident, et ensuite parce qu'il est très-important de ne pas manquer la manœuvre. On comprend, en effet, qu'ayant affaire à un sujet irritable, difficile à manier, il deviendra plus emporté encore après qu'on l'aura en vain tourmenté; et l'on éprouvera ensuite d'autant plus de difficulté, pour recommencer, que l'animal se tiendra sur ses gardes.

Il y a un autre procédé par deux plates-longes qui consiste à étendre ces deux liens près du lit, en formant au bout de chacun une large ganse en nœud coulant, avec laquelle on embrasse d'une part les membres antérieurs et d'autre part les membres postérieurs; les deux bouts de chaque plate-longe sont ramenés l'un vers l'autre : le bout de la plate-longe qui embrasse les paturons de derrière entre les membres antérieurs, le bout de la plate-longe de devant entre les membres postérieurs. Alors on tire en sens inverse sur ces deux plates-longes pendant qu'un aide tient solidement la tête, et l'animal tombe. — C'est encore là un moyen dangereux, d'un emploi tout exceptionnel; nous ne saurions le recommander.

Même observation sur cette autre manière décrite par Vatel et tout-à-fait analogue à la précédente. Chaque bipède est attaché avec une corde par les paturons, de manière à laisser les membres distants de 8 à 11 centimètres l'un de l'autre. Deux autres cordes, un peu longues, sont fixées chacune au milieu de celle qui réunit un des bipèdes, puis dirigées entre les membres, l'une d'avant en arrière, l'autre d'arrière en avant; des aides s'en emparent, tirent en sens contraire, tandis qu'un homme tient la tête, les membres se rapprochent, et l'animal tombe. Quand on veut détacher un membre pour le porter ailleurs, on a eu soin de placer en dehors de ce membre le nœud de la corde qui réunit chaque bipède. A cet effet, on plie d'abord cette corde, on en fait une sorte de ganse qui embrasse le paturon du membre opposé à celui sur lequel on veut opérer; puis, avec les bouts de cette corde, on entoure l'autre paturon et on noue en dehors.

2° Procédés divers avec un seul lacs ou une seule plate-longe. — L'abattage des grands quadrupèdes, par l'usage d'une seule corde ou plate-longe, est le mode le plus simple, mais aussi le moins sûr de pratiquer cette opération. C'est le premier qui ait été mis en usage par les anciens maréchaux; de nos jours, il a été diversement modifié et perfectionné.

1. *Procédés anciens.* — Les maréchaux des siècles passés s'y prenaient de plusieurs manières pour abattre un cheval avec la corde. Quelquefois, mettant la corde en double et faisant un nœud à une certaine distance de l'extrémité repliée, ils formaient ainsi une anse qu'ils passaient autour du cou de l'animal, puis entourant les quatre membres avec la corde en passant dans les paturons postérieurs, et ramenant les bouts ensemble vers la tête, ils se bornaient à tirer promptement pour faire tomber le cheval, et à attacher les bouts aux membres antérieurs.

D'autres maréchaux, employant une plate-longe ou un lacs très-long, formaient dans son milieu une large ganse qu'ils jetaient autour du corps; dirigeant ensuite les deux bouts entre les membres postérieurs, ils les repliaient autour des deux paturons de dedans en dehors, les amenaient brusquement d'arrière en avant de chaque côté du corps de l'animal, et, de cette manière, réussissaient quelquefois à le renverser. On peut se servir de ce moyen quand on a affaire à des animaux méchants, sur lesquels il n'est pas possible d'appliquer les entravons; mais il faut savoir le mettre en pratique avec beaucoup de dextérité.

Voici une autre manière ancienne d'abattre les chevaux avec une seule plate-longe ou un lacs, que l'on trouve décrite dans Garsault : On a un lacs d'environ 10 mètres de long, portant à un bout une petite ganse dans laquelle passe l'autre extrémité, et l'on forme ainsi une anse coulante dans laquelle on passe le cou du cheval; ensuite on élargit peu à peu cette anse sur le dos jusqu'à ce qu'elle descende derrière la croupe, de manière à ce que la corde entoure le corps horizontalement du poitrail aux fesses. Alors dix ou douze hommes tirent fortement en arrière et brusquement la corde qui, en se serrant, rassemble les quatre membres du cheval et l'oblige à tomber. L'inconvénient de ce procédé est d'abord d'exiger un trop grand nombre d'aides; puis, il expose à blesser l'animal ou à manquer l'opération; car, s'il est vigoureux, il entraîne le lacs et les hommes, s'en débarrasse totalement, et il devient alors d'autant plus difficile à maîtriser.

II. *Procédé Rohard.* — Ce procédé a été décrit, il y a quelques années, par M. Rohard, alors élève à l'École d'Alfort [1], qui lui donne, sur la méthode par les entraves, l'avantage de n'exiger qu'un seul aide, dont, à la rigueur même, on peut se passer, et d'être exempt des autres inconvénients qu'on reproche à cette méthode : tels que la chute du cheval de toute sa hauteur, la possibilité pour l'animal de s'élancer hors du lit et d'aller heurter les corps environnants quand il se sent pris de quatre pieds, enfin l'embarras qu'il cause au vétérinaire, obligé de porter au loin ses entravons et le reste de l'appareil.

Pour mettre ce procédé en pratique, il faut un lacs de 7 à 8 mètres, suivant la taille de l'animal, ou deux plates-longes formant cette longueur et réunies bout à bout, en passant l'extrémité de chacune dans la ganse de l'autre, ce qui fait un nœud moins fort. On prépare un lit comme à l'ordinaire; mais on peut abattre sur un terrain meuble, tel qu'un pré, parce que l'animal, dit M. Rohard, ne fait jamais de chute violente. Si l'on a un lit, le cheval est placé au bord, de manière à ce que les deux membres antérieurs corres-

<hr>

[1] *Recueil de Médecine vétérinaire.* 1831, t. VIII, p. 5.

membre postérieur placé en dessus, on fixerait celui-ci par un nœud semblable au nœud de la saignée au lieu des deux circonvolutions, et l'on pourrait ainsi disposer du restant du lacs pour fixer les trois autres membres ensemble, et relâcher sans inconvénient la circonvolution des avant-bras; cela permettrait, soit de porter l'un des membres antérieurs en avant ou en arrière suivant le besoin, soit de faciliter le maintien d'un des membres postérieurs sur l'avant-bras de dessus, ou d'un membre antérieur sur la jambe. Pour éviter que les autres membres ne se trouvent en liberté, quand on détache le membre sur lequel on doit opérer, on fixe celui-ci avec une autre plate-longe. S'il s'agit, par exemple, d'opérer un javart interne du pied postérieur gauche, on délivre ce pied du nœud de saignée que l'on a fait pour le fixer d'abord, et avec la plate-longe on ramène le membre sur l'avant-bras. Pour un membre antérieur, on y parvient après avoir relâché la circonvolution de l'avant-bras, le membre postérieur de dessous étant d'abord désentravé et fixé à l'autre extrémité antérieure avec le bout du lacs. La manœuvre est réciproque en avant et en arrière.

Enfin, pour faire relever le cheval, rien de plus simple : il n'y a qu'à défaire le *nœud d'arrêt*, ce qui met aussitôt les quatre membres en liberté. C'est là précisément l'utilité de ce nœud d'arrêt formant comme un bourrelet qui retient l'extrémité du lacs à travers le *nœud-anneau*, lequel se serre autour du lacs, et tient d'autant plus que l'animal tire davantage.

Ce procédé a-t-il tous les avantages que lui reconnaît son auteur, et que nous avons signalés en commençant? Nous le croyons volontiers, mais en ajoutant qu'il présente en même temps des inconvénients qui rendront difficile sa substitution à la méthode par les entraves. D'abord, pour avoir un lacs assez long, il faut presque toujours plusieurs cordes ou au moins deux plates-longes, qu'on est obligé de réunir avec des nœuds qui empêchent le lien de glisser, et produisent des compressions fâcheuses, sans compter que le frottement du lacs, dans le paturon postérieur, peut produire, dans tous les cas, des enchevêtrures plus ou moins graves. Ensuite, si, au moment du renversement, l'extrémité saisie par le lacs n'a pas été portée assez en avant, le cheval peut se blesser en se débattant, se débarrasser même de la corde qui entoure le paturon. Enfin, quand on veut rendre l'animal libre, on met beaucoup trop de temps et de précautions à défaire les passes du lacs pour qu'il soit toujours possible d'éviter les accidents. Ces divers inconvénients, signalés par Girard, n'ont pas été assez atténués par l'expérience pour que ce procédé reçoive une application usuelle, sans compter que l'avantage qu'il aurait, selon l'auteur, de ne pas exposer l'animal à des chutes graves n'est pas toujours absolu : ainsi, un cheval d'expérience, que M. Rey, à l'Ecole de Lyon, cherchait à faire tomber par ce procédé, se fractura les os du bassin. Toutefois, avec quelque habitude, on éviterait les accidents, et cela étant, à défaut de l'appareil ordinaire, un vétérinaire pourrait, dans un cas pressant, recourir au procédé Rohard avec avantage.

3° Procédé par l'usage seul du bridon ou du licol. — Ce moyen d'abattre le cheval n'est pas applicable, on le comprend, à tous les sujets; il n'est guère possible que chez les animaux faibles et de petite taille, chez les poulains encore indomptés ; un homme suffit pour le mettre en pratique. Il se place contre l'épaule du côté sur lequel l'animal doit tomber, saisit au côté opposé, par dessus l'encolure, les deux rênes du bridon ou la longe passée dans la bouche, tire de manière à fléchir l'encolure sur ce côté, et, ramenant avec force la tête sur le garrot, il accule le sujet, le force à tourner sur ses jarrets, et après quelques tours, parfois même après le premier, l'animal se renverse.

Ce moyen expéditif n'est pas aussi dangereux qu'il le paraît au premier abord : l'animal tombe doucement, et même sur le pavé, sur un terrain inégal, il peut se renverser sans se faire aucun mal. Cependant il est à craindre qu'il ne se force les jarrets et les reins, et cet inconvénient est assez grave pour engager à n'user de ce procédé qu'avec réserve. Quant à l'opérateur, il ne court presque aucun risque, et avec un peu d'habitude, cette manœuvre très-hardie ne devient plus pour lui qu'un jeu inoffensif. Il n'en serait pas de même, bien entendu, avec des animaux lourds ou de haute taille.

§ 3. — Contention de l'animal dans les diverses positions qu'on peut lui donner.

Ces positions sont assez variées; on peut presque dire que chaque opération en réclame une spéciale; aussi comprendra-t-on que nous ne puissions pas ici les faire connaître toutes, d'autant plus que nous aurons à les indiquer d'une manière précise dans la description particulière des diverses opérations. Nous ne parlerons donc ici que des positions principales, celles qui, avec de légères modifications, conviennent dans la plupart des cas.

Pour quelques-unes de ces positions il n'est pas besoin de désentraver; ainsi quand on doit opérer sur la tête, sur l'encolure, sur le dos ou les reins, etc., on se contente, pour rendre les opérations plus faciles, d'élever ces parties, en plaçant au-dessous de ces régions des bottes de paille plus ou moins volumineuses; s'il s'agit d'opérer une éventration, une hernie inguinale ou ombilicale, on élève, au contraire, les membres avec un bâton passé sous les entraves, et deux fortes bottes de paille, placées de chaque côté du corps, lui donnent toute la solidité désirable.

Il est parfois nécessaire de mettre dans l'extension un membre antérieur ou postérieur, soit pour opérer plus facilement sur ce membre, soit pour mettre à découvert une autre région du corps. Les anciens maréchaux, en pareil cas, avaient l'habitude de placer près de l'animal abattu un piquet dans lequel ils faisaient entrer par son axe une roue qui pouvait ainsi se mouvoir horizontalement; une corde, fixée au pied par une entrave, s'attachait à la roue, et en la faisant tourner, on étendait le membre à volonté. On achevait d'empêcher tout mouvement de l'animal par deux autres piquets plantés, l'un en avant de l'épaule, l'autre sous le ventre en avant des rotules.

Une simple plate-longe, tenue par des aides, remplace aujourd'hui les piquets et la roue. Quelquefois on a seulement besoin de dégager un des membres placés en dessous pour opérer à la face interne. Ce membre est alors désentravé seul, porté en avant ou en arrière, suivant qu'il est antérieur ou postérieur, et maintenu par un aide au moyen d'une plate-longe, dont l'anse est passée autour du pied et le nœud en arrière : ce qui permet, par la tension de cette plate-longe, d'obtenir une extension complète du membre. Pour borner davantage les mouvements de ce membre, on se sert parfois d'un instrument particulier appelé *traverse, bâton à entraver*. C'est un morceau de bois, long d'environ 1 mètre, large de 7 à 9 centimètres, un peu plus à ses extrémités, qui sont garnies chacune d'une courroie rembourrée, formant entravon, et solidement fixée au bois. Avec chacun de ces entravons, on embrasse un des membres du bipède latéral de dessous, le membre postérieur au-dessus du jarret, et l'antérieur au-dessus du genou; et de cette manière celui des deux membres qui reste entravé limite considérablement les mouvements de l'autre.

D'autres positions peuvent être données à cette traverse; les circonstances en font juger l'opportunité; mais, en tous cas, il faut se garder de chercher à obtenir, en plaçant ce bâton entre les deux paturons de l'un des bipèdes antérieur ou postérieur, un écartement trop considérable des membres; on provoque ainsi l'animal à se défendre, et l'on s'expose à des accidents, si le bâton, par exemple, se renverse ou frotte violemment sur les parties vives. Règle générale : en employant le bâton à entraver, il faut toujours, pour l'empêcher de se soulever et de se renverser, le placer de manière à ce que les membres qui restent fixés appuient dessus.

Pour opérer sur une des extrémités antérieure ou postérieure, il convient de fixer ce membre sur le membre opposé en arrière ou en avant, soit au-dessus du jarret, soit au-dessus du genou. Si le membre à opérer se trouve en dessus, on le fléchit tout simplement sur l'autre membre du même côté; s'il faut opérer un pied de dessous, à la face interne par conséquent, on le fait passer diagonalement dans l'espace qui sépare les membres postérieurs des antérieurs, pour l'amener supérieurement sur le membre opposé. Quant au moyen à employer pour arrêter le membre à opérer sur celui qui doit servir de point d'appui, le procédé est exactement le même pour les quatre membres.

Supposons l'animal couché sur le côté gauche, et que l'on ait à fixer le membre antérieur gauche sur le jarret droit. Avec l'anse de la plate-longe, on prend le canon du membre à fixer, puis on passe l'autre bout de la plate-longe par dessus le jarret; on la ramène en dessous jusqu'à l'avant-bras gauche qu'on prend de dessous en dessus, et le bout de la plate-longe est donné à un aide placé vers le dos. L'opérateur désentrave alors le membre à fixer, le fléchit, et, se plaçant en arrière, il le tire à lui, secondé par l'aide qui, en tirant la plate-longe, amène le canon jusque sur le jarret; il doit tirer jusqu'à ce que l'anse qui a saisi le canon corresponde tout-à-fait au bord postérieur de la corde du jarret, de manière à ce qu'en tirant on ne puisse pas l'amener davantage. — Ce premier temps achevé, l'opérateur, prenant le bout de la plate-longe, la croise sur le canon, la fait descendre derrière le jarret, la passe en dessous de la jambe pour la ramener à l'angle interne formé par la jambe et le tendon du membre fixé. — Cela fait, nouveau tour croisé, coupant en X le précédent tour, et revenant, par dessous, au même point en dedans: enfin, un dernier tour horizontal passant sur la jambe et sous le canon, en coupant les tours croisés, et aboutissant toujours à l'angle interne. — Le nœud est alors terminé; il ne s'agit plus que d'arrêter, par un tour simple et noué, la plate-longe autour du canon. Pour donner à ce nœud toute la solidité désirable, il convient de ne jamais faire un tour sans avoir parfaitement serré le précédent par une étreinte complète; on y parvient en ayant soin de faire d'abord passer toute la plate-longe, le bout le premier, dans la direction du tour, avant de la serrer; si on serrait le lien avant qu'il ne fût tout passé, les tours se desserreraient à mesure qu'on achèverait de faire passer la plate-longe.

Dans les écoles vétérinaires, pendant les exercices d'opérations que font les élèves, ils sont obligés, pour ne pas perdre de temps, d'opérer sur deux pieds à la fois. Pour fixer ces deux pieds, ils commencent par le membre antérieur de dessous, en suivant le procédé que nous venons de décrire; puis, plaçant l'anse d'une autre plate-longe dans le paturon du membre postérieur de dessous, ils le font passer dans l'intervalle qui existe entre les deux membres déjà liés, et, cela fait, ils le fixent à l'ordinaire sur l'avant-bras opposé.

Il est encore une autre position générale qu'on peut donner à l'animal, quand on veut opérer à la région inguinale pour la castration ou tout autre cas. On se contente alors d'amener le membre postérieur de dessus vers l'épaule par une forte flexion; l'anse de la plate-longe saisit le paturon, l'autre extrémité est passée sur le garrot, puis sous l'encolure, ramenée ensuite sur l'épaule, et enfin conduite sous le jarret qu'on comprend dans un tour ou deux; on achève par un ou plusieurs tours autour du canon, suivant le degré de solidité qu'on veut obtenir. Le bout de la plate-longe reste entre les mains d'un aide placé vers la région dorsale jusqu'à ce que l'opération soit terminée.

ARTICLE IV.

DES TRAVAILS.

Indépendamment des divers moyens précédemment indiqués pour assujétir les animaux indociles ou sur lesquels on veut pratiquer quelque opération douloureuse, on a imaginé, depuis assez longtemps, des machines plus ou moins compliquées auxquelles on a donné le nom de *travails*. Il y en a de plusieurs modèles: les principaux sont : les *travails à poteaux*, les *travails-muraille* et le *lit-muraille à bascule*.

§ 1. — Travails à poteaux.

Ces sortes de travails sont connus depuis longtemps, car ils étaient déjà employés par les vétérinaires latins. Ils sont formés, en principe, d'un certain nombre de forts poteaux, de 2 à 3 mètres de hauteur, fixés dans le sol d'une manière invariable et solidement assemblés entre eux, en haut et en bas. Il en résulte une espèce de cage dans laquelle le cheval est maintenu debout. Il y est fixé : 1º par la tête, au moyen d'un appareil particulier ou d'une double longe attachée aux poteaux; 2º par les pieds, au moyen d'entraves et de cordes ou courroies attachées au pied de chaque poteau; 3º par le corps, d'abord au moyen de barres horizontales et obliques qui retiennent l'animal de tous les côtés, puis par des sangles ou bandes de cuir qui permettent d'arrêter ses mouvements.

Telles sont les parties constituantes principales des travails à poteaux dont chacun peut modifier les détails à son gré. Il n'y a d'autre règle fixe à observer dans leur construction que de leur donner une solidité suffisante pour maintenir invariablement l'animal sans l'exposer cependant à être blessé d'une manière quelconque. Toutefois, pour fixer les idées sur l'exacte disposition de ces machines, nous ferons connaître les principaux modèles qui ont été mis en usage.

1º Travail des anciens (*fig*. 16). — Ce travail est celui dont Columelle [1] et Végèce [2], seuls parmi les anciens auteurs, nous ont laissé la description en nous faisant savoir que cette machine était employée pour enfermer les bêtes de somme, les bœufs et, en général, tous les grands quadrupèdes, afin qu'on pût s'en approcher en sécurité, et qu'eux-mêmes ne pussent s'opposer aux pansements et repasser les remèdes qu'on avait à leur administrer.

[1] *De Re rustica*, lib. VI, cap. 19.

[2] *Ars veterinaria sive Mulo medicina*, lib. III, cap. 1.

Pour faire cette machine, dit Columelle, répété presque mot à mot par Végèce, on recouvre d'un plancher de chêne une étendue de sol de 3 mètres de longueur, sur une largeur de près de 1 mètre en avant et de 1 mètre 30 centimètres en arrière [1]. Sur chacun des côtés de ce plancher sont implantés quatre poteaux de plus de 2 mètres de hauteur, et de manière qu'il y en ait un de fixé à chacun des angles du plancher. Tous ces poteaux sont réunis entre eux par six fortes traverses, de manière que, par le côté postérieur, qui est le plus large, l'animal puisse être introduit comme dans une espèce de cage, et ne puisse pas en sortir par le côté opposé, à cause des barres transversales qui y sont fixées. De plus, entre les deux poteaux antérieurs, on fixe un joug solide auquel on assujétit la tête des bêtes de somme comme dans une musclière (*ad quod jumenta capistrantur*), et où les bêtes bovines sont liées par les cornes. On peut aussi se servir de carcans disposés de telle sorte que, la tête y étant introduite, l'encolure est maintenue solidement au moyen de chevilles descendant par des ouvertures ménagées à cet effet. Le reste du corps, entouré de liens, est attaché aux pièces latérales, de manière à demeurer immobile et à ce que l'animal ne puisse se défendre contre celui qui doit le panser.

Nous ne sachons pas qu'aujourd'hui ce modèle de travail, dont nous avons essayé, dans la figure, de rendre la disposition générale, soit usité nulle part.

2º Travail ordinaire des maréchaux (*fig.* 17). — Ce travail, le plus universellement employé, se compose seulement de quatre poteaux placés aux quatre coins d'un parallélogramme rectangle. On l'appelle *travail des maréchaux*, attendu qu'il est le plus usité, en France, et surtout en Allemagne, pour maîtriser les chevaux jeunes et rétifs qu'on veut ferrer. On en trouve les premières descriptions, avec des modèles figurés, dans les auteurs du siècle dernier : Garsault, Lafosse, Bourgelat. Ce dernier consacre même à la description de cette machine quarante-cinq pages de son *Essai sur les appareils et bandages*. La figure ci-jointe reproduit presque exactement les parties principales du modèle donné par Bourgelat.

---

[1] Nous donnons, en mesures nouvelles, l'équivalent des dimensions indiquées par les auteurs latins. Il en sera de même pour tous les cas analogues qui se présenteront ; c'est-à-dire que nous nous servirons exclusivement des unités métriques pour toutes les mesures que nous aurons à fournir.

Les quatre poteaux, élevés verticalement à une hauteur d'environ
3 mètres, sont, comme nous l'avons dit, placés aux quatre angles
d'un parallélogramme de 2
mètres et demi de long,
sur 1 mètre 20 à 30 cen-
timètres de large. Ces poteaux doivent avoir une
certaine force ; ils sont
carrés et ont l'angle interne
abattu ; on peut également
les arrondir pour leur donner la forme cylindrique ;
leur diamètre, alors, sera
au moins de 18 à 20 centimètres. On les fixe solidement dans le sol par de
fortes traverses *AA* , qui
les joignent à leur extrémité inférieure ; d'autres
traverses semblables les
réunissent au niveau du sol
dans lequel se trouve, par
conséquent, toute la partie

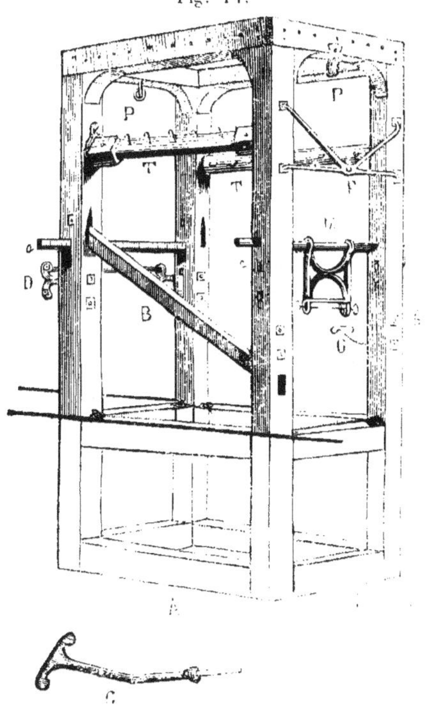

de la machine que l'on voit non ombrée dans la figure. Les poteaux
sont rassemblés à la partie supérieure par des traverses de même
force, et le tout est garni au-dehors d'une bande de fer qui bride
supérieurement toute la construction. A chaque poteau sont plusieurs trous *aa* à différentes hauteurs, percés dans le milieu et destinés à recevoir, à des points variables, une barre transversale *M*,
maintenue au bout par une cheville, et placée plus ou moins haut
suivant la taille de l'animal. Plusieurs barres semblables sont nécessaires pour pouvoir être placées en avant et en arrière.

Sur les faces latérales, à 2 mètres du sol, il y a de chaque côté
un treuil *T* qui s'étend horizontalement d'un poteau à l'autre, et
qui se place ou s'enlève à volonté au moyen de gouttières obliques,
taillées dans l'épaisseur des poteaux, et par où passent les touril-
lons des treuils, pour aller dans les trous où ils se logent et peuvent
tourner. Ces treuils, de 15 à 20 centimètres de diamètre, sont
traversés de deux yeux croisés et ronds par où l'on introduit les bà-

tons-leviers qui servent à les faire tourner, et sont munis, à chaque extrémité, d'une roue dentée en scie avec un cliquet fixé au poteau pour arrêter le mouvement de rotation de dehors en dedans. A chaque treuil encore sont fixés plusieurs crocs de fer, également espacés et placés sur une même ligne, le bec et la concavité de la courbure en dehors, lorsqu'ils se trouvent au-dessus. Dans beaucoup de travails, un seul des treuils est mobile, l'autre étant fixé invariablement entre les deux poteaux, comme le représente la figure.

En dessous des treuils, les poteaux latéraux sont encore réunis par de longues barres de bois *B* qui s'étendent obliquement de l'un à l'autre, et se logent dans des mortaises *ad hoc*, dégagées par le haut et permettant la sortie de ces barres à volonté. Elles peuvent se placer obliquement dans les deux sens, et ont pour office d'empêcher l'animal de se jeter d'un côté ou de l'autre. Quand on veut ferrer ou opérer un pied antérieur, on enlève la barre correspondant à ce côté. Enfin, sur les petites faces du travail sont pratiquées d'autres ouvertures *b* qui traversent les poteaux dans le milieu de leur épaisseur, et sont garnies de platines de fer, limitant des ouvertures carrées de 3 centimètres. Il y a quatre de ces ouvertures sur chaque poteau : la première, à 60 centimètres du sol; la seconde, à 15 centimètres plus haut; la troisième, à 1 mètre 90 centimètres; la quatrième, à 2 mètres 30 centimètres.

Les deux ouvertures inférieures, qui ont le même usage, sont à inégale hauteur pour s'accommoder à la taille différente des animaux; cet usage est de recevoir une tige de fer *G*, qu'on voit encore représentée isolément au-dessous de la figure principale : une partie carrée de cette tige pénètre juste dans l'ouverture pour se fixer en arrière par un écrou; l'autre partie, longue de 30 centimètres environ, un peu courbée, est terminée par une traverse en forme de T, longue à peu près de 12 centimètres. Cette pièce sert à lever les pieds antérieurs, et se place en avant de la machine, en arrière des poteaux.

Deux autres pièces *D*, placées à l'arrière de la machine et servant à soutenir une barre transversale à laquelle se fixent les pieds postérieurs, ont une disposition à peu près analogue; seulement, le T est remplacé par une bifurcation dont chaque branche porte à l'extrémité un œil carré dans lequel s'emmanche le bout d'une barre en fer qui va d'un côté à l'autre du travail. Comme ces deux branches sont d'inégale longueur, en les retournant, on a quatre positions différentes pour la barre transversale, et huit avec les deux ouvertures du poteau. Nécessairement, cette barre se trouve toujours placée en dehors des poteaux, à une distance mesurée par la longueur des tiges de soutien.

Enfin chaque poteau porte, à la face interne et au ras de terre, un anneau mobile pour maintenir les entraves, et de plus, au milieu de la traverse supérieure de chaque petite face, une poulie P, pouvant recevoir une corde de la grosseur du doigt. Ajoutons que, pour donner plus de solidité à la machine et l'empêcher de dévier, il est bon de placer, dans les angles formés par les traverses supérieures et les poteaux, des consoles de soutien.

Telle est la disposition de ce qu'on peut appeler le squelette de l'appareil, lequel ne présente en réalité dans sa construction ni devant ni derrière, attendu que chacun des poteaux est percé de la même manière à l'une et l'autre extrémités de l'appareil, et que toutes les traverses, barres et autres pièces, sont mobiles, et s'ajustent également aux deux côtés. Reste à parler de ces pièces mobiles qu'on ajoute pour l'usage.

De ces pièces, la principale est ce que les anciens maréchaux appelaient la *soupente,* large sangle formée elle-même de plusieurs pièces, et destinée à soutenir l'animal dans le travail, étant fixée par chaque extrémité aux crochets des treuils. Cette soupente est formée d'abord de trois courroies, chacune longue de 3 mètres, large de 10 centimètres, composée de plusieurs cuirs doublés, et terminée à ses deux bouts par une boucle. Ces trois courroies sont réunies par plusieurs traverses mobiles, formées de deux cuirs doublés, entre lesquels passent les courroies. Trois de ces traverses, de même largeur que les courroies et longues de 50 à 70 centimètres, peuvent glisser sur les courroies, et les cuirs qui les forment sont cousus aux endroits intermédiaires aux anses par où celles-ci sont enfilées. Elles tiennent les courroies écartées à égale distance, et se placent sur les parties moyenne et latérales du ventre. Deux autres traverses, plus longues et placées plus haut, sont terminées à leurs extrémités par des boucles ; quand l'animal est fixé, elles s'appliquent sur les côtés et dans la longueur du corps, et peuvent se boucler d'un côté à l'autre sur le poitrail et contre les fesses ; enfin, deux autres courroies, s'élevant de chacune des extrémités de ces deux dernières traverses, vont se boucler sur le garrot et sur la croupe pour donner plus de fixité à la position de la soupente.

laquelle peut monter ou descendre, suivant la taille de l'animal, par la rotation des treuils.

Après la soupente, il faut le *licol de force*, les *entravons* qui doivent fixer les pieds aux anneaux placés à la base de chaque poteau, puis les *sangles à œillets* dont on se sert pour attacher les pieds et les jambes. Tous ces objets sont connus.

Vient ensuite l'appareil à fixer la tête, composé de deux pièces principales : l'une qui fait partie du travail, et que Bourgelat appelle l'*aragnée* ou l'*araignée*; l'autre qui prend la tête et nommée le *casque*. L'*araignée* (*fig.* 17, *F*) est une traverse en fer, repliée à ses deux extrémités pour entrer dans les troisièmes trous, carrés et garnis de platines de fer, percés dans les poteaux sur une des petites faces du travail. Deux autres tiges de fer, réunies ensemble et avec la traverse sur la partie moyenne de celle-ci, s'élèvent obliquement et au-dessus, pour aller se fixer dans les quatrièmes et derniers trous carrés des poteaux. La pièce entière représente un ⋉ renversé ou quatre branches d'une étoile hexagone dont le centre est percé d'un œil. Quant au *casque* (*fig.* 18) qui est aussi en fer, il

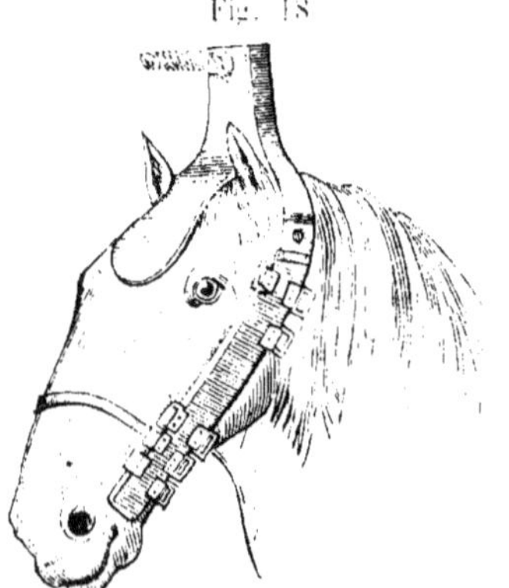

Fig. 18

embrasse le sommet de la tête, et descend sur les côtés des joues presque jusqu'à la commissure des lèvres, comme la tétière et les montants d'une bride. L'appareil est en quatre parties : l'une représente la tétière, se contourne sur la nuque, et porte en avant un prolongement qui s'abaisse sur le front; les autres sont des prolongements pour les parties latérales de la tête, et sont pourvues à leurs deux bords d'anneaux où passent les sangles de fixation; la quatrième partie est un fort crochet placé sur le sommet du casque, qui se replie carrément en avant, et est terminé par une vis qui entre dans l'œil de l'araignée. Ce casque, confectionné suivant la forme de la tête, matelassé à son intérieur et fixé par un écrou à l'araignée, empêche tout mouvement de la tête en haut, sur les côtés, en avant et en arrière. Reste à empêcher les mouvements en bas; l'appareil suivant y pourvoie :

Cet appareil est la *muserolle* (*fig.* 17, *M*), composée de deux tiges semblables, liées entre elles par une forte traverse et deux barres croisées en X. Cet appareil, de 40 centimètres de haut sur 25 de large, passe, au moyen de deux ouvertures circulaires ménagées à l'extrémité supérieure de chaque tige, dans la barre transversale qui va d'un poteau à l'autre sur une des petites faces du travail ; il peut ainsi tourner autour de cette barre. Aux extrémités libres des tiges de la muserolle sont deux vis, terminées en pointe, qui s'enfoncent de dehors en dedans, l'une vers l'autre. Quand l'animal est en place, tenu par le casque, on relève la muserolle jusqu'à la hauteur des joues, et l'on serre les vis qui vont appuyer alors sur deux bossettes placées à la partie inférieure de chacune des parties latérales du casque, et compriment ainsi le chanfrein.

Inutile d'ajouter que toutes les parties du travail en rapport immédiat avec un des points du corps doivent être matelassées, rembourrées, autant pour diminuer la rudesse des contacts, que pour adapter les appareils à des animaux de tailles différentes.

Avec ce travail, quand on veut fixer l'animal pour une opération à pratiquer sur le corps, on commence, après l'avoir conduit entre les poteaux et avoir replacé les traverses qu'on avait ôtées pour le faire entrer, à l'assujétir par la tête. Ensuite on passe sous le ventre la soupente ou les sangles déjà accrochées à l'un des treuils, puis on va les fixer sur l'autre, que l'on tourne jusqu'à ce que le corps porte sur la soupente. Cela fait, on attache les quatre pieds aux anneaux des poteaux, soit avec des entravons et des cordes qui sont fixées aux anneaux, soit avec de simples plates-longes ou des cordes nouées aux paturons, passées ensuite dans les anneaux et fixées autour des piliers ; puis on se rend maître de la queue au moyen de la corde qui passe dans la poulie, et on achève en soulevant peu à peu l'animal avec les treuils, pour diminuer la force que lui donne son appui sur le sol. Quelquefois, pour l'empêcher de se soulever, on passe une plate-longe sur le garrot, et on la fait descendre de chaque côté pour l'attacher aux deux anneaux qui servent à maintenir les pieds antérieurs. Quand on veut le ferrer ou pratiquer une opération sur l'un des quatre pieds, on se sert, en avant, de la pièce en T, et en arrière, de la barre transversale soutenue par les deux pièces bifurquées, à l'aide desquelles on peut soulever et maintenir les pieds au moyen de cordes ou de courroies. Dans le nœud coulant d'une corde on saisit le paturon, puis, avec la corde, venant de dessous le pied, on embrasse, de dehors en dedans et de dessous en dessus, le membre et la barre dans une anse commune qu'on répète plusieurs fois en croisant les tours, et le pied se trouve fixé dans la position convenable. Toutes les pièces de fer où doit porter le pied seront garnies de cuir pour éviter de blesser l'animal.

Depuis Bourgelat, peu de modifications ont été apportées à la construction du travail à poteaux. Seulement, on a supprimé, d'une manière à peu près générale, l'araignée, le casque ou carcan et la muserolle ; la double longe d'un licol de force, attachée aux deux poteaux antérieurs, en tient suffisamment lieu. Quant à la soupente, elle est également remplacée par de larges sangles de corde ou de cuir, ou, plus souvent encore, par de simples plates-longes d'une solidité suffisante.

Disons, de plus, que ce travail n'est pas d'un emploi bien général dans la chirurgie vétérinaire : d'abord, parce qu'il est dispendieux, et ensuite à cause de ses inconvénients propres. Ainsi, malgré tous les efforts possibles, beaucoup de chevaux refusent d'y entrer ; et quand ils y sont introduits, il est rare qu'ils ne cherchent pas à se défendre, en raison de tous les points de résistance qu'ils sentent ; alors ils peuvent se heurter, se blesser, avant qu'on ait pu bien les fixer. Mais si ce travail est peu usité dans la pratique des opérations, on le voit servir à peu près exclusivement aux maréchaux de l'Allemagne et du nord de la France pour ferrer les chevaux qui ont l'habitude de se laisser prendre ainsi.

3° Travail Desaybats. — Ce travail, sur lequel son inventeur, le sieur Desaybats, maréchal à Nérac, obtint, en 1835, de la Société d'agriculture, sciences et arts d'Agen, un rapport favorable fait par M. Bareyre, a surtout pour but de dispenser de l'emploi d'un aide pour la pratique de la ferrure et de la plupart des opérations de pied. Il présente dans sa construction les particularités suivantes qu'on peut examiner à l'École vétérinaire de Toulouse, où ce travail a été construit d'après les indications de l'inventeur.

Les poteaux sont cylindriques et ont de 22 à 23 centimètres de diamètre ; ils sont écartés d'un côté à l'autre de 76 centimètres, et d'avant en arrière de 1 mètre 35 centimètres environ. Des deux treuils supérieurs, l'un, celui de gauche, est fixe ; l'autre est mobile.

Mais de plus il y en a un troisième, également mobile, supporté vers la ligne médiane, au-dessus des deux précédents, par les grandes traverses antérieures et postérieures. L'animal est soutenu par deux sangles : l'une postérieure passe sous l'abdomen, allant du rouleau gauche ou fixe au treuil droit mobile ; l'autre sangle passe sous la poitrine, se réunit à elle-même au-dessus du garrot, s'enroule sur le cylindre du milieu, et soulève l'animal verticalement, en même temps que la sangle postérieure lui permet de se laisser aller un peu de côté.

Quatre anneaux, scellés au sol dallé du travail, servent à fixer les pieds comme à l'ordinaire. La tête est tenue par trois longes, dont deux latérales, qui tiennent à deux anneaux différents, vont s'attacher aux poteaux et tirent en sens contraire ; puis une longe supérieure, fixée à un anneau de la têtière du licol, allant s'attacher à un autre anneau que porte la traverse supérieure, et servant à relever la tête. Un licol, portant ces trois longes, fait partie du travail et s'adapte à toutes les têtes. Il y a enfin une autre longe en sangle ou en corde qui ceint l'encolure près du garrot, et presse l'animal en contre-bas. Rien ou presque rien, alors, ne peut déranger l'immobilité de la tête.

Pour empêcher le cheval de se porter en arrière, on place entre les deux poteaux postérieurs une sangle en cuir, pourvue aux deux extrémités d'une petite chaîne à anneaux rompus ; cette sangle s'applique contre les fesses, et peut être raccourcie ou allongée à volonté. Pour ne pas être gêné par les mouvements latéraux du cheval pendant qu'on opère ou qu'on ferre un pied antérieur, deux pièces de bois mobiles, maintenues par leur extrémité supérieure et arrondies en demi-cylindre à leur face interne, sont suspendues aux deux tiers postérieurs de chaque grande traverse supérieure, et viennent s'appuyer sur le flanc du cheval quand celui-ci cherche à se porter sur le côté. L'inventeur a donné à ces pièces, que l'on peut relever vers les poteaux postérieurs quand l'animal est tranquille, le nom assez bizarre de *pendillards.*

Ces dispositions générales, sauf le treuil du milieu, sont à peu près celles des travaux ordinaires. Mais l'invention se fait remarquer dans les pièces qui servent à fixer convenablement les pieds antérieurs et postérieurs.

Pour les pieds antérieurs, deux traverses sont fixées entre les deux poteaux de devant, à égale hauteur, et à environ 54 centimètres du sol. La plus en arrière est carrée et rembourrée à sa face postérieure : l'autre traverse est un cylindre immobile, portant deux bras,

un pour chaque pied; ces bras, fixés à angle droit et par une de leurs
extrémités percée d'un trou rond et à travers laquelle passe la barre,
se dirigent en arrière et un peu en dehors; ils sont rembourrés sur
leur face interne et à leur extrémité libre. Mobiles autour du cylindre, ils peuvent encore aller d'un côté à l'autre en glissant le long de
la barre, et ont une forme courbe de haut en bas. A leur extrémité,
en dedans, il y a une main de fer à charnière, rembourrée sur la
face interne, et enveloppée extérieurement par une large courroie
qui vient s'attacher à une boucle en dehors; dans son trajet, cette
courroie est prise par un crochet qui la maintient contre le bras
teneur de pieds, lequel bras est maintenu dans sa position horizontale par son appui sur la traverse postérieure ou carrée.

La main de fer et la courroie embrassent le paturon par sa face
antérieure et interne, appliquent le talon du pied et la face postérieure du paturon contre l'extrémité rembourrée du bras, et le pied
se trouve ainsi assujéti avec une grande solidité. On l'éloigne ou on
le rapproche à volonté du corps, en faisant courir les bras sur la
traverse cylindrique; et on peut l'élever ou l'abaisser en plaçant un
coin plus ou moins élevé entre ce bras et la traverse carrée.

Quant aux pieds postérieurs, ils viennent se fixer à une petite
pièce de bois transversale qui s'enchâsse à volonté à chaque bout,
dans une planche large et épaisse, qui s'étend de chacun des deux
grands poteaux postérieurs à deux poteaux plus petits, hauts de
75 à 80 centimètres, placés sur la même ligne à 65 centimètres en
arrière. Ces planches, allant du bord externe des grands poteaux
au côté interne des petits poteaux, s'ouvrent sur des gonds, et sont
creusées d'un certain nombre de cavités, en forme de mortaises, où
s'enchâssent les extrémités de la pièce de bois transversale à laquelle
on fixe le pied de l'animal; ces mortaises sont disposées de manière
à ce que la pièce transversale puisse se rapprocher ou s'écarter à
volonté, suivant les circonstances. Cette pièce de bois est carrée aux
deux extrémités et presque plate dans le reste de sa longueur; du
côté de l'animal elle est demi-ronde, et présente plus d'étendue que
la face postérieure, dont les angles sont aussi abattus. Parallèlement
à cette traverse et sur sa partie antérieure et supérieure existe une
tringle de fer, portant une boucle pourvue d'anneaux roulants, sur
lesquels glisse la courroie; la boucle qui peut se mouvoir d'une
extrémité à l'autre de la tringle est attachée au moyen de deux
crochets émoussés, renversés, qui partent du talon de la boucle et

embrassent la tringle. Par ces crochets on peut enlever et placer à volonté cette boucle, et donner ainsi au pied la position convenable. La courroie embrasse le paturon par sa face antérieure, passe sur les anneaux roulants, et est arrêtée par un fort ardillon; la partie de la boucle correspondant au paturon est rembourrée, de manière à garantir le canon et les tendons fléchisseurs.

Tel est le travail Desaybats, à l'aide duquel on peut, non-seulement maîtriser les chevaux fougueux, ce que font tous les travaux, mais encore, et c'est là son avantage principal, fixer les pieds pour y pratiquer quelque opération que ce soit, lorsqu'il est préférable d'opérer sur l'animal debout. Comme se l'était proposé l'inventeur, il dispense de l'emploi d'un aide lorsqu'on veut seulement ferrer; il n'est pas nécessaire alors de fixer le cheval d'une manière complète; il suffit de l'attacher avec sa longe à l'un des poteaux, et de placer le pied à ferrer à l'une des mains antérieures ou à la traverse postérieure; de cette manière, un seul individu suffit pour pratiquer la ferrure sans crainte de dangers et d'accidents; le sieur Desaybats, en agissant ainsi, a pu pendant longtemps s'épargner la dépense d'un garçon et réaliser une notable économie.

Enfin, ce travail peut encore servir à contenir les bœufs, et permettre, à un seul maréchal, de les ferrer commodément. Mais, pour cela, il faut, aux pièces déjà indiquées, joindre un joug qui maintienne la tête de l'animal. Ce joug glisse dans deux rainures pratiquées dans les poteaux antérieurs, et est arrêté à la hauteur désirée par deux chevilles en fer. Pour maintenir le pied antérieur, le sieur Desaybats, dans son appareil primitif, employait un soliveau épais de 5 centimètres, large de 10, enchâssé par son extrémité antérieure dans une mortaise que portait une traverse située à 27 centimètres du sol entre les deux poteaux de devant, et fixé par l'autre extrémité à l'un des poteaux postérieurs. Cette pièce de bois, appelée par l'auteur *genouillère*, pouvait se placer alternativement des deux côtés; le membre plié s'y appuyait du genou jusqu'au bas, et le pied y était pris par la main de fer, de la même manière que celui du cheval.

Dans le travail construit à l'École de Toulouse, on a fait subir à cette genouillère une modification qui en rend l'usage plus facile: au lieu d'être une barre allongée, elle est formée par un petit chevalet qui n'a que la longueur nécessaire pour soutenir toute la région métacarpo-phalangienne, et qui s'appuie en arrière sur un support

mètres du sol, à égale distance, tous deux, des bords de la plate-forme. Deux autres anneaux *BB* sont à 1 mètre du sol, à 1 mètre 60 centimètres l'un de l'autre; les anneaux *CC* sont à 1 mètre 30 centimètres du sol et à 2 mètres l'un de l'autre, et les deux anneaux *DD*, à 1 mètre 50 centimètres de hauteur, sont écartés de 1 mètre; et enfin il y a l'anneau *E* placé entre les deux précédents.

Pour fixer un cheval à ce travail, il faut encore une plate-longe d'une longueur de 6 mètres, ayant chacun de ses bouts tordu en corde, dans une étendue de 1 mètre. Elle ne porte pas de ganse à l'extrémité, mais à chaque tiers de sa longueur, elle en porte deux distantes l'une de l'autre de 3 décimètres; cela fait quatre ganses propres à accommoder l'instrument aux différences de taille.

Ayant l'animal à fixer, on commence par passer le milieu de la plate-longe dans les anneaux *AA*; les bouts sont étendus à terre; puis le sujet approché, la tête attachée à un des anneaux *C*, on relève les deux bouts de la plate-longe pour les passer dans les anneaux *DD*, et ils sont tenus par un seul aide ou par deux, suivant la force de l'animal. Une seconde plate-longe, de forme ordinaire, fixée par un bout au poitrail à un des anneaux *B*, passe dans les deux ganses de la première qui correspondent à la partie moyenne du corps; puis dans l'autre anneau *B*, en arrière; de là, elle remonte, passe dans l'anneau *D* sur la croupe, pour être enfin donnée à maintenir à un aide. Si l'animal cherche à se cabrer, on l'en empêche en passant, comme l'indique la figure, l'extrémité de la plate-longe qui passe en *D*, sur le garrot, dans l'anneau *B* du poitrail. Quant à l'anneau *E*, il sert à suppléer l'un des anneaux *DD* quand on doit opérer sur le garrot ou sur les lombes.

On fixe la tête au moyen de l'appareil *F*, placé à la partie supérieure, et composé d'une pièce de fer, perpendiculaire à la plate-forme, et pouvant glisser sur une barre longitudinale. L'extrémité de cette pièce est percée d'une ouverture verticale, destinée à recevoir la tige supérieure de l'appareil *G* dans laquelle on assujétit la tête; c'est à peu près le casque figuré par Bourgelat.

Pour poser les pieds, on place inférieurement sur le sol une grosse poutre sur laquelle sont deux anneaux *KK* qui servent à fixer les pieds antérieurs et postérieurs. Enfin, pour éviter les blessures, les frottements violents, on incruste tous les anneaux à fleur des planches, et on place des coussins, des couvertures pliées partout où le corps appuie.

Ce travail, plus simple que le travail à poteaux, n'offre pas, comme celui-ci, l'embarras des piliers ou des barres qui masquent l'animal; aussi convient-il très-bien quand on a une opération ou un pansement à faire sur un des côtés du corps. Il peut d'ailleurs être construit très-économiquement, en scellant simplement les anneaux dans les pierres d'un mur solide en maçonnerie, et en prenant toutes les précautions voulues pour éviter les frottements. On peut, de cette manière, fixer les grands ruminants comme les chevaux, la présence des cornes ne causant qu'une faible gêne.

Une modification a été apportée à cet appareil, il y a une trentaine d'années, par un vétérinaire d'Aix, M. Vial. Le travail-muraille que fit construire ce vétérinaire différait de celui de Gohier en ce qu'il exigeait moins de bras. Des treuils placés en avant, en arrière et au-dessus du corps de l'animal, mis en action par un seul homme, remplaçaient ainsi avantageusement les forces musculaires de deux hommes [1]. Nous ignorons si ce modèle de travail existe encore.

§ 3. — Lits-muraille à bascule.

Ces sortes d'appareils, qui présentent quelques avantages sur les précédents, sont en même temps plus compliqués et plus coûteux. Ils consistent, en général, en une sorte de plate-forme mobile, tournant sur une charnière, permettant ainsi de coucher l'animal et de l'élever à des hauteurs différentes.

Les premières descriptions de ces machines sont dues à Fromage de Feugré qu'on n'a fait que recopier depuis. Cet auteur mentionne trois machines de ce genre : celle de Lafosse, celle de Hoert et une de sa propre invention.

1° Machine de Lafosse. — Une machine existait, dit de Feugré [2], avant la Révolution, au manége de M. de Saint-Denis, écuyer, rue Cadet, à Paris. Elle permettait de coucher le cheval à la hauteur d'une table; elle avait la plus grande analogie avec la suivante, et donna à de Feugré l'idée de la sienne.

C'est là tout ce qu'on en sait : car de Feugré n'en donne aucune description, et ne cite même pas le nom de son inventeur que, sans

[1] *Comptes-rendus de l'École de Lyon*, année 1822.

[2] *Correspondance sur la conservation et l'amélioration des animaux domestiques*, 1811, t. IV, p. 255.

doute, il ignorait. C'est de Huzard et Desplas, dans le rapport sur les ouvrages de médecine vétérinaire, lu par eux le 25 avril 1813 à la Société d'Agriculture de la Seine [1], que l'on a appris que cette machine était de l'invention de Lafosse. Quant à Lafosse lui-même, il n'en parle dans aucun de ses ouvrages.

2° Machine de Hoert. — Hoert, vétérinaire du roi de Wurtemberg, avait fait construire cette machine à Louisbourg, et il la fit connaître en quelques mots dans une lettre insérée dans la *Correspondance* de de Feugré [2]. C'est une espèce de table à bascule, matelassée, d'environ 4 mètres de longueur sur 3 mètres de largeur. Le cheval y est attaché par le corps au moyen d'une sangle ; puis, on tourne la plate-forme, et le cheval s'y trouve couché comme sur une table. Cela se pratique sans embarras, et seulement avec l'aide de deux hommes. L'auteur n'ajoute rien de plus sur la construction de cet appareil.

3° Lit-muraille de F. de Feugré *(fig. 20)*. — Cette machine, plus compliquée que la précédente, a l'avantage de permettre de donner à l'animal un assez grand nombre de positions différentes. Quoiqu'elle soit peu usitée aujourd'hui, nous devons néanmoins faire connaître les principaux détails de sa construction [3].

La plate-forme *A* est posée verticalement entre deux poteaux de bois faisant partie d'un hangar ; elle a 3 mètres 50 centimètres de long sur 2 mètres 50 centimètres de large ; elle est formée de pièces de charpente de 15 centimètres d'épaisseur, et espacées par des madriers épais de 5 centimètres. Par sa construction et ses mouvements, elle a une certaine ressemblance avec le tablier d'un pont-levis. Elle est parsemée de trous ronds par où passent les cordes qui doivent fixer les membres et la tête, et d'ouvertures *a* destinées à donner passage aux sangles devant tenir la poitrine, le ventre et la croupe. Enfin, cette plate-forme est encore percée de plusieurs rangées de trous garnis de fer pour recevoir des potences de fer à équerre de 3 centimètres en carré qui servent à soutenir des planches ou supports *(fig. 21, B, C)*, et s'arrêtent derrière la plate-forme par des clavettes et des rondelles.

L'un de ces supports, de 1 mètre 30 centimètres de long sur

[1] *Annales de l'Agriculture française*, 1re série, 1813, t. LV, p. 35.
[2] *Correspondance*, etc., 1840, t. II, p. 174.
[3] *Correspondance*, etc., t. IV, p. 217.

80 centimètres de large, se place sur les reins, et a pour office de soutenir le corps quand il est renversé sur le dos ; le second, de 65 centimètres de long sur 55 centimètres de large, supporte la tête dans la même position. On peut varier, selon les cas, la position de ces deux supports ou tablettes.

A la partie inférieure de la plate-forme et au niveau du sol se trouve un soubassement *E*, construit en madriers, placé à charnières et garni d'an-

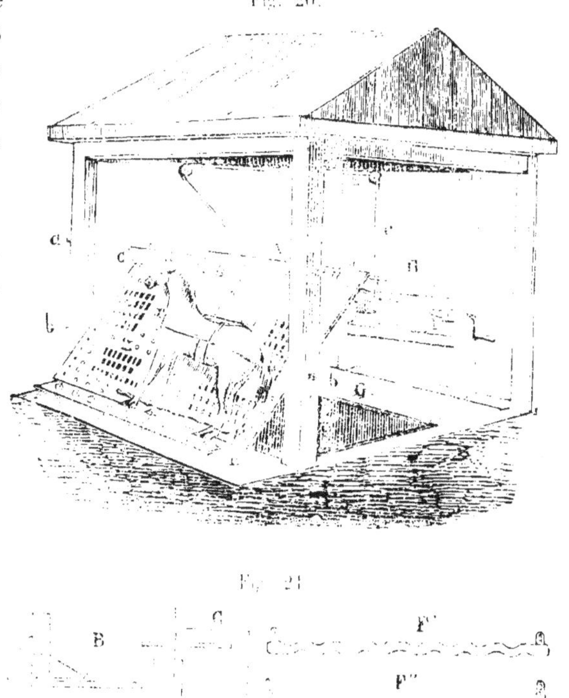

neaux. Quand le cheval s'approche de la plate-forme, il prend son point d'appui sur ce soubassement ; on l'y fixe au moyen d'entraves et de cordes passées dans les anneaux, et quand la paroi bascule, le cheval se trouve entraîné sans perdre son point d'appui ; ce qui évite tout effort dangereux de l'animal cherchant à se cramponner sur le sol. On décroche ce soubassement quand le corps ne repose plus dessus, et on le tient fermé en arrière par des crochets.

Un peu au-dessus du soubassement est une autre pièce nommée *pédale* (*fig.* 20, F), terminée à chaque extrémité en équerre, et formée d'une barre de fer ronde pliée en zigzag, ou d'une bande de bois avec des échancrures (*fig.* 21, F' et F''). Elle sert à attacher tous les membres à la fois, et peut se placer au niveau des paturons, au-dessous ou au-dessus des genoux ; ses extrémités en équerre forment tenons qui se fixent à clavettes dans des ouvertures spéciales z de la plate-forme.

cheval est renversé, on décroche le soubassement, on replace les planches, et, au moyen de la pédale, on assujétit les pieds comme il convient pour opérer.

V. *La plate-forme enterrée au plancher.* — Ce cinquième effet, qu'on obtient quand on n'a pas besoin du lit-muraille, permet de laisser le hangar entièrement libre pour d'autres usages.

Après avoir décrit ainsi cette machine, son auteur ajoute :

« Sans me donner pour avoir inventé tous les détails, je crois pouvoir m'attribuer au moins le *soubassement mobile*, les *supports*, la *pédale* et la *fosse*, ainsi que leurs effets. On peut reconnaître que, par les procédés qu'on vient de développer pour renverser le cheval, il ne tombe pas et qu'on l'assujétit commodément dans toutes les positions principales. Une fois qu'il est couché, on peut, en outre, ôter les liens qui l'attachent à la plate-forme et le tenir comme lorsqu'on l'a jeté bas par le moyen ordinaire. Deux ou trois hommes suffisent pour manœuvrer cette machine qui sauve tous les accidents résultant des chutes. Cependant les frais de construction ne sont réellement que ceux de la fosse, de la plate-forme et des treuils : le hangar doit exister indépendamment. »

Tel est le lit-muraille à bascule de Fromage de Feugré; c'est une machine ingénieuse, et, sans nul doute, elle doit présenter tous les avantages que lui trouve son auteur. Seulement, ces avantages suffisent-ils pour compenser le prix élevé auquel doit revenir un appareil semblable? C'est aux praticiens à consulter leurs ressources et leurs besoins pour juger, en ce qui les concerne, la question en dernier ressort.

Aujourd'hui, on fait encore des lits-muraille, car nous en avons vu chez quelques vétérinaires; mais ils ne sont pas aussi compliqués que celui que nous venons de décrire. Ce sont de simples lits à bascule, percés d'un certain nombre de trous, portant des crochets, et tournant sur une charnière maintenue entre deux supports plus ou moins élevés. Cette charnière se place, soit au milieu, soit près du bord de la table; ce qui lui permet, dans ce dernier cas, d'être aussi près du sol qu'on le désire, lorsqu'on lui donne la position horizontale.

Disons enfin, à propos de ces appareils et de tous les travails en général, qu'il est toujours facile, avec des ouvriers intelligents, et si l'on veut en supporter les frais, d'en faire construire de semblables ou de plus ou moins variés ; ce n'est qu'une affaire de goût ou de commodité. Toutefois, il faut croire que cette dernière condition n'a pas toujours été très-bien remplie par ces machines, et que même celles construites simplement ont présenté peu d'avantages, puisque l'usage s'en est si peu généralisé. C'est ce qui s'expliquera mieux encore, si l'on réfléchit que tous ces appareils sont forcément à demeure, et n'ont pas la facilité de se transporter partout où le praticien peut en avoir besoin. Aussi n'y a-t-il guère que les vétérinaires possédant une nombreuse clientèle, dans un rayon étroit, qui puissent, avec quelque avantage, faire la dépense de l'une de ces machines.

CHAPITRE III.

Moyens d'assujétion employés sur les grands ruminants.

Comme les solipèdes, les bêtes à cornes, sur lesquelles on doit pratiquer des opérations, ont besoin d'être contenues ; disons plus, en raison de l'humeur farouche de beaucoup de ces animaux, on est quelquefois obligé, pour les maintenir seulement, de recourir aux moyens de contrainte, alors même qu'on n'a pas d'opération à pratiquer sur eux. Les mêmes procédés peuvent servir dans tous les cas.

On ne fait pas habituellement usage des instruments de torture proprement dits sur les animaux de cette espèce. La douleur dérivative à laquelle on a recours dans certaines circonstances est toujours produite par l'application de véritables moyens de contention. Ces moyens sont les seuls, par conséquent, dont nous allons avoir à nous occuper.

ARTICLE Ier.

CONTENTION DEBOUT DES GRANDS RUMINANTS.

C'est la position la plus ordinaire qu'on donne à ces animaux pour pratiquer sur eux des opérations chirurgicales. On les maintient dans cette position, à la main au moyen de cordes ou de plates-longes, avec les boucles ou à l'aide des travails.

§ 1. — Contention à la main.

La méthode qui offre le plus de sécurité consiste à fixer solidement la tête à un pilier, à un arbre ou, à défaut, à un mur, au moyen de plusieurs tours d'une corde résistante qui embrasse la base des cornes. Le joug remplace avantageusement la corde pour cet office, et lorsque l'animal fait partie d'un attelage, on le maintient mieux en laissant à côté de lui son compagnon de travail. Si l'opération qui doit être pratiquée le permet, il convient de laisser le bœuf à sa place dans l'étable, et on l'y fixe au moyen d'un carcan ou de la chaîne qui sert habituellement à l'attacher.

Si l'on ne croit pas nécessaire de fixer invariablement la tête, ou si l'opération que l'on doit faire rend utile l'extension de cette partie, on la fait tenir par un aide ; pour cela celui-ci se place à l'un des côtés de l'encolure, le plus souvent à gauche, saisit avec la main gauche la corne du même côté, passe la main droite entre les cornes, la descend sur le chanfrein, introduit deux doigts dans les naseaux, l'index et le médius, ou le pouce d'une part et les deux doigts précédents réunis, d'autre part, et, en tirant à lui, il relève le mufle et peut tordre plus ou moins la tête et l'encolure d'un côté ou de l'autre. Ce procédé devient un moyen de torture quand l'aide comprime plus ou moins fortement le bout du nez ou la cloison nasale qu'il tient dans ses doigts. Il peut en rendre l'action plus vive en serrant avec la main gauche la langue préalablement tirée hors de la bouche.

C'est encore de cette manière qu'il faut saisir le bœuf en liberté dont on veut se rendre maître. Dans ce même but, on peut encore l'approcher par derrière, saisir la queue qu'on renverse fortement à droite et à gauche, de manière à produire un tiraillement douloureux des muscles coccygiens ; l'animal ruant ordinairement de côté, on évite ses atteintes en se plaçant derrière lui, et pendant qu'une personne le contient ainsi, une autre le saisit à l'oreille et aux cornes pour l'attacher.

Pour éviter l'atteinte des cornes du taureau libre ou attaché, il est un assez bon moyen, souvent employé dans les foires, qui consiste à lui tenir la tête élevée au moyen d'une corde, laquelle, partant de la base des cornes, va s'attacher à l'extrémité de la queue, après avoir fait un enlacement autour des côtes et un autre autour du flanc. Dans cette position, l'animal qui, pour attaquer avec les cornes, est obligé de baisser un peu la tête en l'inclinant à droite ou à gauche, se trouve maîtrisé en ce qu'il ne peut baisser la tête sans tendre fortement la queue, et agir ainsi douloureusement sur les muscles coccygiens.

Il y a aussi à éviter les coups de pied : on les redoute rarement des pieds de devant; au besoin cependant, on peut faire usage du trousse-pied, et, dans ce cas, le lien qui sert à attacher l'animal suffit parfaitement. Pour se mettre en garde contre les pieds de derrière, qui peuvent atteindre très en avant et de côté, *en vache*, comme on dit, il suffit souvent de passer la queue entre les cuisses, de la ramener en dehors, contre le grasset, du côté où l'on se trouve, et de tirer fortement en arrière. Mais par ce moyen on n'empêche pas l'animal de se tourner sur l'opérateur, car la force d'un homme seul, employée ainsi, est insuffisante. Alors on obtient toute l'immobilité qu'il faut au moyen d'un bâton, long de 2 mètres environ, que l'aide place obliquement sous le ventre, de manière à le faire appuyer à la jonction de la rotule et du corps; puis, arc-boutant de l'épaule à l'extrémité supérieure de ce bâton, l'aide maintient l'animal, et l'empêche tout-à-fait de se mouvoir de son côté.

Enfin, quand on veut maintenir l'animal debout dans une position déterminée, ou qu'on veut se préserver plus efficacement des pieds de derrière, on a la ressource des entravons et du lacs que l'on emploie comme chez le cheval, avec la différence qu'on peut profiter des cornes pour prendre un point d'appui plus solide; mais la fracture de ces parties étant alors à craindre, il faut n'y prendre des points d'appui qu'avec précaution.

Dans le cas d'ailleurs où, par une cause quelconque, on ne pourrait pas prendre un point d'attache aux cornes, on fixerait l'animal comme on le fait dans quelques localités du Midi pour la pratique du bistournage. Le bœuf est attaché par la tête à un arbre; une entrave est passée au canon d'une extrémité postérieure, et, par la plate-longe qui y est fixée, on porte en avant ce membre postérieur; puis, avec cette plate-longe, on entoure au-dessus du genou l'avant-bras du même côté, et on vient la nouer à l'arbre auquel l'animal est maintenu.

En général, quand on veut assujétir un animal de l'espèce bovine, on se contente de fixer la tête, et cela suffit pour les opérations que l'on pratique le plus habituellement sur ces animaux, telles que l'amputation des cornes ou la saignée. Alors, comme nous l'avons dit, on se sert d'un poteau, d'un arbre ou, à défaut, d'une roue de voiture, que l'on empêche, pour cela, de tourner au moyen d'une barre passée dans les deux roues en dessous des limons.

Pour pratiquer l'amputation des cornes, dans les départements de l'ouest de la France, on fixe l'animal par un nœud particulier qu'il faut refaire pour chaque corne, et qui a une grande solidité. Nous allons décrire ce nœud qui peut être employé pour toute autre circonstance réclamant du sujet une position semblable.

Supposons, par exemple, qu'il s'agisse d'amputer la corne droite : on a une corde de la grosseur d'une longe ordinaire, longue d'environ 3 mètres; on peut également se servir de la sangle de cuir avec laquelle on fixe le bœuf au joug. Le front de l'animal est appuyé contre le poteau, et avec la corde on entoure la base des deux cornes dans une anse commune coulante qui termine cette corde. L'anse étant serrée, le nœud sur le chignon, on amène la corde sur le côté droit du poteau, on la fait passer à gauche, puis en arrière jusqu'au-dessus de la corne droite qu'on entoure vers sa face postérieure de dessus en dessous. La corde, alors dirigée en avant, vient de nouveau faire le tour du poteau, et est ramenée en dessus et en arrière de la corne gauche qu'elle entoure à sa base; puis elle revient en avant, contourne le poteau de gauche à droite, puis en arrière de droite à gauche, de manière à faire un tour complet au-dessus des tours déjà faits par le lien. Ces tours sont ainsi pris en travers, et, pour donner plus de solidité au nœud, on repasse la corde en dessous des mêmes tours, entre le front et le poteau, et de gauche à droite, puis en dedans de la corde, de manière à fermer dans un enlacement l'anse dans laquelle se trouvent compris les tours, et que l'on peut serrer ainsi à volonté pour augmenter la force et la tension du nœud.

L'extrémité libre de la corde, ainsi arrêtée au côté droit, est ramenée à gauche par-dessus, descend le long de la tête, entre dans la bouche, et entoure dans une anse commune, fermée par un enlacement, la mâchoire supérieure et le poteau. Le bout est confié à un aide, et la tête ainsi maintenue ne peut se porter ni d'un côté ni de l'autre.

Pour l'autre corne, on fait exactement le même nœud, mais dans un ordre inverse.

Dans les mêmes localités de l'ouest de la France, on fixe d'une autre manière les bêtes bovines que l'on veut saigner à la jugulaire. Voici le procédé qui peut convenir pour toute opération que l'on aurait à pratiquer sur un des côtés de l'encolure: le nœud doit être fait pour chacune des deux faces de cette région.

Supposons qu'il s'agisse de saigner à la jugulaire droite. On a une corde ou une sangle et un appareil pour attacher, comme dans le cas précédent. La tête est portée en avant au côté droit du poteau, de manière à ce que la corne gauche appuie par son bord postérieur sur la face antérieure de ce poteau, contre lequel on serre également le haut de l'encolure.

Cela fait, l'anse de la corde étant passée autour des cornes, le nœud en dessus, on ramène cette corde en avant et à gauche sur le front, on passe sous la corne gauche d'avant en arrière, et la corde, faisant ensuite le tour du poteau, vient sur la base et en avant de la corne droite, entoure celle-ci, revient en arrière du poteau, le contourne en partie de droite à gauche, pour venir prendre en avant et de dessus en dessous la base de la corne gauche. Alors la corde, dirigée en dessus et en avant, vient s'arrêter par une anse fermée à la corne droite, et descend sur le chanfrein; on entoure avec cette corde toute l'extrémité inférieure de la tête près de la bouche; on arrête l'anse par un enlacement formé en passant le bout sous la corde qui est au niveau du nez, et on confie à un aide, qui la tient de la main droite en se plaçant à gauche, l'extrémité de cette corde. Même nœud, dans l'ordre inverse, pour saigner à la jugulaire gauche.

Quelquefois on a affaire à des bœufs méchants qu'on ne peut maintenir qu'en les laissant sous le joug avec leur camarade de travail. Alors on les fixe réunis à l'aiguille ou brancard unique de la charrette, mais en les retournant la tête contre le corps de la voiture. Si l'on avait à opérer sur le côté qui est en regard de l'autre animal, comme c'est l'ordinaire pour la saignée que les bouviers veulent toujours qu'on fasse en dedans du couple, on les change momentanément de place sous le joug, et on les fixe de même, en laissant l'aiguille de la voiture entre eux.

Un autre moyen de contention debout, généralement très-efficace, consiste à placer l'animal contre un mur entre deux anneaux; une forte corde, allant d'un anneau à l'autre, embrasse le corps de la pointe de la fesse à celle de l'épaule, pendant qu'une autre longe tient la tête fixée au mur. L'animal ainsi tenu ne peut user d'aucun moyen de défense. C'est la position qu'il prend dans le travail-muraille.

§ 2. — Contention par les boucles.

L'usage de contenir les taureaux et les vaches par des boucles ou anneaux passés dans les narines n'est pas nouveau. Les anciens employaient déjà ce moyen en guise de bride pour conduire ces animaux, comme le font encore aujourd'hui les habitants du cap de Bonne-Espérance. Dans les écrivains orientaux, il est souvent parlé de ces boucles, et l'usage s'en est conservé, de nos jours, chez les Indiens, dans l'Afrique méridionale, dans quelques contrées de l'Italie, en Hollande et en Angleterre pour les taureaux dangereux. Mais on ne se sert pas seulement de l'anneau pur et simple; on emploie encore quelques autres appareils plus ou moins modifiés, quoique fondés sur le même principe, et que nous allons faire connaître. Ces instruments sont principalement : la *chaîne à anneau*, la *boucle Bella*, la *pince des bouviers italiens*.

1° Chaîne à anneau. — Cette chaîne, principalement en usage en Hollande et en Angleterre, sert, comme l'indique son nom, pour les taureaux qui ont déjà l'anneau passé dans le nez; elle a 20 à 25 centimètres de long, se termine à une extrémité par une petite barre de fer transversale de 1 centimètre d'épaisseur sur 10 de long que l'on passe dans l'anneau, et à l'autre extrémité par une goupille creuse en entonnoir où se fixe un bâton de chêne ou d'orme de 1 mètre de long et de 3 centimètres d'épaisseur. Avec cet appareil, on fait ce qu'on veut du plus méchant taureau; car ces animaux y sont extrêmement sensibles. C'est pourquoi il est inutile que l'appareil, tout en étant solide, ait un bois trop long. A défaut de la chaîne, on peut la remplacer par une simple corde.

2° Boucle Bella. — On a recours à cet instrument pour maintenir surtout les taureaux méchants ou certains bœufs difficiles au travail; on peut en tirer également parti pour la pratique des opérations. L'instrument en question, imaginé par M. Bella, directeur de l'Institut agricole de Grignon, est (*fig. 22*) un anneau de fer brisé, cannelé dans toute son étendue, qu'on passe à travers la cloison du nez; on le rive au moyen d'une goupille, et on le soutient relevé au-dessus du mufle de l'animal par une têtière en cuir avec son montant. On voit ci-dessous représenté (*fig.* 23) l'instrument en place. Nous indiquerons ultérieurement le manuel de l'opération pratiquée pour fixer cette boucle.

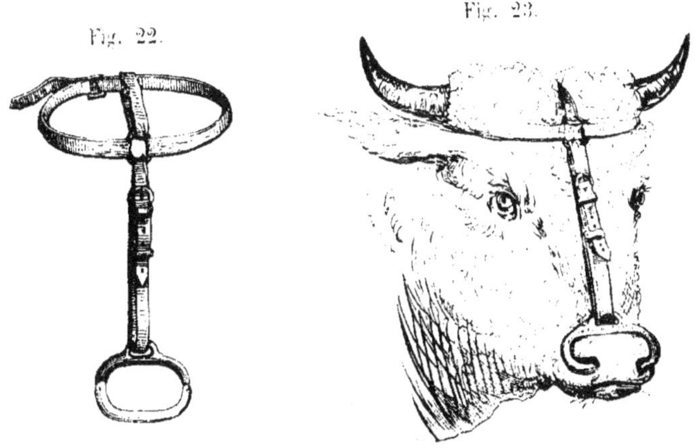

Fig. 22.

Fig. 23.

3° Pince des bouviers italiens. — Cet instrument, employé depuis longtemps en Italie pour dompter les buffles [1], sert également dans les campagnes de Rome et de Naples, comme

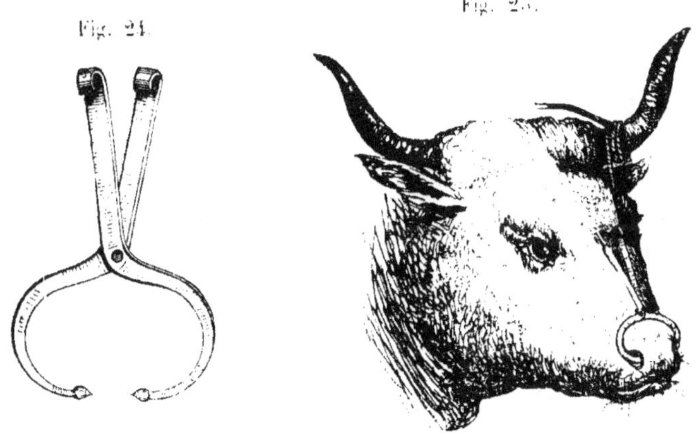

Fig. 24.

Fig. 25.

M. Huzard fils l'a observé, à dresser et conduire les bœufs de travail. Cette pince se rapproche de la boucle-Bella, mais elle est plus simple, et ne s'applique que temporairement. M. Huzard fils la décrit de la manière suivante [2] :

[1] BENIVA, *Ann. d. l'Agricult. franç.*, 1re série, 1814, t. LXVIII, p. 232
[2] *Ann. de l'Agricult. franç.*, 2e série, 1823, t. XIX, p. 376

« C'est une espèce de moraille en fer (*fig.* 26) dont les pointes obtuses, en entrant chacune dans un naseau, compriment, en se serrant, la cloison cartilagineuse médiane du nez. Une forte ficelle ou une lanière de cuir attachée à l'un des anneaux supérieurs, passant dans l'autre anneau, et attachée ensuite à une corne (*fig.* 27), suffit pour tenir l'instrument en place quand l'animal est doux ou accoutumé à l'instrument; quand l'animal est plus méchant ou n'est pas encore accoutumé à l'instrument et au joug, on attache une ficelle à chacun des anneaux supérieurs, on la fait passer dans l'autre anneau, de manière que les ficelles se croisent en sautoir dans les anneaux; ensuite on attache séparément les ficelles à chaque corne : c'est plus solide; mais sur vingt bœufs en station au Campo-Vaccino, à Rome, il n'y en avait souvent qu'un dont la moraille fût ainsi fixée; bien souvent même, quelques-uns des plus doux, des plus obéissants, en étaient totalement délivrés.

» Cet instrument est très-facile à faire, et le plus maladroit serrurier ou forgeron peut le fabriquer. A Rome, il ne coûte que quelques paoli ou sous; il suffit que la goupille permette aux deux branches de l'instrument de s'ouvrir assez pour qu'on puisse l'ôter et le mettre facilement, et que les pointes soient assez émoussées pour ne pas blesser la cloison nasale.

» L'instrument a été inventé pour remplacer l'anneau que l'on passait autrefois dans les narines du buffle, et qui avait de grands inconvénients. L'opération d'abord n'était pas facile : il fallait que l'anneau fût assez fortement chauffé. Les accidents qui résultaient de son application étaient toujours quelque temps à guérir, quelquefois dangereux. Souvent la gêne et la douleur causées à l'animal le rendaient plus farouche dans les commencements, et beaucoup plus difficile à dompter. Enfin, l'instrument était quelquefois arraché avec des déchirures considérables au mufle; quelquefois la déchirure s'opérait lentement, et l'anneau finissait par tomber.

» L'instrument nouveau, placé dans les naseaux, sert seulement à maîtriser le bœuf, à le punir s'il est méchant, en serrant avec la main les branches de l'instrument qui sont toujours à peu de distance l'une de l'autre. On tient ainsi l'animal facilement, aussi longtemps qu'on veut, sans avoir besoin d'une grande force : on le saisit également avec la plus grande facilité. Quand il commence à travailler, une corde attachée à l'un des anneaux, passée ensuite dans l'autre anneau, en se prolongeant après entre les cornes du bœuf, pour s'attacher ensuite à la charrette ou au manche de la charrue, sert à punir l'animal sans qu'on ait besoin d'aller à la tête.

» L'animal n'est pas conduit avec cette moraille : ce sont la voix et la perche qui le guident, comme cela se pratique dans une grande partie de la France. »

Il est étonnant que cette pince si commode ne soit pas plus usitée dans notre pays; peut-être l'exhumation, pour ainsi dire, que nous en faisons aujourd'hui contribuera-t-elle à en répandre l'usage. Dans tous les cas, en voici les dimensions :

Sa hauteur, d'une extrémité à l'autre, est de 18 à 20 centimètres; sa largeur, la plus considérable quand elle est fermée, est de 10 à 11 centimètres. Les branches droites, qui ont un peu plus de moitié de la longueur totale, sont aplaties. Quand l'anneau, qui est à peu près rond, est fermé, les pointes renflées en olive ne doivent pas se toucher tout-à-fait; il y a entre elles une distance de 2 millimètres environ.

§ 3. — Contention par les travails. — Travail spécial des bêtes à cornes.

Toutes les machines propres à contenir les solipèdes peuvent servir encore pour les grands ruminants, et même la plupart sont disposées pour ce double usage. Il suffit pour cela d'y adjoindre une pièce en forme de joug pour maintenir la tête, et pouvant se placer à des hauteurs différentes. Nous avons vu que le travail Desaybats entre autres, construit à l'Ecole vétérinaire de Toulouse, remplit parfaitement cette destination particulière.

Dans certaines contrées, quand il faut opérer sur les pieds postérieurs, on remplace tout le travail par deux simples piliers, entre lesquels on fixe solidement une barre transversale, à peu près à la hauteur du jarret. On saisit le membre à lever dans l'anse d'une corde ou d'une plate-longe, et on le soulève doucement jusqu'à ce qu'il passe au-dessus de la barre. Quand le canon y est appuyé par sa face antérieure, on noue rapidement dans des tours croisés. Le pied se trouve ainsi bien et solidement placé, et aussi libre qu'il faut pour une opération à faire sur la face plantaire et pour la ferrure.

Indépendamment de ces machines, il y a encore un travail spécial à l'usage des bêtes à cornes, et dont on se sert surtout dans le midi de la France pour ferrer ces animaux. Ce travail, décrit et figuré par Bourgelat dans son *Essai sur les appareils et bandages*, comme on le voit ici (*fig.* 28), est encore celui qui est le plus généralement usité aujourd'hui; à très-peu de modifications près, on le trouve dans presque toute la France.

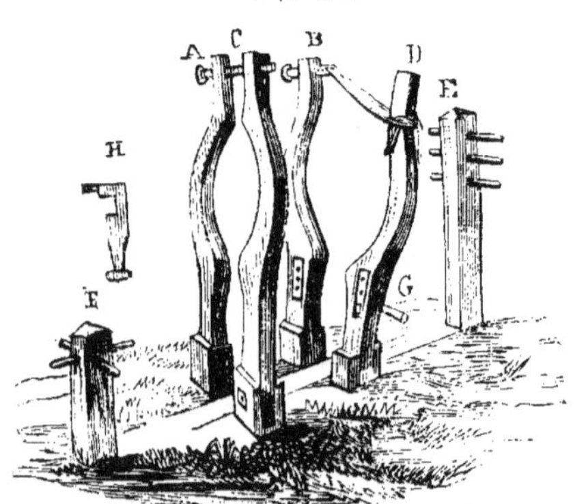
Fig. 28.

Les pièces qui composent cet appareil, comme celles des autres travails, sont fixées solidement en terre par des traverses et de la maçonnerie, pour s'opposer aux efforts plus ou moins violents de l'animal. Les parties principales sont quatre poteaux droits à leurs parties inférieure et supérieure, et convexes en dehors à leur partie moyenne, de manière à comprendre entre les deux poteaux, en regard d'un côté à l'autre, un intervalle suffisant pour que le corps du bœuf puisse s'y placer. On remarquera que la courbe des poteaux postérieurs *A* et *C* est plus prononcée que celle comprise entre les poteaux *B* et *D* antérieurs, ce qui est nécessaire vu la largeur plus considérable du corps en arrière. De plus, le niveau où commence la courbe n'est pas non plus le même; en avant, cette courbe commence à environ 60 centimètres au-dessus du sol; en arrière, elle commence à 10 centimètres plus haut.

Une autre différence essentielle, c'est que les poteaux d'un côté sont immobiles, tandis que de l'autre ils peuvent se mouvoir autour d'une charnière qui leur permet de se rabattre sur le sol afin de faire entrer l'animal. Celui-ci étant introduit, s'y trouve pris immédiatement en arrière des épaules et autour des flancs. On le maintient en fixant supérieurement les poteaux par des clavettes ou des cordes. Pour la tête, elle est maintenue au poteau *E* avec des cordes qui arrêtent les cornes aux chevilles transversales de ce poteau.

Veut-on opérer sur un membre antérieur, on se sert du support *G*, représenté isolément en *H*, et pouvant se fixer à des hauteurs variables sur l'un ou l'autre des poteaux antérieurs dans une mortaise garnie de fer, où la partie courbée carrément pénètre juste, et se maintient par une vis serrée de l'autre côté du poteau. Ce support en fer est garni d'un coussinet pour éviter de blesser l'animal. Si l'on a un membre postérieur à fixer, on se sert du petit poteau *F*, qui permet, au moyen des chevilles croisées qui s'y trouvent, d'assujétir solidement le pied. — Dans ces diverses positions, d'ailleurs, on aura toujours l'attention de rembourrer toutes les parties qui portent sur le corps et d'arrondir les angles saillants des poteaux.

Lorsque l'on veut introduire le bœuf dans ce travail, on commence par coucher à terre les deux grandes branches courbes mobiles ; on fait entrer l'animal, et on l'attache d'abord au poteau antérieur, assez près pour qu'il le touche avec le front, préalablement revêtu d'un coussinet. Là, il est pris par les cornes, comme il le serait à un joug. On relève ensuite, ou en même temps, si l'animal est rebelle, les branches rabattues qu'on maintient supérieurement par leurs clefs au moyen de clavettes. Ces branches, mobiles et immobiles, entourent le corps par leurs courbes, et empêchent tout mouvement, soit en haut, soit d'un côté ou de l'autre, en même temps que, par le poteau antérieur, on empêche l'animal de se porter en avant ou en arrière. Alors, s'il s'agit d'opérer sur l'un des pieds, on le fixe sur les parties que nous avons indiquées, au moyen d'une corde ordinaire, d'un lacs, d'une courroie ou d'une plate-longe, selon ce que l'on a à sa disposition.

ARTICLE II.

MOYENS D'ABATTRE ET DE CONTENIR ABATTUS LES GRANDS RUMINANTS.

1° Méthode ordinaire. — C'est par exception qu'on abat les animaux de l'espèce bovine ; cependant on est quelquefois obligé d'en venir là lorsqu'on n'a pas de travail et que l'on doit pratiquer une opération longue et douloureuse. Alors on peut employer les moyens qui sont en usage chez le cheval. Mais, à cause de la présence des cornes, il est essentiel que le lit présente une bien plus grande épaisseur, surtout du côté de la tête. Comme ces animaux ont une très-grande force musculaire dans l'encolure, on se sert souvent, pour forcer la tête à rester appliquée sur le lit, d'une longue traverse en bois, posée transversalement sur l'encolure, et maintenue à chacune de ses extrémités par un aide assez fort. Dans tous les cas, l'aide qui tient la tête doit prendre son point d'appui sur les cornes.

On observera encore que, pour abattre ces animaux, il faut des entraves plus molles, plus flexibles que celles qu'on emploie sur le cheval, attendu que la peau du paturon est plus mince et plus facile à blesser. Pour éviter cela, on est parfois obligé de les placer au-dessus du boulet; ce qui a encore l'avantage de laisser moins de facilité à l'animal pour se délivrer.

2° Méthode d'Allemagne. — Cette méthode, pour abattre les bêtes à cornes, est décrite dans le *Journal de Médecine vétérinaire* de Lyon [1]. Le docteur Rusff, professeur à l'Académie agricole de Hohenheim, qui la préconise, reconnaît aux entraves ordinaires, qu'on applique chez le bœuf au-dessus du boulet, l'inconvénient de provoquer les animaux à se défendre longtemps avant de tomber, et de déterminer ainsi facilement des entorses aux articulations inférieures des membres. Afin de remédier à cela, M. Rusff employa d'abord, pour coucher les bêtes à cornes, le procédé suivant, qui a quelque ressemblance avec un procédé que nous avons précédemment mentionné comme étant quelquefois employé chez le cheval.

On a une corde d'environ 12 mètres de longueur, au milieu de laquelle on fait une anse qu'on fixe autour des cornes; on fait passer les bouts de cette corde entre les pieds de devant, puis entre ceux de derrière, on les contourne de dedans en dehors autour de chaque paturon, et on les ramène de chaque côté directement vers la tête, pour les faire passer dans la ganse qu'on a faite. Alors on donne chaque bout à un homme qui tire en arrière jusqu'à ce que l'animal s'accroupisse sur le train postérieur; ce qui permet de le coucher complètement et de le fixer comme il est nécessaire. Si les animaux se défendent, quand on tire sur le lacs, ils n'en tombent que plus vite. S'ils poussent avec la tête, ou s'ils veulent donner des coups de pied avec les membres de derrière, ou seulement s'ils piétinent, le passage et le raccourcissement de la corde ne s'en opèrent que plus facilement.

Le docteur Rusff employa ensuite une méthode encore plus simple, qu'il appelle méthode par enlacement, et dont, au reste, il ne se reconnaît pas l'inventeur, puisqu'il dit qu'avant de l'employer, il en avait entendu parler dans l'Allemagne du nord, et que, d'autre part, elle avait été décrite par Gurlt et Hertwig dans leur *Traité de Chirurgie vétérinaire* (en allemand). Pour la mettre en usage, il

---

[1] 1850, t. VI, p. 274. — Extrait du *Repertorium der Thierheilkunde*, traduction de MM. Fischer et Knoll.

faut avoir une corde de 20 aunes d'Allemagne ou 12 à 13 mètres ;
à une extrémité, on fait un nœud coulant qui s'attache autour des
cornes. La corde est ensuite portée en arrière, le long de l'encolure,
jusqu'au milieu à peu près de cette partie où l'on pratique un enlacement ; on suit la colonne vertébrale, et derrière les épaules on fait
un second enlacement, ensuite un troisième au niveau des flancs,
autour du ventre, et l'on fait tenir le bout de la corde en arrière, le
long du sacrum. Quand on veut coucher l'animal sur le côté gauche,
il faut faire passer la corde du côté droit de l'origine de la queue,
ou du côté gauche si l'on veut coucher à droite. A cette extrémité, on
fait tirer deux hommes, tandis qu'un autre tient l'animal par la tête
— quand cette partie n'est pas attachée d'une autre manière. — Par
cette traction en arrière, les trois enlacements du cou, de la poitrine
et du ventre se resserrent en même temps et fortement, et l'animal, sous l'influence de cette pression, se couche tout doucement et
tranquillement en fléchissant ses quatre membres. La tendance à se
coucher sur un côté ou sur l'autre est déterminée par la direction de
la traction en arrière, et peut-être aussi par l'aide qui est placé à la
tête. Pour maintenir fixés les animaux tombés, on continue de tirer
pendant l'opération.

Si on n'a pas de corde d'une seule pièce, on en réunit plusieurs
plus petites, mais en ayant le soin qu'il n'y ait pas de nœud à l'endroit où les cordes se croisent vers le milieu du corps, et où elles
doivent glisser l'une sur l'autre. Il est même utile, sur ces points,
d'enduire les cordes de suif ou de savon pour diminuer le frottement.

Le docteur Rusff s'explique l'effet de ce procédé par la pression qui,
ôtant aux animaux la confiance de leur attitude, les pousse à se
coucher. Mais si l'enlacement est trop serré, ou s'il existe quelques
troubles dans la circulation, il peut en résulter des congestions graves ; c'est pourquoi il est utile, comme précaution générale, de priver
les animaux d'aliments avant de les coucher par cette méthode.

doit opérer plusieurs fois sur le même chien, il est bon de lui couvrir les yeux, pour l'empêcher de reconnaître l'homme qui l'a fait souffrir, lequel pourrait bien plus tard en être attaqué et mordu si cet animal venait à l'approcher en liberté.

Quant au chat, il n'y a pas d'instrument particulier de contention; on le maintient à la main, et l'essentiel alors c'est de se parer contre les dents et les griffes; pour cela, on le tient solidement de la main droite par la peau supérieure du cou, ou bien, si l'on doit opérer sur les parties postérieures du corps', on enveloppe tout le reste dans un sac ou dans un tablier. On peut, au besoin, pour contenir la tête, faire usage des divers moyens employés sur le chien.

CHAPITRE V.

Des accidents produits par l'usage des moyens d'assujétion chez les animaux domestiques.

ARTICLE Ier.

FRÉQUENCE, VARIÉTÉS DE CES ACCIDENTS.

Il est facile de comprendre à combien de dangers sont exposés les animaux, par l'application des moyens de contrainte plus ou moins violents qu'on est obligé d'employer sur eux. Une défense énergique de la part des sujets opérés, l'imprudence ou l'inattention de l'opérateur ou de ses aides, et mille circonstances que rien ne peut faire prévoir, sont la source d'autant d'accidents dont l'imminence possible doit être la règle constante du chirurgien vétérinaire, même quand il fait usage de l'instrument le plus inoffensif. Ainsi, le tord-nez trop serré blesse ou coupe les lèvres; le bridon laissé mal à propos peut être cause de la section de la langue ou de la fracture du maxillaire; les plates-longes, les entraves peuvent produire des enchevêtrures; un animal entravé debout peut s'abattre et s'occasionner ainsi quelque fracture ou la rupture d'un organe essentiel à la vie, etc.

Ces accidents, très-variés comme on voit, se produisent au reste en des instants très-différents : 1° au moment où l'animal est renversé, soit parce que la chute a lieu trop brusquement, soit parce qu'il tombe sur un terrain dur, sur un lit qui n'a pas assez d'épaisseur pour amortir le choc; 2° pendant que l'animal est couché et maintenu dans cette position : les mouvements violents qu'il fait alors pour se défendre en sont la cause déterminante; 3° quand on le fait relever par suite des efforts énergiques auxquels il se livre dans ce moment; 4° quelques jours après l'opération : ce sont alors les suites des mouvements qui ont eu lieu pendant l'opération.

Mais, de tous ces accidents, ceux qui présentent le plus de fréquence et le plus de gravité sont incontestablement ceux qui surviennent sur les animaux qu'on abat et qu'on maintient longtemps dans cette position pour pratiquer une opération. Ils surviennent parfois en dehors de toutes les prévisions possibles, malgré toutes les précautions prises, et ceux qui se produisent avec ce caractère sont si peu rares qu'il n'est peut-être pas un vétérinaire qui, s'il veut en convenir, n'avoue en avoir observé un ou plusieurs cas. Et cependant les annales de la science sont restées longtemps muettes sur ce point; jusqu'en ces derniers temps, elles n'avaient même fourni presque aucun document sur la question. On peut expliquer ce silence par la réserve ou la crainte qui empêche les praticiens de publier des faits susceptibles de porter atteinte à leur considération; mais, au point de vue de la science et de l'intérêt commun, cette réserve est jusqu'à un certain point blâmable; en médecine surtout, l'histoire des imprudences, des fautes commises, des accidents survenus, est toujours le chapitre le plus instructif des enseignements fournis par l'expérience.

M. Rey, professeur à l'École de Lyon, est le premier qui ait traité cette question d'une manière un peu étendue, dans un travail publié il y a quelques années sous ce titre : *Des accidents produits par la position qu'on donne au cheval pour pratiquer des opérations chirurgicales* [1]; nous reproduirons les principales observations consignées dans ce travail, et nous y joindrons l'énoncé des faits qu'on a observés depuis sa publication. En raison de l'importance majeure que la connaissance de ces faits a pour le chirurgien vétérinaire, nous les donnerons, autant que possible, dans tous leurs détails.

[1] *Journal de Médecine vétérinaire* de Lyon, 1849, t. V, p. 105.

ARTICLE II.

ACCIDENTS OBSERVÉS.

Une mention complète de tous les accidents susceptibles de survenir par suite de l'usage des instruments de contention formerait une nomenclature assez longue; mais on comprend que nous puissions sans inconvénients laisser de côté ces accidents ordinaires, tels que les froissements, les contusions, les blessures, etc., qui sont la conséquence de l'action intempestive de tout corps étranger à la surface de la peau, et que l'on peut toujours prévoir et éviter en agissant avec prudence et douceur.

Les accidents qui sont plus particulièrement la suite de l'emploi des moyens d'assujétion, et surtout des moyens qui servent à abattre les animaux, sont les fractures, les ruptures de parties molles, telles que le diaphragme, l'estomac, le cœur, les vaisseaux, la moelle épinière, les intestins, etc., la paralysie totale ou partielle, etc. Nous ne considérerons ici que les accidents de cette nature.

§ 1. — Fractures.

Tous les os du corps peuvent être fracturés pendant les opérations: les vertèbres, les côtes et les os des membres. Il y a des exemples connus de tous ces accidents, sans compter ceux, beaucoup plus nombreux sans doute, qui n'ont jamais été publiés.

1° Fractures de la colonne vertébrale. — La fracture des os du rachis, et particulièrement la fracture des vertèbres de la région lombaire, est celle qui paraît se produire avec le plus de fréquence. Plusieurs cas de cet accident, signalés dans le cours de ces dernières années, ont notamment témoigné de la facilité avec laquelle il peut être déterminé; ce qui ne laisse pas que d'engager assez gravement la responsabilité du vétérinaire. Pour ce motif, nous croyons devoir étudier cet accident avec quelque détail, afin de trouver dans l'appréciation des circonstances qui accompagnent sa production les moyens de l'éviter.

I. *Faits observés.* — Ces faits sont de deux ordres : les uns se sont produits consécutivement à l'existence de causes prédisposantes qui ont pu les expliquer: les autres, au contraire, se sont manifestés sans qu'aucune cause apparente antérieure ait pu les faire prévoir : ce sont les plus fréquents.

Au premier ordre de ces accidents appartient le fait suivant, cité par M. Rey dans la notice dont nous avons parlé.

En 1845, un cheval de gros trait, atteint depuis trois semaines d'une faiblesse de reins qui rendait le train de derrière tout-à-fait vacillant, est conduit à la clinique de l'Ecole de Lyon ; un traitement résolutif avait été suivi sans succès, et l'on procède, après avoir fait coucher l'animal, à l'application du feu. Etant relevé, le cheval, en rentrant à l'écurie, montre un peu plus de faiblesse dans les membres postérieurs. Le jour suivant, on le trouve couché, et il fut impossible de le faire relever : il y avait paralysie du train postérieur. L'animal étant sacrifié quatre jours après, l'autopsie montre la fracture d'une vertèbre lombaire. M. Rey apprend alors que la maladie s'était déclarée depuis un certain jour où l'on avait laissé violemment tomber sur le dos de ce cheval la partie du harnais qui réunissait les brancards d'une voiture fortement chargée. Il est plus que probable, comme le suppose M. Rey, qu'avant que l'animal ne fût conduit à l'Ecole, la vertèbre était fêlée, et qu'elle acheva de se rompre quand on abattit l'animal pour l'application du feu.

Ce fait porte avec lui son enseignement, que nous n'avons pas besoin de faire ressortir davantage. Toutefois, qu'il nous soit une occasion de signaler d'une manière générale le danger de renverser un sujet atteint d'une affection de la région lombaire.

Passons aux faits du second ordre, beaucoup plus graves en ce que, pouvant se produire sans cause bien appréciable, ils compromettent davantage la responsabilité de l'opérateur. Depuis longtemps, les annales vétérinaires en signalent des exemples. Le plus anciennement connu, rapporté par F. de Feugré [1] et plus tard par Godine jeune [2] remonte à 1790, et se produisit à l'Ecole d'Alfort ; c'était un cheval de gendarme qui, abattu pour recevoir le feu à une jambe, se fractura la troisième vertèbre lombaire. Un autre cas est rapporté encore par F. de Feugré [3], qui le tenait de M. Legros, vétérinaire à Amboise : « Un cheval est abattu, dit-il, pour lui mettre le feu. Pendant l'opération, il fait un violent effort, et l'on entend

---

[1] *Correspondance sur les animaux domestiques*, 1810, t. II, p. 227.
[2] *Journal de Médecine vétérinaire théorique et pratique*, 1832, t. III, p. 75.
[3] *Correspondance*, etc., t. II, p. 225.

le bruit d'un déchirement à l'intérieur. Enfin, le cheval ne pouvant se relever, on le tue, et l'ayant ouvert, on trouve la troisième vertèbre lombaire *brisée en cent morceaux*. »

Plus tard, c'est le tour de M. Guillaume, vétérinaire à Issoudun, qui fait connaître un fait de *fracture comminutive* sur un étalon abattu pour pratiquer la castration [1]; puis de M. Sempastous, qui observa aussi une fracture de deux vertèbres sur un étalon qui, couché sur un bon lit de paille, faisait de violents efforts pour se délivrer [2].

Ces premiers accidents, n'étant pas signalés accompagnés d'autres détails que ceux que nous avons donnés, seraient d'une faible utilité pratique, si des observations plus récentes et rapportées d'une manière circonstanciée, en permettant d'interpréter les anciens faits à leur juste valeur, ne leur donnaient une assez grande portée, comme augmentant le chiffre de ces cas malheureux acquis à l'expérience.

L'un de ces faits récents a été communiqué par M. H. Bouley à la Société centrale de Médecine vétérinaire, dans sa séance du 11 mars 1852 [3]. Il s'agissait d'un cheval de réforme de régiment, de race méridionale, très-énergique, réformé pour une ancienne boiterie. Conduit à l'Ecole d'Alfort pour recevoir le feu sur son membre malade, au tendon antérieur gauche, il fut couché avec toutes les précautions d'usage : la cautérisation, appliquée du côté interne, dura environ trois quarts d'heure, et pendant tout ce temps l'animal ne cessa de se débattre et de s'agiter avec une grande violence. L'animal étant retourné pour continuer l'opération, la même agitation, la même violence de mouvements persistèrent, mais seulement pendant les premiers temps de cette deuxième opération; sur la fin, les mouvements s'affaiblirent notamment, et l'animal parut supporter les douleurs avec plus de patience.

« L'opération terminée, continue M. H. Bouley, au bout d'une heure et demie environ, le patient fut désentravé, et on l'excita à se relever. Mais les premiers efforts qu'il fit furent impuissants; ce n'est qu'en l'excitant et en l'aidant qu'on parvint, avec assez de peine, à le mettre sur ses quatre membres. L'élève auquel l'opéra-

---

[1] *Comptes-rendus de l'Ecole de Lyon*, année 1819.

[2] *Comptes-rendus de l'Ecole d'Alfort*, année 1823.

[3] *Recueil de Médecine vétérinaire*, 1852, t. XXIX. Bullet. de la Soc., p. 389.

tion avait été confiée s'aperçut que, dans les efforts que fit ce cheval pour se redresser, les membres postérieurs n'obéissaient pas à la volonté de l'animal avec autant d'énergie et de spontanéité que ceux du devant, et que la station sur ces derniers était tout-à-fait instable. Lorsqu'il voulut mettre ce cheval en mouvement pour le reconduire dans sa stalle, il reconnut que le train de derrière vacillait d'un côté et de l'autre, et qu'à chaque pas l'animal était sous le coup d'une chute imminente. Cependant, en le soutenant à chaque hanche et par la queue, on parvint à le conduire dans une boxe où on le laissa en liberté. Seul, dans cette boxe, le cheval resta debout, mais complètement immobile. Dès qu'on cherchait à le faire déplacer d'un côté ou de l'autre, il vacillait et était sur le point de tomber.

» ..... Il n'y avait pas à douter qu'il n'y eût une fracture de la colonne vertébrale sans déplacement des os et sans compression *actuelle* de la moelle dans la région postérieure. Le cheval resta deux jours sur ses membres sans se mouvoir dans sa boxe, puis il tomba et se trouva dans l'impossibilité absolue de se relever. La paralysie était confirmée. Le propriétaire le fit abattre, et à l'autopsie nous avons trouvé la lésion que voici :

» *Le corps de la troisième vertèbre lombaire est, non pas seulement fracturé, mais comme broyé entre les deux autres ; la substance de l'os est réduite en fragments très-petits et en une espèce de pulpe. Du reste, il n'y a pas le moindre déplacement de la vertèbre, dont les rapports avec les voisines sont maintenus très-exactement par les moyens d'union conservés parfaitement intacts. Le canal médullaire ne paraît pas avoir éprouvé le moindre rétrécissement.* »

Un autre fait de ce genre a été publié par M. Lebel, vétérinaire à la Ferté-Milon (Aisne), qui l'a fait connaître [1] à la suite de la discussion provoquée à la Société centrale par la communication de M. H. Bouley. Le sujet de l'observation de M. Lebel est un cheval entier, percheron, qui fut abattu le 9 février 1852 pour recevoir le feu sur l'articulation scapulo-humérale droite, siège d'une ancienne boiterie. Il fut couché sur un épais lit de paille presque sans faire aucune résistance, et l'application du feu commença. Elle durait depuis une heure et demie, temps pendant lequel l'opérateur avait à peu près couvert une surface de deux décimètres de diamètre, et

---

[1] *Recueil de Médecine vétérinaire*, 1852, t. XXIX, p. 652.

elle allait être terminée sans que le patient se fût livré jusqu'alors à d'autres mouvements qu'à ceux qu'on devait attendre d'un animal énergique, et sans qu'une goutte de sueur eût paru depuis le commencement.

A ce moment, l'animal fait un mouvement énergique, plus fort évidemment que ceux qui l'avaient précédé, et aussitôt l'opérateur, ainsi que ceux qui l'entouraient, *entendent un craquement sourd assez prononcé.* Des symptômes caractéristiques se manifestent immédiatement ; les voici : ils compléteront ceux indiqués par M. H. Bouley.

« Pressentant un accident, — ajoute M. Lebel, après avoir raconté en détail ce que nous venons de résumer, — j'interroge de suite la physionomie de l'animal, et je vois s'opérer en un instant un changement notable. Le ventre paraît se ballonner, la queue s'agite comme par un mouvement vermiculaire, et des excréments sortent du rectum : le pénis sort du fourreau, et laisse écouler sur la litière une petite quantité d'urine ; une sueur abondante couvre à l'instant toute la surface du corps, et notamment les parties postérieures ; la face se grippe, les naseaux se dilatent, les lèvres s'agitent d'une manière spasmodique, le pouls s'efface, la conjonctive pâlit, la respiration s'accélère et devient tremblante ; en un mot, on voit apparaître instantanément tous les symptômes d'une lésion très-grave et les signes d'une mort prochaine. Néanmoins, après un examen minutieux, rien ne put m'expliquer, au moins extérieurement, tous les phénomènes qui venaient de se produire, et je ne pus que supposer, soit une déchirure de l'un des viscères abdominaux, soit la rupture de l'un des gros vaisseaux de cette cavité splanchnique.

» Peu à peu cependant tous les symptômes précités disparurent comme par enchantement, et le cheval reprit son calme et sa tranquillité ordinaires ; je continuai alors l'opération qui allait être terminée sans cet incident, et, peu de temps après, je retirai les entraves pour relever le cheval.

» Ce fut alors que je reconnus d'une manière positive la nature de l'accident et quelle en était la gravité.

» Le cheval essaie en vain de se relever ; les membres thoraciques seuls se soulèvent, tandis que le train postérieur demeure paralysé, et donne à l'animal, dans cette position, l'aspect d'un chien placé sur son derrière. La colonne vertébrale forme sous la peau, au niveau de la première vertèbre lombaire, une sorte de saillie à angle obtus, dont le sommet serait supérieur. En avant de cette saillie se trouve un enfoncement produit, comme je le vis ensuite, par la fracture des vertèbres dorsales et la dépression qui en résultait.

» Après avoir constaté ces divers symptômes, il demeurait évident que le cheval était perdu ; aussi le fis-je abattre immédiatement. Toutefois, je ne croyais encore qu'à une simple rupture des moyens d'union existant entre la dernière vertèbre dorsale et la première lombaire, avec compression de la moelle et paralysie consécutive. Je fis une autopsie minutieuse du cadavre, et je constatai les lésions suivantes :

» Une fois la peau enlevée et la cavité abdominale ouverte, j'en retirai avec soin la masse intestinale qui était parfaitement saine ; les vaisseaux de cette cavité se trouvaient également dans leur position et leurs rapports normaux ; mais il n'en fut pas de même quand j'arrivai à la colonne vertébrale. D'un côté seulement du rachis, les muscles sous-lombaires se trouvaient colorés, soit par une sérosité citrine infiltrée dans leur tissu, soit par un liquide séro-sanguinolent épanché à leur surface ; un des muscles psoas était même dilacéré en quelques endroits par les fragments osseux qui l'avoisinaient.

» *Les deux dernières vertèbres dorsales sont disjointes et fracturées. surtout la dernière, qui se trouve littéralement broyée, comme si on l'eût pilée dans un mortier ;* aussi me fut-il impossible, attendu l'innombrable quantité de fragments osseux, de les remettre en place pour juger nettement des lésions. Parmi les fragments les plus volumineux, je ne pus reconnaître que les apophyses transverses de la dernière vertèbre dorsale, lesquelles se trouvaient en partie cachées dans l'épaisseur des muscles psoas. Quant à l'avant-dernière dorsale, la partie postérieure seule se trouvait broyée comme l'autre ; après l'une des esquilles de celle-ci se trouvait encore retenue, par ses ligaments articulaires, l'extrémité supérieure de la dernière côte brisée au niveau de son col. Au milieu de cette espèce de détritus, je retrouvai aussi un grand nombre d'esquilles provenant de l'une ou de l'autre des deux vertèbres, mais encore réunies, à l'endroit de leurs articulations réciproques, par les liens articulaires de chacune d'elles. Le ligament vertébral commun inférieur avait été seulement dilacéré à sa surface par quelques fragments osseux. La moelle épinière ne présentait qu'un léger allongement de sa substance, avec un renflement correspondant au point où la compression cessait. Au niveau de la fracture, la moelle et ses enveloppes se trouvaient cachées dans une sorte de pulpe rougeâtre, composée de caillots sanguins qui s'étaient formés après l'accident, et des portions infiniment ténues des os broyés au même moment; les enveloppes ne présentaient, pour ainsi dire, aucune altération, excepté quelques dilacérations opérées par les divers fragments osseux. »

Enfin, voici un autre accident, presque identique, signalé par M. Rey dans le compte-rendu des travaux de l'Ecole de Lyon pour l'année 1851-52 [1]. Il s'agit d'un cheval pur-sang anglais qui fut abattu pour opérer une seime-quarte interne d'un pied antérieur. Le membre fut fixé sur le jarret du bipède diagonal, à la manière ordinaire, et l'animal maintenu dans cette position pendant le temps strictement nécessaire pour l'opération, vingt minutes environ.

« Pendant la première moitié de ce temps, dit M. Rey, l'animal ne cessa de s'agiter avec une extrême violence; vers la fin, ses mouvements se calmèrent notablement. Lorsqu'on le fit relever, on s'aperçut qu'il fléchissait sur les membres postérieurs et éprouvait quelques difficultés pour se tenir debout. On crut d'abord à une crampe résultant de la position forcée qu'on lui avait imposée, et on le conduisit assez facilement dans une boxe. A peine arrivé, il se coucha pour ne plus se relever; il y avait paralysie des extrémités de derrière; la mort arriva dix heures après l'apparition des premiers symptômes.

» A l'autopsie, nous avons trouvé une fracture de la seizième vertèbre dorsale. *Cet os était à peu près broyé; il était divisé en vingt-neuf fragments, dont aucun n'était déplacé, tous étant retenus par les moyens d'union qui consolident la colonne vertébrale.* »

On saisira facilement la parfaite conformité de ces cas divers aussi bien dans la manière dont l'accident s'est produit que dans la nature de l'altération, caractérisée surtout *par le broiement, en une multitude de morceaux, des vertèbres fracturées.* Cette coïncidence remarquable montre que cet accident doit se produire dans des conditions identiques. Mais quelles sont ces conditions, causes de la

---

[1] *Journal de Médecine vétérinaire* de Lyon, 1852, t. VIII, p. 543.

fracture comminutive? C'est ce qu'il importe maintenant de rechercher.

II. *Théorie de l'accident ; sa cause immédiate.* — Un premier point à constater, c'est que, dans aucune des dernières observations que nous venons de rapporter, l'accident n'a été la suite immédiate de la chute ; il a toujours été exclusivement la conséquence des mouvements violents, énergiques et continus auxquels se sont livrés les animaux pendant qu'ils étaient abattus ; MM. Bouley, Lebel et Rey font bien remarquer ce fait qui, du reste, ressort évidemment de la lecture des détails que nous avons transcrits, et que l'on retrouve encore dans l'observation de Legros, rapportée par F. de Feugré. En effet, si la fracture avait eu lieu au moment de l'abattage, la paralysie, ou tout au moins un affaiblissement considérable des forces se serait manifesté immédiatement, et, par suite, l'animal n'aurait pu se livrer à ces mouvements d'énergique défense qui se sont prolongés, dans les cas cités, pendant presque tout le cours de l'opération, et n'ont cessé que vers la fin, au moment où la fracture s'est produite. Il faut donc conclure de cela que l'accident résulte uniquement des mouvements énergiques et répétés de l'animal. Voyons maintenant par quel mécanisme cette seule cause a pu déterminer une lésion aussi grave.

On voit d'abord ce qui arrive quand un animal abattu, ayant les quatre pieds rapprochés par les entraves, commence à se débattre : tout le système musculaire se contracte, et notamment les muscles de l'abdomen et du rachis. Par le fait de cette contraction, les viscères abdominaux comprimés, refoulés sur eux-mêmes, transmettent cette impulsion sur la portion de la cavité abdominale qui offre le moins de résistance, c'est-à-dire à la colonne dorso-lombaire.

Sur un animal debout, cette pression seule des viscères abdominaux sous la voûte des reins serait sans résultat fâcheux : elle s'exerce pendant tous les efforts expulsifs que peut faire l'animal, et jamais elle n'a de suites graves ; mais sur un animal abattu et entravé, c'est autre chose, et diverses causes venant en aide à cette pression lui donnent une énergie considérable. Ces causes sont :

1° La voussure en contre-haut de la colonne des vertèbres par le fait du rapprochement des membres ;

2° L'exagération de cette voussure pendant la contraction musculaire générale, pendant la contraction, par conséquent, des muscles ischio-tibiaux qui font ainsi basculer le bassin sur le sommet des membres postérieurs ramenés en avant, en déterminant une forte courbure en contre-haut de la région lombaire;

3º Enfin, la pression directe qu'exercent sur cette région les organes de l'abdomen comprimés, en sens opposé, par les rayons supérieurs des membres postérieurs entravés et fléchis en avant.

Ces effets divers, pouvant encore être augmentés, — comme l'a observé M. Goubaux, pendant la discussion qui eut lieu à ce sujet à la Société centrale, — et s'exerçant d'une manière simultanée par une flexion extrême de la tête sur le poitrail, se résument, à un moment donné, en un effort unique. C'est la résultante de cet effort, d'une puissance extraordinaire, qui détermine la fracture de la colonne dorso-lombaire. La preuve qu'il en est ainsi, c'est que l'on voit l'accident se manifester à peu près constamment au même point, c'est-à-dire à la partie la plus élevée de la colonne formée par le corps des vertèbres, à la jonction de la ligne dorsale et de la ligne lombaire, au point, en un mot, où la résistance en contre-haut est la plus faible; c'est ce qui est établi par les observations que nous avons citées. Pourtant M. Goubaux rapporte qu'il a eu occasion d'observer une huitaine de faits semblables, siégeant sur la treizième, la quatorzième, la quinzième, la seizième, la dix-septième vertèbre dorsale et la première lombaire. Mais sans doute, chez les sujets où la fracture s'est faite sur des vertèbres plus antérieures, il y avait quelque différence de conformation avec les autres animaux, et le point culminant de la voussure rachidienne se trouvait reporté plus en avant.

Reste à se rendre compte de la nature de la fracture, qu'on a vue constamment être comminutive au plus haut degré, c'est-à-dire équivalente à un broiement complet de toute la vertèbre. M. H. Bouley admet pour expliquer cela que la vertèbre a dû être écrasée entre ses deux voisines par l'effort de concentration de la colonne sur elle-même; il faut alors que, dans ce cas, la pression supportée par chaque vertèbre soit telle, que l'une d'elles soit obligée de céder et de s'écraser, comme s'écrase l'un des voussoirs d'un pont sous une pression trop forte, lorsque la substance de ce voussoir est trop molle et n'offre pas aux pressions une résistance suffisante.

Évidemment, c'est là ce qui doit arriver; mais nous devons ajouter, pour achever de faire comprendre comment se produit l'écrasement au lieu de la fracture simple de la vertèbre, ou plutôt de la rupture des fibro-cartilages et des ligaments interosseux, que la contraction musculaire générale qui détermine sur la colonne la pression de bas en haut d'une manière indirecte, détermine également la pression de haut en bas, par l'action spéciale du muscle ilio-spinal et de ses congénères. Cette dernière contraction, qui a par elle-même une énorme puissance, est dans ce cas d'autant plus efficace qu'elle s'exerce directement sur la colonne osseuse; elle est par conséquent un obstacle invincible à ce que cette colonne subisse la flexion en contre-haut que tend à déterminer la pression des viscères abdominaux; de sorte que l'effort produit n'agit plus que sur la substance même de la vertèbre la plus culminante; cette vertèbre devient ainsi, en un même moment, le centre de convergence de tous les efforts musculaires de l'animal, ou plutôt le point d'application de la résultante de toutes les forces produites par une contraction simultanée de l'économie entière. Rien de moins étonnant alors que, sous cette puissance extraordinaire, la substance friable de la vertèbre soit en quelque sorte triturée.

III. *Précautions à prendre pour éviter cet accident.* — Ces précautions ressortent naturellement de tous les détails dans lesquels nous venons d'entrer. On peut les résumer de la manière suivante :

1º *Ne jamais abattre un animal dont l'estomac et le tube intestinal sont surchargés d'aliments.* En effet, puisque la masse viscérale de l'abdomen est un des agents essentiels de la pression sur la colonne, plus cette masse sera d'un petit volume, plus la pression sera faible. Ici apparaît dans toute sa rigueur la prescription de ne jamais abattre les animaux qu'à jeun, et même de les mettre à la diète plusieurs jours à l'avance, de leur donner des lavements, si l'on doit faire beaucoup souffrir le sujet et le maintenir longtemps couché. Ces précautions sont d'autant plus utiles que les animaux ont un ventre plus volumineux, ou que leur énergie plus grande fait redouter des efforts plus violents.

2º *Tenir constamment la tête tendue,* pour empêcher la flexion de l'encolure sur le poitrail, mouvement qui, nous l'avons vu, peut aider beaucoup à la production de l'accident.

3º *Ne maintenir l'animal entravé que le temps strictement nécessaire.* Ce point est important, et ne saurait trop appeler la circonspection du vétérinaire. Dans le courant même d'une opération, s'il s'aperçoit que l'animal ne cesse de se défendre, et que de cette défense résulte une irritation qui augmente la violence des mouvements. il fera bien, si la fin de l'opération peut être remise, comme lorsqu'il s'agit d'un feu à mettre sur une double surface, de désentraver l'animal. et de le laisser au repos, à la diète, pendant quelques jours, avant de l'abattre de nouveau.

A ces soins principaux, que nous indiquons sommairement, le praticien attentif saura en joindre une foule d'autres dictés par les circonstances. et qu'il comprendra être la sauvegarde de sa responsabilité.

2° Fractures des côtes. — Ces fractures se produisent sans doute fréquemment; cependant, un seul fait de cette nature qui fut observé autrefois à l'Ecole d'Alfort a été publié [1]; il s'agissait d'une jument d'expérience qui, abattue avec toutes les précautions voulues sur un bon lit de paille, se fractura, en tombant, deux côtes et le rachis. — Nous n'avons trouvé dans les annales de la science aucune autre relation de cet accident arrivé par suite de l'abattage des animaux. Il faut attribuer ce silence à la difficulté qu'on a de reconnaître ces fractures. surtout quand elles se produisent à une des extrémités des côtes. Peut-être ces fractures de côtes ont-elles été plus d'une fois la cause ignorée d'accidents ultérieurs, tels que péritonite, pleurite, etc., apparus, comme il arrive si souvent, sans qu'on sache comment. En tous cas, c'est un accident à prévoir.

3° Fractures des os du bassin. — La publicité n'a pas fait connaître d'observations sur ces fractures, qu'on doit théoriquement supposer assez fréquentes, à cause du degré de saillie des os de cette région. M. Rey est le seul qui en ait, jusqu'à présent, cité un cas dans sa notice; et encore il ne s'agit, heureusement, que d'un sujet du cours d'opérations destiné à être sacrifié. L'accident eut lieu en faisant l'essai, pour le démontrer aux élèves, du procédé Rohard. Nous avons vu plus haut qu'en décrivant son procédé, M. Rohard dit que, par ce moyen, « l'animal ne tombe » jamais de toute sa hauteur,... qu'il tombe toujours doucement et » sans se faire de mal, même sur un sol dur et inégal, etc. » M. Rey. essayant le procédé, parvint, en effet, à renverser l'animal sans le secours d'aucun aide; mais il tomba à côté du lit, sur un sol dur, et il en résulta une fracture du bassin. Le sujet sacrifié, on

[1] *Compte-rendu de l'Ecole d'Alfort. année* 1821

reconnut à l'autopsie que les pubis et les ischiums étaient fracturés en plusieurs parties. Cet exemple servira à rendre tout-à-fait circonspect sur l'usage du procédé en question.

3° Fractures des os des membres — On a vu survenir très-souvent de ces fractures, surtout sur le fémur et le tibia, chez des sujets couchés sans précautions ou auxquels on a voulu donner une position forcée, nécessitant une extension trop violente de ces rayons osseux ; il est donc inutile d'en démontrer la possibilité par des faits détaillés. Il n'est peut-être aucun vétérinaire, ayant été élève dans nos écoles, qui n'ait observé des accidents de cette nature, pendant les exercices pratiques des opérations, sur les sujets auxquels, pour permettre d'opérer à plusieurs élèves à la fois, on est obligé de donner une position forcée à l'excès. Les accidents peuvent se produire encore lorsque les animaux se relèvent trop brusquement, et un exemple cité par M. Delafond, — pendant la discussion précitée à la Société centrale, — de fracture du fémur suvenue pendant l'application des casseaux sur un poulain de sang, montre une circonstance nouvelle pendant laquelle l'accident est possible, et l'urgence de se mettre en garde, pendant toute la durée des opérations, contre les violences de l'animal et les effets de la contraction musculaire.

Quand une fracture se produit sur un rayon d'un membre, en général elle se manifeste sur le corps ou la diaphyse de l'os. On a pourtant des exemples où les choses se sont passées autrement. Dans une observation publiée depuis longtemps [1], on cite un cheval servant aux exercices d'opérations des élèves de l'Ecole de Toulouse, et qui, pendant qu'on le fixait à la manière ordinaire pour opérer deux membres à la fois, se fractura le trochanter. Ayant abattu ce cheval à gauche et fixé le membre antérieur droit sur le jarret du même côté, on croisa le membre postérieur gauche pour l'amener sur l'avant-bras droit ; dans cette position, voulant mettre l'animal sur le dos, afin de pouvoir glisser de la paille sous les membres, on s'avisa, pour le soulever, de tirer sur l'extrémité postérieure gauche attachée sur l'avant-bras droit ; aussitôt on entendit un bruit sourd qui fit soupçonner quelque fracture ; à l'autopsie, on reconnut que la convexité du trochanter, ainsi que la partie supérieure du trochantin, étaient détachées du corps de l'os.

[1] *Journ. pratiq. de Médec. vétér.*, rédigé par M. Dupuy, 1830, t. V, p. 87.

M. Rey, dans sa notice, rapporte un cas de fracture du cubitus, intéressant à faire connaître comme exception.

Le sujet de l'observation est un cheval de trait léger, âgé de dix ans, d'un tempérament nerveux, atteint, au membre antérieur gauche, d'un engorgement chronique. Conduit, dans le courant de 1848, à la clinique de l'Ecole de Lyon, il fut abattu pour l'application du feu. L'opération dura trois quarts d'heure environ, et quand les entraves furent détachées, l'animal se releva brusquement. Au même instant, M. Rey observa, — nous employons ses expressions, — une sorte de secousse près de l'épaule du membre qui avait été cautérisé, et il soupçonna immédiatement l'existence d'une fracture.

« L'appui sur les deux membres de devant, continue M. Rey, se faisait à peu près également de chaque côté; le coude gauche était légèrement dévié en arrière, et présentait dans sa continuité avec la face postérieure de l'avant-bras une courbure prononcée. Pendant la marche au pas, une forte claudication existait pour l'extrémité correspondante. Il me fut impossible de reconnaître la crépitation. Je diagnostiquai néanmoins une fracture du coude, produite par la contraction violente des muscles olécraniens au moment où le sujet s'était relevé. »

Les suites furent ce qu'on peut prévoir : tuméfaction dure et douloureuse, dès le lendemain, en arrière de l'articulation ; appui sur le sol impossible ; raccourcissement du membre qui venait démontrer l'existence avec la fracture d'une luxation de l'articulation huméro-radiale. On sacrifia le malade au bout d'un mois de traitement infructueux. Par la dissection de la partie malade, M. Rey trouva un exemple remarquable de diastase ou luxation avec formation d'une fausse articulation entre le radius et le cubitus. La fracture de ce dernier os s'était produite à un décimètre environ de sa partie libre, et s'était consolidée en s'écartant, en arrière, de sa direction normale ; de sorte que l'extrémité inférieure de l'humérus avait pu se loger en arrière et à 5 centimètres au-dessous de l'extrémité supérieure du radius ; les tissus s'étaient condensés et ossifiés tout autour en formant une surface articulaire nouvelle.

Nous dirons avec M. Rey, pour conclusion, que « cette observation de fracture du coude, compliquée de diastase sur le cheval par la contraction musculaire, est un fait des plus curieux, à cause des circonstances dans lesquelles il a été observé : rien ne pouvait faire redouter cet accident. Il faut en conclure la nécessité d'éviter que l'animal se relève trop brusquement après une opération. »

§ 2. — Ruptures des parties molles.

Ces solutions de continuité ont les mêmes raisons de se produire que les fractures osseuses, lors de l'abattage des animaux. On les a observées :

1° Sur le *rectum* ; Gohier [1] en cite un exemple : il s'agissait d'un cheval destiné aux opérations, qui fut abattu rudement après avoir bu une grande quantité d'eau : la rupture de l'intestin était à 8 centimètres de l'anus, et avait elle-même 8 centimètres de long ;

2° Sur le *diaphragme* : M. Bouley jeune en a fait connaître un cas lors de la discussion sus-mentionnée à la Société centrale ;

3° Sur les *artères* : la rupture peut être complète, comme dans un cas de rupture de l'artère humérale observé par M. Schaak et cité par M. Rey, ou incomplète et suivie alors du développement d'anévrysmes ;

4° Sur les *veines* : c'est ce que l'on vit une fois à l'École de Lyon sur un cheval fougueux que l'on cherchait à contraindre pour panser une plaie légère ; il s'abattit tout-à-coup, fit quelques mouvements violents et mourut ; à l'autopsie, on trouva la veine-cave déchirée en arrière des reins et une grande quantité de sang épanchée dans l'abdomen [2] ;

5° Sur le *cœur*, comme M. Rey en a observé un exemple sur un cheval de trait, de forte taille, abattu pour l'application du feu. Quand les aides tirèrent sur le lacs et sur la plate-longe, l'animal tomba d'abord sur les genoux ; ensuite, la tête ayant été fortement abaissée, le train postérieur se renversa en produisant une forte secousse. A l'instant même où le cheval fut étendu sur le lit, on le vit faire une grande inspiration : les yeux pirouettèrent dans l'orbite, et la mort eut lieu immédiatement. La respiration et les mouvements du cœur s'étaient arrêtés d'une manière subite, le pouls n'existait plus, les muqueuses étaient complètement décolorées. A l'autopsie, faite une heure après, on trouva le péricarde rempli de sang rouge coagulé. Vers le point de départ de l'aorte, était une

---

[1] *Comptes-rendus de l'École de Lyon*, année 1809.
[2] *Id.*, année 1810.

rupture large de 3 à 4 centimètres; c'est ce qui expliqua l'instantanéité de la mort.

Pour éviter ces accidents et tous ceux analogues pouvant résulter d'une chute trop brusque, on observera rigoureusement les précautions propres à empêcher l'animal de tomber de cette manière. De ces précautions, précédemment indiquées, rappelons une des principales, qui consiste, lorsqu'on abat avec les entraves, à prendre garde de trop rapprocher les pieds et de trop tirer sur le lacs, pendant que d'autres aides tirent de leur côté sur la plate-longe qui entoure le corps; sinon, les pieds quittent le sol trop vite, et le corps est exposé à tomber de toute sa hauteur. En se contentant de tenir le lacs tendu, l'appui du corps se conserve plus longtemps, et la chute réelle, qui ne commence qu'au moment où le corps perd tout point d'appui, se fait de bien moins haut. Elle est encore moindre, si, comme cela arrive souvent, l'animal fléchit les membres avant de se laisser renverser. Dans ce dernier cas, à moins de circonstances tout-à-fait exceptionnelles, nul accident n'est à craindre.

§ 3. — Distensions et inflammations musculaires.

Ces accidents sont le résultat de la position forcée donnée aux membres pendant les opérations. Ils peuvent apparaître immédiatement à la suite de l'opération ou seulement un ou deux jours après. M. Rey est le seul écrivain vétérinaire qui ait parlé de ces accidents à notre point de vue. Nous lui demandons la permission d'emprunter ce paragraphe intéressant de son travail.

« Ces lésions se montrent, dit-il, à peu près constamment dans les mêmes circonstances : dans la région du coude, sur les muscles du poitrail, de la fesse et sur ceux de la face antérieure de l'épaule.

» A. *Inflammation des muscles du coude.* — La position la plus fatigante de toutes celles qu'on peut donner au cheval est, sans contredit, celle qui consiste à ramener le canon du membre antérieur sur lequel il est couché au-dessus du jarret du membre postérieur appartenant au même bipède diagonal. Pour peu que l'opération soit longue, si l'on doit opérer le javart cartilagineux, le clou de rue pénétrant, cette position forcée peut produire des accidents.

» Je me bornerai à citer une observation recueillie sur le même animal à deux époques fort éloignées l'une de l'autre.

» Un cheval de gros trait, de race boulonnaise, atteint d'un furoncle de la fourchette au pied gauche de devant, est couché sur le côté correspondant pour être opéré; le membre malade est ramené sur le jarret postérieur droit et fixé par la plate-longe. L'opération et le pansement terminés, on fait relever l'animal: il ne peut plus s'appuyer sur l'extrémité malade; une investigation minutieuse ne fait découvrir ni engorgement ni fracture sur les divers rayons. Il est reconduit difficilement dans sa stalle et marche à trois jambes.

» Le lendemain, on observe un engorgement considérable de la région du coude sur le membre opéré: la douleur est extrême, l'appui est impossible. Je crains une fracture de l'olécrâne; cependant, je ne peux constater la crépitation. Pendant plusieurs jours, on fait sur cet engorgement des frictions avec la teinture de cantharides sans résultat. Le huitième jour, on procède à la levée du premier appareil: la plaie est en bon état, en voie de guérison; sa nature ne peut expliquer la claudication violente qui a persisté. Vers le quinzième jour seulement, les douleurs ont diminué, l'appui sur le pied a pu se faire, et le gonflement des muscles du coude s'est dissipé peu à peu; l'animal s'est rétabli complètement.

» Environ six mois après, ce même cheval fut ramené boiteux du même membre et présentant un nouveau furoncle. Me rappelant les détails qui précèdent, je le fis coucher sur le côté opposé au pied malade, et je fixai l'extrémité antérieure gauche sur le jarret correspondant. L'opération fut longue et douloureuse: il fallut extirper le coussinet plantaire et l'expansion tendineuse du perforant; cependant, je n'observai pas la complication qui s'était montrée après la première opération. Ce cheval resta en traitement dans les hôpitaux de l'École un mois environ après cette seconde maladie.

» Plus tard, je le fis coucher encore pour pratiquer une nouvelle opération en le fixant de la même manière. La *myosite*, ou inflammation des muscles du coude, se reproduisit cette fois avec une telle intensité, que l'animal a fini par succomber après plusieurs jours de vives souffrances.

» *B. Inflammation des muscles pectoraux.* — Cette complication n'est pas rare: je l'ai observée au moins sur dix ou douze chevaux qui avaient été couchés pour l'application du feu. On se sert ordinairement du bâton à entraves pour écarter suffisamment la partie à cautériser. Chose remarquable, c'est toujours sur le membre opposé que j'ai vu se produire un engorgement douloureux. Dans ce cas, le côté opposé du poitrail est tuméfié, douloureux à la pression; il y a augmentation de volume des muscles pectoraux et œdème du tissu cellulaire sous-cutané. Le cheval ne boite pas, ses mouvements offrent seulement au départ une raideur qui se dissipe peu à peu. Quelques jours suffisent pour obtenir la guérison en employant des frictions résolutives et même sans traitement.

» *C. Inflammation des muscles de la fesse.* — Elle a lieu dans des circonstances analogues à celles où se montre celle des pectoraux, mais moins fréquemment. Ainsi, plusieurs fois après avoir appliqué le feu sur un membre de derrière, on voit un engorgement musculaire se produire sur la face postérieure de la fesse opposée, au niveau de l'angle de l'ischium. Cet état n'offre rien d'alarmant; il ne tarde pas à se dissiper.

» *D. Inflammation des muscles de la face antérieure de l'épaule.* — Elle est moins commune que les précédentes. Son apparition cause une boiterie beaucoup plus intense, mais dont les suites ne sont pas fâcheuses. Je me borne à citer le fait suivant :

» On présente à la visite un cheval de carrosse, de race allemande, âgé de dix-huit à vingt ans environ, appartenant à M. de R., propriétaire, rue de Bourbon. Ce cheval est couché pour subir l'application du feu sur deux tumeurs osseuses, situées au paturon du membre droit de devant; il se débat beaucoup pendant qu'on pratique la cautérisation. Après une demi-heure, on le fait relever; l'appui sur l'extrémité cautérisée est impossible, l'animal marche à trois jambes, les muscles releveurs de l'épaule n'opèrent aucun mouvement. On pense que c'est une crampe passagère : quelques frictions sèches sont faites avec un bouchon de paille, la douleur diminue; ce cheval est reconduit à son écurie distante de 2 à 3 kilomètres. Le lendemain, le cocher arrive tout effaré, me disant que son maître était très-fâché de ce que l'on avait couché ce cheval sans nécessité pour lui appliquer le feu; que ce cheval avait été atteint d'une fracture, etc.; enfin, il me prie d'aller le voir. M'étant rendu à cette invitation, je reconnus une grande difficulté dans la progression pour le membre antérieur droit; l'animal pouvait à peine sortir de l'écurie, en traînant cette extrémité. Je m'assurai de suite qu'il n'y avait pas de fracture, et je reconnus de suite un gonflement considérable et douloureux le long du muscle huméro-sterno-mastoïdien. Je prescrivis quelques frictions avec l'essence de lavande, et, quelques jours après, la boiterie avait disparu.

» Ces exemples de *myosite*, qu'on peut appeler traumatique, sont peu connus. Leur étude offre un certain intérêt, sous ce rapport surtout que leurs symptômes, malgré leur gravité, ne persistent pas longtemps. On est vraiment inquiet, quand on les observe pour la première fois. Ils se montrent même sur les animaux qui ne se sont pas trop défendus pendant qu'ils étaient couchés: rien ne peut faire prévoir leur apparition. Il serait difficile de les prévenir. »

§ 4. — Paralysie des extrémités.

Personne, sans doute, n'est sans avoir remarqué l'engourdissement plus ou moins prononcé qui se manifeste chez les animaux qui ont été soumis pendant un certain temps à une contrainte violente; mais cette espèce de paralysie, occasionnée, soit par le trop long maintien dans une position forcée, soit par une pression exagérée du lacs ou de la plate-longe, est ordinairement de courte durée; elle se dissipe spontanément après quelques pas de promenade.

Il n'en est pas cependant toujours ainsi; quelquefois elle persiste, et c'est alors seulement qu'elle devient un accident véritable. Les membres sont, dans ce cas, les régions les plus particulièrement atteintes. Nous allons citer deux exemples remarquables de cet accident, qui feront parfaitement voir dans quelles circonstances il peut se produire et les suites graves qui l'accompagnent.

Le premier cas a été observé, à l'École d'Alfort, sur un cheval d'expérience [1]. Les élèves s'exerçant à la cautérisation attachèrent à un poteau la plate-longe dans laquelle était engagé le pied antérieur droit; l'animal se livre en vain, pour se dégager, aux plus violents efforts. On le relève; mais alors l'avant-bras et le canon de ce membre restent fléchis, et le sujet ne peut plus s'en servir. On le sacrifie le lendemain, et l'on trouve les muscles grand scapulo-olécranien (long extenseur de l'avant-bras) et coraco-radial entièrement décolorés, pâles, ramollis et se déchirant avec la plus grande facilité.

Dans l'autre cas, observé par M. Schaack [2], il s'agit de la para-

[1] *Comptes-rendus de l'École d'Alfort*, année 1817.
[2] *Comptes-rendus de l'École de Lyon*, année 1821.

Ces réflexions méritent d'autant plus d'être prises en considération par les vétérinaires que le cas en question n'est pas sans
précédent. Ainsi, lorsque ce cheval de gendarme que nous avons
cité plus haut, et qui, en 1790, à l'Ecole d'Alfort, fut abattu pour
recevoir le feu, se fractura une vertèbre lombaire, le professeur de
clinique d'alors, M. Barruel, fut condamné à en payer la valeur,
attendu que, suivant le rapport des experts nommés par le Tribunal,
il n'avait pas dirigé lui-même cette opération préliminaire, et l'avait
abandonnée à deux palefreniers qui n'avaient pas préparé le lit avec
soin, et que le cheval, tombé de toute sa hauteur, avait rencontré
dans sa chute une moitié des os pelviens d'un cadavre que des
chiens avaient traîné sur ce lit.

Plus récemment, le fait qui s'est passé à l'Ecole de Lyon, et que
nous avons rapporté d'après M. Rey, a été également l'objet
d'une action judiciaire, qui a été repoussée, il est vrai, attendu qu'il
n'y avait rien, dans ce cas, à imputer à la négligence de l'opérateur.
Mais cela ne doit pas moins servir d'enseignement au praticien, et
lui apprendre à redoubler de prudence contre de telles éventualités.

En définitive, cette question de la responsabilité légale des vétérinaires en cas d'accidents survenus pendant la pratique des opérations, n'est pas susceptible d'être résolue, en principe, d'une
manière absolue; c'est une affaire d'appréciation en dehors de toute
règle fixe. Et, en tout état de cause, la possibilité qu'a le praticien
de voir toujours interpréter contre lui la moindre négligence est une
chance constamment défavorable qui doit sans cesse éveiller son
attention. Ses intérêts, sa considération, son avenir dans l'exercice
de sa profession en dépendent.

SECTION II.

GÉNÉRALITÉS CONCERNANT LA PRATIQUE CHIRURGICALE.

CHAPITRE PREMIER.

Règles générales à observer avant de pratiquer les opérations.

§ 1. — Fixation de l'indication.

1° De l'opportunité des opérations. — Bien des circonstances, en dehors des indications spéciales fournies par la nature des maladies, modifient l'opportunité des opérations, et ne sauraient trop être prises en considération par le chirurgien vétérinaire qui veut préserver les intérêts de ses clients et sauvegarder sa propre réputation. La pratique de la chirurgie est journalière : elle rend les plus grands services à la thérapeutique ; mais il ne faut pas qu'elle dégénère en abus, et que l'on ait recours aux opérations sans s'être auparavant bien pénétré des cas où leur utilité est réelle.

Une opération chirurgicale est un des actes qui enchaîne le plus la responsabilité de l'homme qui exerce l'art de guérir. Que ce soit à tort ou à raison, il est certain que c'est par là surtout qu'on juge de son habileté, de son savoir, la pratique de la médecine pure étant bien plus difficilement appréciée par les personnes étrangères à l'art. Le chirurgien cache moins ses fautes aux yeux du vulgaire que le médecin, et un insuccès peut lui faire le plus grand tort, cet insuccès ne fût-il aucunement la conséquence de sa négligence ou de son incapacité.

C'est donc avec raison qu'on a posé en précepte qu'il faut, autant que possible, éviter la pratique des opérations, et n'y recourir que lorsque tous les autres moyens de guérison ont échoué ou ne promettent aucun résultat; car, en opérant sans mesure, on augmente d'autant les chances de non-réussite. Et, en ce qui le concerne, le vétérinaire fera bien de suivre rigoureusement ce précepte; car rien ne l'oblige, en tentant une opération qu'il ne juge pas indispensable ou qui ne lui présente que peu de probabilités de succès, à se compromettre sans utilité.

En toute circonstance, il doit se poser pour principe de ne jamais agir sans l'assentiment des propriétaires des animaux. On a admis qu'il peut, qu'il doit même ne pas attendre ce consentement, dans les cas désespérés, quand la mort paraît inévitable, et qu'il vaut mieux, par une opération, donner un espoir, même problématique, que d'exposer le propriétaire à une perte certaine. Dans un cas semblable, nous sommes plutôt d'avis que le vétérinaire doit s'abstenir, s'il tient à sa responsabilité plus qu'à sa conscience médicale, l'animal dût-il même succomber. Nous avons vu un de nos confrères menacé d'un procès en paiement de dommages-intérêts pour avoir pratiqué, de son seul gré, sur un cheval qui suffoquait d'une laryngite, l'opération de la trachéotomie, grâce à laquelle ce cheval fut sauvé. Sans doute, si le propriétaire n'eût renoncé à poursuivre, les tribunaux eussent fait justice d'une aussi inqualifiable prétention; mais enfin l'exemple ne doit pas être perdu et fera à nos confrères, placés dans un cas analogue, une loi de la plus stricte réserve. En pareille matière, un jugement, même favorable, est toujours d'un fâcheux effet.

Pour les mêmes raisons, le vétérinaire s'abstiendra encore de conseiller les opérations de convenance ou de fantaisie; car, en cas de résultat funeste, le propriétaire, dans son regret, conservera d'autant plus de ressentiment contre l'opérateur, qu'il avait toute possibilité de conserver son animal en se dispensant de le soumettre à une opération que rien n'obligeait à faire.

Le vétérinaire encore, en considérant le but à atteindre, se trouve dans une autre situation que le chirurgien de l'homme. Celui-ci, avant tout, se propose de guérir son malade, de lui conserver la vie; le chirurgien vétérinaire, en se proposant aussi cet objet, a, de plus, à le combiner avec l'intérêt des propriétaires et à ne pas perdre de vue le résultat économique. C'est surtout quand il s'agit des animaux domestiques qu'il est rigoureux de dire que la chirurgie doit être une science conservatrice. Si elle ne peut obtenir la guérison qu'au prix de graves mutilations, d'une convalescence devant être longue et difficile, elle manque son but : les animaux de travail surtout n'ayant de valeur qu'autant qu'ils conservent , avec la parfaite intégrité de leurs fonctions essentielles, la possibilité de rendre encore des services.

En résumé, avant de pratiquer une opération, un vétérinaire doit toujours considérer :

1º *Si cette opération est nécessaire*, c'est-à-dire si elle est véritablement indiquée par la nature du mal, et s'il est bien reconnu que tout autre moyen serait, ou inefficace, ou plus long, ou plus dispendieux ; elle est encore nécessaire lorsqu'elle est positivement réclamée par la volonté du propriétaire.

2º *Si elle est possible, praticable*, question que décideront l'expérience et l'habileté du praticien.

3º *Si elle offre des chances de réussite*, c'est-à-dire si elle promet un résultat heureux, une guérison radicale et l'espoir de conserver l'animal à son travail.

4º *Si elle ne diminue pas la valeur de l'animal*, valeur considérée d'après les services qu'on en exige, et qui se modifie considérablement suivant que les animaux sont destinés au travail, à la reproduction ou à l'engraissement, et qui fait que telle mutilation, fort grave dans un cas, peut devenir insignifiante dans un autre.

Dans ces diverses circonstances, le chirurgien, quel que soit le résultat d'une opération, doit toujours pouvoir se justifier de l'avoir entreprise, et, pour cela, il faut qu'il soit constamment en état de fournir la preuve d'une indication absolue ; sinon, il doit s'abstenir.

2º Indications des opérations. — Une opération est d'abord indiquée toutes les fois qu'elle est le seul moyen de porter remède à une maladie qui, abandonnée à elle-même, peut entraîner la mort ou une incapacité plus ou moins complète de travail. Certaines maladies de pied, les luxations et les fractures, l'obstruction d'un canal naturel par un calcul, etc., sont dans ce cas ; alors l'opération est une ressource précieuse pour hâter la disparition du mal. Il faut encore opérer toutes les fois que l'opération peut faire courir au malade moins de dangers que l'affection abandonnée à elle-même, ou lorsque, sans être grave, elle offre l'espoir d'une guérison plus prompte par l'opération que par tout autre traitement. Cette règle est simple ; mais elle rencontre plus d'une difficulté dans l'application par l'embarras qu'éprouve souvent l'opérateur à trouver des éléments de diagnostic suffisants pour être sûr du résultat. Toutefois il est des maladies, comme celles que nous venons de citer plus haut, qui doivent faire disparaître toute hésitation : l'expérience a appris que la guérison n'en peut avoir lieu, avec les seules ressources de la nature, qu'au bout d'un temps très-long, et tout indique alors d'opérer pour ne pas prolonger, par une temporisation non raisonnée ou des palliatifs inutiles, les souffrances de l'animal. Il y a même certaines affections, celles du pied par exemple, qu'il est toujours avantageux d'opérer promptement ; de là parfois dépend tout le succès ultérieur de l'opération : succès que l'on compromet en laissant se continuer trop longtemps l'influence irritante et désorganisatrice que la présence des parties malades exerce toujours sur les tissus sains du voisinage.

3° Contre-indications des opérations. — Les unes tiennent à la question économique, qu'il importe de ne jamais perdre de vue dans la pratique vétérinaire ; les autres dépendent des circonstances physiques au milieu desquelles les animaux vivent, et d'autres, enfin, tiennent à l'état même des sujets : autant de points à prendre en considération avant d'entreprendre une opération quelle qu'elle soit.

I. Le *côté économique* est le premier à envisager. Les animaux sont avant tout des machines productives, et il n'est pas toujours possible de ne voir dans la guérison de leurs maladies que le soulagement de leurs maux. Autant qu'il se peut cependant, il est du devoir du vétérinaire de ne jamais abandonner ce point de vue d'humanité qui doit guider les actions de l'homme envers toute créature souffrante ; et, dans l'exercice de son art, tous ses soins tendront à concilier ce double but : le soulagement des animaux malades et l'intérêt des propriétaires.

Mais en ne considérant que la question économique, on comprend que la pratique des opérations doit se soumettre souvent plutôt aux lois de la nécessité qu'à celles de la chirurgie. Quand il existe une lésion traumatique légère qui n'empêche pas l'animal de travailler, et dont la guérison pourrait être rapidement obtenue par une opération, dans bien des cas, on ne fait pas cette opération s'il doit en résulter une privation temporaire de travail que l'emploi des seuls palliatifs ne nécessite pas ; même au risque de prolonger la durée de la maladie, il convient alors de s'abstenir.

Quand une opération ne doit pas produire une guérison complète, ou du moins mettre le sujet en état de rendre encore des services, elle ne doit pas être tentée; il en sera de même si l'on prévoit une dépréciation considérable de l'animal ou une guérison longue, des frais d'entretien et de traitements considérables qui, joints à la privation du travail, peuvent former une dépense totale surpassant la valeur de l'animal. Alors on sacrifie le malade, ou, par des moyens palliatifs, on aide à le soutenir pour en tirer quelques derniers services.

Des contre-indications analogues se présentent dans les opérations dites de convenance, par lesquelles on cherche à donner un embellissement facultatif à l'animal, ou à le rendre plus docile, ou à lui donner une plus grande faculté d'engraissement; dans ce cas, il faut qu'il vaille au moins la peine qu'on fasse l'opération, tout aussi bien que s'il s'agissait de le guérir d'une maladie.

II. Parmi les *circonstances extérieures* au sujet qui peuvent fournir des contre-indications, il faut surtout considérer l'état météorologique de l'atmosphère, laquelle, suivant qu'elle est froide ou chaude, sèche ou humide, peut exercer, sur le résultat des opérations, des influences diverses que nous indiquerons plus loin, et qui doivent être appréciées par l'opérateur dans la décision qu'il doit prendre. Cependant, pour ce qui nous concerne ici, l'état purement météorologique de l'atmosphère a peu d'importance; il ne peut que modifier l'instant favorable de l'opération, la faire avancer ou reculer, mais non la suspendre tout-à-fait, sinon dans des cas excessivement rares. Voici un de ces cas: Un ulcère de la fourchette (crapaud) se développe dans une saison peu favorable, pendant un temps froid et humide; si l'on opère de suite, il y a lieu de craindre que, vu l'état défavorable de l'atmosphère, les moyens les plus rationnels et les plus efficaces n'échouent contre cette affection; et si, au contraire, on attend, la maladie peut faire assez de progrès pour devenir désormais tout-à-fait incurable. Alors évidemment la situation du chirurgien se complique, et, dans un cas pareil, l'ajournement de l'opération est de rigueur; insuccès pour insuccès, le vétérinaire doit songer au moins à mettre sa réputation à couvert, et n'entreprendre un traitement très-incertain que sur les instances du propriétaire, et après avoir fait part à celui-ci de toutes ses craintes.

Cette prudence devient encore plus nécessaire si l'on a quelque doute sur l'état de salubrité de l'atmosphère; car, lorsque cette salubrité est altérée, elle peut produire des effets tels sur les lésions traumatiques et même sur l'ensemble de l'organisme des animaux, opérés, qu'il y a une nécessité de plus de s'abstenir d'opérer dans des cas semblables toutes les fois qu'on n'y est pas obligé par l'urgence déclarée du mal.

Tous les jours, les chirurgiens de l'homme élèvent des plaintes contre la *fièvre des hôpitaux*, cette cause de tant de résultats funestes à la suite des opérations. En chirurgie vétérinaire, on n'a pas le même motif de complications, si ce n'est dans certaines écuries-infirmeries où le pavé, n'ayant pas été changé depuis longtemps, recèle des matières en putréfaction. Mais on est exposé à des dangers analogues dans certaines localités ayant dans leur voisinage des foyers d'exhalaisons insalubres, des marais incomplètement desséchés, laissant échapper des effluves paludéennes, ou bien lorsqu'il règne dans la contrée quelque épizootie ou enzootie sur le bétail. On a remarqué que dans ces conditions les lésions traumatiques prennent un caractère pernicieux ; la suppuration est lente à se manifester, donne des produits de mauvaise nature. Si l'on place des sétons, ils deviennent le siége d'engorgements qui prennent un caractère gangréneux, etc. Dans des cas semblables, le vétérinaire encore s'abstiendra soigneusement d'opérer pour ne pas provoquer des complications inévitables et assumer sur lui une responsabilité compromettante.

III. Quant aux conditions dépendant de *l'état particulier du sujet* qui peuvent fournir des contre-indications, elles tiennent à plusieurs circonstances telles que : l'âge du sujet, sa constitution, son tempérament, son état d'embonpoint ou de maigreur, d'irritabilité ou d'apathie, de santé ou de maladie, de pléthore ou de débilité. Ces différents états physiologiques exercent chacun une influence particulière qui décident du plus ou moins d'opportunité de certaines opérations.

L'influence de l'âge est la première à considérer, et elle peut se résumer en disant que les extrêmes de la vie contre-indiquent presque toutes les opérations d'une certaine gravité ; car le peu de puissance de l'organisme, à ces époques, les lui rendrait plus difficiles à supporter : les grandes douleurs, les évacuations sanguines abondantes sont également nuisibles aux animaux très-jeunes et aux animaux très-vieux ; et chez ces derniers surtout, si l'affection qu'on se propose de guérir cesse de faire des progrès, il y a tout avantage à ajourner indéfiniment l'opération. Chez eux, la cicatrisation s'opère plus lentement, produit un épuisement plus considérable, quoique l'inflammation soit moins vive, à cause de la diminution de la vitalité, et finalement l'opération peut entraîner une perte de travail plus grande que ne le faisait l'affection primitive. L'abstention alors est de toute rigueur.

Les autres conditions, propres au sujet, que nous avons énumérées n'exercent pas une influence moins prononcée sur le résultat des opérations. Chez un animal fort, sanguin, en bonne santé, les inflammations traumatiques s'activent davantage, peuvent devenir générales, et déterminer plus facilement la fièvre, les convulsions, le tétanos; et si un tel état ne contre-indique pas une opération, il met au moins dans la nécessité de redoubler de précaution pour ne pas avoir à en redouter les suites. Les sujets qui joignent à ces dispositions une grande irritabilité nerveuse ou un état pléthorique plus ou moins prononcé, et qui sont, par conséquent, les plus exposés à ces suites fâcheuses, exigent plus de circonspection encore de la part du chirurgien qui ne se décidera qu'à la dernière extrémité à pratiquer des opérations un peu graves chez de tels animaux.

Les conditions opposées fournissent d'autres contre-indications, mais pour des motifs différents; ainsi, chez un animal faible, débile, épuisé par de longues souffrances, par des fatigues exagérées, ou par un défaut d'alimentation, les tissus manquent de l'activité vitale nécessaire pour produire la suppuration ou la réunion des parties divisées; alors la mortification commence, et la gangrène générale peut s'emparer des tissus lésés: d'un autre côté, si la suppuration s'établit, elle ne cesse plus et devient, pendant un temps plus ou moins prolongé, une véritable source de déperdition qui augmente encore l'épuisement et la maigreur du sujet. Outre cela, le sang, alors plus fluide, plus séreux, s'écoule à la moindre blessure, et les hémorrhagies deviennent difficiles à arrêter; ou, si c'est après la saignée, le thrombus se produit avec une plus grande facilité, etc. La plus vulgaire prudence prescrit alors au vétérinaire de s'abstenir d'opérer, à moins qu'il n'y soit obligé par un danger sérieux pouvant compromettre la vie même de l'animal.

Une opération peut encore être contre-indiquée par la situation de la partie malade: si, par exemple, on est au voisinage d'une cavité splanchnique et que la nature de l'opération oblige à pénétrer dans les tissus, il convient de réfléchir avant d'opérer: car on peut craindre une plaie pénétrante, non-seulement par le fait même de l'opération et de ses suites, mais aussi par les mouvements désordonnés auxquels l'animal peut se livrer. Près d'une articulation, il faut craindre les plaies articulaires, et se dispenser le plus possible d'opérer en ces régions.

Enfin, notons comme un autre motif de contre-indication l'existence de quelques-unes de ces prédispositions latentes à telle ou telle maladie du foie, du poumon ou de tout autre organe qu'une opération réveille et transforme en état morbide promptement mortel. Malheureusement, on ne peut pas toujours connaître ces prédispositions, et les accidents qui en sont la suite sont ordinairement, par cela même, en dehors de toute prévision.

§ 2. — Choix du moment. Temps d'élection et temps de nécessité.

L'opérateur peut quelquefois choisir, pour pratiquer une opération, le moment qui lui paraît le mieux convenir; l'avancer ou le retarder de manière à se trouver dans des conditions plus favorables, soit pour sa propre commodité, soit pour mieux assurer le succès de l'opération : il y a alors *temps d'élection.*

Mais ce choix du temps ne se peut faire que pour des opérations susceptibles d'être ajournées sans danger; il n'est pas possible pour certaines opérations qui ne peuvent être remises et doivent être faites immédiatement : ainsi pour une hémorrhagie, une hernie étranglée, une replétion de la vessie, l'introduction d'un corps étranger dans les voies aériennes, etc., il n'y a pas à choisir un moment plus ou moins favorable; il faut opérer de suite; le temps est alors *de nécessité*, et l'opération est *d'urgence.*

Quant aux opérations qui peuvent être remises, l'élection du moment dépendra en même temps de la nature du mal, de l'état du sujet ou des circonstances extérieures. Quelques opérations ne peuvent être pratiquées que lorsque la maladie a déjà parcouru une certaine période de son développement et est arrivée à un état déterminé : la ponction d'un abcès, par exemple, ne doit se faire que lorsque la collection purulente est parfaitement localisée; pour opérer sur une plaie contuse, il convient d'attendre que les premiers accidents inflammatoires soient passés. Quelquefois il faut attendre pour laisser au mal le temps de se dessiner, ou pour toute autre cause que la sagacité du praticien apprécie. Disons cependant qu'en général, il ne faut pas trop abuser de la temporisation; une opération grave a d'autant moins de chances de succès que le mal a fait plus de progrès, que les tissus sont plus désorganisés et ont moins de puissance, par conséquent, pour revenir à leur état primitif. C'est ce qu'on observe souvent après les opérations de pied lorsqu'on tarde trop à les faire.

En ce qui concerne l'état du sujet, les considérations que nous avons présentées plus haut sur les contre-indications s'appliquent ici. Les contre-indications que le temps ou des soins peuvent faire disparaître, comme le trop jeune âge du sujet, son état de maladie ou de faiblesse, deviennent alors des motifs pour retarder les opérations qui peuvent être remises, comme le sont la plupart de celles qu'on pratique par simple utilité ou convenance jusqu'au moment où l'animal est en état de les supporter.

Relativement aux circonstances extérieures, le choix du moment favorable a son importance. Ainsi, l'état de l'atmosphère exerce, sur les animaux opérés, une influence qu'il n'est pas possible de nier, et qui peut avoir des conséquences assez graves sur le résultat de l'opération, pour obliger souvent le vétérinaire à l'avancer ou à la retarder, afin de se mettre à l'abri de cette influence.

Un temps chaud et sec, qui hâte la circulation du sang, active toutes les fonctions, est toujours favorable à la cicatrisation des plaies, et doit par conséquent être choisi de préférence à tout autre lorsqu'on a le loisir d'attendre un moment propice pour opérer. L'humidité de l'atmosphère relâche les tissus et diminue la puissance de résistance de l'économie, surtout si elle se joint au froid; combinée avec une température élevée, elle favorise la putréfaction du pus et des autres matières excrétées à la surface des plaies, et peut contribuer ainsi au développement des gangrènes locales. C'est pour ces diverses raisons qu'il est toujours contre-indiqué de pratiquer la castration, et surtout la clavélisation, à ces époques de température extrême. De plus, pendant les grandes chaleurs, les animaux contrariés par les mouches s'agitent, se tourmentent, irritent les plaies, dérangent les pansements, et finalement entravent le succès de l'opération. Dans certains cas, la pureté de l'atmosphère n'est pas seulement utile pour assurer la guérison des lésions produites par l'instrument tranchant, mais elle est encore nécessaire pour que l'opération elle-même soit faite convenablement; c'est, par exemple, ce qui arrive pour l'application du feu, qu'on ne peut faire convenablement que dans une atmosphère sèche et tranquille.

Maintenant, on le comprend, ces états différents de l'atmosphère peuvent dépendre du climat, de la saison où l'on est, des influences météorologiques qui se modifient chaque jour; dans ces cas divers, les résultats sont les mêmes. Dans le Midi, les cicatrisations, les réunions des plaies par première intention sont beaucoup plus faciles que dans le Nord; mais il n'y a rien à faire au climat, il faut le prendre comme il est. Quant à la saison, on a coutume de dire qu'il faut éviter celles où se produisent les extrêmes de température, et choisir de préférence le printemps ou le commencement de l'automne; car on se met ainsi à l'abri des grands froids et des grandes chaleurs, dont nous venons de signaler les inconvénients. Si enfin on se trouve en un temps pluvieux, à moins que le cas ne soit tellement pressant que tout délai puisse devenir fatal, il y a avantage à attendre, pour opérer, que la sécheresse de l'atmosphère soit revenue. Même observation pour l'insalubrité de l'atmosphère. Si cet état est temporaire, s'il tient à quelque épizootie régnante, il faut en attendre la fin; si cela tient à ce que la localité est généralement malsaine, on conduit l'animal dans un lieu suffisamment éloigné pour éviter les accidents graves qui pourraient survenir après les opérations.

L'heure de la journée est encore à considérer dans le choix du moment favorable, et, sous ce rapport, le matin est indiqué, pour plusieurs raisons, comme l'heure la plus convenable. Les animaux peuvent d'abord plus facilement être laissés à jeun; puis, à ce moment, ils sont encore sous l'influence calmante du repos de la nuit. D'un autre côté, s'il survient des accidents après l'opération, s'il est nécessaire de surveiller le pansement, si ce pansement doit être promptement renouvelé ou s'il se dérange, on a une journée tout entière pour veiller à tout cela. Dans certaines opérations douloureuses, il survient quelquefois chez les chevaux de nature irritable, et quelques heures après l'opération, une fièvre violente de réaction; alors la saignée, les cataplasmes émollients, les lavements et tous les soins usités en pareil cas ne seraient qu'imparfaitement donnés si on était obligé d'agir pendant la nuit. Pour tous ces motifs donc, le matin est préférable, et il ne faut se départir de cette règle que dans les temps très-froids, susceptibles de produire des refroidissements chez des animaux qu'une opération a pu mettre en sueur; alors il vaut mieux retarder un peu le moment de l'opération jusqu'à une heure de la journée où la température soit plus douce.

§ 3. — Choix du lieu. Lieu d'élection, lieu de nécessité.

Une opération ne se fait pas indifféremment sur un point quelconque du corps; ce point est toujours déterminé d'une façon ou d'une autre. Quelquefois c'est la science qui indique, suivant les données de l'anatomie, le lieu de l'opération; c'est alors le *lieu d'élection*. D'autres fois le théâtre de l'opération est marqué par l'accident ou par la maladie même qui réclame cette opération; il y a dans ce cas *lieu de nécessité*.

Cette distinction, admise par l'ancienne chirurgie, n'est pas si rigoureuse qu'elle le paraît d'abord; un lieu d'élection est toujours choisi pour quelque chose qui en fait un lieu de nécessité. Aussi, comme le dit M. Vidal (de Cassis), il n'y a pas de lieu d'élection réel; il y a un lieu classique, un endroit où la science dit d'opérer, et l'on n'a pas à choisir. Ce lieu est donc autant de nécessité que celui qui est indiqué par le siége du mal.

§ 4. — Choix du procédé convenable.

C'est là un point important de la pratique des opérations, qu'il faut faire précéder, bien entendu, de la connaissance aussi exacte que possible du diagnostic de la maladie, si l'on ne veut pas agir à l'aventure, ou être obligé, au milieu d'une opération, de s'arrêter pour réfléchir à ce qu'on peut avoir à faire.

L'application de ce précepte n'est prescrite toutefois que dans la limite du possible. Sans doute, il est indispensable de se bien fixer d'avance sur tous les détails de l'opération qu'on doit pratiquer, de bien déterminer l'étendue des lésions qu'on doit faire, afin d'être sûr d'aller jusqu'au bout, et de ne pas laisser une opération inachevée. Mais dire, avec Dupuytren, que « l'homme de l'art doit se représenter toutes les dispositions qu'il est possible qu'il rencontre, tous les accidents qui peuvent troubler l'opération, arrêter la conduite qu'il tiendra relativement à chacun d'eux;.. que l'opération une fois entreprise, toutes les incertitudes, toutes les réflexions doivent cesser; que le chirurgien, tout entier à l'opération, ne doit plus être arrêté par aucun obstacle, et avoir tout prévu, tout calculé, tout arrêté, et que s'il est surpris, troublé, il manque des qualités qui constituent l'opérateur de premier ordre,... [1] » c'est peut-être un peu absolu et exiger l'impossible.

Malgré toute l'attention voulue, on ne sait pas toujours au juste ce qu'on fera quand on pénètre avec l'instrument au fond d'une lésion profonde, car on n'est pas toujours d'avance bien fixé sur ce que l'on peut rencontrer, et il faut tenir compte de l'imprévu qui déroute plus d'une fois les plans d'opérations les mieux combinés. La grande habileté même se décèle surtout dans ces cas imprévus, où le génie de l'opérateur supplée à la science en défaut.

Tout cela ne veut pas dire qu'il ne faille rien calculer d'avance; il faut, au contraire, prévoir le plus de cas possible, et puis encore laisser l'esprit en garde contre tout ce qui peut survenir. Le précepte de ne jamais commencer une opération sans être sûr de pouvoir achever est essentiellement juste, mais il ne signifie pas qu'il faille invariablement terminer une opération commencée, quoique Dupuytren ait dit encore que ce soit une circonstance honteuse que d'abandonner une opération non achevée, déclaration qui ne peut évidemment s'appliquer que dans le cas où une opération resterait inachevée par le fait de la pusillanimité ou de l'ignorance de l'opérateur; car il peut se présenter plus d'une circonstance où il y a avantage à ajourner la fin d'une opération et à y revenir à plusieurs reprises, à des intervalles plus ou moins éloignés. Par exemple, quand la douleur produite est trop vive, et qu'on peut craindre les funestes résultats d'une dépense exagérée d'innervation, il est bon de s'arrêter, si l'on ne veut pas voir le malade succomber pendant l'opération; un moment de repos lui donne de nouvelles forces, et l'on continue avec plus de sûreté. Il faut également suspendre s'il survient une syncope, des convulsions; on remédie alors à cet état général, et on reprend ensuite la manœuvre opératoire.

Quelquefois ce n'est qu'après un premier temps de l'opération qu'on reconnaît le véritable état du mal et qu'on peut juger du plus ou moins de probabilités de la guérison; alors seulement le procédé à suivre se décide. Ce n'est pas tout que d'être prompt, rapide ou brillant; avant tout, il y a une guérison à obtenir, et c'est cela qu'il faut principalement avoir en vue quand on choisit un procédé opératoire.

En résumé, avant d'opérer, il faut songer attentivement à ce que

___
[1] SABATIER. *Médecine opératoire*, t. I. Prolégomènes

l'on doit faire, s'assurer de nouveau du diagnostic, de l'étendue du mal, de la nature et du nombre des parties à retrancher, faire l'opération en idée avant de l'exécuter mécaniquement, et tout cela en un coup-d'œil sûr et rapide ; on peut alors se mettre à l'œuvre et agir avec cette promptitude sagace qui échappe aux difficultés, abrége le temps et épargne des douleurs au patient. Puis, pendant que les mains agissent, l'esprit du chirurgien, tout entier à l'opération, surveille l'état des choses, saisit les particularités qui lui tracent véritablement sa marche, et il achève ainsi sans trouble et sans préoccupation.

§ 5. — Préparation des objets nécessaires à l'opération.

Ce soin est de stricte nécessité : son observation scrupuleuse dénote chez l'opérateur la prévoyance et l'habileté, et l'on ne saurait trop le recommander aux praticiens qui débutent. Rien, en effet, ne peut donner une plus mauvaise opinion d'un opérateur que de le voir, pendant une opération, dans l'obligation de s'arrêter pour chercher un instrument qui lui manque, pour aller préparer un pansement, ou pour tout autre motif analogue dépendant exclusivement de sa négligence.

Différents instruments sont employés pour la pratique des opérations ; mais, de tous, le plus simple et le plus utile, c'est la main, qui sert à double titre à l'opérateur :

1o Comme *agent sensible*, pour reconnaître l'état des parties, la situation, la profondeur des plaies, la nature, la consistance des matières renfermées dans certaines cavités, etc. Sous ce rapport, la main joue en chirurgie un rôle de la plus haute importance, sur lequel nous reviendrons bientôt en étudiant le toucher comme moyen de diagnostic chirurgical.

2o Comme *agent actif*, quand elle exécute elle-même les manœuvres opératoires, — soit pour provoquer certains symptômes, par exemple, pour reconnaître la flexibilité des reins par le pincement de cette région, la matité ou la sonorité des cavités par la percussion ; — soit pour obtenir un résultat thérapeutique, comme dans la réduction des hernies, des fractures, des luxations ; dans l'accouchement laborieux, pour l'extraction de quelques corps étrangers, etc. Dans tous ces cas, il est de règle d'employer la main seule, et de la préférer à tous les instruments, lorsqu'elle suffit

seule à remplir les indications. La facilité constante qu'elle a de
se prêter à toutes les inflexions des parties, pour apprécier tous
les changements de rapports, de consistance qui se passent dans
les tissus, lors des opérations, lui donne, en effet, une incontestable supériorité, supériorité qui se retrouve encore lorsque l'emploi
des instruments est nécessaire ; car alors elle peut seule leur servir
de guide dans la profondeur des lésions où le regard ne peut pas
pénétrer.

La main bien exercée a peu besoin d'être préparée ; il suffit de
l'avoir toujours propre et sèche lorsqu'on veut opérer, afin de
pouvoir tenir son instrument avec assurance. Quand on doit pénétrer dans une cavité, il faut se rogner les ongles, se recouvrir la
peau des mains et des bras d'un corps gras. Il y a d'autres précautions encore : elles seront indiquées en leur lieu.

Mais la main ne suffit pas toujours ; il faut souvent d'autres objets
plus ou moins nombreux qui servent dans les divers temps de
l'opération. La réunion de toutes ces pièces nécessaires à une opération forme l'*appareil*, composé de trois ordres d'objets :

1º Les instruments propres à l'opération ;

2º Les instruments accessoires, propres à remédier aux cas imprévus, aux hémorrhagies, comme fils, aiguilles, pinces à torsion ;
plus les ciseaux, les bistouris qui conviennent à toute opération ;

3º Enfin, les objets et matières de pansements : étoupe brute
et préparée, bande, toile, compresses, épingles, aiguilles diverses, etc., suivant les cas.

Tous ces objets doivent être, avant l'opération, soumis à l'examen
du chirurgien. Celui-ci doit, en premier lieu, s'assurer du bon état
des instruments, voir s'ils sont acérés et tranchants, et s'ils ne sont,
ni malpropres, ni rouillés, ni ébréchés, sous peine de faire une
opération fatigante, douloureuse, longue à guérir. Cela fait, l'opérateur fera bien de préparer lui-même l'appareil, et de disposer
d'abord tous les instruments sur un plateau ou dans un panier plat,
et dans l'ordre où ils doivent être successivement employés. Si un
aide est chargé de ce soin, l'opérateur ne devra pas se mettre à
l'œuvre sans avoir vérifié si tout a été arrangé convenablement.

Une précaution toujours bonne à prendre quand on doit faire
une opération un peu grave, c'est de mettre en double les instruments qui doivent le plus servir, au cas où il y en aurait quelques-uns ébréchés ou cassés pendant les manœuvres opératoires.

Les objets de pansements seront également rangés avec ordre dans un panier isolé, et prêts à être employés pendant l'opération ou immédiatement après, suivant qu'il sera nécessaire.

§ 6. — Position de l'animal, de l'opérateur et des aides.

La position à donner au malade varie suivant la gravité de l'opération. Mais, qu'il soit debout ou couché, fixé alors par l'un des procédés que nous avons examinés, ou bien, si c'est un petit quadrupède, tenu à terre ou sur une table, l'essentiel, dans tous les cas, c'est de s'assurer que l'animal est convenablement fixé, qu'il ne risque ni de se débarrasser de ses liens ni même de se déranger. L'opérateur, en un mot, prévoyant toutes les résistances du sujet, s'assurera qu'elles seront facilement vaincues; car, à cette condition seulement, il peut espérer de ne pas être interrompu dans son opération et de la terminer sans accidents.

Un point à considérer dans la position à donner au malade, c'est qu'elle doit être telle que la partie à opérer soit facilement éclairée par la lumière du jour qui, en toutes circonstances, vaut mieux que la lumière artificielle, celle-ci dénaturant toujours beaucoup la véritable couleur des tissus. Si toutefois elle est nécessaire, on se sert de bougies; il en faut alors plusieurs pour éclairer dans tous les sens et éviter les reflets et les ombres.

L'opérateur se placera de façon à ne pas se gêner lui-même et ne pas masquer le jour. Mais, tout en observant cette règle générale, il peut se placer de bien des manières; car sa position change à chaque opération : il peut être debout, agenouillé, penché, courbé sur lui-même d'un côté ou de l'autre. Toutes ces positions ne sont pas également favorables: la plus commode pour l'opérateur est celle qu'il prend quand l'animal est couché à terre; alors l'opérateur a toute la liberté de ses mouvements, et de plus il est à l'abri des ruades et des autres moyens de défense de l'animal. En résumé, le vétérinaire qui veut faire une opération avec soin doit, avant toute chose, chercher la position la plus naturelle pour l'action de ses mains; s'il se place d'une mauvaise manière, s'il est gêné, embarrassé dans ses mouvements, il opère avec maladresse, aussi vite que possible, afin de se débarrasser d'une position gênante, et son opération est imparfaitement exécutée. A ce propos, faisons observer qu'il est remarquable que les commençants dans l'exercice des opérations, ont tous la même tendance à choisir des positions mauvaises et gênantes plutôt qu'une bonne qui leur serait tout aussi facile à prendre. Pourquoi cela ?

Le choix des aides est d'une extrême importance, et malheureusement le vétérinaire, dans les campagnes, n'a pas toujours la possibilité de faire ce choix convenablement. Autant qu'il le pourra, toutefois, il prendra des aides adroits, intelligents et soigneux, pour n'avoir pas à leur commander constamment ce qu'ils ont à faire. Dans une opération d'une certaine gravité, il doit essentiellement se préoccuper de ce choix des aides, pouvant avoir alors des fonctions importantes à confier à un ou à plusieurs d'entre eux.

Ayant ses aides, il fixe les attributions, la position de chacun; à celui qui a la plus grande force physique, il confie le soin d'assujétir, de maintenir les animaux, d'empêcher les mouvements de la partie où doit être pratiquée l'opération; le plus adroit tient les instruments, les présente au fur et à mesure qu'ils sont nécessaires, concourt parfois à la manœuvre opératoire, et ainsi des autres. Le maréchal du lieu est toujours choisi par le vétérinaire pour ce dernier office; l'habitude qu'il en a le rend, en effet, presque seul, dans les campagnes, capable de le remplir convenablement. Les garçons d'écurie, les valets de ferme, qui sont les aides les plus ordinairement à la disposition du vétérinaire, ont les autres rôles, indiqués à chacun, suivant ses forces ou son aptitude.

Le nombre de ces aides varie nécessairement selon que l'animal est debout ou couché; mais, en tous cas, il en faut toujours un qui tienne la tête, lequel doit être, pour cela, en même temps fort et adroit. Le nombre des autres est indiqué par les circonstances.

§ 7. — Préparation du sujet.

Dans ce paragraphe, il faut comprendre les préparations morales et les préparations physiques.

1° Préparation morale. — Ce genre de préparation, qui joue un si grand rôle dans l'exercice de la chirurgie humaine, n'a qu'une importance fort secondaire en chirurgie vétérinaire. Les animaux n'ont pas le sentiment de ce qu'on va leur faire, et il n'y a pas chez eux à combattre cette influence morale qui exerce dans l'homme une action si marquée sur le résultat des opérations.

La seule chose qu'on puisse faire chez les animaux, c'est d'éloigner d'eux toutes les causes d'irritation susceptibles de produire des mouvements intempestifs gênants pour l'opérateur, et capables, en même temps, de concourir à augmenter la réaction fébrile par l'excitation produite. C'est ainsi qu'il convient d'éloigner de soi, au moment de faire une opération, tous les curieux, les assistants inutiles, ou tout au moins de leur imposer silence, et de leur enjoindre de s'abstenir de mouvements, d'actes quelconques susceptibles d'effrayer inutilement l'animal. Dans quelques cas particuliers, on peut offrir aux animaux une sorte de consolation morale qui les aide à se tenir tranquilles, en plaçant près d'eux des objets, des personnes qu'ils sont habitués à voir ; ainsi, on laisse son poulain à une jument ; à côté d'une bête de travail, bœuf ou cheval, qui fait partie d'un couple appareillé, on place le compagnon qu'il n'a pas l'habitude de quitter. Certains animaux ne peuvent être maintenus que par l'homme habituellement chargé de les soigner : cet homme sera toujours présent quand on pratiquera une opération sur ces animaux, surtout s'il ne s'agit que d'une opération légère qui n'exige pas l'emploi de moyens violents de contention, etc.

2° Préparation physique. — Cette préparation peut s'adresser à tout l'organisme sur lequel on veut atténuer d'avance les effets généraux de la réaction fébrile, ou bien elle ne s'applique qu'à la partie malade. Dans le premier cas, la préparation est dite *générale*, et *locale* dans le second.

I. *Préparation physique générale.* — Elle avait une extrême importance dans l'ancienne chirurgie, quand la crainte de la fièvre traumatique exerçait un empire absolu sur les idées. Alors l'on ne se serait pas hasardé à entreprendre une opération d'une certaine gravité, sans avoir au préalable produit une débilitation suffisante pour se garantir des dangers redoutés. On est beaucoup revenu aujourd'hui de ces craintes, et, quoiqu'il y ait souvent d'utiles précautions à prendre, il est très-possible, comme le dit H. d'Arboval, que, dans beaucoup de cas, en n'en prenant aucune, les choses n'en aillent pas plus mal. C'est souvent même le contraire ; car, nous avons déjà eu occasion de le dire, la faiblesse, la débilité des sujets, loin d'être avantageuses à la guérison des plaies, y forment obstacle ; l'organisme alors n'a plus la même force pour réagir contre le désordre, la décomposition des tissus lésés, et le mal local s'aggrave et se prolonge d'autant. Cette fièvre de réaction, si redoutée, est précisément la manifestation favorable d'un redoublement de force que

alors que la nécessité d'employer constamment la méthode agissante envers les lésions chirurgicales ne créerait pas, pour le diagnostic de ces maladies, une responsabilité infiniment plus lourde que celle tombant sur le diagnostic des maladies internes qui ne sont presque jamais traitées que par les méthodes palliative ou expectante, et sur la nature desquelles, par conséquent, il importe souvent fort peu, comme résultat pratique, d'avoir une véritable certitude.

§ 2. — Moyens d'exercer le diagnostic chirurgical.

Tous les sens doivent venir en aide au chirurgien pour assurer son diagnostic; ils se prêtent mutuellement secours, se complètent l'un par l'autre; mais il faut pour cela qu'ils aient été judicieusement et longtemps exercés; ils sont insuffisants quand un usage répété n'a pas développé leur puissance. S'il est possible, il convient de les employer tous à la fois pour diminuer les chances d'erreurs, parce qu'ils peuvent alors se corriger réciproquement. Ces erreurs, il est vrai, ne sont pas toujours évitées, lors même que tous les sens sont mis à contribution; mais on tombe alors dans l'exception, que l'habitude et l'expérience peuvent seules dégager de l'incertitude. En aucun cas, toutefois, les sens ne sauraient agir isolément : le raisonnement et le jugement doivent leur venir en aide pour en éclairer l'application combinée; ce sont des instruments qui ne peuvent être utilisés, aussi parfaits qu'on les suppose, qu'autant qu'une direction éclairée les fait concourir à la fois à une détermination unique.

1° De la vue. — La *vue* permet d'abord de juger les défauts de conformation; elle est d'autant plus efficace que l'on a une connaissance préalable plus parfaite de l'anatomie et de la forme exacte des régions. On peut reconnaître ainsi les déviations des lignes naturelles, les dépressions ou saillies, les défauts de symétrie dans les parties. etc.; et ainsi se décèlent souvent les fractures, les luxations, les tumeurs avec leurs formes diverses, etc. Dans tous ces cas, si les déformations sont peu apparentes, on peut aider le travail d'appréciation de l'œil par la mensuration qui facilite la précision du diagnostic, quand, par exemple, les rayons des membres ont une longueur moindre que dans l'état normal, quand un abcès profond produit une tumeur diffuse qui n'apparaît pas au premier coup-d'œil et dans d'autres cas analogues. Tous les instruments ordinaires de mensuration peuvent être alors employés avec avantage.

Les modifications de coloration sont encore appréciées par la vue; une plaie rouge et humide indique un état local et général satisfaisant; c'est le contraire si la surface traumatique se couvre d'une couche sèche grisâtre, indice de désorganisation. On trouve encore des signes dans la couleur du sang, noire ou rutilante à l'état normal, et prenant une teinte verte dans le sang d'inflammation. La couleur du sang qui s'écoule montre quelle espèce de vaisseau a été blessé, comme la direction et la rapidité du jet en indiquent la position et le volume. La vue encore, faisant reconnaître la mobilité des parties, aide au diagnostic de certains cas pathologiques, décelés par des mouvements anormaux plus ou moins prononcés: tels sont les luxations, les fractures, quelques anévrysmes, etc.

C'est à l'aide de la vue, aidée d'une lumière vive, qu'on explore la bouche, les cavités nasales, les yeux, l'intérieur des oreilles. Pour l'exploration de la bouche, on se sert des diverses espèces de *speculum oris*, ou simplement des doigts quand on n'a à faire qu'un examen rapide des parties antérieures. Les speculums, vulgairement *pas-d'âne*, se composent le plus ordinairement de deux tiges fixées transversalement, à une certaine distance l'une de l'autre, à deux montants latéraux formés d'une seule lame recourbée et tenue par un manche inférieur et central. Ces tiges, garnies d'étoupes et entourées d'une enveloppe de cuir pour éviter le contact direct du fer sur les espaces interdentaires et les blessures de ces parties, sont immobiles dans le *speculum simple (fig. 28)*; elles sont mobiles, c'est-à-dire susceptibles de se rapprocher ou de s'écarter plus ou moins dans le *speculum à coulisse* de Fromage de Feugré, ou dans le *speculum à vis* de Rigot *(fig. 29)*. Ce dernier, aujourd'hui presque seul usité avec le speculum simple, a l'avantage quand il est en place, dans la bouche, de permettre toujours l'écartement des mâchoires à un degré convenable, et de pouvoir servir aux animaux

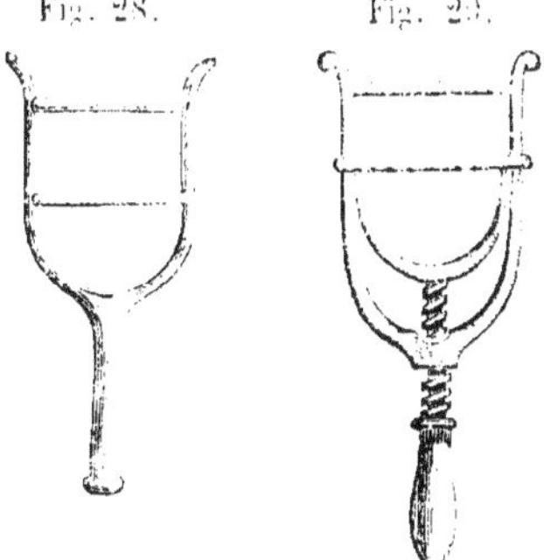

de toute taille. Le speculum est plus particulièrement usité chez les grands quadrupèdes domestiques. Pour s'en servir, on l'enfonce entre les deux mâchoires, parallèlement à leur direction; puis, quand les deux tiges transversales occupent les espaces interdentaires, on ramène par un mouvement de bascule, le manche sous le menton, et les deux traverses se levant l'une sur l'autre, les mâchoires s'écartent.

Brogniez avait imaginé un autre instrument pour le même objet, et appelé par lui *bridon-speculum* (*fig.* 30); c'est, comme on voit, une

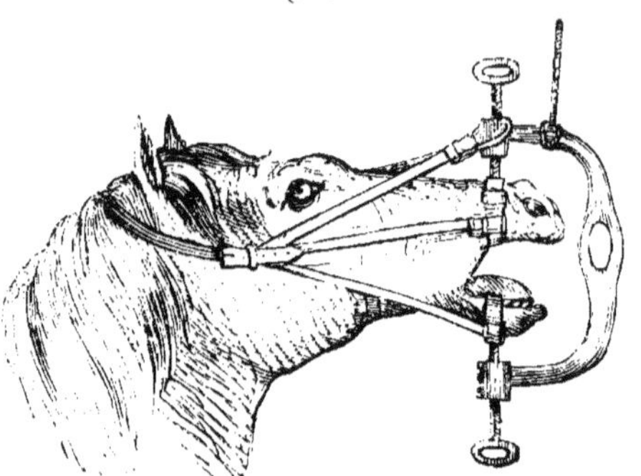

Fig. 30.

espèce de bride à triple montant, maintenant un appareil qui écarte les mâchoires par une double vis extérieure. Le défaut de cet instrument, c'est de s'éloigner un peu de la simplicité qui doit être la qualité première des objets qui entrent dans un arsenal de chirurgie vétérinaire.

Quand on n'a aucun de ces instruments à sa disposition, on peut les remplacer par un anneau de fer, par une petite planchette en forme de parallélogramme et percée d'une ouverture centrale, ou par tout autre instrument analogue qui puisse, en s'interposant entre les mâchoires, les tenir écartées, et permettre en même temps de voir au fond de la bouche.

Souvent on se sert seulement des doigts pour explorer la bouche des grands quadrupèdes; alors on commence, s'il s'agit du cheval, par saisir le bout du nez avec une main, puis de l'autre, passée dans l'intervalle des barres, on prend la totalité de la langue qu'on attire un peu au-dehors, en élevant l'index contre le palais; cela suffit pour tenir un instant la bouche ouverte. Si l'on doit explorer cette partie sur un bœuf, il faut d'abord faire soulever la tête par un aide placé contre l'encolure, et qui saisit le nez en introduisant le pouce et l'index dans les narines. Quand la tête est relevée, l'opérateur, pour explorer la bouche, se sert des deux mains, dont il introduit de chaque côté, en arrière des incisives, les deux premiers doigts, pour abaisser la mâchoire inférieure, et il maintient la bouche ouverte pendant tout le temps nécessaire à l'examen.

On ne fait pas habituellement usage du speculum chez les petits animaux. Les mains suffisent pour les petits ruminants ou les chiens qui ne se défendent pas : on prend une mâchoire dans chaque main et on les écarte l'une de l'autre, tout en ayant soin, quand on agit sur

un chien, de laisser les lèvres entre les dents et les doigts pour éviter
d'être mordu. Si le chien résiste trop, on peut mettre les ciseaux ou
tout autre corps résistant entre les rangées dentaires de l'un ou de
l'autre côté. Pour le porc, dont l'exploration de la bouche ne laisse
pas que de présenter quelques difficultés, on peut se servir, en manière de speculum, de l'instrument représenté ici (*fig.* 31), et que
nous avons trouvé

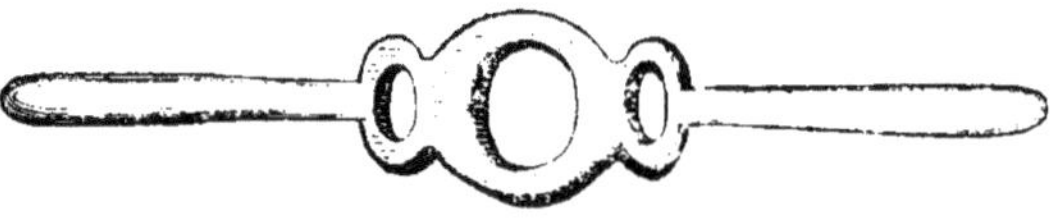
Fig. 31.

figuré dans Vi-
borg. Tenu à deux
mains, étant plus
ou moins enfoncé, il permet de donner aux mâchoires le degré
d'écartement que l'on désire. Mais plus habituellement, on se sert
pour cette opération du bâtonnet ou *bâillon*, qui sert aussi, comme
nous l'avons vu, de moyen de contrainte pour maintenir l'animal.
Pour s'en servir, quand on l'a placé entre les dents, en travers de
la bouche, on le fait basculer sur le chanfrein, ce qui met à découvert la langue et une partie du plancher inférieur de la bouche.

On n'a pas d'instrument pour l'examen particulier des cavités nasales. On se sert seulement des doigts que l'on fait agir de la manière
suivante : soit, par exemple, la narine droite du cheval à explorer : on saisit le bout du nez de la main droite, puis, de l'index
laissé libre, on soulève le plancher supérieur de l'ouverture nasale,
et avec le pouce on écarte la paroi externe, en même temps que la
main gauche, tenant le menton ou la langue, maintient la fixité de
la tête; l'opérateur alors peut explorer à son aise la plus grande
partie des cavités nasales. Pour les autres animaux domestiques,
il n'y a pas de manœuvres particulières : on tire parti des circonstances.

L'examen de l'œil doit se faire, autant que possible, sans y toucher; on se place en face ou de côté, suivant l'objet que l'on a à
voir. Ce n'est que quand il faut examiner le corps clignotant du
cheval qu'il est nécessaire d'employer la main; alors on se contente
d'appuyer le pouce sur la paupière inférieure et l'index au-dessus
du bord de la paupière supérieure, sous l'arcade osseuse surcilière,
en appuyant modérément jusqu'à ce que la troisième paupière recouvre le globe oculaire. On ne pratique pas, chez les animaux,
l'examen de l'œil à l'aide du speculum *oculi*, espèce d'anneau pouvant s'ouvrir et se fermer à volonté. Nous reparlerons de cet instrument, qui sert plutôt d'ailleurs à dilater les paupières qu'à faciliter

profondément une forte résistance, on a probablement un phlegmon à sa période de suppuration; ce qu'il est bon de reconnaître quand on ne peut pas s'aider de la fluctuation pour diagnostiquer un abcès.

La fluctuation elle-même, déterminée par le déplacement brusque et rapide d'un liquide qu'on ballote d'un doigt à l'autre, se reconnaît encore au toucher. On détermine ainsi la présence d'un liquide dans une cavité artificielle en imprimant à ce liquide, avec le doigt, un mouvement que la main ensuite ressent toute entière; de même l'on reconnaît de la sérosité dans l'abdomen, si, appliquant la paume de la main sur l'une des parois latérales de cette cavité, et percutant avec la pulpe des doigts de l'autre main la paroi opposée, on sent le liquide venir frapper la main demeurée immobile.

Par le toucher, on reconnaît un lipôme qui est doux parfois comme s'il était rempli de coton; on pressent un ramollissement des tissus à une sensation qui se rapproche de celle de l'œdème, mais ne conserve pas l'impression des doigts comme celui-ci; on s'assure de la présence d'une artère par la pulsation, comme on reconnaît une tumeur sanguine au mouvement d'expansion spontanée que l'on sent dans les doigts qui embrassent la tumeur; on juge de l'état du globe de l'œil dont on peut diagnostiquer l'atrophie s'il présente une mollesse indolente qui le fait céder sous le doigt comme une vessie incomplètement remplie. Enfin, par le sens du tact bien exercé on peut avoir mille indices précieux dont le chirurgien profite pour opérer avec assurance.

Mais, outre les objets apparents, on peut encore, par le toucher, reconnaître l'état des cavités naturelles où le sens de la vue ne peut pénétrer. On constate ainsi la laxité ou la rigidité des canaux, leur diamètre; on s'assure des altérations, des productions anormales, des corps étrangers qui peuvent s'y rencontrer; on constate encore ainsi la gestation.

Mais les doigts seuls, lorsqu'il s'agit de reconnaître l'état de parties situées profondément, sont le plus souvent insuffisants; c'est alors qu'il faut faire usage des sondes et des stylets, instruments qui servent surtout pour reconnaître la profondeur, la direction des plaies et des fistules, l'état des parties osseuses, la présence des corps étrangers.

II. Les *sondes* sont de plusieurs sortes; elles sont pleines, cannelées ou creuses. Toutes doivent être parfaitement lisses et employées dans le plus grand état de propreté.

Les *sondes pleines* sont ordinairement *boutonnées*, c'est-à-dire présentent un léger renflement à une de leurs extrémités : ce qui en rend l'introduction moins douloureuse, et préserve des fausses routes ; ce renflement ou bouton a de plus l'avantage de pouvoir servir à pousser de dedans en dehors les parties sur lesquelles on veut pratiquer une contre-ouverture. La sonde pleine est très-usitée en chirurgie vétérinaire ; on lui donne généralement la forme d'un S (*fig.* 32), d'où le nom habituel qu'elle porte de *sonde en S* : on la divise en deux parties réunies à vis pour qu'elle puisse se placer dans les trousses. L'œil ou chas qu'elle porte à son extrémité non boutonnée sert à introduire des mèches dans les cavités trau-matiques quand il y a lieu. La *sonde de plomb*, formée d'un simple fil de plomb plus ou moins gros, enroulé sur lui-même pour être plus facilement tenu dans la main, est d'un emploi également très-fréquent en chirurgie vétérinaire : sa flexibilité,

Fig. 32.   Fig. 33.

qui diminue beaucoup le danger de son intro-duction, la rend bien préférable à toute autre pour le sondage des plaies.

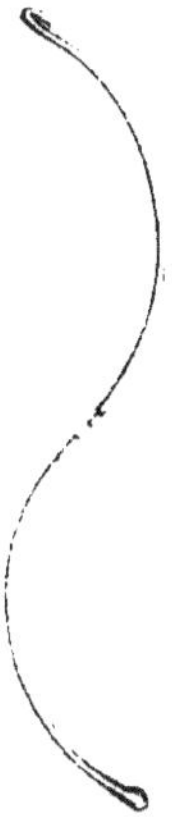

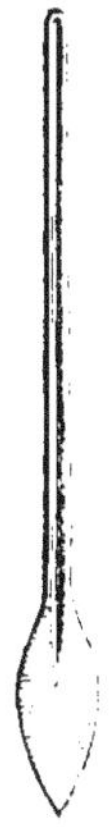

Les *sondes cannelées* sont droites ; d'un côté, presque cylindriques et unies, elles présentent de l'autre une cannelure ou gouttière qui va en diminuant depuis le talon jusqu'à la pointe où elle se termine en cul-de-sac. De plus, ces sondes portent un manche qui doit être assez étendu pour qu'on puisse le tenir à la main sans le faire vaciller pendant qu'on se sert de l'in-strument. La sonde ici représentée (*fig.* 33) est celle qu'emploient les vétérinaires ; son manche sert en même temps de spatule. L'usage spécial de ces sondes cannelées est de servir de conducteurs aux instruments tranchants quand le doigt ne peut les guider ; il est donc indispensable que la cannelure soit unie et sans la moindre inégalité.

Quant aux *sondes creuses*, que l'on fait en caoutchouc, en gutta-percha, en cuir bouilli, elles ont surtout pour usage de pénétrer dans les cavités naturelles et de faire évacuer les liquides qui s'y trouvent accumulés ; nous reviendrons en temps opportun sur leur emploi.

III. Les *stylets* sont des espèces de sondes plus minces que les sondes ordinaires ; ils ne sont ni boutonnés ni creux, et sont formés ordinairement de simples fils métalliques. La facilité de leur pénétration dans les tissus en-dehors des voies à explorer, d'où peuvent résulter des déchirements, des fausses routes, doit rendre très-réservé sur l'emploi de ces instruments.

Cette dernière recommandation est d'ailleurs générale pour ce qui concerne l'exercice du toucher, c'est-à-dire que, malgré tous les avantages que présente ce sens pour le diagnostic chirurgical, ce ne doit pas être une raison pour en pousser l'usage jusqu'à l'abus, jusqu'à aggraver, par des manœuvres intempestives, le mal que l'on veut constater. Cela est d'autant plus indispensable, que le toucher ne donne des indications un peu précises que lorsqu'il est exercé avec légèreté; des pressions trop fortes, outre qu'elles sont inutilement douloureuses, donnent des sensations plus obscures. Le toucher médiat, par lequel on cherche à reconnaître un corps dur à travers une certaine épaisseur de tissus, a surtout besoin de toutes ces précautions.

Mais c'est lorsqu'on emploie les instruments d'exploration qu'il faut le plus de prudence, et qu'il importe de ne pas s'obstiner à chercher la certitude quand même. La défense de sonder certaines plaies, telles que celles qui occupent le voisinage des articulations ou des grandes cavités du corps, est élémentaire, attendu qu'il serait tout-à-fait déraisonnable de risquer à la fois, et l'ouverture de ces cavités accidentelles, et la suspension, par l'irritation que produit toujours l'introduction d'un corps étranger dans une lésion traumatique, du travail réparateur de l'organisme. Un sondage mal fait peut quelquefois détruire toute chance de guérison.

Même observation pour ce qui concerne l'exploration des cavités naturelles : le pharynx, le rectum, l'utérus et le vagin, la vessie, etc. Dans ce cas, que l'on se serve de la main ou des instruments, il faut les enduire d'abord d'huile ou de graisse, puis agir avec mesure, calculer chaque mouvement, n'opérer ni déchirure, ni pincement, ni distension exagérée; ce que peuvent faire des instruments mal faits ou disproportionnés. Toutes ces précautions, si simples et si naturelles qu'elles paraissent d'abord, sont cependant assez souvent négligées pour que nous n'ayons pas cru devoir en omettre la recommandation.

3° De l'ouïe. — L'ouïe, dans plus d'une circonstance, offre un utile secours au chirurgien pour compléter les indications fournies par la vue et le toucher. Un grand nombre de phénomènes divers peuvent être appréciés par le sens de l'ouïe qui, bien exercé, est susceptible de devenir un élément précieux de la science du diagnostic, comme l'ont prouvé les travaux de Laennec sur les maladies de poitrine.

Parmi les phénomènes perçus par l'oreille, on peut citer la *crépitation*, quoique dans beaucoup de cas il semble plutôt que l'effet produit soit perçu par le toucher, ce qui arrive, par exemple, quand des fragments osseux se mettent en contact : il en résulte un frottement sec, âpre, rugueux, imprimant des secousses à la main, et, en général, facile à reconnaître. Si la fracture est comminutive, la crépitation produite par la pression du membre ressemble au bruit que feraient des noix remuées dans un sac. Quand on fait mouvoir une articulation dont le cartilage des surfaces de contact a été ulcéré ou usé, la crépitation, moins âpre, fait l'effet de deux morceaux de faïence frottés l'un contre l'autre. Les tumeurs qui se développent en dessous des lames osseuses des os de la tête font entendre, quand on les comprime, une crépitation analogue à celle produite par du parchemin sec; ce bruit n'est pas permanent : après plusieurs explorations, il peut disparaître par la rupture des lames osseuses ou la perte de leur élasticité. Cette crépitation aide à distinguer les tumeurs fibreuses sans gravité qui se développent parfois dans le tissu des os; on la perçoit aussi dans l'ostéosarcome.

Dans l'emphysème, la crépitation est caractéristique, facile à reconnaître, plus douce que la précédente; on a conseillé avec raison de toucher les animaux insufflés par les bouchers pour prendre une idée de cette crépitation. Une compression douce et uniforme augmente l'étendue dans laquelle on la constate; ce caractère lui est particulier.

L'oreille fait encore percevoir ce bruit de *glouglou* que l'on a signalé comme indice de l'entrée de l'air dans les veines, dans la cavité abdominale après la castration à testicules découverts, dans l'appareil respiratoire et dans l'intestin par les plaies qui peuvent se produire sur ces organes, etc.; le *gargouillement* qui a lieu quand, dans une tumeur, existent des gaz ou un liquide; le *susurrus*, bruissement particulier propre à certains anévrysmes, aux tumeurs érectiles, à certaines tumeurs encéphaloïdes très-vasculaires, etc., et une foule d'autres bruits nuancés de mille manières, résultant du contact des stylets, sondes et autres instruments explorateurs, avec les os plus ou moins dénudés, avec les calculs, les corps étrangers libres ou enkystés qu'ils peuvent rencontrer dans les tissus ou dans les cavités naturelles.

Il existe encore le bruit de *frottement* qui indique le début de l'inflammation des séreuses, et qu'on peut aussi reconnaître dans les gaînes tendineuses souffrant d'une irritation; le bruit de *gargouillement* qui aide au diagnostic des hernies; les bruits divers perçus à l'aide de la *percussion* et de l'*auscultation* dans les maladies de poitrine; le *sifflement* particulier au cornage, etc. Ce sont là autant de phénomènes remarquables dont il n'entre pas dans notre sujet de faire l'étude particulière, mais que nous avons dû citer pour montrer l'importance de l'ouïe pour le diagnostic de beaucoup de maladies chirurgicales, et les avantages que le chirurgien peut retirer de son exercice bien dirigé.

4° De l'odorat. — Ce sens a des attributions assez limitées dans le diagnostic chirurgical; il sert surtout à reconnaître la gangrène, la carie, et, sous ce rapport, il prend de l'importance dans des cas où, par une circonstance quelconque, l'état de la lésion traumatique serait dérobé à la vue. Les cancers ulcérés ont aussi leur odeur particulière; mais cette odeur, comme celle de la gangrène, est tout-à-fait *sui generis*, et ni l'une ni l'autre ne peuvent être définies ni comparées à une odeur connue. On ne peut les apprécier que par l'habitude; il faut les avoir senties pour les reconnaître.

L'odeur des liquides qui s'écoulent de certaines plaies ou fistules peut aider à déterminer le siége du mal; ainsi, les perforations de l'appareil urinaire se caractérisent par l'odeur urineuse; celles de l'intestin, dans les plaies abdominales, par l'odeur stercorale; l'odeur fétide de la bouche décèle les abcès qui se développent assez souvent sous la langue, et quand cette odeur ressemble à celle de gangrène ou de carie osseuse, on peut supposer une altération dans une ou dans plusieurs dents. La suppuration des os ou la fonte des tubercules de ce tissu a aussi son odeur propre; Dupuytren l'a comparée à celle des eaux de macération. Chez le cheval, la suppuration des tissus du pied, le farcin qui a envahi une certaine partie du corps, se caractérisent aussi par une odeur *sui generis* forte et pénétrante qu'on n'oublie pas facilement. En somme, l'odorat est un sens utile dont, plus d'une fois, le chirurgien se trouvera bien de ne pas dédaigner l'emploi pour l'éclaircissement du diagnostic.

5° Du goût. — Il n'en est pas de même du goût auquel le

chirurgien n'a jamais recours. Et quoique Vasalva ait goûté de la gangrène qu'il a trouvée d'une grande âcreté, nous ne sachons pas que des cas se soient présentés où ce sens n'ait pu être avantageusement remplacé par la vue ou l'odorat. Aussi ne doit-il pas nous occuper plus longtemps.

6° Du raisonnement joint à l'application des sens. — Les sens les plus parfaits seraient impuissants sans le travail d'esprit qui, s'exerçant sur l'ensemble des faits obtenus, en déduit le véritable diagnostic. C'est par la comparaison, par l'analogie que l'on augmente la valeur des résultats déduits de l'action des sens, valeur toute relative et subordonnée d'un phénomène à un autre. L'œil perçoit une tumeur, mais c'est le toucher qui détermine si elle est phlegmoneuse ou œdémateuse; la crépitation est un excellent signe des fractures; mais la mensuration, la mobilité contre nature sont nécessaires pour assurer la nature réelle de l'accident, pour compléter le diagnostic.

Comme on l'a dit, les caractères des maladies obtenus par les sens constituent des degrés d'évidence; mais, pour arriver à la certitude, il faut d'autres éléments puisés dans la cause des maladies, dans leur marche et même dans leur traitement, puisqu'il faut quelquefois être parvenu à un degré assez avancé de l'opération pour reconnaître la véritable nature de la lésion à laquelle on a voulu remédier.

Un signe tout seul, quelque sûr qu'on le croie, ne doit pas suffire pour assurer un diagnostic; car il n'est peut-être pas un signe pathologique qui ne puisse convenir à plusieurs maladies et qui soit également caractéristique d'une maladie donnée pendant les diverses périodes de celle-ci. Et les signes dits pathognomoniques existent-ils donc toujours? Il y a des abcès profonds en pleine suppuration où la fluctuation ne se fait pas sentir; il faut bien alors recourir à d'autres symptômes: à l'œdème superficiel, aux frissons du malade, aux sueurs froides qui le couvrent, à sa maigreur sans cause apparente, etc.; et c'est en joignant tous ces signes réunis aux investigations qui font soupçonner d'autre part le développement de l'inflammation, qu'on pourra conclure qu'il existe un abcès, lors même qu'on n'a pu le constater directement.

Mais c'est surtout pour le diagnostic des tumeurs que l'obscurité est grande, et que, après avoir appelé à son aide toutes les méthodes, tous les moyens possibles, souvent encore on voit la certitude attribuée à la chirurgie se trouver en défaut. En traitant de l'extirpation des tumeurs nous étudierons les procédés qui permettent, en pareil cas, d'approcher le plus complètement de la vérité.

Dans tous les cas, on ne se départira jamais des règles de la prudence, et on s'exercera à suppléer avec sagacité, par le raisonnement, aux caractères directs qui manquent. En l'absence du signe sensible, qu'il n'est pas toujours prudent de rechercher, par un sondage ou autrement, on peut faire appel à toutes les autres fonctions. Cela constitue deux voies pour le diagnostic chirurgical : la voie *directe* et la voie *indirecte* ou par exclusion. La première est la confirmation, par les investigations ultérieures, d'un diagnostic porté sur un symptôme principal et frappant; la seconde consiste à éliminer successivement toutes les maladies qui ont de l'analogie et de l'affinité avec celles qu'il s'agit de reconnaître, mais que d'autres signes particuliers font exclure du diagnostic : l'élimination faite, reste celle que l'on cherche.

Mais là encore la certitude est douteuse, et la plus longue expérience ne garantit pas toujours de l'erreur.

CHAPITRE III.

Suspension de la douleur.

ARTICLE Ier.

UTILITÉ, MOYENS GÉNÉRAUX DE COMBATTRE LA DOULEUR DANS LA PRATIQUE DES OPÉRATIONS.

La suspension de la douleur, qui intéresse à un si haut point la chirurgie de l'homme, est loin d'avoir la même importance en médecine vétérinaire. Chez les animaux, n'ayant pas à combattre cette crainte, cet état moral qui ont tant d'influence sur le résultat des opérations, on se préoccupe peu en général, trop peu même, quand le résultat qu'on se propose n'est pas compromis, des souffrances du patient. Cependant, lorsque ces souffrances doivent être très-vives, il y aurait imprudence à ne pas chercher à les diminuer, quand ce ne serait que pour atténuer d'autant la résistance de l'animal et le danger de ses moyens de défense. D'un autre côté, l'existence d'un malade peut être compromise par une grande douleur, qui n'est qu'un excès de perte nerveuse, comme par une grande perte de sang; et certains animaux très-irritables, dont on ne chercherait pas à diminuer la sensibilité pendant une opération fort douloureuse, pourraient, sinon succomber entre les mains de l'opérateur, au moins éprouver un effet de réaction intense et par suite des accidents funestes. Vu ces motifs, l'étude des moyens propres, chez les animaux domestiques, à diminuer ou à suspendre la douleur, ne saurait être indifférente au vétérinaire.

La chirurgie générale a peu de ressources pour produire ce résultat; on recommande, pour les sujets irritables, la saignée, la diète préalable, qui diminuent la vitalité générale et, par suite, l'activité nerveuse. S'il s'agit d'opérer sur une extrémité du corps, sur un membre, on peut, au moyen d'un lien circulaire fortement serré au-dessus de la région à opérer, obtenir une sorte d'engourdissement par la compression du nerf qui en résulte, surtout si l'on a eu soin de placer entre le lien et le membre une pelote appliquée au niveau du tronc nerveux. Pour que l'engourdissement soit aussi complet que possible, il faut avoir soin de le placer une heure ou deux d'avance, et de le serrer de nouveau en commençant l'opération.

Des applications d'eau froide ou de glace, continuées pendant un certain temps sur la région opérée, peuvent aussi affaiblir assez l'action nerveuse pour diminuer chez un sujet très-sensible les résultats fâcheux d'une opération très-douloureuse. Une précaution qu'il est encore bon de prendre, pour diminuer le plus possible le temps de la souffrance, quand on a un organe ou une partie quelconque du corps à enlever, c'est de commencer toujours les incisions du côté de l'origine des nerfs; cela permet quelquefois de terminer l'opération presque sans douleur.

En général, chez les animaux, c'est par les moyens de dérivation ou de torture, par la dextérité, l'habileté dans le manuel opératoire, que l'on abrége principalement les souffrances. Mais tous ces moyens sont fort insuffisants; ils ne produisent qu'une diminution, jamais une suspension complète de la sensibilité. Pour obtenir la suspension complète, il ne reste que le moyen récemment découvert, qui a si vite conquis la popularité universelle : l'*éthérisation* ou l'anesthénisation par l'éther. Nous allons en parcourir succinctement l'histoire, telle que l'état de la science permet de le faire aujourd'hui

ARTICLE II.

DE L'ANESTHÉNISATION OU ÉTHÉRISATION.

§ 1. — Définition. Synonymie. Historique.

L'anesthénisation ou la production de *l'anesthésie* ou insensibilité (de α priv. et αἴσθησις, sensation, sentiment) est un mot général, d'une signification assez étendue, mais qui se trouve plus particulièrement réservé aujourd'hui pour désigner l'action stupéfiante si remarquable de certains agents chimiques, parmi lesquels les éthers et quelques substances analogues tiennent le premier rang. L'éther étant la première substance avec laquelle on a observé ce phénomène, on l'a appelé, d'une manière générale, *éthérisation* ou *éthérisme* (J. Roux). Le mot de *chloroformisation*, du nom de l'agent qui est maintenant le plus en usage, est moins répandu dans le langage médical.

Nous abrégerons l'historique. Chacun sait que c'est l'éther sulfurique qui fut d'abord employé pour produire l'insensibilité, et que la découverte de l'action anesthésique de ce corps est due à un chimiste américain, le docteur Jackson (de Boston), qui, en octobre 1846, annonça au dentiste Morton qu'il possédait le moyen d'abolir la sensibilité, d'après une remarque faite sur lui-même cinq ou six ans auparavant. M. Morton mit ce moyen à profit, et réussit pour la première fois à arracher des dents sans douleur. La découverte fut d'abord tenue secrète par MM. Jackson et Morton; mais peu à peu ils la divulguèrent, et MM. John Warren et Haywar, de l'hôpital de Massachussets, tentèrent d'endormir leurs opérés par l'éther. Aussitôt la publicité s'empara du nouveau procédé qui arriva ainsi bien vite en Angleterre, en France et dans toute l'Europe; et partout on essaya, on expérimenta l'éther, on rechercha ses effets thérapeutiques, sa manière d'agir, etc. M. Malgaigne, le premier, dans la séance du 12 janvier 1847, fit part à l'Académie de la nouvelle découverte et des essais qu'il avait tentés; et lorsque, dans la séance du 18 janvier 1847, l'Académie des Sciences ouvrit la lettre du docteur Jackson, qui lui faisait part de la découverte, depuis longtemps celle-ci n'était plus un secret pour personne.

Après l'éther, ce fut le tour du chloroforme, avec lequel M. Flourens expérimenta d'abord, en l'employant sur des chiens, et dont il annonça, pour la première fois, la propriété anesthésique à l'Académie des Sciences, le 8 mars 1847. Dans la même année, M. Simpson, d'Édimbourg, l'essaya le premier sur l'homme; il fit une étude à peu près complète de l'action de cet agent qu'il reconnut agissant d'une manière plus rapide que l'éther, et ses essais, publiés dans l'*Union médicale* du 23 novembre 1847, purent dès-lors être répétés en France.

On a fait des tentatives avec bien d'autres agents, avec la liqueur des Hollandais, l'acétone ou esprit pyroacétique, la benzine, la vapeur iodoforme, la fumée de lycoperdon, les divers éthers nitreux, chlorhydrique, etc., l'éther chlorhydrique chloré, etc. Mais ces diverses substances, plus difficiles à obtenir que l'éther ou le chloroforme, n'ont pas produit des effets assez satisfaisants pour qu'on puisse les substituer avec avantage à ces deux corps, qui sont restés les seuls en usage et les seuls, par conséquent, dont nous aurons à étudier l'action, et les usages dans la pratique des opérations.

§ 2. — Des substances anesthénisantes. Éther et chloroforme.

Nous ne dirons rien de l'éther qui est suffisamment connu. Observons seulement qu'il est nécessaire, quand on emploie ce liquide comme agent anesthésique, de ne se servir que d'éther *rectifié;* l'éther ordinaire, qui contient toujours, en proportion variable, de l'alcool ou des acides, pourrait occasionner des accidents.

Le *chloroforme,* que les chimistes appellent encore *chloroformyle, perchlorure de formyle, perchloride de formyle,* fut découvert, en 1831, par M. Soubeiran; en 1832, par Liebig; et sa composition fut déterminée, en 1835, par M. Dumas. C'est un liquide incolore, limpide, très-volatil, d'une odeur éthérée très-suave, d'une saveur piquante d'abord, puis fraîche et sucrée. Sa densité est de 1,49; il bout à 60° 8; distillé avec de l'eau, il se vaporise à 57° 3. Il s'enflamme difficilement, et brûle dans la flamme d'une bougie en la colorant en vert. Sa vapeur pèse 4,2. Il est peu soluble dans l'eau, et quand il est pur, une goutte qu'on fait tomber dans l'eau distillée conserve une transparence parfaite ; cette dissolution, quoique faible, prend cependant une saveur sucrée très-agréable. Il est, au contraire, très-soluble dans l'alcool. Il dissout, de son côté, les corps gras, le camphre, ce qui a permis d'en faire d'utiles applications, par exemple, dans les névralgies de la tête. A l'aide de ces diverses propriétés, on pourra toujours reconnaître la pureté du chloroforme, qu'on constate encore par l'épreuve suivante : on fait un mélange de parties égales d'acide sulfurique concentré et d'eau distillée, ce qui forme un liquide qui marque 40° à l'aréomètre ; une goutte de chloroforme versée dans cette liqueur d'épreuve doit aussitôt gagner le fond. Un autre mode d'essai a été tout récemment indiqué dans le *Bulletin* de la Société de médecine de la Haute-Vienne ; il consiste dans l'emploi de l'iode, qui, en très-petite quantité, donne au chloroforme une couleur violette ; si ce corps contient de l'éther, il ne devient pas violet, mais jaune caramel ou vineux.

M. Dumas, qui a donné la composition de ce liquide, — 2 *at.* carbone, 1 *at.* hydrogène, 3 *at.* chlore, — le prépare ainsi : il prend 10 parties chlorure de chaux, 30 p. d'eau, 1 p. d'alcool, mélange le tout et distille à petit feu. Il rectifie le produit en le distillant successivement sur le carbonate de potasse ou le chlorure de calcium et sur l'acide sulfurique. L'emploi de cet acide est indispensable pour donner au chloroforme toute la pureté désirable.

M. Soubeiran a indiqué un autre procédé [1] pour en obtenir de plus grandes quantités. On prend 10 kilog. chlorure de chaux du commerce, à environ 90°, on les délaie dans 60 kilog. d'eau, et on introduit le lait calcaire qui en résulte dans un alambic en cuivre qui ne doit être rempli qu'à moitié au plus. On ajoute alors 3 kilog. d'alcool à 34° ; et après avoir adapté le chapiteau et le serpentin, bien lesté l'appareil, on place un feu vif au-dessous. Pour activer l'opération, on peut même d'avance délayer le chlorure de chaux dans de l'eau à 50 ou 60°. Vers 80°, il se produit une action vive qui soulève la masse, et la ferait passer dans le récipient si l'on n'avait soin d'enlever le feu. C'est pourquoi il faut alors faire attention ; quand on sent que le col du chapiteau est fort échauffé, et que les produits de la distillation ne se sont pas encore montrés, il faut retirer le feu, et peu après la distillation commence et marche avec rapidité ; si elle se ralentit, on met un peu de feu pour la soutenir. On reconnaît que tout est terminé quand le liquide qui passe n'a plus la saveur sucrée du chloroforme. Le produit de la distillation forme deux couches : une inférieure dense et jaunâtre formée d'un mélange de chloroforme, d'alcool, d'eau et d'un peu de chlore ; la

[1] *Journal de Pharmacie*, 1847.

couche supérieure, parfois laiteuse, est une dissolution de chloroforme dans de l'eau alcoolisée; le lendemain, on sépare le chloroforme par la décantation, on le lave avec une dissolution de carbonate de soude pour enlever le chlore, on ajoute du chlorure de calcium, et on rectifie en distillant au bain-marie.

§ 3. — Mode d'administration. Appareils en usage.

Le mode d'administration, le même pour le chloroforme que pour l'éther, consiste à faire pénétrer l'agent anesthésique, réduit en vapeurs et mêlé à l'air, par les voies respiratoires, c'est-à-dire par *inhalation*. Comme l'absorption par les bronches se fait d'une manière active et rapide, et que la volatilité du liquide lui permet d'arriver sans danger jusqu'aux dernières ramifications de ces conduits respiratoires; ce procédé est infiniment préférable à l'administration par le tube digestif, qui demanderait une quantité beaucoup trop considérable d'éther ou de chloroforme, et dont l'introduction alors dans l'économie ne serait pas sans danger.

On fait respirer la vapeur par le nez ou par la bouche; chez l'homme, on peut se servir de l'une ou de l'autre de ces deux voies, ou des deux en même temps. Chez les animaux, on la fait pénétrer par les cavités nasales, attendu que le cheval ne respire pas par la bouche, et que, sur le chien, on tient cette ouverture fermée pour contenir l'animal. Pour introduire ces vapeurs, on a essayé beaucoup d'appareils divers, remplissant tous plus ou moins bien cette condition indispensable : permettre l'entrée des vapeurs sans porter obstacle à la respiration. L'appareil primitif du docteur Jackson se composait d'une sorte de tube en entonnoir, muni d'une soupape pour le dégagement de l'air expiré, et contenant une éponge baignant dans l'éther. Depuis lors on a imaginé pour l'homme d'autres appareils en assez grand nombre, mais pouvant tous se rapporter à deux formes principales : 1° l'appareil-Charrière, formé d'un flacon à soupapes et à deux tubulures, dont l'une sert à introduire l'éther et à laisser pénétrer l'air atmosphérique, tandis que l'autre met le flacon en rapport avec les voies respiratoires; 2° le sac de M. J. Roux (de Toulon); il ressemble à une bourse à tabac, est doublé à son intérieur d'une vessie de porc, se ferme par un cordon à coulisse, et l'air y pénètre au moyen d'une petite ouverture placée sur la paroi du sac. Mais le plus souvent on n'emploie aucun appareil pour s'en tenir à un mode d'administration, beaucoup plus simple, qui consiste à appliquer, sous le nez du malade, des éponges fines imbibées d'éther ou de chloroforme. C'est le moyen exclusivement employé et recommandé par M. Simpson, et c'est l'autorité de son nom, imposant en pareille matière, qui a fait abandonner les appareils. Nous verrons plus tard si c'est un progrès.

Ces différents procédés pour l'administration de l'éther et du chloroforme ont été mis en usage chez les animaux domestiques. Quand on s'est servi des appareils, il a suffi de les construire en proportion avec la taille des individus, et d'y ajouter des moyens d'adaptation en rapport avec leur conformation, et propres à surmonter la résistance qu'on rencontre toujours chez eux.

En employant l'appareil à tubulure, il est convenable de donner au ballon qui contient l'éther une capacité en rapport avec le volume d'air qui pénètre dans la poitrine; pour l'homme, ce ballon doit être à peu près d'un litre; même capacité pour le chien; il le faut quatre ou cinq fois plus grand pour le cheval. Le tube d'aspiration, disposé de manière à ce que le liquide ne puisse pas s'y engager pendant les secousses et les mouvements accidentels, aura le diamètre de la trachée ou de l'ouverture du larynx.

Ces conditions sont à peu près exactement remplies avec l'appareil suivant (*fig.* 34), confectionné par M. Defays, répétiteur à l'Ecole

Fig. 34.

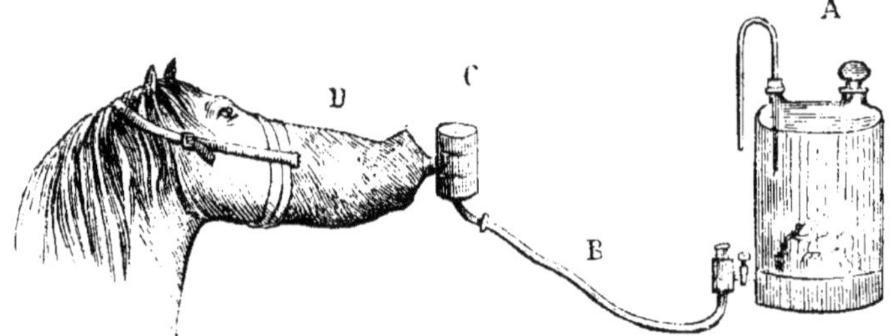

vétérinaire de Bruxelles [1], et basé sur les principes de l'appareil-Charrière. Quatre pièces le composent : un bocal *A*, où se forme la vapeur d'éther; un tube *B*, qui l'amène vers les voies respiratoires; un ajoutage *C*, à soupapes, pour diriger les courants, et une embouchure *D*, pour fixer l'appareil à la face.

Le *bocal A* est à trois tubulures : deux supérieures, dont l'une,

[1] *Journal vétérinaire et agricole de Belgique*, 1847, t. VI, p. 98.

pourvue d'un entonnoir à robinet, qui sert à verser de nouvelles quantités d'éther, se ferme quand le liquide est introduit; l'autre ouverture porte un tube recourbé à soupape, qui permet l'entrée de l'air dans le bocal, en s'opposant à toute perte d'éther. La troisième ouverture inférieure et latérale, placée à 3 ou 4 centimètres du fond du vase, porte une garniture métallique, destinée à s'agencer par frottement avec une semblable garniture du conduit; elle est fermée par un bouchon à l'émeri lorsqu'on n'éthérise pas. Ce bocal est rempli d'éponges dans lesquelles le liquide s'imbibe, puis se volatilise par la chaleur que lui communique le fond du bocal, mis en rapport avec un corps échauffé et bon conducteur du calorique.

Le *tube B* est un conduit en cuir flexible maintenu béant par un fil de fer en spirale. Adapté par une extrémité à la tubulure inférieure du bocal, il s'engaîne par l'autre avec le tube de l'ajoutage à soupapes.

Cet *ajoutage*, dont on voit représentée *fig. 35,* la coupe verticale avec les pièces dévissées, est une sorte de tambour, dans l'intérieur duquel se trouvent deux soupapes *a b,* libres et mobiles dans le sens vertical. La soupape inférieure se lève dans l'inspiration, et la supérieure dans l'expiration. Cette partie de l'appareil communique inférieurement avec le tube en cuir, et latéralement avec l'embouchure.

L'*embouchure D* est une sorte de masque ou de muserolle circonscrivant la bouche et la base du nez, en s'appuyant, par sa circonférence matelassée, d'une part, sous le menton, et d'autre part, sur les pommettes et les os nasaux. Deux montants qui se réunissent sur la tête en façon de têtière servent à l'assujétir. De la partie inférieure de cette muserolle se détache un tube très-court, qui s'engaîne dans le tube latéral de l'ajoutage.

Il faut que ces dernières pièces soient très-mobiles l'une sur l'autre, pour qu'on puisse anesthéniser dans toutes les positions et suspendre les inhalations toutes les fois qu'on le juge nécessaire.

Ce même appareil peut servir chez le chien en lui donnant des proportions moins considérables, ou seulement en diminuant le diamètre du tube d'aspiration, et en ayant de plus, bien entendu, le soin de confectionner une muserolle proportionnée à la tête, et suffisamment matelassée à l'intérieur, près de la circonférence, pour empêcher toute communication avec l'air.

Il faut dire maintenant que l'appareil Defays, assurément fort convenable en lui-même pour les inhalations anesthénisantes, mais compliqué, peu portatif et dispendieux, est peu propre à l'usage ordinaire de la pratique. Il faut aux vétérinaires quelque chose de plus simple, de plus maniable. Aussi, sous ce rapport, le sac à coulisse, avec toutes les modifications qu'on peut lui faire subir, suivant les circonstances, suivant les objets qu'on a à sa disposition, est bien préférable; aussi n'est-il pas étonnant que ce sac soit à peu près, jusqu'à présent, le seul genre d'appareil dont les vétérinaires, — à l'exception des professeurs de Bruxelles, — se soient servis.

A l'Ecole d'Alfort, ainsi, dès les premiers jours où l'on fit usage de l'éther, n'ayant pas encore d'appareil spécial, on employa le sac fumigatoire. Après avoir ajusté et fixé ce sac à la partie inférieure de la tête, au-dessus des naseaux et des commissures des lèvres de l'animal, on attacha solidement celui-ci au râtelier; puis on entoura le plus exactement possible, avec la partie inférieure du sac, la circonférence d'un seau ordinaire, au fond duquel était placé une sébile de bois, préalablement garnie d'une grosse éponge imprégnée de 2 décilitres et demi d'éther [1].

Dans une autre circonstance, à l'Ecole d'Alfort, fut improvisé l'appareil suivant : on confectionna un sac en toile de dimensions convenables pour que son ouverture pût s'adapter, aussi exactement que possible, à l'extrémité inférieure de la tête. Une ligature, en forme de coulisse, fut mise à cette ouverture; une autre ligature, destinée à remplir un but analogue à celui des montants de la bride, y fut ajoutée. Ces premières dispositions prises, une grosse éponge, déposée préalablement dans une sébile, fut imbibée d'une suffisante quantité d'éther sulfurique rectifié, et le tout fut fixé au fond du sac. Il ne resta plus alors qu'à adapter cet appareil fort simple de manière à ce que les vapeurs d'éther fussent inhalées. On plongea, à cet effet, la tête du cheval dans le sac, qui fut maintenu en place par le montant et par la coulisse [2].

Voici enfin un autre appareil, également construit à l'Ecole d'Alfort, et dont nous transcrivons la description :

[1] *Recueil de Médecine vétérinaire*, 1847, t. XXIV, p. 839.
[2] *Recueil*, etc., 1847, t. XXIV, p. 935.

« Il se compose de deux pièces principales : la première est faite
en ferblanc ou en zinc; elle représente une cuvette ovalaire dans
le sens antéro-postérieur, de manière à s'adapter à la partie inférieure de la tête, qui présente cette même configuration; ses dimensions, dans son plus grand diamètre, sont de 18 à 20 centimètres,
sur 14 à 16 centimètres de largeur et de hauteur; antérieurement
et sur sa circonférence, à 3 centimètres environ de son bord supérieur, se trouve une ouverture circulaire de 2 centimètres de diamètre, à laquelle est soudé, presque parallèlement à la paroi du
vase, un tube de 4 centimètres de hauteur, terminé par un pavillon en forme d'entonnoir. Ce tube établit la communication de
l'intérieur de la cuvette avec le dehors; on peut le fermer et
ouvrir à volonté, à l'aide d'un bouchon de liége fixé au col
de l'entonnoir avec une chaînette. Il a un triple usage : il sert à
introduire la quantité d'éther nécessaire à l'opération qu'on veut
pratiquer, à activer ou à modérer les effets de l'éthérisation et à
faire respirer l'air pur à l'animal éthérisé, pour prévenir l'asphyxie
qui quelquefois est imminente.

» La deuxième pièce, confectionnée en cuir, représente un petit
sac de même forme que la cuvette, auquel on aurait surajouté à sa
partie ouverte une capote à lunettes; la partie inférieure, plus
étroite que la supérieure, est destinée à recevoir le vase en zinc
sur lequel elle se moule très-exactement; elle y est même consolidée par quelques points de suture qui percent le métal, et par une
courroie circulaire fortement serrée et placée à la hauteur de son
bord supérieur. La partie supérieure, continuité de l'inférieure, a,
comme nous l'avons déjà dit, la forme d'une capote à lunettes; elle
est doublée avec une toile ou un cuir très-souple, bourré et matelassé de manière à remplir tous les vides de la face et à intercepter
ainsi toutes les voies de communication des vapeurs éthérées avec
l'air extérieur. Supérieurement et latéralement, aux points correspondant aux régions orbitaires, existent deux ouvertures elliptiques,
afin que les yeux soient libres et que l'expérimentateur ou l'opérateur puisse s'assurer de la marche et du degré de l'éthérisation.

» Cet appareil est solidement maintenu à la circonférence de la
tête par trois courroies : la première passe sur la nuque en forme
de tétière, et vient se boucler au-dessous de l'articulation temporo-
maxillaire; la deuxième s'attache, après avoir entouré la tête, sous
la ganache en manière de sous-gorge; la troisième circonscrit le

chanfrein et les joues, et vient se boucler sur la partie droite du maxillaire inférieur. Ces deux dernières sont maintenues à leur hauteur respective à l'aide de passants perpendiculaires à leur direction [1]. »

Tel est cet appareil, à défaut duquel on peut se servir d'une simple musette pourvue d'une courroie qui remplit l'office des montants et de la têtière d'un bridon. Dans le fond de cette musette, on place, pour servir de récipient à l'éponge imprégnée du liquide anesthénisant, une sébile en bois ou un vase quelconque en métal non fragile.

Aujourd'hui, ces divers appareils sont abandonnés pour l'inhalation directe pratiquée en introduisant une éponge fine à l'entrée d'une des cavités nasales et bouchant l'autre, et en versant sur cette éponge la quantité d'éther suffisante pour déterminer l'abolition de la sensibilité. On peut également se servir de deux éponges, une pour chaque narine : l'effet est plus prompt ; mais les accidents, qui dépendent plutôt, ainsi que nous le verrons plus loin, de la proportion relative de vapeur anesthénisante mêlée à l'air que de la durée de l'inhalation, sont ainsi davantage à craindre. Il est donc plus prudent de n'employer qu'une éponge et d'avoir même le soin de n'intercepter qu'incomplètement le passage de l'air par l'autre narine.

Pour le chien, on s'est servi, à l'Ecole d'Alfort, du sac à coulisse de M. J. Roux, composé d'une vessie desséchée, recouverte d'un tissu quelconque, et qu'on ferme à l'aide d'une double coulisse. Sur un point de la paroi de cet appareil, on pratique une petite ouverture de 1 centimètre de diamètre, autour de laquelle est fixé un petit entonnoir en bois qui s'ouvre et se ferme à volonté, et qui sert à introduire le liquide anesthénisant dans le sac et, en même temps, à laisser pénétrer l'air nécessaire à la respiration. Pour l'appliquer, on ferme l'entonnoir, on place dans la vessie une éponge fine imprégnée du liquide, et on fixe l'appareil autour de la tête, au-dessous des yeux. En trois ou cinq minutes on produit l'insensibilité.

Mais, pour le chien comme pour le cheval, le procédé le plus simple est l'inhalation sans appareil, c'est-à-dire au moyen d'un simple plumasseau d'étoupes ou d'un morceau d'éponge, imbibé d'éther ou de chloroforme, que l'on applique contre le nez de l'animal.

Une précaution générale, indispensable quel que soit le procédé

[1] *Recueil de Médecine vétérinaire*, 1848, t. XXV, p. 695.

d'inhalation que l'on choisisse, c'est de bien assujétir à l'avance les animaux que l'on doit éthériser. Le chien surtout, qui a l'habitude, dès les premières inspirations, de se livrer à de violents mouvements, qui cherche à se défendre des dents et des pattes, doit être solidement maintenu ; on le couche sur une table et on le fait tenir par des aides. Il faut avoir le soin d'attacher les mâchoires, autant pour préserver l'opérateur de l'atteinte des dents que pour empêcher la respiration par la bouche : l'introduction exclusive des vapeurs seulement par les narines étant préférable pour produire une inhalation régulière et graduée.

Quant au cheval et aux autres grands quadrupèdes domestiques, on les couche sur un lit de paille à la manière ordinaire ; et après avoir adapté à l'extrémité de la tête l'éponge ou l'appareil quelconque dont on fait usage, on tient l'encolure tendue pour donner toute facilité à la respiration.

On a essayé l'administration de l'éther par d'autres moyens que par les inhalations dans les voies respiratoires ; ainsi, on a tenté l'introduction par le rectum, en lavements ; mais les expériences faites à titre d'essai sont peu encourageantes, car il a été constaté que, quand on arrive à la dose nécessaire pour produire l'insensibilité, on risque de produire la mort. On a également essayé les injections du chloroforme et de l'éther dans la jugulaire : même danger, mais avec plus d'intensité encore. Au surplus, ce ne sont là que des essais d'expérimentation que nous n'avons pas à mentionner autrement, attendu qu'ils n'ont pas encore donné des résultats pratiques susceptibles d'être formulés en préceptes. Il en est à peu près de même de l'introduction par le tissu cellulaire souscutané qui n'a encore été que bien peu essayé et que peut-être la pratique, un jour, saura utiliser avec avantage.

Un procédé plus applicable, qu'on a employé surtout pour le chloroforme, c'est l'application de ce liquide à la surface de la peau au moyen de compresses imbibées ; on ne produit alors, il est vrai, qu'une anesthénisation partielle, mais qui peut suffire dans beaucoup de circonstances, puisqu'on peut l'étendre sur toute la partie qui doit être attaquée ; et puis ainsi on a l'avantage de mettre le malade à l'abri de tout danger. L'inconvénient de ce procédé, c'est de ne produire qu'une anesthésie incomplète qui ne se manifeste même pas, si l'organe cutané est trop épais ou offre trop de résistance à l'absorption.

§ 4. — Effets physiologiques.

1° Symptômes extérieurs. — L'étude de ces effets est beaucoup plus complète sur l'homme que sur les animaux, car ceux-ci ne peuvent pas rendre compte de leurs sensations. Aussi chez eux, avant de reconnaître l'insensibilité, ne peut-on observer qu'une extrême agitation. Cette agitation résulte de phénomènes connus par l'observation de ce qui se passe chez l'homme. Ainsi, au début de l'inhalation éthérée, il se produit un picotement, un mal de gorge, de la toux provoquée par le contact irritant des vapeurs sur la muqueuse du larynx; ce qui détermine un spasme de la glotte, et, pendant les premiers instants, un état d'angoisses, de souffrance, cause des mouvements désordonnés, des efforts que fait l'animal pour repousser l'appareil. Mais les voies respiratoires s'habituent vite au contact des vapeurs; alors la toux cesse, la respiration se fait avec plus de facilité, et l'animal cesse de se défendre; ce calme arrive même assez promptement: il survient en moins d'une minute chez le chien, en une minute ou deux au plus chez le cheval.

Quand cet état passager se dissipe, l'animal perd toute vigueur; l'œil surtout devient caractéristique; il n'a plus son brillant, sa vivacité; il reste ouvert, immobile; la pupille se dilate considérablement, devient insensible à l'action de la lumière, et la cornée insensible au toucher. La salivation est abondante; la respiration, d'abord active, se ralentit de plus en plus, et diminue à mesure que l'anesthésie se produit; dans l'état d'insensibilité complète, elle est à peu près comme dans l'état normal. Le pouls est alors plus lent et plus faible, et toutes les fonctions se ralentissent.

Au bout d'un certain temps, le calme le plus profond succède à l'agitation des premiers moments; le corps est inerte, les membres sont affaissés sans aucune raideur musculaire, et conservent toutes les positions qu'on leur donne. On peut alors, avec une épingle, un instrument aigu quelconque, faire des piqûres à la peau, pénétrer dans les muscles sans provoquer aucune douleur. C'est le moment qu'il faut choisir pour porter l'instrument dans les tissus.

Le temps nécessaire pour produire cette insensibilité varie suivant les individus, les espèces, le liquide employé; c'est ici surtout que se montre la principale différence entre l'éther et le chloroforme. Le terme moyen est de une à deux minutes, quelquefois cinq chez le chien, huit à quinze minutes chez le cheval et les grands quadrupèdes. En dehors de ces limites, ce ne sont plus que des exceptions. Le mode d'administration de l'éther, quand l'inhalation est régulière, est sans influence appréciable sur le temps nécessaire pour l'éthérisation.

La durée de l'insensibilité n'est jamais très-prolongée ; mais, sous ce rapport, les influences individuelles établissent des différences notables; chez le chien et les petits animaux, le réveil a lieu dans un intervalle de trois à six minutes en moyenne, suivant la taille : le cheval se réveille au bout de cinq à six minutes; mais souvent il reste près d'un quart d'heure, et, dans toutes les espèces, on a vu quelquefois le réveil n'arriver qu'au bout de trente ou quarante minutes. En tous cas, si l'opération se prolonge, on peut maintenir l'insensibilité par de nouvelles inhalations, qu'il faut, d'ailleurs, cesser aussitôt que cette insensibilité se manifeste ou que la respiration paraît se troubler.

Lorsque l'animal revient à lui, les yeux, la tête s'agitent d'abord; puis, ce sont les membres; peu après, l'animal cherche à se relever, mais c'est pour retomber presque aussitôt. Quelques minutes se passent avant qu'il puisse prendre un point d'appui sur ses membres, et lorsqu'il commence à se tenir debout, il montre encore tous les signes de l'ivresse, chancelle surtout du train postérieur, dont la paralysie est la dernière à se dissiper. Le regard est fixe, immobile, et plusieurs minutes se passent avant que la vue soit rétablie. Enfin, l'animal reprend tous ses sens; mais il s'écoule toujours un certain temps, quelquefois plusieurs heures, avant qu'il soit entièrement remis de la stupeur qu'il a éprouvée.

Ces effets, comme on voit, ressemblent assez à ceux de l'ivresse alcoolique auxquels on les a naturellement comparés. Mais l'ivresse de l'éthérisation est en même temps plus profonde et plus rapide : à cela près, elle s'accompagne des mêmes phénomènes d'excitation morale, variables suivant les sujets; ainsi, elle est triste ou gaie, taciturne ou expansive, etc. Chez les animaux, on le comprend, ces différences ne sont pas saisissables.

Les phénomènes généraux de l'éthérisation que nous venons d'indiquer sont ceux qui s'observent dans la grande majorité des cas; mais, dans la pratique, il se présente un assez grand nombre de variétés individuelles, en dehors de toutes les prévisions.

Quelquefois, aux premières inhalations, l'irritation des voies respiratoires est tellement vive qu'il faut suspendre l'éthérisation, et parfois, au contraire, on trouve des sujets qui respirent l'éther comme l'air ordinaire. Les effets de l'inhalation se manifestent presque instantanément chez quelques sujets, et chez d'autres, il faut, pour produire l'insensibilité, un temps considérable, une demi-heure, une heure, et enfin on en trouve de tout-à-fait réfractaires à l'action des vapeurs. Chez l'homme, on a observé des sujets sur lesquels les fonctions de relation persistaient après l'anéantissement de la sensibilité, au point de leur permettre de suivre toutes les phases de l'opération qu'on leur faisait subir sans éprouver aucune douleur, si ce n'est une légère sensation de prurit. On en a vu qui, cessant de voir ce qui se passait autour d'eux, continuaient à entendre ce qu'on disait, ou présentaient d'autres phénomènes non moins curieux, dont il est inutile de rechercher l'explication ; car ces différences remarquables, qui tiennent à des dispositions individuelles, à des idiosyncrasies obscures, échappent à tous nos moyens d'investigation.

2° Phénomènes intimes. — Ces phénomènes, source primitive des effets divers que nous venons d'étudier, paraissent se borner à une paralysie pure et simple des centres nerveux ; on n'a pas remarqué qu'aucun des autres appareils organiques fût attaqué par le corps anesthésiant. Il est vrai que, dans un grand nombre d'expériences sur les animaux, on a constaté la coloration en noir du sang artériel qui prend alors l'aspect et du sang veineux ; mais ce n'est là qu'un effet secondaire indépendant de l'éthérisation proprement dite : l'injection directe de l'éther dans l'appareil circulatoire ne détermine, en effet, aucun changement sur le sang artériel.

L'unique cause de ce changement de couleur du sang est le trouble de l'hématose résultant, soit de la présence des vapeurs anesthénisantes tenant dans l'air, la place de l'oxygène, soit d'un affaiblissement dans l'activité de la fonction pulmonaire, soit encore de ces deux causes réunies ; et ce trouble, quelle que soit sa cause, produit en définitive sur le sang l'effet observé dans toute asphyxie. On a remarqué d'ailleurs, que cette coloration n'est pas constante et se manifeste surtout lorsque l'asphyxie est portée à son plus haut degré, quand l'animal est près de mourir ; le sang artériel reprend son aspect rutilant dès que la respiration est rétablie par.

L'agent anesthésique agit donc directement sur les centres nerveux ; il en détruit temporairement ou définitivement la fonction, et paralyse ainsi la sensibilité et la motilité de tous les tissus qui en reçoivent l'animation.

Mais, ce qu'il y a de remarquable dans la production de ces phénomènes, c'est que toutes les parties du centre cérébro-spinal ne sont pas attaquées en même temps, et que, de plus, la série des paralysies partielles se produit dans un ordre constant. Le mode de développement de ces phénomènes successifs a surtout été établi, dans l'origine, par les expériences de MM. Longet et Flourens.

Suivant M. Longet, le premier organe attaqué est le cerveau, siége de la volonté, de l'intelligence, de la mémoire; puis vient le tour du cervelet, de la protubérance annulaire et enfin de la moelle allongée, centre de la vie organique.

M. Flourens, découvrant la moelle sur des animaux éthérisés, coupe les racines supérieures affectées à la sensibilité, sans que l'animal en ressente rien; coupant ensuite les racines inférieures affectées à la motilité, il se produit une légère secousse qui annonce la persistance de la faculté motrice après la perte de la sensibilité, ou, en d'autres termes, la paralysie des racines supérieures ou sensitives avant celle des racines inférieures.

En résumé, l'ordre de succession de ces phénomènes est celui-ci : d'abord suspension des facultés de relation, *volonté, mémoire*; puis suspension de la *sensibilité* qui s'éteint alors que les fonctions les plus indispensables à la vie, la *respiration*, la *circulation*, la *digestion*, persistent encore. Ces fonctions sont, en effet, soumises au bulbe rachidien, le dernier point attaqué, et elles cessent à leur tour quand cette partie du centre cérébro-spinal, le siége véritable du principe de vie, se trouve, à son tour, éthérisée, c'est-à-dire paralysée. Alors arrive le dernier terme de l'éthérisation, la cessation de la vie, qu'aucun moyen ne peut ensuite rappeler.

Quant à l'action propre de l'éther sur la substance nerveuse, c'est un point qui sera difficilement éclairci. En essayant directement l'action de l'éther sur les nerfs, on ne détermine qu'un effet purement local sans agir sur les autres parties du système nerveux. Cet effet est une paralysie définitive; ainsi un nerf imbibé d'éther perd la faculté de transmettre la sensibilité et la contractilité; cela tient à ce que la matière nerveuse est altérée dans sa composition par l'éther qui en dissout la matière grasse. Mais cette action purement chimique n'a aucun rapport avec l'anesthésie, car n'est qu'une suspension de l'action nerveuse. Maintenant, comment expliquer cette paralysie temporaire, puis ce retour de la fonction? Quelle est cette action intime de l'anesthésie simple qui se produit sans que la substance nerveuse soit attaquée dans sa composition, puisqu'elle revient si vite à la vie? C'est ce que la science n'a pas encore découvert, pas plus qu'elle n'a découvert l'action de la belladone, de la strychnine, etc.

3º Action comparée du chloroforme et de l'éther. — L'étude comparative de l'action de ces deux substances a primitivement été faite par le docteur Simpson, qui vulgarisa l'emploi du chloroforme; il avait déduit de ses expériences : 1º qu'il faut beaucoup moins de chloroforme que d'éther pour produire l'insensibilité; 2º que son action est plus complète, plus rapide et généralement plus durable, et la période d'excitation de beaucoup abrégée; 3º que son inhalation produit une sensation plus agréable que celle de l'éther; que son parfum est moins désagréable, ne s'attache pas aux objets, aux vêtements; 4º que son emploi est moins coûteux, attendu qu'il en faut une bien moindre quantité pour produire les mêmes effets; 5º qu'il est d'un usage plus commode, d'abord parce qu'il est plus facile à transporter, vu qu'il en faut moins; ensuite parce qu'il ne réclame l'emploi d'aucun appareil ou instrument, et qu'il suffit d'en répandre une certaine quantité sur une éponge ou sur un objet mou quelconque qu'on applique contre le nez, pour produire les phénomènes de l'anesthénisation; et enfin, parce qu'étant moins volatil, il se conserve mieux.

Toutes les observations qui ont été faites depuis ont confirmé ces premiers résultats. On a constaté qu'en général l'inhalation de l'éther demande quatre fois plus de temps que celle du chloroforme, et que toujours, avec ce dernier agent, l'insensibilité est plus profonde et plus durable. On a remarqué cependant que cette insensibilité ne met pas plus de temps à se dissiper que celle causée par l'éther, même lorsqu'elle a été produite d'une manière complète; elle se dissipe au contraire plus rapidement, si l'on n'a produit avec le chloroforme qu'une insensibilité incomplète.

Pour bien constater la durée de l'éthérisation, il faut compter du moment où l'inhalation est suspendue; on remarquera ainsi que l'action du chloroforme dure davantage, et, ce qu'il y a de singulier, c'est que, quelquefois, cette action semble s'augmenter après que la vapeur a été éloignée du malade; il y a alors accroissement de l'éthérisme. Cela n'arrive jamais avec l'éther dont les effets s'affaiblissent dès que sa vapeur n'est plus en rapport avec le malade, et se dissipent d'ordinaire en moins de temps qu'il n'en a fallu pour les déterminer.

Il résulte de ce fait que le chloroforme, précisément en raison de cette action si rapide, si profonde, est d'un emploi plus dangereux que l'éther. On ne prévoit pas aussi bien sa marche que celle de ce dernier corps; il est plus insidieux, généralise plus promptement son action, et saisit quelquefois, avec une extrême rapidité, la vie organique en même temps que la vie animale; c'est ce qui arrive, par exemple, si l'on prolonge seulement de quelques secondes les inhalations chloroformiques après que l'animal s'est montré insensible aux pincements et aux piqûres. Il y a alors danger sérieux de mort, surtout si le chloroforme est très-pur.

En outre, le réveil après le chloroforme est plus lourd, le sujet est comme abattu, affaibli, tandis que le réveil de l'éther est vif, gai. L'homme, sous l'influence de l'éther, fait des rêves plus agréables qui se gravent mieux dans la mémoire, et, quand il se réveille, il manifeste plus d'expansion, tandis qu'après avoir respiré le chloroforme, il semble sortir d'une longue et lourde orgie. En un mot, comme on l'a dit, le chloroforme commence mieux que l'éther, mais il ne finit pas aussi bien.

Dans la plupart des expériences faites sur les animaux on a observé le même phénomène, à savoir, que le sujet se remet plus difficilement de l'ivresse produite par le chloroforme que de celle produite par l'éther. Chez eux, le vacillement de la marche, la paralysie du corps durent plus longtemps; ainsi, tandis qu'en moins d'un quart d'heure après le réveil, chez le chien, il ne reste presque plus aucune trace de l'action de l'éther, il faut quelquefois, chez le même animal, plusieurs heures pour dissiper la stupeur produite par le chloroforme. Son influence se prolonge moins longtemps chez le cheval; mais elle est toujours plus durable que celle de l'éther, dont les effets se dissipent presque aussitôt que l'animal est debout.

Tous ces motifs obligent le praticien à la plus grande circonspection dans l'emploi du chloroforme; les expériences répétées qui ont appris que la mort survient avec facilité si on en prolonge les inhalations après que l'insensibilité est produite, surtout chez les sujets affaiblis par un état maladif, devront principalement être prises en considération.

En dernière analyse, malgré les avantages du chloroforme qui se réduisent au fond à une plus grande commodité d'application, il s'en faut qu'il y ait lieu de le recommander d'une manière absolue, et à l'exclusion de l'éther. Si ce dernier a une action moins prompte, ses effets sont presque aussi assurés et ont, de plus, le grand avantage d'offrir bien moins de chance de dangers. Aussi n'est-il pas étonnant que beaucoup de chirurgiens aient renoncé au chloroforme pour anesthéniser, et soient revenus à l'éther. En chirurgie vétérinaire, où l'agent anesthésique doit être employé en assez forte proportion, on donne la préférence à l'éther qui est moins cher et que l'on se procure avec beaucoup plus de facilité; et l'on peut prédire que l'usage habituel du chloroforme pour les animaux sera ajourné tant qu'on n'aura pas trouvé, pour l'obtenir, un moyen plus économique que celui qu'on met aujourd'hui en usage.

Mais, avant de terminer, nous devons citer une expérience toute récente destinée peut-être à résoudre la question entre l'éther et le chloroforme. Elle est due à M. Edm. Cellarier, interne des hôpitaux de Montpellier, qui, cherchant à composer un agent anesthésique ayant les qualités de l'éther et du chloroforme, sans avoir leurs défauts, eut l'idée de les mélanger à proportions égales. Avec cette nouvelle substance, qu'il appelle *éthero-chloroforme*, il a obtenu sur un chien l'insensibilité en une minute et demie, et la cessation des mouvements du cœur seulement en quinze minutes. Ainsi, rapidité d'action réunie à l'innocuité, telles seraient les qualités du nouveau mélange. L'expérience en décidera.

§ 3. — Accidents. Moyens d'y remédier

Les accidents les plus ordinaires, remarqués à la suite de l'anesthénisation, sont : la *toux*,, les *vomissements*, les *congestions encéphaliques*, les *contractions spasmodiques*, la *syncope*, l'*intoxication éthérique* et l'*asphyxie*. Mais, de tous ces accidents, quelques-uns seuls méritent de nous arrêter. Ainsi, la toux est sans importance; on suspend l'éthérisation, si elle persiste. Les vomissements ne s'observent que chez les petits animaux, et ne sont peut-être que le résultat de l'action de l'éther sur les nerfs pneumo-gastriques; ils sont sans gravité. Nous en dirons autant des contractions spasmodiques que le tempérament robuste des animaux permet peu d'observer. Les congestions au cerveau n'ont pas été signalées chez eux, et en tout cas on y remédierait comme à l'apoplexie ordinaire. Un autre accident qui a été signalé est *l'inflammation des vapeurs respirées*. Mais ce danger, plutôt supposé qu'observé à cause de la nature inflammable des vapeurs éthérées, est à peu près nul, comme l'ont prouvé divers essais, dont quelques-uns ont été faits à l'École de Toulouse. Les vapeurs exhalées peuvent bien à l'approche d'un corps en ignition s'enflammer, mais le nuage de feu qui en résulte s'éteint sans produire d'autre inconvénient qu'une légère brûlure des poils qui garnissent les orifices respiratoires, et ne se propage pas dans la poitrine; et de plus, les vapeurs expirées ne sont inflammables que pendant les premiers instants qui suivent la suspension des inhalations; au bout d'une minute ou deux, les vapeurs sont en trop faible proportion dans l'air expiré pour pouvoir prendre feu. Toutefois, quelque léger que soit cet accident, sa possibilité commande une nouvelle précaution, l'éloignement des corps enflammés, que du reste, à défaut d'expérience, le simple bon sens aurait indiquée.

En résumé, les seuls accidents sérieux qui méritent d'être pris en considération sont : la *syncope*, *l'intoxication éthérique*, et surtout *l'asphyxie*.

1° Syncope. — La syncope ou la suspension des mouvements du cœur est un accident fort grave, d'autant plus que les moyens habituellement employés pour rétablir le cours du sang demeurent alors sans effet, vu l'insensibilité produite par l'éthérisation.

Néanmoins, en pareil cas, ces moyens ne doivent pas être négligés; il faut, par les aspersions d'eau froide, par les frictions réitérées, les insufflations stimulantes, exciter avant tout la sensibilité en rétablissant l'activité des fonctions vitales.

Relativement aux moyens préventifs et aux aggravations de la syncope, nous remarquerons seulement que cet accident est souvent le dernier terme de l'intoxication éthérique, le symptôme précurseur de la cessation de la vie dans les intoxications éthériques. Ce que nous aurions à dire sur les moyens de prévenir cet accident, et de le combattre quand les soins ordinaires sus-indiqués n'ont pas suffi, rentre donc tout-à-fait dans l'article suivant.

2° Intoxication éthérique. — On a appelé ainsi le phénomène morbide spécial produit par une action trop vive ou trop prolongée du corps anesthénisant sur les centres nerveux ; c'est une éthérisation exagérée. Elle se manifeste plus promptement avec le chloroforme, surtout lorsqu'on fait agir ce corps sur des sujets débilités, affaiblis par un état maladif; il détermine alors un affaissement qui ne se dissipe pas d'une manière complète et qui peut se terminer par la mort, même dès la première inhalation de chloroforme. M. Rey, de Lyon, a remarqué qu'un animal soumis plusieurs jours de suite à l'éthérisation devient de plus en plus impressionnable, garde son immobilité plus longtemps, et que l'hébêtement qui suit le réveil persiste davantage. Un chien boule-dogue, soumis au chloroforme, resta insensible un quart d'heure. Dans une seconde expérience, faite huit jours après, cet état dura une demi-heure. Une troisième inhalation, faite le lendemain, produisit une insensibilité de trois quarts d'heure, et qui fut suivie de la mort huit heures après le réveil. Ces faits, et bien d'autres encore observés par les chirurgiens, imposent l'obligation de ne jamais anesthéniser les sujets atteints d'une lésion profonde des organes cérébraux, ou dont le système nerveux a été affaissé par un ébranlement violent, un choc, une chute; non plus que les malades épuisés par une longue et abondante suppuration, par des pertes de sang, ou qui se trouvent dans un état adynamique porté à un haut degré. La vie alors serait atteinte par deux effets destructifs à la fois, et la mort pourrait être instantanée.

La mort, par suite de l'éthérisation, a lieu sans convulsion; lorsqu'elle est immédiate, elle pourrait passer inaperçue et ressembler à la prolongation de l'insensibilité, si la cessation du mouvement respiratoire ne permettait de la constater promptement. Il est d'ailleurs difficile de la prévenir autrement qu'en ayant soin de ne soumettre à l'éthérisation que des sujets robustes et en santé.

On est resté longtemps sans aucun moyen de combattre les effets toxiques produits par l'action stupéfiante du chloroforme ou de l'éther. Mais aujourd'hui, grâce aux expériences toutes récentes de M. Jobert (de Lamballe) [1] faites sur différents animaux, on est en possession d'un remède précieux contre cet accident redoutable, c'est l'électricité. Pour diriger l'action de cet agent, M. Jobert a employé deux méthodes consistant, l'une à l'appliquer à la surface du corps au moyen d'éponges excitatrices, l'autre à la faire pénétrer au travers des organes à l'aide de l'électro-puncture. Dans la première méthode, les deux extrémités opposées du corps, c'est-à-dire les points où les muqueuses se réunissent à la peau, étaient

[1] Comptes rendus de l'Académie des Sciences — séance du 29 août 1853.

choisies pour l'application des deux pôles ; dans la seconde, on employait deux aiguilles placées, l'une au cou, l'autre à l'extrémité inférieure du tronc, de manière à comprendre toute la longueur de la moelle épinière entre les deux pôles. Les expériences furent faites avec la pile de M. Duchenne (de Boulogne).

Dans tous ses essais, faits par l'un ou l'autre de ces procédés, M. Jobert (de Lamballe) a remarqué que l'électricité a la propriété remarquable de dissiper, avec une extrême promptitude, la stupeur produite par le chloroforme, de réveiller surtout très-activement la sensibilité et la motilité éteintes, c'est-à-dire le premier et le deuxième degré de l'éthérisation. Quant au troisième degré, caractérisé, comme nous l'avons dit, par la cessation des mouvements du cœur précédant la perte de la vie, l'électricité peut encore le dissiper, mais à condition que la vie ne soit pas absolument éteinte ; alors l'électricité est impuissante comme tout remède quelconque. « Il m'a paru clairement démontré, dit M. Jobert, que lorsque le cœur a cessé de fonctionner depuis quelques instants, il est inutile de chercher à rappeler une vie qui n'est plus. »

Toutefois, avec l'électricité, on peut ranimer un malade dont la vie serait déjà atteinte par un degré d'intoxication contre lequel les ressources ordinaires seraient sans puissance, et c'est à ce titre que cet agent devient véritablement précieux.

« La stupeur du système nerveux, continue l'habile expérimentateur, est-elle portée au point de produire un trouble grave dans les sens, la respiration et la circulation, l'électricité fera cesser cette perturbation. Tant que la circulation de l'air se fait dans la poitrine, même imperceptiblement ; tant que le cœur se contracte, même d'une manière inappréciable ; tant que le sang y arrive et en est chassé, même irrégulièrement, l'action de l'électricité est encore assez puissante pour remettre l'animal sur ses pieds, tandis que, dans cet état, dit *syncopal*, il est presque certain que l'eau, l'air et les autres excitants habituels seraient vainement appliqués sur toutes les muqueuses. Mais lorsque les contractions du cœur ne sont plus qu'une irritabilité musculaire, lorsque les muscles de la glotte ont cessé leur action, l'électricité ne produit plus que des contractions irrégulières, comme la pile en provoque dans les muscles, lorsqu'ils viennent d'être séparés du corps. La vie est éteinte, et l'électricité est impuissante à la ranimer. »

Dans une autre partie de son Mémoire, M. Jobert (de Lamballe après avoir dit que l'application de l'électricité sur les membranes rectale et buccale suffit pour rappeler les fonctions, ajoute : « Dans les cas extrêmes, lorsque la vitalité n'est plus qu'un souffle, il conviendra de recourir à l'électro-puncture qui peut seule offrir assez de puissance pour retirer les organes de leur torpeur et de leur sidération. Dans des circonstances aussi périlleuses, le rétablissement de la respiration et de la circulation ne se fera pas immédiatement, et il sera nécessaire de prolonger l'opération pendant un certain laps de temps. On n'arrêtera les courants et les chocs électriques que lorsque l'animal poussera des cris, et lorsque la respiration et la circulation s'exécuteront de manière à ne plus laisser de doute sur le retour du système nerveux à la puissance régulatrice et à son influence définitive sur tous les organes qui reçoivent les impressions. »

C'est maintenant à l'observation future qu'il appartient de compléter la valeur de ces données nouvelles acquises à la science.

3° Asphyxie. — *Du dosage.* — Cet accident, un des plus redoutables et des plus fréquents de l'éthérisation, peut se produire dans toutes les circonstances, sur des sujets qui se trouvent d'ailleurs dans les meilleures conditions, pour peu que l'opérateur cesse de porter une scrupuleuse attention aux quantités de vapeurs anesthénisantes introduites dans les voies respiratoires. Il s'annonce par tous les symptômes de l'asphyxie ordinaire : congestion à la tête, pouls inégal, insensible, veines gonflées, respiration embarrassée, muqueuses colorées en rouge, etc., et autres signes connus de l'embarras pulmonaire, d'autant mieux appréciables alors que l'attention est portée de ce côté.

L'asphyxie qui survient pendant l'éthérisation a pour cause principale la trop forte proportion de vapeur dans l'air. Cette vapeur alors agit doublement, d'abord en diminuant, par la place qu'elle occupe, la quantité d'oxygène nécessaire à la vie, puis en abolissant plus ou moins complétement, par l'intermédiaire du système nerveux, la fonction respiratoire.

A ne considérer que la première cause, on comprendrait très-bien la possibilité de l'asphyxie, en se rappelant que l'air, pour entretenir régulièrement la vie, doit avoir sa proportion normale d'oxygène, 21 p. 100, et que si cette proportion descend à 15 p. 100, non-seulement l'air n'est plus respirable, mais devient asphyxiant. Or, quand l'air se trouve mélangé de vapeurs d'éther, c'est toujours aux dépens d'une certaine quantité d'oxygène; que seulement le mélange soit fait à proportions égales de vapeur et d'air, et voilà l'oxygène réduit à 10,5 p. 100, c'est-à-dire à une proportion qui doit évidemment produire l'asphyxie. La température ambiante contribue ensuite pour beaucoup à faire varier ce rapport de l'oxygène à l'air. On sait que, dans un espace saturé d'une vapeur quelconque, la proportion de celle-ci, qui reste uniforme quand le thermomètre ne varie pas, s'accroît, au contraire, rapidement et prend la place de l'oxygène quand la température s'élève. Ainsi, l'air saturé de vapeur d'éther contient, suivant M. Doyère :

à   0°,   25 parties vapeur d'éther et 15 parties oxygène.
     10°,   37   —   13   —
     20°,   57   —   9   —
     30°,   83   —   3 ½   —
et à 35°. 100   —   0   —

De sorte que, dans des appareils parfaitement clos, l'asphyxie doit se produire presque immédiatement à la température ordinaire : c'est ce que maintes expériences ont confirmé.

On le voit donc, de la seule présence des vapeurs d'éther peut résulter une raréfaction d'oxygène telle que l'asphyxie s'ensuive. Mais il y a plus encore, c'est que cette asphyxie peut avoir lieu, comme l'ont établi des expériences de M. Snow dont nous parlerons dans un instant, avec des proportions de vapeur bien moindres que celles rigoureusement nécessaires pour qu'il n'y ait plus dans l'air la quantité d'oxygène indispensable à la respiration : ainsi, 8 à 10 p. 100 seulement de vapeur de chloroforme, avec lequel les expériences ont été faites, suffisent pour déterminer la mort par asphyxie.

En présence de tels résultats, on doit comprendre les dangers d'une inhalation non modérée, et la nécessité, pour éviter tout accident, de mesurer la proportion de vapeur respirée, comme on le fait pour tous les autres agents actifs destinés à être introduits dans l'économie vivante.

Il est vrai que, dans l'application, ce dosage présente des difficultés sérieuses, qui n'ont pas peu contribué à le faire abandonner par les chirurgiens; elles peuvent dépendre de l'imperfection des appareils et de la différence des effets suivant les organismes. Depuis longtemps déjà, on a reconnu qu'il était presque impossible, avec les appareils ordinaires, de garantir même approximativement, la quantité de vapeur mêlée à l'air, car cette quantité, même avec une température uniforme, peut varier beaucoup, suivant une foule de circonstances en apparence insignifiantes; ainsi la forme et la capacité des appareils, la distance entre les orifices, la quantité du liquide renfermé dans le récipient, la position verticale ou inclinée de l'appareil, les secousses qu'on lui donne, etc., sont autant de causes qui peuvent modifier la proportion de vapeur dans les limites les plus étendues.

Pour remédier à cette incertitude, M. Doyère proposait, il y a quelques années, de se servir de mélanges gazeux contenant une proportion d'éther constante, obtenue par la saturation, le seul point où la quantité de vapeur soit fixe. Il plongeait l'appareil, muni d'un thermomètre, dans de l'eau maintenue à une température fixe et déterminée; l'éther pur, renfermé dans le flacon, fournissait toujours de la vapeur à saturation, plus qu'il n'en fallait pour les inhalations. Ainsi, à la température de 15° seulement, l'air saturé contient la moitié de son volume de vapeur d'éther; cette proportion est trop forte pour l'hématose, mais c'est un point fixe de départ; on peut, en étendant ce mélange avec de l'air, avoir le degré que l'on veut pour la respiration. C'est ce que M. Doyère obtint en joignant le flacon contenant l'air saturé au tube d'aspiration, à l'aide d'un robinet à double effet, c'est-à-dire dont la clef produisait deux résultats différents : l'un qui était d'isoler le tube aspirateur pour le mettre en communication avec l'air saturé, dont on pouvait juger la proportion introduite par un index et une échelle divisée; l'autre qui était de mettre cet air saturé en contact avec l'air ordinaire contenu dans le reste de l'appareil. De nombreuses objections vinrent bientôt mettre obstacle à l'application de cette méthode.

« On peut bien, a-t-on dit, en apportant à la confection des appareils une perfection plus grande, fixer exactement la quantité de vapeur éthérée qui doit pénétrer dans les voies respiratoires; mais est-il possible de savoir quelle doit être cette quantité, que tant de circonstances peuvent faire varier? Peut-on jauger la capacité pulmonaire, apprécier le degré de résistance que l'organisation des sujets est susceptible d'opposer à l'action des vapeurs, la puissance absorbante des voies bronchiques, etc.? autant de conditions que l'âge, l'état de santé ou de maladie, le mode de nourriture, de travail du sujet peuvent faire considérablement varier. Est-ce que toutes les tentatives de dosage mathématique n'échoueront pas contre ces perpétuelles variations organiques, sans compter les causes d'erreurs qui peuvent naître de la forme ou de la capacité de l'appareil, de la proportion de vapeur mélangée à l'air, de la température ambiante, etc. ? »

Et ces raisons furent partout accueillies comme étant sans réplique. M. Bouisson, qui a écrit sur l'éthérisation le traité le plus complet que l'on ait, dit à propos du dosage :

«... S'il est des substances pour lesquelles l'introduction de quantités réglées dans l'organisme soit inutile, ce sont assurément les vapeurs stupéfiantes. Leur mode d'administration diffère essentiellement de celui des médicaments ingérés dans les premières voies où ils doivent être absorbés en totalité. Dans le système des inhalations, la vapeur ne fait que passer devant les surfaces absorbantes. On peut cumuler, suspendre l'action du médicament ou établir des intermissions qui modèrent ses effets. En sorte que le fil conducteur du praticien est l'observation même des effets produits, qu'il maintient, accroît ou affaiblit à volonté. Cette considération est si bien fondée que, dans l'exercice de l'art, elle domine toutes les autres. Le chirurgien ne consulte pas son appareil ou ses indicateurs pour savoir quelle dose d'éther il a donnée et reconnaître s'il faut s'arrêter; il consulte l'état du malade, juge à son aspect et aux épreuves qu'il lui fait subir si l'anesthésie est produite : et c'est aux signes qu'il recueille en ce moment qu'il reconnaît que son malade a absorbé la dose voulue.

» Le dosage mathématique compte aujourd'hui peu de partisans. Le robinet régulateur est le seul vestige adopté des moyens proposés. La plupart des indicateurs dont on a voulu surcharger les appareils sont infidèles ou inutiles, et l'on est si bien revenu aujourd'hui des espérances illusoires qu'avait fait naître l'idée de mesurer aux malades leur portion de vapeur pour chaque inspiration et pour l'éthérisation complète, que bon nombre de praticiens se contentent des inhalations sacciformes ou perméables [1]. »

Cette manière de voir, quoique insuffisamment contrôlée par l'observation pratique, mais offrant l'avantage d'une grande simplification dans les méthodes, fut bientôt adoptée par la grande majorité des chirurgiens, et tous à peu près se mirent à agir en conséquence, sans prendre d'autres précautions que l'observation pure et simple

---

[1] *Traité théorique et pratique de la méthode anesthésique.* Paris. 1850, un vol.

du malade, et se bornant à arrêter l'inhalation à la manifestation de
l'insensibilité. L'expérience de ces dernières années vient de montrer
tout le danger d'une semblable façon d'agir, et a fait voir combien
il était imprudent de se guider uniquement sur les phénomènes
produits par l'agent anesthésique pour déterminer le moment où il
convient d'en arrêter l'action.

D'ailleurs, le nombre des cas de mort à la suite de la chloroformisation s'augmentant d'une manière inquiétante, en appelant l'attention des chirurgiens, a dû les porter de nouveau à examiner si
le mode d'administration du chloroforme ou de l'éther généralement
en usage était véritablement sans reproche, et ne pourrait pas prendre la plus grande part de la responsabilité des fâcheux résultats
signalés. Cette question a été particulièrement soulevée à la Société
de Chirurgie de Paris, à la suite d'un rapport fait par M. Robert,
chirurgien à l'hôpital Beaujon, sur un cas de mort par le chloroforme, pour lequel M. Vallet, médecin à Orléans, avait demandé
l'opinion de la Société.

Dans son rapport, M. Robert, qui termine en absolvant le médecin d'Orléans, examine la question de l'anesthénisation dans son
ensemble, analyse d'autres faits portés à sa connaissance, et dans
lesquels, selon lui, la conduite des chirurgiens aurait été rigoureusement irréprochable, et il conclut que ces accidents sont un résultat de la fatalité, et ne sauraient être prévus ni évités par aucune
précaution; que « ces cas de mort, en dehors de la sphère des faits
» ordinaires, sont exceptionnels, et ne peuvent être imputés qu'à
» des conditions particulières de l'organisme qu'il ne nous est point
» encore donné de connaître. »

On comprend l'émotion produite par une telle déclaration qui, si
elle était vraie, devrait faire immédiatement abandonner l'emploi
du chloroforme ou de l'éther comme moyens anesthénisants. Cette
doctrine appelait donc l'examen; aussi fut-elle longuement discutée
à la Société de Chirurgie, et motiva-t-elle, avant la fin de la discussion, un article fort bien fait de M. Follin, qui plaça la question
sous son véritable jour [1].

M. Follin commence par faire remarquer que, dans toutes les observations recueillies, où l'on affirme que la mort est arrivée malgré toutes les précautions prises pour l'administration du chloroforme,

[1] Archives générales de médecine, Août 1853, p. 231.

on a omis constamment de faire mention des quantités, même approximatives, de vapeurs anesthénisantes inspirées. Pour suppléer à ces indications, l'auteur de l'article rapporte diverses expériences de **M. Snow**, médecin anglais, faites sur des chiens, des chats et autres animaux, expériences ayant pour but de déterminer la quantité de vapeur de chloroforme ou d'éther susceptible d'être mêlée à l'air sans danger, et la manière dont la mort peut arriver. M. Snow a reconnu ainsi que ces animaux, soumis pendant dix à quinze minutes dans une atmosphère contenant 3 à 5 pour 100 de chloroforme, cessaient de respirer, que les battements du cœur continuaient une minute ou deux après que la respiration avait cessé, et qu'alors la vie pouvait revenir si, avant que l'action du cœur fût éteinte, on venait à soustraire l'animal à l'action du chloroforme ; que si la vapeur de ce corps représentait plus de 1/8 p. 100 de l'air inspiré, la mort arrivait rapidement, les mouvements du cœur s'arrêtant presque en même temps que la respiration. Ces faits font comprendre comment la mort peut arriver avec plus ou moins de promptitude dans des conditions semblables en apparence. En répétant comparativement ces expériences avec les deux substances anesthénisantes, on a de plus remarqué que la vapeur d'éther, mêlée à parties égales avec l'air, n'agit pas avec plus de puissance que de l'air chargé de 1/2 seulement de vapeur de chloroforme. En aucun cas, d'ailleurs, la mort n'a paru tenir à une *action prolongée* du chloroforme en proportion respirable : elle a toujours été la conséquence de l'inhalation d'un air contenant une *proportion trop forte* — dont le minimum est 8 à 10 p. 100 — de vapeur anesthénisante.

Ces résultats, fort importants, astreignent à des règles précises les chirurgiens, démontrent, malgré tous les arguments contraires, la nécessité du dosage, et font comprendre combien le procédé de **M. Simpson**, par l'éponge ou un linge imbibé, est imparfait, et surtout présente peu de sécurité. Toutefois, la manière de pratiquer le dosage est encore une question à résoudre. M. Snow a bien proposé, pour régler le mélange d'air et de vapeur de chloroforme, soit un appareil gradué, analogue à celui dont nous avons parlé plus haut, et combiné de manière à ne fournir qu'une dose de 3 à 4 p. 100 de vapeur de chloroforme avec le débit nécessaire et variable suivant les circonstances ; soit d'employer un mélange d'alcool et de chloroforme, mélange qui ne fournirait, dans une dose quelconque inspirée

et quelquefois insuffisante ; mais ce sont là des méthodes trop imparfaites pour pouvoir être utilisées dans la pratique. Et, comme on n'en a pas proposé de meilleures, cela revient à dire que l'on ne possède pas encore de moyen praticable pour doser exactement l'éthérisation.

Mais, à défaut du dosage mathématique, reste le dosage approximatif suffisant, avec un peu d'habitude, pour mettre à l'abri, dans la presque généralité des cas, de tout accident. Ainsi, M. Follin, dans le travail cité, se prononce contre M. Robert, pour l'innocuité constante du chloroforme donné à petites doses, et s'en tient à la doctrine de M. Sédillot, savoir que le *chloroforme bien administré ne tue jamais*. Passant ensuite à l'examen des moyens proposés pour rappeler à la vie le malade asphyxié par le chloroforme, il donne la préférence à l'insufflation pulmonaire, essayée plusieurs fois avec succès par M. Ricord, recommandée aussi par M. Snow, et que l'on pratique en pressant légèrement le larynx contre la colonne vertébrale pour empêcher l'air de passer par l'œsophage. Puis il termine par les conclusions suivantes, d'autant plus applicables à la chirurgie vétérinaire, qu'elles sont tirées d'expériences faites sur les animaux :

1º Le chloroforme, très-dilaté dans les proportions de 3 à 4 p. 100 d'air, ne tue jamais ;

2º Mêlé à l'air dans des proportions de 10 p. 100 au moins, il amène la mort ;

3º La mort peut avoir lieu par asphyxie ou par une intoxication qui paralyse le cœur ;

4º Un mélange très-étendu de chloroforme et d'air est une puissante garantie contre les accidents ;

5º Il reste jusqu'alors expérimentalement et cliniquement démontré que l'insufflation pulmonaire est de tous les procédés celui qui convient le mieux pour ramener les individus à la vie.

Ajoutons que, chez les animaux, on peut régler approximativement l'éthérisation, en mesurant les quantités de liquide employées. Ainsi, pour le cheval, avec l'appareil à tubulure belge, le sac fumigatoire ou la simple musette, il faut, pour produire l'insensibilité sans danger, de 2 à 4 décilitres d'éther ; un demi-décilitre suffit avec le sac fermé. Mais il en faut davantage par l'éponge introduite dans les cavités nasales, à cause des quantités de vapeur chassées au-dehors pendant l'expiration, et perdues ainsi pour l'éthérisation.

En pareil cas, il est rare que 1 décilitre d'éther puisse suffire. Pour le chien de taille moyenne, en se servant du sac, il en faut environ 20 centilitres; si on employait le chloroforme, il en faudrait moins. Avec l'appareil à tubulure, 6 à 10 centilitres suffiraient pour le chien; le reste à proportion. Par la méthode d'application directe, une boulette d'étoupes humectée de vingt gouttes de chloroforme suffit généralement pour un cheval de moyenne taille; pour le chien, il n'en faut que sept à huit gouttes.

Dans tous les cas, dès que l'insensibilité commence à se manifester, dès que les battements du cœur s'affaiblissent, lors même que les membres du sujet continueraient à s'agiter, on doit retirer l'éponge ou l'appareil, sauf à recommencer les inhalations si la sensibilité revient avant que l'opération soit terminée. Les battements du cœur étant toujours le meilleur guide pour juger quand il y a de saturation de vapeur anesthénisante, on suspendra l'inhalation dès que le pouls sera descendu au-dessous du rhythme ordinaire, à 25 ou 30 par minute chez le cheval, par exemple. Si le pouls descendait plus bas ou venait même à s'effacer, il faudrait recourir immédiatement aux moyens propres à combattre l'asphyxie, c'est-à-dire à rétablir la respiration. Parmi ces moyens l'introduction de l'air dans le poumon est le plus efficace, et si, dans ce cas, l'insufflation avec la bouche ne suffit pas, on se sert d'un soufflet ou de la première machine venue propre à faire pénétrer promptement de l'air dans les bronches. En même temps, on presse sur les parois thoraciques pour faciliter le jeu de la fonction pulmonaire; puis, par une saignée, qu'on fait légère à cause de l'action débilitante de l'agent anesthésique, on aide au rétablissement du mouvement circulatoire du sang. Après cela, à l'aide de frictions sèches, du calorique porté à la surface de la peau, des stimulants ordinaires usités contre la syncope, tels que l'ammoniaque, le vinaigre, l'essence de térébenthine, employés simultanément, on achève de rétablir la circulation, la chaleur animale et la vie.

Pour dernière recommandation, rappelons encore qu'il importe de ne pas soumettre à l'éthérisation un animal chez lequel on soupçonne un commencement d'affection pulmonaire. L'engouement du poumon qui accompagne, ou, pour être mieux dans le vrai, qui constitue en ses divers degrés toutes les altérations de cet organe, ne pourrait qu'augmenter sous l'influence asphyxiante de l'éthérisation, et les plus graves conséquences en pourraient résulter. Il va sans dire

que nous ne tenons nullement compte de l'action directe des vapeurs
d'éther sur le poumon, action qu'*à priori* on peut considérer comme
nulle, ce que l'observation pratique a confirmé.

§ 6. — Applications pratiques à la chirurgie vétérinaire.

L'éthérisation, depuis sa découverte, a été l'objet des plus heureuses
applications dans l'exercice de la chirurgie; mais c'est l'homme surtout qui a été appelé à jouir des bienfaits de cette méthode. Chez les
animaux, elle ne saurait présenter la même importance; car, malgré
tout le désir qu'on peut avoir de ne les faire souffrir que le moins
possible, le soin de leur éviter quelques douleurs ne pourra jamais
éveiller la même sollicitude que lorsqu'il s'agit d'un de nos semblables. Puis, en réalité, la souffrance, considérée dans l'homme et dans
la brute, est loin de présenter le même caractère terrifiant. Chez
l'homme, elle agit au moral quelquefois autant qu'au physique; la
crainte seule du mal peut être aussi dangereuse, on le sait assez,
que le mal lui-même. Chez les animaux, il n'en est pas ainsi;
l'effet de la douleur ne dépasse pas le temps pendant lequel elle est
matériellement produite, et n'est jamais aggravée à l'avance par une
réaction morale quelconque. D'un autre côté, l'éthérisation, pour le
vétérinaire, peut devenir un embarras, en l'obligeant d'avoir toujours
avec lui le liquide et les autres objets nécessaires. Enfin, c'est une
dépense à faire, toujours considérable quand il s'agit des grands
quadrupèdes, et que le propriétaire préfère économiser au prix de
quelques souffrances bientôt passées pour l'animal.

Pour ces divers motifs, l'éthérisation s'est peu répandue dans la
chirurgie des animaux domestiques. Toutefois, ce ne sont pas là des
raisons suffisantes pour en rejeter entièrement l'usage de la pratique
vétérinaire; car, malgré toutes les considérations contraires, il est
encore bien des cas où elle peut devenir d'une grande utilité, non
pas uniquement pour épargner des douleurs aux malades, mais
surtout pour les empêcher de se livrer à ces mouvements énergiques
de défense qui s'opposent si souvent à l'exécution régulière des opérations et en compromettent le succès.

En ne considérant que l'insensibilité produite par l'éthérisation,
celle-ci offre déjà au vétérinaire le grand avantage de lui permettre
de pratiquer avec tout le soin voulu les opérations les plus douloureuses, et, en même temps, d'arriver à une guérison plus prompte:

la fièvre de réaction étant moins intense et la suppuration d'aussi bonne nature qu'après les opérations faites dans les circonstances ordinaires. Il est vrai qu'on a reproché à l'éthérisation d'être nuisible à la pratique des opérations, précisément par l'insensibilité qu'elle détermine; car alors, dit-on, elle prive le chirurgien d'un de ses moyens de diagnostic; elle l'empêche ainsi d'être averti quand il blesse des branches nerveuses ou d'autres parties douées d'une plus ou moins grande sensibilité; elle rend plus difficiles les névrotomies, opérations pour lesquelles le chirurgien s'aide beaucoup de la sensibilité nerveuse, etc. Mais tout cela n'est qu'une question d'habileté chirurgicale; et, au surplus, le praticien n'aura qu'à ranger parmi les contre-indications les cas où la conservation de la sensibilité peut lui être utile pendant l'opération, sans se croire pour cela obligé de proscrire l'anesthénisation d'une manière générale.

On a encore objecté contre cette méthode la nécessité où elle mettait le chirurgien de trop se hâter pour profiter de l'insensibilité produite, et d'agir alors avec moins de discernement. Cela n'est vrai qu'autant que l'opération dépasse une certaine durée, et dans ce cas on peut prolonger l'éthérisme par de nouvelles inhalations.

Quoi qu'il en soit, l'éthérisation a été essayée en chirurgie vétérinaire. Déjà on a opéré ainsi, avec succès, un grand nombre d'animaux. Sur des chiens, on a essayé des amputations de membres, des extirpations de cancers, de squirrhes, de goîtres, des ablations de mamelle, etc.; sur des chevaux, on a pratiqué des cautérisations, des extirpations de parotide, des castrations, des opérations de pied, etc.; sur la vache, on a opéré la castration; sur toutes les espèces enfin, on a tenté des opérations plus ou moins douloureuses, dans cette immobilité absolue qui est le véritable résultat utile de l'éthérisation sur les animaux.

M. H. Bouley, dans une communication faite, le 14 juillet 1853, à la Société centrale de Médecine vétérinaire [1], disait ainsi tout récemment que, grâce aux agents anesthésiques, il avait pu opérer. avec une extrême facilité, plusieurs cas de hernies étranglées, un javart, un clou-de-rue, plusieurs castrations, et, à propos de cette dernière opération, il remarquait que l'éthérisation peut rendre les plus grands services, « en annulant les violentes contractions musculaires auxquelles les animaux se livrent, en déterminant le relà-

---

[1] Recueil de Médecine vétérinaire. 1853, t XXX Bullet de la Soc., p. 919.

chement du crémaster, et enfin en prévenant ces violents efforts expulsifs qui sont cause des hernies dites de *castration*. » Dans sa communication, M. H. Bouley ajoute qu'il a encore retiré un avantage très-considérable de l'éthérisation pour pratiquer la castration sur un cheval anglais de pur-sang tellement irritable, qu'on ne pouvait l'aborder sans danger pour lui mettre les entraves; il fut soumis à une demi-éthérisation au moyen d'une éponge imprégnée d'éther, introduite dans une de ses narines, et maintenue avec la main; au bout d'une minute, l'influence de l'éther s'était fait assez sentir pour qu'on pût aborder le cheval et lui mettre les entraves sans qu'il cherchât à se défendre davantage; et, couché dans cet état, il subit l'opération sans presque réagir contre la douleur.

« Je cite ces faits, dit M. H. Bouley en terminant, pour prouver les avantages que les vétérinaires peuvent retirer de l'emploi de l'éthérisation, non pas comme moyen usuel, applicable à tous les cas, mais dans les circonstances opératoires importantes où il est essentiel, pour l'opérateur et pour l'opéré, que les mouvements si énergiques des animaux soient le plus annulés possible. »

Mais c'est au point de vue surtout de l'annihilation des moyens de défense des malades qu'il nous semble que l'éthérisation pourrait recevoir une application plus usuelle en chirurgie vétérinaire; seule, en effet, elle donne le moyen de rendre à l'opérateur la sécurité que n'offre pas toujours la pratique des opérations sur les animaux domestiques. C'est aussi l'avis de M. H. Bouley qui, dans une autre note lue à une précédente séance (le 9 juin 1853) de la Société centrale, et relative à une hernie étranglée opérée avec toute la facilité désirable, grâce au relâchement musculaire général déterminé par les inhalations éthérées, exprime son opinion sur ce point de la manière suivante [1] :

« Jusqu'à présent, dit l'honorable professeur d'Alfort, l'éthérisation n'a pas été employée sur une grande échelle en France, tout au moins dans la chirurgie des grands animaux domestiques. On l'a sans doute considérée comme trop dispendieuse et d'une application trop difficile. La communication que j'ai l'honneur de faire aujourd'hui à la Société a pour but de prouver qu'on peut, avec beaucoup de facilité et peu de frais, retirer de grands avantages de l'usage de l'éther, comme moyen anesthésique, dans notre chirurgie.

---

[1] *Recueil de Médecine vétérinaire*. 1853, t. XXX, Bull. de la Soc., p. 820.

» Quand je parle des avantages de l'éther, j'ai moins en vue, je me hâte de le dire, les intérêts des patients sur lesquels porte notre action chirurgicale que ceux de l'opérateur et de l'opération ; et, en me plaçant à ce point de vue, j'envisage la question d'une manière tout à la fois plus élevée et plus pratique que ces *protectionistes* d'animaux dont la sensiblerie ne voit, dans l'application des anesthésiques, que l'amortissement des sensations douloureuses qu'elle détermine. Sans doute, c'est quelque chose que d'épargner aux animaux les douleurs des opérations ; mais ce qui est beaucoup plus important, c'est d'éviter aux opérateurs les dangers souvent si considérables qu'ils sont obligés d'affronter dans la pratique de certaines opérations chirurgicales très-graves, pendant lesquelles leur position est des plus périlleuses, en raison des régions où porte l'action chirurgicale, et des mouvements violents, désordonnés, tumultueux, auxquels les animaux se livrent sous l'incitation de la douleur ; ce qui est plus important encore, c'est d'assurer le succès des opérations en annulant ces mouvements qui font que la main du chirurgien échappe quelquefois à la direction de sa volonté. Or, l'éthérisation réalise à la fois tous ces résultats, et le vieux précepte de chirurgie : *tuto*, *cito* et *jucundè*, peut, grâce à elle, être observé à la lettre, aussi bien pour le patient que pour le chirurgien. »

Mais l'abolition de la sensibilité, de la souffrance, et par suite l'annulation des moyens de défense des animaux, ne sont pas les seuls résultats utiles que le vétérinaire puisse retirer de l'éthérisation. La suspension de la contraction musculaire est un autre effet des anesthésiques, dont la pratique chirurgicale peut tirer parti dans une multitude de circonstances.

Ainsi, sous l'influence de l'éthérisation, on peut arriver à pratiquer facilement toutes les opérations pendant lesquelles la contraction musculaire est en même temps un obstacle à l'action de l'instrument et un danger pour l'opérateur. La hernie inguinale étranglée, par exemple, si difficile à opérer dans les circonstances ordinaires, se réduit presque avec facilité dans l'état de relâchement musculaire produit par l'éthérisme, comme le constatent, notamment, les observations, citées plus haut, de M. H. Bouley à la Société centrale de Médecine vétérinaire, et dans lesquelles sont indiqués six à sept cas de hernies opérées par lui avec succès de cette manière.

Le relâchement musculaire permet encore de pratiquer avec facilité des opérations dans la bouche, aux régions dentaires, sur l'œil, toujours si difficile à fixer par suite de la contraction des muscles du globe. Ainsi, chez le cheval, on a pu, pendant l'éthérisation, opérer la cataracte, chose à peu près impossible dans l'état ordinaire. Sous l'influence de l'éthérisme, on a pu encore extirper des tumeurs profondes recouvertes par des masses musculaires épaisses. Ce relâchement des muscles peut aussi aider beaucoup à réduire les fractures et surtout les luxations; cette réduction parfois, pendant cet état, s'opère d'elle-même presque sans efforts, et dispense de l'emploi dangereux et difficile des moyens violents d'extension.

La faculté remarquable que possèdent les agents anesthénisants de produire le relâchement des fibres musculaires de la vie animale, sans altérer la fonction des muscles organiques ni celle des muscles respirateurs, peut devenir d'un grand secours dans les parturitions laborieuses; l'anesthénisation, en effet, laisse subsister les efforts de l'expulsion dans lesquels les muscles respirateurs ont la plus grande part, et paralyse les contractions qui seraient des obstacles. Dans ces derniers temps surtout, cette propriété de l'éthérisation a été appliquée sur une assez large échelle pour la pratique des accouchements chez les femmes, grâce sans doute à l'exemple donné par un haut personnage. L'on a pu reconnaître ainsi sur des milliers de femmes, accouchées avec les anesthésiques, qu'elles entrent en convalescence avec une extrême rapidité et presque sans épuisement ni fatigues. Ne pourrait-on en retirer les mêmes avantages chez les femelles domestiques, pour faciliter la mise-bas, souvent, chez les juments surtout, si difficile et si dangereuse?

Il n'est pas jusqu'à l'action locale de l'éther sur les cordons nerveux qui ne puisse recevoir son application; en effet, la paralysie persistante que produit l'éther en altérant la substance nerveuse, est un moyen de remplacer, peut-être avec avantage, l'opération de la névrotomie.

Enfin, à toutes ces ressources que l'anesthénisation fournit à la chirurgie, nous pouvons joindre encore celles qu'elle a fournies à la thérapeutique médicale qui l'a essayée contre la plupart des affections nerveuses, le tétanos, le vertige, la chorée du chien, etc., contre certaines affections de l'intestin, du système musculaire, et contre toutes les maladies, en un mot, pour lesquelles on a employé l'électricité. L'étude de ces applications n'est pas de notre sujet, mais en les rappelant, nous faisons voir l'étendue des services que peut rendre l'éthérisation au vétérinaire comme au médecin.

Nous le croyons, ce qui manque à l'éthérisation pour qu'elle reçoive, dans la médecine des animaux domestiques, toutes les applications dont elle est susceptible, c'est d'être suffisamment connue des vétérinaires. C'est pour ce motif, et considérant d'ailleurs qu'il n'existe pas encore d'ouvrages spéciaux propres à les renseigner sur l'état actuel de cette partie de la science à ses divers points de vue, que nous avons cru devoir donner quelque développement à cette histoire de la méthode anesthésique.

CHAPITRE IV.

Suspension du cours du sang ou Hémostatique chirurgicale.

L'écoulement du sang ou l'hémorrhagie, pendant une opération, par suite de l'ouverture d'un ou de plusieurs vaisseaux, est un des accidents ordinaires qui contribuent le plus à compromettre le travail de l'opérateur, soit par la gêne que la présence du sang apporte à l'opération, soit par l'affaiblissement que la perte du sang cause au malade. En outre, il peut arriver que cette hémorrhagie, abandonnée à elle-même ou aux pansements ordinaires, ne cesse pas ou se prolonge assez longtemps pour devenir un accident redoutable. Il faut donc que l'opérateur soit constamment prêt à arrêter, dès qu'il est nécessaire, le cours du sang. C'est une partie essentielle de tout manuel opératoire ; elle comprend les moyens de *suspendre provisoirement* le cours du sang pendant la pratique des opérations, et les moyens de *l'arrêter définitivement* après. Ces moyens sont applicables à tous les ordres de vaisseaux sanguins, mais plus particulièrement aux artères.

ARTICLE Iᵉʳ.

SUSPENSION TEMPORAIRE OU PRÉVENTIVE.

La suspension temporaire, provisoire ou préventive de la circulation est mise en usage quand la présence du sang devient un obstacle à l'opération. Les moyens hémostatiques préventifs sont appliqués avant ou pendant l'opération. Ils comprennent deux méthodes principales : la *compression* et la *ligature*.

1° De la compression. — La compression, qui a pour effet d'aplatir les vaisseaux et d'effacer ainsi momentanément leur calibre, exige, pour être exercée, que ces vaisseaux soient superficiels, et qu'ils reposent sur un plan solide et résistant qui puisse fournir un point d'appui suffisant à l'agent compresseur. Si l'artère, par sa position, ne peut trouver à s'appuyer sur les parties environnantes, on établit une résistance par une pression double exercée en deux sens opposés, de manière à ce que chaque puissance fournisse un point d'appui à l'autre. La compression ainsi pratiquée peut être exercée par différents procédés.

I. *Compression par les doigts d'un aide.* — Quand ce mode de compression est possible et qu'il peut suffire, c'est le plus simple et le plus avantageux. Il permet de n'arrêter le sang que dans le vaisseau qu'il importe de comprimer; les téguments et le tissu cellulaire ne sont ni fatigués ni contus ; les doigts peuvent suivre tous les mouvements, tous les changements de position du malade. De plus, cette compression est, pour ainsi dire, intelligente ; car elle peut être suspendue et reprise à volonté, suivant les besoins de l'opération. Si l'opérateur, par exemple, a besoin de connaître la position d'une artère, l'aide, en soulevant les doigts, la laisse apercevoir par le jet qui s'échappe : ce qui est plus simple et plus rapide que de relâcher et resserrer ensuite des liens ou d'autres appareils plus ou moins compliqués.

Mais on comprend que, pour faire exercer cette compression, il faut avoir un aide très-intelligent, ayant du sang-froid et, s'il se peut, des connaissances anatomiques. On le placera de manière à ce qu'il puisse voir tous les temps de l'opération, sans être gêné et sans gêner l'opérateur.

En ce qui concerne la pratique même de la compression, plusieurs préceptes sont à observer :

1° Il faut d'abord rechercher la situation, la direction de l'artère, reconnaissable à ses battements; et c'est ce que doit faire l'opérateur lui-même qui fixe, en même temps, le point où la compression doit s'exercer, et la manière dont elle doit être faite.

2° Exercer la compression dans une direction perpendiculaire à la surface solide sur laquelle appuie le vaisseau.

3° Si l'on comprime avec le pouce, l'appliquer en travers de l'artère comme sur un cachet; si l'on se sert des autres doigts, on les appuie formant une seule rangée le long du trajet de l'artère, pour qu'ils compriment tous ensemble, tandis que le pouce, placé sur un point opposé ou sur quelque saillie voisine, fournit un point d'appui.

4° Continuer la compression sans relâche jusqu'à la fin de l'opération, et ne la cesser qu'après l'application des moyens hémostatiques définitifs. Si les doigts se fatiguent dans une longue opération, l'aide appliquera les doigts de la main libre sur celle qui appuie, pour empêcher que l'engourdissement de celle-ci ne diminue la pression qu'elle exerce. Si cela ne suffisait pas, un second aide devrait appuyer sur les doigts du premier ou le remplacer tout-à-fait pour exercer la compression.

5° Comprimer modérément, et seulement avec la force nécessaire pour effacer le trajet de l'artère ; en appuyant les doigts, on sent le moment où il convient de cesser de comprimer : c'est quand les battements cessent. Si alors les doigts compriment exactement sur le trajet, dans la direction perpendiculaire voulue, le moindre effort suffira pour arrêter le sang dans les plus grosses artères. Si l'on comprime plus qu'il ne faut, les doigts, bientôt fatigués et engourdis, relâchent la compression.

6° Se conformer enfin aux circonstances pour faire choix du mode convenable de compression, lorsque l'hémorrhagie est imprévue ou, par une cause quelconque, n'a pu être prévenue par la compression préalable. Si, par exemple, on ampute certaines parties saillantes du corps, si l'on extirpe quelque tumeur cutanée, on saisit les lambeaux saignants entre les doigts, ou l'on comprime circulairement, ou bien encore on appuie les doigts à plat autour de l'incision, etc. On se détermine ainsi, suivant les circonstances, dans les cas divers qui peuvent se présenter.

II. *Compression avec la Pelote ou le Cachet.* — Ce mode de compression est une modification du procédé précédent. Il consiste dans l'application, entre les doigts et le trajet du vaisseau, d'une *pelote* plus ou moins grosse sur laquelle on appuie; on ajoute ainsi, à l'embarras d'un instrument à tenir, l'inconvénient de ne pas sentir l'artère. Le *cachet* est la pelote surmontée d'un manche : son emploi est moins fatigant, mais il est sujet à se déranger. La pelote et le cachet ne sont pas plus employés aujourd'hui par les chirurgiens que par les vétérinaires.

III. *Compression par le Lien circulaire ou le Garrot.* — Il peut se présenter des circonstances où la compression à l'aide des doigts soit insuffisante pour arrêter le cours du sang ; c'est ce qui arrive, par exemple, lorsqu'on fait une opération à l'extrémité inférieure d'un membre, attendu qu'alors on coupe à la fois un grand nombre de vaisseaux que les doigts seuls ne peuvent étreindre. Dans ce cas, on fait usage d'un *lien* qui entoure tout le membre : on l'applique le plus souvent au paturon ; on se sert d'un ruban de fil tordu ou d'une corde qui ne soit pas trop mince, qu'on arrête par un nœud droit après l'avoir serrée au degré voulu.

Le *garrot* ou *tourniquet circulaire*, comme on l'appelait autrefois, fut la première machine inventée pour suppléer à l'insuffisance du lien seul. Il est formé également d'un lien circulaire, mais dont on rend l'action plus énergique au moyen d'un bâtonnet que l'on passe en dessous et avec lequel on tord le lien de manière à diminuer l'intervalle qu'il embrasse. Pour faire agir le garrot avec efficacité et sans blesser les téguments, on applique d'abord, sur le trajet du vaisseau, une pelote ou coussinet ; puis, sur le côté opposé, une plaque en corne, en cuir ou en carton, suivant ce que l'on a sous la main, et avec un lien circulaire on entoure deux fois le membre au-dessus de ces pièces. Cela fait, on passe le bâtonnet entre le lien et la plaque, et l'on tord, par un mouvement de moulinet, jusqu'au degré convenable.

Le lien circulaire, tordu ou non, est le plus énergique moyen de

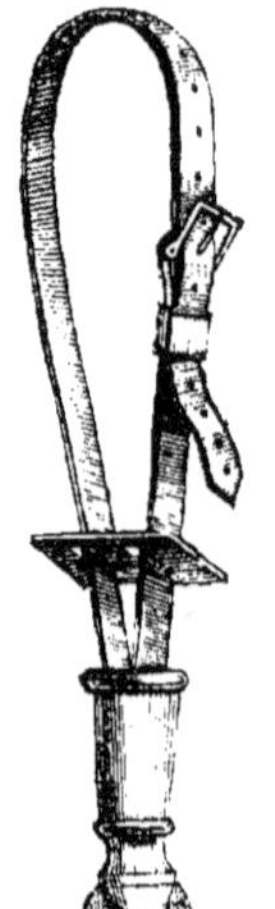

Fig. 36.

compression temporaire que l'on puisse employer ; il concourt même à émousser la sensibilité en comprimant les nerfs ; seulement, il ne peut servir qu'aux extrémités du corps, sur les parties d'un étroit diamètre. Il ne faut pas le tenir appliqué pendant un temps trop prolongé ; car l'espèce de contusion et le commencement de paralysie qu'il produit sur tous les tissus qu'il enveloppe pourraient avoir des conséquences fâcheuses sur les suites de l'opération.

Pour remplacer le garrot, Brogniez avait imaginé l'instrument représenté ici (*fig.* 38), et auquel il donnait le nom d'*adstricteur*. Il se compose d'une courroie bouclée et d'un cylindre en cuivre auquel elle est fixée : ce cylindre porte à une extrémité une ouverture allongée destinée à recevoir un des bouts de la courroie que l'on fait monter dans l'intérieur du cylindre au moyen de la vis placée à l'autre extrémité. Comme la boucle de la courroie permet déjà d'obtenir une compression assez considérable, il ne faut plus qu'un petit nombre de tours de la vis pour la rendre suffisante.

IV. *Compression par le Tourniquet, le Compresseur.* — Nous citerons, pour mémoire seulement, ces appareils qui ne sont pas habituellement usités en chirurgie vétérinaire. Le *tourniquet* de J.-L. Petit se compose de deux pelotes soutenues sur deux plaques métalliques, fixées à la circonférence intérieure d'un lien circulaire; ce lien, susceptible de s'allonger plus ou moins, se fixe à lui-même par une boucle ordinaire, et, de plus, quand l'instrument est en place, une vis de pression sert encore à rapprocher à volonté les deux plaques l'une de l'autre.

Le *compresseur*, dit à tort de Dupuytren, puisqu'il était déjà employé, il y a plus de cinquante ans, par un chirurgien de Lyon, Viricel, est fondé sur le même principe; seulement le ruban circulaire est remplacé par un arc métallique, à chaque extrémité duquel se trouve une pelote; l'une des deux est mue de même par une vis de pression qui permet d'exercer la compression convenable. Pour s'accommoder aux volumes divers des parties, l'instrument présente à sa partie moyenne une brisure, et l'une des portions pouvant entrer dans l'autre, l'arc peut être ainsi raccourci et allongé à volonté. Le compresseur est aujourd'hui presque inusité.

V. *Compression sur la plaie.* — Ce mode spécial de compression est nécessaire toutes les fois qu'une hémorrhagie se déclare accidentellement dans une solution de continuité: soit parce que la compression préalable, établie à une certaine distance sur le trajet du vaisseau, cesse de produire l'effet désiré; soit parce que cette compression préalable a été impossible en raison de la position profonde du vaisseau; soit enfin par suite de l'ouverture inattendue d'un vaisseau, artère ou veine qu'on aurait dû éviter. Quand une hémorrhagie se déclare ainsi, il faut d'abord suspendre l'opération et immédiatement appliquer la pulpe du doigt sur le trajet du vaisseau ouvert; si l'on n'a pas d'autre moyen d'arrêter l'effusion du sang, on fait exercer cette compression par un aide intelligent, et l'on achève l'opération. Quand les artères divisées sont multiples, il faut comprimer sur autant de points qu'il y a d'ouvertures par où s'échappe le sang, et, pour cela, il faut quelquefois plusieurs aides.

Ici, d'ailleurs, plusieurs cas peuvent se présenter. Le plus souvent, comme nous venons de le dire, des artères étant ouvertes, il suffit de comprimer avec le bout du doigt pour arrêter le sang : des artères, même assez volumineuses, cessent ainsi de couler quand on applique l'index sur le bout coupé. Si l'artère est recourbée et son extrémité appuyée sur une masse musculaire voisine, on arrête l'hémorrhagie en comprimant le vaisseau de manière à l'aplatir; mais alors, si on pouvait le saisir, il vaudrait mieux serrer le bout de l'artère entre le pouce et l'index en attendant l'application d'un moyen hémostatique permanent. Quelquefois, afin de laisser la plaie libre, on comprime tout autour avec les deux mains pour retenir à la fois le sang de tous les vaisseaux qui se rendent à la surface trau-matique; et lorsque celle-ci est étroite et profonde, on rend la com-pression sur la plaie plus sûre en comprimant en outre entre la plaie et le cœur par l'un des moyens que nous avons indiqués. Si le vaisseau divisé occupait les parois d'une cavité, on arrêterait encore le sang en serrant entre le pouce et l'index la portion de paroi contenant ce vaisseau blessé.

Ces divers moyens de compression provisoire ont l'avantage de permettre au chirurgien de ne pas interrompre son opération, et d'attendre qu'elle soit terminée pour appliquer la ligature ou tout autre moyen hémostatique définitif. Mais, d'un autre côté, la pré-sence des doigts ne laisse pas que de gêner l'action de l'instrument. Puis il peut arriver que, lorsqu'on veut arrêter définitivement le sang, on ne retrouve plus les extrémités des vaisseaux divisés qui se sont rétractées et ont disparu dans les chairs. Le sang même alors a ordinairement tout-à-fait cessé de couler, ce qui serait un avan-tage si l'arrêt de l'hémorrhagie était définitif; mais cela n'est pas. Le plus souvent, au bout de quelques heures, quand l'irritation des parties commence, elle détermine un afflux de sang vers la plaie; alors une hémorrhagie consécutive se déclare, et il faut lever l'ap-pareil pour l'arrêter. Ces inconvénients font qu'il convient de n'avoir recours à la compression directe sur les plaies, pendant l'opération, que dans le cas d'absolue nécessité. Il est toujours préférable d'ar-rêter tout-à-fait l'écoulement du sang aussitôt que l'hémorrhagie se manifeste.

2° De la ligature. — La ligature préalable du vaisseau est, sans contredit, un moyen plus sûr que la compression pour empê-cher le sang de s'écouler pendant l'opération. Mais cette méthode constitue elle-même une opération très-grave, quelquefois aussi difficile, si ce n'est plus, que l'opération principale; aussi n'y a-t-on recours que dans de très-rares circonstances.

Elle est utile quand on doit opérer sur une région où la compression à distance n'empêcherait pas l'afflux du sang: ainsi, pour opérer dans certaines régions de la tête : à la région thyroïdienne, à la région parotidienne. On ne peut pas alors se borner à la compression de la carotide qui serait sans effet, et on lie d'avance les vaisseaux principaux qui se rendent à ces parties. On agit de même avant d'extirper certaines tumeurs où se rendent des branches artérielles volumineuses et reconnaissables au-dehors, quoique difficiles à comprimer. Il y a deux manières de pratiquer la ligature préventive :

1º Le vaisseau étant mis à nu par une incision longitudinale, on applique une ligature au point convenable, et on coupe le vaisseau au-dessous ;

2º Ou bien, ayant découvert le vaisseau, on place deux ligatures, et on fait la section dans l'intervalle. Ce dernier procédé prévient même les hémorrhagies par les branches anastomotiques, et l'opération se fait presque à sec.

Quant aux précautions à prendre pour l'application de ces ligatures, elles constituent une partie importante de l'art chirurgical que nous examinerons en traitant de la ligature des artères, considérée comme opération particulière.

3º Suspension des hémorrhagies veineuses. — La suspension préventive du cours du sang s'applique, avons-nous dit, aux veines comme aux artères. A l'égard des veines cependant, nous observerons que quelquefois l'hémorrhagie produite lors de l'ouverture de ces vaisseaux, dépendant, ou d'un obstacle qui empêche le retour du sang vers le cœur, ou des efforts de l'animal qui le font refluer à la périphérie, il suffit de combattre ces causes pour voir cesser l'hémorrhagie. Ainsi, en diminuant une compression étendue,en donnant plus de liberté au malade, en lui permettant de respirer plus librement, on fait souvent disparaître des hémorrhagies veineuses qui compliquent ou gênent les opérations. Remarquons encore que ces hémorrhagies veineuses sont les premières qui se manifestent quand on divise les parties; elles forment une nappe de sang noir qui recouvre les plaies et les cache à l'opérateur; mais ces hémorrhagies sont passagères et cessent bientôt sans soins particuliers. Si l'on voulait retenir le sang provenant de veines volumineuses, il faudrait comprimer ou lier, comme il a été indiqué. Pour surcroît de précautions, on comprimerait en même temps du côté du cœur, afin d'empêcher l'introduction de l'air.

ARTICLE II.

ARRÊT DÉFINITIF DU SANG.

§ 1. — Indications générales. Diverses espèces d'hémorrhagies

Dans tous les temps d'une opération, peut se présenter la nécessité d'arrêter le cours du sang; mais c'est ordinairement quand une opération est terminée que l'on a cette indication à remplir. Il est vrai que, dans beaucoup de cas, même à la suite de lésions très-étendues, on voit, au bout d'un temps assez court, l'hémorrhagie s'arrêter d'elle-même; mais il n'en est pas toujours ainsi, et c'est alors qu'il faut recourir à des moyens particuliers qui mettent définitivement obstacle à l'écoulement du sang.

Le sang qui s'écoule d'une surface traumatique peut provenir des artères, des veines ou des capillaires, et l'hémorrhagie, dans ces cas divers, présente des caractères spéciaux : ainsi, en sortant des artères, le liquide sanguin a une couleur rutilante, et s'échappe par un jet intense et saccadé; en sortant des veines, il est plus noir, et forme un jet calme qui coule sur la plaie; et s'il vient des capillaires, il est moins abondant, et se répand en nappe sans former de jet.

Dans la pratique, la distinction n'est pas toujours aussi facile. On reconnaît bien qu'un gros vaisseau est ouvert quand l'effusion du sang dépasse une certaine proportion; mais il peut être difficile de décider si c'est une artère ou une veine. Le jet saccadé, caractéristique du sang artériel, manque quelquefois, et ce sang apparaît lui-même parfois avec une couleur noire, tandis que le sang veineux de son côté est rutilant et s'échappe d'un jet rapide. La faiblesse, l'état pathologique ou l'état de santé et d'énergie des animaux produisent fréquemment ces phénomènes contradictoires. Ou bien encore, deux vaisseaux de nature différente peuvent être ouverts à la fois, et le sang veineux peut masquer la couleur du sang artériel; il faut alors regarder de près pour distinguer, dans le flot liquide qui s'écoule, les filets rutilants du sang artériel à travers la masse plus foncée du sang veineux. Quoi qu'il en soit, l'origine du sang donne

à l'hémorrhagie un degré de gravité bien différent qui varie non-
seulement avec la nature des vaisseaux, mais aussi suivant leur
calibre, leur nombre, leur position : autant de circonstances dont
l'appréciation trace au chirurgien sa règle de conduite.

S'il ne s'agit que d'une hémorrhagie capillaire, il passe outre ; car
presque toujours la seule rétraction des parties divisées détermine
une compression qui suffit pour arrêter le sang ; on n'y porte attention
qu'autant qu'elle reparaît quelques heures après l'opération. Pour
une hémorrhagie veineuse, il faut quelques précautions de plus ; il
n'y a toutefois de danger réel que lorsqu'un des gros troncs situés
vers le centre de l'appareil circulatoire est atteint. Dans les cas les
plus ordinaires, on n'a pas d'accidents sérieux à redouter. Ainsi,
quand la veine est coupée en travers, il suffit le plus souvent d'exercer, pendant quelques minutes, une faible compression sur l'orifice
du vaisseau pour que se forme le caillot qui arrête définitivement le
sang. Si la blessure de la veine est latérale, on comprime aussi,
mais assez légèrement pour ne pas interrompre le cours du sang
dans le vaisseau, et la plaie veineuse se ferme promptement, surtout si l'on a soin de ne pas comprimer entre la plaie et le cœur, et
de laisser l'animal respirer en liberté.

Mais les choses ne se passent pas toujours aussi simplement, et,
pour les grosses veines comme pour les artères, qui ne cessent de
couler, malgré la compression, ainsi que pour les hémorrhagies capillaires abondantes, il faut des soins plus compliqués, et l'emploi
de quelques moyens particuliers plus efficaces.

En pareil cas, la première condition est d'agir promptement, et
cependant avec réflexion et sans trouble. Il faut reconnaître les parties, la nature, le calibre, s'il se peut, des vaisseaux ouverts ; appliquer ensuite le doigt, s'il s'agit d'un vaisseau isolé, pour maintenir
le sang, en attendant qu'on soit en mesure de l'arrêter définitivement. Les moyens qui permettent d'obtenir ce résultat, et dont nous
allons maintenant parler, sont de deux ordres : les uns résultent de
l'*action physico-chimique* de certains agents, les autres sont les
moyens chirurgicaux proprement dits.

§ 2. — Moyens hémostatiques physico-chimiques.

Ces moyens sont les *réfrigérants*, les *absorbants*, les *styptiques*
ou *astringents*, les *caustiques*, et la *cautérisation* par le feu.

1º Réfrigérants. — Les agents compris sous ce nom agissent à peu près exclusivement, en privant les parties de leur chaleur naturelle, et en produisant ainsi le resserrement des vaisseaux et la diminution, jusqu'à effacement complet parfois, du trajet sanguin. Aussi leur action n'est-elle efficace que sur les vaisseaux d'un assez petit calibre pour que la moindre contraction y soit sensible, c'est-à-dire sur les capillaires. On emploie des réfrigérants sous les formes gazeuse, liquide et solide.

L'exposition à *l'air ordinaire* est le seul réfrigérant gazeux en usage; pour qu'il puisse agir, il faut que la plaie soit au préalable parfaitement nettoyée des caillots de sang qui la recouvrent, à l'aide d'une éponge imbibée d'eau froide qu'on applique à différentes reprises, sans exercer aucun frottement. Cela fait, on laisse la plaie exposée à l'air, pendant un temps plus ou moins long, depuis une demi-heure jusqu'à cinq ou six heures, suivant le cas, sans ajouter aucun appareil. L'*air froid* et *agité* est celui qui exerce alors l'action la plus efficace.

Comme réfrigérant liquide, l'*eau froide* est l'agent hémostatique le plus simple et le plus commode; en l'acidulant, en y ajoutant quelques sels, comme le sel de cuisine, qui font descendre son degré de congélation, on en augmente la force. On emploie l'eau froide en aspersions, en affusions, en lotions, en applications au moyen de compresses, en douches, en injections, suivant les circonstances. L'effet est toujours le même; les *lotions évaporantes* avec l'eau mêlée à l'alcool ou à l'éther pourraient être également employées avec succès.

Quelques *mélanges salins*, la *glace pilée*, la *neige* sont les seuls réfrigérants solides habituellement en usage; on les enferme entre des linges ou dans une vessie, et on les applique sur les parties d'où le sang s'écoule, en ayant soin de les enlever de temps en temps pour ne pas déterminer la congélation et la mortification des tissus vivants.

Les réfrigérants, considérés en général, sont les moyens hémostatiques les plus faibles; ils ne conviennent à l'extérieur que lorsqu'il s'agit d'une hémorrhagie capillaire qui a de la tendance à cesser spontanément; leur emploi est alors d'une facile application. Ils seraient tout-à-fait insuffisants pour arrêter le sang fourni par un vaisseau d'un fort calibre. Toutefois on les met en usage avec avantage contre certaines hémorrhagies internes, auxquelles on ne peut opposer aucun moyen direct, mais où l'on peut faire pénétrer sans danger de l'eau froide qui agit directement ou par contiguïté pour déterminer l'astriction des tissus. C'est ainsi que les injections dans les cavités nasales, dans l'utérus, etc., sont souvent très-efficaces pour arrêter les écoulements de sang qui se produisent quelquefois si brusquement dans ces régions. En tous cas, il faut prendre certaines précautions en faisant usage des réfrigérants; car si on les appliquait trop longtemps sans mesure ou à une température trop basse, ils pourraient déterminer une réaction inflammatoire consécutive, ou des gangrènes locales, ou des répercussions générales sur des organes intérieurs, par suite de refroidissements, d'arrêts de transpiration, etc.; d'un autre côté, en les appliquant trop légèrement, leur action déjà faible est presque nulle. Entre ces deux inconvénients contraires, le praticien consultera son expérience.

2° Absorbants. — Ce sont des substances molles et spongieuses, telles que la *charpie*, l'*étoupe*, l'*amadou*, l'*éponge fine*, la *toile d'araignée*, ou quelques *poudres*, comme celles de *gomme arabique*, de *colophane* et de la plupart des *résines*, de *lycoperdon*, etc., qui, appliquées sur une surface saignante, s'y collent, s'imprègnent du sang, et forment avec ce liquide une espèce de croûte solide et adhérente qui bouche l'orifice ouvert des vaisseaux. — Les absorbants sont employés comme les réfrigérants dans les seuls cas d'hémorrhagies capillaires; car, pour des écoulements de sang plus abondants, sur un tronc artériel, ils seraient sans effet.

Toutes les substances employées ne présentent pas d'ailleurs la même efficacité; ainsi la *charpie* et l'*étoupe* sont le plus souvent insuffisantes; l'*éponge*, dans les pores de laquelle les bourgeons charnus pénètrent, a l'inconvénient de trop adhérer à la plaie; ce qui fait craindre de nouvelles hémorrhagies quand on veut ensuite la retirer. La *poudre de colophane*, étendue sur des boulettes d'étoupe, forme une espèce de mastic dur et contondant; ce qui indique que cette poudre, comme toutes les autres semblables, ne doit pas être répandue sur les plaies saignantes en couche trop épaisse. Parmi les autres poudres, celle du *lycoperdon*, formée par les semences desséchées du *lycoperdon bovista* ou *verrucosum*, a été indiquée la première fois, comme hémostatique, par Lafosse père, qui fit part de sa découverte à l'Académie royale de Médecine, en 1750. Une commission fut nommée afin de vérifier les faits annoncés par Lafosse, et entre autres expériences que l'on fit pour éprouver le procédé, l'on coupa la cuisse à une jument, à 27 centimètres au-dessus du jarret; le sang qui sortait avec impétuosité fut arrêté par l'application de la poudre de lycoperdon. Il ne paraît pas que l'expérience ait confirmé depuis cette grande efficacité du lycoperdon. Quant à la *toile d'araignée*, si souvent employée par les gens du peuple, elle est assez commune pour qu'on puisse au besoin s'en servir avec avantage chez les animaux domestiques. Vient enfin l'*amadou* ou l'*agaric*, dont les propriétés hémostatiques furent préconisées, en 1751, par le chirurgien Brossard de La Châtre; c'est après l'étoupe, l'absorbant le plus employé en chirurgie vétérinaire.

3° Astringents ou **Styptiques.** — L'action physique des astringents est de resserrer, de condenser les tissus et d'augmenter leur solidité. Cette action a pour cause une sorte de combinaison chimique entre les tissus vivants et la substance astringente, laquelle agit encore en produisant la coagulation du sang.

La poudre d'*alun calciné* est le seul *astringent* sous la forme *solide* dont on fasse maintenant usage comme hémostatique; elle exerce une action assez énergique en absorbant d'abord l'eau des tissus. On n'emploie plus les poudres de racine de renouée, de noix de Galles, d'écorces de chêne ou de saule, ni les poudres minérales, telles que le plâtre, la litharge, la céruse, le sulfate de fer desséché ou *poudre de sympathie*, comme on l'appelait autrefois, le colcothar, et une foule d'autres substances analogues indiquées par les anciens auteurs.

Mais on a, en compensation, des *astringents liquides* en assez grand nombre; tels sont les dissolutions de *sulfate de fer*, de *cuivre*, d'*alun*, d'*acétate de plomb*, l'*eau de Rabel*, l'*eau vinaigrée*, l'*alcool*, l'*eau blanchie* à l'extrait de Saturne, etc. On les emploie, comme les réfrigérants, pour les hémorrhagies capillaires; mais ils agissent d'une manière plus profonde, plus énergique, plus continue, et peuvent même quelquefois arrêter des hémorrhagies de gros vaisseaux; seulement, ils ont l'inconvénient de déterminer des inflammations locales assez vives. On évite cette complication en usant de ces agents chimiques avec précaution, c'est-à-dire en commençant par appliquer les moins actifs, sauf à passer ensuite à de plus énergiques, s'il est nécessaire. Les astringents peuvent encore agir sur la sensibilité, la diminuer ou l'étendre dans les parties, et retarder ainsi la cicatrisation; on prévient cet inconvénient en ne prolongeant pas leur action au-delà du temps utile.

Perchlorure de fer. — Nous ne ferons qu'indiquer ici ce corps,

récemment introduit dans le domaine de la chirurgie, et remarquable
par la propriété qu'il a de coaguler le sang presque instantanément.
A ce titre, il constitue un des hémostatiques les plus énergiques.
Il appartient à la classe des astringents liquides. Il est surtout propre à arrêter les hémorrhagies capillaires. On s'en sert en appliquant à la surface traumatique un plumasseau imbibé de la solution
du perchlorure, et en maintenant ce plumasseau par un appareil.
Il peut également convenir pour arrêter le sang dans les vaisseaux
de fort calibre; mais alors son application réclame des précautions
particulières dont ce n'est pas ici le lieu de nous occuper. Nous y reviendrons en étudiant l'emploi de ce corps pour obtenir la guérison
des anévrysmes, cas auquel l'application du perchlorure de fer a été
jusqu'à présent plus particulièrement réservé.

4º Caustiques. — Les substances de ce nom, qui agissent,
comme nous le verrons bientôt à l'article de la *cautérisation*, en
produisant la mortification et la chute des parties avec lesquelles
elles sont mises en contact, ne sont pas d'un emploi très-avantageux
pour arrêter les hémorrhagies. A peine se sert-on quelquefois, en
chirurgie humaine, du nitrate d'argent et de l'acide sulfurique; en
chirurgie vétérinaire, on remplace toujours avantageusement ces
corps par le fer rouge ou cautère actuel.

5º Cautère actuel. — La cautérisation par le fer rouge est
le plus ancien et le principal moyen hémostatique employé pour
arrêter les hémorrhagies chez les animaux domestiques. Bien souvent elle tient lieu de tous les agents chimiques dont nous avons
parlé, surtout contre les hémorrhagies capillaires. On la pratique
au moyen d'un fer, chauffé à blanc, qu'on applique sur la partie
saignante. Un morceau de fer quelconque, dont la forme peut
s'adapter à la partie à cautériser, suffit pour cela. Il se forme une
eschare épaisse, imperméable, adhérente à la plaie, qui présente
un obstacle infranchissable au cours du sang.

Pour que ce moyen produise tout l'effet désiré, il importe que la
plaie soit exactement débarrassée des matières solides ou liquides
qui pourraient s'opposer à la formation rapide de l'eschare; ainsi,
il faut d'abord bien étancher le sang, maintenir sur le point d'où
il s'échappe un tampon d'étoupe fortement appuyé, jusqu'au moment où un aide apporte le cautère chauffé convenablement. Alors
d'une main on soulève le tampon, et de l'autre on applique l'instrument en pressant assez pour que l'eschare se forme avec rapidité.

Cette application ne doit durer que six à sept secondes, parce qu'au bout de ce temps, le cautère est refroidi, ne produit plus l'effet qu'on désire, et commence en outre à adhérer aux parties vives. Il vaut mieux, si l'eschare n'est pas assez épaisse après la première application, en faire une seconde, une troisième, en prenant toujours les mêmes précautions. On a soin, en tous cas, de ménager les parties qui ne sont pas le siége de l'hémorrhagie afin de ne pas produire de douleurs inutiles.

Dans cette opération, la condition essentielle est que le métal, appliqué sur les tissus, soit toujours porté à son maximum de température. Chauffé à demi ou refroidi par les flots du sang, il est d'abord plus douloureux; puis il s'attache à l'eschare qu'il détache quand on le retire, et l'hémorrhagie continue; ou bien, il ne produit qu'une eschare d'une épaisseur insuffisante qui tombe trop tôt, c'est-à-dire avant que le vaisseau soit obstrué, et le sang recommence à couler. Si le sang affluait avec abondance et ne se coagulait pas, on pourrait aider à la formation de l'eschare et la rendre plus résistante, en introduisant dans la plaie du crin haché ou tressé, qui, en se carbonisant par le cautère, fournirait des matériaux plus solides à cette croûte protectrice. Pour les hémorrhagies venant de parties situées profondément, il faut écarter les bords de la lésion, au moment d'introduire le cautère, afin qu'il ne se refroidisse pas avant d'arriver sur le vaisseau ouvert; et, en toutes circonstances, on choisira de préférence un cautère plus grand que le point à cautériser, afin qu'il conserve plus longtemps son calorique. Enfin, comme dernier précepte, on n'oubliera pas que les eschares doivent tomber le plus tard possible pour que l'indication soit le mieux remplie; c'est pourquoi, à moins de contre-indication urgente, on ne cherchera jamais à hâter leur chute; on emploiera, au contraire, tous les moyens qui pourront la retarder.

La cautérisation par le feu est un procédé hémostatique préférable, sous bien des rapports, à ceux que nous avons précédemment cités pour arrêter les hémorrhagies capillaires, et même celles, venant des vaisseaux d'un certain calibre, que les absorbants et les styptiques ne pourraient combattre: il est plus efficace, plus prompt, car son action est presque instantanée; puis il ne produit qu'une douleur de peu de durée, qui ne dépasse guère le temps du contact du fer avec les tissus; il ne fatigue pas la plaie, n'agit que sur les parties qu'il a touchées, et peut au besoin s'étendre immédiatement sur toute l'étendue qu'on juge convenable. En outre, si l'on opère sur des plaies compliquées, on peut, pendant qu'on tient le cautère, achever de détruire les portions de tumeurs fongueuses, cancéreuses et autres tissus de mauvaise nature épargnés par l'instrument. Il est vrai de dire que la cautérisation ne peut pas suffire pour les blessures des gros vaisseaux sur lesquels l'eschare formée par le cautère tombe toujours avant l'oblitération de leur canal; mais pour ces vaisseaux on a tous les moyens chirurgicaux dont nous allons maintenant nous occuper; et dans les autres cas, il reste à la cautérisation par le feu un assez grand nombre d'avantages pour justifier la préférence presque unanime que lui accordent les vétérinaires.

§ 3. — Moyens hémostatiques chirurgicaux.

Les moyens chirurgicaux propres à arrêter définitivement le cours du sang sont assez nombreux, si l'on compte tous ceux qui ont été proposés. Mais parmi eux, trois seulement ont mérité d'être adoptés dans la chirurgie usuelle ; ce sont la *compression*, la *ligature* et la *torsion*.

1° De la compression. — La compression, que nous avons étudiée comme moyen hémostatique provisoire, peut devenir, dans beaucoup de cas, un moyen hémostatique définitif, excellent et de facile application contre les hémorrhagies artérielles, veineuses ou capillaires, et contre les hémorrhagies provenant d'une surface étendue, d'une cavité plus ou moins profonde, où l'on ne peut reconnaître le lieu précis d'où sort le sang. Seulement, pour les hémorrhagies artérielles, la compression n'est efficace que lorsque les vaisseaux divisés sont d'un petit volume ou les plaies de peu d'étendue. Suivant le point où on l'applique, relativement au lieu de sortie du sang, elle peut être *directe* ou *latérale*, et celle-ci *immédiate* ou *médiate*. Quelquefois enfin elle ne peut être exercée qu'à distance et d'une manière indirecte : elle constitue alors le *tamponnement*.

I. *Compression directe*. — C'est celle qu'on établit dans la solution de continuité elle-même pour arrêter le sang qui s'écoule de vaisseaux coupés en travers. On la pratique généralement en recouvrant la plaie d'un pansement convenablement disposé ; on commence par appliquer un simple bourdonnet sur la lumière du vaisseau ouvert, puis on recouvre ce bourdonnet par des plumasseaux de plus en plus larges, de manière à former une espèce de cône dont le sommet repose sur l'artère, et dont la base est ensuite recouverte de quelques compresses ; puis tout l'appareil est soumis à une forte pression par des tours de bande ou un procédé quelconque approprié à la disposition des parties. Au lieu d'étoupes, on se servait autrefois d'éponge sèche coupée en petits morceaux. On prenait un de ces morceaux qu'on enfonçait dans la plaie, puis on appliquait par-dessus tous les autres qu'on maintenait avec le bandage ; le gonflement de l'éponge devait déterminer une compression très-efficace, et nous croyons que ce moyen pourrait encore être employé avec avantage contre une hémorrhagie abondante où il n'y aurait possibilité ni de cautériser, ni d'appliquer une ligature.

L'inconvénient de cette compression, en général, c'est de se relâcher facilement quand ce ne sont pas les parties molles qui cèdent ; alors l'indication n'est pas remplie, et si l'on comprime davantage pour retenir le sang qui tend à s'échapper, on risque de déterminer la gangrène ou tout au moins de nuire à la cicatrisation de la plaie. C'est pourquoi la compression directe est généralement rejetée. Elle n'est réellement avantageuse que lorsqu'il s'agit de remédier à une hémorrhagie d'une faible intensité, susceptible de s'arrêter par une légère pression, ou à la section d'une artère incompressible, comme celle d'un os.

On ajoute souvent à la compression l'emploi d'autres moyens hémostatiques qui en augmentent l'action. C'est ainsi qu'avant de placer l'appareil, on applique quelquefois de l'agaric ou des poudres absorbantes à la surface des plaies ; ou bien on obstrue le canal des artères avec de la cire à bougie ou d'autres substances qui font l'effet d'obturateurs directs : ce sont de véritables bouchons. Il n'y a rien à objecter à cette manière de procéder ; ce n'est qu'un surcroît de précaution.

II. *Compression latérale immédiate.* — Elle est mise en usage pour arrêter les hémorrhagies provenant des blessures latérales des artères ou des veines, et s'applique immédiatement sur le vaisseau ouvert. Elle se pratique d'après le même procédé que la compression directe et présente les mêmes inconvénients ; elle irrite la surface de la plaie, s'oppose à la réunion par première intention, et par suite laisse craindre la récidive des hémorrhagies. De plus, si le vaisseau ne repose pas sur un plan solide ou si la pression est insuffisante, cette compression n'empêche pas l'écoulement du sang. Dans le cas contraire, elle détermine la gangrène ou l'oblitération du vaisseau ; et si la blessure est telle qu'il faille recourir à cette dernière ressource, il est préférable d'appliquer immédiatement la ligature. La compression n'est vraiment avantageuse que lorsque la plaie est étroite, l'artère petite, superficielle ou placée de manière à ne pouvoir être saisie pour être liée.

Disons pourtant qu'il est une manière de pratiquer la compression latérale immédiate, qui, lorsqu'elle est possible, fait de ce moyen une ressource fort précieuse pour arrêter le sang même dans les gros vaisseaux, et rend à peu près inutile l'emploi de tout autre procédé. Cette méthode fort simple consiste à appliquer directement le doigt sur la blessure artérielle en n'exerçant que la pression strictement nécessaire pour empêcher le sang de couler, sans effacer le trajet du vaisseau. On laisse le doigt une heure ou deux en faisant alterner les aides pour éviter la fatigue ; on suspend de temps en temps pour reconnaître si l'hémorrhagie a cessé, et quand on retire le doigt tout-à-fait, on n'a plus qu'une plaie ordinaire facile à panser. Ce moyen hémostatique, si facile, si dégagé d'inconvénients, est une conquête récente de la pratique chirurgicale ; on n'eût pas osé l'employer autrefois ; il n'en est pas moins très-efficace et laisse toujours au surplus, en cas d'absolue nécessité, la possibilité de recourir à des méthodes plus énergiques.

III. *Compression latérale médiate.* — On appelle ainsi la compression qu'on applique en dehors de la solution de continuité, de manière à laisser une certaine épaisseur de tissus entre l'appareil compresseur et la blessure artérielle. On peut l'établir au niveau même de la solution de continuité, ou bien, comme il arrive le plus souvent, entre la plaie et le cœur ; quelquefois il faut aussi l'appliquer au-delà, du côté des capillaires : cela est nécessaire lorsque les deux bouts de l'artère divisée donnent du sang.

Cette compression ne peut être exercée avec quelque efficacité que sur les artères superficielles, reposant sur un appui solide, comme par exemple sur les artères de la tête et des membres, et l'on procède alors d'après les mêmes principes que lorsqu'on emploie la compression comme moyen hémostatique provisoire ; seulement on remplace les liens, le garrot, le tourniquet, par des compresses graduées et des tours de bande ou des bandages quelconques appropriés, et pouvant rester en place tout le temps nécessaire. L'inconvénient de ce mode hémostatique, comme celui de toute compression, quand le volume du vaisseau oblige de comprimer avec une certaine force, c'est qu'on étreint, en même temps que le tube artériel, et sa veine satellite, le nerf, les autres tissus interposés; ce qui produit l'engorgement des parties situées au-delà du point comprimé, surtout si la compression se prolonge quelque temps. De là l'indication de commencer toujours l'application de l'appareil compresseur par l'extrémité périphérique de la partie, pour le conduire ensuite vers le centre, en passant sur la plaie recouverte de plumasseaux ou de compresses graduées qu'on assujétit par les derniers tours de bande. Cette précaution est indispensable sur les membres, à moins que l'on ait la possibilité d'exercer la compression sur deux points seulement, opposés l'un à l'autre; dans ce cas, après avoir interposé une pelote compressive, on fait passer les tours de bande immédiatement sur la plaie.

Une précaution générale à observer, c'est de comprimer sur une surface d'une certaine étendue pour prévenir les excoriations et l'inflammation locale; il ne faut pas cependant, en agissant sur un grand espace, s'exposer à trop diminuer l'efficacité spéciale de l'appareil. Enfin, on comprimera le plus près qu'on pourra de la blessure pour laisser le plus grand nombre possible d'artères collatérales conduire le sang dans les tissus situés au-delà.

Le temps pendant lequel cette compression doit rester en place varie, on le comprend, avec l'étendue de la plaie et le volume de l'artère. Il variera encore suivant que l'on se proposera de conserver le calibre de l'artère ou de déterminer son oblitération. Dans le premier cas, la compression sera de moindre durée : quelques heures, un jour au plus suffiront; plusieurs jours, quelquefois une ou deux semaines seront nécessaires s'il faut attendre l'oblitération.

IV. *Tamponnement.* — On nomme ainsi un mode de compression employé, comme moyen définitif, pour arrêter les hémorrhagies qui surviennent à la surface des cavités naturelles ou dans les plaies au fond desquelles on ne peut aller chercher le vaisseau divisé. Il se pratique à l'aide de bourdonnets, de boulettes serrées que l'on introduit avec des pinces au fond de la cavité qui fournit le sang; ou bien on enferme l'étoupe dans un sachet de toile, de manière à former une sorte de pelote ou tampon, avec lequel, après l'avoir imprégné d'une solution astringente ou d'eau froide, on ferme l'ouverture de la cavité d'où s'échappe le sang. C'est ce que l'on fait, par exemple, dans les cas d'épistaxis, d'hémorrhagies utérines, d'hémorrhagies survenant après la castration. Alors, sans empêcher précisément le sang de s'écouler par le point même où l'hémorrhagie a pris naissance, on le force de s'accumuler dans la cavité tamponnée, de la remplir, et d'y former des caillots qui deviennent secondairement le véritable obstacle à la sortie du sang. Dans tous les cas, le tamponnement n'est qu'un moyen infidèle auquel on n'a recours que lorsque les autres méthodes sont impuissantes, ce qui arrive malheureusement trop souvent. Le tamponnement, en effet, en outre qu'il n'oppose qu'un faible obstacle aux hémorrhagies, il irrite, par la pression qu'il exerce, les parties avec lesquelles il est en contact, développe la douleur, et s'il agit sur des parois musculaires, il peut les exciter à se contracter, et provoquer ainsi la récidive de l'hémorrhagie. En conséquence, lorsqu'on peut lui substituer un procédé plus sûr, par exemple la ligature ou la cautérisation, il faut le faire sans hésiter. Toutefois, répétons-le, on ne saurait proscrire tout-à-fait le tamponnement, car, dans plus d'un cas désespéré, il a rendu et rendra encore de véritables services.

2° De la ligature. — La ligature est le moyen par excellence, vu sa simplicité et son efficacité, pour arrêter le sang qui s'échappe d'une artère ouverte dans une plaie ; elle consiste à étreindre solidement le vaisseau, au moyen d'un lien circulaire qui en efface la cavité et intercepte le cours du sang. La ligature, comme la compression, s'applique à l'extrémité d'un vaisseau coupé en travers, ou sur sa continuité pour arrêter une hémorrhagie provenant d'une blessure latérale. Mais comme cette dernière ligature remplit encore d'autres indications que la suspension des hémorrhagies, nous en renvoyons la description, pour ne pas faire double emploi, au chapitre traitant des opérations qui se pratiquent sur les artères. Nous ne décrirons ici que la ligature exclusivement hémostatique, celle que l'on applique à l'extrémité d'un vaisseau ouvert dans une plaie.

Cette ligature peut être appliquée directement sur le vaisseau, en y comprenant tout au plus sa gaîne celluleuse, ou bien elle peut embrasser avec cette gaîne une certaine épaisseur de tissus ; dans le premier cas, elle est *immédiate ;* dans le second, elle est *médiate*.

I. *Ligature immédiate.* — Les objets nécessaires pour la pratiquer sont : 1° une *pince* ou un *tenaculum* pour saisir l'artère ; 2° un *fil* ou lien pour l'étreindre.

La pince à dissection suffit dans la plupart des cas ; cependant il convient que les extrémités en soient étroites : elles permettent alors de saisir également, et avec plus de facilité, les artères d'un grand et d'un petit volume. Mais l'instrument qui convient le mieux dans cette circonstance est la *pince à coulisse* (*fig.* 37) qui, pouvant rester fermée seule, permet de tenir l'artère aussi longtemps qu'il le faut sans fatiguer la main. Le *tenaculum* (*fig.* 38), imaginé et surtout employé par les Anglais, est une tige d'acier emmanchée, effilée, terminée

Fig. 37.   Fig. 38.

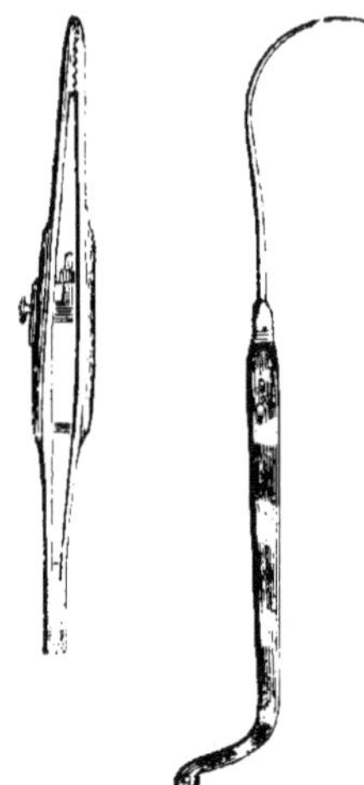

par une pointe aiguë et recourbée en crochet. Une aiguille à suture très-mince, ou une épingle recourbée tenue à l'extrémité d'une pince, ou même une érigne très-fine, peuvent au besoin en tenir lieu. Quant au *fil*, sur la grosseur et la nature duquel il y a eu entre les chirurgiens de nombreuses controverses, nous dirons seulement ici qu'un fil de lin ou de chanvre ordinaire, ciré et légèrement aplati, et assez fin pour couper les membranes interne et moyenne de l'artère, sans entamer la tunique extérieure, est dans les conditions qui conviennent.

Pour pratiquer la ligature, il faut commencer par saisir l'artère, ce qui est le point le plus difficile de l'opération. Si l'on se sert de la pince, on la tient comme une plume à écrire, et avec la pointe on fouille dans la plaie pour trouver le bout du vaisseau. Si le vaisseau n'est pas apparent, il faut se souvenir de sa position anatomique; mais le plus souvent on se guide sur le jet de sang, et, quand ce fluide est arrêté par une compression provisoire, on la suspend un instant. L'artère découverte, on la saisit de manière à l'aplatir entre les mors de la pince. Desault conseillait d'introduire un des mors dans le vaisseau, de manière à ne pincer qu'un côté de la paroi dans son épaisseur. Avec ce procédé, qui n'est applicable qu'aux grosses artères, on est exposé à en déchirer les parois, et de plus, le vaisseau ne faisant pas également saillie au-dehors dans toute sa circonférence, puisqu'on ne tire que sur un côté, la ligature se place obliquement et ne serre plus ensuite d'une manière suffisante. Quoi qu'il en soit, quand on tient l'artère, on l'isole du tissu cellulaire ambiant, et surtout de la veine qu'il serait inutile et même dangereux de lier, à cause de la phlébite consécutive qui est à craindre; puis on incline la pince sur la surface de la plaie, afin de ne pas être ensuite exposé, en plaçant le fil, à serrer le vaisseau sur l'extrémité de la pince; ce dernier cas se présentant, il faudrait de suite appliquer plus profondément une nouvelle ligature, puis retirer la pince sans efforts, après avoir desserré ou coupé le lien primitif.

On évite cet inconvénient en se servant du tenaculum, avec lequel on traverse le vaisseau d'une paroi à l'autre pour le saisir et l'attirer dehors; cet instrument est surtout commode pour prendre les petites artères qui s'enfoncent dans le tissu cellulaire et qu'on ne peut isoler; mais il expose à déchirer les artères volumineuses. Pour éviter cela, on prend avec la gaîne celluleuse de l'artère, une couche de tissu cellulaire ambiant d'une épaisseur d'autant plus grande que le volume de l'artère est plus considérable.

L'artère saisie et maintenue, un aide, tenant le lien par une extrémité, passe l'autre sous la pince ou le tenaculum, entoure le vaisseau, et tout en ayant soin de ne heurter ni l'instrument ni les doigts qui le tiennent, ni de prendre sur eux un point d'appui, il fait un nœud simple, en allongeant les index sous l'anse du fil, pour la faire couler et la maintenir à la place qu'elle doit occuper. Quand le nœud touche le vaisseau, le bout des doigts indicateurs est appliqué très-près de ce nœud sur les chefs qui en partent, et l'on commence à serrer en pressant sur le fil avec la pulpe des deux indicateurs, jusqu'à ce que le nœud soit assez serré pour ne plus se déranger. A ce moment, on place le fil dans la main en le serrant avec les quatre derniers doigts fléchis, et on étend sur les fils les pouces qu'on fléchit à demi jusqu'à faire arc-bouter l'une contre l'autre les deux extrémités supérieures des secondes phalanges de ces doigts, et on rapproche enfin les deux mains par leur bord interne. De cette manière, les pouces, s'écartant également par leur extrémité libre, exercent une traction régulière, sans tiraillement d'un côté ou de l'autre. Un second nœud est pratiqué de la même manière, mais avec plus de facilité. L'instrument, pince ou tenaculum, n'abandonnera pas l'artère avant que ce second nœud ne soit achevé.

Quant au degré de constriction à exercer, il est difficile d'établir des règles précises. On cesse de serrer quand on sent une certaine résistance. Comme on ne doit pas craindre de couper les tuniques moyenne et interne, puisque c'est précisément l'indication à remplir, il est toujours mieux de serrer plus que moins; car, une fois la section de ces membranes opérée, la tunique celluleuse qui résiste supporte sans danger une constriction même assez vive; et si l'on ne serrait pas d'une manière suffisante, on aurait une section incomplète. En tous cas, on examine les parties, et l'on serre jusqu'à ce que le vaisseau forme au-dessus et au-dessous de la ligature une espèce de bourrelet saillant provenant des bouts divisés des tuniques internes.

La ligature sera placée aussi près que possible de la surface traumatique, et perpendiculairement à l'axe du vaisseau, de manière à ce que l'anse du nœud ne risque pas en changeant de position de s'agrandir et de relâcher ainsi la pression qui doit être exercée.

Mais souvent l'artère est trop petite, trop rétractée pour pouvoir être isolée; alors, avec une érigne ou un tenaculum, on accroche et on soulève tous les tissus au milieu desquels se trouve le vaisseau, et on lie le tout sans difficulté; c'est ce que l'on est obligé de faire dans maintes opérations, et cela n'a aucun inconvénient. Si l'artère appuie sur des tissus fibreux ou est engagée dans leur épaisseur de manière à ne pouvoir être saisie, il faut commencer par diviser avec le bistouri les bandes fibreuses qui portent obstacle au placement de la ligature.

Dans tous les cas, il faut apporter à cette opération le plus grand soin, ne pas se hâter, mettre tout le temps et la patience nécessaires pour découvrir et isoler l'artère. Avec une éponge ou un plumasseau, on nettoie bien la plaie, on écarte les tissus, on les divise même avec le bistouri si l'on n'a pas une place suffisante pour arriver jusqu'au vaisseau, on cherche le nombre de branches artérielles ouvertes, on commence à lier celles qui donnent le plus de sang, et enfin on ne continue l'opération que lorsqu'on est assuré de l'occlusion complète de l'artère. C'est par ces précautions qu'on évite les hémorrhagies consécutives qui peuvent compromettre le succès des opérations. N'avons-nous pas vu qu'une artère qui a donné du sang pendant une opération, peut cesser d'en fournir avant qu'on ait fini, et se rouvrir plus tard sous l'influence de l'irritation traumatique qui se développe? Il est donc important de lier, dans une plaie, toute artère ouverte, qu'elle coule ou non, au risque même, s'il le faut, de différer pour la rechercher la pose de l'appareil, afin de ne pas être exposé à voir ensuite l'hémorrhagie reparaître et avec une gravité plus grande.

II. *Ligature médiate.* — Cette ligature se pratique en embrassant avec l'artère une assez grande épaisseur d'autres tissus. Les auteurs ont donné des indications différentes sur la proportion des tissus qu'il convient de prendre dans le fil avec le vaisseau: il n'y a qu'une règle : c'est qu'il faut en prendre le moins possible, et, toutes les fois qu'on le pourra, donner la préférence à la ligature immédiate.

On pratique cette ligature au moyen d'une aiguille courbe portant un fil d'un volume approprié à celui du vaisseau. On la tient entre le pouce et l'index, dans la direction de ce dernier doigt placé sur la convexité, et on l'enfonce dans les tissus à une faible distance, — un à plusieurs millimètres, — du lieu où on pense qu'existe l'artère autour de laquelle on lui fait décrire un arc de cercle, en laissant autant que possible le vaisseau au centre. Cela fait, on pousse l'aiguille pour la faire sortir; de son point de sortie on décrit un autre demi-cercle du côté opposé, et ainsi les deux chefs du fil se trouvent à peu près au même point. Alors, l'opérateur saisit avec une pince les tissus compris dans l'aire décrite par le fil, les soulève, et un aide noue le lien d'après les principes établis précédemment, en ayant soin de serrer très-fortement le premier nœud, que l'opérateur soutient avec le bout de l'indicateur pour l'empêcher de se détendre pendant que l'aide fait le second nœud.

Ce mode de ligature n'est pas sans inconvénients; d'abord il est douloureux, puis il expose à ouvrir le vaisseau, à piquer les veines, les nerfs; ensuite il détermine une irritation vive sur tous les tissus compris dans la ligature, et ces tissus peuvent, ou tomber avant l'oblitération de l'artère, ou se relâcher et laisser ainsi reparaître l'hémorrhagie, d'autant plus à craindre que les membranes interne et moyenne n'ont pas été divisées. Aussi, pour les artères volumineuses, cette méthode ne doit être qu'un moyen extrême réservée aux cas où l'on ne peut pratiquer la ligature immédiate.

Quant aux petites artères, difficiles à isoler, on les lie assez fréquemment avec les tissus qui les entourent sans craindre les suites; on se sert alors des pinces ou du tenaculum, et l'on opère par le procédé de la ligature médiate, en ayant seulement soin de soulever avec l'instrument le moins possible de tissus étrangers à l'artère.

3° De la torsion. — La torsion est un procédé hémostatique très-anciennement connu. Mais elle n'a été méthodiquement décrite, pour la première fois, comme procédé hémostatique spécial, que depuis une trentaine d'années. Ce fut M. Amussat qui la préconisa d'abord, pour les artères de tout calibre, dans l'espoir de remplacer la ligature, et d'éviter ainsi les inconvénients attribués à la présence du fil dans les tissus. Mais l'expérience a démontré que la torsion n'est réellement préférable à la ligature, comme plus simple, que pour arrêter les hémorrhagies provenant d'artères d'un petit diamètre.

Il y a pour pratiquer la torsion plusieurs procédés qui varient suivant le volume du vaisseau.

Le procédé de M. Amussat est le plus sûr pour tordre les grosses artères. Pour le mettre en pratique, il faut quatre pinces : 1º deux *pinces anatomiques* ordinaires ; 2º une *pince à baguettes*, c'est-à-dire dont les branches se terminent en tiges cylindriques très-lisses ; 3º une *pince à torsion* ou *pince fixe*, c'est-à-dire dont les mors peuvent être maintenus serrés à demeure par un ressort ou par un coulant disposé comme celui de la pince à coulisse (*fig.* 37). — Avec une des pinces ordinaires, on saisit le bout de l'artère, et, avec l'autre, on l'isole des parties environnantes, de manière à la faire saillir de 8 à 10 millimètres. Cela fait, avec la pince à torsion, on saisit transversalement le vaisseau à son extrémité, et avec la pince à baguettes, tenue de l'autre main, on prend encore le vaisseau en travers, mais au niveau des chairs, et on presse assez sur cet instrument pour diviser les tuniques interne et moyenne ; puis, serrant toujours avec la pince à baguettes, on fait tourner sur son axe la pince à torsion comme pour enrouler l'artère autour de ses mors ; quand elle a fait un demi-tour, on la relève en prenant un point d'appui sur la pince à baguettes jusqu'à ce qu'elle soit dans la direction du vaisseau, et on lui fait faire sept à huit tours entre les doigts ; on retire alors les instruments, et on repousse le bout dans les chairs. L'effet produit est facile à comprendre : en enroulant l'artère sur elle-même, on la tire au-dehors, et comme elle ne peut passer entière à travers les mors de la pince à baguettes, il y a décollement entre les tuniques artérielles ; la celluleuse, qui passe seule, est tordue comme une corde à boyau, et les tuniques moyenne et interne se rebroussent en dedans comme un doigt de gant retourné, et il y a ainsi double obstacle au cours du sang.

Pour simplifier ce procédé, on peut se dispenser des quatre pinces de M. Amussat, en se servant de la pince à torsion pour remplir l'office d'une des pinces ordinaires, et de la pince à baguettes à la place de l'autre.

D'autres chirurgiens, notamment MM. Thierry, Velpeau, Fricke, considérant que les effets de la torsion sur une artère libre ne s'étendent jamais beaucoup au-delà du point où a été appliquée la pince destinée à tordre, proposent d'opérer plus simplement encore en se dispensant d'employer une seconde pince pour borner les effets de la torsion. Il suffit alors de tordre sans opérer aucune traction sur le vaisseau.

Malgré ces modifications, la torsion des grosses artères n'a pu parvenir à s'introduire dans la pratique chirurgicale, car il n'y a aucun avantage à la substituer à la ligature qui est, en même temps, plus sûre et plus facile. Ainsi, la torsion exige plus de temps pour son exécution; elle est plus douloureuse, elle nécessite la dénudation du vaisseau sur une plus grande étendue; ce qui fait craindre davantage le retour de l'hémorrhagie. Puis, cet isolement de l'artère est parfois fort difficile, surtout si elle rampe sous un tendon, une aponévrose, ou repose sur un tissu induré; enfin, on est exposé à la détorsion, ou encore si l'on a tordu avec trop de force, ou si les vaisseaux sont malades, enflammés, à la déchirure prématurée de la celluleuse, et, dans les deux cas, à la réapparition de l'hémorrhagie.

Ces inconvénients sont presque nuls sur les artères d'un petit diamètre, que l'on tord toujours, d'ailleurs, par le procédé le plus simple. Si le vaisseau est facile à isoler, on le saisit directement avec la pince à torsion, sinon on facilite l'opération en prenant en même temps, avec des pinces, une certaine épaisseur de tissus; on attire le tout à soi, et quand on voit la lumière du vaisseau, on la saisit et l'on tord.

Si enfin il ne s'agit que de petites branches artérielles, on saisit dans les mors de la pince le vaisseau avec les tissus qui l'entourent, aussi près que possible des chairs, et l'on fait faire à l'instrument deux ou trois tours qui suffisent pour arrêter le sang, sans qu'il soit besoin d'autres précautions. C'est dans ce cas que la torsion, toujours suffisante et d'une extrême facilité, est préférable à la ligature.

4° Autres procédés chirurgicaux hémostatiques. — Outre la compression, la ligature et la torsion, on a encore essayé les procédés hémostatiques suivants, résultant d'expériences plutôt curieuses qu'utiles, et d'une utilité encore trop problématique pour pouvoir remplacer les méthodes ordinaires, sur lesquelles elles n'ont d'ailleurs aucun avantage constaté.

Renversement. — Conseillé et mis en usage par Ledran et Théden. On attire au-dehors le vaisseau, on l'isole des parties environnantes, et on en retrousse la paroi à l'extrémité, tout autour, et de dedans en dehors; il en résulte une sorte de virole extérieure qui étreint le vaisseau et arrête le sang.

Enlacement. — Imaginé par M. Stilling. On fait, près de l'extrémité béante du vaisseau, deux petites incisions laissant entre elles une petite bande que l'on soulève, et sous laquelle on fait passer le bout de l'artère de manière à former une espèce de nœud. M. Stilling, qui pratiqua une fois cet enlacement sur l'homme, y employa trois quarts d'heure.

Froissement. — Ce mode, proposé par Ledran, est fondé sur ce qu'on a observé chez les femelles de certains animaux qui froissent avec les dents le cordon ombilical de leurs petits pour arrêter l'hémorrhagie, et chez certains peuples qui, dans le même but, malaxent le cordon de leurs enfants après l'avoir coupé. On peut pratiquer le froissement avec les doigts, ou mieux avec deux pinces ordinaires que l'on fait jouer l'une sur l'autre en déchirant les tuniques internes, après avoir saisi, à droite et à gauche, l'extrémité du vaisseau.

Arrachement. — Conseillé d'après la même observation et d'après cet autre fait constaté de la faiblesse des hémorrhagies dans les plaies par arrachement; mais on comprend qu'il y a des méthodes plus sûres. Toutefois, ce procédé se trouve naturellement appliqué, par exemple, lors de la castration par arrachement, et dans l'ablation de certaines tumeurs où se rendent des vaisseaux volumineux, et que l'on extirpe en grande partie en les arrachant.

Aplatissement de l'artère. — Proposé par Percy, qui recommande l'emploi de petits anneaux de plomb que l'on porte à l'extrémité du vaisseau, et que l'on aplatit avec une autre pince jusqu'à ce que le vaisseau soit exactement étreint.

Bouchons mécaniques. — Ils peuvent convenir surtout pour les artères des os que l'on ne peut saisir ni pour les lier ni pour les tordre.

Nous bornerons là ce que nous avions à dire sur les moyens propres à arrêter provisoirement ou définitivement le sang pendant la pratique des opérations. Nous aurons à revenir sur cette question en examinant les moyens généraux d'obtenir l'oblitération des artères. Nous pourrons alors étudier à la fois les effets de tous les procédés hémostatiques connus.

CHAPITRE V.

Des pansements.

On appelle PANSEMENT un mode de traitement local périodiquement répété, exerçant une action continue, suivant habituellement
la pratique des opérations, et consistant dans l'application méthodique, à la surface des plaies, d'appareils particuliers qui complètent l'effet de l'opération et concourent à la guérison.

Les pansements remplissent différents buts. Ils servent de préservatifs contre les corps extérieurs, aident à maintenir à la surface des
plaies des substances diverses; ou bien encore ils exercent par euxmêmes une action spéciale, médicinale, physique ou mécanique,
déterminée et réglée par le chirurgien, en vue d'une indication à
remplir.

Dans le langage chirurgical, le mot *pansement* a plusieurs acceptions. Ainsi il sert à désigner en même temps : 1° l'action même,
consécutive à l'opération, par laquelle on complète celle-ci ; 2° les
matières appliquées sur les plaies produites par les opérations et
les diverses lésions chirurgicales; 3° l'ensemble des pièces mises
en place sur la région opérée. Dans ce dernier cas, le panser nt
s'appelle encore, et plus particulièrement, *appareil*. L'usage confond les significations différentes du mot *pansement* dans la définition
donnée plus haut.

L'étude des pansements comprend l'indication : des *objets matériels*
servant à les pratiquer; des *règles de leur application ;* de leurs
effets.

ARTICLE Ier.

MATÉRIEL SERVANT A PRATIQUER LES PANSEMENTS.

Le matériel nécessaire à la pratique des pansements est assez
considérable : il comprend des objets, des pièces de diverse nature,
que nous diviserons, pour la commodité des descriptions, en
instruments, matières et *objets* de pansements.

On désigne sous cette dénomination les instruments qui servent seulement à aider la main du chirurgien, et qui ne doivent pas séjourner à la surface des plaies. A cette fin, tous les instruments de la trousse peuvent être utiles ; néanmoins, il en est quelques-uns plus spécialement consacrés à cet usage : ce sont les diverses *pinces*, les *ciseaux*, les *sondes* et *stylets*, la *spatule*, le *porte-mèche*, la *seringue à injections*, le *rasoir*, les seuls instruments, par conséquent, que nous ayons à mentionner ici.

1º Pince à anneaux (*fig.* 39). — Cette pince est formée de deux branches d'égale longueur, articulées et se manœuvrant comme des ciseaux, et, comme ces derniers instruments, portant des anneaux à une de leurs extrémités. A l'autre extrémité, les branches, convexes en dehors et planes en dedans, forment, étant réunies, une tige cylindrique, et sont terminées en bec arrondi et émoussé ; de plus, elles sont garnies en dedans, et dans une certaine étendue, de petites dentelures. La longueur totale de l'instrument est de 16 à 20 centimètres. La pince à anneaux remplace les doigts pour enlever les pièces d'appareil qu'on doit renouveler, et tous les débris de pansements qui peuvent séjourner sur les plaies. Elle sert encore à extraire des parties profondes les corps étrangers, les tissus dégénérés et détachés, à porter différents objets ou médicaments au fond des cavités et des plaies sinueuses, etc.

Fig. 39.

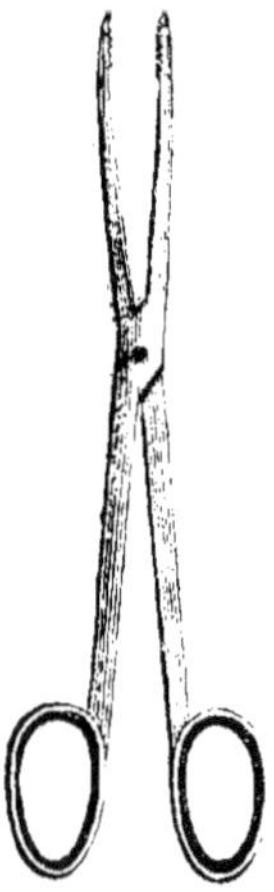

A défaut de la pince à anneaux, on peut faire usage, pour les pansements, et dans les mêmes circonstances, de toutes les autres pinces employées en chirurgie, *pinces à disséquer, à griffes* ou *dents de souris, à coulant, à ressort*, etc., instruments déjà connus ou qui le seront plus tard. Enfin, toutes les pinces elles-mêmes peuvent, au besoin, être remplacées à leur tour par les ciseaux.

2º Spatule. — La spatule est une plaque métallique polie, en forme de feuille de sauge, d'environ 5 centimètres de longueur sur 2 de largeur à sa partie moyenne, légèrement courbée sur plat, plane d'un côté, et sur l'autre présentant une arête saillante, longitudinale et médiane. La spatule employée par les vétérinaires est habituellement réunie à la sonde cannelée, de manière à ne former qu'un seul instrument, déjà figuré et décrit (*fig.* 33, p. 159). La spatule sert à étendre les médicaments sur les plaies, à disposer les pièces de pansement, à débarrasser les bords des lésions des matières purulentes qui les couvrent, etc. Dans ces derniers cas, les ciseaux peuvent encore tenir lieu de la spatule.

3° Porte-mèche (*fig.* 40). — Cet instrument, peu usité parmi les vétérinaires, est une simple tige d'acier, longue de 18 à 20 centimètres, bifurquée légèrement à une extrémité, et garnie à l'autre d'un bouton aplati transversalement. Il sert à introduire les mèches dans les plaies fistuleuses profondes. Pour en faire usage, on engage la mèche par sa partie moyenne dans l'angle de la petite fourche, on en rabat les bouts le long de la tige, puis, saisissant celle-ci avec la mèche entre le pouce et le médius, étendant l'index et appuyant le bouton dans la paume de la main, on pousse la mèche à la profondeur voulue. On peut encore, suivant la position où l'on se trouve, saisir la tige entre les doigts du milieu, et appuyer, soit le pouce, soit l'index, sur le bouton pour l'introduire. On remplace ordinairement le porte-mèche, aujourd'hui, par la pince à anneaux, par les ciseaux ou par les stylets.

Fig. 40

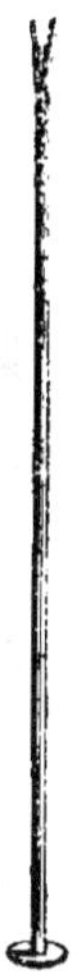

4° Sondes et **Stylets**. — Ce sont en même temps des instruments de diagnostic et des instruments de pansement; il y en a plusieurs espèces déjà décrites (v. p. 158). Les plus employés dans les pansements sont les stylets, pour pénétrer dans les parties cachées à la vue ; ils sont droits ou courbes, simples ou boutonnés, à fenêtre, à rainure. La sonde en S (*fig.* 32, p. 159) est à peu près le seul instrument de ce genre usité en chirurgie vétérinaire comme instrument de pansement, principalement pour introduire des mèches dans les plaies fistuleuses ; il tient ainsi lieu du porte-mèche, et s'emploie de la même manière, ou bien, s'il y a une contre-ouverture, on se sert de l'œil qui se trouve à une de ses extrémités pour passer la mèche, que l'on introduit, soit en la poussant avec la sonde, soit en retirant celle-ci après l'avoir fait pénétrer et ressortir à l'orifice opposé de la fistule.

Il y a encore des *sondes creuses* qui servent, non-seulement à l'exploration des cavités, mais encore pour faire pénétrer les médicaments dans les cavités situées plus ou moins profondément. On appelle plus particulièrement *algalies* celles qui sont destinées à la vessie. Elles sont en métal, en caoutchouc, en cuir bouilli, en gutta-percha, de volume variable, pour s'approprier à tous les cas, quelles que soient la direction, la profondeur des trajets à suivre, la nature des substances à injecter.

5° Seringue à injections. — Indépendamment de l'usage spécial que l'on fait des seringues dans quelques opérations ou dans certains pansements, il est utile, en toute circonstance, d'avoir à sa disposition des seringues petites ou moyennes, avec lesquelles on puisse nettoyer les plaies profondes, faire pénétrer plus facilement les médicaments liquides dans les lésions sinueuses. Une seringue en étain (*fig.* 41), d'un décilitre environ, parfaitement ajustée, munie d'une canule effilée, convient le mieux quand l'injection doit être assez forte, ou quand l'on ne veut faire pénétrer dans les tissus que de l'eau froide ou chaude, des décoctions mucilagineuses ou des liquides quelconques non corrosifs. Mais si l'on ne doit injecter que des substances médicamenteuses, et en petites quantités, il faut se servir de seringues en verre, qui sont plus faciles à nettoyer, que les médicaments n'attaquent pas en s'altérant eux-mêmes, et avec lesquelles, enfin, on peut toujours mieux mesurer la quantité de substance injectée.

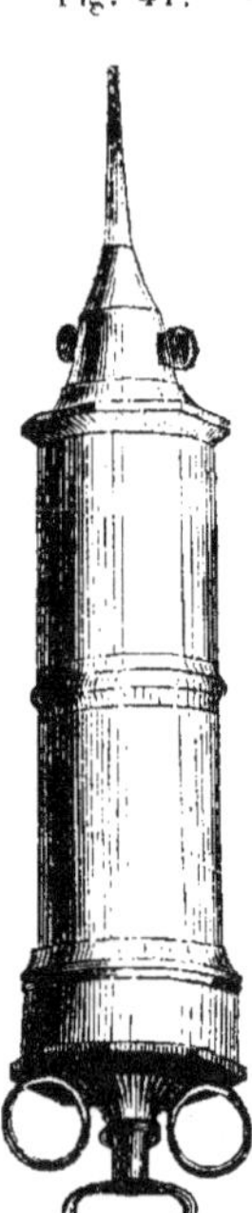

Fig. 41.

6° Rasoir. — Cet instrument, assez connu pour n'avoir pas besoin d'être décrit, est quelquefois employé dans les pansements pour enlever les poils autour des plaies ou pour préparer certaines opérations.

§ 2. — Matières de pansement.

On appelle ainsi tous les corps que l'on applique immédiatement à la surface des lésions traumatiques pour en favoriser la cicatrisation. Ce sont la charpie, l'étoupe et leurs succédanés, et les topiques ou médicaments.

1° Charpie. — Matière formée par la réunion d'une certaine quantité de filaments, obtenus en retirant les fils d'une toile à demi-usée. Avant d'effiler la toile, on la coupe de la grandeur dont on veut faire la charpie; puis, pour obtenir celle-ci facilement, on tire d'abord sur un côté tous les fils dans le sens de leur longueur, et on les reprend dans un autre sens dès qu'ils se cassent. Quand on la prépare ainsi, il ne faut pas que la toile soit trop fine, car alors elle se roule en tampons qui absorbent mal les humeurs ; ni trop grossière ni trop neuve, car elle irrite les plaies. Quelquefois on fait de la charpie en ratissant la toile avec un instrument tranchant, au lieu de la défiler ; on a ainsi de la charpie *râpée*, plus ténue que la charpie ordinaire, et que l'on peut obtenir aussi bien avec la toile grossière. Inutile d'ajouter que, quelque procédé de préparation que l'on suive, la toile doit être blanche de lessive. Pour appliquer la charpie, il faut la laisser tomber sans trop la régulariser, afin qu'il reste entre les brins un grand nombre d'intervalles qui rendent la charpie plus perméable aux matières fluides.

La charpie est peu employée en chirurgie vétérinaire, si ce n'est chez les petits animaux, et presque toujours exceptionnellement ; on l'emploie d'ailleurs dans les mêmes cas et on lui donne les mêmes formes que l'étoupe, beaucoup plus usitée parmi les vétérinaires.

2° Étoupe. — L'étoupe ou filasse de chanvre est la matière de pansement par excellence pour les lésions traumatiques des animaux domestiques. Elle a des usages multiples ; elle sert à protéger, contre les corps extérieurs, les parties malades, les régions opérées ; à y maintenir une température égale ; à absorber les liquides et toutes les humeurs qui s'écoulent des blessures ; à empêcher le rapprochement de leurs bords quand cela est nécessaire ; à entretenir la suppuration en bon état ; à fixer les médicaments, etc. ; à remplir enfin une foule d'autres indications qui en font une matière d'une extrême utilité. La meilleure qualité, pour les usages chirurgicaux, est celle qui est formée des filaments les plus courts, précisément la partie du chanvre regardée par les cordiers comme de qualité inférieure. Pour l'emploi, elle doit être fine, douce, bien broyée et bien nettoyée. On l'applique sèche ou chargée de médicaments, et en lui donnant un assez grand nombre de formes différentes.

I. *Étoupe brute, hachée.* — On appelle étoupe *brute* celle que l'on applique sans lui donner aucune forme particulière. On cherche seulement à former une couche égale, et ne contenant aucune nodosité dans sa masse. L'étoupe *hachée* s'obtient en coupant avec les ciseaux l'étoupe brute en brins plus ou moins courts ; on l'emploie surtout à la surface des plaies où l'on ne doit mettre aucun appareil ; elle sert à absorber les humeurs, à entretenir l'irritation, etc.

II. *Plumasseaux* [1]. — Ce sont des espèces de gâteaux ou coussinets que l'on fait en étirant parallèlement les brins de filasse, et qu'on resserre ensuite entre les deux mains pour n'en former qu'un seul et même corps d'une épaisseur égale, ou mieux, également aminci sur les bords. On en régularise la forme en repliant les extrémités sur une des faces. Ils peuvent être plus ou moins épais, carrés, ovales ou arrondis, et de dimensions appropriées aux plaies qu'ils doivent recouvrir. Les plumasseaux doivent être encore doux, élastiques, d'une consistance partout égale, exempts de bourrelets et de nodosités. Les plumasseaux sont utiles pour faire des pansements réguliers, surtout quand ceux-ci sont d'une certaine dimension. On peut étendre plus facilement sur eux les topiques qu'il faut appliquer. Enfin, ils offrent moins de résistance que l'étoupe brute pour l'enlèvement du pansement, quand il faut renouveler celui-ci.

III. *Boulettes, Rouleaux.* — Les boulettes sont de petites masses d'étoupes roulées dans la main, et prenant par ce moyen une forme sphérique; on les appelle rouleaux quand leur forme est allongée. Leur densité est généralement très-faible, et leur diamètre variable. Les boulettes servent à remplir les plaies profondes ou étroites, les cavités des lésions irrégulières; à combler les inégalités des pansements commencés; à comprimer les vaisseaux ouverts, les bourgeons trop développés. On se sert encore des boulettes pour absterger le pus ou les autres liquides des surfaces lésées, etc.

IV. *Bourdonnets.* — Ce sont de petits tampons cylindriques ou ovoïdes, formés avec de l'étoupe roulée dans les doigts, puis serrée fortement. Ils servent à entretenir et à dilater des ouvertures, des cavités, à comprimer les excroissances contre nature, etc. On en forme encore des nœuds d'arrêt pour retenir le fil des sutures.

---

[1] L'usage des plumasseaux, la forme la plus ordinaire et pour ainsi dire classique des matières de pansement, remonte aux premiers temps de la chirurgie. C'étaient d'abord de petits coussins de plumes, employés par les Grecs qui les appelaient ὑπο-κεφάλαιον ou προσκεφάλαιον (coussin, oreiller), ce que les latins, à cause de la matière qui les formait, ont rendu par *plumaceolus*, d'où est venu *plumasseau*. Mais outre la plume on se servait encore, pour faire ces plumasseaux, de la laine, de l'éponge, des feuilles de plantes imbibées de vinaigre, etc., comme on le voit dans Hippocrate, Celse et les vétérinaires et agronomes latins. Les chirurgiens arabes paraissent avoir les premiers fait usage de l'étoupe, qu'ils mêlaient aux blancs d'œufs; et Guy de Chauliac recommande souvent l'emploi de plumasseaux d'étoupe bien peignée. L'usage de cette substance parmi les hippiatres ne date que de cette époque.

Quand ils doivent pénétrer profondément, on les noue avec un fil pour pouvoir les retirer avec plus de facilité.

V. *Tentes.* — On appelle ainsi de forts bourdonnets, formés de filaments parallèles et serrés à leur partie moyenne par un fil. Quelquefois, on leur donne une autre forme : les brins étant liés, on les rabat sur un bout en forme de tête, de manière à figurer une sorte de clou ou champignon. Les anciens faisaient un grand usage des tentes pour obtenir la dilatation des plaies, des fistules, au fond desquelles ils les introduisaient de force. Dans ce but, ils confectionnaient des tentes avec toutes sortes de substances : avec de l'éponge, de la toile roulée, certaines racines, de la couenne de lard, etc. Aujourd'hui, les idées plus saines que l'on a sur les véritables conditions de la cicatrisation des plaies, ont fait rejeter l'usage de ces dilatants actifs, et les tentes ne sont plus employées que dans les cas particuliers où, par leur forme, elles aident à la bonne confection du pansement.

VI. *Mèches.* — Les mèches sont des espèces de cordons ou de rubans longs et minces, résultant de l'assemblage en faisceaux d'un certain nombre de filaments d'étoupes. On fait aussi des mèches avec des rubans de fil, des bandelettes de toile qu'on tord plus ou moins. Le diamètre et la longueur des mèches sont proportionnés aux cavités qui les doivent recevoir. On les introduit principalement dans les trajets étroits, fistuleux, qu'on veut dilater ou empêcher de se fermer ; dans les plaies, pour les faire cicatriser du fond à la surface. Elles servent encore à entretenir des voies de communication entre deux cavités ; quelquefois, enfin, on les emploie pour déterminer artificiellement de l'irritation et de la suppuration dans des tissus sains ; on les appelle alors *sétons*.

VII. *Pelotes* (*fig.* 42). — La pelote est une masse d'étoupes d'un volume extrêmement variable, enveloppée dans une pièce de toile qu'on serre avec un fil ciré, de manière à former un nouet. On en confectionne quelquefois sans enveloppe, tout en leur conservant la même forme générale. Ces pelotes servent ordinairement comme tampons, pour exercer des compressions plus ou moins énergiques dans des cavités, sur des tumeurs, sur des vaisseaux pour arrêter le cours du sang, etc.

Fig. 42

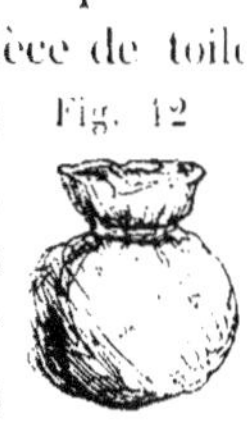

3° Succédanés de la charpie et de l'étoupe. — Ces deux substances, sous les formes diverses que nous avons indiquées, suffisent à tous les pansements ; et particulièrement l'étoupe, que les vétérinaires, tant sous le rapport économique que pour la commodité de l'application, ne sauraient remplacer avec avantage par aucun succédané. Mais cette matière ne se rencontre pas partout, et puis elle peut manquer accidentellement ; il importe alors d'y suppléer, et l'on a proposé pour cela différentes substances : le *coton*, la *laine*, la *bourre*, la *soie*, l'*éponge*, l'*amadou*, l'*agaric*, le *typha*, la *mousse*.

I. *Coton*. — Il est généralement considéré comme pernicieux pour le pansement des plaies : c'est à tort. Plusieurs chirurgiens l'ont préconisé : Anderson, en Amérique, l'a présenté comme un spécifique contre la brûlure ; Larrey s'en servait dans beaucoup de pansements ; mais c'est M. Mayor (de Lausanne) qui a le plus contribué à répandre l'usage du coton, auquel il a attribué, entre autres avantages, d'être plus facile à appliquer que la charpie, d'assurer une plus grande solidité aux pansements en se collant très-exactement aux plaies, au point même de dispenser de l'emploi de tout bandage ; mais ce dernier avantage est aussi un inconvénient, en ce que le coton très-adhérent absorbe mal les humeurs, et offre plus de difficulté quand il faut le détacher des plaies. C'est là tout ce qu'on peut lui reprocher, le préjugé vulgaire qui lui attribue des propriétés spécifiques irritantes n'ayant aucun fondement. A défaut d'étoupe, pourvu qu'on ait soin de l'étendre bien régulièrement et de ne pas trop comprimer, le coton peut donc être très-utile. Mais il est surtout avantageux, la surface traumatique étant recouverte de charpie ou d'étoupe, pour compléter le pansement, notamment quand il est nécessaire d'entretenir sur la partie une certaine chaleur.

On emploie le coton libre ou la *ouate ;* sous cette dernière forme, il est préférable, surtout quand il faut en appliquer sur une grande étendue, pour donner de la régularité au pansement.

II. *Laine, bourre*. — La laine, comme on l'a déjà dit, est une des substances les plus anciennement employées pour le pansement des plaies, sur les hommes comme sur les animaux. Jusque vers le XIIe siècle, ce fut la matière ordinaire des pansements ; on l'employait alors comme l'étoupe aujourd'hui. Elle est actuellement peu usitée ; car elle est trop irritante pour pouvoir être, sans inconvénient, appliquée immédiatement à la surface des plaies. Aussi, quand on est obligé de faire usage de cette matière de pansement, convient-il toujours de recouvrir d'abord la surface de la plaie d'une compresse ou d'une couche mince de charpie ou d'étoupe, qui la préserve de l'action irritante de la laine ; ensuite on renouvelle fréquemment le pansement ; car les humeurs excrétées, s'imbibant dans le tissu laineux, forment promptement une couche imperméable au pus. — A la place de la laine, on peut au besoin se servir de la *bourre*, plus économique, et à laquelle s'appliquent les mêmes observations.

III. *Soie.* — Elle ne s'emploie qu'en cas d'absolue nécessité, à cause de son prix d'abord, et puis parce qu'elle est peu perméable au pus. Aussi, quand on est obligé d'en faire usage, est-il préalablement nécessaire de la couper en filaments de peu de longueur.

IV. *Eponge, spongio-piline, charpie anglaise.* — L'éponge qui, dans les cas ordinaires, n'est usitée qu'exceptionnellement pour suppléer à l'étoupe manquante, convient cependant d'une manière spéciale dans certains pansements, par exemple, lorsqu'on veut comprimer, dilater les parties. Pour ce dernier usage, on se sert surtout de l'éponge *préparée*, nom que l'on donne à l'éponge desséchée et coupée en fragments plus ou moins volumineux. On introduit cette éponge préparée dans un trajet fistuleux ; et, en absorbant les fluides, elle augmente de volume et distend les parois qui l'entourent : mais elle a l'inconvénient de se déchirer quand on cherche à l'extraire, et de rester en partie dans les cavités fistuleuses. Cette faculté de dilatation, d'un autre côté, fait que l'éponge ne peut convenir pour les plaies ordinaires d'une certaine profondeur, à cause de la pression, dans ce cas nuisible, qu'elle exercerait sur la surface traumatique.

Un fabricant de bandages, de Londres, M. Markwhich, fabrique avec l'éponge ou la laine hachée, une substance particulière qu'il appelle *spongio-piline ;* elle est formée de l'une ou de l'autre de ces matières, étendue en couche douce et absorbante sur une feuille mince de caoutchouc, où elle est maintenue en masse par une préparation collante ou gommée ; c'est une imitation du *lint* ou *charpie anglaise*, sorte de toile grossièrement villeuse d'un côté et lisse de l'autre. Dans ce tissu, on taille des plumasseaux, qui se trouvent ainsi tout préparés ; mais ils ont l'inconvénient de ne pouvoir être disposés commodément pour une compression méthodique, et, de plus, le tissu de l'étoffe forme obstacle à l'absorption du pus. Le *lint* est peu usité en France ; la *spongio-piline* ne l'est pas du tout, parmi les vétérinaires au moins.

V. *Agaric, amadou.* — Ces substances, en différents cas, ont leur utilité particulière, principalement pour les plaies récentes, profondes et anfractueuses, d'où le sang s'écoule avec abondance; nous savons déjà, en effet, que l'amadou est un excellent hémostatique. Appliqué sur les lésions récentes, il a, de plus, l'avantage de pouvoir se détacher facilement. L'agaric naturel, sous ce rapport, est préférable à l'amadou; on doit le choisir mou, épais, souple, tomenteux, et partout d'une égale épaisseur.

VI. *Mousse, typha.* — La mousse, les aigrettes de typha ou massette, qui ont encore été proposées pour matières de pansement, pourront servir dans un cas d'urgence; mais l'action irritante exercée par ces substances à la surface des plaies, fait une règle de ne jamais les y appliquer immédiatement, et, quand on est obligé de s'en servir, de toujours, au moins, les séparer des tissus vivants par une couche mince de charpie ou d'étoupes, ou par une compresse.

4º Topiques. — On donne le nom général de *topiques* aux agents chimiques destinés à être appliqués sur les surfaces vivantes dans un but thérapeutique; ainsi, tous les médicaments employés à l'extérieur sont des topiques. Il y a des topiques sur les trois états gazeux, liquide et solide, que peuvent prendre les corps. Ils exercent, suivant les cas, une action chimique, physique ou mécanique, et sont employés seuls ou avec l'aide d'autres matières de pansements.

I. *Topiques gazeux.* — On peut comprendre dans cette catégorie l'air atmosphérique, ainsi que les gaz et vapeurs que l'on met en contact avec les plaies pour en favoriser la guérison.

L'air, auquel on accordait autrefois de véritables propriétés spécifiques [1], est reconnu aujourd'hui pour n'avoir d'autre action sur les plaies que celle exercée par sa température. Cette action est par conséquent variable, irritante ou dessicative, suivant que la tempé-

---

[1] En voici un exemple. Dans le siècle dernier, un concours fut ouvert par l'Académie de Chirurgie de Paris sur la question suivante : « Comment l'air, par ses différentes qualités, peut-il influer dans les maladies chirurgicales, et quels sont les moyens de le rendre salutaire dans le traitement ? » et Champeaux, chirurgien de Lyon, dont le mémoire fut couronné, citait comme preuve de l'action de l'air plusieurs cas de guérison de fractures, d'ulcères, obtenus par des applications d'eau froide *contenant de l'air en dissolution.* C'était peu concluant quant aux propriétés de l'air

rature est basse ou élevée. La propriété irritante appartient à l'*air froid*, lequel ainsi est constamment nuisible à la marche régulière et à la bonne cicatrisation des plaies. Si la plaie est encore dans la période inflammatoire, l'air froid la prolonge et retarde la suppuration; si celle-ci est établie, il l'empêche de tarir par l'excitation qu'il entretient. L'*air chaud*, au contraire, est toujours favorable; le travail inflammatoire qui précède la formation du pus est, en effet, une sorte de fonction naturelle, et, comme toutes les fonctions, elle s'exécute avec d'autant plus de perfection et de facilité, que les parties sont davantage maintenues à la température normale du corps. Sur les plaies en suppuration, l'air chaud est de plus dessicatif, en favorisant la volatilisation des fluides; il peut même, de la sorte, former un excellent topique susceptible de remplacer tout autre pansement.

Un médecin, M. J. Guyot, a même proposé depuis longtemps [1] l'emploi de l'air artificiellement chauffé, pour remplacer tout appareil immédiat sur certaines plaies étendues, qu'on est toujours obligé de panser très-fréquemment dans les circonstances ordinaires. La partie blessée est renfermée tout entière dans un appareil spécial; on lui donne une position favorable au relâchement des muscles et à l'écoulement des fluides, et l'on entretient tout autour une température élevée jusqu'à la chaleur normale du corps, en chauffant l'air ambiant contenu dans l'appareil par la combustion continue d'une lampe à huile ou à alcool. Le degré de chaleur est de 36° centigrades; le maximum 40°; le minimum 32°.

L'auteur de ce mode particulier de pansement, qu'il appelle *incubation*, lui attribue pour avantages d'éteindre la douleur, le gonflement, en un mot, tous les signes extérieurs de l'inflammation; de déterminer, dès les premiers jours, une abondante évacuation de sérosité sanguinolente, puis de matière purulente, qui fait bientôt place à un écoulement de pus très-épais et très-coagulable; de donner en même temps le caractère louable à une suppuration séreuse et de mauvaise nature. Ces avantages sont tout-à-fait conformes à ce que l'expérience avait déjà appris relativement à l'influence de l'air chaud sur les lésions traumatiques; et, quoique l'on soit rarement en position de mettre en pratique sur les animaux le

---

[1] *De l'emploi de la chaleur dans le traitement des plaies, ulcères, etc.*, par M. Jules Guyot, 1842, 1 vol. in-12, avec 18 fig.

procédé de **M. J. Guyot**, nous devions l'indiquer pour faire ressortir l'importance du principe sur lequel il est fondé, et pour que les vétérinaires puissent le mettre à profit dans les occasions favorables.

Indépendamment de l'air atmosphérique chauffé ou à la température ordinaire, on fait encore des topiques gazeux avec le chlore, avec certaines *vapeurs*, telles que les vapeurs de camphre, de benjoin, de baies de genièvre, de poudres sèches de belladone, de jusquiame et de tabac, etc., que l'on obtient en projetant ces diverses substances sur des charbons ardents, à l'air libre ou dans des appareils particuliers. On utilise encore, dans le même but, les vapeurs d'eau, de vinaigre, de dissolutions médicamenteuses; on les obtient alors par ébullition. On fait agir ces topiques gazeux en bains de vapeurs, en fumigations, etc.

II. *Topiques liquides.* — Ils comprennent tous les médicaments liquides. Les plus employés sont les liquides simples : *l'eau, l'alcool, l'eau-de-vie, le vin, le vinaigre, les huiles grasses et essentielles*, etc. Souvent aussi on emploie ces substances mélangées à différents produits médicamenteux; suivant leur composition ou leur mode de préparation, on distingue parmi ces topiques liquides composés :

1° Les *solutions*, dites encore *mixtures* ou *liqueurs*, résultant de la dissolution dans l'eau, dans le vinaigre, dans des liquides acidulés ou alcooliques d'un ou de plusieurs composés métalliques. Les sulfates de fer, de zinc, de cuivre et d'alumine, le vert-de-gris, le sublimé corrosif, le sel de nitre, l'acétate de plomb, l'acide sulfurique, sont les substances le plus généralement employées pour préparer ces solutions, qui jouissent à peu près toutes de propriétés caustiques ; exemples : la *liqueur de Villate*, la *solution phagédénique*, etc. On en fait un fréquent usage en chirurgie vétérinaire, pour le pansement des plaies.

2° Les *teintures alcooliques* ou *alcoolés*, produits par la dissolution dans l'alcool ou dans l'eau-de-vie de différentes substances animales, végétales ou minérales. Les teintures d'*aloès*, de *camphre*, d'*iode*, de *cantharides* sont les plus employées.

3° Les *vins médicinaux* ou *œnolés*, produits par la dissolution dans le vin, ordinairement étendu d'une petite quantité d'alcool, de matières diverses, principalement de nature organique; exemples : vins de *quinquina*, de *gentiane*, etc.

4° Les *vinaigres médicinaux* ou *oxéolés*, dissolutions dans le vinaigre de matières organiques ou inorganiques ; exemples : vinaigres *cantharidé*, *sternutatoire*, etc.

5º Les *huiles médicinales* ou *élæolés*, produits par l'action dissolvante des huiles grasses sur des médicaments divers, toujours de nature organique. L'huile la plus employée pour ces préparations est l'*huile d'olive* ; exemples : huiles *camphrée*, *cantharidée*, etc.

6º Les *liniments*, préparations onctueuses produites par la mixture d'une huile grasse ou dessiccative, avec un principe actif : le camphre, le soufre, l'euphorbe, diverses pommades, l'ammoniaque, etc. On fait entrer d'ailleurs dans ces liniments des substances très-diverses qui leur donnent des propriétés extrêmement variées.

Les topiques liquides sont favorables pour agir sur les surfaces de grande étendue, dans les plaies sinueuses, anfractueuses. Ils s'appliquent également sur les téguments externes et internes, et sur les surfaces traumatiques. On les emploie de différentes manières : en bains, en fomentations, en irrigations, en injections, en lotions, etc. ; les liquides irritants sont de plus employés en frictions, qu'on nomme embrocations, quand il s'agit d'un corps huileux.

Parmi les topiques liquides, il en est un, l'*eau froide*, qui a une importance toute spéciale pour le chirurgien, en ce qu'il peut, à la rigueur, dans le pansement des plaies, remplacer la plupart des autres topiques liquides. Cette méthode est adoptée aujourd'hui en Angleterre par beaucoup de chirurgiens qui ont renoncé aux onguents, aux cataplasmes, pour ne panser qu'avec des substances imbibées d'eau froide ; et en France par un grand nombre de vétérinaires qui, avec raison, en font autant toutes les fois que la plaie n'exige pas, par exception, un médicament particulier.

L'eau froide, d'ailleurs, remplit des indications variées. Déjà nous connaissons son utilité comme hémostatique ; cette utilité n'est pas moins grande, si on considère l'action anti-inflammatoire, résolutive de l'eau froide, avec laquelle on a pu, sur les plus graves lésions traumatiques, arrêter des accidents consécutifs, dont les pansements ordinaires auraient à peine ralenti le développement. Mais pour que l'eau, dans ces cas-là, produise tous les effets qu'on en attend ; il faut qu'elle soit employée d'une manière *continue*, en bains ou en irrigations, pendant deux, trois, et jusqu'à dix et quinze jours de suite. Elle s'oppose alors puissamment au développement des symptômes inflammatoires, par suite de l'obstacle qu'apporte à l'afflux du sang la contraction des capillaires résultant de l'abaissement de température. L'on a vu ainsi de larges blessures, des plaies contuses, déchirées, compliquées par la présence de corps étrangers, suivre, sous la seule influence de l'eau froide, la marche ordinaire de la cicatrisation sans éprouver la moindre tuméfaction, et arriver promptement à la guérison. La cicatrisation par première intention est elle-même plutôt favorisée que contrariée par l'eau froide, car elle arrête l'affluence d'humeurs qui, dans ces plaies, est le principal obstacle à l'adhésion primitive. Les plaies qui doivent suppurer ont ordinairement, après l'action de l'eau froide, un bel aspect, et sécrètent un pus de bonne nature.

Le seul accident qu'on ait à redouter à la suite de l'application prolongée de l'eau froide, c'est la gangrène ; mais cette aggravation, qui ne peut provenir que de l'usage outre mesure de l'eau à zéro ou de la glace fondante, est toujours facile à éviter quand l'on prend les précautions convenables.

III. *Topiques solides.* — Ces topiques, en très-grand nombre, ayant des usages variés et multipliés, se présentent sous les différentes formes de l'état solide ; ils sont ainsi, ou tout-à-fait solides, ou pulvérulents, ou mous.

A. *Topiques solides proprement dits.* — Ce sont les moins employés ; ils n'ont qu'un usage exceptionnel : tels sont les sels caustiques, appliqués en trochisques, pour déterminer des effets escharrotiques, certaines racines produisant une action irritante, etc.

B. *Topiques pulvérulents.* — Ils sont d'un emploi plus général. On les applique simplement à la surface des plaies, le plus souvent sans les maintenir par aucun pansement ; on les insuffle également dans les cavités. Ils produisent des effets divers, suivant la nature de la substance employée ; ils agissent ainsi : 1º comme simples *absorbants* des humeurs, et forment avec elles une couche protectrice solide : tels sont la poudre de lycopode, la fécule, la farine, le blanc d'Espagne, certaines poudres terreuses, etc. ; 2º comme *astringents,* tels que la poudre d'alun calciné, la colophane et les autres résines, la poudre de henné, si usitée parmi les Arabes, etc. ; 3º comme *antiseptiques,* le charbon pulvérisé, le quinquina, etc., qui sont également absorbants et dessiccatifs ; 4º comme *escharrotiques, irritants, excitants aromatiques,* etc., fournis alors par les nombreuses substances de la pharmacologie qui jouissent de ces propriétés.

C. *Topiques mous.* — Ces topiques sont les plus employés comme matières ordinaires de pansement. Ils comprennent :

1° Les *cérats*, formés de cire, d'huile et d'eau, quand ils sont simples; et de ces substances, plus un médicament spécial, quand ils sont composés; il y a ainsi les cérats *saturné, opiacé, soufré, mercuriel*, qu'on emploie habituellement en frictions. Le cérat simple sert plus spécialement aux pansements. Pour faire usage des *cérats*, on les étend ordinairement à la surface des plaies, qu'on recouvre ensuite d'étoupes hachées; ou bien on les applique par l'intermédiaire d'un plumasseau, sur lequel on les étale d'abord.

2° Les *pommades*, qui ont pour base un corps gras, l'axonge ou graisse de porc principalement, plus une substance médicinale : telles sont les pommades *stibiée, mercurielle, soufrée*, etc. On les emploie de même en frictions ou en applications sur les surfaces vives, suivant la nature de la substance médicamenteuse.

3° Les *onguents*, dont le caractère est d'avoir des résines ou des huiles essentielles pour base, et de ne pas contenir d'oxydes métalliques; le *digestif*, l'*onguent de pied*, le *basilicum*, l'*onguent résicatoire*, sont les plus employés en chirurgie vétérinaire. On les applique sur les plaies directement ou au moyen d'un plumasseau. Ils entretiennent l'irritation, activent une suppuration languissante. Le *populeum* est aussi une espèce d'onguent, mais jouissant de propriétés différentes : il est adoucissant; on l'applique sur les plaies et sur la peau, quand il règne dans le tissu une vive inflammation.

4° Les *emplâtres*, qui ont également une résine pour base; mais ils diffèrent des onguents, en ce qu'on les applique toujours au moyen d'une étoffe quelconque, sur laquelle on les étend préalablement; en outre, ils sont beaucoup plus consistants, adhèrent davantage et tiennent plus longtemps aux tissus. Enfin, pour la plupart, ils renferment un oxyde métallique, la litharge principalement, de sorte qu'ils ont alors pour base un sorte de savon de plomb. Ces derniers sont les emplâtres *saturnés*, ou emplâtres proprement dits. On les étend en couche uniforme sur un tissu de fil ou de coton, et ils forment alors ces emplâtres agglutinatifs dit *sparadraps*, tels que le diachylon gommé, le diapalme, dont les chirurgiens font un usage journalier, mais que les vétérinaires emploient peu. Ces derniers se servent plutôt d'emplâtres agglutinatifs formés par de la térébenthine étendue sur de la toile commune, à titre de matière emplastique ou collante; la gomme, la colle-forte, le mastic, etc., pourraient au besoin en tenir lieu. Au lieu de la toile, on a essayé la peau préparée. la basane ou le maroquin : mais elle a l'inconvénient de se relâcher, ce qui nuit à l'effet purement mécanique de l'emplâtre agglutinatif.

4° Les *charges*, sortes d'emplâtres composés seulement de résines et de matières grasses, et ne différant des onguents que par leur consistance essentiellement glutineuse et leur mode d'application. Comme pour les emplâtres, on les étend d'abord sur un morceau de toile ou de peau, et on les applique après les avoir un peu ramollis par la chaleur; elles contractent de la sorte, avec les tissus, une grande adhérence. On les appelle encore *onguents emplastiques* ou *emplâtres onguentacés*. Les charges ont surtout pour base la poix noire, le goudron et la térébenthine, associés à des huiles essentielles, à des teintures alcooliques qui en augmentent l'action. La préparation s'emploie le plus souvent alors toute seule, et sans être étendue à l'avance sur une toile; on l'applique à chaud, après avoir coupé les poils, et elle ne tarde pas à se solidifier. Pour donner plus de solidité à ces charges, on y mélange ou l'on étend à la surface de l'étoupe hachée. Ces topiques, employés comme excitants, résolutifs ou fortifiants, ne se combinent pas, comme les onguents, aux pansements ordinaires des plaies; on les applique seuls et seulement à la surface de la peau.

6° Les *cataplasmes* ou *épithèmes*, espèces d'emplâtres formés par des pâtes, des pulpes, des bouillies de différentes natures, qu'on applique sur les parties en grande quantité, à une température élevée et pendant un temps toujours limité. Les cataplasmes peuvent être simples ou médicamenteux.

Les cataplasmes *simples* sont essentiellement émollients; ils sont faits avec de la farine de graine de lin, de la mie de pain, des feuilles de mauve ou d'autres plantes mucilagineuses, etc. Ils n'exercent pas d'action topique spéciale; ils déterminent seulement l'afflux du sang dans les capillaires et entretiennent en même temps la chaleur normale du corps autour des parties; c'est de la sorte qu'ils hâtent la suppuration, qu'ils ramènent dans une bonne voie de cicatrisation les ulcères, les plaies de mauvais aspect, et qu'ils deviennent d'excellents auxiliaires des pansements.

Les cataplasmes *médicamenteux* sont des cataplasmes simples, auxquels on a ajouté une substance médicinale destinée à produire un effet spécial. On fait de cette manière des cataplasmes *astringents*, en y ajoutant de la poudre ou de la décoction d'écorce de chêne, de noyer, de quinquina, de la poudre de noix de galle, de racine de bistorte, de tormentille, etc. ; *excitants*, avec l'ammoniaque, l'alcool, un acide faible ou un acide végétal, l'eau ordinaire à plus de 40° centigrades ; *maturatifs*, avec les onguents, du miel et de la farine, des oignons cuits, etc. ; *résolutifs*, avec la fécule, les carottes râpées, les pulpes froides, etc.; *narcotiques*, avec les décoctions de pavot, de jusquiame, de belladone, etc., toutes substances qu'on applique seules ou en addition au cataplasme simple.

6° *Enduits imperméables.* Les topiques compris sous ce nom, qui les définit suffisamment, sont des substances que l'on applique, soit à la surface des plaies, soit sur la peau, de manière à en former une sorte d'enveloppe protectrice n'exerçant qu'une action physique et pouvant remplacer tout autre bandage. Leurs effets sont différents, suivant la nature de la surface sur laquelle on les étend.

Sur les plaies, les enduits agissent principalement comme moyens protecteurs contre le contact de l'air extérieur ; et, dans beaucoup de cas, ils favorisent singulièrement la cicatrisation. Ceux qu'on applique ainsi sont faits principalement avec des poudres absorbantes, que l'on humecte préalablement pour en former une sorte de pâte ; le blanc d'Espagne délayé avec de l'eau ou du vinaigre, la terre glaise humectée, sont des plus économiques : la pâte de henné, employée par les Arabes, remplit la même indication.

A la surface de la peau, les enduits imperméables agissent d'une manière un peu différente. En s'opposant à l'exercice des fonctions cutanées et principalement à la transpiration, ils déterminent une sorte d'asphyxie de la peau, le refroidissement presque immédiat des parties recouvertes, et arrêtent ainsi le développement des symptômes inflammatoires. Ces effets remarquables, longtemps ignorés, ont été mis en évidence, dans ces dernières années, par MM. Fourcault et Robert-Latour, qui ont communiqué les résultats de leurs recherches à l'Académie des Sciences[1]. M. Fourcault, le premier, a fait voir tout le parti qu'on pouvait tirer de ces enduits dans la thérapeutique des affections chirurgicales; il les a employés contre la plupart des inflammations locales : brûlures, érysipèles, rhumatismes, plaies articulaires, etc., et en a obtenu de promptes guérisons. La substance principalement employée par M. Fourcault est le collodion, avec lequel il recouvre la totalité de la surface malade, et

---

[1] *Comptes-Rendus de l'Académie des Sciences*, 1853, t. XXXVI, pages 33, 156, 305.

dont l'application est suivie d'une prompte cessation des symptômes. A défaut de collodion, il conseille l'emploi, au même titre, de l'argile plastique, qu'il dit avoir expérimenté dans des cas semblables, et avec le même succès, sur des animaux. Nous ne pouvons que confirmer aux vétérinaires cette dernière observation; car il y a longtemps que nous avions observé les bons effets des emplâtres d'argile sur certaines affections superficielles, et principalement sur les plaies contuses. A la place de l'argile ou du collodion, on peut encore faire des enduits imperméables avec toutes les substances susceptibles de s'étendre à la surface de la peau et de faire obstacle à la transpiration : avec des dissolutions de gomme, de dextrine, de colle-forte ; avec de la poix fondue, de la cire, du goudron, des matières grasses, du taffetas gommé, etc. L'essentiel, quand on fait usage de ces enduits, c'est de ne pas en couvrir à la fois une trop grande surface ; car l'interruption étendue des fonctions de la peau qui en résulterait pourrait déterminer d'assez graves désordres dans l'économie. Si la peau en était ainsi entièrement recouverte, la mort par asphyxie en serait promptement la conséquence. Un tel résultat n'est pas à craindre quand elle n'est enduite que partiellement ; mais la possibilité des accidents doit toujours faire une loi de n'employer que d'une manière réservée les enduits imperméables. C'est le moyen d'en obtenir, sans danger, les plus heureux résultats possibles.

§ 3. — Objets de pansement.

Nous avons à décrire sous ce titre les pièces diverses destinées, soit à compléter et à assujettir les pansements, soit à leur donner une forme particulière. Ces objets comprennent les *compresses*, les *bandes*, les *attelles* et *éclisses*, et les différents *bandages*.

1° Compresses. — On appelle ainsi des pièces d'étoffe, simples ou plus ou moins doublées, d'une étendue et d'une forme variables, et que l'on applique sur les plaies, soit directement, soit par dessus l'étoupe ou les topiques, et comme intermédiaires entre ces matières et les bandes ou bandages par lesquels on achève le pansement. Il y a des compresses de différentes sortes, suivant leur tissu ou les formes qu'on leur donne.

L'*étoffe* la plus convenable, et la seule dont se servent habituellement les vétérinaires pour faire des compresses, est la toile de chanvre. Quand elle doit être mise en contact avec les surfaces vives, il faut qu'elle ne soit ni dure, ni grossière, plutôt à demi-usée que neuve, et de plus très-propre, souple, exempte de plis, de coutures, d'ourlets et de toutes espèces d'inégalités. On ne se servira de linge autre que la toile qu'en cas d'absolue nécessité, les autres étoffes présentant divers inconvénients. Ainsi, les tissus de coton, à cause du fin duvet qui les recouvre, adhèrent trop rapidement à la surface des plaies, sont plus irritants que la toile et n'absorbent pas aussi bien les humeurs sécrétées; toutefois, à cause de ce peu de perméabilité, ils conviennent dans quelques cas, sur les brûlures par exemple. D'un autre côté, quand la compresse ne doit former que la seconde couche du pansement, rien n'empêche d'en faire usage, si l'on y trouve de l'économie. Quant aux étoffes de laine, plus irritantes encore que le coton, elles doivent être invariablement repoussées quand il s'agit d'une application directe sur une surface dénudée; mais elles sont avantageuses pour envelopper les parties autour desquelles on veut entretenir une forte chaleur.

En chirurgie vétérinaire, on emploie assez rarement les compresses d'étoffe tissée; il est plus ordinaire d'y substituer des plumasseaux minces et larges en surface qui recouvrent tout le pansement immédiat et même les parties voisines dans une étendue beaucoup plus grande que la lésion traumatique. Ce sont là de véritables compresses; on appelle leur réunion *étoupade*, quand il y en a une certaine quantité.

Sous le rapport de la forme, les compresses présentent d'assez nombreuses variétés; voici les plus usitées :

1º Compresse *carrée*, coupée en carré parfait :

2º Compresse *longuette*, forme de parallélogramme ou carré long :

3º Compresse *triangulaire*, formée de la compresse carrée pliée en deux, suivant une des lignes diagonales. On la dit *en fichu* ou *en cravate* quand on la plie deux ou trois fois du sommet à la base du triangle;

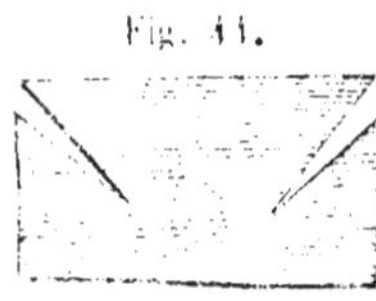

Fig. 13.

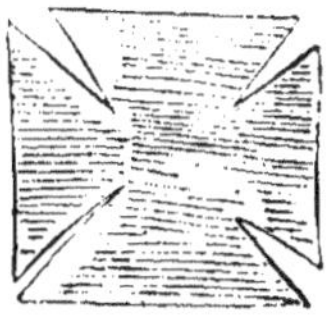

Fig. 14.

4º Compresse en *croix de Malte* fig. 13 :

5° Compresse en *demi-croix de Malte* (*fig.* 44);

6° Compresse *fendue* à deux chefs (*fig.* 45); à trois chefs (*fig.* 46);

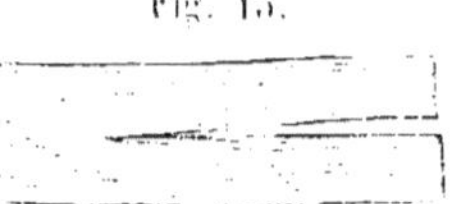

Fig. 45.

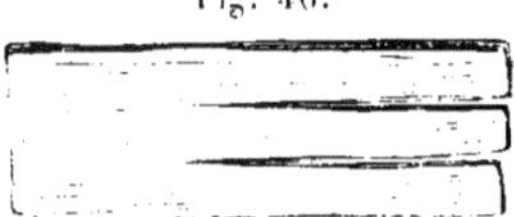

Fig. 46.

7° Compresse *en fronde* (*fig.* 47): compresse longuette très-allongée, fendue à deux chefs à chaque extrémité, dans une très-grande étendue, presque jusqu'au milieu, où elle reste pleine

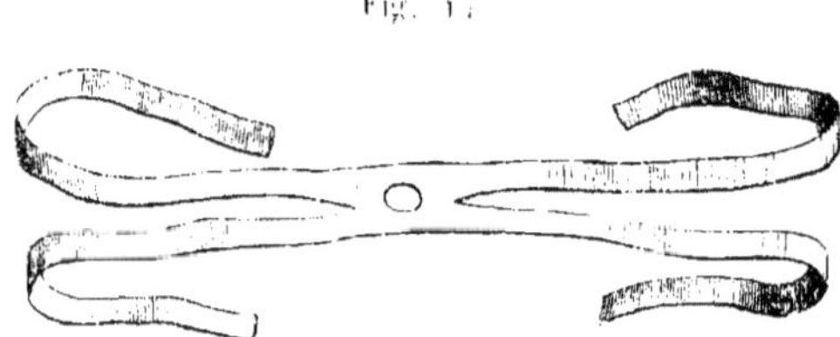

Fig. 47.

seulement dans un intervalle de quelques centimètres. Ce plein, qui s'applique sur la partie malade pendant que les chefs croisés vont s'attacher au-delà, porte quelquefois une ouverture au milieu; la compresse est dite alors *fenêtrée*. Les compresses de toutes formes peuvent être fenêtrées.

8° Compresse *graduée* (*fig.* 48). C'est une compresse longuette, d'une certaine largeur, repliée plusieurs fois sur elle-même en une

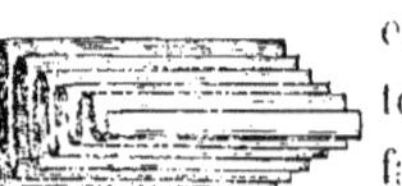

Fig. 48.

série de plis de plus en plus petits, amoncelés en escalier les uns sur les autres; la compresse toute pliée a ainsi la forme d'un prisme. On fait encore des compresses graduées avec plusieurs compresses simples, de plus en plus grandes, qu'on applique les unes sur les autres; elles sont même dans la pratique d'un usage plus commode que les compresses pliées.

Outre les formes qui précèdent, on fait encore, suivant les circonstances, des compresses *circulaires*, *elliptiques*, *roulées*, etc.; mais elles sont moins commodes et moins usitées; des compresses *percillées* ou parsemées de trous nombreux, etc.

2° Bandes. — Liens plats, plus ou moins étroits, d'une longueur variable, avec lesquels on entoure les parties pour maintenir les matières de pansements. On y distingue les deux extrémités appelées *chefs* et la partie moyenne ou le *plein*.

Comme pour les compresses, les tissus de chanvre et de lin sont ceux qui conviennent le mieux pour faire des bandes. On les confectionne différemment suivant la largeur qu'elles doivent avoir. Les bandes les plus larges sont découpées directement dans de la toile, aux dimensions que l'on veut. Pour les bandes étroites, les plus usitées, on se sert avec avantage de rubans de fil de 1 à 3 centimètres de large et quelquefois plus, qui offrent une très-grande solidité et toute la régularité nécessaire. Dans tous les cas, les qualités d'une bande sont d'être souple, propre, sèche, exempte de plis et d'ourlets.

On a essayé de diverses manières, mais infructueusement, à suppléer aux bandes ordinaires de toile ou de ruban de fil. Les bandes de coton ne sont pas assez résistantes: on ne les emploie que pour des pansements de peu d'importance et chez les petits animaux. Les bandes de laine échauffent trop les parties et ont d'ailleurs l'inconvénient de se salir vite et d'absorber facilement les miasmes putrides. On a aussi essayé le caoutchouc; mais les bandes confectionnées avec cette substance, si elles sont d'une application facile, sont aussi d'un prix élevé, se distendent par la chaleur, se resserrent par le froid; ce qui empêche de compter sur la fixité de leur action.

Le caoutchouc *vulcanisé*, présenté en septembre 1849 par M. Gariel à la Société de Chirurgie de Paris [1], et obtenu en soumettant le caoutchouc ordinaire à l'action du sulfure de carbone, ne présente pas ces inconvénients; il est inattaquable par les corrosifs, les corps gras et l'humidité, conserve la même élasticité à toute température, revient complètement sur lui-même à quelque degré d'extensibilité qu'on le soumette : propriétés précieuses susceptibles de nombreuses applications. Elles permettent, par exemple, d'employer cette substance comme agent d'extension pour les fractures, luxations et autres déviations articulaires; pour confectionner des coussinets de compression, des pessaires, des pelotes herniaires, etc.; des sondes qui, grâce à leur extensibilité, peuvent, par l'insufflation, acquérir d'énormes dimensions, dont on tire parti pour tamponner dans les parties profondes, etc. Enfin, on en a fait également des bandes, lesquelles sont souples et fraîches, imperméables à la transpiration et aux humeurs, se lavent à l'eau simple, conservent toujours leur élasticité et ne se relâchent pas après la plus forte extension. Mais cette dernière propriété n'est pas toujours un

---

[1] *Gazette médicale de Paris*, 1849, p. 870

avantage ; car elle suppose une pression continue, qui peut devenir plus nuisible qu'utile aux parties. Aussi ne pensons-nous pas que ce soit sous cette forme que le caoutchouc vulcanisé soit appelé à recevoir, dans les deux chirurgies, les plus nombreuses applications.

3° Attelles et **Eclisses.** — On appelle *attelles*, d'une manière générale, des pièces solides, de matières diverses, qu'on ajoute à certains pansements, soit pour leur donner une forme particulière, soit pour les consolider ou les maintenir dans un état de rigidité exceptionnelle. Nous pouvons distinguer, parmi ces pièces, les *attelles* proprement dites et les *éclisses*.

Les *attelles* sont des pièces plus ou moins longues, étroites et minces, faites de bois, de cuir durci, de carton, de fer-blanc, de tôle mince, etc., avec lesquelles on assujettit fermement un appareil et la région qui en est enveloppée. On les applique sur les membres et les parties supérieures du corps, et on les maintient en place à l'aide de bandes ou de diverses matières agglutinatives.

L'inflexibilité et la légèreté sont les premières conditions qu'elles ont à remplir, surtout quand elles doivent contenir des parties déplacées. C'est pour cela que les attelles de bois valent mieux que celles de cuir ou de carton et que celles de métal ; parmi les bois, le sapin et le hêtre, plus légers, conviennent surtout. On les fend en lames de plusieurs millimètres d'épaisseur qu'on taille à la convenance des parties. On les fait larges et courtes si elles doivent être appliquées sur une surface plane, comme sur le thorax après une fracture des côtes ; étroites et longues, au contraire, quand elles sont destinées pour les membres, sauf à les multiplier autant qu'il faut s'il est besoin d'entourer les parties. Sur les petits animaux, il y a cependant avantage à les faire en carton ; on les taille suivant la configuration des régions, on les mouille avant de les appliquer, et de la sorte elles s'ajustent parfaitement aux parties à recouvrir, et, de plus, elles acquièrent, en se desséchant, une assez grande solidité.

Il y a quelques précautions à prendre quand on fait usage des attelles. Il faut en retrancher les angles, les saillies, les nœuds pouvant blesser les parties ; — elles ne doivent pas dépasser les compresses ; — il ne faut pas les appliquer directement sur la peau, et on évitera également de les placer sur le trajet des gros vaisseaux ou des tendons superficiels ; — on les assujettira les unes après les autres par des tours de bande particuliers, et on ne les

comprendra toutes à la fois, dans les mêmes circonvolutions, qu'a-
près qu'elles auront été fixées chacune isolément, etc.

Les *éclisses* (*fig* 49) sont des attelles spéciales qui servent exclusivement pour maintenir les appareils à la surface plantaire du sabot
chez les grands quadrupèdes domesti-
ques. Il est indispensable qu'elles soient
tout-à-fait inflexibles; c'est pourquoi on
les tient, proportions gardées, plus épaisses que les attelles ordinaires. On les fait
en bois ou en tôle, même en fer battu.
Leur forme la plus ordinaire est celle que

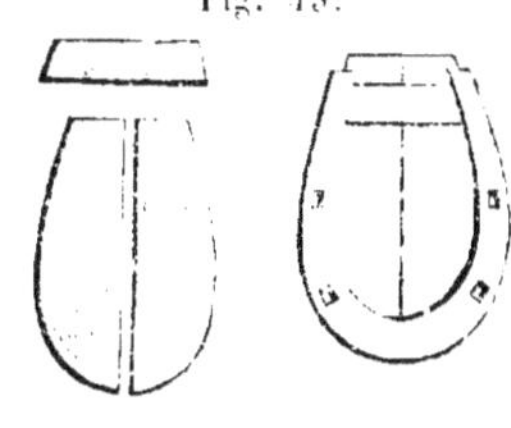
Fig. 49.

l'on voit dans la figure. Elles sont au nombre de trois : deux ont
la forme de la moitié de la face plantaire, face qu'elles représentent
étant réunies : ce sont les véritables *éclisses:* la troisième est la *traverse* que l'on introduit entre les éponges du fer et les éclisses pour
maintenir celles-ci en position entre la sole et la voûte du fer : cette
traverse est droite et ne doit pas dépasser les bords extérieurs du
fer pour ne pas exposer l'animal à des blessures.

Quelquefois, au lieu de deux éclisses on en met trois : on place
les deux extrêmes d'abord, celle du milieu ensuite, et on les maintient toutes trois réunies par la traverse. On fait cela seulement
quand elles sont en bois. Dans d'autres cas, au contraire, les éclisses sont réunies en une seule pièce qu'on appelle *plaque* que l'on
fait surtout en fer. On l'engage par les talons, et l'on peut se passer
de traverse. L'application de la plaque est difficile; on lui préfère
généralement les éclisses, à moins que l'appareil ne doive rester à
demeure pendant longtemps; dans ce cas, on la fixe avant de
mettre le fer. L'on a alors une sorte de fer entièrement couvert qui
ne saurait convenir quand on doit réitérer les pansements.

On applique encore les éclisses en croix ou plutôt en X. Ces
éclisses croisées étaient fort employées autrefois après la dessolure;
mais les éclisses pleines ou ordinaires sont préférables, car elles
préservent le pansement du contact des matières malpropres et
irritantes du sol. Les éclisses en X ne sont presque plus
employées aujourd'hui.

4° Bandages. — Les bandages sont des appareils très-divers,
propres à envelopper les parties ou à les maintenir dans une position déterminée. Ils sont appliqués seuls ou bien ils servent à contenir, à protéger, à raffermir des pansements: ils remplissent enfin

des indications très-multipliées. On fait des bandages plus ou moins compliqués avec toutes sortes de matières ; d'abord avec la plupart des objets déjà mentionnés, avec la toile, les bandes, les attelles, les compresses, l'étoupe, les topiques ; on en fait ensuite avec du cuir, des pièces de bois ou de métal spécialement confectionnées pour cet usage. Vu cette grande diversité de formes, de matières et d'usages, une classification méthodique des bandages n'est pas sans difficulté ; cependant toutes les variétés peuvent être classées dans la division suivante, comprenant trois espèces principales de bandages ; ce sont : 1° les bandages *roulés ;* 2° les bandages *pleins ;* 3° les bandages *mécaniques.*

I. *Bandage roulé.* — Ce bandage, appelé encore bandage *simple,* est celui qui se pratique seulement à l'aide d'une ou de plusieurs bandes que l'on enroule de différentes manières, ce qui constitue plusieurs variétés du bandage roulé. On distingue ainsi :

1° Le *bandage circulaire,* formé par une bande appliquée en *tours circulaires* superposés et se recouvrant tous exactement ; le pansement alors, plus ou moins épais, suivant le nombre de tours, n'a que la largeur de la bande elle-même.

2° Le *bandage spiral* est celui dont les tours s'étalent sur une certaine étendue. On le fait :

En *doloires,* lorsque les tours se recouvrent incomplètement, à la moitié, au tiers, au quart de la largeur de la bande, de manière à être tous imbriqués les uns sur les autres. Avec les tours en doloires, on peut recouvrir, sans laisser aucun intervalle, un espace aussi grand que l'on veut ;

A *tours contigus,* quand les tours se touchent seulement bord à bord sans se recouvrir. On ne fait ainsi que des bandages légers, à une seule couche, qui conviennent quand l'on veut uniquement maintenir de l'étoupe sans comprimer.

3° Le *bandage rampant,* qui n'est qu'une spirale dont les tours laissent entre eux un certain intervalle.

4° Le *spica,* formé par les tours en doloires, alternativement croisés, des deux chefs d'une bande : il représente les rangs d'un épi de blé, ce qui lui a fait donner son nom.

5° Le *bandage récurrent* dont les tours de bande vont et reviennent alternativement sur leurs pas.

6° Le *bandage unissant* qui sera décrit dans le chapitre traitant de la réunion des plaies.

7° Les bandages *oblique*, *croisé* ou en 8 *de chiffre* qui se définissent suffisamment d'eux-mêmes.

II. *Bandage plein*. — On appelle ainsi les bandages formés d'une pièce de toile ou de tout autre tissu ; ils sont de formes variables, et susceptibles d'être appliqués sur tous les points du corps.

A. *Etoffe des bandages*. — La toile simple est la matière la plus généralement usitée pour confectionner ces bandages ; mais parfois on garnit cette toile plus ou moins, et l'on a ainsi des bandages *matelassés*.

On fait ces bandages matelassés, soit en superposant un certain nombre d'enveloppes qu'on maintient rapprochées par des points de suture disposés de distance en distance dans l'étendue du bandage, soit en ne se servant que d'une seule toile qu'on garnit sur une des faces avec une couche d'étoupe assujettie de la même manière. Lorsque le bandage est destiné à conserver la chaleur sur la peau, cette dernière forme est préférable en ce que, pouvant mieux s'adapter aux inégalités des surfaces, son application est plus exacte.

En médecine vétérinaire, on remplace avantageusement la toile matelassée par une peau de mouton qu'on applique, la laine tournée en dedans. Précédemment, nous avons parlé d'une substance particulière, la *spongio-piline* (v. p. 233), inventée par un fabricant de Londres, M. Markwhich, et formée d'une couche d'éponge ou de laine hachée, maintenue par une substance collante sur une lame mince de caoutchouc ; c'est une étoffe spéciale pour bandages et pouvant remplacer les bandages matelassés ordinaires. L'inventeur la recommande comme propre à appliquer les fluides chauffés à la surface du corps et à tenir lieu ainsi de cataplasmes, de fomentations, etc.

Outre ces matières, il en est bien d'autres encore dont on peut faire usage pour confectionner des bandages, car, au besoin, toutes les étoffes que l'on aura à sa disposition conviendront, pourvu qu'elles aient une solidité suffisante : les étoffes de laine, de coton, de soie, de crin, les peaux préparées, etc., peuvent servir pour cela. Le caoutchouc également peut être employé comme bandage ; mais l'action propre qu'il exerce le rend plutôt propre à la confection des bandages mécaniques.

B. *Formes des bandages*. — On fait des bandages de formes très-variées, suivant le but à remplir, l'étendue et la configuration des

parties, le goût de l'opérateur. Il y a ainsi des bandages *carrés,
triangulaires, ronds,* en *T,* en *croix,* en *croix de Malte,* en
fronde, etc., pouvant tous encore être modifiés selon les circonstances. Nous n'avons pas à parler des usages spéciaux de chacun
d'eux; ce serait sortir du cadre des généralités où nous devons
actuellement rester renfermés; nous nous bornerons à citer d'une
manière particulière, comme étant celui qui a reçu le plus grand
nombre d'applications, le bandage triangulaire ou *bandage Mayor,*
du nom de M. Mayor (de Lausanne), qui a le plus contribué à en
généraliser l'emploi. Ce bandage se compose d'un simple morceau de
toile coupée en triangle ou d'un carré plié en cravate par la diagonale. M. Mayor a cherché à substituer cet appareil très-simple à
presque tous les autres bandages du corps. Essayé dans la chirurgie
vétérinaire, on ne lui a pas trouvé moins d'avantages que dans la
chirurgie humaine. Les premiers essais sur les animaux ont été faits
à l'École d'Alfort il y a une quinzaine d'années; ainsi on lit, dans les
comptes-rendus de l'École pour l'année 1841 [1], que ce bandage a
été employé avec succès, notamment comme bandage compressif
sur les dilatations articulaires et les engorgements des extrémités
inférieures des membres, pour remplacer le ruban de fil dans le
pansement des opérations de pied, etc.; qu'il est facile à appliquer;
se maintient longtemps en place sans se déranger. Vers ce même
temps, M. Mayor lui-même le fit essayer à l'École de Lyon, comme
le mentionnent les comptes-rendus de cette École pour l'année
1841-42 [2], et depuis lors son usage s'est de plus en plus généralisé.
On l'emploie maintenant pour les plaies des régions inférieures des
membres; pour les plaies articulaires, les maux de garrot et d'encolure; pour recouvrir les moignons amputés : on en fait des suspensoirs pour la région testiculaire ou pour les mamelles, des bandages
matelassés pour recouvrir la région sous-maxillaire, en nouant
deux angles sur la nuque et le troisième à la partie inférieure de
la muserolle, etc.

La plupart des *bandages,* quelle que soit leur forme, ne sont pas
disposés de manière à pouvoir se maintenir par eux-mêmes sur les
parties; il faut les fixer, et l'on se sert pour cela de *liens* spéciaux.
Ces liens peuvent être indépendants du bandage et s'appliquer par-

---

[1] *Recueil de Médecine vétérinaire,* 1841, t. XVIII, p. 702.
[2] *Ibid.,* 1843, t. XX, p. 130.

dessus ; des bandes, des pièces d'étoffes, des cordes, des courroies de cuir à boucles, à boutons, sont les liens dont on fait alors usage. D'autres fois, ces liens tiennent aux bandages par des nœuds ou des points de couture, et on les assujettit sur place, soit en les nouant les uns aux autres, soit en les attachant aux harnais, au licol, à des sangles ou à d'autres soutiens étrangers. On fait généralement ces liens fixes avec des rubans de fil ; mais quand ils doivent exercer une grande pression, être tendus, tiraillés, il vaut mieux employer des courroies de cuir que l'on choisit ayant déjà servi, afin qu'elles soient inextensibles, et on les fixe avec une boucle à ardillon. L'emploi des liens fixes ou mobiles n'a rien d'absolument déterminé : les uns et les autres peuvent être employés avec toute espèce de bandage ; c'est une question de commodité. Il faut dire, toutefois, qu'on se sert particulièrement des liens fixes quand le bandage est appliqué sur une surface trop étendue pour pouvoir être recouverte par des tours de bande.

Indépendamment des liens, on se servait encore autrefois, plus qu'aujourd'hui, du *soutien* (*fig.* 50), dont Bourgelat donne la description. C'est une espèce de surfaix compliqué portant un poitrail, une sangle de garrot et une croupière, avec des anneaux en diffé-rents points pour at-

Fig. 50.

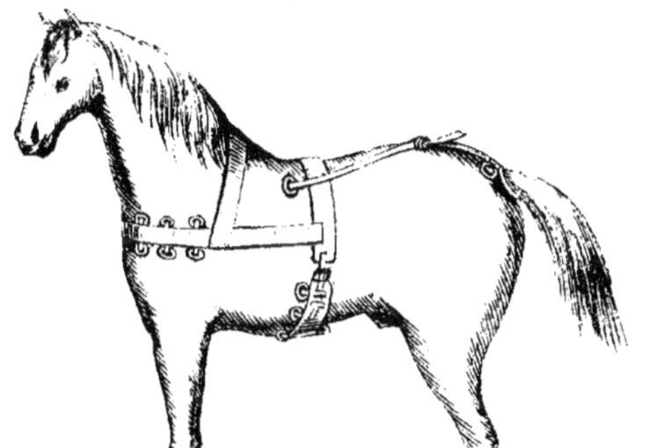

tacher les liens. Dans la plupart des cas, un simple surfaix, complété par quelques liens disposés suivant les circonstances, tiendra lieu de ce soutien, qu'il serait bon cependant d'avoir dans toute infirmerie vétérinaire où l'on a plus souvent l'occasion d'appliquer la plupart des bandages.

Indépendamment de leurs formes et de leurs moyens d'attache, on divise encore les bandages suivant les régions qu'ils doivent occuper. On comprend combien sont nombreuses les variétés qu'ils peuvent présenter sous ce rapport ; Bourgelat, dans son *Essai sur les appareils et bandages,* en a donné l'énumération ci-après, la plus complète qui ait été faite en chirurgie vétérinaire.

C. *Bandages de Bourgelat.* — Il y en a vingt-sept espèces qui ne sont pas toutes également usitées. Les voici :

1. *Frontal simple* (*fig.* 51). — Pièce de toile carrée qui recouvre le front de la nuque à l'arcade surcilière, et porte quatre liens, un à chaque angle. Les liens du haut et du bas, croisés sous la ganache, vont s'attacher sur la nuque et se maintiennent sur les côtés des joues par une ganse existant aux liens inférieurs, et à travers

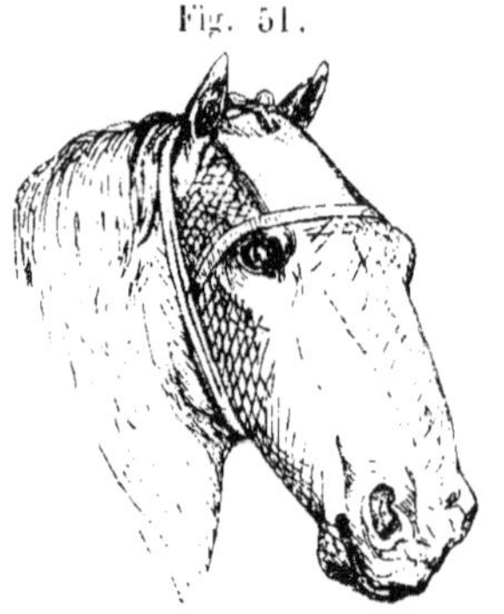

Fig. 51.

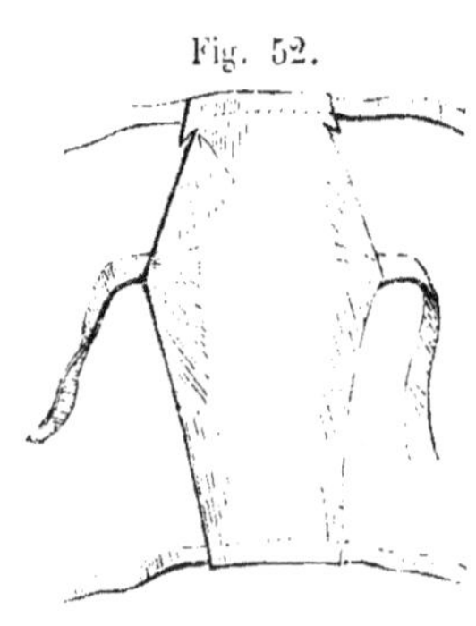

Fig. 52.

laquelle passent les liens supérieurs avant d'arriver sous l'auge. — On peut élargir ce bandage à volonté, l'étendre sur les côtés de la tête ; il faut alors lui faire une ouverture pour passer l'oreille, ce qui augmente en même temps sa solidité. Chez un ruminant, on y fait passer la corne.

2. *Frontal composé* (*fig.* 52). — Il recouvre en même temps le front et le chanfrein ; il porte six liens, au lieu de quatre ; les deux moyens ne se croisent pas sous l'auge et se terminent aux ganses où passent les deux supérieurs.

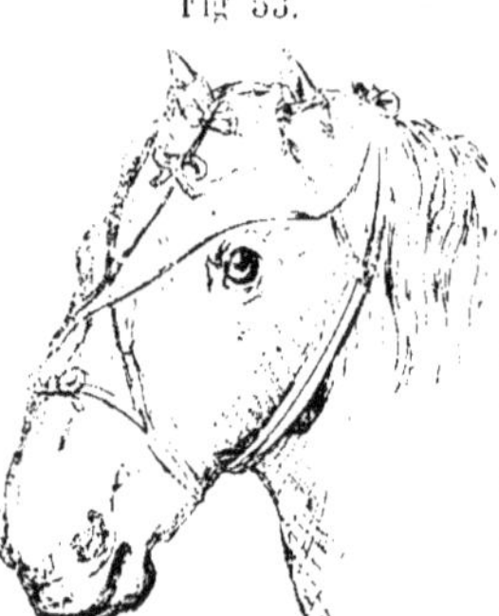

Fig. 53.

3. *Bandage contentif des oreilles* (*fig.* 53). — Formé de deux pièces triangulaires réunies sur la nuque par la base, ayant chacune une ouverture ou gousset pour l'oreille, il est tenu par six liens, deux supérieurs, deux moyens qui passent dans une ganse avant de descendre sous l'auge, deux inférieurs qui se fixent sur le chanfrein. — A côté de ce bandage, il faut citer celui employé pour fixer les oreilles du chien et appelé *béguin*, lequel, dans sa forme la plus ordinaire, représente un double gousset où se lo-

gent les deux oreilles, et qu'on maintient par quatre liens, deux à chaque extrémité, qui se croisent sous la gorge et vont se nouer sur la nuque.

4. *Bandage pour la partie supérieure de l'encolure* (*fig.* 54, A). — Large pièce de toile presque carrée, destinée à couvrir le haut de la crinière, et portant à sa partie antérieure un prolongement large de 10 à 12 centimètres, long de 25 à 30 centimè-tres, et devant s'étendre sur le front et sur le chan-frein jusqu'au dessous des yeux. Le bandage, dont chacun des bords laté-raux est raccourci par un repli, porte neuf liens :

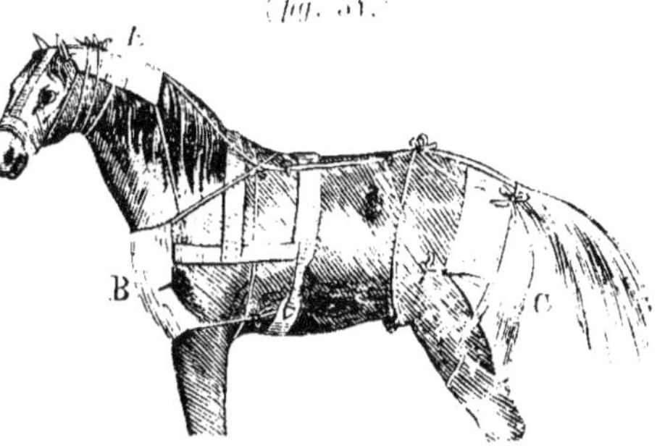

deux aux angles du prolongement antérieur, longs de 20 centimè-tres, et portant chacun une ganse à leur extrémité; un à chacun des quatre angles; deux dans le milieu des bords latéraux; un au milieu du bord postérieur. Pour appliquer le bandage, après l'avoir mis à la place qu'il doit occuper, on commence par passer les liens des angles antérieurs dans les anses des liens du prolongement, on les croise sous la ganache, puis sur le chanfrein, et on vient les nouer sur la nuque; les liens des angles postérieurs sont fixés au surfaix, ainsi que celui du bord postérieur qui est bifurqué pour cela, et les liens des bords latéraux embrassent l'encolure et se nouent supérieurement l'un à l'autre.

5. *OEil simple* ou *Monocle* (*fig.* 55). — Pièce presque carrée,

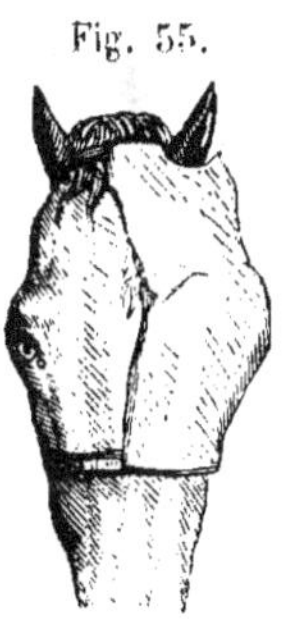
Fig. 55.

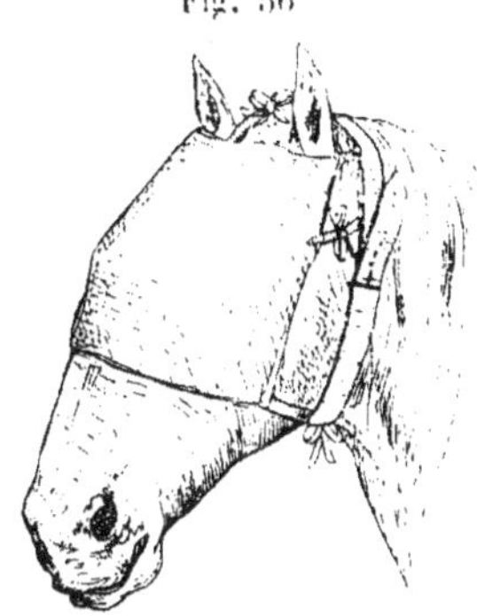
Fig. 56.

échancrée à celui des angles qui correspond à l'oreille, d'où résultent cinq angles, avec un repli à chaque bord latéral, pour former la cavité où se loge l'orbite de l'œil. Cinq liens, un à chaque angle, qui vont tous s'attacher à un soutien en cuir, en forme de collier, qui entoure la partie supérieure de l'encolure, en passant, un au sommet de la tête, deux autres sous les oreilles, et les deux autres sur les côtés et le dessous de la mâchoire. — Ce bandage peut être fait de toile ou de cuir, et les liens être de chanvre ou de cuir, et se fixer alors par des boucles à ardillon.

6. *OEil double* (*fig. 56*). — Pièce en carré long transversal, les deux bords latéraux raccourcis par un pli, pour favoriser le placement des yeux, et portant chacun trois liens, qui vont de part et d'autre s'attacher, comme pour le bandage précédent, à un collier-soutien ; plus un septième lien au milieu du bord supérieur, et qui va s'y fixer également au sommet de la tête.

7. *Bandages pour les plaies extérieures et latérales de l'encolure* (*fig. 61, A*). — Pièce de toile carrée, tronquée aux quatre coins et formant ainsi huit angles portant chacun un lien ; de ces huit liens, deux vont se fixer sur le front, deux sur le milieu de l'encolure, deux au surfaix, après s'être croisés en X sur le garrot, et les deux autres à des anneaux du poitrail du soutien.

8. *Bandage pour le garrot* (*fig. 57, A*). — Pièce carrée, tronquée seulement aux deux angles postérieurs ; elle porte cinq liens : deux

Fig. 57.

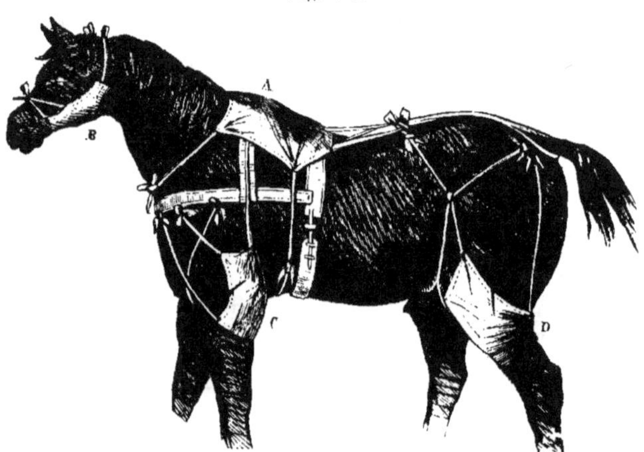

en avant qui vont se réunir au bord inférieur de l'encolure, deux autres sous le thorax, et le cinquième, fixé entre les deux angles tronqués, peut s'attacher à une croupière.

9. *Bandage du poitrail* (*fig.* 54, *B*). — Pièce carrée, munie à son bord postérieur d'un prolongement étroit, non visible sur la figure, qui se loge dans l'inter-ars et se fixe par deux liens attachés à son extrémité, et allant se nouer sur le garrot. Quatre autres liens, un à chaque angle, qui vont s'attacher au surfaix, maintiennent le bandage contre le poitrail.

10. *Bandage pour la partie inférieure de la poitrine.* — Même forme à peu près que le précédent, mais dans une position renversée ; l'appendice est antérieur et porte à son extrémité un seul lien qui va se fixer à un des anneaux du poitrail du surfaix. Il y a encore six autres liens, dont deux se réunissent sur le garrot, deux autres sur le dos, et les deux derniers sur la croupe, au prolongement postérieur du soutien.

11. *Bandage pour les parotides.* — Pièce en carré long, couvrant les parotides en passant sous la gorge. Il est fendu sur ses deux bords à la partie moyenne, pour donner place à deux pièces en gousset où se logent, d'une part la ganache, d'autre part le bord inférieur de l'encolure ou le haut de la gorge. Elle porte quatre liens, un à chaque angle ; deux se réunissent sur le front, les deux autres sur la nuque.

12. *Bandage pour les maladies des glandes maxillaires et sublinguales* (*fig.* 57, *B*). — Triangle tronqué, dont la base est échancrée en demi-cercle pour loger le gosier. Quatre liens : deux supérieurs, attachés aux extrémités de la base et se réunissant en arrière de la nuque ; deux inférieurs, partant par une double racine des bords latéraux, et se nouant sur le chanfrein.

13. *Bandage pour la région de l'omoplate* (*fig.* 61, *B*). — Grande pièce trapézoïde, ayant à peu près la forme de l'épaule et du bras réunis, et portant, à son bord antérieur, un pli pour loger la pointe de l'épaule. Il s'applique obliquement sur cette région et se replie un peu en avant du bras contre le poitrail. Il porte sept liens : deux supérieurs, qui remontent sur le garrot et tombent de l'autre côté ; deux inférieurs, l'un passant en arrière du coude, l'autre en avant et entre les avant-bras, et allant ensemble se réunir aux deux précédents ; un cinquième lien, au bord antérieur du bandage, se fixe à un anneau du poitrail du soutien, et deux autres, partant du bord postérieur du bandage, vont se fixer au surfaix.

14. *Bandage pour l'articulation même de l'épaule* (*fig.* 58). — Pièce de forme à peu près carrée, tronquée à l'angle supérieur, ce qui fait cinq angles portant chacun un lien. Le lien antérieur de l'angle

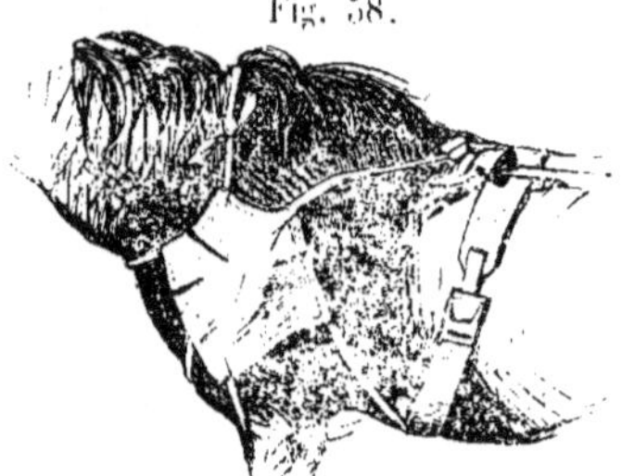

Fig. 58.

tronqué se réunit de l'autre côté de l'encolure avec le lien partant du bord inférieur de cette partie; l'autre lien de l'angle tronqué va au surfaix, ainsi que les deux autres liens inférieurs, dont l'un passe au devant de l'avant-bras, l'autre en arrière du coude. Un sixième lien, partant du bord correspondant au poitrail, va également s'attacher au surfaix.

15. *Bandage pour le coude* (*fig.* 59 et 57, *C*). — Pièce avec un bord interne droit, un bord externe arrondi, et qui, dans son pourtour,

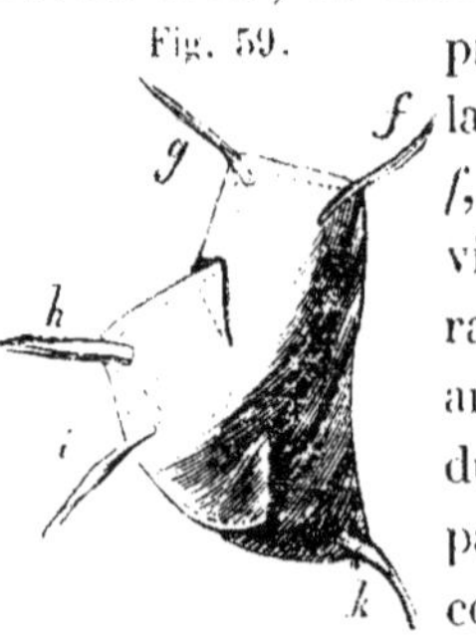

Fig. 59.

présente deux plis différents pour se mouler à la saillie de l'olécrâne. Cinq liens, un supérieur *f*, qui monte sur le garrot, un inférieur *i*, non visible sur la figure 57, qui passe sous le thorax et remonte s'attacher au précédent; deux antérieurs *g*, *h*, qui se fixent à deux anneaux du poitrail du soutien, et un autre inférieur *k* partant de l'angle interne et se dirigeant, en contournant le pli de l'ars, vers un des anneaux du surfaix.

16. *Bandage pour le dos.* — Pièce carrée, tronquée aux deux coins postérieurs, portant six liens, un à chaque angle et s'attachant : deux sous le thorax, deux en arrière de l'ombilic, les deux autres sous la queue en manière de croupière.

17. *Bandage pour les reins et la croupe* (*fig.* 61, *C*). — Forme semblable à celle du précédent, mais avec deux plis latéraux, à cause de la convexité de la croupe. Six liens également : deux entourent les flancs et se fixent sur les lombes; les deux postérieurs contournent la fesse, la face interne de la cuisse, passent en remontant en avant de la rotule pour s'attacher aux deux moyens au niveau de l'articulation coxo-fémorale.

18. *Bandage pour la fesse* (*fig.* 60 et 54, *C*. — Grande pièce une fois et demie aussi longue que large, de forme rectangulaire, dont le bord interne se prolonge en suivant tout le contour du périnée, de manière à recouvrir une partie de la face interne de la cuisse, et se termine par le lien *e* qui remonte directement le long

du flanc pour s'attacher à la croupière. Le bord externe, parallèle à la direction de la jambe, est diminué par un large pli à sa partie moyenne. Le bord inférieur, caché derrière la jambe, porte deux replis pour que ce bord s'accommode au contour de la partie. Huit liens : trois courts, *a*, *a*, *a*, vers le haut du bord postérieur qui s'attachent au culeron de la croupière ; un *b*, au bord supérieur, avoisinant les premiers et allant s'attacher sur les reins à l'anneau du soutien ; trois au bord inférieur, dont deux, *d* et *c*, se croisent et s'embrassent sur la face externe de la jambe et vont s'attacher, le premier, à la croupière, le second au soutien, et un troisième *e* qui remonte le long du flanc ; reste le huitième lien *f*, partant de l'angle de réunion des bords supérieur et externe du bandage et allant s'attacher vers le milieu du lien *c*.

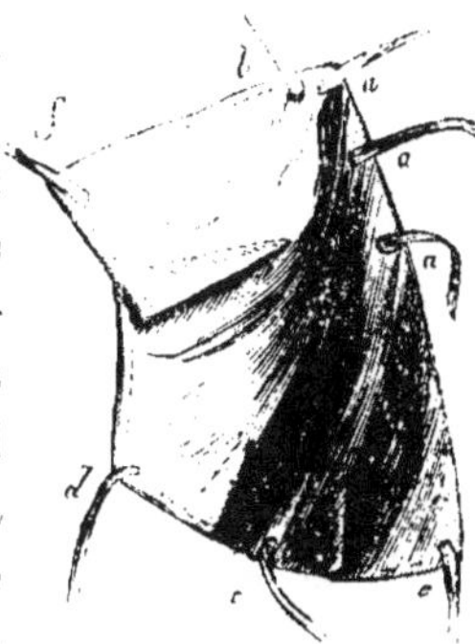

Fig. 60.

Fig. 61.

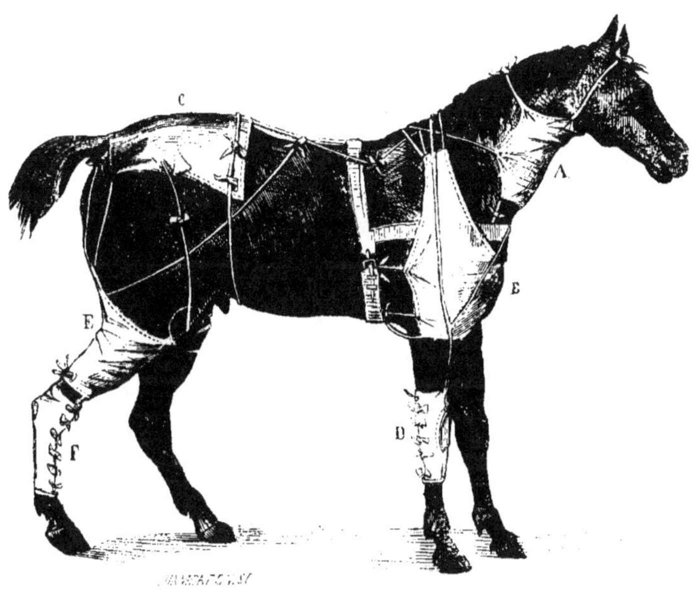

19. *Bandage pour le dessous du ventre.* — Pièce en carré long, deux fois plus longue que large et portant trois liens à chacun de ses plus étroits côtés. Deux de ces liens se fixent sur le garrot : on les

empêche de glisser en arrière avec un lien mobile passant en avant du poitrail et allant de l'un à l'autre. Deux autres liens se réunissent sur le dos. Deux autres sur les lombes.

20. *Bandage pour les maladies des bourses.* — Triangle tronqué dont la base est placée en avant des bourses. Quatre liens, un à chaque angle ; deux gagnent les flancs et sont dirigés sur les lombes ; deux autres, partant des coins de l'angle tronqué remontent par les côtés de la queue et se fixent aux précédents sur les reins. — Ce bandage peut convenir également pour les mamelles, chez les femelles. Il n'en diffère en rien, quand il est destiné à la jument. Pour la vache, la chèvre, la brebis, cette enveloppe forme une poche beaucoup plus profonde, percée parfois de trous pour le passage des trayons. Pour la chienne, le bandage a beaucoup de rapport avec celui du dessous du ventre.

21. *Bandage pour la fistule à l'anus et les autres plaies du périnée (fig. 62).* — Pièce allongée, échancrée supérieurement pour embrasser la base de la queue, et fendue inférieurement à deux chefs

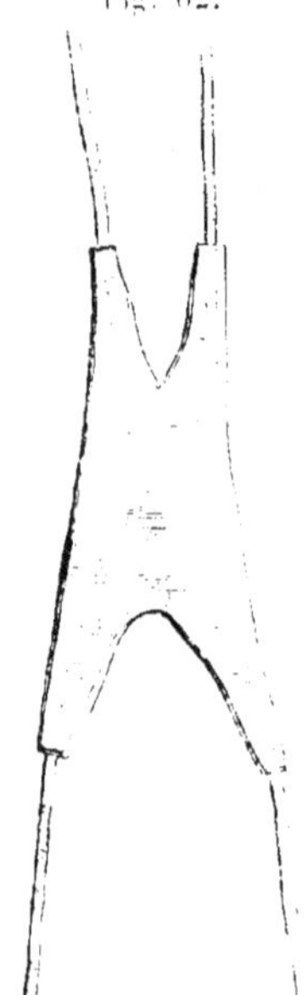

Fig. 62.

portant chacun un lien qui remonte sur les reins, en passant en avant de la rotule, pour s'attacher à celui du côté opposé.

22. *Bandage pour les hernies ombilicales.* — Appareil en cuir dont la description, à cause de son usage spécial, est renvoyée au chapitre traitant de la hernie ombilicale.

23. *Bandage pour les plaies du grasset (fig. 57, D).* — Il forme un triangle dont la base, égale à peu près à quatre fois la hauteur, entoure la jambe au-dessous de la rotule. Il est fixé par trois liens ; un à chaque angle. Le lien de l'angle supérieur monte le long du flanc, et s'attache à la croupière sur les reins ; celui de l'angle intérieur se contourne en avant, en dedans de la cuisse, et monte se fixer au culeron à la base de la queue ; le troisième contourne la fesse, croise, d'arrière en avant, la face interne de la cuisse, remonte au-devant de la rotule, et va s'attacher en arrière, au même point que le précédent, après avoir embrassé le premier lien.

24. *Bandage pour l'avant-bras (fig. 63).* — Il a la forme d'un trapèze plus large par le haut. Il est soutenu par deux liens principaux

qui se croisent et vont s'attacher au poitrail du soutien, et est serré
sur le membre par une série de petits liens
noués deux à deux au-dehors.

25. *Bandage pour le genou (fig. 61, D).*
— Pièce carrée qui entoure l'articulation ;
elle est retenue par un seul lien principal
placé antérieurement, bifurqué au niveau
du poitrail, et embrassant l'encolure par
ses deux branches, qui vont se nouer sur
le garrot. Pour s'adapter à la région car-
pienne, il présente supérieurement une
échancrure garnie d'une pièce ; et, à sa

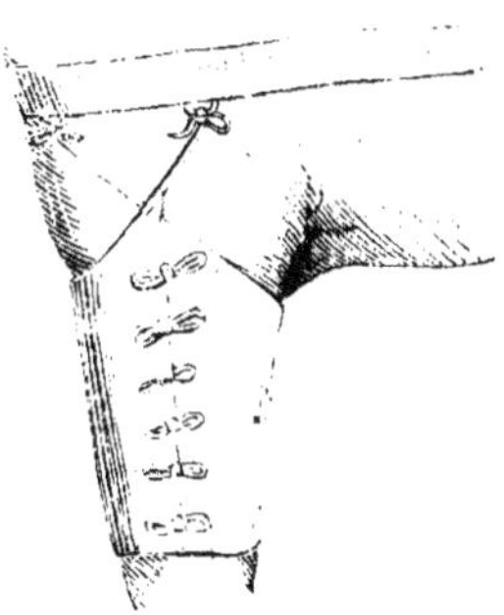

partie moyenne, par une autre pièce placée entre les deux lèvres
d'une fente, il forme un gousset. On le maintient autour du membre, comme le précédent, par de petits liens, au nombre de cinq
à six, que l'on noue deux à deux en arrière de l'articulation.

26. *Bandage pour la jambe fig. 64 et 60, E.* — Il est vu isolé par
la face interne, celle qui s'applique sur la partie antérieure de la
jambe. Il porte quatre liens principaux à son bord supérieur : le lien
a, qui contourne en
arrière le bord de la
fesse pour se rendre au
surfaix ; les liens *b* et
c montant s'attacher au
culeron de la croupière,
et le lien *d*, qui remonte
le long du flanc pour se
fixer sur les reins à la
naissance de la crou-

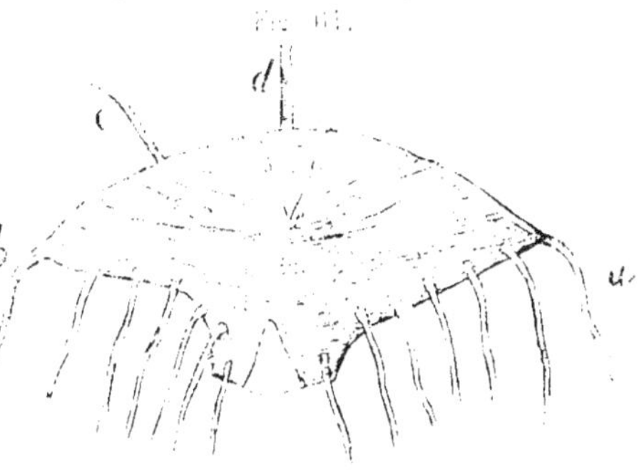

pière. Les liens *a* et *b* se voient seuls sur la figure 60, E. Les autres petits liens se nouent à la face interne de la jambe.

27. *Bandage du jarret et du canon postérieur (fig. 61, F.* — Il se
réunit parfois au précédent pour compléter l'enveloppe du membre.
Il est formé d'une pièce taillée de manière à envelopper exactement
la région, et ses deux bords se réunissent en avant par de petits
liens noués entre eux. Il est de plus soutenu par quatre liens supérieurs fixés aux liens du bandage de la jambe.

Tels sont les différents bandages dont Bourgelat a donné la description assez étendue, et que nous avons fait connaître d'une ma-

nière beaucoup plus succincte, quoique suffisante cependant. Tous ces bandages ne sont pas également utiles ; un grand nombre d'entre eux même ne sont presque jamais usités ; d'autres peuvent être remplacés avantageusement par le bandage Mayor, ou modifiés de diverses manières pour répondre aux circonstances imprévues, susceptibles de se présenter. Néanmoins, comme il n'en est pas un qu'on ne puisse avoir l'occasion d'employer, ils devaient trouver leur place dans un ouvrage comme celui-ci. Les détails concernant leurs applications diverses et les modifications qu'ils peuvent subir, seront complétés quand il sera question des cas particuliers où ils doivent être mis en usage.

III. *Bandage mécanique.* — On donne ce nom à tout bandage qui n'est pas seulement, pour les parties du corps sur lesquelles il s'applique, un moyen *passif* de protection, mais qui, en outre, exerce par lui-même une action directe, contribuant à la guérison, si elle ne la détermine à elle seule ; c'est le bandage *actif*, en un mot. Le bandage roulé et le bandage plein sont quelquefois, à ce titre, des bandages mécaniques. Mais ce nom est plus particulièrement réservé à certains appareils, plus ou moins compliqués, destinés à produire sur les parties une action mécanique spéciale dans un but thérapeutique déterminé : le bandage avec une plaque métallique pour la réduction des hernies, les appareils à ressort pour la compression de certaines régions, les appareils d'orthopédie, ou ceux que l'on applique pour la réduction des luxations et des fractures, etc., sont des bandages mécaniques. Enfin, on peut donner ce nom à tous les bandages dans lesquels entrent des pièces métalliques, des attelles, des substances durcissantes, telles que la gomme, la résine, le plâtre, etc.; des liens, des enveloppes ou d'autres pièces de caoutchouc, de gutta-percha, etc., lorsque ces objets doivent exercer une action particulière sur les organes.

En raison de la multitude et de la variété des effets susceptibles d'être produits par ces appareils, on comprend qu'il ne nous soit pas possible de donner ici une description, même sommaire, des bandages mécaniques; elle appartient exclusivement à l'étude des cas particuliers où leur usage est indiqué. Nous ferons seulement mention, parce qu'ils sont d'un emploi plus général que la plupart des bandages mécaniques, des bandages spéciaux qui ont été décrits par Bourgelat sous le nom de *ferrements ;* ce sont des imitations des machines orthopédiques employées chez l'homme pour remédier aux déviations des rayons osseux. Il y a les ferrements :

1° Pour les fractures des os du nez ;

2° Pour les fractures du boulet et de la couronne, ainsi que pour les luxations de ces parties ;

3° Pour les fractures et luxations du canon, du genou, du radius et du coude ;

4° Pour les fractures du tibia, du canon, et pour les luxations du grasset, du jarret ;

5° Pour les écarts de l'épaule.

Nous reviendrons plus tard sur la description de ces appareils ainsi que sur celle de tous les appareils du même genre qui ont été proposés pour remplir des indications analogues.

ARTICLE II.

DE L'APPLICATION DES PANSEMENTS.

La bonne exécution des pansements n'est pas d'une importance moindre, en chirurgie, que la pratique même des opérations, et, dans toutes les lésions d'une certaine gravité, d'eux dépend, presque toujours, le plus ou moins de rapidité de la guérison. Comme le dit Vatel avec raison, « si l'action bien dirigée des instruments prépare le succès des opérations, des pansements exécutés avec méthode l'achèvent, l'assurent et le rendent plus complet, plus brillant même par la rapidité des guérisons qu'ils procurent ; tandis que des pansements mal faits retardent la guérison, aggravent la lésion et rendent fâcheuses les suites de l'opération la mieux pratiquée. » Et cette parfaite exécution des pansements est surtout nécessaire chez les animaux dont il faut, en outre, annihiler les moyens de défense et prévenir les causes de dérangements qu'ils opposent sans cesse au maintien des appareils. L'application des pansements comprend : les *soins généraux préliminaires*, les *règles à observer* pour l'application des pièces d'appareil, et le *renouvellement* du pansement.

§ 1. — Soins préliminaires.

Les soins à prendre pour se préparer à faire un pansement sont à peu près ceux exigés pour toute opération ; ils sont, par conséquent, déjà connus. Nous rappellerons seulement qu'il est essentiel :

1° *De prendre une position convenable* : ce qui doit s'entendre de l'opérateur et de l'animal. Cette position ne peut pas être déterminée d'avance ; mais l'on peut poser en principe que l'opérateur doit se placer de manière à pouvoir agir avec commodité et à pouvoir conserver, sans effort, cette même position jusqu'à la fin du pansement. S'il se fatigue avant d'avoir achevé, il n'est plus maître de ses actions, se hâte trop et s'expose à manquer son pansement.

2° *De mettre à sa portée tous les objets et instruments nécessaires.* L'utilité de cette précaution est évidente ; il en est peu cependant qui soient plus souvent négligées par les débutants, et c'est pourquoi nous la rappelons. Rien ne peut faire plus de tort à la réputation d'un praticien que son imprévoyance en pareil cas ; car elle le met dans la nécessité de quitter l'opération et le malade, pour aller chercher au loin la pièce de pansement qui vient à lui manquer. Pour éviter cela, on doit donc prévoir toujours plus que moins.

§ 2. — Règles de l'application des pansements.

L'application des pansements réclame d'abord quelques précautions générales, puis quelques précautions spéciales concernant l'emploi des différentes pièces de l'appareil.

1° Précautions générales. — Ces précautions, de rigueur pour toute espèce de pansement, sont les suivantes :

1° *Préparer, nettoyer la partie* ; c'est-à-dire ne jamais appliquer un pansement sans avoir, au préalable, exactement débarrassé la plaie de tout corps étranger susceptible de devenir cause irritante, tels que caillots de sang, collections purulentes, débris de pansements, etc. On se sert pour cela de compresses, de boulettes ou d'une éponge qu'on imbibe d'eau tiède avec laquelle on nettoie, non-seulement les surfaces lésées, mais encore les bords environnants, les poils. Avant ce lavage, il faut essuyer à sec, enlever avec un plumasseau ou avec les instruments toutes les malpropretés susceptibles de se détacher ainsi, afin d'avoir le moins possible à laver. Quand on emploie l'eau, on s'abstient des ablutions abondantes, et l'on essuie avec soin chaque partie propre, afin d'éviter les effets de l'évaporation de l'eau, c'est-à-dire des refroidissements et leurs conséquences locales ou générales. Il faut toujours d'ailleurs éviter de laver, de frotter à la surface des plaies ; ce qui a le double inconvénient de solliciter une fluxion inflammatoire et de détruire, avec la membrane pyogénique, le premier travail de cicatrisation. On se contentera de faire des lotions, d'absterger légèrement sans trop appuyer, et, si la plaie est profonde, on nettoiera par des injections.

Il faut considérer comme corps étrangers, pouvant nuire à la cicatrisation, les parties mortifiées, gangrenées, cariées, les tissus déchirés, lacérés, qui se trouvent habituellement dans les plaies, et, avant d'appliquer un appareil, détacher toutes ces parcelles désorganisées avec la spatule ou l'instrument tranchant, de manière à ne recouvrir jamais, autant qu'il sera possible, qu'une plaie simple et régulière.

Lorsqu'il s'agit d'un premier pansement, on n'a guère à débarrasser la plaie que du sang qui s'écoule. Il est bon, dans ces circonstances, d'attendre, pour poser l'appareil, que le sang soit arrêté, afin qu'il ne s'accumule pas ensuite sur la plaie et ne devienne nuisible, soit comme corps étranger s'il se dessèche, soit comme foyer de putréfaction s'il se décompose. Souvent, il est vrai, cette prescription est presque impossible à observer, surtout quand le pansement est précisément le seul moyen que l'on ait d'arrêter le sang; alors il faut prendre quelques précautions spéciales qui seront indiquées en leur lieu. Mais, dans tous les cas, il faut que les bords de la plaie, sur toute l'étendue que le pansement doit recouvrir, soient parfaitement nettoyés du sang qui coule et tout-à-fait secs, et cela pour éviter que les pièces adhèrent aux poils, à la peau et ne déterminent plus tard des tiraillements douloureux quand il faudra les enlever.

Ces soins généraux de propreté doivent s'étendre, cela va sans dire, aux objets de pansement employés. Ainsi, sera rigoureusement proscrit l'emploi d'appareils malpropres, chargés de poussière, de corps étrangers quelconques. On évitera également de se servir d'étoupe ou d'étoffes mouillées, et l'opérateur lui-même aura soin de ne pas entreprendre un pansement sans avoir les mains propres et sèches, condition infiniment plus importante qu'elle ne le paraît pour bien faire un pansement.

Enfin, soit pour appliquer les objets de pansement, soit pour les enlever, on fera usage des instruments plutôt que des doigts; ainsi, on se servira de la spatule pour étendre les topiques sur les bourgeons ou sur les plumasseaux; on se servira du même instrument ou des ciseaux pour régulariser les couches de l'étoupe, pour la faire pénétrer dans les inégalités de la plaie; on détachera les plumasseaux, les compresses avec les pinces ou les ciseaux, etc.

2° *Appliquer le pansement avec douceur, avec promptitude.* Panser avec douceur est un des plus vieux préceptes de la chirurgie; cela est particulièrement nécessaire chez les animaux si l'on ne veut pas être interrompu pendant qu'on agit. Pour observer ce précepte, on place toutes les pièces les unes après les autres, sans exercer de pressions inutiles, surtout sur les parties vives, afin de ne provoquer ni douleur, ni irritation, ni froissement des parties malades. Si l'on est obligé de comprimer, on ne le fera que graduellement, de manière à ce que l'appareil se tasse avec uniformité dans toute son épaisseur, et l'on ne complète la compression qu'en finissant le pansement. Quelquefois on emploie des aides pour soutenir les pièces ou les parties malades dans la position convenable; ils devront aussi agir avec ménagement, sans violences, n'exercer avec leurs mains que des pressions douces et n'appuyer que sur le moins de points possible.

On devra encore s'abstenir de secousses, de manœuvres soudaines, brusques, qui, d'abord peuvent solliciter chez l'animal des mouvements susceptibles d'occasionner le dérangement de l'appareil et de s'opposer à l'action régulière de la main, puis ensuite accroissent, sans bénéfice, les souffrances du patient. Par malheur, « on est ordinairement, comme le dit Bourgelat dans l'*Essai sur les bandages*, très-peu circonspect sur ce point, parce que, par une sorte de barbarie, on se persuade que les animaux exigent et méritent moins de ménagements et d'égards que les hommes. Il est cependant essentiel de considérer que, dans le sujet animal ainsi que dans le sujet humain, la douleur produit les mêmes effets : l'éréthisme des solides, leur engorgement, etc. D'ailleurs, comme il est plus difficile d'assujétir et de contenir le cheval, le bœuf, etc., on devrait, en quelque sorte, au contraire, éviter de leur causer des sensations désagréables et fâcheuses qui les portent à des mouvements désordonnés et souvent terribles : on évitera, par conséquent, les manœuvres soudaines et brusques dans les pansements, etc. »

Une autre règle, commune à tout pansement, c'est qu'il faut agir avec promptitude. Cela n'implique pas la nécessité d'aller à la hâte, mais la nécessité d'agir sans désemparer, de ne perdre aucun moment sans motif. Outre le temps qu'on y gagne, c'est le moyen d'épargner des douleurs inutiles au malade, et de le livrer, le plus tôt possible, aux efforts réparateurs de la nature.

3º *Éviter la gêne des fonctions, la déformation des parties.* En appliquant un pansement quelconque, il est toujours essentiel de veiller à ce que les pièces mises en place ne soient pas elles-mêmes une cause de douleur, soit actuellement, soit plus tard, par suite de leur étendue, de leur forme, de leurs angles, de leur mauvaise position, afin de ne pas provoquer l'animal à se débarrasser de l'appareil par des mouvements insolites, et de ne pas aggraver le mal primitif par une excitation douloureuse inutile. On s'assure, avec le même soin, que rien ne gêne la circulation, la respiration ni aucune autre fonction essentielle de l'économie; on veille surtout au maintien de la liberté de la circulation, la fonction le plus facilement compromise par les pansements. Pour cela, il y a une règle générale, c'est, toutes les fois qu'on a un bandage à appliquer à une des extrémités du corps, d'aller toujours, en exerçant la compression, de la périphérie au centre; car, si l'on comprime dans le sens contraire, c'est-à-dire du centre à la périphérie, on est beaucoup plus exposé à voir naître vers les points extrêmes des engorgements plus ou moins considérables, par suite de l'espèce d'étranglement occasionné par cette manière d'appliquer le bandage. En elle-même aussi bien, la compression, quelque forte qu'il la faille, ne doit jamais dépasser une certaine mesure et ne pas faire obstacle absolu au gonflement inflammatoire qui suit toujours la division des tissus; car des érysipèles, des gangrènes locales seraient la conséquence de cette compression exagérée.

Par l'égalité et la régularité de la pression, on évitera ensuite la déformation des parties, et, sur les plaies irrégulières, la compression sera méthodiquement augmentée, partout où besoin sera, pour ramener les parties à leur forme naturelle, ou la conserver si elle n'a pas été détruite. Dans ce but, l'opérateur joindra à l'action du pansement l'influence de la position qui, lorsqu'il est possible de l'obtenir sans gêner l'animal, peut quelquefois être pour beaucoup dans le résultat heureux d'une opération.

Autant que possible enfin, l'opérateur devra donner au pansement une forme élégante, régulière; mais il ne doit sacrifier à la forme apparente aucune des prescriptions commandées par le but qu'il se propose. Au fond, c'est dans la stricte observation des règles tracées que consiste la véritable élégance; on y trouve d'abord la commodité et la sûreté d'action, et par suite toute la facilité désirable pour donner au pansement la forme qui plaît le plus.

2° Application du matériel des pansements. — Indépendamment des règles propres à chaque opération pour l'application des diverses pièces de pansement, l'emploi des unes et des autres réclame quelques précautions générales qui doivent être indiquées ici.

I. *Application des topiques.* — Les topiques sont appliqués seuls ou par l'intermédiaire des autres objets de pansement. Dans ce dernier cas, leur emploi ne comporte pas de règles particulières ; il se confond avec celui des objets qui servent à les maintenir.

Lorsqu'on les emploie seuls, au contraire, leur usage réclame des précautions assez nombreuses ; mais alors leur application, qui peut avoir lieu suivant des méthodes très-différentes, constitue une sorte de médication spéciale, d'un effet local ou général, et plus ou moins indépendant des opérations ; or, cette question rentre dans la chirurgie médicinale, à laquelle, par conséquent, nous renvoyons pour l'indication des règles et des méthodes concernant l'emploi des topiques gazeux, liquides ou solides.

II. *Application des plumasseaux.* — La disposition des parties du pansement qui devront être en contact avec la surface traumatique réclame particulièrement l'attention de l'opérateur. D'abord, la règle invariable, pour n'avoir ni égalité ni nodosité, c'est de ne jamais appliquer un plumasseau qui ne puisse s'étendre dans toute sa longueur sur une surface uniforme et régulière. C'est pourquoi il faut uniformément commencer par les plus petits et finir par les grands. Avec des boulettes, on comble d'abord les petites anfractuosités ; quand elles sont remplies jusqu'au niveau de leurs bords, on recouvre avec un plumasseau étroit, de la grandeur qu'il faut pour qu'il puisse, à son tour, s'étendre en totalité sans se replier ; puis on en ajoute d'autres auxquels on ne fait dépasser les bords de la plaie que lorsque celle-ci, grâce à l'accumulation de l'étoupe, se trouve parfaitement au niveau de la surface des téguments, et l'on termine en ajoutant de nouveaux plumasseaux, des compresses, des bandes, des bandages, etc., suivant l'indication.

III. *Application des compresses.* — On peut se servir de compresses ordinaires de toile ou de compresses d'étoupe qui ne sont que des plumasseaux plus ou moins étendus. Les mêmes règles d'application conviennent aux unes et aux autres ; elles sont subordonnées au but qu'on se propose. Dans un pansement simple, quand il faut seulement maintenir les matières premières sur la plaie, quand il n'y a pas de compression à exercer, on ne met qu'une seule compresse, doublée tout au plus, afin de ne pas faire obstacle à l'évaporation des humeurs sécrétées. On les multiplie davantage si elles sont chargées de décoctions, de matières médicamenteuses quelconques; car alors il convient d'empêcher la trop rapide dessiccation de ces substances. On agit de même pour garantir plus exactement les plaies du contact de l'air froid.

Quand il faut comprimer, la multiplication des compresses est indispensable, surtout si la compression ne doit se faire que sur un point limité. C'est dans ce cas qu'on fait usage des compresses graduées, dont on applique le pli le plus étroit sur le point à comprimer et le plus large en dehors : ou bien, si l'on se sert de plusieurs compresses de dimensions différentes, on les applique en commençant par la plus petite, recouvrant celle-ci d'une plus grande, et ainsi de suite. Ce procédé est préférable à l'emploi des compresses doublées; les pansements se font avec plus de facilité, de régularité, et s'accommodent mieux à la disposition des parties; on évite l'épaisseur des plis et les irrégularités qu'ils produisent toujours, s'ils se dérangent, dans les pansements. Les compresses graduées servent encore à combler les surfaces anfractueuses, les parties cylindroïdes dont les diamètres sont inégaux.

Quand on veut recouvrir d'une compresse une surface irrégulière, il faut la fendre, et superposer les bords sectionnés si elle ne s'applique pas exactement, et ne jamais faire des plis. Les compresses fendues à deux ou à trois chefs, celles à croix de Malte, sont préparées en vue d'indications de ce genre; elles servent à recouvrir les parties saillantes, les moignons amputés. Sur toutes, on peut pratiquer des ouvertures plus ou moins grandes, destinées à laisser passer les produits de la suppuration : elles sont dites alors *trouées*, *fenêtrées*, *percillées*, etc.

IV. *Application des bandes.* — Il y a deux méthodes principales pour appliquer une bande : 1° la méthode *à un chef*, consistant à enrouler la totalité de la bande dans le même sens, en commençant par une extrémité et finissant par l'autre; 2° la méthode *à deux chefs*, dans laquelle, posant d'abord la bande par sa partie moyenne, on finit en enroulant chacune de ses deux moitiés isolément et en sens contraires. Le bandage circulaire, le bandage spiral à tours contigus, le bandage rampant, se font nécessairement à un chef; les autres peuvent être faits alternativement à un ou deux chefs, suivant l'habitude de l'opérateur ou la convenance de l'opération.

Mais, quelque méthode que l'on adopte, il faut toujours, avant d'appliquer une bande, commencer par la rouler, afin qu'en la déroulant ensuite à mesure, sur les circonvolutions, le pansement se fasse avec plus de régularité et de commodité, indépendamment de l'avantage que l'on a encore d'empêcher la bande de traîner sur le sol et de ramasser le sang et les malpropretés qui peuvent s'y trouver. On roule la bande à *un* ou à *deux globes,* ou *chefs.* Dans le premier cas, elle est roulée dans un seul sens d'un bout à l'autre, et un seul chef reste libre; dans le second cas, la bande est roulée par ses deux extrémités à la fois en sens inverse, et les chefs restent au centre des globes ou rouleaux.

Pour rouler une bande, on commence par en plier le bout plusieurs fois sur lui-même, de manière à former un petit cylindre qui servira d'axe; cet axe est maintenu par les extrémités entre le pouce et l'index de la main gauche (*fig.* 65), et le plein de la bande glisse sur le bord externe de l'index droit, où le pouce le retient. Alors,

Fig. 65.

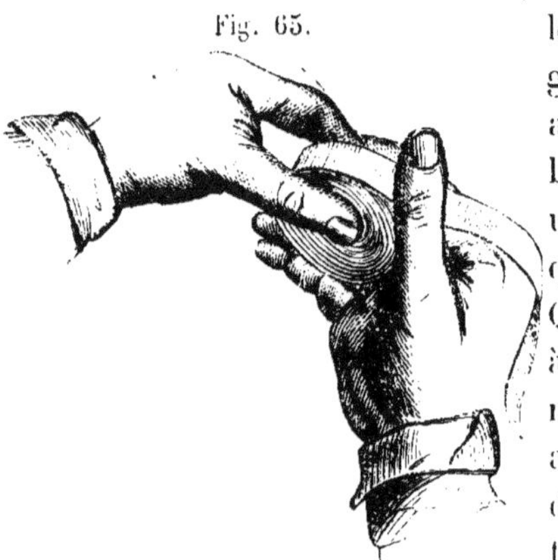

les deux doigts de la main gauche font tourner le petit axe de droite à gauche, et la bande s'enroule dessus comme une corde sur un treuil, jusqu'à ce qu'elle soit épuisée. Quand le cylindre commence à être assez fort, on aide la main gauche à le soutenir avec l'annulaire et le petit doigt de la main droite à moitié fléchis, et, de temps en temps, à chaque quatre ou cinq tours, on serre en tirant fortement la bande à soi, après avoir solidement fixé le globe entre le pouce et l'index gauches. Cette précaution empêche le cylindre roulé de manquer entre les doigts pendant le pansement. Pour rouler à deux chefs, on opère exactement de la même manière; quand on a épuisé sur un globe à peu près la moitié de la bande, on l'arrête avec une épingle et l'on recommence à l'autre bout. Tout cela peut se faire en changeant de main, c'est-à-dire en tenant dans la main droite le cylindre roulé et faisant tourner de gauche à droite : peu importe; l'essentiel est que le rouleau de bande soit bien régulier, dur et solide.

La bande étant enroulée, il s'agit de l'appliquer, ce qui est un des points les plus difficiles et les plus importants de la pratique des pansements; car une bande bien ou mal placée peut avoir une grande influence sur la rapidité de la guérison, sur la régularité de la cicatrice, etc.

Le procédé général pour l'application d'une bande est fort simple. Le chef libre ou le milieu étant maintenu avec une main sur un point de la partie à envelopper, l'autre main tenant le reste de la bande, le globe au-dessus, la tire en s'éloignant du point fixé, la déroule et entoure toute la partie en revenant au point de départ ; alors on fait un nouveau tour en changeant de main, et l'on continue ainsi jusqu'à ce qu'on ait épuisé toute la bande. On l'arrête ensuite avec une ou plusieurs épingles ayant la tête tournée du côté de l'extrémité de la bande et la pointe pénétrant presque horizontalement dans l'épaisseur du bandage.

Pour qu'une bande soit bien appliquée, il faut d'abord qu'elle porte également sur toute la surface du pansement. On arrive à ce résultat : 1° en ne la choisissant pas trop large, auquel cas elle ne porte jamais aussi exactement; 2° en l'employant sèche; et nous recommandons cela particulièrement, quoiqu'on ait dit le contraire, en prétendant que les bandes mouillées sont d'une application plus facile. Cela peut être vrai pour les larges bandes de toile comme celles qu'emploient les chirurgiens de l'homme, et lorsqu'on ne veut exercer qu'une compression modérée; mais avec le ruban de fil, quand on veut faire un pansement étendu et fortement compressif, il est indispensable que la bande soit très-sèche, sinon, lorsqu'on la déroule sur la partie, elle adhère à elle-même et ne peut plus glisser quand l'on veut tirer sur place pour serrer. Les pansements de pied, entre autres, nous ont paru toujours fort difficiles à faire avec des bandes mouillées.

M. A. Berard a fait, sur l'action comparative des bandes sèches et mouillées, quelques expériences avec le dynamomètre, qui ont donné les résultats suivants : 1° Une bande mouillée, appliquée sur un membre, exerce une pression plus forte qu'une bande sèche; 2° qu'elle soit mouillée ou sèche, elle se relâche graduellement; mais c'est la bande mouillée qui se relâche le plus promptement;

3° si l'on mouille sur place une bande qui a été appliquée sèche, elle se resserre d'abord ; mais en se desséchant, elle se relâche d'une manière très-marquée ; 4° que la bande soit appliquée sèche ou mouillée, la pression du bandage qu'elle sert à former est en raison directe du nombre de tours de bande.

Ces résultats montrent un autre inconvénient des bandes mouillées, celui d'exercer une action plus irrégulière, moins certaine ; ce qui est une raison de plus pour s'abstenir de s'en servir ; sauf le cas, bien entendu, où, par exception, la bande doit être enduite d'un liquide spécial, d'une substance collante ou durcissante, par exemple.

Observons encore que la bande doit porter également dans toute sa largeur et que les tours doivent être exactement appliqués les uns sur les autres. Cela s'obtient facilement quand on entoure une région cylindrique ; mais quand la partie est irrégulière, sphérique ou conique, la bande ne peut pas nécessairement porter par tous ses points, et elle forme alors des *godets*. On évite les godets en retournant la bande sur elle-même, de manière à rendre superficielle la partie profonde et réciproquement ; c'est ce qu'on appelle faire des *renversés*. Il y a pour cela une marche méthodique : si l'on va d'une partie volumineuse à une autre qui l'est moins, on renverse la bande de manière à la diriger vers la partie non encore recouverte ; on fait le contraire quand on va d'une région étroite à une région plus large ; en d'autres termes, un renversé doit toujours être fait de manière à porter la bande retournée du côté du rétrécissement. Pour renverser la bande, l'opérateur commence par la fixer avec deux doigts, et de l'autre main, qui n'a que très-peu déroulé le globe, il tourne subitement la bande sur elle-même, sans la tirer, puis continue de la rouler sur le pansement jusqu'à ce qu'elle soit revenue au point de départ, pour fixer le pli que les doigts peuvent alors abandonner. Ce pli du renversé sera toujours aussi court que possible.

V. *Application des bandages.* — Les usages si variés des bandages rendent à peu près impossible un exposé général, même abrégé, des règles de leur application ; car elles se modifient presque à chaque cas qui se présente. Nous dirons seulement que, quand on met un bandage, il faut toujours commencer par l'arrêter aux points qui doivent le plus servir à le maintenir en place ; de la sorte, on se délivre immédiatement de l'embarras de soutenir un appareil et l'on a ses deux mains pour achever de le fixer, pour lui donner la forme, la disposition voulue. Ainsi, on commence par les liens ou les tours supérieurs, si l'on panse sur une surface verticale ; par les tours moyens, si l'on enveloppe une région cylindrique , etc.

§ 3. — Renouvellement des pansements.

1° Époque du renouvellement. — L'espace de temps qu'il convient de laisser écouler, avant de renouveler un pansement, est nécessairement soumis à des variations nombreuses dépendant de la nature des plaies et des circonstances diverses qui influent sur la marche de la cicatrisation. Il y a pour cela des règles particulières, suivant qu'il s'agit du premier appareil ou des pansements consécutifs.

I. *Levée du premier appareil.* — En principe général, on ne doit procéder à la levée du premier appareil appliqué après l'opération, que lorsque la suppuration est établie dans la plaie, afin de n'interrompre en aucune façon ce travail critique, qui est le point de départ de la guérison de toutes les plaies. Dans les lésions ordinaires, cet instant varie du troisième au sixième jour, selon la nature des tissus, le tempérament des animaux, l'état extérieur de l'atmosphère. Ainsi les tissus mous, celluleux, vasculaires, entrent beaucoup plus vite en suppuration que les tissus condensés, fibreux ; et ceux-ci plus vite à leur tour que les tissus cartilagineux, osseux. Chez les animaux à tempérament sanguin ou lymphatique, cette sécrétion sera plus prompte, plus abondante même que chez un animal vigoureux, nerveux. Dans le nord, ou pendant les saisons froides, ou dans une atmosphère sèche, la suppuration se manifestera plus tardivement que dans des circonstances opposées, un temps chaud et humide, quelle qu'en soit la cause, étant toujours favorable à cette sécrétion.

Parfois, en outre, il faut tenir compte des circonstances particulières. Par exemple, si le pansement a été placé pour arrêter une hémorrhagie provenant de l'ouverture d'un gros vaisseau, il importe de ne pas lever l'appareil avant que l'oblitération du vaisseau ne soit opérée, afin que le sang, venant de nouveau à couler, ne produise pas dans la plaie un retour de fluxion essentiellement contraire à la cicatrisation. Ou bien encore, si l'on avait appliqué des topiques dont l'action ne dût se manifester qu'au bout d'un certain temps, il ne faudrait rien déplacer avant que l'effet désiré ait été

produit. A plus forte raison, si le pansement par lui-même exerçait une action mécanique dont les effets fussent longs à se produire,
comme, par exemple, un appareil appliqué sur une fracture, sur
une luxation, une hernie ou un renversement, etc., il serait important d'attendre, avant d'enlever l'appareil, que l'accident auquel
il devait remédier ne pût plus se reproduire.

Quelquefois, au contraire, il faut lever l'appareil plus tôt qu'on ne
le ferait dans les circonstances ordinaires, par exemple, quand la
suppuration est trop abondante, souille les pièces du pansement,
s'échappe par ses côtés; quand on voit apparaître certains symptômes généraux insolites, tels qu'une vive douleur, une agitation
inaccoutumée, une fièvre de réaction d'une intensité dispropor-
tionnée avec l'étendue du mal, etc.; attendu que ces épiphénomènes
peuvent venir de plusieurs causes inaperçues d'abord : d'un étranglement, résultat d'un pansement mal appliqué, d'une carie, de la
présence d'un corps étranger; et il importe de rechercher cette
cause pour la faire disparaître avant de réappliquer le pansement.
Parfois, sans rien déplacer, il suffit de desserrer les liens pour voir
disparaître ces accidents; alors, pour le reste, on suit la règle
ordinaire.

Remarquons maintenant que s'il importe, d'une manière générale, d'attendre que la suppuration soit établie pour lever le premier appareil, cela ne veut pas dire qu'il faille précisément le lever
à cet instant. Au contraire, il y a plutôt avantage à retarder bien
au-delà l'époque du second pansement toutes les fois que des indications spéciales n'obligent pas à lever promptement le premier
appareil. En agissant ainsi, on est beaucoup plus assuré contre la
possibilité des accidents consécutifs.

La suppuration a eu le temps de s'établir d'une manière parfaite,
et l'éréthisme inflammatoire, qui a presque cessé, ne peut plus
être accru par les manœuvres qui accompagnent nécessairement
l'application d'un nouveau pansement. D'autres raisons encore prescrivent de retarder la levée du premier appareil; mais elles sont
communes à tous les pansements, et rentrent dans le paragraphe
suivant.

II. *Pansements consécutifs.* — La règle générale pour le renouvellement des pansements, c'est d'y procéder le moins souvent
possible. Des pansements trop fréquents augmentent l'irritation de
la plaie, soit par la répétition des manœuvres exercées pour le

placement de l'appareil, soit par l'exposition plus souvent renouvelée au contact de l'air; en outre, ils exposent davantage à détruire le travail de réunion qui se fait entre les parties, en laissant moins de temps pour la consolidation des tissus de cicatrice; enfin, on s'expose aux hémorrhagies, et on épuise le malade en activant la suppuration plus qu'il n'est utile.

Le plus ou moins de fréquence des pansements, d'ailleurs, dépend beaucoup de la nature, de l'état des plaies. Quand la suppuration est faible, lente, on doit mettre au moins plusieurs jours entre les pansements consécutifs; si, au contraire, la plaie suppure abondamment, il faudra les renouveler tous les jours et même, au besoin, plusieurs fois par jour. Lorsque la plaie est d'un bel aspect et le pus de bonne nature, il y a avantage encore à retarder les pansements, attendu que le pus normal n'a rien d'irritant en lui-même et que sa présence, à la surface des plaies qui le sécrétent, en favorise la cicatrisation. Il ne devient nuisible qu'après un séjour prolongé, alors qu'il commence à se décomposer.

Dans des conditions contraires, c'est-à-dire lorsque les plaies présentent une surface blafarde, ulcéreuse, de couleur suspecte, sécrétent des matières fluides, ichoreuses, de mauvaise odeur : matières très-irritantes et qui se putréfient très-promptement ; ou lorsque l'on craint la formation de quelque produit anormal, le séjour d'un corps étranger, d'une esquille osseuse, etc., dans tous ces cas, la fréquence des pansements devient obligatoire.

Il faut encore considérer la situation de la plaie par rapport à l'écoulement naturel de la suppuration; panser, par exemple, d'autant plus fréquemment que la plaie sera plus tournée vers le haut, ou que, par une disposition quelconque, elle s'opposera davantage à l'écoulement spontané des matières de sécrétion. L'essentiel, en toute circonstance, c'est d'éviter le séjour du pus en masse, en collection dans les tissus; et pour cela, toute autre considération à part, on doit renouveler le pansement aussi souvent qu'il est nécessaire.

Sauf ces conditions particulières, l'utilité des pansements rares est aujourd'hui à peu près universellement admise en chirurgie; elle a cependant été combattue par un chirurgien célèbre de notre époque, Lisfranc [1], qui posait comme principe la nécessité de renouveler les pansements tous les jours sur les larges plaies résultant de grandes opé-

---

[1] *Précis de Médecine opératoire*, 1848, t. I.

rations. Par la méthode ordinaire, suivant lui, les pièces d'appareil s'imbibent de sang et de sérosité, se dessèchent, deviennent dures, irritantes, imperméables aux matières de sécrétion, qu'elles forcent ainsi à séjourner longtemps sur la surface dénudée, où elles déterminent l'irritation, des fusées, des foyers purulents, etc., tandis qu'en changeant le pansement tous les jours on évite ces inconvénients; car on peut surveiller exactement la marche de la plaie, reconnaître de suite les complications qui surviennent et les combattre alors avec plus d'efficacité; en outre, les adhérences ne s'étant pas encore établies entre la plaie et les pièces d'appareil, on évite, en retirant celles-ci, les tiraillements douloureux, les déchirures des tissus de cicatrice, etc.

Ces différents avantages de la méthode de Lisfranc se réduisent au fond à ceci : 1° préservation des foyers purulents dans les plaies larges où la suppuration est active et pénètre facilement dans les interstices des muscles et du tissu cellulaire; 2° préservation des tiraillements susceptibles de détruire le travail de la cicatrisation; mais cela n'est utile que dans les cas exceptionnels indiqués plus haut, et, quand ces cas se présenteront, le praticien fera toujours bien de suivre les préceptes de Lisfranc. Dans les circonstances ordinaires, la rareté des pansements doit rester la règle.

2° Précautions générales à observer. — Des précautions sont surtout nécessaires pour la levée du premier appareil, qui doit se faire avec un soin quelquefois très-minutieux; car les diverses pièces qui le composent, de plus que dans les autres pansements, sont imprégnées de sang, par conséquent adhérentes entre elles ou avec les tissus; et si on les retire toutes à la fois, sans ménagement, on peut déterminer des déchirures, des hémorrhagies, etc., et d'autant plus facilement que l'on ne connaît pas encore l'état exact de la plaie. Il faut alors, et cela est applicable d'ailleurs à tous les autres pansements dont les pièces sont durcies et collées, commencer par humecter l'appareil avec des lotions d'eau tiède jusqu'à détruire toute adhésion; puis enlever tous les objets pièce à pièce, sans se hâter de découvrir toute la plaie à la fois, surtout si elle est récente. Quand il y reste quelques petits caillots desséchés ou des plumasseaux adhérents, surtout s'ils forment obstacle au retour d'une hémorrhagie, on les laissera en place, à moins qu'à l'aide de quelques lotions tièdes ils ne se détachent entièrement.

Pour la levée du premier appareil, il convient que ce soit l'opéra-

teur lui-même qui y procède, car il sait mieux que personne la disposition de toutes les pièces de son pansement. Il agira avec lenteur, sans secousses, exercera des tractions légères, se servant des
doigts pour enlever les pièces superficielles, et des pinces à anneaux
pour enlever les parties du pansement immédiatement situées sur
la plaie. Si ces derniers plumasseaux adhèrent incomplètement aux
tissus malades, il retranche avec des ciseaux toutes les portions qui
se détachent et laisse en place celles qui tiennent encore.

L'appareil enlevé, la plaie sera nettoyée avec précaution. On lavera
à l'eau tiède tout autour; puis, en abstergeant doucement, on débar-
rassera la plaie elle-même du sang, du pus qui, par leur séjour,
deviendraient une cause d'irritation; comme nous l'avons dit plus
haut, il ne faut alors ni essuyer la plaie en frottant, ni la laver
à l'eau. Quand elle sera suffisamment propre, ce sera le moment de
l'examiner pour reconnaître les complications, telles que fistules,
caries, bourgeonnements, etc., mais en ayant soin de faire cet
examen le plus légèrement possible, sans violence, sans déterminer
avec la sonde des accidents plus graves que ceux auxquels on veut
remédier. Cela fait, on applique les topiques nécessaires et on termine aussitôt le pansement.

Dans tout cela, il importe de procéder avec promptitude, de
laisser le moins d'intervalle possible entre la levée d'un appareil et
l'application d'un autre, afin d'éviter d'autant l'action de l'air sur
les plaies. A cette fin, il faut tout préparer d'avance ; puis, ne perdre aucun temps à examiner, à toucher, à sonder sans nécessité; et
si l'on est obligé, par un motif quelconque, de retarder l'application
du pansement, on recouvrira la plaie d'un plumasseau ou d'une
compresse.

Ces précautions sont surtout obligatoires dans la mauvaise saison,
pendant les temps froids et pluvieux; car, nous l'avons vu déjà,
l'air agissant surtout par sa température, c'est l'air froid qui est
principalement nuisible, et cela, quel que soit l'état de la plaie. Si
elle est récente, le froid prolonge et accroît l'irritation inflammatoire, retarde, s'il n'empêche tout-à-fait, l'établissement de la suppuration, et, si la plaie est à une période plus avancée, l'air froid
ralentit ou arrête cette sécrétion pyogénique, peut déterminer même
une recrudescence d'éréthisme inflammatoire, de douleur, et retarder ainsi beaucoup la guérison, sans compter les répercussions
générales sur l'économie qui peuvent en même temps survenir.

Pour ces divers motifs, nous ne saurions partager entièrement l'opinion de M. Velpeau, déclarant [1], d'une manière absolue, que l'opinion sur les propriétés irritantes de l'air n'est qu'une vieille erreur protégée par le nom de Dupuytren, et donnant même, pour cela, une raison empruntée à notre domaine : « Il est certain, dit-il, que la plupart des animaux guérissent très-vite de leurs blessures, quoiqu'elles restent, du commencement à la fin, en contact avec l'atmosphère ; les précautions commandées à ce sujet sont donc complètement inutiles. » Mais de ce que l'on voit chez les animaux beaucoup de blessures guérir à l'air libre, cela ne prouve pas qu'elle ne guériraient pas plus vite si elles n'y étaient pas exposées ; nous pensons, au contraire, que les animaux souffriraient moins de leurs plaies, la plupart du temps, si l'on pouvait les soustraire à l'influence de l'air, surtout quand les plaies sont récentes, dans l'état purement inflammatoire.

Ajoutons que ceci ne s'applique qu'à l'air froid ; l'air chaud n'a pas ces inconvénients ; surtout s'il joint à sa température un certain degré de sècheresse ; alors il est au contraire utile, principalement sur les plaies en voie de guérison, dont il hâte la cicatrisation en facilitant l'évaporation des humeurs ; mais toutes les fois que l'atmosphère ne sera pas dans ces conditions, il faudra considérer l'air comme nuisible et agir en vue de préserver les parties de son contact.

Les précautions que nous venons d'indiquer sont de moins en moins nécessaires à mesure que la guérison s'approche et que l'on arrive vers les derniers pansements. On continue les soins primitifs avec la même exactitude tant que persistent les symptômes inflammatoires, la douleur, l'engorgement, les hémorrhagies consécutives, et à plus forte raison si l'état s'aggrave, s'il survient des complications que l'on combat, d'ailleurs, par des moyens en rapport avec la nature du mal ; mais quand l'état change, quand la suppuration se ralentit et que la plaie marche à sa guérison, les mêmes soins ne sont plus absolument indispensables. On fait des pansements de plus en plus rares, on supprime toute compression, et le pansement, aussi simple que possible, ne doit plus servir qu'à absorber le pus à mesure qu'il se forme, et à préserver la partie du froid ou du frottement des corps durs étrangers. On cesse même tout-à-fait de l'appliquer aussitôt que la suppuration n'est plus assez abondante pour

[1] *Nouveaux éléments de médecine opératoire*, t I, p. 282.

que son séjour sur la plaie soit une cause d'irritation, et, s'il est alors nécessaire de mettre la plaie à l'abri des influences extérieures, on s'arrangera pour que les appareils employés n'aient que le moins de contact possible avec la cicatrice qui tend à se former.

Quand la suppuration est prête à tarir, il se forme, à la surface des plaies, des croûtes ou pellicules qui, tenant d'abord par toute leur étendue, n'adhèrent plus à la fin que par leurs bords ; à ce moment, il faut les enlever, d'abord parce qu'elles sont sur la plaie comme des espèces d'opercules qui empêchent le pus de s'écouler, ensuite parce que, étant placées entre les bords de la solution de continuité, elles les empêchent de se rapprocher.

L'on termine enfin par les soins de propreté seuls qui restent nécessaires jusqu'à la guérison.

ARTICLE III.

EFFETS DES PANSEMENTS.

Les effets des pansements, très-multipliés, sont : les uns généraux, c'est-à-dire communs à presque tous les pansements ; d'autres spéciaux, résultant d'une action particulière.

1° Effets généraux. — Le premier effet des pansements, c'est d'abriter les parties contre le contact de l'air, des miasmes putrides et des corps extérieurs. Une plaie est une partie beaucoup plus sensible, plus impressionnable que le reste de l'économie, pouvant ressentir très-énergiquement l'influence des modificateurs extérieurs, et le pansement est le moyen d'isoler la plaie de ces causes étrangères d'aggravation.

Un autre effet des pansements, c'est d'empêcher le séjour, à la surface des plaies, des produits venus de l'organisme, tels que le sang, le pus, la matière ichoreuse des ulcères qui peuvent déterminer, ou une irritation locale, ou une infection générale, et que l'on absorbe par des pansements plus ou moins répétés, à mesure qu'ils se forment.

Les pansements encore, soit par eux-mêmes, soit par les topiques dont ils sont chargés, agissent puissamment sur les propriétés vitales des parties ; ainsi, ils modèrent la douleur, le mouvement inflammatoire, contribuent à la séparation, à l'expulsion des produits anormaux qui peuvent se développer, des corps étrangers accidentellement introduits ; accroissent l'irritation des plaies quand il le faut, etc. Les pansements enfin contribuent à hâter la guérison, en favorisant d'une manière directe, par la chaleur élevée qu'ils maintiennent autour des parties, le travail réparateur de la nature, lequel travail s'accomplit d'autant mieux, que la région qui en est le siége se trouve dans un milieu de température plus rapproché du degré de chaleur normal du corps ; aussi, les pansements, qui entretiennent cette chaleur, sont-ils souvent le principal et quelquefois le seul moyen de mettre la cicatrisation dans sa marche normale; et l'on peut dire, en général, que l'effet utile des pansements cesse, quand cette chaleur n'est plus nécessaire.

2° Effets spéciaux. — Nous appelons ainsi les effets plus particuliers produits par les pansements, suivant les circonstances où on les applique et le but qu'on se propose. Sous ce rapport, on a établi entre les pansements un assez grand nombre de variétés ; les principales sont : les pansements contentif, suspensif, compressif, unissant, divisif et expulsif.

I. *Pansement contentif.* — Il a pour objet, soit de maintenir sur les plaies les médicaments ou les objets nécessaires à la guérison, soit de contenir les parties dans une position voulue. Les appareils de réduction de fractures, par exemple, sont des pansements essentiellement contentifs ; les bandages qui retiennent des cataplasmes ou d'autres topiques sont également contentifs. On ne fixe ces derniers que par le nombre de liens strictement nécessaires pour empêcher leur déplacement.

II. *Pansement suspensif.* — C'est une variété du précédent, qui a surtout pour objet de soutenir certaines parties du corps, en saillie à l'extérieur, et dont les affections peuvent être aggravées par les tiraillements, les mouvements que provoquent sans cesse leur situation et leur pesanteur ; tels sont, parmi ces organes, les mamelles, les bourses, etc., dont la texture molle et délicate, favorise encore cette cause d'aggravation morbide. On appelle *suspensoirs*, les appareils qui sont usités dans ces cas et dans tous les autres analogues; ils sont simplement maintenus par des liens attachés à leur périphérie.

III. *Pansement compressif.* — Usité quand il s'agit d'exercer une pression plus ou moins forte sur les plaies, pour arrêter une hémorrhagie, pour refouler des végétations excessives, pour changer la vitalité de certains tissus de mauvaise nature, pour repousser une saillie osseuse anormale produite par une luxation ou une fracture, etc. Ce pansement est fixé en général par toute son étendue, à l'aide de différents moyens indiqués par la circonstance.

IV. *Pansement unissant.* — C'est celui qu'on met en usage pour maintenir les parties dans une situation favorable à leur réunion immédiate; son effet est moins de resserrer les tissus les uns contre les autres que de les mettre dans un état de relâchement tel que leur contact s'établisse ensuite sans effort. C'est le pansement des plaies qu'on veut réunir par première intention. Il exige que les parties soient dans de certaines conditions, qui seront examinées plus loin. Si on l'applique quand ce mode de réunion n'est pas indiqué, il devient nuisible en retenant les liquides, les corps étrangers, dont la présence prolonge la durée de la solution de continuité.

V. *Pansement divisif.* — C'est l'opposé du précédent. Il est d'un usage très-fréquent pour empêcher la réunion trop prompte de certaines solutions de continuité : telles que les fistules profondes, les plaies de mauvaise nature, compliquées de gangrènes locales, de caries, de corps étrangers, et dont il importe d'empêcher la cicatrisation tant que subsistent les complications qui empêchent la lésion d'être une plaie simple. Le pansement divisif se pratique par l'interposition pure et simple entre les bords de la division de matières diverses de pansement, ou de sondes, de canules, etc.

VI. *Pansement expulsif.* — On donne ce nom à tout pansement qui a pour effet de favoriser ou de déterminer l'expulsion de matières quelconques séjournant à la surface des plaies. Les étoupades réitérées que l'on met sur les surfaces en suppuration, dans le but d'absorber le pus, le sang, la sanie, d'empêcher la formation de foyers, d'infiltrations diverses, sont des pansements expulsifs qui pourraient tout aussi bien, dans ce cas, être appelés *absorbants.* Le pansement divisif que l'on applique pour aider à la sortie d'un corps étranger, d'un produit de mortification, exerce aussi une action expulsive. Une mèche qui plonge dans une plaie profonde et qui, outre la pesanteur, conduit au-dehors par une véritable action capillaire le pus sécrété, est un pansement expulsif aussi simple qu'il est souvent utile.

CHAPITRE VI.

Hygiène des animaux opérés.

Après qu'on a pratiqué une opération et appliqué le pansement, indépendamment des soins locaux à donner à la région opérée, il reste encore à prendre d'autres précautions pour combattre les influences extérieures susceptibles d'aggraver l'état du malade, et dont l'action est d'autant plus vive que celui-ci, par le fait de l'opération, se trouve dans des dispositions qui le rendent exceptionnellement propre à en ressentir défavorablement les effets. Tel est l'objet de ce qu'on a appelé l'*hygiène des animaux opérés*, comprenant, non-seulement les moyens de soustraire les malades à l'influence nuisible des agents extérieurs, mais aussi les moyens de combattre les causes aggravantes de maladies venant des sujets eux-mêmes. Le placement convenable de l'animal, le choix du logement, du régime alimentaire, les soins de propreté, le bon emploi du repos et de l'exercice, et les autres soins à donner pour prévenir les complications accidentelles, tels sont les objets que comprend l'hygiène des opérés.

§ 1. — Placement de l'animal.

Cette première précaution, qui suit immédiatement l'opération et doit souvent la compléter, réclame toujours du chirurgien la plus sérieuse attention. Il s'agit d'abord, en effet, d'annuler toutes les causes de complications provenant de l'indocilité des malades, en plaçant ceux-ci de telle manière qu'ils ne puissent ni détruire, ni déranger ce que l'on a disposé en vue de la guérison, ni en souffrir eux-mêmes ; et ce n'est pas là un problème toujours facile à résoudre. Les animaux, quelle que soit leur douceur naturelle, cherchent constamment à se débarrasser des objets qui les gênent, surtout quand la douleur ou des démangeaisons les y provoquent; alors ils se grattent, se frottent contre les corps voisins, prennent de mauvaises positions, arrachent les appareils, etc., et s'opposent de la sorte au travail de la nature et à tous les soins de l'opérateur. Par les accidents nombreux qui peuvent ainsi survenir, on comprendra toute l'importance qu'il y a d'observer avec attention les prescriptions qui vont suivre.

1° Précautions générales et immédiates. — Aussitôt qu'une opération est terminée, le pansement fait, si le malade a été abattu, il faut d'abord le faire relever, ce qui n'exige pas moins de prudence que lorsqu'il s'est agi de l'abattre. On voit quelquefois des chevaux qui, engourdis par une trop longue étreinte, se trompent sur leurs forces en cherchant à se lever, retombent, et se blessent sur les corps environnants ; pour éviter cela, il faut leur venir en aide, les soutenir pendant quelques instants, frictionner leurs membres avec un bouchon de paille pour y rétablir la circulation, ramener la sensibilité et l'équilibre du corps. Puis on les conduit à l'écurie ou à l'étable, en évitant toute douleur inutile et le dérangement de l'appareil. On les place autant que possible dans des écuries à part, ou tout au moins on les sépare des autres animaux ; on les éloigne des points habituellement fréquentés pour le service de l'écurie ; on les met, en un mot, à l'abri du bruit et de tout ce qui pourrait les tourmenter, les agiter. Enfin, on leur donne une place assez étendue pour qu'ils puissent se coucher facilement dans toutes les attitudes qu'ils cherchent à prendre d'eux-mêmes pour se procurer du soulagement ; et cette plaie, de plus, doit toujours être recouverte d'une litière abondante.

Autant que possible, après chaque opération, le vétérinaire restera quelque temps auprès du malade pour veiller à ce que toutes ces prescriptions soient scrupuleusement observées, ou, s'il ne le peut lui-même, il devra au moins se faire suppléer par un aide intelligent, qui puisse exercer une surveillance continue pendant plusieurs heures, et qui soit en état de combattre sans délai certains accidents, tels que des hémorrhagies, des coliques, qui sont parfois la suite immédiate de l'opération. Cette surveillance, au surplus, sans être absolument permanente, doit être continuée jusqu'à la guérison, afin de ne laisser passer inaperçue aucune complication, et de s'assurer que les appareils, les pansements ne se dérangent point.

2° Moyens d'empêcher les frottements. — Les animaux blessés ont presque tous, soit pour se débarrasser des appareils, soit à cause de la démangeaison qui survient dans les plaies qui se cicatrisent, de la propension à se gratter eux-mêmes avec les pieds ou les dents, ou à se frotter contre les corps étrangers qui sont auprès d'eux. Pour s'opposer à cela, on peut d'abord diminuer l'intensité des démangeaisons en lotionnant souvent le pourtour des plaies avec des décoctions émollientes ou de l'eau tiède ; mais il faut ensuite recourir à des moyens plus efficaces. Parmi ces moyens, le plus simple pour empêcher un animal à l'écurie de se frotter contre l'auge ou les autres corps environnants, c'est de l'attacher court au râtelier ; quelquefois on emploie à cet effet deux longes, fixées à une certaine distance l'une de l'autre ; elles sont surtout nécessaires quand le sujet est indocile ou quand il est en outre sollicité à se gratter par des affections psoriques ou dartreuses de l'encolure ou de la tête. Suivant la disposition des locaux, on fixe ces longes à deux barreaux éloignés du râtelier, à deux anneaux écartés de la mangeoire ou à deux piliers isolés. Si l'on a une écurie à stalles, on retourne l'animal, et on attache la tête entre les deux poteaux qui forment en arrière l'entrée de la stalle.

Une autre manière de s'opposer aux frottements consiste à attacher l'animal loin de toute stalle et de tout râtelier. Un anneau est placé au-dessus de la têtière du licol, et l'on y met une longe qui passe dans une poulie fixée au plafond et qui correspond à une autre poulie posée dans un des coins de l'écurie ; à cette longe est suspendu un poids placé de manière à laisser à la longe la longueur nécessaire pour donner seulement au cheval la facilité de manger à terre. Ou bien encore, on attache la longe du licol à l'anneau d'un piquet enfoncé à fleur de terre au milieu de l'écurie, de manière à ce que le malade ne puisse atteindre aucun corps autour de lui ; ce moyen est plus simple que le précédent, mais il a l'inconvénient d'exposer l'animal à s'enchevêtrer.

Pour empêcher les animaux de se gratter avec les pieds, avec la tête, de porter les dents sur les parties postérieures du corps, il suffit également, en général, de les attacher court et la tête élevée ; mais, de plus, et très-fréquemment, on applique le *collier à chapelet* déjà décrit (*fig.* 11, p. 33). Avec cet appareil autour du cou, on empêche l'animal de se mordre la poitrine, le dos, le ventre, les membres. Quand on ne l'a pas à sa disposition, on le remplace très-bien par le *bâton à surfaix* également connu ; on l'applique simple ou double ; quand il est double, il est plus efficace encore que le collier à chapelet.

Sur les petits animaux, chez le chien surtout, on fait usage, dans le même but, de la *muselière*, du *béguin* ; néanmoins, quelques soins que l'on prenne, il est toujours extrêmement difficile chez eux, s'ils ne s'y prêtent eux-mêmes, de préserver leurs blessures de l'atteinte des corps extérieurs.

3° Moyens d'empêcher le décubitus prolongé. — Il est toujours d'une extrême importance, surtout chez les grands quadrupèdes, de s'opposer au décubitus trop prolongé ; car la vie du malade quelquefois en dépend. Ce qui peut arriver de moins grave chez un animal qui reste longtemps couché, ce sont des excoriations sur les parties saillantes du corps, aux hanches, aux tempes, aux articulations, etc., qui se produisent même sur une bonne litière, sur une couche épaisse de paille fraîche ; mais, quand l'appui se prolonge sur ces parties excoriées, il survient des irritations locales, des inflammations dans les parties sous-jacentes et enfin des abcès profonds qu'il n'est plus possible de combattre et qui entraînent presque inévitablement la mort de l'animal. Nous avons vu de ces abcès survenir au bout de six à sept jours seulement de décubitus ; ce qu'explique la vive irritation produite par le poids considérable du corps appuyant sur les blessures. Outre cela, pendant le décubitus, les organes essentiels prennent une position anormale, pèsent, d'une manière nuisible, les uns sur les autres, deviennent malades eux-mêmes ; il en résulte un ralentissement de toutes les fonctions, un affaiblissement général, et bientôt arrive le terme fatal, et tout cela avec tant de promptitude que, si un animal de haute taille reste seulement quatre jours couché sans être déplacé, on doit le considérer à peu près comme perdu.

Ces conséquences si graves montrent suffisamment dans quelle limite étroite le vétérinaire tolèrera cette position. Si l'état du malade ne lui permettait, en aucune façon, de se lever, il faudrait au moins le faire retourner tous les jours en changeant chaque fois la paille et les points d'appui, s'il se peut ; mais il vaut mieux encore, si l'on craint des difficultés pour faire ensuite relever l'animal, s'opposer à ce qu'il se couche ; car il ne se fatigue alors que des extrémités.

Il n'est pas toujours facile, il est vrai, d'empêcher, quand on le désire, les animaux de se coucher. Quelquefois on est obligé de leur aider à conserver la station debout, s'ils sont trop faibles pour se tenir ainsi d'eux-mêmes ; ou bien il peut arriver que cette position soit spécialement nécessaire à la guérison de la maladie, comme dans les cas de fractures, de certaines hémorrhagies, etc., où il faut empêcher, non-seulement le décubitus prolongé, mais encore toute espèce de décubitus. C'est alors qu'il faut recourir à la *suspension*, à l'aide de laquelle on peut maintenir un animal debout aussi longtemps qu'il est nécessaire.

4° De la Suspension. — On suspend les animaux de haute taille, chevaux ou bœufs, par différents procédés dont le choix dépend surtout de la disposition du local. Dans tous les cas, la pièce principale est une très-large sangle, dite *alèze* [1], espèce de bandage formé d'une grande pièce de forte toile pliée en plusieurs doubles et ayant environ 1 mètre et demi de longueur sur 60 à 70 centimètres de largeur. On peut se servir, à cet effet, d'un drap, d'une couverture solide ou d'un grand sac à blé. Dans quelques infirmeries vétérinaires, on a de larges sangles de chanvre garnies de cuir, spécialement confectionnées pour cet usage; enfin, l'on pourrait également se servir d'une *soupente* de travail (v. p. 75), en la garnissant convenablement pour en adoucir les aspérités. A chacun des coins de cette alèze, on fixe une bonne et forte longe d'une longueur appropriée à la distance où ces longes doivent être arrêtées.

L'alèze étant préparée, il y a plusieurs manières de la maintenir en place. Si le plafond de l'écurie ou de l'étable est peu élevé, on y fixe solidement quatre pitons à vis et à anneaux, placés à distance égales et de manière à former un carré long, transversal à l'animal. On porte l'alèze sous le ventre, de telle sorte qu'elle embrasse le thorax et une partie de l'abdomen; on la garnit à l'intérieur de paille, de foin, de crin, de bourre, d'étoupes, suivant ce que l'on a à sa disposition, ou mieux on y place des coussins confectionnés comme des bandages matelassés ou garnis de paille; on passe les extrémités libres des longes dans les anneaux des pitons, et on les arrête à ces mêmes anneaux Si les longes sont assez longues, on les ramène pour les fixer à une ganse pratiquée à leur autre extrémité, celle qui est fixée à l'alèze et qu'on laisse alors dépasser. Dans

---

[1] On appelle *alèze* ou *alaise*, en chirurgie humaine, des pièces de toile pliées en plusieurs doubles qu'on place sous les malades qui rendent involontairement des matières d'évacuation, afin de pouvoir, en changeant ces pièces à volonté, conserver la propreté sous eux. On donne le même nom à des linges, à des draps pliés qu'on étend devant un malade pour recevoir le sang ou les matières qui peuvent s'écouler pendant qu'on pratique une opération.

l'un et l'autre cas, on ne fait qu'un nœud coulant, afin de pouvoir dénouer avec facilité en cas d'accident.

Si la nature ou la hauteur du plafond ne permettent pas d'y fixer des pitons, on élève, autour de l'animal, quatre poteaux répondant aux endroits où les pitons auraient dû être. On assujétit ceux-ci à la partie supérieure de chaque poteau, et l'on y attache de même les longes. Le premier moyen, beaucoup plus simple, est préférable; car les poteaux, plus dispendieux, sont, en outre, une gêne pour la commodité du service.

On peut encore maintenir l'alèze d'une autre manière. On la fait assez longue pour qu'elle puisse, après avoir été passée sous le thorax, s'enrouler, par ses extrémités, à deux barres de bois placées au-dessus et de chaque côté du corps de l'animal, parallèlement à la longueur du corps. Ces barres sont fixées par chaque bout au moyen de liens tenant au plafond de l'étable ou appuyés sur des poteaux plantés dans le sol en avant et en arrière, ou par tout autre système indiqué par la disposition des lieux.

Dans les infirmeries vétérinaires bien tenues, il y a des stalles spécialement disposées pour la suspension; pour cela elles sont, de chaque côté, surmontées de barres mobiles qui tournent sur elles-mêmes comme des treuils et portent des crochets soutenant, par des ganses ménagées à cet effet, les sangles qui servent d'alèzes.

L'essentiel, quelque procédé que l'on suive, c'est que l'alèze conserve bien la position qu'on lui a donnée. Dans les circonstances ordinaires, elle a une grande tendance à se déplacer, surtout quand la maladie a une certaine durée; car alors le ventre se relève, le flanc se retrousse, et les plus légers mouvements suffisent pour faire glisser l'alèze en arrière et l'amener sur les flancs; et là, elle est non-seulement inutile, mais même dangereuse, en ce que, lorsque le devant du corps fléchit pour chercher un point d'appui qui échappe, l'animal tombe et se trouve suspendu, d'une part au licol, d'autre part à l'alèze qui lui serre les flancs. Dans cette situation, il ne peut pas se relever seul, et l'on est obligé de couper les cordes de l'alèze. Il y a plusieurs manières de prévenir cet accident. Déjà les coussins de la sangle l'empêchent de se plisser et diminuent sa tendance à se porter en arrière; on lui donne plus de rigidité encore en fixant à sa face inférieure, dans le sens de la longueur du corps, quelques baguettes inflexibles. Mais, pour empêcher tout-à-fait l'alèze de se déplacer, il est plus sûr

est un point important qui exerce une notable influence sur les suites de l'opération. La température, le degré d'humidité ou de sécheresse, le plus ou moins de pureté de l'air, sont, comme on le sait, de profonds modificateurs des fonctions de l'économie, et leur action, d'autant plus vive que l'organisme est rendu plus sensible par l'excitation morbide dans laquelle se trouve tout animal opéré, doit être surveillée alors plus qu'en aucune autre circonstance, afin de soustraire l'animal à toute influence fâcheuse.

Les conditions extrêmes sont : d'une part l'air *chaud* et *sec*, le plus favorable; d'autre par l'air *froid* et *humide*, le plus nuisible. Cependant, s'il est trop chaud et trop sec, il donne aux fonctions générales une activité considérable susceptible de rendre plus redoutables les accidents symptomatiques; mais cette aggravation est facile à combattre, et la guérison des plaies n'en est pas moins accélérée par cette double condition de l'atmosphère, qui hâte en même temps la suppuration et la dessiccation définitive. Quant à l'air froid, nous en connaissons déjà les inconvénients; s'il s'y joint de l'humidité, produisant le relâchement des tissus et l'extension des foyers de suppuration, l'atmosphère est des plus défavorables. Sous son influence, l'irritation primitive des tissus dure longtemps; la suppuration est très-lente à s'établir, ne cesse que difficilement; la cicatrisation devient même impossible : sans compter tout ce qui peut résulter du ralentissement de la transpiration cutanée et des répercussions sur les viscères importants.

Les accidents sont plus à craindre encore si la pureté de l'air est altérée. Ainsi, la seule présence dans l'atmosphère d'émanations non dangereuses par elles-mêmes, mais tenant la place de l'air respirable, suffit, par le défaut de nutrition que subissent les malades, pour déterminer des altérations organiques assez sensibles; des infiltrations séreuses se développent, les plaies prennent un mauvais aspect, fournissent un pus incolore, sanieux, et se cicatrisent avec peine. Si les émanations ont un caractère putride, miasmatique, les symptômes s'aggravent encore. Les plaies prennent un caractère gangréneux, des tumeurs charbonneuses se forment; les fonctions digestives s'altèrent profondément, s'accompagnent de diarrhée, etc., et la mort arrive. Ce sont des accidents de cette nature qu'éprouvent dans les hôpitaux les personnes malades, et qui constituent ce qu'on appelle la *fièvre d'hôpital*, complication des plus graves qui, trop souvent, compromet le succès des grandes opérations.

Dans les infirmeries vétérinaires, moins grandes, plus aérées, on ne redoute pas autant cette complication, d'autant que les animaux malades sont moins sensibles que les hommes. Cependant, par le séjour continu des matières animales, déjections, produits morbides, etc., dans l'intérieur des écuries, le sol peut en être imprégné et devenir ainsi une source permanente d'émanations nuisibles. Cela arrive dans les infirmeries anciennes, dans les écuries où l'on a mis des animaux malades pendant longtemps, endroits dans lesquels on a reconnu que la guérison des affections chirurgicales était généralement beaucoup plus difficile. Ceci indique combien il est important de placer un animal opéré dans un lieu dont le sol soit nouvellement réparé, à moins que l'on ait à sa disposition une écurie dont le sol, formé de briques plates et placées de champ, s'oppose beaucoup plus longtemps à l'absorption des matières animales. Enfin, règle générale, on éloignera toujours les malades des lieux dans le voisinage desquels se trouvent des masses de fumier, des dépôts d'engrais, des marais à moitié desséchés, d'où s'échappent des effluves ; on les tiendra encore, autant que faire se pourra, loin des localités où règnent des épizooties qui ont presque toujours une pernicieuse influence sur les suites des opérations.

En choisissant le logement d'un animal opéré, on aura soin encore de le laisser exposé à la lumière, car l'obscurité est nuisible ; elle semble agir sur les plaies comme le froid, tandis que les rayons lumineux, de même que la chaleur, favorisent la cicatrisation. Néanmoins, tout en plaçant les malades de manière à leur faciliter l'accès de la lumière, il faut éviter de les placer trop au voisinage des portes et des fenêtres, et de les exposer ainsi au froid, aux courants d'air dus à la proximité de ces ouvertures.

§ 3. — Régime alimentaire.

Un régime convenable, surtout après les opérations d'une certaine gravité, est toujours une des conditions du succès ; mais c'est principalement pendant les premiers jours qui suivent l'opération, alors que se développe la fièvre traumatique, qu'il importe de surveiller cette partie de l'hygiène des opérés. Chacun sait que la fièvre, faible sous l'influence d'une diète absolue, peut devenir très-intense par une alimentation abondante ; et cette observation générale sert de base à tous les préceptes à observer en ces circonstances.

Ainsi, une privation totale d'aliments solides, après toute opération de quelque gravité, est de rigueur au moins pendant les premières heures qui suivent. Pour les jours suivants, la ration sera considérablement diminuée ; on soustraira la totalité ou la plus grande partie de l'avoine. On donnera seulement de la paille, des boissons délayantes et tièdes avec de la farine d'orge, et on continuera ainsi jusqu'à ce que la fièvre, le trouble général des fonctions se soient dissipés. Ce n'est qu'après ce moment, dont une multitude de circonstances font d'ailleurs varier le terme, qu'on peut commencer à donner des aliments solides et plus substantiels, et encore convient-il de n'arriver que graduellement à la ration entière. Lors même que les animaux en manifesteraient le désir, on ne doit pas leur laisser prendre une grande quantité d'aliments à la fois. On ne doit remettre les animaux à leur régime ordinaire qu'à la convalescence, quand le moment est venu de réparer les forces perdues. On comprend d'ailleurs que ces prescriptions ne réclament pas une observation rigoureuse si l'on n'a pratiqué qu'une opération légère, suivie d'une fièvre de réaction à peine sensible.

Pour régler le régime, il faut encore tenir compte de l'état de la plaie. Quand elle est récente, quand elle est le siége d'une irritation et d'une douleur vives, on diminue la ration ; au contraire, on peut l'augmenter et avec avantage, si la plaie est ancienne, la suppuration abondante ; car elle devient alors une source de déperdition qu'un surplus de nourriture doit réparer. L'excès de cette suppuration peut même produire un affaiblissement général considérable, et il est urgent d'y porter remède pour conserver la vie du malade. Toutefois, il ne faudrait pas trop compter, en cas pareil, sur les effets heureux d'une augmentation proportionnelle de la ration alimentaire ; car, en même temps que toute l'économie, les organes digestifs sont affaiblis, malades, et l'on pourrait, par un excès de nourriture, déterminer des indigestions plus ou moins dangereuses.

En toute circonstance, au surplus, l'essentiel est la régularité du régime, le choix d'aliments de bonne qualité et de facile digestion. Pour les chevaux, le bon foin, l'avoine en petite quantité, le son et la paille suffisent généralement. Pour les grands et les petits ruminants, on fait usage de racines, de foin ou de regain choisis, de pain recouvert de sel, de soupes, etc. Pour les carnivores, on peut joindre des bouillons de viande aux aliments ordinaires.

Ceci, bien entendu, s'applique aux animaux qui peuvent prendre leur nourriture eux-mêmes, à la manière accoutumée. Dans les circonstances où la maladie s'oppose à ce que les sujets fassent usage d'aliments solides, il faut s'en tenir aux liquides nutritifs que l'on administre comme on le juge à propos, suivant la nature du mal.

§ 4. — Soins divers : propreté, repos, exercice

La *propreté* pour les animaux opérés n'est pas seulement utile comme précaution hygiénique générale, mais encore comme moyen de faciliter la transpiration cutanée que le repos, dans lequel on tient nécessairement l'animal, rend toujours peu active. Aussi le pansage sera-t-il toujours fait avec soin et régularité, et l'on y joindra avantageusement des bouchonnements prolongés.

Le bouchonnement est surtout utile au moment où l'opération vient d'être terminée, quand l'animal est encore couvert de sueur. Si cette sueur est abondante, on fera même bien, aussitôt que l'animal sera rentré à l'écurie, de le sécher d'abord avec le couteau de chaleur, d'*abattre l'eau*, comme on disait autrefois, en frottant avec cet instrument sur tout le corps, et de le bouchonner ensuite ; puis, immédiatement après, pour éviter les refroidissements et les autres effets des variations atmosphériques, on couvrira le malade, sans cependant l'accabler sous le poids de couvertures trop multipliées, propres tout au plus à augmenter son impressionnabilité et les chances d'accidents. On ne placera pas d'ailleurs cette couverture, surtout si elle est de toile, avant que le corps ne soit sec, afin qu'elle ne se mouille pas et ne devienne pas elle-même nuisible en se refroidissant.

Le *repos*, à la suite de la plupart des opérations, est une des conditions principales du succès ; il y a même un assez grand nombre d'affections dans lesquelles c'est le seul moyen d'arriver à la guérison ; telles sont : quelques maladies de pied, les plaies articulaires, les fractures, les luxations, les distensions musculaires et tendineuses, etc. ; enfin, dans toutes les affections chirurgicales il paraît indispensable, au moins, pendant la durée de la fièvre de réaction.

Toutefois, ces avantages du repos ne sont pas absolus, et son abus peut donner des résultats tout contraires dans les cas autres que ceux qui viennent d'être mentionnés.

Ainsi, le repos prolongé ralentit d'abord la circulation, surtout dans les capillaires, ce qui porte le trouble dans les diverses fonctions de l'économie. Les sécrétions et les excrétions diminuent, cessent même tout-à-fait ; des engouements, des engorgements surviennent, les appareils organiques contractent une sorte de disposition morbide, et la guérison des maladies chirurgicales se trouve retardée autant par cette cause que par l'affaiblissement des forces naturelles réparatrices. En même temps surviennent des congestions sanguines des principaux viscères, des fourbures plus graves que celles causées par des marches forcées, etc. Ces effets divers, d'autant plus à redouter que les animaux étaient auparavant plus habitués à travailler, montrent suffisamment les dangers de l'inaction prolongée, et font voir que si le repos est souvent utile, il n'est jamais prudent de le prolonger au-delà d'une limite convenable.

Au contraire, *l'exercice*, au moins l'exercice modéré, est beaucoup plus généralement salutaire. Il détermine d'abord la répartition des fluides, l'équilibre de la circulation, et agit ainsi favorablement à l'extérieur et à l'intérieur. Même pour les affections pulmonaires, l'exercice est utile, tant qu'on ne dépasse pas les forces de l'animal et qu'on ne va pas jusqu'à accélérer la circulation ; ainsi, les régiments en route ne perdent presque jamais de chevaux par le fait de complications dues aux fatigues du voyage ; on observerait plutôt le contraire, ce qu'explique l'effet utile dû à la réaction vitale produite par la marche. Mais c'est surtout pour les affections chirurgicales que l'exercice est avantageux. C'est d'abord le meilleur moyen de rappeler promptement l'appétit, les forces éteintes, d'abréger les convalescences, de mettre plus tôt l'animal en état de travailler. Cet exercice, toutefois, devra être distribué avec une certaine attention ; par exemple, il ne serait pas toujours prudent de laisser en liberté dans un pré un animal convalescent ; il peut se fatiguer outre mesure, éprouver des arrêts de transpiration, des récidives de la maladie primitive, comme cela peut arriver à la suite de certaines boiteries, de déchirures, de renversements, de hernies, etc. Il vaudrait mieux, si l'on jugeait à propos de laisser l'animal en liberté pendant la convalescence, le placer dans un box où il n'y aurait à redouter ni excès d'exercice, ni chutes graves, ni intempéries atmosphériques.

Quand les forces sont revenues, le meilleur exercice, c'est de remettre l'animal à son travail habituel, autant que le permet la nature particulière de la maladie. Principalement pour les plaies extérieures, maux de garrot, d'encolure, du dos, c'est la meilleure manière de hâter la guérison, notamment pendant la belle saison. Le mouvement des parties empêche le séjour du pus; le contact répété de l'air en favorise la dessiccation; l'exercice général donne de la tonicité aux tissus, et tous ces effets réunis concourant à la cicatrisation, amènent quelquefois la guérison avec une rapidité singulière. A l'armée d'Afrique, il nous est arrivé souvent d'obtenir ainsi des guérisons inespérées d'affections chirurgicales plus ou moins graves, longtemps traitées infructueusement dans les infirmeries.

Quand la disposition de la plaie fait craindre le contact des harnais, on modifie ceux-ci comme les circonstances l'indiquent, de manière à ce que l'animal puisse travailler sans être blessé; par exemple, si le collier ne peut être appliqué à cause d'un mal de garrot ou d'encolure, on le remplace par une bricole qui laisse la région malade parfaitement libre. Ou bien, si la température générale est trop basse, on recouvre la plaie pour la préserver du froid. En un mot, remettre le plus tôt possible l'animal à son travail, tout en s'opposant aux complications accidentelles dont le travail pourrait être la cause, telle est la règle. Nous la considérons comme l'une des plus importantes de l'hygiène des opérés, comme une de celles dont l'observation bien dirigée contribue le plus à ramener promptement les malades à la santé.

§ 5. — Soins extraordinaires contre les complications accidentelles

Les soins propres à combattre les complications qui peuvent survenir accidentellement à la suite des opérations sont très-divers, ces complications étant presque aussi nombreuses, aussi variées que les opérations elles-mêmes. Ne pouvant les étudier dans leur ensemble, nous nous bornerons à mentionner brièvement les précautions à prendre lors de quelques accidents peu nombreux, mais pouvant survenir fréquemment à la suite de toutes les opérations; tels sont : la fièvre de réaction, les hémorrhagies, le séjour et l'infiltration du pus dans les tissus, la résorption et l'infection purulentes.

1° Fièvre de réaction. — Le phénomène accidentel appelé *fièvre de réaction* accompagne toute lésion traumatique; mais il ne constitue véritablement un accident que lorsqu'il atteint un haut degré d'énergie ou qu'il se continue au-delà d'une certaine limite que l'expérience apprend à connaître. A l'article des contre-indications des opérations, ont été notées les circonstances dans lesquelles on voit surtout cette fièvre se montrer avec un caractère de grande intensité. L'on sait ainsi qu'il est certaines organisations, tels que les tempéraments sanguins, nerveux, les sujets irritables, pléthoriques, qui y sont plus disposées que d'autres. La gravité de l'opération, la douleur dont elle a été accompagnée, contribuent encore à l'augmenter. Pour combattre cet accident, la première chose à faire c'est de suivre, avec toute la rigueur possible, le régime diététique ; si la fièvre persiste, on a recours à la saignée.

La saignée peut être dans ce cas préventive : c'est lorsqu'on la pratique immédiatement après l'opération, quand celle-ci a été très-douloureuse, ou quand le sujet possède une grande activité vitale, sanguine et nerveuse ; on ne s'abstient alors de la saignée qu'autant que l'animal a perdu beaucoup de sang pendant l'opération. Ou bien, on la pratique lorsque la fièvre de réaction est déclarée ; elle est presque toujours nécessaire, lorsque celle-ci est intense et que la phlegmasie locale a acquis une grande violence. Mais ici, il est une remarque importante à faire, c'est qu'il faut se garder de saigner aussitôt que la fièvre s'amende, et surtout quand la suppuration est établie, afin de ne pas favoriser la résorption purulente.

La diète et la saignée sont les moyens ordinaires à opposer à la fièvre traumatique. On peut y joindre l'administration de quelques anti-spasmodiques si des phénomènes nerveux se déclarent ; de quelques lavements pour combattre la constipation qui survient assez habituellement dans ces circonstances. On provoque des transpirations par des fomentations émollientes, si des frissons, des sueurs froides apparaissent, etc. Rappelons, toutefois, qu'il ne serait ni rationnel ni prudent de pousser jusqu'à l'extrême l'emploi de ces différents moyens thérapeutiques. Comme nous l'avons déjà fait remarquer en plusieurs circonstances, la fièvre de réaction est un phénomène utile, une crise favorable ; c'est la manifestation de l'effort que fait la nature pour réagir contre le mal : et ce serait aller contre le but qu'on se propose que de vouloir anéantir cette surexcitation salutaire. On doit s'attacher uniquement à la calmer, à la ralentir, lorsqu'elle est trop vive et qu'on craint même pour les jours du malade ; mais quand elle ne dépasse pas une certaine mesure, il faut lui laisser suivre son cours et s'en tenir à l'expectation.

2° Hémorrhagies. — Les hémorrhagies consécutives sont d'autant moins graves qu'elles se produisent à un moment plus rapproché de l'opération. Quand elles apparaissent le même jour, ou le lendemain, elles sont encore actives, c'est-à-dire résultent seulement d'une incomplète oblitération des vaisseaux ; et, dans ce cas, à moins qu'elles ne soient très-abondantes, que le sujet ne soit lui-même dans un grand état de faiblesse, on peut sans inconvénient ne pas s'en préoccuper beaucoup ; elles sont généralement sans danger, et grâce à l'obstacle qu'apporte l'appareil du pansement, elles finissent presque toujours par s'arrêter d'elles-mêmes ; il est même de remarque qu'une plaie qui a longtemps saigné guérit plus vite qu'une autre. Si l'on juge cependant que l'hémorrhagie dépasse les forces de l'animal, on peut la faire cesser par les moyens hémostatiques ordinaires ; les bains froids, quand la situation de la plaie le permet, sont les plus favorables, en ce qu'ils dispensent de déranger l'appareil.

Quant aux hémorrhagies tardives, celles qui surviennent après deux ou trois jours, elles sont plus difficiles à arrêter, et d'autant plus qu'elles tardent davantage à apparaître. Pour celles-là, il faut, dès qu'elles se manifestent, se mettre en mesure de les combattre par les ligatures, les réfrigérants, la cautérisation, la compression, par tous les moyens possibles enfin : car l'inflammation qui s'est développée augmente l'afflux du sang, et l'animal pourrait en perdre une grande quantité si l'on n'y mettait obstacle. Quelquefois, en pareil cas, on pratique une saignée générale qui exerce une sorte d'influence dérivative sur le cours du sang et arrête l'hémorrhagie. Mais cette saignée doit être toujours très-modérée, et il faut s'en abstenir tout-à-fait si la suppuration est déjà établie.

Nous ne dirons rien des hémorrhagies passives dues à l'altération des fluides de l'économie, car ces accidents doivent surtout être combattus, indépendamment des moyens locaux qui sont les mêmes pour toute hémorrhagie, par un traitement général tonique et reconstituant qui n'est pas du ressort de la chirurgie.

3° Séjour du pus dans les tissus. — L'écoulement constant de la matière purulente est une condition essentielle pour la guérison des plaies ; quand cet écoulement n'a pas lieu, soit par négligence des soins commandés, soit par la position des plaies ou pour toute autre cause, il peut en résulter des accidents fort graves, qui s'annoncent en général par des symptômes fébriles, la perte de l'appétit, l'accélération du pouls, la chaleur des muqueuses, une prostration générale, etc. Aussi, dès que l'on voit de tels symptômes apparaître, alors qu'il existe une plaie en pleine suppuration, on a tout lieu de soupçonner qu'ils sont dus à quelque amas de pus dans une région plus ou moins profonde. Dans ce cas, il faut aussitôt s'occuper d'en rechercher avec soin le siége pour en opérer l'évacuation immédiate ; les accidents généraux se dissipent alors presque constamment avec une grande rapidité. Un caractère qui aide à reconnaître facilement ces sortes d'abcès profonds, c'est un engorgement diffus qui se montre à l'extérieur, et dans une assez grande étendue, autour de la place occupée par la collection purulente. Les soins de propreté, les contre-ouvertures, les pansements fréquents, une position convenable du malade, sont les moyens à employer pour prévenir ces accidents.

4º Résorption, Infection purulentes. — Ces accidents sont caractérisés : la *résorption*, par la cessation presque subite ou au moins très-rapide de la sécrétion du pus ; l'*infection*, par quelques changements plus profonds qui se manifestent dans la plaie, laquelle devient alors blafarde, grisâtre, produit un pus séreux et fétide, qui bientôt cesse complètement d'être sécrété, et puis, par des signes généraux dénotant une profonde altération organique. Ces complications, d'une extrême gravité, ne peuvent être étudiées ici en détail ; nous n'avons qu'à les mentionner comme étant de celles pouvant aggraver toute opération un peu grave. Nous dirons, cependant, que nous ne partageons pas l'opinion commune, qui fait de ces accidents une sorte de réintroduction dans l'organisme, par les voies absorbantes, des matériaux de la suppuration : nous y voyons seulement la cessation pure et simple de la sécrétion purulente, par suite de l'altération du fluide normal ou du sang, qui ne suffit plus alors à fournir les éléments de cette sécrétion ; et nous tirons de là l'induction générale de tenir les animaux à l'abri des causes susceptibles de produire en eux la prostration organique, l'affaissement des forces, de l'énergie, de la vitalité, comme peuvent le faire une mauvaise nourriture, un air froid, humide, malsain, des saignées intempestives, etc. ; c'est là, en effet, le seul moyen d'empêcher le développement de ces accidents, dont l'expérience ait constaté l'efficacité.

CHAPITRE VII.

Chirurgie médicinale.

Sous ce titre, nous comprendrons l'étude des divers soins supplémentaires à la pratique chirurgicale dont les malades peuvent être l'objet. Ces soins, — plus ou moins indépendants des opérations et des pansements, propres quelquefois à les compléter et à en assurer l'effet, ou destinés à combattre directement un assez grand nombre d'affections locales et générales, — comprennent, dans leur ensemble, les différentes opérations pratiques relatives à l'usage externe ou interne des substances médicinales, employées dans un but thérapeutique ou hygiénique. A notre point de vue, les manœuvres à mettre en pratique dans ces circonstances, doivent être distinguées en celles propres à faire agir les substances médicinales à la surface des téguments externes ou internes, et en celles qui ont pour but de les faire pénétrer dans l'économie entière. Les substances employées, on le sait, portent des noms différents suivant l'une ou l'autre de ces destinations; celles que l'on applique sur les téguments, ou sur les solutions de continuité, et dont l'action doit rester localisée dans les tissus des régions où on les applique, sont dites *médicaments locaux* ou *externes*, ou encore *topiques*; les autres, qui doivent agir dans toute l'économie par l'intermédiaire de la circulation, dans laquelle on les fait pénétrer par différentes voies, sont les *médicaments généraux* ou *internes*, ou encore *médicaments* proprement dits.

Les topiques peuvent être appliqués dans un but différent, soit sur le tégument externe, ce qui est le plus ordinaire, soit sur le tégument interne, lorsqu'on les fait pénétrer dans les cavités naturelles; les médicaments peuvent être également appliqués à l'extérieur et à l'intérieur, mais c'est toujours dans le but de les faire pénétrer dans l'économie entière. D'après cela, prenant pour base le lieu d'action des topiques et des médicaments, nous pouvons diviser toute la chirurgie médicinale en trois sections :

1° L'application des topiques sur le tégument externe;

2° L'application des topiques sur les téguments internes ;

3° L'administration des médicaments à l'intérieur.

ARTICLE Ier.

APPLICATION DES TOPIQUES SUR LE TÉGUMENT EXTERNE.

Les substances topiques, employées à l'extérieur, sont appliquées sur la peau ou sur les lésions diverses de la surface du corps, sous les trois états, solide, liquide et gazeux. Les procédés varient suivant la nature des topiques et l'effet qu'on veut obtenir avec chacun. Nous aurons donc à considérer successivement les différentes méthodes en usage pour l'application des topiques solides, des topiques liquides, et enfin des topiques gazeux.

§ 1. — Application des topiques solides.

Les topiques solides varient eux-mêmes d'état, comme on l'a vu; il y en a de véritablement solides, d'autres pulvérulents et d'autres mous, et pour chacun il y a des modes différents d'application. En voici les principaux :

1° Trochisques. — C'est·la forme sous laquelle on emploie habituellement les topiques solides. On a d'abord donné le nom de trochisques à des préparations médicamenteuses formées de substances sèches, réduites en poudre, mises en pâte à l'aide d'un intermédiaire mucilagineux, et qu'on façonnait en petites tablettes rondes, d'où leur nom (de τροχός, roue). On en a ensuite modifié la forme, et on les a faits coniques, cubiques, pyramidaux, etc. Le plus grand nombre de ces préparations est abandonné aujourd'hui; on n'a conservé que les trochisques escharotiques, auxquels on donne la forme de petits cônes, que l'on introduit dans les fistules, dans les plaies, dans le tissu cellulaire sain, pour produire des effets variables, caustiques ou irritants. Ceux employés en chirurgie vétérinaire sont de deux sortes : les uns *simples*, dans lesquels il n'entre qu'une seule substance, du sublimé corrosif, du sulfate de cuivre, etc., que l'on taille dans la forme voulue; les autres *composés*, c'est-à-dire formés par des pâtes escharotiques, principalement par une pâte composée de bichlorure de mercure, d'amidon et de gomme adragante; on les moule en cône et on laisse sécher. On donne à ces trochisques un volume proportionné à l'effet qu'on désire obtenir; on les introduit par la pointe dans la fistule ou dans la plaie qui doit les recevoir, et on les maintient par un pansement compressif. Sous l'influence du caustique, une eschare volumineuse se forme et entraîne avec elle, en tombant, tous les tissus de mauvaise nature avec lesquels le trochisque a été en rapport.

2° Projection, Insufflation. — Procédés analogues que l'on met en usage pour l'application des topiques en poudre. La *projection* s'opère simplement à l'aide des doigts et convient pour répandre les poudres topiques sur les lésions traumatiques tout-à-fait extérieures. L'*insufflation* convient surtout pour faire pénétrer les poudres dans des régions plus ou moins profondes, dans le nez, dans les yeux, etc. Pour la pratiquer, le moyen le plus simple consiste à introduire la poudre dans un tube et à souffler avec la bouche par une extrémité, en dirigeant l'autre extrémité dans la cavité où le topique doit pénétrer. On peut mettre la poudre dans le tuyau d'un soufflet et la chasser de même en rapprochant les bois du soufflet. A défaut de l'un et l'autre instrument, on met la poudre dans une carte pliée en deux, et l'on souffle comme avec le tube : seulement, il faut quelques précautions de plus pour ne pas s'introduire de la poudre dans les yeux.

3° Onctions, Embrocations. — Ces procédés sont ceux que l'on met en usage pour appliquer les topiques mous ou ceux de nature grasse. L'*onction* est l'application simple du corps sur la peau, en couche plus ou moins épaisse. Les onguents, les cérats s'emploient ainsi. Quand leur application est accompagnée de frottements, on l'appelle *embrocation ;* c'est ce qui a lieu avec les savons médicamenteux ou baumes.

4° Emplâtres, Charges. — Ces noms, appartenant déjà à certains topiques d'une nature particulière, sont donnés également aux méthodes mises en usage pour les appliquer eux, et, par extension, tous les autres topiques susceptibles de s'employer de la même manière. Ainsi, toute substance appliquée en nature à la surface de la peau à l'aide d'une pièce d'étoffe sur laquelle on l'étale d'abord, et qui doit, en se durcissant, y séjourner un certain temps, est un *emplâtre ;* on l'appelle *charge*, si l'application se fait sans l'intermédiaire d'aucun bandage. On fait ainsi des emplâtres épispastiques, des charges résineuses, résolutives, etc.

5° Cataplasmes. — Ainsi que déjà on l'a vu, les cataplasmes sont des topiques mous, de consistance pâteuse, destinés à être appliqués sur les plaies et les téguments extérieurs. Ce même nom

tées ou cuites, employées en plus ou moins grande quantité; ce sont alors des espèces de cataplasmes. Le son bouilli, l'avoine torréfiée, les baies de genièvre infusées dans le vinaigre, l'écorce de chêne, etc., servent ordinairement à les former; ils jouissent de propriétés toniques et fortifiantes assez prononcées. On les emploie à froid ou à chaud, suivant la nature de la matière qui les forme et le degré d'énergie qu'on désire donner à leur action.

Les *sachets secs* sont formés par des matières pulvérulentes portées à une température plus ou moins élevée, et qu'on applique sur les parties dans le but principal d'y maintenir une forte chaleur. Quand ces corps chauffés agissent sur une certaine étendue, ils constituent les *bains secs*. Le son, la cendre, le sable, sont les matières qu'on emploie habituellement pour donner ces bains secs. Quelquefois on y plonge directement le corps ou la partie du corps qui doit être soumise à leur action; mais il est plus commode d'enfermer la substance dans des sachets, que l'on applique ensuite, après les avoir suffisamment chauffés, sur la partie du corps où l'on veut entretenir une température élevée. Ces bains secs, qu'on pourrait avec avantage employer sur les animaux beaucoup plus souvent qu'on ne le fait, déterminent dans les tissus une excitation légère, propre à amener la résolution des engorgements froids ou chroniques, des œdèmes, etc.

§ 2. — Application des topiques liquides.

L'usage externe des matières médicinales liquides comporte des méthodes assez nombreuses, dépendantes quelquefois de la nature des liquides, mais le plus souvent des effets qu'on veut produire, et du plus ou moins d'étendue de la surface sur laquelle on les fait agir.

1° Bains. — On appelle *bain*, d'une manière générale, l'immersion plus ou moins complète du corps dans un milieu artificiel autre que l'air atmosphérique. Suivant la nature de ce milieu, on distingue : les bains *secs*, dont il a été question plus haut; les bains *gazeux* et bains *de vapeur*, qui seront étudiés plus loin, et les bains *liquides*. Ces derniers sont les véritables bains; ce sont aussi les plus fréquemment employés, et les seuls que nous ayons à considérer pour le moment.

Suivant le but qu'on se propose, il y a deux principales sortes de bains : 1° les *bains hygiéniques*, qui ont pour effet seulement d'entretenir la propreté du corps, ou tout au plus d'exercer sur l'ensemble de l'économie une action calmante et fortifiante; l'eau ordinaire, stagnante ou courante, et choisie autant que possible claire et limpide, est le seul liquide qui convienne pour ces bains; 2° les *bains thérapeutiques* ou *médicinaux*, qui ont une action curative spéciale et qui sont fournis par l'eau chargée de principes médicamenteux. Toutes les substances médicamenteuses liquides, non snsceptibles d'attaquer les téguments de manière à compromettre la vie du malade, peuvent servir à former des bains médicinaux. Il y a des préparations médicinales destinées spécialement à être employées sous cette forme; on les appelle également *bains* en pharmacie; exemples, le bain de sulfure de potasse, le bain alcalin, le bain de Tessier, etc. On se sert quelquefois, à titre de bains médicamenteux, de matières plus consistantes que de simples dissolutions salines, par exemple, du marc de raisin, des limons trouvés près des sources de certaines eaux minérales, jouissant des mêmes propriétés que les eaux, et connus sous le nom de *boues minérales*, etc.; les bains donnés par ces matières sont appelés bains *mous*; ils ne sont qu'une forme particulière des bains liquides.

Les bains, de quelque nature qu'ils soient, peuvent être employés à des températures différentes, ce qui constitue : des bains *froids* (15° et au-dessous); des bains *frais* (15° à 20°); des bains *tempérés* (20° à 25°), et des bains *chauds* (25° à 40°), suivant la saison. Les bains hygiéniques ne sont ni chauds ni froids; ils restent toujours tempérés et varient seulement de 15° à 25°. Les bains froids, destinés toujours à produire une action particulière, ne seront abaissés au-dessous de 10°, que lorsqu'ils devront agir d'une manière locale. Quant aux bains chauds, on ne doit pas leur faire dépasser le maximum indiqué, qui est à peu près celui de la chaleur normale du corps; car ils pourraient produire la rubéfaction de la peau et des accidents graves.

On divise enfin les bains suivant l'étendue sur laquelle ils doivent agir : en *bains généraux*, consistant dans l'immersion totale du corps, moins la tête, au sein du milieu formant le bain; et en bains *locaux* ou *partiels*, dans lesquels une partie seulement du corps est immergée. Venons à la manière de faire prendre les uns et les autres.

I. *Bains généraux.* — Les bains thérapeutiques généraux, consistant à faire plonger le corps entier dans un liquide spécial, ne sont pas ordinairement possibles chez les grands quadrupèdes domestiques, vu la difficulté de se procurer des vases assez grands et assez solides pour les y enfermer; et, dans tous les cas, si la construction d'appareils propres à cela n'est pas impossible, elle est au moins au-dessus des ressources dont on peut habituellement disposer dans la pratique. De sorte que les bains hygiéniques froids à la rivière sont les seuls qu'on puisse faire prendre aux grands quadrupèdes. Quant aux bains thérapeutiques, on y supplée chez eux par les lotions, les fomentations, à l'aide desquelles on peut porter sur toutes les parties du corps le liquide médicamenteux que l'on veut faire agir. On peut même remplacer un simple bain de propreté, ainsi que cela se fait pour certaines maladies cutanées, en portant l'eau tiède sur la peau avec une éponge; afin d'en compléter l'effet, on bouchonne, on brosse, on presse tous les plis de la peau pour en faire sortir les malpropretés, et l'on continue jusqu'à ce que l'organe cutané ait repris toute sa souplesse.

Pour les petites espèces, la difficulté de faire prendre des bains généraux est beaucoup moindre; car on trouve toujours facilement des vases où ils peuvent être plongés en totalité; et, pour cela, des terrines, des seaux, des baquets, des cuves, des auges conviennent également pourvu qu'ils aient les dimensions suffisantes.

Sur toutes les espèces, de quelque manière qu'on les ait fait prendre, les bains généraux ont un inconvénient : c'est de ne pas facilement permettre, quand on retire les animaux de l'eau, de les sécher promptement et complètement; car les poils restent toujours imprégnés d'une certaine quantité de liquide dont l'évaporation ne peut que déterminer ensuite des refroidissements nuisibles. Si cela n'arrive pas plus souvent sur les animaux sains que l'on conduit à la rivière, c'est à cause des mouvements auxquels ils se livrent en sortant de l'eau, ou de la chaleur de l'atmosphère; mais encore n'est-il pas prudent de ne prendre aucune autre précaution, comme maintes circonstances l'ont prouvé. Si l'on pouvait alors, il faudrait conduire les animaux dans un lieu chauffé à 25° ou 30°; sinon, il faut les bouchonner exactement, les essuyer, et ne les abandonner à eux-mêmes que lorsque les poils sont secs et que la peau a repris sa chaleur.

II. *Bains locaux.* — On appelle ainsi l'immersion d'une partie isolée du corps dans un liquide froid ou chaud, plus ou moins chargé de matières médicamenteuses. Les animaux des petites espèces sont les seuls auxquels on puisse faire prendre des bains locaux à toutes les parties du corps, et encore pour cela est-on obligé de les tenir constamment. Dans ce cas, on se sert seulement de la main, laquelle maintient dans le liquide la partie du corps qui doit y plonger.

Pour les grands quadrupèdes, on ne peut faire baigner isolément que les membres; et le bain est remplacé par les fomentations, quand on veut faire agir un liquide sur une autre partie du corps. Pour faire prendre les bains des extrémités, les moyens varient suivant qu'on doit baigner un ou plusieurs membres, et aussi suivant les appareils que l'on a à sa disposition.

Pour les simples bains de pied, il faut avoir un vase de bois, présentant, comme condition essentielle, un fond assez solide pour résister au poids de l'animal. Chabert se servait autrefois, à l'École d'Alfort, de forts vases carrés, étroits du bas et larges du haut, à la manière d'une auge portative, et ayant un fond très-solide. Aujourd'hui, on fait généralement usage d'un seau ordinaire d'écurie, qu'on choisit aussi grand que possible. Seulement, avec ces vases, il faut avoir soin de mettre, en dessous et en dedans du rebord formé inférieurement par le prolongement des douves, des planches qui portent contre terre et empêchent que le pied ne défonce le seau lorsque l'animal s'appuie de tout le poids de son corps. À la place du seau, on peut se servir d'un tonneau ou d'une barrique sciée par le milieu. On prend la même précaution pour en protéger le fond, et l'on a l'avantage d'avoir un bain plus étendu qui peut maintenir à la fois les deux pieds du même bipède. Ce double bain est souvent nécessaire, soit parce que les deux pieds sont malades en même temps, soit parce que c'est un moyen d'empêcher l'animal de se défendre, la sensation, égale pour les deux pieds, lui étant moins désagréable.

Dans tous les cas, quand on fait prendre un bain local, la surveillance continue du malade est une condition essentielle à remplir; car, il est bien peu d'animaux qui consentent à rester longtemps dans un bain sans chercher à en sortir. Si l'on fait baigner un pied antérieur et si l'animal n'est pas très-remuant, on peut s'éviter la peine de tenir constamment le seau pour l'empêcher de se renverser, au moyen d'un surfaix passé dans l'anse du seau, puis montant autour de l'encolure et appuyant en avant du garrot. Pour un pied postérieur, on remplace ce surfaix par une corde attachée à la queue

Mais, en aucune circonstance, ces aides que l'on prend ne doivent faire cesser la surveillance; et encore n'en conseillerons-nous pas l'usage sur des animaux fougueux, qui se défendraient d'autant plus qu'ils sentiraient plus de résistance aux efforts qu'ils feraient pour se débarrasser des appareils.

Pour faire prendre les bains aux quatre membres à la fois, il y a généralement moins de difficultés, parce qu'alors la maladie contient assez l'animal pour l'empêcher de faire usage de ses forces. S'il s'agit d'un bain froid, et qu'il y ait une rivière près de l'écurie, l'embarras est le moindre possible. S'il n'y a pas de rivière à proximité ou qu'il soit avantageux pour la rapidité de la guérison de ne pas faire sortir l'animal de l'écurie, il n'y a rien de mieux, quand on n'a pas de local spécialement disposé pour cet objet, que l'emploi des deux moitiés d'une barrique avec le fond double; on plonge un bipède dans chacune.

Dans une infirmerie vétérinaire, on pourra disposer, pour plus de commodité, un local spécial, dans lequel sera un bain formé par une fosse creusée dans le sol. Cette fosse aura 1 mètre et demi en hauteur et en largeur, 2 mètres et demi en longueur, et l'eau y arrivera par un robinet particulier ouvert près du sol, ou y sera apportée à mains quand besoin sera. Mais toujours le fond aura une légère déclivité en arrière pour que l'eau puisse s'y rassembler et s'écouler entièrement par un égout à soupape s'ouvrant en ce point.

Pour faire entrer un animal dans ce bain, le moyen le plus simple, le plus économique, et surtout le moins dangereux, consiste à disposer la paroi postérieure de la fosse en plan incliné, construit à degrés peu saillants, et par lequel l'animal descend pour arriver dans le bain, où on l'attache par la longe à la paroi opposée. Il sort ensuite à reculons, ou il remonte directement s'il est d'assez petite taille pour pouvoir se retourner. Les machines de suspension, dont on a fait usage dans quelques circonstances pour descendre les grands quadrupèdes dans ce bain, sont peu utiles, outre qu'elles sont dispendieuses, dangereuses et peu commodes dans l'application.

2° Lotions. — Les *lotions* sont des sortes de lavages opérés à l'aide d'un liquide de nature variable, sur une partie extérieure du corps, dans un but hygiénique ou thérapeutique. Les lotions hygiéniques se font avec de l'eau simple froide, tiède ou chaude. Les lotions thérapeutiques sont pratiquées avec différents liquides plus ou moins chargés de matières médicamenteuses, et qu'on appelle également *lotions*. Ces lotions médicinales sont formées par des infusions, des décoctions de substances végétales, ou par des dissolutions minérales : l'eau, l'alcool, le vin, en sont les véhicules les plus ordinaires. Pour pratiquer les lotions, on imprègne un corps poreux, une éponge, de l'étoupe, des linges, que l'on presse ensuite sur la surface malade pour en exprimer le liquide absorbé, et on répète l'opération aussi souvent qu'il est nécessaire pour entretenir sur la partie une humidité constante.

3° Fomentations. — On donne ce nom à un mode externe de médication consistant à maintenir un liquide en contact avec une partie quelconque du corps, au moyen d'un appareil spécial plus ou moins poreux. On se sert pour cela d'une éponge, d'un amas d'étoupes, d'un bandage matelassé, d'une toile repliée en plusieurs doubles, etc., qu'on fixe comme un bandage, ou mieux encore qu'on recouvre d'un bandage. Le corps poreux s'imbibe du liquide et le maintient au contact de la partie aussi longtemps qu'on le juge nécessaire. Les fomentations sont des lotions continues qui deviennent ainsi de véritables bains locaux. Tous les liquides servant pour les bains et les lotions pourraient être employés en fomentations. Mais les fomentations d'eau simple tiède ou chaude, ou d'eau chargée de principes émollients, narcotiques, sont presque les seules employées : elles agissent principalement en maintenant à la surface des parties une température douce et élevée. Les fomentations remplissent ainsi les mêmes indications que les cataplasmes ; seulement, elles ont l'avantage de pouvoir agir sur une surface beaucoup plus étendue.

On fait quelquefois des espèces de *fomentations sèches* avec des linges, des couvertures, des corps métalliques portés à une certaine température, etc., que l'on applique sur les téguments uniquement pour les réchauffer. Ce mode de fomentations, d'un emploi simple et facile, exerce sur les tissus une action résolutive plus manifeste que les fomentations humides.

4° Imbibitions. — En termes généraux, l'imbibition est le moyen ordinairement usité dans les pansements pour porter les topiques liquides à la surface des lésions traumatiques ; il consiste à imprégner du liquide médicamenteux le linge ou l'étoupe qui doit être mis en contact avec la plaie. L'eau froide est le topique le plus souvent appliqué par ce moyen, surtout dans le pansement des plaies récentes, pour arrêter l'écoulement du sang. Dans ce cas, on mouille d'avance la compresse ou le plumasseau, et on l'étend sur la plaie, ou bien on y répand l'eau quand le bandage est en place.

D'une manière plus spéciale, on appelle encore *imbibitions* des espèces de lotions froides, ayant particulièrement pour but de refroidir la partie sur laquelle elles sont mises en pratique; elles sont alors de véritables bains froids locaux et s'appliquent comme les fomentations. Les imbibitions s'opèrent toujours à une basse température, et quelquefois, pour en augmenter l'action, on les fait avec de la glace pilée, de la neige que l'on renferme dans un linge à mailles serrées, dans une vessie. Ce moyen est un répercussif énergique, mais dont il importe de surveiller l'emploi pour ne pas déterminer des gangrènes par congélation.

5° Irrigations, Irrigation continue. — Les *irrigations* sont des sortes d'imbibitions produites par l'arrivée constante d'un courant d'eau, permettant de faire agir le liquide pendant un temps prolongé. On peut pratiquer des irrigations avec de l'eau froide ou avec de l'eau chaude; ce dernier cas est l'exception. Les véritables irrigations sont les irrigations froides, dont la durée d'action est variable de quelques heures à quelques semaines. Quand on les prolonge plusieurs jours, elles constituent l'*irrigation continue*, nom dont on se sert d'ailleurs d'une manière plus générale encore pour désigner la méthode thérapeutique par l'action continue de l'eau froide, quel que soit le procédé mis en usage pour maintenir le liquide à la surface des tissus. L'irrigation continue est un moyen très-précieux pour combattre un certain nombre de lésions traumatiques rebelles à tout autre traitement; mais c'est la persistance et la non-interruption de l'action de l'eau jusqu'à complète guérison du mal qui lui donne surtout de l'efficacité, et c'est là une observation récente dans la pratique chirurgicale. M. A. Bérard fut le premier à faire usage sur l'homme de l'irrigation continue : c'était en 1833, et peu après M. Rognetta fit paraître le premier travail sur ce sujet qui ait été livré à la publicité [1]. En chirurgie vétérinaire, nous avons été l'un des premiers à prescrire l'irrigation continue [2], n'ayant pas connaissance encore, à l'époque où furent publiées nos observations, des travaux des médecins, ignorant également qu'un autre vétérinaire, M. Durieussart, de Belgique,

---

[1] *Bulletin de thérapeutique*, 1845

[2] *Journal de Médecine vétérinaire*, de Lyon, 1845, t. I, p. 393 et 489; et 1847, t. III, p. 182 et 217.

avait déjà, avant nous, préconisé ce moyen pour les animaux domestiques [1].

Il y a plusieurs méthodes pour faire arriver l'eau d'une manière continue sur une partie déterminée du corps. En chirurgie humaine, l'irrigation proprement dite est le mode le plus usité. On a un vase particulier ou tout simplement un seau que l'on place au-dessus et dans le voisinage de la partie à irriguer ; ce vase est muni d'un conduit ou tube flexible qui laisse arriver l'eau sur la partie, goutte à goutte ou plus abondamment, suivant les dimensions de l'orifice qu'on ménage à son extrémité. Si l'on veut faire tomber l'eau sur plusieurs points à la fois, on a un tube muni de plusieurs ouvertures, et l'on y fait passer l'eau qui s'en échappe de distance en distance comme du robinet percillé d'un arrosoir public.

C'est là, comme on voit, un appareil assez simple, parfaitement susceptible d'être utilisé dans la pratique vétérinaire, où certainement il rendrait de grands services, principalement pour arrêter les suites de ces blessures graves qui quelquefois privent pendant si longtemps les propriétaires du service des animaux, comme les maux de garrot, les plaies contuses produites par les harnais et les lésions analogues occupant les régions supérieures du corps, les plaies articulaires, si généralement rebelles à toutes les ressources thérapeutiques, etc. L'emploi de cet appareil n'est pas d'ailleurs sans exemple dans la chirurgie des animaux ; ainsi, il a été tout récemment mis en usage par M. H. Bouley dans une circonstance qui peut se présenter fréquemment dans la pratique vétérinaire [2].

Il s'agissait d'un cheval atteint, à la suite d'une opération de javart, d'une arthrite excessivement grave à l'articulation du pied. Une cuve en bois, servant de réservoir, fut disposée sur des supports dans le box où était logé le malade ; un tuyau de cuir, terminé par un ajoutage en cuivre, y fut adapté, et l'on put ainsi établir un courant continu d'eau froide sur l'articulation enflammée. Ce courant fut continué sans interruption pendant neuf fois vingt-quatre heures, et au bout de ce temps l'animal appuyait son pied franchement, et l'inflammation était dissipée. Bientôt après, il put reprendre son service.

Au lieu du tuyau en cuir qui est le plus convenable pour cette

---

[1] *Journal vétérinaire et agricole de Belgique*, 1843, t. II, p. 163.

[2] *Recueil de Médecine vétérinaire*, 1853, t. XXX. Bull. de la Soc. cent., p. 821.

opération, à cause de sa flexibilité, on peut faire usage de tout
autre conduit en métal, en bois, suivant ce que l'on a sous la main.
On ajuste le conduit directement au réservoir, où on le dispose en
siphon; les siphons en usage pour décanter les vins et les huiles
pourront, au besoin, parfaitement servir. Il est un autre moyen,
d'ailleurs, de remplacer, d'une manière économique, le tuyau flexible qu'on n'a pas toujours à sa disposition, c'est de se servir d'une
corde détordue ou d'une bande d'étoffe quelconque, qu'on dispose
comme un siphon, en plongeant une de ses extrémités dans l'eau
d'un réservoir suffisamment élevé; le tissu s'imbibe dans toute son
étendue en vertu de la capillarité, et le liquide vient tomber goutte
à goutte à l'autre extrémité sur la partie malade.

Quant au réservoir, peu importe sa forme; l'essentiel est qu'il
soit assez haut pour que le liquide s'écoule facilement, assez grand
pour qu'on ne soit pas à tout instant obligé de le remplir; une cuve,
un tonneau seront toujours alors employés avec avantage.

À défaut d'un appareil spécial, on peut encore pratiquer l'irrigation continue par des imbibitions, des lotions, des fomentations dont on répète et soutient l'application pendant tout le temps
qu'on désire. Les fomentations froides ou imbibitions offrent le plus
d'avantages et causent le moins d'embarras, en ce qu'elles ne nécessitent pas une assiduité aussi grande pour obtenir un même effet.
On se sert alors de larges compresses formées avec une toile à
grandes mailles pliée en plusieurs doubles ou bien contenant de
l'étoupe, des éponges; on enveloppe ou l'on recouvre avec ces compresses les parties à soumettre à l'irrigation, et, par des affusions
répétées, on y entretient une humidité constante. Si, à ce moyen,
on peut joindre l'usage d'un tube d'irrigation, l'embarras sera diminué notablement, et l'effet sera aussi complet que possible.

Aux extrémités inférieures des membres, sur les grands quadrupèdes, on remplace habituellement l'irrigation proprement dite par
les bains longtemps continués qui sont d'une plus facile application
et donnent les mêmes résultats. Ces bains sont donnés, soit dans un
vase à l'écurie, soit dans le courant d'une rivière. Le bain de rivière
est préférable en lui-même, à cause du renouvellement incessant
de l'eau et de son maintien constant à une basse température.
Mais la nécessité où l'on est de ramener, la nuit au moins, l'animal
à l'écurie, fait que, au lieu d'une action continue, on n'a qu'une
action intermittente essentiellement défavorable: car les symptômes

inflammatoires, pouvant reparaître dans chaque intervalle où le topique froid n'agit pas, il en résulte, dans la marche de la maladie, une sorte d'irrégularité plus nuisible quelquefois que l'absence complète de toute irrigation. Pour ces motifs, nous considérons toujours comme bien préférable le bain en permanence à l'écurie, dans un baquet, avec renouvellement de l'eau toutes les heures ou toutes les demi-heures pour maintenir une basse température.

6° Douches. — On appelle *douches*, d'une manière générale, l'action d'un courant fluide, dirigé avec une certaine force sur une partie extérieure du corps, dans un but uniquement thérapeutique. Suivant la nature du fluide, on distingue des douches de *vapeur*, dont nous parlerons plus loin, et des douches *liquides*, qui sont les douches proprement dites. L'eau simple froide, tiède ou chaude, ou l'eau chargée de matières médicamenteuses, peuvent également servir à donner des douches; mais l'eau froide simple est le plus ordinairement usitée.

Suivant la direction du courant, les douches sont *descendantes*, *latérales* et *ascendantes*. Les douches descendantes, consistant à laisser tomber l'eau d'une certaine hauteur sur la partie malade, sont les plus efficaces, en ce que ce sont celles qu'il est possible de laisser agir pendant le plus longtemps avec régularité et énergie; on leur donnera donc la préférence quand on aura des locaux convenablement disposés et des appareils appropriés. Mais sur les animaux, il est plus ordinaire de voir appliquer des douches latérales, ce que l'on fait, soit au moyen d'une forte seringue, dont on dirige le jet sur la partie malade, soit, plus simplement encore, en se servant d'une éponge, d'une poignée d'étoupes, d'un linge, d'un corps quelconque trempé dans le liquide avec lequel on percute sur cette même partie; mais il y a peu à compter sur l'efficacité des douches données de cette manière. Quant aux douches ascendantes, produites par un jet dirigé verticalement de bas en haut, on ne peut les donner qu'à l'aide d'appareils spéciaux, ressemblant à des pompes foulantes, ce qui fait qu'elles sont peu usitées.

Les effets des douches dépendent surtout de la température du liquide et de la vitesse du courant; la nature du liquide importe peu, car il n'y a que l'eau qui agit. Les douches chaudes sont stimulantes et sont utiles pour combattre certaines maladies de la peau; les douches froides, le plus fréquemment employées, exercent une action astringente, résolutive et répercussive; elles conviennent contre les engorgements chroniques, les maladies articulaires; on les emploie aussi avec avantage contre les affections cérébrales, chroniques et aiguës, en les dirigeant sur la tête.

7° Injections. — On appelle *injection*, d'une manière générale, l'introduction d'un liquide quelconque, à l'aide d'un instrument approprié, dans une cavité naturelle ou accidentelle; l'on donne également le nom d'*injection* au liquide injecté. Les injections que l'on fait dans les cavités naturelles : la bouche, le rectum, les voies respiratoires, les veines, etc., sont des injections spéciales dont il sera question plus loin. Quant à celles que l'on pratique dans les plaies profondes, les trajets fistuleux, les kystes et autres cavités morbides, elles rentrent tout-à-fait dans la médication exclusivement externe : elles sont le moyen de mettre en contact les topiques avec les lésions qui ne se bornent pas à la superficie du corps, et s'étendent dans les tissus à une certaine profondeur. La plupart des liquides peuvent servir à pratiquer des injections, mais on emploie principalement l'eau simple ou l'eau chargée de principes médicamenteux. L'eau simple agit seulement comme détersive. Les injections d'eau tiède servent surtout à distendre, à nettoyer les cavités, les plaies fistuleuses; celles d'eau froide exercent en outre une action astringente. Quant aux injections médicamenteuses, elles exercent une action médicatrice en rapport avec la nature de la substance médicinale. On fait ainsi des injections émollientes, astringentes, excitantes, caustiques, etc.

Le moyen le plus simple pour injecter les liquides est l'emploi de la seringue à injections, en verre ou en métal. A défaut de seringue, on peut faire usage d'une vessie, qu'on remplit du liquide à injecter, et d'un tube propre à diriger le liquide, que l'on fait jaillir en pressant la vessie. On peut encore faire usage d'un entonnoir si la cavité à injecter est verticale. L'essentiel est de bien faire pénétrer le liquide dans les diverses anfractuosités de la cavité morbide. Les injections, suivant leur durée, la force employée, la température du liquide, tiennent à la fois des lotions, des fomentations, des douches, etc., et sont pratiquées, au reste, dans les circonstances les plus variées.

8° Frictions, Embrocations. — Le mot friction désigne, en général, toute action par laquelle on exerce un frottement à la surface de la peau. On distingue les frictions *sèches* ou *hygiéniques* qui constituent une sorte de pansage, et les frictions *humides* ou *médicamenteuses* qui se font à l'aide d'une substance médicinale liquide, et constituent ainsi un mode spécial d'application externe des topiques liquides. Les teintures, les huiles essentielles, le vinaigre, etc., sont les liquides médicinaux le plus ordinairement employés sous cette forme. On pratique les frictions à l'aide de la main, ou, si l'on craint pour soi-même l'action irritante du médicament, on frictionne avec une pièce d'étoffe, de laine autant que possible, préalablement imbibée du liquide. Les frictions ont pour effet, par l'excès d'irritation qu'elles déterminent sur le derme, d'augmenter l'action propre du médicament, et quelquefois d'aider à son absorption par l'organe cutané ; elles favorisent surtout les médicaments résolutifs, fondants, vésicants. Elles sont d'un emploi journalier dans la thérapeutique chirurgicale.

Quand les frictions servent à étendre les corps gras sur la peau, on leur donne le nom spécial d'*embrocations*. On fait des embrocations, comme nous l'avons déjà vu, avec des topiques mous ; on en fait aussi, et plus souvent encore, avec des huiles grasses, simples ou médicamenteuses, des liniments, etc. On les pratique. comme les autres frictions, mais en frottant plus exactement, dans tous les sens, pour bien étendre le corps gras sur le derme et le faire pénétrer. De plus, il est bon, quand on a fait des embrocations sur une partie, de la nettoyer au bout d'un certain temps à l'eau chaude et au savon, pour prévenir les effets irritants des corps gras devenus rances. Au surplus. il faut toujours, avant de faire une embrocation, que la partie soit parfaitement propre et sèche ; si l'on doit répéter l'application du médicament, on nettoie chaque fois la partie à l'avance.

§ 3. — Application des topiques gazeux.

Les méthodes pour l'application des topiques gazeux sont peu nombreuses ; car on n'a pas la possibilité de diriger à volonté l'action de ces corps. On les emploie surtout en fumigations et en bains de vapeur.

1° Fumigations, Douches de vapeur. — On désigne, sous le nom général de *fumigations*, un mode thérapeutique par lequel on fait agir un gaz ou une vapeur sur un tégument externe ou interne, soit sur une partie, soit sur la totalité de la surface du corps. Tous les gaz et toutes les vapeurs peuvent servir à faire des fumigations : celles que l'on fait avec de la vapeur d'eau, et qui ont principalement un but hygiénique, portent plus particulièrement le nom de *bains de vapeur* ; il en sera question plus loin ; les fumigations avec d'autres corps gazeux, dont l'objet est toujours d'exercer une action médicatrice sur les téguments, sont les vraies fumigations. Les gaz et vapeurs employés pour les pratiquer s'appellent également *fumigations* ; suivant leur nature, elles sont émollientes, irritantes, spécifiques, etc. ; exemple : les fumigations de vapeur d'eau médicamenteuse, de chlore, les fumigations sulfureuses, etc. Elles sont dites encore *sèches* ou *humides*, suivant qu'elles contiennent ou non de la vapeur d'eau. Les premières peuvent être supportées à une plus haute température, à cause de la chaleur absorbée par la volatilisation de la sueur, volatilisation très-ralentie, sinon suspendue, pendant les fumigations humides.

Suivant l'étendue où elles doivent agir, les fumigations sont *générales* ou *locales*. Pour pratiquer les fumigations générales, il faut pouvoir introduire le corps entier du malade dans un appareil fermé, avec une seule ouverture pour le passage de la tête, qu'il faut maintenir à l'air libre, afin que l'animal ne soit pas incommodé ou même empoisonné par les vapeurs toxiques que l'on fait agir sur l'organe cutané. Un appareil semblable est facile à préparer pour un animal de petite taille : une boîte quelconque, un sac fermé autour du cou, une couverture jetée sur le corps et l'enveloppant de toutes parts, remplissent parfaitement ce but. On produit directement la vapeur dans l'appareil ou on l'y conduit par un tuyau, suivant la nature de la médication, et la fumigation s'opère sans difficulté. Mais il n'en est pas de même avec des animaux de haute taille, pour lesquels on ne trouve pas facilement des appareils d'une étendue suffisante, ce qui fait que presque jamais l'on ne pratique sur eux des fumigations générales. Si toutefois elles étaient jugées nécessaires, ce serait au praticien à tirer parti pour les donner des objets à sa disposition, tout en se conformant aux prescriptions voulues.

Les fumigations locales offrent moins de difficultés, et se pratiquent de même chez les petits et chez les grands quadrupèdes. Si l'on doit fumiger un des membres, on plonge cette partie dans une boîte, dans un sac, à l'intérieur duquel on fait arriver la vapeur ou le gaz ; ou bien, si l'on doit agir sous le ventre, à la région inguinale, on recouvre l'animal d'une couverture, et l'on fait arriver la vapeur vers la partie malade, en ayant soin, il va sans dire, de préserver le reste du corps et surtout la tête, si la vapeur est délétère ou nuisible à un titre quelconque. Quelquefois, au contraire, les fumigations doivent être introduites dans l'appareil respiratoire; il y a alors d'autres précautions à prendre qui seront indiquées plus loin, quand il sera question de l'application des topiques sur les téguments internes.

Lorsque la région à fumiger appartient à une partie du corps qu'il n'est pas possible d'envelopper pour la soumettre isolément à la fumigation, on y fait arriver directement la vapeur à l'aide d'un tuyau, mobile autant que possible, plus ou moins étroit, et communiquant avec l'appareil où la vapeur se produit. C'est là ce qui constitue les *douches de vapeur*. On peut appliquer ces douches dans toutes les parties du corps et avec de la vapeur d'eau simple, comme avec un gaz quelconque. On les donne toujours chaudes, et elles exercent alors un effet excitant, résolutif, assez marqué; mais il ne faut pas trop en prolonger l'action, afin de ne pas déterminer la rubéfaction et même la vésication des parties.

On a encore appelé fumigations les gaz et vapeurs que l'on produit quelquefois dans certains lieux pour modifier l'air altéré, et particulièrement l'air des logements. Ces fumigations sont dites *désinfectantes;* leur étude appartient à l'hygiène générale, et elles doivent être bien distinguées des fumigations médicinales que l'on fait agir sur le corps des animaux malades.

2° Bains de vapeur. — On donne ce nom, comme nous l'avons dit, aux fumigations spécialement pratiquées à l'aide de la vapeur d'eau, et dont le but essentiel est de produire à la surface du corps une forte chaleur, et par suite une transpiration abondante. Cela établit une différence tranchée entre les bains de vapeur et les fumigations purement médicinales.

En raison de leur action particulière, les bains de vapeur servent ordinairement à remplacer chez les grands quadrupèdes les bains chauds généraux; quelquefois aussi ils remplissent des indications thérapeutiques; mais, quel qu'en soit l'objet, les moyens de les faire prendre sont les mêmes. Parmi ces moyens, le meilleur consiste à placer l'animal dans un lieu bien fermé et de peu d'étendue, au milieu duquel on fait arriver un jet de vapeur d'eau, et qu'on appelle *étuve*. Mais, rarement, les vétérinaires ont une étuve à leur disposition; ils remplacent alors le bain général par une sorte de fumigation produite par de la vapeur s'élevant d'un vase placé sous le corps du malade.

Afin d'étendre le plus possible l'effet de cette fumigation, on commence par placer sur tout le corps une couche de paille épaisse et bien unie, et par dessus l'on étend une ou deux grandes couvertures de laine qui embrassent l'encolure, la croupe, et pendent, s'il se peut, jusqu'à terre. On place ensuite, sous le ventre de l'animal, un vase plein d'eau bouillante, et au bout d'un certain temps, quand elle est refroidie, on la remplace par de l'eau chauffée au même degré. En pareil cas, il faut assujettir le vase du mieux que l'on peut pour l'empêcher d'être renversé, et en même temps le recouvrir d'un grillage de fer ou de bois, afin que l'animal ne risque pas de s'y brûler en y plongeant un de ses pieds. Ces différentes dispositions prises, la vapeur qui s'élève du liquide en ébullition pénètre dans les interstices de la paille et agit sur presque tout le corps. Au bout d'une heure, plus ou moins, suivant l'indication, on retire le vase, la paille, on bouchonne le malade et on le laisse couvert.

Ces bains de vapeur, très-efficaces pour combattre les tensions extrêmes du système musculaire, le tétanos, ou pour activer la transpiration depuis longtemps suspendue par des maladies chroniques cutanées, n'agissent pas toujours avec assez d'énergie. Alors, on peut avoir recours, pour remplacer la vapeur, aux *bains de fumier*, qui agissent de même, mais avec plus d'intensité. Pour cela, on a un tas de fumier arrangé d'avance à la manière des couches que font les jardiniers, et on le laisse fermenter. Quand la chaleur s'est développée dans la couche, on l'ouvre, on abat l'animal par-dessus, et on recouvre celui-ci avec du fumier chaud ; la tête seule, et principalement les naseaux, restent à l'air. Au bout d'une heure ou davantage, s'il le faut, on retire le malade, on le rentre à l'écurie, on le bouchonne, on le couvre bien, et on l'abandonne au repos.

Sur les petits animaux, les bains de vapeur se donnent par les mêmes procédés que sur les grands, mais avec plus de facilité. On peut encore pour eux faire usage des moyens qui servent aux fumigations générales proprement dites, et qui sont alors d'une application plus facile, car il n'est pas nécessaire de préserver la tête. Toutefois, il faut dire que, sur les quadrupèdes carnivores qui ne transpirent pas, les bains de vapeur seraient à peu près sans effet; c'est pourquoi on ne les emploie presque jamais sur ces animaux.

ARTICLE II.

APPLICATION DES TOPIQUES SUR LES TÉGUMENTS INTERNES.

Le tégument interne ou la muqueuse qui tapisse toutes les cavités naturelles, à cause de sa situation, est moins accessible que le tégument externe à l'action des topiques; il est même certaines parties de son étendue, les plus profondes, sur lesquelles il est tout-à-fait impossible de porter des substances médicinales destinées à des effets locaux. Les seuls points de ce tégument interne sur lesquels on puisse faire agir les topiques, sont : les orifices du tube digestif, les voies respiratoires, la muqueuse de l'œil, l'intérieur du vagin et de l'utérus, de l'urètre et de la vessie. En outre, le tégument interne, plus sensible, plus perméable que la peau, repousse l'emploi de toutes les substances médicamenteuses d'une certaine énergie, ce qui réduit beaucoup le nombre des méthodes d'application des topiques à sa surface, dans les diverses régions où l'on peut les faire pénétrer.

§ 1er. — Dans les orifices du tube digestif.

On ne peut introduire dans ces cavités, qui sont la bouche et le rectum, que des médicaments liquides ou tout au plus solides.

1° Gargarismes, Collutoires. — Les *gargarismes* sont des médicaments liquides introduits dans la bouche et le pharynx, destinés à agir sur la muqueuse buccale, ou seulement à laver ces cavités, et ne devant pas pénétrer dans le tube digestif. L'eau simple ou médicamenteuse en forme principalement la base ; on en fait quelquefois avec du vin, du vinaigre, de l'oxymel, etc. Ceux qui agissent comme topiques sont émollients, astringents, caustiques, etc. Le meilleur moyen de les administrer est de les injecter avec une seringue d'un volume proportionné. A défaut de seringue, on imprègne du liquide un tampon d'étoupe, de linge, d'éponge, fixé au bout d'un bâton, et que l'on promène dans tous les points de la bouche. Quand on se sert de la seringue, il faut avoir soin de tenir la tête dans sa position normale, afin que la respiration ne soit pas gênée et que le malade puisse facilement s'opposer à la pénétration du liquide dans les voies respiratoires.

Les *collutoires* sont des espèces de gargarismes médicamenteux

plus particulièrement destinés à agir sur les plaies de l'intérieur de
la bouche et du pharynx ; ils sont toujours portés à l'aide de pinceaux
ou de tampons d'étoupe, d'éponge, etc. Ce qui caractérise les collutoires, c'est que leur action doit être purement localisée sur le point
malade, et qu'ils peuvent être mous et liquides, tandis que les gargarismes doivent agir sur toute l'étendue de la muqueuse buccale, et
de plus sont toujours liquides.

2° Lavements, Suppositoires. — Les *lavements*, appelés encore *clystères*, sont des injections pratiquées dans le rectum et
la partie postérieure du gros intestin, dans le but, soit d'en faire
évacuer les matières excrémentitielles, soit d'y faire pénétrer une
substance alimentaire ou un agent médicinal. L'eau simple froide,
tiède ou chaude, ou l'eau chargée de principes alimentaires ou médicamenteux, en forment presque toujours la base. On les donne
communément à l'aide de la seringue, qu'on choisit d'une capacité
proportionnée à la taille de l'animal. L'opération est sans difficulté :
il faut seulement avoir soin de faire pénétrer la canule au-delà du
sphincter, dans une direction horizontale, afin que le liquide puisse
sortir facilement de l'appareil ; de ne pas l'enfoncer avec violence
pour ne pas déchirer la muqueuse, et, enfin, de pousser doucement le piston pour laisser au liquide le temps de se répandre dans
l'intestin, et l'empêcher de faire obstacle au jeu de l'instrument.

Avant qu'on connût la seringue, l'injection des liquides dans le
rectum était une opération moins simple ; on se servait d'abord de
la corne, employée également pour introduire les breuvages dans la
bouche. L'animal était placé sur un plan incliné, le train postérieur
élevé ; on lui faisait remuer la langue, on lui frappait sur les reins
pour l'empêcher de faire des efforts expulsifs ; puis on introduisait
dans le rectum la pointe perforée d'une corne de bœuf, dans laquelle
on versait peu à peu le liquide, qui pénétrait de la sorte par le
seul effort de la pesanteur ; et l'on attachait ensuite la queue contre
l'anus, pensant ainsi faire mieux retenir le liquide. Au lieu de la
corne, on employait encore quelquefois une bouteille, un vase à
aiguière, etc.

Nous n'avons pas besoin de faire ressortir tout ce que de semblables procédés avaient de grossier et d'imparfait ; le liquide, poussé
seulement par son poids, n'entrait que difficilement dans le rectum,
s'échappait au moindre mouvement de l'animal, de sorte que, malgré toutes les précautions possibles, il s'en perdait toujours la plus

grande partie. Pour éviter cet inconvénient et rendre en même temps l'introduction du liquide plus facile, on avait pourtant imaginé un autre appareil : il se composait d'une large vessie adaptée à un tuyau quelconque, comme une canule en bois de sureau, ou la corne elle-même; on remplissait la vessie du liquide à injecter, on introduisait aussi profondément que possible la canule ou la corne dans le rectum, et l'on pressait fortement la vessie pour en faire jaillir le liquide.

Ces méthodes primitives, usitées encore aujourd'hui dans quelques campagnes, sont évidemment inférieures à l'usage de la seringue ; mais enfin, à défaut de cet instrument et dans un cas pressant, on peut y avoir recours.

La quantité de liquide qu'il convient de faire pénétrer par chaque lavement est très-variable ; autrefois, sans doute à cause de la difficulté de l'opération, on n'en injectait pas au-delà d'un litre aux grands quadrupèdes, et aux autres à proportion. Pour produire quelque effet, il faut au moins doubler ou tripler cette quantité, ce qui se fait sans embarras avec la seringue ordinaire, laquelle d'ailleurs, par ses dimensions, donne la mesure minimum où il convient dans la plupart des cas de s'arrêter.

Outre les médicaments liquides, on peut introduire encore dans le rectum des substances solides, telles que le savon, les oignons crus, la scille, etc. ; c'est ce qu'on appelle des *suppositoires*. Les anciens en faisaient grand usage, conjointement avec les lavements, pour déterminer des effets analogues, quoique plus énergiques; on les employait surtout en manière de purgatifs ou d'évacuatifs. Le savon était le plus usité ; pour l'appliquer, on vidait d'abord le rectum avec la main huilée, puis on y introduisait un fragment de savon gros comme un œuf de poule, et bientôt après l'animal achevait l'expulsion de ses matières excrémentitielles. Les suppositoires ne sont plus en usage aujourd'hui.

§ 2. — Dans les voies respiratoires.

L'introduction de matières médicamenteuses propres à agir sur la muqueuse respiratoire peut avoir pour but un effet général ou un effet local. Au premier cas appartiennent les *sternutatoires*, dont on se servait beaucoup autrefois pour provoquer des évacuations de la pituitaire. On pratiquait ces sternutatoires par des fumigations irritantes, par l'insufflation de certaines poudres, par titillation avec une plume; on en fait maintenant très-peu usage. Quant aux topiques destinés à remplir des indications purement locales, ils sont plus nombreux et d'un emploi beaucoup plus fréquent dans la pratique. Il y en a de solides, de liquides et de gazeux.

1° Topiques solides. — Les médicaments solides destinés à agir sur la muqueuse respiratoire doivent être préalablement réduits en poudre; on ne pourrait sous aucune autre forme les introduire dans les cavités nasales. On les fait pénétrer par insufflation, qui se pratique comme à l'ordinaire, à l'aide d'un tube quelconque de verre, de bois ou de carton, que l'on charge de la poudre médicamenteuse, et à l'intérieur duquel on fait passer avec la bouche ou à l'aide d'un soufflet un courant d'air qui chasse la poudre dans le nez. Le tuyau même du soufflet peut remplir cet office. « On peut encore se servir d'un petit sac de toile qu'on lie autour du nez de l'animal; l'entrée et la sortie de l'air pendant la respiration, les ébrouements du malade font voltiger la poudre médicamenteuse qui ne tarde pas à être entraînée dans les voies respiratoires par la colonne d'air inspiré [1]. » Pour faire pénétrer les poudres au-delà, dans le pharynx et le larynx, on se sert d'un tube suffisamment allongé; dans la trachée et les bronches, on le fait à l'aide d'une ouverture artificielle pratiquée par la trachéotomie.

2° Topiques liquides. — On les introduit par injection, laquelle se pratique habituellement avec une seringue d'un certain volume et par le procédé général connu. Mais il est un autre appareil que nous devons faire connaître, c'est le tube de M. Rey (*fig.* 66), qui commence à être assez généralement employé et dont l'adoption a même été prescrite dans les corps de cavalerie [2]. Ce tube est en cuir noir, fort et peu épais. La partie supérieure est une ouverture en entonnoir de 4,5 centimètres de diamètre; le corps du tube a 28 centimètres de haut sur 10 de circonférence; la canule inférieure a 9 centimètres de longueur à son bord intérieur, et 14 à son bord externe; elle est entourée par une rondelle en cuir qui sert à fermer l'orifice nasal.

Pour faire usage de ce tube à injections, on maintient l'animal

[1] TABOURIN, *Nouveau Traité de matière médicale, de thérapeutique et de pharmacie vétérinaires*, 1853, 1 vol. in-8°, p. 33.

[2] *Journal Militaire officiel*, 15 avril 185[?].

avec un bridon, un tord-nez, un licol de force, suivant le degré de résistance, et on laisse la tête dans sa position ordinaire. « Ensuite on introduit la canule dans l'orifice d'une des cavités nasales que l'on ferme entièrement au moyen de la rondelle entourée d'un tampon d'étoupes. L'instrument étant maintenu dans une position perpendiculaire, on verse le liquide dans le pavillon supérieur; de là, il descend dans le tube, pénètre dans la narine, et remonte doucement vers la partie supérieure de la cloison médiane, d'où il retombe par l'autre narine qui n'est pas fermée.

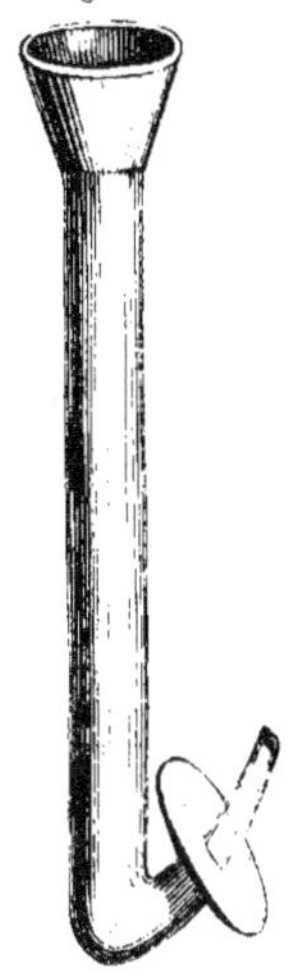

Fig. 66.

» L'impulsion du liquide ayant lieu sans effort, il est rare que les animaux se défendent, et, dans le cas où ils le feraient, ils ne peuvent se blesser à la pituitaire, comme cela arrive souvent lorsqu'on se sert d'une seringue en étain..... A cette occasion, nous croyons utile de dire que, vu les difficultés qu'on éprouve à faire des injections liquides avec la seringue, beaucoup de vétérinaires donnent la préférence aux bains de vapeur; mais l'expérience a démontré qu'ils ne suffisent pas toujours, et que certains jetages, quoique n'étant pas de mauvaise nature, passent à l'état chronique et nécessitent l'abattage d'animaux qui eussent été rendus à la santé par l'emploi de moyens plus énergiques » (*Rapport de la Commission d'hygiène*) [1]. Ajoutons enfin que cet instrument, confectionné exclusivement en cuir, n'est nullement fragile, ne coûte que 1 fr. 50 c., et peut ainsi se trouver entre les mains de tous les vétérinaires.

3° Topiques gazeux. — Pour faire pénétrer les gaz et vapeurs dans les voies respiratoires, on pratique une sorte de fumigation spéciale qui se fait à l'air libre ou au moyen d'appareils particuliers. La vapeur vient d'un liquide porté à une haute température, ou bien elle se forme en projetant des substances volatilisables sur une pelle rougie au feu ou dans un réchaud, puis se mêle à l'air inspiré par l'animal.

Lorsque l'on veut fumiger à l'air libre, ce que l'on fait quand les vapeurs coûtent peu à produire, n'ont pas de caractère pernicieux, ou lorsqu'on n'exige pas une action très-intense, on se contente de

<hr>

[1] *Journal de Médecine vétérinaire*, de Lyon, 1851, t. VII, p. 231.

tenir l'animal attaché court, la tête basse au-dessus du vase généra-
teur de la vapeur.

Pour produire une fumigation plus directe, on se sert, avons-
nous dit, d'un appareil particulier; c'est ce qu'on appelle l'*appareil*
ou *sac fumigatoire*, qui ne s'emploie que sur les grands quadrupèdes. Il se compose d'un conduit de toile assez grand pour aller de
la tête jusqu'à terre, plus d'une capote qui enveloppe toute la tête.
Fixé par une extrémité autour du vase ou réchaud d'où s'échappe
la vapeur, ce conduit fumigatoire est attaché par l'autre autour du
nez de l'animal. Si l'on n'a pas un tel appareil à sa disposition, on
le remplace par une grande couverture qui enveloppe d'une part la
tête, et descend d'autre part autour du vase; par ce moyen, sans
retenir la totalité de la vapeur, on évite au moins d'en perdre la
plus grande partie. Ce dernier moyen est le seul employé sur les
petits animaux.

Lafosse père, pour porter dans les cavités nasales différentes matières volatilisables, avait inventé une *boîte fumigatoire* (*fig.* 67)
peu usitée aujourd'hui, et qui cependant pourrait avec avantage
être plus souvent utilisée. Elle se compose : 1º d'un corps *a* couvert
d'un chapiteau que surmonte un tuyau long contourné en spirale et

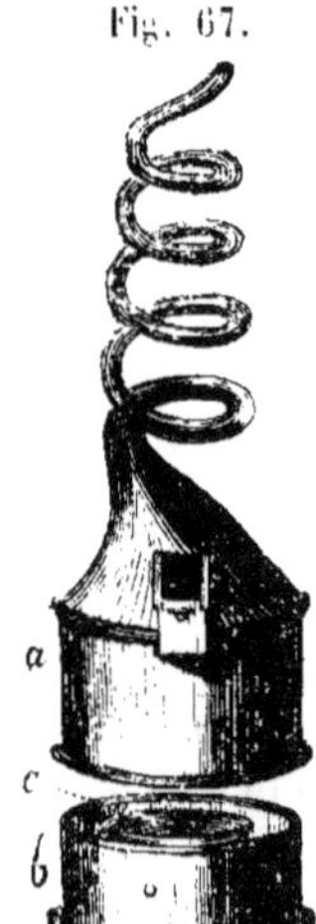

Fig. 67.

destiné à conduire la vapeur dans le nez; dans le
chapiteau, en outre, se trouve une petite porte à
coulisse par laquelle on introduit les médicaments
destinés à être volatilisés; 2º d'un réchaud *b* qui
s'ajuste exactement avec le corps, et portant à son
centre une espèce de calotte ou capsule en tôle *c*,
dans laquelle on dépose les matières à réduire en
vapeur. Le réchaud, en outre, porte différentes ouvertures pour le passage de l'air. Pour se servir de
cet appareil, on introduit dans le fond du réchaud,
autour de la capsule, des charbons allumés, on le
recouvre du corps qui active le tirage, et quand la
capsule est chaude, on y dépose les matières volatilisables, et l'on procède à la fumigation du malade.

§ 3. — Sur la muqueuse de l'œil.

Toutes les substances médicamenteuses, spécialement destinées à
être appliquées sur l'œil, portent le nom générique de *collyres*. Très-

avantageux par leur action directe sur une partie remarquablement sensible, ils réclament dans leur application les plus grandes précautions. Ils se présentent sous les différents états des corps.

1º Collyres solides. — Ces collyres sont exclusivement employés sous la forme pulvérulente; on les appelle encore *collyres secs*. Ils sont formés en général par des sels ou des oxydes métalliques : le sel ammoniac, le sulfate de zinc, l'oxyde de zinc, etc. ; par le camphre, le sucre candi, etc. On les introduit dans l'œil par insufflation; on se sert pour cela d'un tuyau de plume, d'un tube de verre, de bois, ou de papier, ou d'une carte pliée en deux : on y place la portion de collyre qu'on veut faire arriver sur l'œil; et avec les deux doigts de la main gauche, écartant les paupières de l'œil malade, on en approche le tube, on fait passer la poudre entre les paupières en soufflant légèrement. Si l'on soufflait trop fort, on chasserait une partie du collyre hors de l'œil. — Ces collyres secs, qui ont généralement des propriétés irritantes, déterminent de la douleur, augmentent la sécrétion des larmes, l'injection de la conjonctive, etc.

2º Collyres liquides. — D'un emploi bien plus général que les précédents, les collyres liquides sont également beaucoup plus variés dans leur nature. Ils sont tièdes ou froids, formés d'eau simple ou d'eau chargée de principes médicamenteux par dissolution, infusion ou décoction; il y a ainsi des collyres émollients, excitants, narcotiques, astringents, etc. Ils sont employés en lotions sur les paupières ou mis en contact avec la cornée. Pour les faire pénétrer, on se contente parfois d'appliquer sur l'œil quelques compresses imbibées du liquide; ou bien, si l'on peut faire convenablement placer l'animal, l'œil en dessus, on écarte les paupières d'une main, et avec l'autre on laisse tomber sur la conjonctive quelques gouttes du liquide, au moyen d'une fiole dont on bouche incomplètement l'ouverture avec le pouce. On peut encore les faire pénétrer en les soufflant à travers un chalumeau, un tube étroit. Mais le procédé le plus généralement suivi consiste à tremper dans le liquide un petit pinceau doux de charpie ou d'étoupe, une barbe de plume, et à l'introduire ainsi sous les paupières.

C'est par ce dernier procédé qu'on porte sur la conjonctive ce qu'on a appelé des *collyres mous*, formés par des pommades, des onguents, des cérats spéciaux, dits *ophthalmiques*, qui sont d'ailleurs rarement employés.

3° Collyres gazeux. — Ces collyres, formés par différents gaz, tels que l'ammoniaque, le chlore, la vapeur d'acide acétique, etc., sont encore appelés *collyres en vapeur.* Leur application constitue de véritables fumigations locales, que l'on pratique par les mêmes procédés que toutes les autres fumigations locales, et dont les effets sont irritants, narcotiques, émollients, etc., suivant la nature de la vapeur employée.

§ 4. — Dans le vagin, l'utérus, l'urèthre, la vessie.

Les matières liquides sont les seules qu'on fasse habituellement pénétrer dans ces cavités, soit pour les distendre, soit pour en nettoyer l'intérieur, soit pour exercer une action thérapeutique particulière sur la muqueuse qui les tapisse. L'injection se pratique à l'aide de la seringue, et avec différentes précautions qui seront indiquées en étudiant les cas particuliers où ces injections sont utiles.

ARTICLE III.

ADMINISTRATION DES MÉDICAMENTS A L'INTÉRIEUR.

L'administration des médicaments destinés à agir sur l'économie entière porte le nom particulier de *médicamentation.* Elle peut se faire sur un grand nombre de points différents, soit par les surfaces naturelles, soit par des voies accidentelles. La médicamentation par les surfaces naturelles ne peut avoir lieu forcément que par l'intermédiaire d'un des téguments externe ou interne qui, se faisant continuité l'un à l'autre, recouvrent la totalité des tissus et des organes qui composent le corps vivant. Parmi ces téguments, les muqueuses digestive et respiratoire, et la peau, sont les seuls que l'on choisisse pour la médicamentation. Quant aux muqueuses oculaire, uréthrale, vésicale, vaginale et utérine, qu'on pourrait également choisir, à la rigueur, pour cela, on n'est pas dans l'usage de le faire, à moins de circonstances tout-à-fait exceptionnelles ; cela n'aurait aucun avantage. Ces muqueuses reçoivent seulement des topiques destinés à exercer sur elles une action locale. La médicamentation par les voies accidentelles comprend également différents procédés ; elle peut avoir lieu par toutes les lésions de continuité possibles, par le tissu cellulaire, par les veines. De tous ces points, externes ou internes, naturels ou accidentels, l'absorption, qui s'exerce dans la totalité de l'économie, transporte le médicament dans le torrent circulatoire, où il doit toujours arriver pour exercer son action définitive.

Au résumé, l'administration des médicaments peut avoir lieu :

1º Par le tube digestif;

2º Par l'appareil respiratoire ;

3º Par la peau ;

4º Par le tissu cellulaire sous-cutané;

5º Par les veines.

§ 1ᵉʳ. — Par le tube digestif.

La muqueuse digestive est le principal des téguments internes. Recevant habituellement les matériaux destinés à l'entretien de la vie, elle jouit à cause de cela de propriétés absorbantes très-manifestes, et se présente par conséquent comme la voie la plus naturelle et en même temps la plus sûre pour l'introduction des médicaments dans l'économie.

Toutefois, le tube digestif n'est pas également favorable dans toute son étendue à la médicamentation. Sous ce rapport, la partie antérieure, qui d'ailleurs porte l'orifice disposé par la nature pour l'introduction des matières dans la cavité digestive, est celle qui convient le mieux, en ce qu'elle correspond à l'estomac et à l'intestin grêle, parties de la muqueuse digestive où s'exerce de la manière la plus active la fonction absorbante.

Aussi n'est-ce que par exception que l'on introduit des matières médicamenteuses par l'orifice postérieur de l'appareil digestif. Quelquefois, pour une cause quelconque, le passage des médicaments est impossible par l'une ou l'autre de ces deux voies naturelles; alors on pratique une ouverture artificielle sur le trajet de l'œsophage, et on les introduit à l'aide d'une sonde creuse; mais la description de ce mode de médicamentation doit être renvoyée à l'histoire de l'opération spéciale qu'il réclame. Enfin, il est un dernier moyen de médicamentation fort employé par les anciens, et consistant à introduire par le nez les matières destinées à l'estomac : coutume absurde, abandonnée au reste depuis longtemps, et que nous ne signalons que comme souvenir d'une erreur disparue.

Dans les cas ordinaires, il faut toujours, avant d'introduire des médicaments dans le tube digestif, s'assurer d'abord de l'intégrité de cet appareil; puis, à moins d'urgence, soumettre le malade à une diète préliminaire, afin que les médicaments ne se perdent pas dans une trop grande masse alimentaire, ou ne s'y altèrent chimiquement. Pour les mêmes motifs, il convient, après l'ingestion, de ne pas donner trop vite à l'animal des aliments ou des boissons, à moins que l'on ait administré un médicament solide dont il importe d'assurer l'action en le délayant par un liquide.

Les médicaments introduits par le tube digestif sont *solides* ou *liquides*, et les uns et les autres peuvent être administrés sous les formes suivantes :

1° Electuaires ou **Opiats**. — Les *électuaires*, *opiats* ou *confections*, comme on les appelle encore, sont des préparations pâteuses, formées par le médicament qu'on veut administrer, uni à un excipient qui est ordinairement le miel, la mélasse, la cassonade, les sirops, l'extrait de genièvre. On peut donner cette forme à presque tous les médicaments susceptibles d'être introduits dans l'économie. Le médicament servant de base peut être solide et doit être alors réduit en poudre. Quelquefois, la matière active est molle ou liquide, comme sont les décoctions végétales, les extraits, l'extrait d'opium, par exemple, qui a fait donner le nom d'*opiats* à ces préparations. Dans ce cas, on prend pour excipient une poudre organique, de la farine, des poudres de réglisse, de guimauve, de gentiane. On prépare les électuaires par simple incorporation dans un mortier ou avec une spatule, et autant que possible au moment d'en faire usage, vu qu'ils se conservent peu. On les administre généralement sans difficulté. Quelquefois, les animaux les prennent d'eux-mêmes quand on les leur présente; s'ils les refusaient, on les leur introduirait dans la bouche avec une spatule ou une cuiller de bois. L'électuaire convient quand la substance ne répugne pas trop au goût de l'animal ; sinon il faut recourir à la méthode suivante.

2° Bols et **Pilules**. — Les *bols* et *pilules* sont de petites boulettes rondes ou ovoïdes, confectionnées avec une substance médicamenteuse préalablement réduite en pâte d'une certaine consistance, et que l'on introduit par contrainte dans le tube digestif des animaux. C'est le moyen le plus commode pour administrer les médicaments solides que les animaux ne veulent pas prendre d'eux-mêmes.

Le *bol* diffère de la *pilule* en ce qu'il est plus volumineux, moins consistant ; on le fait habituellement d'un poids moyen de 50 grammes, tandis que la pilule ne pèse guère que le dixième. Le bol sert exclusivement aux grands animaux ; la pilule inusitée chez ceux-ci est réservée pour les petits quadrupèdes. On prépare les bols et les pilules, comme les électuaires, avec des substances très-diverses. Si le médicament est une poudre, on l'incorpore avec un excipient mou et sucré, dans lequel on l'ajoute peu à peu, jusqu'à ce que le mélange ait une consistance suffisante. Si la base est une substance molle, on se sert d'un excipient pulvérulent inerte, de la poudre de réglisse ou de guimauve, que l'on ajoute alors peu à peu pour former la pâte ; si, enfin, la matière active est liquide, on en fait d'abord une pâte avec une poudre inerte, et on l'incorpore avec du miel ou un autre excipient semblable.

L'administration de ces préparations n'est pas toujours sans difficulté. Quand ce sont des pilules qu'on veut faire prendre à des petits animaux, on leur ouvre la gueule, on laisse tomber les pilules au fond de la bouche, et, après l'introduction de chacune d'elles, on abandonne la tête pour faciliter la déglutition. Pour faire prendre des bols à de grands quadrupèdes, on se borne ordinairement à les introduire avec la main droite à l'entrée du pharynx, pendant qu'avec l'autre main on tire la langue en dehors ; le bol déposé, on retire la main, on abandonne la langue, et la déglutition s'opère. Si l'on craint pour soi quelque accident par l'emploi de ce moyen très-simple, on se sert d'une spatule ou de la *baguette* pour porter le médicament à la base de la langue. La baguette est un bâton pointu, de la grosseur du doigt, et d'une longueur suffisante pour pénétrer au fond de la bouche, sans que la main risque d'être blessée. Pour en faire usage, on place le bol à l'extrémité taillée en pointe, on tient la langue de l'animal de la main gauche, et l'on enfonce l'instrument jusque sur la base de la langue, où on l'appuie pour faire tomber le bol ; on se servirait de même de la spatule ; puis on fait boire l'animal, pour délayer dans l'estomac la pâte médicamenteuse.

Ce procédé élémentaire a été plus ou moins perfectionné. Ainsi on y a ajouté le speculum pour tenir la bouche ouverte, et quelques praticiens en ont fait un appareil spécial en le garnissant d'une espèce d'entonnoir en cuir, fixé entre ses deux branches, et servant à faire parvenir le bol, avec la main seulement, jusqu'à l'entrée du pharynx ; pour opérer, on tire légèrement la langue au-dehors ; on enlève ensuite promptement le speculum, l'animal retire la langue, et se trouve forcé d'avaler.

On se sert encore d'un autre instrument appelé *pilulière* ou *piluliaire*, et qu'on ne peut mieux comparer, pour la forme, qu'à cette espèce de canon de bois avec lequel les enfants chassent, en manière de projectiles, des tampons de filasse ou de papier. Lebas ayant le premier décrit cet instrument dans le *Recueil* [1] et dans sa *Pharmacie vétérinaire*, on l'a appelé et on l'appelle encore *pilulière de Lebas* (*fig.* 68). C'est un tube de bois tendre, en bouleau, tilleul, sureau ou peuplier, long de 50 centimètres environ, large de 4 à 5 centimètres, et percé d'une ouverture centrale de 3 centimètres de diamètre, dans laquelle pénètre un piston de même longueur que le tube. L'extrémité qui entre dans la bouche (*fig.* 69) doit être arrondie pour ne pas blesser l'animal; elle porte une espèce de réservoir

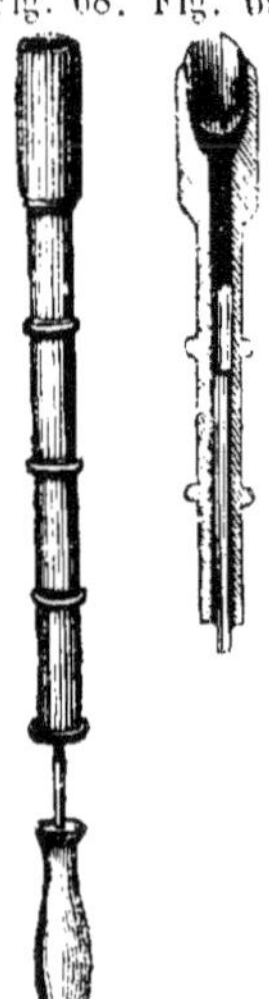

Fig. 68. Fig. 69. creusé dans la paroi interne de l'instrument, et ressemblant à une dilatation de l'ouverture centrale, comme on le voit dans la fig. 69, représentant la coupe centrale de l'instrument. Quand on veut administrer le bol, qui a la forme d'un œuf, on l'introduit dans le réservoir, on dirige la pilulière dans l'arrière-bouche, et en poussant le piston on y chasse le bol; l'instrument est retiré aussitôt, et l'on peut, en très-peu de temps, administrer ainsi un assez grand nombre de bols.

Outre la pilulière Lebas, on a employé encore d'autres appareils. On connaît déjà le *bridon-speculum* de Brogniez (*fig.* 30, p. 159), à l'aide duquel, élevant la tête et laissant la langue libre, on introduit les bols en les jetant l'un après l'autre, avec la main, dans le fond de la bouche; on facilite la déglutition en y versant un verre d'eau par intervalle. M. Sempastour, vétérinaire au haras de Pompadour, envoya, en 1849, à la Société centrale de Médecine vétérinaire, la description d'un instrument inventé par lui dans le même but, et devant remédier aux blessures que l'on se fait aux mains, et aux difficultés que l'on éprouve quelquefois à donner des pilules aux chevaux. M. Symph. Bouley, chargé de faire le rapport sur le travail de M. Sempastour, séance du 20 décembre 1849, nous apprend [2] que l'instrument de ce vétéri-

[1] *Recueil de Médecine vétérinaire*, 1825, t. II, p. 159.
[2] *Recueil de Médecine vétérinaire*, 1850, t. XXVII, p. 198.

naire est formé « de deux branches réunies entre elles par une charnière à bascule, et qu'un ressort d'acier placé entre cette dernière et les poignées tend à écarter les branches de ce côté, et par conséquent à rapprocher les mors qui ressemblent aux deux sections d'un cylindre creux. D'après ce simple aperçu de l'appareil, ajoute le rapporteur qui ne donne aucun autre détail, il est facile de comprendre la manière d'en faire usage. »

A l'occasion de ce rapport, M. Symph. Bouley rappelle ensuite qu'il avait vu quelques années auparavant un instrument anglais propre au même usage et ayant la forme d'un pistolet à canon allongé, muni d'un ressort à détente; toutefois il donne la préférence à la pilulière Lebas, instrument peu coûteux et peut-être le plus commode pour ceux qui n'ont point l'habitude de se servir de la main; mais, dit-il en terminant, ce dernier moyen, l'emploi de la main, est en définitive le plus sûr et le moins dangereux pour l'animal, et l'on n'est pas exposé à s'excorier les mains si l'on se sert du speculum. Prenant la parole, Barthélemy aîné donne la préférence à la baguette, qu'il emploie, dit-il, depuis quarante ans avec succès, tandis que les autres moyens lui ont paru dangereux, des accidents gangréneux ayant quelquefois été la conséquence de la perforation des parois du pharynx par l'extrémité de la pilulière. Quant au speculum, il lui reproche d'exiger beaucoup de temps et de laisser plus de facilité à l'animal pour rejeter le bol. A leur tour, MM. Rossignol et Villate font savoir qu'ils se servent du speculum, lequel est confié à un aide pendant que l'opérateur, saisissant la langue d'une main, porte de l'autre le bol jusqu'à la base de cet organe qui est ensuite abandonné à lui-même.

Ces opinions contradictoires ne prouvent qu'une chose : c'est que tous les procédés sont également favorables quand ils sont mis en pratique par une main exercée. Et, suivant les circonstances, le praticien a toujours la latitude de choisir celui qui doit lui offrir le plus de commodité.

Outre les bols et pilules, les anciens avaient encore une autre forme analogue d'administrer les médicaments, consistant à les faire entrer dans le fond de la gorge, à l'aide d'un bâton ou d'un nerf de bœuf : c'est ce qu'ils appelaient des *armants*, dont l'usage, avec juste raison, a été abandonné.

3° Mastigadours. — Les *mastigadours*, appelés encore *nouets* ou *billots*, sont des matières médicamenteuses, que l'on maintient dans la bouche, en les enveloppant dans un morceau d'étoffe pour qu'elles soient mâchées lentement. C'est un moyen de faire pénétrer dans l'économie des principes actifs dont l'ingestion en un seul temps pourrait présenter des inconvénients. On en fait d'abord une pâte comme si l'on voulait en former des bols, on enveloppe cette pâte dans un linge, et on la maintient dans la bouche en billot ou en nouet. Le *billot* est le moyen le plus ancien ; il consiste en une espèce de mors en bois arrondi, de la grosseur du doigt, maintenu dans la bouche par deux cordes disposées comme des montants de bride ; autour de ce billot on nouait le linge contenant les matières médicamenteuses. Sur les solipèdes, on peut tout simplement se servir d'un mors de bridon ; mais sur l'espèce bovine, il faut faire usage du billot de bois, et les cordes montantes sont fixées, soit aux cornes, soit sur la nuque, en manière de têtière. Quelquefois on se passe de mors ou de billot ; on roule le linge contenant le médicament, on le noue par les deux bouts, et, avec deux cordes passant sur la nuque, on l'attache comme le mors ; c'est là ce qu'on appelle particulièrement le *nouet*. C'est par extension de dénomination qu'on a ensuite donné les noms de billots ou de nouets aux médicaments employés en mastigadours. D'une manière ou de l'autre, les matières ainsi déposées sont mâchées lentement ; la salive, les boissons en dissolvent les principes actifs, lesquels ensuite étant exprimés par la pression de la langue, sont en partie avalés, en partie perdus, et le mastigadour finit par être entièrement consommé. Pour en perdre le moins possible, et pour que la présence du médicament ne soit pas une cause de gêne, on ne met le nouet ou le billot que dans les moments où l'animal ne mange pas ; on le laisse jusqu'à ce qu'il soit épuisé, et on le renouvelle s'il est nécessaire.

On faisait autrefois un grand usage de ces mastigadours. On les composait principalement de substances très-actives qu'on aurait hésité à ingérer en totalité, telles que l'assa-fœtida, le camphre, le gingembre, le sel de nitre, le sel de cuisine, la thériaque, l'oxymel, le quinquina, la fleur de soufre, etc., qu'on mêlait à la farine ordinaire, au miel, à la farine de graine de lin, à la poudre de réglisse, etc. Quelquefois on appliquait ces matières en billot seulement pour provoquer la salivation ou l'appétit ; on les appelait alors *masticatoires*. Enfin, dans le même but, on remplaçait parfois tout médicament par un instrument particulier, appelé aussi *mastigadour*

(*fig.* 70), espèce de bridon portant autour du mors plusieurs pièces
mobiles destinées à exciter le mouvement constant
des mâchoires. Ces pièces sont trois moitiés d'anneaux en demi-ovale, d'inégales grandeurs, ajustées
les plus petites dans les plus grandes, de manière à
former trois courbes concentriques. Les anciens maréchaux plaçaient le mastigadour pour rafraîchir la bouche, pour empêcher la langue de pendre au-dehors.
On disait encore alors mettre le cheval au mastigadour
quand on l'attachait entre deux piliers, la croupe à la
mangeoire. Le billot, le nouet, le mastigadour, sont aujourd'hui,
peut-être à tort, presque tombés en désuétude.

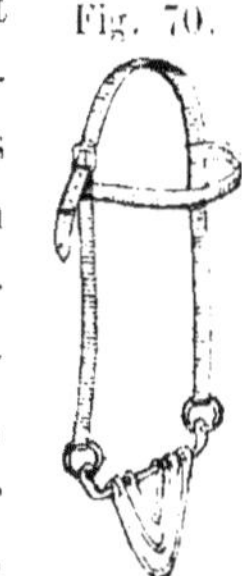

**4° Pains médicamenteux; Mélange avec les ali-
ments.** — L'administration des médicaments sous forme de pains
est un mode de médicamentation avantageux en ce qu'il permet l'ingestion en assez grande quantité des médicaments qu'il
serait difficile de faire prendre directement, comme certaines poudres végétales toniques : la gentiane, l'écorce de chêne, etc. Les
pains médicamenteux sont confectionnés comme les pains ordinaires;
on prépare une pâte fermentée, et on la fait cuire après y avoir in-
corporé les médicaments. Les farines d'orge, de blé, de sarrasin,
de graines légumineuses, servent à confectionner ces pains dans
lesquels on peut faire entrer, d'ailleurs, les médicaments les plus
variés, excepté pourtant les matières volatilisables ou décomposables
par la chaleur à laquelle on doit soumettre la préparation. Ces pains,
que les animaux, en général, prennent facilement, sont un bon
moyen de donner des médicaments à ceux qui vivent en troupeaux
ou quand on est obligé d'en faire prendre à beaucoup d'animaux à
la fois, comme cela arrive dans les épizooties.

Quant aux matières qui craignent l'action de la chaleur, on a la
ressource de les mélanger simplement à froid aux aliments que les
animaux doivent prendre. S'ils sont liquides, on les mêle aux
boissons; s'ils sont solides, on les réduit d'abord en poudre, et on
les incorpore à du son mouillé ou frisé qui, en pareil cas, est presque toujours choisi de préférence.

5° Boissons. — On appelle *boissons*, dans la médecine des
animaux domestiques, indépendamment de la boisson ordinaire qui
est l'eau, les préparations alimentaires ou médicinales que les animaux prennent d'eux-mêmes; elles correspondent aux *tisanes* de

l'homme. C'est la manière la plus simple de préparer et d'administrer les médicaments liquides ou solubles dans l'eau.

Elle ne réclame d'autre précaution que celle de ne pas préparer les boissons avec des matières odorantes ou de saveur marquée, et de toujours mettre la substance active en assez faible quantité pour ne pas dégoûter l'animal. On donne sous cette forme des matières animales et végétales auxquelles l'eau, le petit-lait, servent principalement de véhicule.

6° Breuvages. — On appelle *breuvages* des préparations plus concentrées que les boissons et qui en diffèrent principalement en ce que les animaux ne les prennent pas d'eux-mêmes et qu'il faut les leur administrer par des moyens particuliers. C'est sous cette forme que l'on donne les médicaments liquides actifs qui ne doivent être pris qu'en petite quantité et qui ne peuvent être bus. Ils correspondent aux *potions* de l'homme. Leur nature est très-variable; l'eau, l'alcool étendu, le vin, la bière, le cidre, etc., en sont les véhicules ordinaires, et l'on y fait entrer des matières minérales par dissolution, ou des matières organiques par infusion, décoction ou macération. On les donne froids, tièdes ou chauds, suivant la température qui favorise le plus l'action du médicament.

La quantité de chaque breuvage varie suivant la taille des animaux, la nature des médicaments; mais, en général, comme l'administration de ces préparations offre toujours une certaine difficulté, il est de règle d'en réduire le volume le plus possible. Les proportions ordinairement adoptées sont : pour les grands quadrupèdes, d'un demi-litre à 1 litre et demi; pour les petits ruminants et les porcs, de 2 à 5 décilitres; pour les carnivores, de 1 à 2 décilitres.

Le mode d'administration n'est pas le même pour toutes les espèces. Sur les petits animaux, on ne peut opérer qu'à la main; ce qui fait que, sous ce rapport, on a peut-être plus de difficulté qu'avec les grands, attendu que, les tenant ainsi, on est toujours obligé, pour ne pas les étouffer en les faisant boire, de leur laisser une certaine liberté dont ils profitent pour accroître leur résistance. Le moyen généralement employé sur les petits animaux est celui-ci : on les fait asseoir sur leur train postérieur; avec une main on soulève la tête, on écarte les lèvres au niveau des commissures, et l'on verse ou l'on fait verser par un aide le liquide à petites gorgées entre les dents et la joue, comme dans un entonnoir. Autant que

possible, pendant cette opération, il faut laisser la mâchoire inférieure libre, ne pas contraindre les sujets, afin de faciliter la déglutition; mais c'est ce qui n'est pas toujours facile sur le chien dont
on ne peut souvent vaincre la résistance qu'en lui saisissant les
deux mâchoires; on introduit alors le médicament par le même
procédé, mais sans ouvrir la bouche, et le liquide, versé en petites
quantités à la fois, passe à travers les dents.

Sur le porc, la résistance des lèvres rend ce moyen général
d'une application difficile; il faut mieux ouvrir la bouche à l'aide du
bâillon et y verser directement le liquide. On peut, pour cela, se
servir avec avantage du *speculum-bâillon* de Viborg, déjà représenté
(*fig.* 31, p. 155), qui permettra l'introduction du liquide mieux
que tout autre appareil.

Sur les grands animaux, pour faire prendre les breuvages, on se
sert de la *corne*, de la *bouteille* ou du *bridon à breuvage*. Mais,
dans tous les cas, il faut commencer par élever la tête de l'animal,
pour la mettre dans une position favorable à l'introduction du liquide
dans la bouche; et, pour cela, on le place au travail, à l'écurie, ou
dans tout autre lieu favorablement disposé. Quant à la manière de
soulever la tête, elle est assez variable. Quelquefois on se sert d'une
corde portant à son extrémité inférieure une anse ou un anneau,
qu'on passe à la mâchoire supérieure dans l'espace interdentaire; on
fait glisser supérieurement la corde sur une poulie, sur une barre,
sur l'échelon d'une échelle, sur une branche d'arbre, et, en la tirant
en bas, on soulève la tête. Si l'on n'a pas pour cela de local convenablement disposé ni une échelle, on fait plus grande l'anse de
corde qui embrasse la mâchoire supérieure, on engage cette anse
entre les branches d'une fourche, et, tenant celle-ci avec les mains,
on soulève la tête autant qu'on veut. — Parfois, on se sert du speculum, avec lequel, en même temps, on tient la bouche ouverte,
et l'on porte la tête haut avec la main.

Mais ces différents moyens ont l'inconvénient de ne pas laisser la
tête assez libre; il serait préférable de pouvoir l'élever sans écarter
les mâchoires, ce qui donnerait plus de facilité à l'animal pour opérer
la déglutition. C'est pourquoi l'emploi seul du licol nous paraît mieux
convenir; on passe la longe sur la barre supérieure du râtelier ou
sur une barre quelconque, et l'on soulève de même la tête autant
que l'on veut, en tirant la longe en bas. Peut-être ce moyen a-t-il
l'inconvénient de forcer la tête à se renverser un peu du côté opposé

à celui où la longe tire ; mais il est très-facile d'éviter cela avec deux longes qui tirent une de chaque côté, ou avec une seule partant d'un anneau fixé sur la muserolle du licol.

De quelque manière qu'on ait soulevé la tête, reste maintenant à introduire le liquide ; c'est ce que l'on fait, avons-nous dit, avec la corne, la bouteille ou le bridon à breuvage, en s'aidant, dans tous les cas, d'une chaise, d'un escabeau, d'une échelle, de la mangeoire, suivant la circonstance, pour se placer à hauteur suffisante.

La *corne* est l'instrument le plus anciennement usité. C'est une corne de bœuf, choisie aussi grande que possible, et sciée à la pointe, de manière à donner jour à la cavité intérieure. On s'en sert de deux manières : 1º en la mettant dans la bouche par la pointe, et en y versant le liquide au moyen d'un autre vase, et à plusieurs reprises ; 2º en le remplissant, après avoir bouché l'ouverture avec le doigt, afin d'en verser le contenu dans la bouche, et cela autant de fois qu'il faut pour épuiser le breuvage. Ce dernier moyen n'étant praticable qu'autant qu'on maintient ouverte la bouche de l'animal, offre moins d'avantages que l'autre, et expose beaucoup plus à laisser aller le liquide dans les voies respiratoires.

La *bouteille* est une bouteille ordinaire, de verre épais, dont le goulot est garni d'une forte couche d'étoupe ou de linge. Pour s'en servir, on la remplit du liquide, et, introduisant le goulot dans l'espace interdentaire, on verse le breuvage portion par portion.

Que l'on se serve de la corne ou de la bouteille, l'opération est généralement plus facile avec les ruminants qu'avec les solipèdes. Toutefois, avec les premiers, il y a quelques précautions particulières à prendre, à cause de la complication de l'appareil gastrique, suivant le lieu où l'on veut faire arriver le liquide. Quand le breuvage est destiné au rumen, il faut le moins possible déranger la tête de sa position naturelle, et verser le liquide à grandes gorgées. Si l'on veut faire pénétrer les médicaments dans la caillette, il faut tenir la tête et le cou fortement tendus et verser le liquide en petites quantités à la fois, et de la sorte il se rend dans le quatrième estomac sans sortir de la gouttière œsophagienne.

On a discuté sur les avantages relatifs de la corne et de la bouteille pour l'administration des médicaments. Tout récemment, un vétérinaire anglais, M. Cox, rapportait dans *the Veterinarian* l'observation d'une vache qui mourut à la suite de l'administration de breuvages astringents et purgatifs au moyen de la bouteille, et dont l'autopsie fit voir que la mort était due à l'introduction du breuvage dans les voies aériennes. Il en concluait que la cause de la mort était le mode d'administration mis en usage, et qu'il y avait par conséquent plus de danger à se servir de la bouteille que de la corne. M. H. Bouley, qui rapporte cette observation [1], n'est pas de cet avis et pense que la nature irritante et astringente du liquide a été la cause principale qui l'a fait dévier des voies ordinaires, par suite de la constriction qui s'est opérée sur l'arrière-bouche. Sans préjuger de l'influence réelle que peut exercer la nature du liquide, nous ne pensons pas que les deux moyens d'administration présentent une grande différence comme résultat et qu'il y ait plus à craindre avec l'un qu'avec l'autre, quand on prend les précautions voulues, c'est-à-dire quand on n'introduit le liquide que peu à peu, par petites gorgées, et en ne levant pas trop la tête.

M. Mazoux, vétérinaire en Vendée, à propos de l'observation de M. Cox, a publié [2] quelques réflexions assez justes sur ce point, et tirées de son expérience pratique. Il admet la probabilité que l'administration de substances astringentes puisse déterminer, dans l'arrière-bouche, une astriction telle, que les liquides passent dans les voies respiratoires ; mais il considère cela comme un accident fort rare, et ne survenant qu'autant qu'on n'a pas le soin de verser le liquide par petites quantités, sans que, pour cela, la corne présente des avantages sur la bouteille. Dans les cas où M. Mazoux a pu observer la toux opiniâtre ou la mort d'un animal survenant à la suite de ce mode d'administration, il ne l'attribue qu'à la coutume ignorante que l'on a dans le Marais, pays qu'il habite, de tirer la langue hors de la bouche, de l'y maintenir avec force, et d'empêcher tout mouvement de la tête. « Ce moyen est, en effet, ajoute M. Mazoux, le meilleur possible pour que le liquide disparaisse d'une manière rapide, et surtout en le versant d'un seul trait ; mais la médication ne produit pas toujours un heureux résultat. Sur cent bœufs, si quatre-vingt-quinze échappent à l'asphyxie, parce que le liquide aura suivi quand même la voie de l'œsophage, les autres auront des quintes de toux plus ou moins persistantes et réitérées : un cinquième périra victime de la manœuvre inhabile.... Je me résume en disant que l'injection rapide à grandes gorgées,

[1] *Recueil de Médecine vétérinaire*, 1851, t. XXVIII, p. 111.
[2] *Journal de Médecine vétérinaire*, de Lyon, 1852, t. VIII, p. 156.

la non liberté des mouvements de la langue, sont les motifs principaux qui déterminent ces accidents d'asphyxie plus ou moins rapides. »

Tous ces inconvénients, inhérents à l'emploi de la corne ou de la bouteille, seront à peu près complètement évités avec le *bridon à breuvage* (*fig.* 71), appareil d'un emploi beaucoup plus commode et plus sûr. Il se compose d'un bridon à mors creux, dont la cavité

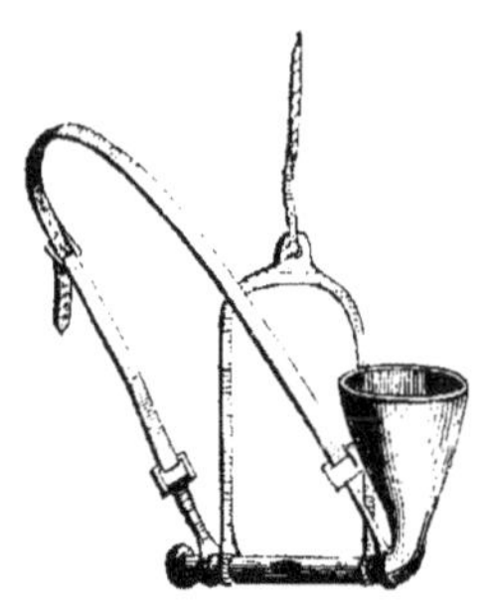

Fig. 71.

ouverte par une extrémité au fond d'un entonnoir extérieur, est fermée à l'autre ; il porte de plus, à la partie moyenne, une ouverture communiquant avec l'intérieur de la bouche. En outre, de chacun des bouts de ce mors s'élève, suivant la la direction de l'entonnoir, une tige de fer de 15 à 18 centimètres, qui se réunit à celle du coté opposé, en formant supérieurement un demi-cercle, portant un anneau où s'attache la corde qui sert à soulever la tête. Quand la tête est relevée de manière à ce que la bouche soit au plus au niveau des yeux, on verse le liquide peu à peu dans l'entonnoir, et il tombe dans la bouche par l'ouverture moyenne.

Ce bridon à breuvage, dû à Bourgelat, a été perfectionné de différentes manières, notamment par l'adjonction, au collet de l'entonnoir, d'un robinet qui permet de mesurer ou d'arrêter à volonté l'écoulement du liquide qui tombe dans la bouche. M. Tabourin, dans son ouvrage déjà cité [1], en fait connaître un autre modèle (*fig.* 72), construit par M. Pradat, coutelier à Lyon, dans lequel l'entonnoir ou réservoir *a*, de la capacité d'un litre, et muni d'un couvercle, est mobile, et s'ajuste, au moyen d'un prolongement taraudé, dans un écrou mobile *b*, fixé perpendiculairement sur l'extrémité du mors creux ; de sorte que, pour visser le réservoir, au lieu de le tourner lui-même, on tourne l'écrou et le réservoir descend. En des-

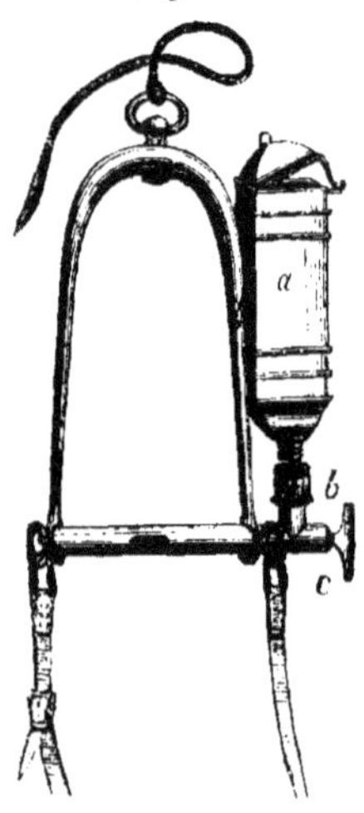

Fig. 72.

<hr>

[1] *Nouveau Traité de matière médicale*, etc., p. 758.

sous de l'écrou se trouve de plus un robinet régulateur *c*, et l'instrument présente ainsi toute la commodité désirable. « Une fois l'appareil fixé, dit M. Tabourin, et la tête suffisamment élevée, on ouvre légèrement le robinet, et le liquide, arrivant peu à peu dans la bouche, est avalé sans difficulté et sans perte. Quand l'opération est terminée, on enlève le réservoir en détournant l'écrou, et l'on nettoie toutes les parties de l'ustensile avec soin. »

Avec ou sans ces modifications, le bridon à breuvage est toujours un instrument plus favorable que la corne et la bouteille; aussi son usage commence-t-il à se répandre dans la pratique; on le trouve au moins déjà dans la plupart des infirmeries vétérinaires. Son emploi ne demande d'autre précaution que celle de verser le liquide peu à peu, de manière à ne pas asphyxier l'animal en lui en faisant parvenir une trop grande quantité à la fois dans la bouche.

Mais quel que soit le mode d'administration mis en usage pour faire prendre un breuvage, il faudra surtout redoubler de précautions sur les sujets malades, dont la respiration est gênée, comme dans le cas de météorisme; car la pression exercée sur les organes de la respiration, s'étendant à l'œsophage, qui se trouve alors principalement serré à son orifice abdominal, entre les deux piliers du diaphragme il en résulte que la voie pour le passage des liquides est obstruée, et ceux-ci refluent dans la trachée. Et cette observation n'est pas d'aujourd'hui, car elle a déjà été faite par Végèce (III, 76), qui recommande de ne jamais donner de breuvage à un animal qui tousse; car cela arrête, dit-il, la respiration et met les jours du malade en danger.

7° Lavements médicamenteux. — L'introduction par le rectum, sous forme de lavements, est la dernière méthode que l'on ait pour l'administration des médicaments liquides dans le tube digestif; c'est ce qui constitue les *lavements médicamenteux.* L'extrémité postérieure de l'appareil digestif étant moins sensible que la muqueuse de l'estomac, peut recevoir des substances plus actives, et l'absorption s'y fait avec assez de rapidité pour que l'introduction des médicaments par cette voie puisse, dans quelques circonstances, suppléer avantageusement l'administration par la méthode habituelle, c'est-à-dire par la bouche. Par exemple, cette méthode convient : quand l'orifice antérieur n'est pas libre; — quand il est atteint, ainsi que l'estomac, de quelque affection que pourrait aggraver le contact des matières ; — quand on doit donner des remèdes énergiques susceptibles d'offenser les voies digestives, ou ayant une odeur et une saveur qui répugnent trop aux animaux, et qu'on est obligé, néanmoins, de les administrer sous la forme liquide; — quand on veut déterminer une prompte révulsion sur le gros intestin. Hors ces circonstances, il vaut toujours mieux recourir aux voies ordinaires; car l'absorption par le rectum n'étant pas uniforme, produit une médicamentation peu régulière, des effets quelquefois exagérés et d'autres fois insuffisants.

Les matières médicinales, données sous forme de lavement, ont ordinairement pour véhicule l'eau contenant des matières minérales en dissolution, ou des matières végétales en décoction. Elles sont à peu près de même nature que les breuvages; seulement, on les administre en quantités un peu plus fortes, parce que l'absorption est moins complète, et qu'il se perd toujours une certaine quantité du médicament dans la masse excrémentitielle du gros intestin. On prépare quelquefois ces lavements avec des matières alimentaires, que l'on fait pénétrer ainsi quand on ne peut les introduire par l'orifice naturel; ce sont alors des lavements *alimentaires*, qui suppléent aux boissons et sont presque aussi employés que les lavements purement médicamenteux.

Pour donner les médicaments ainsi, il faut qu'ils soient dissous complètement dans le véhicule, afin d'être facilement absorbés. La proportion de chaque lavement sera aussi faible que possible, le tiers ou le quart des lavements ordinaires, afin qu'ils ne provoquent pas d'efforts expulsifs et le rejet du médicament. Pour le même motif, on les poussera très-doucement dans l'intestin, et après les avoir administrés, on soumettra l'animal, pendant un certain temps, à une privation absolue d'aliments et de boissons, ce qui favorisera l'absorption, et à un repos complet pour ne pas provoquer d'efforts.

On eut longtemps la coutume, quand on avait à faire pénétrer des médicaments par le rectum, de les faire précéder de lavements simples pour vider l'intestin; c'était à tort, jusqu'à un certain point, car la présence des matières intestinales est au contraire utile; elles s'imbibent des médicaments, et, de proche en proche, les font pénétrer plus profondément. Pourtant, il est essentiel de débarrasser au moins le rectum, soit avec la main, soit par quelques lavements, mais seulement afin qu'il ne se produise pas de défécation avant que l'absorption des médicaments n'ait eu lieu. Pour la même raison, il convient de faire évacuer d'avance la vessie en la comprimant légèrement par le rectum.

§ 2. — Par l'appareil respiratoire.

La muqueuse respiratoire, d'une grande étendue, très-fine, très-perméable, possédant une très-grande faculté absorbante, est néanmoins tout-à-fait impropre à l'administration des médicaments, et surtout des médicaments solides et liquides. Cette muqueuse, en effet, est exclusivement organisée pour être en contact avec des corps gazeux ; et les autres corps ne pourraient être déposés à sa surface sans déterminer des accidents, sans que le malade ne fasse aussitôt des efforts pour s'en débarrasser. Quelquefois, pourtant, on applique les corps solides et liquides sur la muqueuse respiratoire ; mais, nous l'avons vu, c'est seulement à titre de topiques, pour exercer une action locale ; et en tous cas, ils ne peuvent y séjourner ; ils sont rejetés presque aussitôt, et, s'il y en a une partie d'absorbée, ce n'est qu'accidentellement. D'après cela, on voit qu'il n'est possible de faire pénétrer dans l'économie, par l'appareil respiratoire, que des médicaments sous la forme gazeuse, et encore ces gaz doivent-ils être de nature à ne pas contrarier la respiration et à ne pas faire craindre une prompte intoxication. Cela fait que les matières gazeuses, employées comme médicaments, sont en très-petit nombre ; les vapeurs anesthésiques, les vapeurs excitantes contre la syncope, sont presque les seuls corps sous cette forme administrés pour l'usage interne.

Toutefois, si l'on jugeait utile l'emploi de quelques autres gaz, on pourrait se servir, pour les administrer, des procédés de fumigations connus, soit à l'air libre, soit avec des appareils particuliers. Mais comme l'absorption se fait alors avec une grande rapidité, qu'on risque d'obtenir des effets exagérés, que la muqueuse est très-sensible et sujette à s'altérer facilement, il importe toujours, en faisant usage de ce mode de médicamentation, d'apporter la plus grande attention au choix des gaz et vapeurs destinés à pénétrer dans l'économie, de s'assurer de leur pureté parfaite, et enfin de n'en introduire que de très-petites quantités à la fois : et cela, autant pour ne pas produire subitement un grand trouble dans l'économie, que pour ne pas trop raréfier l'air respirable et rendre ainsi l'asphyxie imminente. Pour éviter ces inconvénients, il y a diverses précautions à prendre; mais les ayant déjà indiquées en étudiant l'éthérisation, nous n'avons pas à y revenir.

§ 3. — Par la peau.

L'introduction des médicaments par la peau, ou par le tégument externe, est le mode d'administration le plus suivi après l'introduction par les voies digestives. La peau, en effet, par sa position, son étendue, sa grande vascularité, offre une voie constamment prête à recevoir les médicaments qu'on veut faire agir sur l'économie ; et, de plus, ar la faiblesse relative de sa faculté absorbante, elle convient même seule pour l'administration de certains médicaments énergiques qu'on ne pourrait introduire sans danger par les téguments internes. L'introduction des médicaments par la peau se pratique par trois méthodes distinctes : la méthode *sus-épidermique*, la méthode *épidermique*, la méthode *endermique*.

1° Méthode sus-épidermique ou **iatraloysique** [1]. — Elle consiste dans l'application des médicaments sur la peau par l'intermédiaire d'un liquide et sans exercer aucune action manuelle sur les téguments ; on les donne ainsi sous forme de bains, de lotions, etc. Ce mode d'administration des médicaments est peu efficace, surtout sur les animaux, à cause de l'épaisseur de leur peau. Il ne convient guère que lorsqu'on veut faire agir promptement, sur toute l'économie, des substances actives qu'il y aurait danger à faire prendre à l'intérieur en trop grande quantité, ou qui, données de cette manière, pourraient être altérées par les forces digestives. Les eaux sulfureuses, et les eaux minérales en général, sont presque toutes administrées de cette manière, principalement sous forme de bains généraux.

2° Méthode épidermique ou **iatraleptique** [2]. — On appelle ainsi l'application des médicaments sur la peau, revêtue de son épiderme, à l'aide de frictions propres à en faciliter l'absorption. Comme la précédente, cette méthode est peu efficace pour les médications générales, à cause de la présence de l'épiderme, couche sèche, à peine poreuse, qui s'oppose à l'absorption, surtout chez les

---

[1] De ιατρεία, *médecine*, et λούειν, *laver*, *baigner*, mot nouveau que nous avons dû créer pour la conformité du langage.

[2] De ιατρεία, et ἀλείφειν, *frotter*.

animaux, dont la peau, déjà peu perméable à cause de la grande épaisseur de la couche épidermique, est rendue moins sensible encore par la présence des poils. Toutefois, cet obstacle à l'absorption cutanée n'est pas absolu, notamment sur les points où la peau est fine, douce, sensible, recouverte d'un épiderme mince, de poils rares et fins, et recouvre elle-même des tissus très-vasculaires, ou un tissu cellulaire abondant, comme au pourtour des ouvertures naturelles, à la face interne des membres, aux organes génitaux ; aussi ces points seront-ils particulièrement choisis pour pratiquer l'iatralepsie. Les médicaments appliqués sous cette forme sont liquides ou solides ; mais, en tous cas, ils doivent être très-actifs, très-divisés : les solutions dans l'eau, dans l'alcool, ou dans les corps gras ; les topiques mous, sont les formes les plus ordinaires des médicaments employés de cette manière.

Pour en faire l'application, il est bon de prendre quelques précautions propres à activer la force absorbante. On rase les poils, on ramollit l'épiderme par des lotions tièdes ou des cataplasmes émollients. Si la surface est très-étendue, et qu'on ne puisse couper les poils, on pratique des lavages au savon répétés, et, quand la peau est ainsi préparée et bien sèche, on fait pénétrer le médicament par des frictions prolongées ; en approchant ensuite un corps chaud du point frictionné, on facilite encore l'absorption des molécules médicamenteuses. On recommence ces frictions autant de fois qu'il est nécessaire, et rarement elles laissent des tares à la surface de la peau ; mais elles n'agissent à l'intérieur que lentement, et elles doivent en général être longtemps répétées pour produire quelque effet, ce qui est cause que les vétérinaires ont rarement recours à ce mode de médicamentation.

3° Méthode endermique ou iatrathésique [1]. — Cette méthode, connue seulement depuis une trentaine d'années, consiste à appliquer les médicaments sur la peau dépouillée de son épiderme. Elle est plus avantageuse que les autres méthodes, parce que la peau dénudée absorbe rapidement les matières déposées à sa surface ; elle exige même certaines précautions quand ce sont des médicaments actifs, et dont la pénétration trop rapide dans l'économie pourrait déterminer des accidents. Les médicaments appliqués par la méthode endermique sont *pulvérulents*, et réduits alors en

[1] De ἰατρός et τίθημι, poser ; autre mot nouveau.

poudre de la plus extrême ténuité ; ou *liquides*, et dans ce cas dissous, en petite quantité, dans leur meilleur dissolvant. Le dissolvant ne doit pas, bien entendu, être susceptible d'attaquer la peau ; il ne doit pas non plus être formé par un acide étendu, car cet acide serait neutralisé par les matières alcalines sécrétées par la peau, et le médicament, précipité, ne pourrait plus être absorbé.

On choisit, pour la méthode endermique, les mêmes lieux d'application que pour la méthode épidermique, en ayant soin, cependant, à cause des tares que laisse après elle l'opération, de donner la préférence aux points du corps les moins apparents. Cette opération comprend deux temps, 1° l'enlèvement de l'épiderme, 2° l'application du médicament.

On enlève l'épiderme à l'aide d'un vésicatoire, d'une pommade ammoniacale, d'un corps brûlant, comme de l'eau bouillante ou un fer chaud, que l'on applique sur la peau pendant quelques secondes. Il se forme sous l'épiderme une sécrétion de sérosité déterminant des vésicules ou ampoules, et l'épiderme séparé du derme se détache sans peine. Il en résulte une surface rouge, gonflée, très-douloureuse, dont il importe de calmer préalablement l'inflammation par des applications émollientes, avant d'y déposer les médicaments, l'absorption sur les surfaces vivement phlogosées se faisant d'une manière plus lente et plus incomplète. La surface étant mise à nu, l'application du médicament se fait sans difficulté. S'il est en poudre, on le prend par pincées et on l'étend uniformément sur la surface vive par des frictions légères ; ou bien, si l'on veut atténuer son action irritante, on le mélange avec de l'axonge ou du cérat. S'il est liquide, on verse la préparation goutte à goutte, et on l'étend à mesure avec la pulpe des doigts. Quand l'application est terminée, on recouvre le tout d'un bandage approprié pour soustraire la partie à l'action de l'air.

La méthode endermique est avantageuse pour faire pénétrer rapidement dans le torrent circulatoire des principes médicamenteux actifs, tels que la morphine, la strychnine et les autres alcaloïdes végétaux, qu'il serait dangereux de faire pénétrer par d'autres voies. Elle peut encore être utile pour suppléer à ces autres voies quand, par une cause quelconque, elles ne sont pas libres ; et alors la méthode iatrathésique convient d'autant mieux, que les médicaments administrés ainsi conservent toutes leurs propriétés particulières, et agissent, suivant leur nature, comme vomitif,

purgatif, etc. , ce qui n'arrive pas toujours quand on les fait passer
par le tube digestif. Mais cette méthode est douloureuse, longue à
appliquer, ne peut pas être continuée longtemps à cause de la tendance de la plaie à se cicatriser, expose à tarer les animaux, et peut,
si l'absorption est trop prompte , être suivie d'accidents. Pour ces
motifs , malgré les avantages réels qu'il présente dans certains cas ,
ce mode de médicamentation n'est que d'une application exceptionnelle et seulement une ressource quand on ne peut procéder par la
méthode ordinaire.

Ces diverses considérations peuvent s'appliquer à peu près à
toutes les *solutions de continuité* accidentelles, qui sont aussi des
voies ouvertes à l'absorption ; seulement on n'en fait pas habituellement usage dans ces cas pour ne pas aggraver les lésions existantes.
Quand elles sont profondes , on peut, en outre, introduire des médicaments liquides ; mais ce mode d'administration des médicaments rentrent alors tout-à-fait dans la méthode suivante.

§ 4. — Par le tissu cellulaire sous-cutané.

Ce mode de médicamentation consiste dans l'introduction des
substances médicinales sous la peau dans une cavité pratiquée par
une sorte de dissection à l'aide d'un instrument tranchant. Les médicaments ne peuvent être administrés ainsi que sous la forme
liquide. C'est une méthode nouvelle dans la pratique, et destinée
peut-être à un certain avenir. Elle a été spécialement étudiée dans
ces derniers temps par M. Tabourin qui, dans son ouvrage déjà
cité [1], en fait ressortir les divers avantages de la manière suivante :

« Elle remplace, dit-il, l'ingestion stomacale chez les solipèdes,
quand les voies digestives ne sont pas libres ou sont altérées, et
pourrait être substituée, dans les circonstances ordinaires , au procédé usité pour les ruminants, chez lesquels on n'est jamais sûr de
faire parvenir le médicament dans le véritable estomac. De plus,
par cette méthode, les médicaments agissent rapidement, avec
leurs propriétés ordinaires et avec une énergie trois ou quatre fois
plus grande que par les voies gastro-intestinales , ce qui permet de
réduire les doses proportionnellement ; circonstance très-heureuse ,
puisqu'elle autorise à faire usage, par cette voie, de médicaments

---

[1] *Nouveau Traité de Matière médicale*, etc. , p. 21

chers, mais actifs, qu'on ne peut employer habituellement à cause des grandes quantités qui sont exigées pour obtenir un résultat. D'un autre côté, les médicaments ne sont pas altérés chimiquement dans le tissu cellulaire et produisent leurs effets sans altération ; on peut en renouveler l'administration autant qu'on le veut, sans laisser de tares visibles, ce qu'on ne peut obtenir par l'injection dans les veines. Enfin, on peut prévenir tout empoisonnement en vidant la cavité sous-cutanée et en lavant et cautérisant même la surface dès que les effets du médicament se sont manifestés avec une certaine énergie, avantage très-grand qu'on ne rencontre pas dans les autres modes de médicamentation. »

Après avoir ainsi énuméré dans un résumé complet tous les avantages de cette méthode, M. Tabourin en signale les inconvénients, dont les principaux sont : de ne pouvoir convenir pour les médicaments irritants qui détermineraient une inflammation locale intense, des abcès, des décollements de peau, etc. ; de provoquer, pendant les grandes chaleurs, des tumeurs sanguines, des commencements de gangrène; d'être inapplicable sur les animaux qui ont des maladies du sang, etc. Mais, ces circonstances exceptées, les avantages indiqués subsistent, et font de cette méthode, pour la plupart des cas, un moyen de médicamentation très-précieux.

Pour en faire l'application, il faut d'abord choisir les points du corps où le tissu cellulaire est lâche et abondant. Entre les régions diverses qui présentent cette condition, M. Tabourin donne la préférence aux intervalles des côtes, et décrit ainsi le manuel opératoire qu'il a suivi :

« On enfonce une aiguille à séton sous la peau, et, quand on est parvenu à la profondeur voulue, on divise le tissu cellulaire, ou, ce qui vaut mieux, on le dilacère avec le talon de l'aiguille, de manière à pratiquer une poche sous-cutanée d'une capacité suffisante pour contenir la préparation qu'on veut faire absorber. Ce premier temps de l'opération accompli, il ne reste plus qu'à y introduire le médicament qui doit être sous forme liquide; dans ce but, on dilate l'ouverture du godet avec le talon de l'aiguille, et l'on y verse la solution médicamenteuse; puis on la ferme avec une ou deux épingles, comme dans une saignée ordinaire, ou, ce qui vaut mieux, à l'aide de deux points de suture. »

§ 3. — Par les veines.

La médicamentation par les veines comprend deux objets distincts : *l'administration des médicaments* proprement dits et la *transfusion*, de chacun desquels nous dirons un mot séparément.

1° Administration des médicaments ordinaires. — L'introduction des médicaments dans l'intérieur des veines est le dernier moyen de médicamentation que l'on puisse mettre en usage, et, si l'on considère que l'objet définitif de l'administration d'un médicament est son introduction dans le sang, sans l'intermédiaire duquel aucun corps ne peut agir sur l'économie entière, cette méthode par l'injection directe dans les vaisseaux doit sembler la plus naturelle. Cependant elle n'a été essayée que depuis peu ; elle date seulement du XVII° siècle et fut imaginée à la suite des expériences sur la *transfusion*, et depuis lors elle est demeurée à peu près exclusivement dans le domaine de l'expérimentation : le grand nombre d'essais auxquels on l'a soumise, principalement sur des animaux, n'ayant servi qu'à démontrer les dangers qu'elle présente et à faire voir l'impossibilité d'en faire une méthode pratique pour l'administration des médicaments.

Il faut remarquer, en effet, que le sang n'est pas du tout organisé pour être en contact avec les corps extérieurs ; qu'il n'est et ne peut être en rapport qu'avec lui-même et qu'il perd ses propriétés essentielles, se coagule ou se décompose, aussitôt qu'il est mêlé directement avec un corps étranger ; de sorte que celui-ci ne peut plus alors s'y incorporer ni être transporté dans les diverses ramifications vasculaires. Pour qu'une substance quelconque médicamenteuse ou alimentaire puisse se mêler au sang, il faut de toute nécessité qu'elle passe par les voies absorbantes naturelles, qui tamisent, pour ainsi dire, les matières et ne laissent pénétrer que les molécules susceptibles de s'assimiler au sang. Par l'injection directe dans les veines, ce triage des molécules ne peut pas avoir lieu ; parties assimilables et non assimilables pénètrent en même temps, et les plus graves dangers, l'arrêt de la circulation, de la respiration, etc., peuvent en être la conséquence.

Outre cet inconvénient radical, essentiel, de l'administration des médicaments par les veines, elle a encore celui de nécessiter une opération particulière, l'ouverture d'une veine, et peut être ainsi accompagnée des différents accidents inhérents à cette opération, comme l'entrée de l'air dans les veines, le thrumbus, etc. A côté de cela, quels avantages a-t-on reconnus à ce mode de médicamentation? De pouvoir faire usage de médicaments d'un prix élevé, vu qu'il en faut une moindre quantité; d'en obtenir des effets plus prompts, plus énergiques,.... mais l'expérience a prononcé. Les médicaments administrés ainsi n'agissent pas mieux que lorsqu'on les dépose dans le tissu cellulaire où ils sont absorbés intégralement, et, comme dans aucune circonstance l'on n'est sûr d'éviter les dangers que cette méthode de médicamentation entraîne avec elle, nous ne saurions, à aucun titre, en recommander l'application aux praticiens.

Toutefois, on peut avoir à pratiquer, comme expérimentation, l'injection dans les veines; mais alors cela devient une opération spéciale qui sera décrite au chapitre traitant des opérations qui se pratiquent sur le système vasculaire; nous en ferons connaître alors le manuel opératoire, ainsi que les précautions à prendre pour qu'elle réussisse et soit le moins dangereuse possible.

2° Transfusion. — On appelle ainsi une opération par laquelle on introduit, dans les veines d'un animal vivant, du sang provenant d'un autre animal, dans le but de remplacer chez le premier le sang perdu par une hémorrhagie excessive, ou altéré par une longue maladie adynamique. Cette méthode thérapeutique extrême, inconnue des anciens, selon toute apparence, ne date, pour les chirurgiens modernes, que du XVIIe siècle. Elle fut d'abord essayée par Wren en Angleterre, en 1658, sur des animaux, et pour la première fois pratiquée sur l'homme, en 1666, par Denis et Emmerets en France, qui firent pénétrer le sang artériel d'un animal dans les veines d'un homme. D'autres chirurgiens répétèrent ces essais, et, pendant un certain temps, l'opinion publique en fut vivement préoccupée; mais quelques accidents, notamment la mort de plusieurs personnes, étant survenus à la suite de transfusion, la nouvelle opération ne tarda pas à être entièrement abandonnée, surtout après qu'elle eut été proscrite, en 1688, par arrêt du parlement de Paris.

De nos jours, la transfusion, oubliée pendant près d'un siècle et demi, a revu le jour et a été, de la part de quelques expérimentateurs, l'objet de nouveaux essais. Ainsi, Blundell[1] parvint à faire vivre

[1] *Archiv. gén. de méd.*, décembre 1825.

assez longtemps, sans leur donner de nourriture, plusieurs animaux dans les veines desquels il injectait du sang. Waller et Doublelay [1] la tentèrent sur trois femmes tombées dans un état très-grave par suite d'hémorrhagies utérines, et prirent le sang dans la veine d'un homme. Depuis ce temps, d'autres tentatives ont encore été faites par les chirurgiens, mais seulement par transfusion de sang pris dans la veine d'un homme, et quelques rares succès ont été obtenus.

Toutefois, la méthode ne s'est pas généralisée, à cause des dangers qu'elle présente; en effet, un sang étranger introduit dans les veines est, pour un être vivant, une sorte de médicament qui a tous les inconvénients d'un corps étranger quelconque. Si surtout le sang vient d'un animal d'une autre espèce, et présente par conséquent des globules dont le volume et la forme soient différents, le danger est inévitable, et l'on voit se produire tous les effets d'un véritable empoisonnement. Aussi pour avoir quelque chance de réussite, ne doit-on transfuser le sang qu'entre animaux de même espèce, comme font les chirurgiens qui, précisément à cause de cela, ne pratiquent plus la transfusion que d'homme à homme. Il faut, de plus, prendre toutes les précautions possibles pour que le sang, en passant d'un individu dans un autre, ne se coagule pas, ne devienne pas ainsi un corps étranger exclusivement nuisible, et pour que l'air ne s'introduise pas en même temps dans le vaisseau. Ces conditions à remplir font de la transfusion une opération assez délicate; elle sera décrite, en même temps que l'injection des médicaments dans les veines, au chapitre consacré aux opérations pratiquées sur les vaisseaux.

[1] *Archiv. gén. de méd.*, octobre 1826.

SECTION III.

ÉLÉMENTS DES OPÉRATIONS.

Les *éléments des opérations* ou *opérations élémentaires*, dont on a plus ou moins multiplié le nombre depuis les premiers temps de la chirurgie, se réduisent rigoureusement à trois : la *division* (diérèse), la *réunion* (synthèse), et la *compression*. Les autres opérations élémentaires conservées ou introduites dans les classifications, comme l'exérèse, la prothèse, la dilatation, la réduction, etc., rentrent toutes sans exception dans l'un ou l'autre de ces trois éléments opératoires, les seuls par conséquent que nous aurons à considérer.

CHAPITRE PREMIER.

De la division.

La DIVISION est un mode opératoire très-général, comprenant tous les moyens propres à produire la séparation des tissus entre eux, ou leur destruction plus ou moins complète. On peut pratiquer la division par six méthodes principales; ce sont :

1º L'incision ;

2º La dissection ;

3º La ponction ;

4º La résection ;

5º La ligature en masse ;

6º La cautérisation.

ARTICLE Iᵉʳ.

INCISION.

L'*incision* est la division simple des tissus mous par l'instrument tranchant. C'est l'opération élémentaire le plus fréquemment mise en usage dans la pratique chirurgicale; elle sert dans une multitude de cas, et constitue à elle seule la plupart des opérations.

Tout instrument muni d'une lame tranchante est propre à inciser les tissus. Toutefois, nous ne devons considérer ici que les instruments d'un emploi général, et propres au besoin à suppléer tous les autres. Ce sont le *bistouri*, la *feuille de sauge* et les *ciseaux*.

1° Bistouri (*fig.* 73, 74, 75). — Le bistouri est l'instrument par excellence pour pratiquer les incisions. C'est une espèce de couteau dans lequel on distingue le *manche*

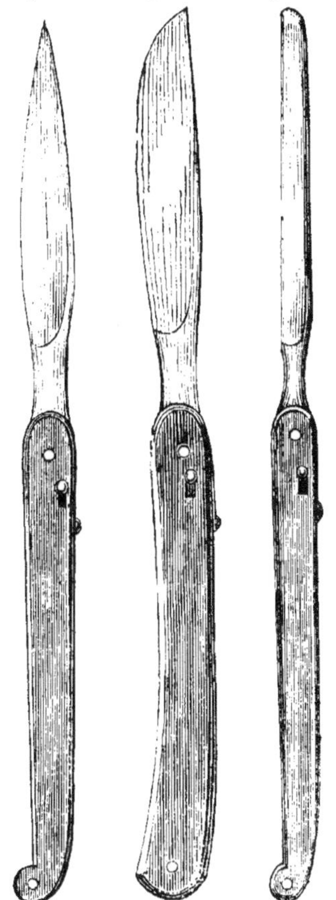

ou *châsse*, qui est en corne, en écaille ou en ivoire, et la *lame* en acier fin. A la lame on reconnaît plusieurs parties : le *tranchant*, formé d'un grand nombre de petites dents, comme une scie très-fine, et visibles seulement au microscope; le *dos*, la *pointe* et le *talon*. Elle est fixée par le talon au manche : soit d'une manière fixe, à demeure, ce qui constitue les bistouris à *lame fixe* ou *dormante*, comme sont les scalpels; soit par un clou formant une articulation à charnière, ce qui constitue les bistouris à *lame mobile* ou *flottante*, qui sont les véritables bistouris; dans ceux-ci le manche reçoit la lame quand elle est inactive.

Pour faire usage du bistouri, il est essentiel que la lame ouverte puisse s'arrêter fixement sur le manche; on obtient cela de plusieurs manières, constituant différentes variétés de l'instrument. On distingue ainsi :

Le bistouri *simple* ou *à lentille*, dont le manche, formé uniquement de deux plaques allongées, réunies l'une à l'autre par un clou à chaque extrémité, et dont la lame porte au talon une lentille qui, s'appuyant sur le bord postérieur du manche, en borne les mouvements en arrière.

Le bistouri *à ressort*, dont le manche porte un ressort comme un couteau, et offre l'avantage que les mouvements de la lame sont bornés dans tous les sens ; l'instrument est alors plus commode à manier ; mais il est plus compliqué et moins facile à nettoyer.

Le bistouri *à virole* ou *à coulant*, dont le manche porte un anneau coulant, qui sert en même temps, à tenir la lame ouverte en glissant sur le talon, et à l'empêcher de s'ouvrir quand elle est fermée.

Le bistouri *à bouton* ou *à coulisse*, dans lequel le coulant est remplacé par un simple bouton qui glisse dans une petite coulisse en arrière de l'articulation, et remplit le même double office en se logeant dans l'une ou l'autre de deux échancrures existant au talon de la lame, l'une en avant, l'autre en arrière. Ce mode d'arrêt, celui des instruments représentés ci-contre, est le plus simple et le plus généralement adopté aujourd'hui.

On distingue encore plusieurs variétés de bistouris, suivant la forme de la lame. Les principales sont :

Le bistouri *droit* (*fig.* 73), dont le tranchant légèrement convexe du côté du talon, est rectiligne vers son extrémité, et va rencontrer la ligne du dos à la pointe, en formant un angle très-aigu.

Le bistouri *convexe* (*fig.* 74), dont le tranchant forme vers l'extrémité une ligne courbe plus ou moins prononcée.

Outre ces deux variétés essentielles du bistouri, on connaît encore :

Le bistouri *boutonné* (*fig.* 75), ayant une lame longue et étroite, le plus souvent droite, terminée à son extrémité par un léger renflement :

Le bistouri *anglais* à lame courte et tranchant convexe ;

Le bistouri *concave*, dont la lame, de la forme à peu près de celle du bistouri droit, présente une incurvation plus ou moins prononcée sur la ligne du tranchant.

Viennent ensuite le bistouri *caché*, le bistouri *à serpette* et quelques autres instruments plus ou moins analogues à ceux-ci, ayant des usages spéciaux, et qui seront décrits en leur lieu.

2º Feuille de sauge (*fig.* 76, 77, 78). — Cet instrument, réservé uniquement à la chirurgie vétérinaire, est une sorte de bistouri à lame fixe servant surtout à inciser les tissus qui offrent de la résistance, comme la corne, les cartilages, les os, etc., d'où son emploi particulier pour les opérations de pied. Il est toutefois utilisé dans un assez grand nombre d'autres circonstances pour que nous ayons cru devoir le mentionner parmi les instruments d'un usage général.

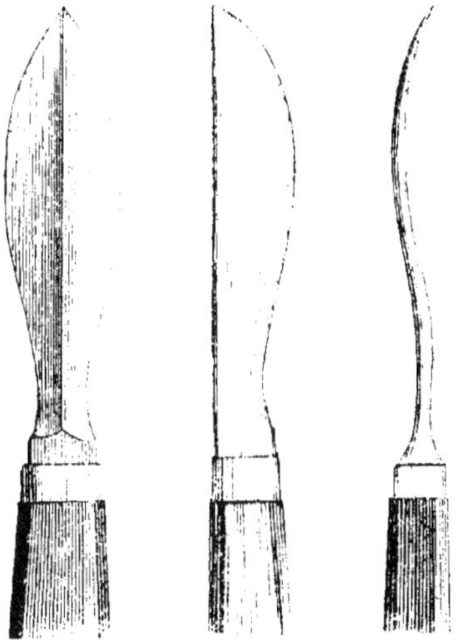

La lame de la feuille de sauge, toujours courbée sur plat, peut affecter, suivant la disposition de la partie tranchante, trois formes principales; savoir : la feuille de sauge *double* et les deux feuilles de sauge *simples à droite* et *à gauche*.

Fig. 76.   Fig. 77.   Fig. 78.

La *feuille de sauge double* ou à double tranchant (*fig.* 76) porte une lame de 5 à 6 centimètres de long sur environ 2 de large à sa partie moyenne. Elle présente, dans son milieu et sur chaque face, une arête qui se continue du talon à la pointe, et sépare la lame en deux tranchants égaux. La courbure des tranchants forme un arc de cercle presque régulier.

La *feuille de sauge simple* ou à un seul tranchant (*fig.* 77) a une lame qui ressemble beaucoup, par la courbe du tranchant, à la lame d'un bistouri convexe; elle se termine seulement un peu plus en pointe vers l'extrémité; le dos est arrondi. Vers sa partie la plus large, cette lame mesure à peu près 10 à 12 millimètres d'un bord à l'autre. A cause de la courbure sur plat et de l'immobilité de la lame, cet instrument ne peut pas indistinctement agir dans tous les sens; il faut l'avoir en double, l'un avec le tranchant d'un côté, l'autre avec le tranchant sur le bord opposé, ce qui constitue la feuille de sauge *à droite* et la feuille de sauge *à gauche*, noms donnés d'après la main dans laquelle on tient l'instrument pour le faire agir; on voit ainsi représentée (*fig.* 77) une feuille de sauge à gauche.

La courbure sur plat est à peu près la même pour les diverses feuilles de sauge; nous avons figuré (*fig.* 78) celle qui convient pour la feuille de sauge simple, à droite ou à gauche. Pour la feuille de sauge double la pointe est moins relevée et la courbe plus douce s'étend davantage vers le talon. Le manche est semblable pour les trois variétés; il a 10 ou 12 centimètres de long, est légèrement aplati dans le sens du plat de la lame, et est taillé à huit pans. On le fait en buis, en corne, en ivoire, etc.; l'essentiel est que ce soit une substance lisse, facile à polir et à nettoyer. Les trois feuilles de sauge sont presque toujours réunies ensemble, afin de pouvoir, suivant les circonstances, opérer dans toutes les directions; car souvent la même opération en réclame l'emploi simultané.

3° Ciseaux (*fig.* 79). — Les ciseaux sont un instrument tranchant d'une espèce particulière, formé de deux branches comprenant chacune, l'*anneau*, le *manche* ou la *tige*, et la *lame*, et réunies l'une à l'autre par le *clou* qui les joint à l'origine de la lame. Les deux lames, semblables, ont la pointe mousse et légèrement arrondie. L'articulation, peu serrée, afin de laisser à son jeu toute la liberté possible, doit être cependant très-exactement ajustée pour que l'instrument coupe nettement, sans mâcher.

Fig. 79.

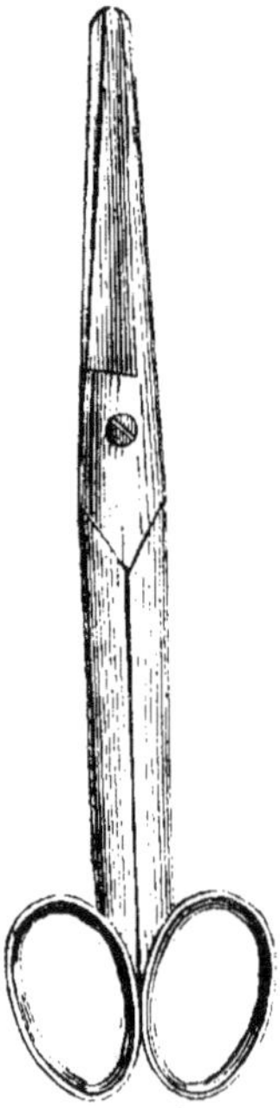

Dans la forme ancienne des ciseaux, l'anneau est fixé par sa partie moyenne sur la tige, comme dans les ciseaux de couturière; cela donne plus de force à l'instrument, mais oblige à écarter davantage les doigts pour ouvrir les lames, et a de plus l'inconvénient de rendre les ciseaux difficiles à placer dans les trousses. C'est pour remédier à cela qu'on a adopté la forme nouvelle, dite à la *Percy*, celle qu'on voit dans la figure et dans laquelle les anneaux sont en dehors, de telle sorte que les deux tiges sont parallèles et en contact quand les ciseaux sont fermés. Dans toutes les espèces de ciseaux, l'action varie suivant la position du clou. Plus il est près de la pointe, plus la force augmente par l'agrandissement du bras de levier; mais en même temps on diminue proportionnellement le degré d'écartement des lames, ce qui n'est un inconvénient qu'autant que l'on a un corps volumineux à couper.

Suivant la forme des lames, on a des ciseaux *droits, courbes sur plat, courbes sur tranchant*. Les deux premières formes sont seules usitées dans la pratique ordinaire; les ciseaux courbes sur tranchant qui ont l'inconvénient de mâcher les tissus ne sont plus employés maintenant. On connaît encore les ciseaux *coudés* dont les lames forment un angle plus ou moins ouvert avec les branches ; c'est un instrument spécial, dont l'usage sera indiqué plus tard.

§ 2. — Manuel opératoire des incisions.

1° Positions des instruments dans la main. — Pour pratiquer les incisions, les instruments sont tenus de différentes manières, suivant les effets qu'on veut produire, et la forme particulière des instruments ; c'est ce qui constitue les différentes *positions* des instruments.

I. *Positions du bistouri.* — La manière de tenir le bistouri pour pratiquer les incisions présente des variations assez nombreuses ; toutefois, les différentes positions dans la main que l'on donne à cet instrument peuvent être ramenées à trois principales : 1° en *plume à écrire*, la lame entre l'extrémité des trois premiers doigts réunis, et le manche contre le bord interne de la main, entre le pouce et l'index ; 2° en *archet*, la lame entre le pouce d'une part et l'extrémité des quatre derniers doigts d'autre part, le manche tourné vers le bord cubital de la main ; 3° en *couteau de table*, la lame et le manche entre le pouce et la partie moyenne des doigts, le manche en arrière. — Chacune de ces positions présente un certain nombre de modifications particulières, que nous comprendrons toutes dans une seule série d'ordre pour en faciliter l'indication quand il y aura lieu.

A. *Positions en plume à écrire.* Quatre variétés.

1re Position. — 1° *Les doigts tendus, le tranchant en bas.* Le pouce est appliqué d'un côté sur l'articulation de la lame et du manche ; l'index repose en partie sur le côté opposé et en partie sur le dos de la lame ; le médius est appliqué sur le plat de la lame, laissant dépasser vers la pointe la longueur qui doit pénétrer dans les tissus ; les deux autres doigts restent libres et servent au besoin à prendre un point d'appui.

2e Position. — 2° *Les doigts tendus, le tranchant en haut.* Le bistouri est tenu de la même manière que dans la position précédente, seulement le tranchant de la lame est tourné à l'opposé de la main.

3e Position. — 3° *Les doigts fléchis, le tranchant en bas.* Le bistouri, tenu de la même manière, a le manche incliné en avant et la pointe de l'instrument est dirigée en arrière, sous le poignet.

4e POSITION. — 4° *Les doigts fléchis, le tranchant en haut.* Même position que la précédente, le tranchant regardant la face palmaire de la main.

B. *Positions en archet.* Trois variétés.

5e POSITION. — 1° *Le tranchant en bas.* Le pouce est placé d'un côté sur l'articulation de la lame et du manche, et tous les autres doigts du côté opposé, l'index sur le plat de la lame, le médius sur l'articulation, les deux autres doigts sur le plat du manche, le petit doigt un peu relevé, ou appliqué sur l'instrument si l'on veut tenir avec plus de solidité. Aucun des doigts ne doit déborder le bistouri, pour qu'on puisse, sans obstacle, le promener horizontalement sur les tissus.

6e POSITION. — 2° *Le tranchant en haut.* Même position du bistouri dans la main ; seulement, le tranchant regarde en haut.

7e POSITION. — 3° *Le tranchant en travers.* Le bistouri a la même direction ; les doigts sont placés au même niveau, mais le pouce est en dedans de l'articulation, en regard du tranchant, l'index sur le dos de la lame, le médius et les autres doigts sur le dos du manche.

C. *Positions en couteau de table.* Trois variétés.

8e POSITION. — 1° *Le tranchant en bas.* L'articulation de l'instrument est serrée entre le pouce et le médius à demi-fléchi ; l'index est étendu sur le dos et le côté interne de la lame, plus ou moins près de la pointe, les deux autres doigts recourbés sur le manche l'assujétissent dans le creux de la main. Si l'on veut avoir plus de force, au lieu de l'articulation, l'on peut saisir, entre le pouce et le médius, la lame elle-même plus ou moins près du talon.

9e POSITION. — 2° *Le tranchant en haut.* L'articulation est saisie entre le pouce et l'index, et les trois autres doigts repliés assujétissent le manche dans la main. L'index appuie par son extrémité ou par le milieu de la seconde phalange, suivant le plus ou moins de solidité dont on a besoin.

10e POSITION. — 3° *En poignard.* La lame vers le bord cubital de la main, le manche saisi à poignée par tous les doigts fléchis.

Ces diverses positions du bistouri sont les principales ; suivant les circonstances, elles peuvent encore subir quelques modifications de détail qui ne peuvent être ni prévues ni mentionnées, et que la nécessité indiquera à l'opérateur. L'essentiel, dans toutes les positions, c'est de toujours appliquer les doigts sur les surfaces les plus larges du bistouri, afin de l'assujétir plus solidement. Cette règle d'ailleurs peut s'appliquer à tous les instruments dont le chirurgien fait usage. Quand on se sert d'un bistouri simple, sans ressort, sans coulant ou sans bouton à coulisse, il ne faut pas appuyer le doigt sur le dos de la lame ; car elle fléchirait, ce qui pourrait blesser la main, et dans tous les cas obligerait à interrompre l'opération pour redresser la lame. On évite cet inconvénient, quand on a un bistouri semblable, en entourant l'articulation avec de l'étoupe, dans une certaine étendue, sur la lame et le manche : c'est ce qu'on appelle *armer* le bistouri, ce qui donne à la lame toute l'immobilité nécessaire.

II. *Positions de la feuille de sauge.* — Elle est toujours tenue, comme le bistouri, en 8e ou en 9e position, tous les doigts fléchis sous le manche solidement assujéti dans la main. On la tient quelquefois, principalement la feuille de sauge double, à deux mains, pour lui donner plus de solidité ; alors le pouce et le milieu de l'index de la main droite saisissent le talon de la lame, et la main gauche soutient le manche à l'arrière.

III. *Position des ciseaux.* — La dernière phalange du pouce passe dans l'anneau supérieur ou interne ; la seconde phalange de l'annulaire dans l'autre anneau ; le médius et l'index soutiennent la branche externe ou inférieure, et le petit doigt reste libre.

2° Règles générales de l'opération. — Ces règles concernent la préparation de l'instrument et de la partie à inciser, la direction, l'étendue des incisions, le mode d'action des instruments.

I. *Préparation de l'instrument, de la partie.* — L'instrument doit d'abord être parfaitement tranchant ; c'est une condition indispensable pour ne pas déchirer les tissus et pour n'avoir que des plaies simples, moins douloureuses et plus faciles à guérir. Dans le but de rendre les instruments plus tranchants, on avait conseillé de les tremper dans l'huile ; on ne se rend guère compte de l'utilité que cela peut avoir. On a également recommandé, mais avec plus de raison, de les porter à la température du corps, en les trempant dans l'eau chaude ; l'expérience a appris, en effet, qu'ils coupent mieux alors que quand ils sont froids.

On doit ensuite préparer convenablement la partie à inciser ; on la met bien à découvert, on coupe les poils, on arrache la laine ou les soies qui la recouvrent. Puis, avant d'y porter l'instrument, il faut déterminer d'avance la limite de son action en étendue de surface comme en profondeur. Pour rendre l'incision nette, il faut préalablement bien fixer les téguments ou les autres tissus, tenir l'instrument dans la main d'une manière inébranlable, n'agir qu'avec les doigts s'il se peut, tout au plus avec la main entière, le moins possible du bras entier et du corps, l'opération y gagnant toujours en sûreté et en célérité.

II. *Direction, étendue des incisions.* — En divisant les tissus, il faut encore, autant que faire se pourra, diriger les incisions parallèlement à la direction des fibres musculaires ou à celle des gros vaisseaux, ou des nerfs, s'il s'en trouve dans la région que l'instrument doit entamer, afin de ne pas être exposé à les couper en travers. Quand il n'y a ni vaisseaux ni muscles, on se guide sur la forme des parties, et l'on incise de manière à ce que la rétraction de la peau ne produise pas l'écartement des bords de la plaie, ce qui arrive, par exemple, si l'on fend ce tégument au sommet des parties saillantes ou dans le sens du plus petit axe des régions de forme allongée. Il faut considérer encore, pour déterminer la direction à donner aux incisions, le mouvement des parties, les plis de la peau, afin de faire une plaie qui ne gêne pas les fonctions et puisse facilement se cicatriser. Enfin, on doit inciser de manière à ménager un facile écoulement aux matières produites par la plaie, ce que l'on fait, si aucune circonstance spéciale ne s'y oppose, en pratiquant les incisions suivant la direction verticale.

Une autre règle importante à observer, c'est de donner aux incisions, à moins de contre-indications particulières, la plus grande étendue possible. Qu'il s'agisse d'une tumeur à enlever, d'un abcès à ouvrir, d'un simple débridement, ou de tout autre cas où l'incision joue le principal rôle, il y a toujours avantage à la faire plus grande que la lésion à découvrir, tant qu'on ne redoute pas d'atteindre des organes importants. D'abord, cela donne à l'opérateur plus de commodité pour terminer l'opération ; puis la plaie qui reste, étant toute à découvert, ne conserve aucun foyer de suppuration, et l'on n'est plus obligé de revenir à l'opération, comme cela arrive quand on a fait une incision trop petite : à moins que l'on ne laisse la plaie s'agrandir d'elle-même par le travail de la suppuration ; mais alors le désordre est toujours plus grand et la cicatrisation plus difficile, plus longue, plus défectueuse que si la plaie eût été faite en totalité par l'instrument tranchant.

III. *Mode d'action de l'instrument.* — Avec tous les instruments servant à pratiquer des incisions, on peut agir sur les tissus de deux manières : en *pressant* et en *sciant.* Les deux méthodes ont été alternativement recommandées ; mais en considérant que le tranchant de tout instrument représente une scie avec des dents très-fines, et que de plus la pression sur les tissus doit produire une contusion défavorable à la cicatrisation immédiate, beaucoup de chirurgiens ont recommandé d'inciser surtout en sciant, c'est-à-dire en faisant marcher l'instrument sur les tissus, et n'exerçant qu'une légère pression. Ce précepte ne doit pas être absolu. D'abord la contusion produite par la pression n'est rien moins que prouvée, et, d'un autre côté, par cette méthode on fait des sections beaucoup plus nettes si la peau est bien tendue ; il suffit, pour s'en convaincre, d'examiner l'incision produite sur une compresse ou une feuille de papier en pressant avec un bistouri. En définitive, le meilleur est d'allier les deux mouvements, et cela s'applique au bistouri, à la feuille de sauge et à tous les instruments tranchants.

Les ciseaux exercent également les deux effets de pression et de scie. Longtemps on a cru qu'ils agissaient seulement par pression, ce qui les faisait rejeter pour la pratique des incisions, dans l'idée qu'ils produisaient des sections moins nettes, et contondaient les parties. Il est facile pourtant de reconnaître qu'ils agissent aussi un peu en sciant, et produisent en réalité des incisions fort nettes ; c'est pour cela même qu'il faut les préférer quand il y a moyen de trancher les parties d'un seul coup. Si l'on s'en sert pour couper quelque partie dure ou épaisse, il faut en pressant les faire un peu reculer ; on doit éviter le recul en incisant les parties molles, qui en seraient tiraillées, en même temps que l'on aurait une solution de continuité de moins grande étendue.

3° Différentes manières d'inciser. — On incise par quatre méthodes principales : 1° de dehors en dedans ; 2° de dedans en dehors ; 3° par la méthode sous-cutanée ; 4° en dédolant. Dans chacune de ces méthodes, on peut diriger l'instrument de plusieurs manières : 1° *contre soi*, en ramenant la pointe de l'instrument du point de départ vers l'opérateur ; 2° *devant soi,* qui est la direction opposée ; 3° *de gauche à droite* et transversalement, l'instrument tenu de la main droite ; 4° *de droite à gauche*, dans le sens opposé, l'instrument tenu par la main gauche, quelquefois par la main droite ; 5° *de haut en bas*, dans certaines positions de l'opéré. La direction de gauche à droite est la plus commode: quand on peut choisir, on la préfère toujours, surtout pour les temps principaux des opérations.

I. *Incisions de dehors en dedans.* — Elles se pratiquent exclusivement avec le bistouri, et particulièrement le bistouri convexe. Les règles générales du manuel opératoire sont : 1º Tendre la peau d'abord sur les côtés, et à l'opposé de la direction que doit suivre l'instrument, pour qu'elle ne se plisse pas sous le tranchant. On s'y prend pour cela de plusieurs manières : soit avec l'index et le pouce seulement; soit avec le bord cubital de la main qui tire en arrière pendant que le pouce et l'index tendent latéralement; soit avec la main appliquée à plat, le pouce et l'index écartés; soit avec l'extrémité des quatre doigts sur la même ligne dans le même sens que doit parcourir l'instrument; soit en se faisant assister par un aide qui tire d'un côté pendant qu'on tire soi-même de l'autre, ce qui convient surtout quand la peau est très-mobile. Quelquefois on confie tout-à-fait à un aide le soin de tendre les tissus, et cela a l'avantage de laisser les mains libres à l'opérateur. Enfin, quand on craint le déplacement des parties, on se contente de soutenir la peau avec l'extrémité des trois doigts du milieu. 2º Tenir le plan de la lame de l'instrument dans une direction toujours perpendiculaire à la peau, de manière à ce que la blessure du derme ait le moins d'étendue possible. 3º Inciser en un seul temps, et donner du premier coup, autant qu'il se pourra, à l'incision, toute l'étendue et la profondeur qu'elle doit avoir. On a ainsi des incisions nettes, complètes, et on évite les *queues* ou *traînées*, solutions de continuité superficielles qui ne comprennent qu'une partie de l'épaisseur des téguments, et ont l'inconvénient de déterminer une douleur et un siége d'irritation inutiles.

On pratique les incisions de dehors en dedans par plusieurs procédés.

1er *Procédé.* La peau tendue, on prend un bistouri droit, tenu en couteau de table, huitième position, et on le plonge perpendiculairement à la profondeur voulue, puis on l'abaisse de manière à former avec la peau un angle de 45º, et l'on incise en pressant et sciant tout à la fois. En finissant l'incision, on relève le bistouri perpendiculairement, et on le laisse même pénétrer à une certaine profondeur si on ne craint pas d'attaquer les organes sous-jacents; on a ainsi une incision nette, et on évite les queues.

2e *Procédé.* On se sert du bistouri droit ou convexe que l'on tient, le tranchant en bas, en première, en cinquième ou en huitième position; on incline le tranchant sur la surface à inciser en formant un angle de moins de 45°, et sans faire d'abord de ponction, on promène légèrement le bistouri sur la peau sans le relever à la fin. Il faut repasser plusieurs fois le bistouri dans le même trajet, et diviser les tissus couche par couche. Ici on ne peut pas éviter les queues; malgré cet inconvénient, ce procédé est souvent usité quand la partie à découvrir a besoin d'être ménagée.

3e *Procédé.* On fait un pli en soulevant, avec les deux mains, les téguments relâchés, puis on donne un bout de ce pli à soutenir à un aide pendant qu'on le tient soi-même à l'autre bout, en le tendant et en le serrant fortement avec les trois premiers doigts de la main gauche; la main droite devenue libre saisit un bistouri en cinquième ou huitième position, porte le tranchant sur la partie moyenne du repli, et incise perpendiculairement en pressant et en sciant. Le talon de la lame attaque d'abord, et l'instrument marche du talon à la pointe, de manière à ce que d'un seul coup le repli soit divisé jusqu'à sa base. Si la section ne s'achevait pas du premier coup, on la continuerait sans désemparer, en faisant aller le bistouri de la pointe au talon. — Dans quelques circonstances, on incise de bas en haut; on se sert alors du bistouri droit, tenu le tranchant en haut, en neuvième position; avec la pointe, on traverse la base du pli de part en part, et l'on continue en sciant et en relevant la pointe par un léger mouvement de bascule, jusqu'à section complète.

II. *Incisions de dedans en dehors.* — On les pratique avec le bistouri droit qu'on introduit dans les tissus par une ouverture naturelle ou artificielle, et qu'on ramène au dehors en relevant le tranchant vers la peau. On se sert également des ciseaux dont une des branches coupantes pénètre dans l'ouverture, tandis que l'autre reste dehors; ils agissent alors à la fois de dedans en dehors et de dehors en dedans, et toujours par le même mécanisme. L'incision de dedans en dehors se pratique avec le bistouri seul ou avec le bistouri guidé par un conducteur.

A. *Incisions sans conducteur.* — Elles sont particulièrement mises en usage quand il n'y a pas d'ouverture préalable offrant passage à l'instrument, et quelquefois aussi quand cette ouverture existe. On opère par plusieurs procédés.

1er *Procédé.* Le bistouri est tenu en plume à écrire en deuxième position, et l'on incise *devant soi:* on fait pénétrer la lame dans l'ouverture faite où on la plonge presque perpendiculairement dans les tissus; puis on abaisse le manche en formant avec la peau un angle d'environ 45°; on fait marcher l'instrument de manière à ce que le tranchant tende et divise la peau, et on relève la lame perpendiculairement pour finir l'incision. Pour faciliter l'opération, il est bon, pendant qu'on incise, de tendre la peau en arrière de la main qui tient l'instrument.

2e *Procédé.* Le bistouri est tenu en quatrième position, et l'on incise contre soi en suivant, d'ailleurs, la même marche que pour inciser d'après le premier procédé.

3e *Procédé.* L'instrument est tenu en couteau de table, neuvième position; on plonge perpendiculairement la lame à la profondeur voulue et on continue comme dans le premier procédé.

4e *Procédé.* Employé quand on veut agrandir une incision déjà faite ou en joindre une autre à celle-ci. Le bistouri, tenu comme dans le cas précédent, en neuvième position, est enfoncé à plat sous la peau; quand on a atteint la profondeur voulue, on relève le tranchant en haut, on abaisse le manche par un mouvement de bascule, et la pointe traverse la peau; on retire alors le bistouri qui coupe la portion de peau soulevée par le tranchant.

5e *Procédé.* C'est l'incision *à lambeaux*, usitée surtout pour les amputations. Avec la main gauche, on soulève une portion de tissus, on la traverse à la base de part en part, avec le bistouri tenu en huitième position, le tranchant sur plat, et, en retirant obliquement l'instrument par un mouvement de scie, s'il est nécessaire, on coupe un lambeau demi-circulaire.

B. *Incisions avec un conducteur.* — Elles ne sont possibles que lorsqu'il existe déjà une ouverture naturelle ou accidentelle propre à laisser passer l'instrument conducteur, et portent généralement le nom de *débridements.* On les pratique par plusieurs procédés, en se servant, comme conducteurs, de la sonde cannelée ou du doigt qu'on introduit préalablement. Pour faire pénétrer la sonde, on la tient par la plaque, le pouce en dessus, l'index et le médius en dessous, les autres doigts libres et portés en arrière. La cannelure de cette sonde doit être d'autant plus large qu'on redoute davantage de blesser les tissus voisins; elle se termine ordinairement en un cul-de-sac propre à retenir l'instrument.

1er *Procédé.* La sonde est introduite dans le trajet à inciser jusqu'au point où doit finir l'incision. Le bistouri tenu le tranchant en haut, deuxième ou neuvième position, on place sa pointe dans la cannelure en formant un angle aigu avec la sonde, et on le fait marcher en incisant les tissus jusqu'au cul-de-sac de celle-ci; on relève alors le bistouri perpendiculairement et on retire les deux instruments à la fois.

2e Procédé. La sonde est introduite et le bistouri, tenu en huitième position, est glissé à plat jusqu'au cul-de-sac de la sonde; alors on relève à la fois le tranchant et la pointe; celle-ci traverse les téguments, et on achève l'incision en ramenant l'instrument à soi.

3e Procédé. La sonde étant introduite, on la fait basculer jusqu'à ce que l'extrémité fasse saillie sous la peau; on incise sur cette saillie : par l'ouverture, on fait pénétrer la pointe du bistouri dans la cannelure de la sonde, et l'on incise, en dirigeant le tranchant vers le pavillon de la sonde.

4e Procédé. On se sert du doigt indicateur pour conducteur, et l'on incise avec le bistouri boutonné; il y a avantage à ce que le tranchant n'occupe qu'une partie de la longueur de la lame. On place la lame de l'instrument à plat sur la face palmaire du doigt qui en dépasse légèrement l'extrémité et l'on introduit le doigt en tournant le tranchant du bistouri du côté où l'on veut débrider; on retire alors le bistouri en exerçant des pressions successives et en protégeant, avec le doigt, les parties qui doivent être ménagées. Ce procédé ne peut être employé qu'autant que le trajet fistuleux a peu de profondeur et assez de largeur pour permettre l'introduction du doigt. Mais, en tous cas, lorsqu'on peut se servir du doigt, il faut toujours le préférer à la sonde; car il est un instrument de diagnostic exact en même temps qu'il sert à diriger le bistouri, ce qui est d'un très-grand avantage quand les parties sont dérobées à la vue.

III. *Incisions sous-cutanées.* — Ces incisions ont pour objet de produire la division des tissus en mettant les solutions de continuité à l'abri de l'action de l'air. On les pratique sans inciser la peau et en se contentant de faire aux téguments l'ouverture strictement nécessaire pour le passage de l'instrument; de sorte qu'elles se composent de deux temps, une ponction et une incision.

C'est Delpech qui a introduit, dans la pratique chirurgicale, ce genre d'incisions; comme il est plus particulièrement usité pour la section des tendons, nous en indiquerons le manuel opératoire en traitant des ténotomies.

IV. *Incisions en dédolant.* — Se pratiquent en coupant les tissus à plat par couches successives. Le procédé varie suivant la résistance des tissus.

1er *Procédé*. Est celui mis en pratique sur les tissus d'une grande dureté ; on se sert du bistouri et mieux encore de la feuille de sauge. L'instrument, tenu en couteau de table, est promené à la surface des parties, de manière à en détacher à chaque coup des lamelles plus ou moins minces. On peut se servir du pouce pour faire contre-appui, ou tenir le manche de l'instrument avec les deux mains ; cela dépend de la nature de l'opération ou de l'assurance de la main de l'opérateur.

Fig. 80.

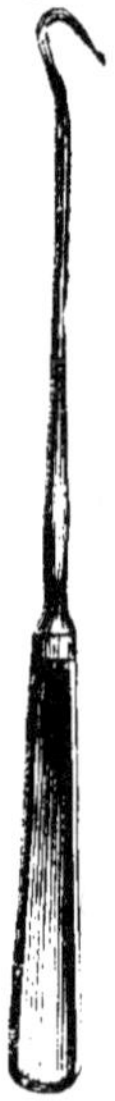

2e *Procédé*. Est employé sur les tissus mous. Avec une *érigne* (*fig.* 80) ou une pince à disséquer (*fig.* 89), on soulève une très-légère épaisseur de tissu, et, se servant du bistouri convexe, tenu en neuvième position, on décrit avec le plat de la lame une courbe à concavité supérieure dans l'épaisseur des tissus, dont on détache ainsi une couche mince. On peut se servir du bistouri seul porté horizontalement sur les tissus à diviser ou formant avec eux des angles plus ou moins ouverts. On répète l'opération jusqu'à ce qu'on ait atteint la profondeur voulue.

3° *Procédé*. Applicable aux excroissances qu'on veut détacher par leur base. — On soulève alors, autant qu'on le peut, la tumeur qu'on veut enlever, et, appuyant sur la base de cette tumeur le tranchant du bistouri convexe, on fait marcher rapidement l'instrument du talon à la pointe, tout en abaissant et relevant le tranchant dans l'épaisseur des tissus comme dans le procédé précédent.

§ 3. — **Formes diverses des incisions.**

Toutes les formes qu'on peut donner aux incisions se rangent en deux espèces principales : les incisions *simples* et les incisions *composées*.

1° Incisions simples. — On appelle ainsi des solutions de continuité comprises dans un seul trajet linéaire, pratiquées ordinairement de dehors en dedans et d'un seul coup de bistouri. Ces incisions peuvent être *droites*, *linéaires* ou *longitudinales*, et *courbes* ; les unes et les autres sont praticables par les différents procédés de l'incision de dehors en dedans ; seulement, en pratiquant l'incision courbe, il faut varier la tension de la peau à mesure qu'on change la direction du bistouri.

2° Incisions composées. — Elles sont formées par la réunion de plusieurs incisions simples que l'on peut diversement combiner de manière à former différentes figures. Les branches de ces incisions composées se pratiquent comme les opérations simples. Quand deux incisions doivent se rencontrer en un point, il faut que la seconde soit dirigée sur la première, et non dans le sens opposé, afin de permettre la tension de la peau. On commence toujours par la plus facile ; si l'une est au-dessus de l'autre, on commence par l'inférieure pour éviter d'être gêné par l'écoulement du sang, etc. Toutes les variétés d'incisions multiples peuvent se réduire aux formes principales suivantes :

Fig. 81.   Fig. 82.   Fig. 83.   Fig. 84.

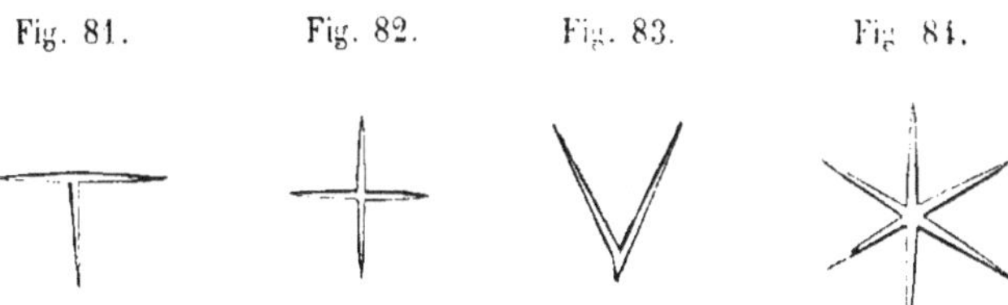

1. *Incision en T (fig. 81).* — Incision droite, sur le milieu de laquelle, à peu près, vient tomber une autre incision dirigée perpendiculairement à la première.

2. *Incision cruciale (fig. 82)* ou *en X.* — C'est la précédente, dont l'incision verticale est prolongée au-delà de la première incision. Elle se pratique en trois temps : on fait d'abord l'incision transversale ; puis la branche inférieure de l'incision verticale, en remontant sur la partie moyenne de la première, comme pour l'incision en T ; puis enfin, la branche supérieure que l'on fait retomber dans la direction et à l'opposé de la précédente, à son point de réunion avec la première. — Si la peau est endurcie, adhérente aux parties sous-jacentes et ne fuit pas sous le bistouri, on peut inciser en deux temps, en coupant transversalement d'un seul coup la première incision à sa partie moyenne.

L'incision cruciale peut se faire encore de dedans en dehors pour le second temps. On fait d'abord la première incision longitudinale à la manière ordinaire ; puis le bistouri, tenu en neuvième position, est glissé à plat sous la peau à la partie moyenne du bord de la plaie la plus éloignée de l'opérateur jusqu'à la profondeur voulue ; on relève alors le tranchant, on presse sur la pointe, et, quand elle a traversé le tégument, on la ramène à soi en la soulevant. Pour la troisième incision, on écarte le bras du corps, on fléchit l'avant-bras et le poignet, de manière à ce que la pointe de l'instrument regarde l'opérateur ; elle s'engage de même sous l'autre bord de la plaie, vis-à-vis l'autre incision, et l'on achève comme il a été dit.

3. *Incision en V* (*fig.* 83). — Formée par deux incisions droites qui se réunissent à angle aigu par une de leurs extrémités. Quand on pratique la seconde incision, il importe de ne pas chercher à la faire rencontrer exactement avec l'extrémité de la première, où, d'ailleurs, on ne la ferait arriver que difficilement ; il vaut mieux qu'elle la rencontre un peu avant sa terminaison ; alors la peau, qui est à l'angle des deux incisions, est plus nettement et complètement divisée. L'incision en V est droite ou renversée, suivant que le sommet de l'angle est en haut ou en bas. Elle peut aussi avoir toutes les directions intermédiaires. Plusieurs V réunis par leurs sommets forment l'incision *en étoile* (*fig.* 84).

4. *Incision en L* (*fig.* 85). — C'est à peu près la même que la précédente ; seulement, les deux incisions se rencontrent presque à angle droit.

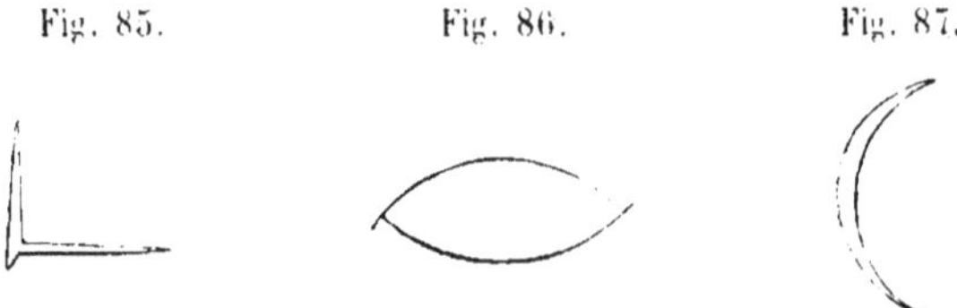

Fig. 85.   Fig. 86.   Fig. 87.

5. *Incision elliptique* (*fig.* 86). — Formée par deux incisions courbes, réunies à leurs extrémités, de manière à comprendre entre elles un espace en forme d'ellipse. On commence par l'inférieure ; puis on fait l'autre, en commençant au-delà de la première, à une petite distance de son extrémité gauche, et on la termine à une distance égale en arrivant à l'autre extrémité.

6. *Incision demi-lunaire* ou *en croissant* (*fig.* 87). — Formée par deux courbes tournées dans le même sens, mais se rencontrant aux extrémités de manière à circonscrire un lambeau de peau en forme de croissant. Même procédé opératoire que pour l'incision elliptique. Quand on ne veut qu'un croissant étroit, il suffit d'une seule incision courbe ; les bords de la peau s'écartent alors assez pour figurer le croissant.

3° Débridements et **Contre-ouvertures**. — Ce sont des

incisions spéciales, pratiquées dans beaucoup de circonstances, pour étendre ou régulariser des solutions de continuité. Le *débridement* s'entend particulièrement des incisions faites pour agrandir une ouverture déjà existante, ou pour détruire des étranglements; ainsi on le pratique toutes les fois qu'un tissu inextensible, une aponévrose ou une autre partie semblable s'oppose à la dilatation inflammatoire des organes sous-jacents. On opère les débridements de dedans en dehors, le plus souvent avec un conducteur, et par les divers procédés applicables à cette méthode d'incision. Assez souvent, vu l'état considérable de tension des parties que l'on divise, il suffit d'appuyer au-dessus le tranchant de l'instrument pour les inciser sans intéresser les organes voisins.

La *contre-ouverture* est une incision pratiquée pour donner jour à une cavité morbide quelconque formée dans les tissus. On l'opère ordinairement au moyen d'une sonde recourbée ou en S portant aussi une cannelure, non toujours utile pourtant. On introduit cette sonde dans la cavité par une ouverture plus ou moins éloignée de l'endroit où l'on veut inciser, et on lui fait faire saillie en ce dernier point. Quand cette saillie est très-marquée, on peut d'un seul coup fendre le tégument à son sommet et arriver de suite sur la sonde. Mais quelquefois l'instrument est arrêté trop profondément pour qu'on soit bien sûr de sa position; il faut alors le soulever avec force, et par le tact rechercher, aussi exactement que possible, quelle est sa profondeur, reconnaître s'il y a des vaisseaux et des nerfs dans l'épaisseur des tissus qui séparent la peau de l'extrémité de la sonde. Cela fait, le bistouri tenu en cinquième position, on incise de gauche à droite, sur le point où l'on a reconnu le bout de la sonde, et, en appuyant, on pénètre ainsi jusqu'à cet instrument par une incision transversale à sa direction et aussi petite que possible. Alors on place le bistouri parallèlement à la sonde, la pointe dans sa cannelure, et, après l'avoir légèrement engagée sous les tissus, on relève le bistouri perpendiculairement à la peau, en coupant les tissus de dedans en dehors, et on retire la sonde. Quand on ne craint pas d'atteindre des organes importants, on fait la contre-ouverture par une simple ponction, que l'on peut faire suivre d'une incision s'il est nécessaire.

ARTICLE II.

DISSECTION.

La *dissection* est la division du tissu cellulaire, pratiquée dans le but de séparer les parties auxquelles il sert de moyen d'union.

§ 1. — Instruments servant à la dissection.

On se sert, comme pour l'incision, du *bistouri* et des *ciseaux;* mais non pas d'une manière exclusive, car on fait souvent usage des doigts, d'un manche de scalpel ou de bistouri, de l'extrémité des ciseaux fermés, ou d'une sonde cannelée; avec ces instruments on déchire, on écarte le tissu cellulaire, soit pour aller plus vite, soit pour éviter de blesser des vaisseaux ou d'autres organes importants. Le bistouri est cependant l'instrument préférable pour agir avec rapidité; on fait encore usage, pour disséquer, d'une pince spéciale, dite *pince à disséquer* (*fig.* 88). Elle est formée de deux branches, réunies d'une manière invariable à une de leurs extrémités, s'écar-

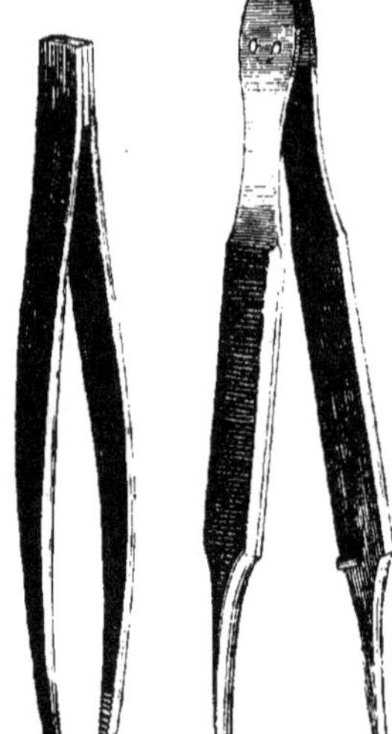

Fig. 88.   Fig. 89.

tant par leur propre élasticité et se resserrant par la pression des doigts. Le ressort, assez fort pour que les branches s'écartent sans difficulté, doit être assez doux cependant pour ne pas fatiguer la main. L'extrémité ressemble à celle des pinces à anneaux; les branches sont seulement plus fines à leur terminaison. Les pinces, ainsi disposées, peuvent remplacer les pinces à anneaux dans les pansements; ce sont les véritables pinces à dissection. Quelquefois, elles portent à l'extrémité trois petites dents, deux d'un côté, une de l'autre qui se loge entre les deux premières; c'est la *pince à griffes* ou *à dents de souris* (*fig.* 89), fort avantageuse pour tenir et écarter solidement, pendant les opérations, les parties que l'on dissèque ou que l'on détache. Quelquefois on taille les pinces en lime à leur face extérieure, pour les empêcher de glisser sur la peau des doigts; on leur donne alors plus particulièrement la forme représentée ci-contre (*fig.* 89).

On pratique la dissection par trois procédés : 1º la dissection *libre;* 2º la dissection des *lambeaux adhérents;* 3º la dissection *en dédolant.*

1er *Procédé. Dissection libre.* C'est la dissection d'un lambeau de peau qui n'a pas contracté d'adhérence avec les tissus sous-jacents. On saisit ce lambeau par son extrémité libre entre le pouce et l'index de la main gauche, on l'écarte en tirant, puis tenant le bistouri en plume à écrire ou en archet le tranchant en bas, première ou cinquième position, on le promène à la face interne du lambeau en franchissant tout l'intervalle d'un seul coup, et en ramenant, autant que possible, l'instrument à soi. — Si le lambeau est moins large à son extrémité qu'à sa base, comme après les incisions en V, en T, en X, en croissant, chaque coup de bistouri allant d'un bord à l'autre augmente d'étendue à mesure qu'on approche de la base. Quand on ne dissèque que le bord d'une incision droite ou elliptique, les coups de bistouri sont, au contraire, plus étendus en commençant qu'en finissant, et le lambeau est détaché plus profondément vers son centre que vers ses extrémités. — Dans le cas où le tissu cellulaire serait très-lâche et extensible, on abrègerait en tirant le lambeau d'un côté, les tissus de l'autre et en détruisant avec l'index les brides qui les unissent.

2e *Procédé. Dissection de lambeaux adhérents.* Le bistouri agit de la même manière, mais plus lentement et à petits coups. On a soin de ne pas pénétrer trop profondément dans les tissus qu'on veut découvrir, et aussi de laisser à la peau toute son épaisseur.

3e *Procédé. Dissection en dédolant.* C'est l'excision du tissu cellulaire pratiquée comme dans les dissections anatomiques. La peau incisée et les tissus sous-jacents mis à découvert, on les saisit par couches minces avec une bonne pince à disséquer, et avec le bistouri, tenu en archet, la lame à plat, septième position, on coupe horizontalement chaque feuillet de tissu soulevé au-dessous du bec de la pince, plutôt en relevant le tranchant qu'en l'abaissant. — Pour soulever les tissus, on peut remplacer la pince par la pointe d'un bistouri droit ou de la sonde cannelée, et l'on incise de la même manière. — Dans les cas difficiles, quand on doit découvrir des organes importants dont la blessure serait dangereuse, il est préférable de soulever les feuillets du tissu cellulaire avec les doigts qui reconnaissent en outre les tissus saisis entre le pouce et l'index, et l'on opère avec plus d'assurance.

A ces divers procédés de dissection, on peut en joindre un quatrième, l'*énucléation*, qui se pratique surtout à l'égard des kystes et de quelques autres tumeurs. Par une incision, on met le kyste à jour à son point le plus extérieur, puis avec les doigts, les ciseaux ou les pinces à disséquer, on en détache tout autour les adhérences par la destruction du tissu cellulaire, et on l'enlève ; c'est ce qu'on appelle *déshabiller* la tumeur.

ARTICLE III.

PONCTION.

La *ponction* est une solution de continuité de très-faible étendue, limitée seulement par le diamètre de l'instrument qui sert à la pratiquer. Cette définition s'applique aussi à la *piqûre*, mais cette dernière dénomination indique seulement la division des tissus pleins produite par l'introduction d'un instrument très-aigu. Elle n'est quelquefois que le premier temps de la véritable ponction ou de l'incision, et se confond alors avec ces opérations ; ou bien elle forme l'élément essentiel de certaines opérations particulières, telles que la suture, les mouchetures, la clavélisation, l'acupuncture, etc., et en ce cas, sa description rentre dans celle de ces opérations.

Quant à la *ponction* proprement dite, c'est un élément opératoire spécial par lequel on a plus particulièrement pour objet de pénétrer dans les parties creuses, soit pour explorer la nature d'une tumeur, pour reconnaître le contenu d'une cavité naturelle, soit pour donner issue à des gaz ou à des liquides. Généralement elle n'a pas d'effet curatif direct ; elle est plutôt un moyen d'action dont le résultat dépend de l'effet secondaire qu'elle est destinée à produire.

§ 1er. — Instruments servant à la ponction.

Tous les instruments ayant une pointe aiguë peuvent servir à pratiquer la piqûre ; pour la ponction, le nombre est moins grand, car l'on ne considère comme spécialement propres à cette opération que le *bistouri droit*, la *lancette* et le *trocart*. Le bistouri étant déjà connu, nous n'avons à décrire que ces deux derniers instruments.

1° Lancette (*fig.* 90). — La lancette est une sorte de petit bistouri auquel il faut distinguer la *lame* et le *manche* ou *châsse*.

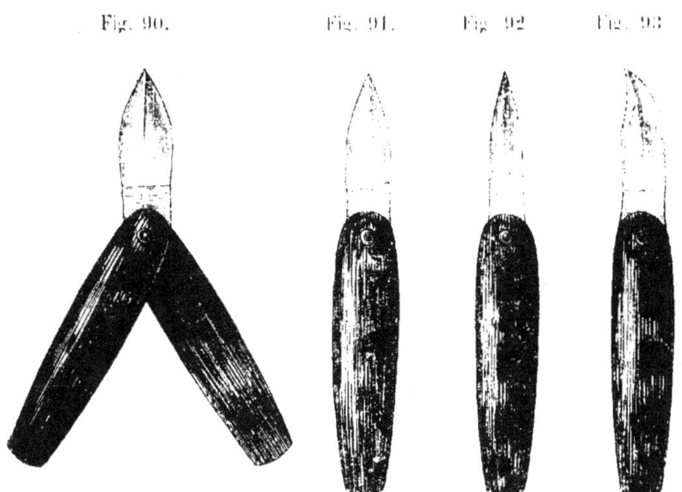

La *lame* en acier pur, bien trempé, est à double tranchant, et se termine par une pointe aiguë. Il y a dans la lame les tranchants, le corps et le talon. Les *tranchants* ne s'étendent qu'à moitié de la longueur de la lame ; ils sont distingués par le brillant du poli, dirigé dans le sens de la longueur et du corps à la pointe. Le *corps* a un poli moins fin, plus mat, et obtenu par un repassage transversal, ce qui établit nettement la séparation d'avec les tranchants. Le *talon* est plus épais que le corps, et porte le trou du clou fixant la lame à la châsse et rivé, de chaque côté, sur un œil de cuivre ou d'argent.

La *châsse* est formée de deux feuilles ou plaques mobiles et indépendantes l'une de l'autre, parfaitement égales, ayant chacune un tiers de longueur de plus que la lame et d'une largeur dépassant légèrement le plus grand diamètre de celle-ci. Toutes deux, perforées à l'extrémité qui porte le talon de la lame, tournent librement et facilement autour du clou.

Les lancettes sont variables de dimensions et de formes. La longueur de la lame varie de 3 à 6 centimètres, la largeur de 4 à 14 millimètres. Les plus petites servent sur l'homme et sur les ani-

maux ; mais les grosses sont employées exclusivement par les vétérinaires. Dans les petites lancettes, la portion polie de la lame est
seulement un peu convexe, tandis que les lancettes fortes portent
ordinairement une arête médiane qui forme sur la lame deux biseaux,
comme dans la feuille de sauge ; cela leur donne plus de solidité.
Suivant la disposition respective des tranchants, on distingue plusieurs espèces de lancettes :

1. La lancette *à grain d'orge* (*fig.* 90), quand les deux tranchants
convexes se réunissent en une pointe large et obtuse ;

2. La lancette *à grain d'avoine* (*fig.* 91), dont la pointe est plus
aiguë ;

3. la lancette *à langue de serpent* (*fig.* 92), dont la pointe est
tout-à-fait aiguë ;

4. La lancette *à abcès* (*fig.* 93), dont l'un des tranchants présente
vers la pointe une large échancrure, de manière à ce que ce bord
soit concave, l'autre restant convexe. Cette espèce de lancette a
généralement des proportions plus grandes que les autres.

2° Trocart (*fig.* 94). — Cet instrument, appelé autrefois *trois-
quarts*, est formé de deux pièces : le *poinçon* et
la *canule*, ajustés exactement l'un à l'autre.

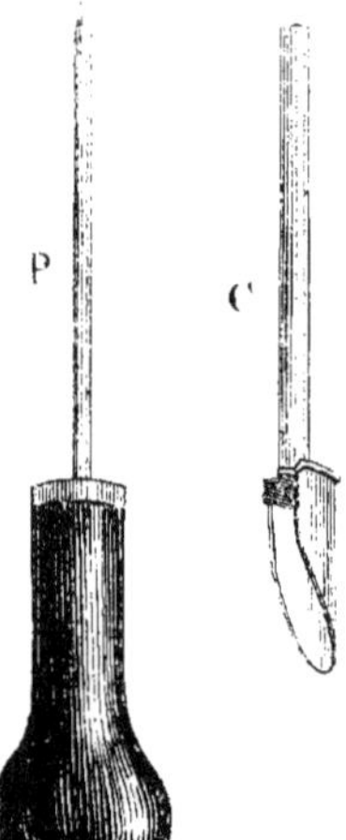

Le *poinçon* P est formé d'une tige d'acier montée sur un manche. La tige est cylindrique, lisse
et polie, afin de pouvoir glisser facilement dans
la canule où elle est renfermée ; elle est terminée
par une pointe formant une pyramide à trois faces, — d'où le nom de l'instrument, — dont les
arêtes et la pointe doivent toujours être maintenues parfaitement aiguës. Le manche forme une
poignée arrondie en poire d'une force suffisante
pour bien tenir dans la main.

La *canule* C est un cylindre creux, allongé, en
cuivre, en argent ou en cuivre argenté, qui sert
d'enveloppe exacte au poinçon. Son extrémité correspondant à la pointe de l'instrument ne dépasse
pas la partie cylindrique de la tige et est taillée en biseau à l'extérieur,
de manière à former avec la pointe un seul plan continu qui rend
plus facile la pénétration, dans les tissus, du trocart armé de sa
canule. Celle-ci, à son autre extrémité, porte le *pavillon*, formé
d'un rebord saillant, transversal, sur lequel est soudée, dans une

partie de sa circonférence, une lame demi-cylindrique qui se prolonge en bec d'aiguière et qui est destiné à faciliter l'écoulement des liquides. Quelquefois ce pavillon forme une simple plaque transversale percée de deux trous pour fixer des liens (*fig.* 95); cette disposition est celle qui convient quand l'instrument doit rester un certain temps en place pour évacuer des gaz.

Fig. 95.

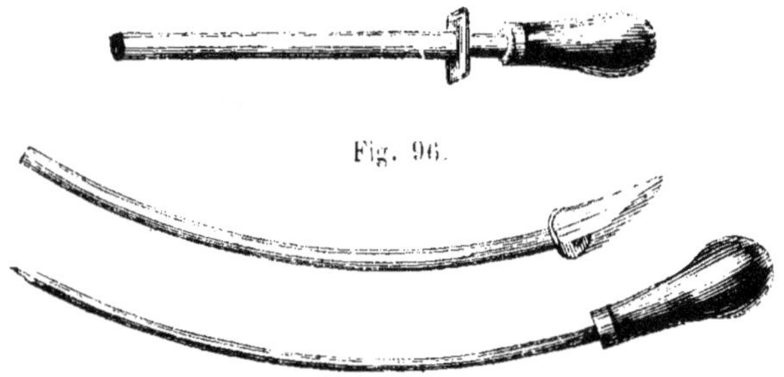

Fig. 96.

Le trocart présente, suivant sa destination, des dimensions et des formes très-variables. Ainsi, la longueur de la tige peut aller de 4 à 50 centimètres, son diamètre de 2 à 12 millimètres. Il est le plus souvent droit, quelquefois il est courbe (*fig.* 96), forme que l'on donne plus spécialement aux trocarts de grande dimension.

Le trocart peut subir encore d'autres modifications; ainsi on en fait qui, au lieu d'être cylindriques, ont la tige et la canule aplaties; mais ce sont alors des instruments spéciaux qui seront décrits plus tard.

§ 2. — **Manuel opératoire de la ponction.**

Le manuel de la ponction varie suivant l'instrument dont on fait usage; mais les différents procédés par lesquels on pratique cette opération se ramènent tous à la ponction par le bistouri, par la lancette ou par le trocart.

1º Ponction avec le bistouri. — On se sert exclusivement du bistouri droit, qui doit être autant que possible à lame étroite et acérée. On le tient en plume à écrire, particulièrement en première et deuxième position, quand on n'a pas besoin d'une grande force; et, si l'on doit faire un certain effort, en sixième et surtout en neuvième position, suivant la disposition des parties. Dans toute position, on ne laisse sortir de la lame que la longueur qui doit pénétrer dans les tissus ou bien l'on étend l'index vers la pointe pour en limiter l'action, et on plonge l'instrument perpendiculairement, d'un seul coup, jusqu'à la profondeur voulue, et plus ou moins rapidement suivant cette profondeur. On le retire ensuite en suivant la même direction perpendiculaire, à moins qu'on ne veuille agrandir l'ouverture. Quelquefois on fait suivre à l'instrument une direction oblique ; c'est surtout quand on veut détruire le parallélisme entre l'ouverture intérieure et celle de la peau, afin de ne pas évacuer tout le liquide contenu dans la poche ou d'empêcher l'introduction de l'air. Cette ponction est le premier temps ordinaire des incisions sous-cutanées.

Dans quelques circonstances, on pratique la ponction avec le bistouri en poignard, dixième position. Alors on plonge l'instrument d'un seul coup et en suivant, d'ailleurs, les mêmes prescriptions générales qu'en ponctionnant à la manière ordinaire.

2° Ponction avec la lancette. — La châsse relevée forme un angle droit avec la lame; celle-ci est saisie entre le pouce et l'index, au niveau du corps ou plus près de la pointe, suivant la profondeur où l'on veut pénétrer; les autres doigts, légèrement fléchis, permettent de prendre un point d'appui par leurs extrémités réunies; on enfonce alors la lancette perpendiculairement, et on la retire de même. Si l'on veut terminer par une incision, on la fait marcher comme le bistouri tenu en plume à écrire, deuxième position. Pour la pratique de la saignée à laquelle la lancette est plus particulièrement réservée, l'emploi de cet instrument réclame quelques autres précautions: elles seront indiquées quand on traitera de cette opération.

3° Ponction avec le trocart. — Il faut s'assurer d'abord, avant de se servir de cet instrument, qu'il est bien libre dans sa canule : on l'enduira d'un corps gras, et, dans l'hiver, il sera bon de le chauffer. Il convient également d'avoir à sa disposition un stylet ou une seringue pour désobstruer la canule au cas où il serait nécessaire. Ces précautions prises, le trocart est saisi de manière à ce que le manche, appuyé dans la paume de la main, y soit assujéti par les trois derniers doigts ; le pouce est appliqué à l'union de la canule et du manche, et l'index, qui doit borner l'action de l'instrument, est appliqué plus ou moins près de la pointe, suivant la distance où la tige doit pénétrer; alors on plonge l'instrument dans une direction perpendiculaire pour éviter de labourer les parties, et avec la force nécessaire. — Quand on sent qu'on a pénétré, on retient la canule avec le pouce de la main gauche en dessus du pavillon, l'index et le medius en dessous, pendant que les mêmes doigts de la main droite saisissent le manche et tirent directement en arrière pour attirer et faire sortir la tige de la canule; s'il y a une légère résistance, on la surmonte par quelques légers mouvements de rotation. Si la canule n'était pas bien fixée ou que la tige ne fût pas libre dans son intérieur, en la retirant, on amènerait le tout à la fois, et l'opération serait à recommencer. — S'il s'agit de l'évacuation d'un liquide, à mesure que celui-ci s'écoule, la poche s'affaisse, et alors il faut pousser la canule pour qu'elle n'en abandonne pas les parois; en même temps, on promène l'extrémité de cette canule dans les divers points de la cavité, et l'on presse à l'extérieur pour que l'évacuation du liquide soit aussi complète que possible. On a soin encore de ne pas appliquer le bout de la canule contre les tissus qui en fermeraient l'orifice. — Pour retirer ensuite la canule, on saisit le pavillon avec les trois premiers doigts de la main droite, et, avec le pouce et l'indicateur gauche, on saisit la tige immédiatement au-dessus de la peau; alors, avec la main droite, on retire brusquement la canule pendant que les doigts de la main gauche, maintenus sur la peau, et entre lesquels glisse la canule, empêchent le tiraillement des tissus. — Ce procédé de ponction peut remplir un grand nombre d'indications différentes, comme on le verra par la suite, en subissant de très-légères modifications, dues surtout, chez les animaux domestiques, à la nécessité de vaincre la résistance des téguments.

ARTICLE IV.

RÉSECTION.

La *résection* est un mode particulier de division des tissus, spécialement applicable aux parties dures, telles que les os, les tissus cornés, sur lesquelles les instruments propres à la division des parties molles n'ont aucune action. En joignant la résection aux opérations élémentaires, nous faisons une innovation dans les méthodes descriptives chirurgicales; elle nous paraît justifiée par la nature propre des tissus divisés, par la forme particulière des instruments employés, et par les règles spéciales du manuel opératoire.

plus souvent avec le maillet. Alors, il faut choisir une position qui permette de ne pas produire des secousses, des ébranlements trop considérables pouvant déterminer la formation d'esquilles nouvelles, ou des fêlures dans les os, etc. Pour que le ciseau pénètre bien dans la substance osseuse, on l'incline à 45°. En l'appliquant perpendiculairement, on risquerait de déterminer un écrasement.

La scie doit être choisie de préférence quand on a une partie volumineuse à réséquer; le ciseau n'aurait pas assez de force, et la pince ferait éclater l'os sans couper nettement. Les pinces conviennent pour les os mous et spongieux : et le ciseau devient préférable, quand ce tissu spongieux est en grande masse, pour couper nettement et sans contusion.

<h2 style="text-align:center">ARTICLE V.</h2>

<h3 style="text-align:center">LIGATURE EN MASSE.</h3>

On désigne sous le nom de *ligature en masse* un procédé particulier de division des tissus, consistant à les étreindre dans un lien plus ou moins fort, qui en opère lentement la section, ou qui, en suspendant la circulation, détermine par la gangrène la séparation de la partie liée. Ce moyen était fort connu des anciens pour l'ablation des tumeurs superficielles et pédiculées, ou pour faire disparaître certaines fistules; c'est M. Mayor qui en a généralisé l'emploi et en a fait un nouvel élément général d'opération, fort utile toutes les fois qu'on ne veut pratiquer qu'une section lente, sans instrument tranchant et sans effusion de sang.

1° Choix du lien. — L'instrument essentiel de la ligature en masse est un lien dont la nature est variable; la soie, le fil de chanvre, la ficelle, le fil métallique de plomb ou d'argent recuit, quelquefois de fer très-doux, ont été successivement employés. Chacune de ces substances peut, suivant les cas, avoir son utilité spéciale; il ne faut donc en prescrire ni en proscrire aucune d'une manière exclusive. L'important, c'est que le lien, quel qu'il soit, ait un diamètre bien égal et une force suffisante pour pouvoir résister aux efforts de traction auxquels on le soumet. Si l'on se sert d'un cordon de soie ou de chanvre, on le frotte avec du savon pour en faciliter le glissement.

2° Moyens d'appliquer la ligature. — L'application de

la ligature peut se faire par quatre ou cinq procédés différents, qui sont soumis aux règles générales suivantes :

Choisir une ligature proportionnée au volume et à la résistance des parties à étreindre, — n'embrasser qu'une épaisseur modérée de tissus, — ne jamais comprendre la peau dans la ligature, à moins que le pédicule ne soit très-étroit, que la peau n'ait subi une ulcération ou une dégénérescence qui ait détruit sa sensibilité ; hors ces cas, il faut l'inciser et la disséquer d'abord. On peut encore se dispenser de la section préalable pour lier une tumeur fongueuse, un polype ou une autre tumeur analogue.

1er *Procédé. Ligature superficielle simple,* ou sans incision préalable. Elle convient quand on n'a qu'une faible épaisseur de tissus à diviser, et se pratique en entourant simplement la partie avec le lien, qu'on serre ensuite convenablement. Si la tumeur est conoïde, à large base, on empêche le fil de glisser vers le sommet, en le retenant, soit avec les doigts, soit avec deux érignes, soit avec les extrémités d'une forte pince à dents de souris que l'on implante à la base d'un côté à l'autre, et que l'on maintient jusqu'à ce que la striction soit assurée.

2e *Procédé. Ligature double* (*fig.* 108). Elle est nécessaire quand le pédicule de la tumeur est volumineux. On la pratique en traversant la tumeur à sa base par une aiguille droite armée d'un fil doublé ; ce fil, divisé vers l'anse qui retient l'aiguille, forme deux ligatures que l'on lie séparément autour du pédicule, l'une à droite, l'autre à gauche.

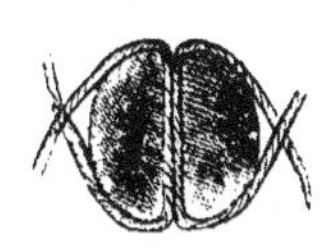

3e *Procédé. Ligature multiple.* Quand la tumeur est à large base et qu'on veut la lier en plusieurs portions, on fait usage du procédé précédent, répété et varié autant qu'il est nécessaire suivant les circonstances. Il faut avoir alors plusieurs grosses aiguilles en acier non trempé pour qu'elles puissent prendre la courbure convenable sans se rompre. Leurs dimensions seront en rapport avec le volume de la tumeur à lier, et le trou sera indifféremment près de la tête ou près de la pointe. Supposons qu'on veuille diviser la tumeur en trois portions ; il faut alors deux aiguilles et un grand fil auxquelles elles sont toutes deux enfilées. Le fil est plié en quatre à la manière d'un M majuscule (*fig.* 109), les deux aiguilles se trouvant aux deux anses supérieures ; on les introduit dans la tumeur qu'on traverse à la base de part en part, à des distances telles que cette tumeur se trouve à peu près divisée en trois parties égales. Les aiguilles

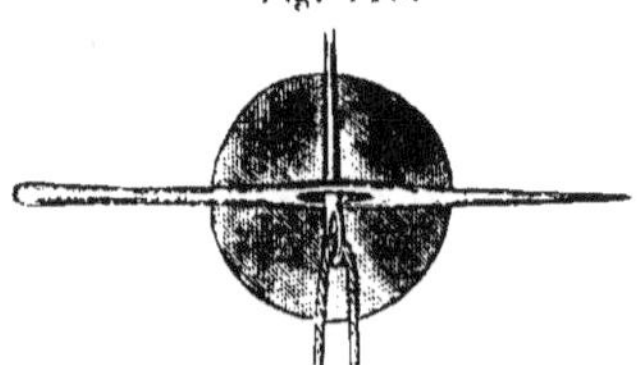

Fig. 109.

ressortent et sont saisies du côté opposé à leur entrée si le chas est à la tête ; s'il est près de la pointe, on y passe le fil après avoir fait pénétrer l'aiguille qu'on retire ensuite sur elle-même. Dans tous les cas, le fil étant introduit, on coupe les deux anses qui ont traversé la tumeur, et l'on a ainsi trois ligatures avec lesquelles on étreint séparément la partie moyenne et les deux parties latérales de la tumeur. — Pour diviser en un plus grand nombre de portions, on agirait de même en mettant trois, quatre ou un plus grand nombre d'aiguilles, s'il le fallait. — Dans ces divers cas, à la rigueur, une seule aiguille pourrait suffire, en la faisant passer successivement dans la tumeur autant de fois qu'il est nécessaire, et en coupant chaque fois l'anse introduite.

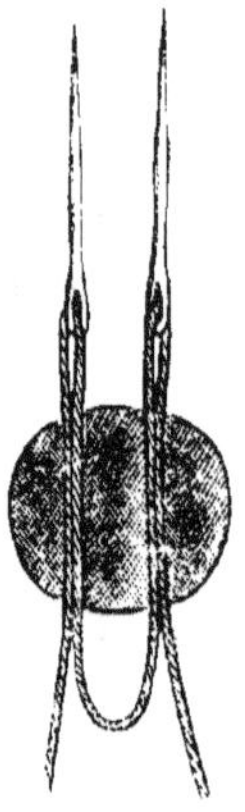

Il y a quelques précautions à prendre en opérant. D'abord, on doit agir avec lenteur, guider l'aiguille avec l'indicateur à son entrée et à sa sortie ; si l'on craint de blesser des organes sains, des vaisseaux ou des nerfs voisins, au lieu d'entourer tout-à-fait extérieurement la tumeur, on passera un peu à travers son tissu ; et en commençant du côté où siégent les parties à ménager, on les évitera plus facilement. Survient-il une hémorrhagie, on laisse l'aiguille en place comme un premier obstacle au cours du sang, et l'on applique en dessous un lien d'une certaine force avec lequel on étreint toute la portion d'où s'écoule le sang.

4e *Procédé. P. Manec.* Ce mode de ligature consiste à embrasser la tumeur dans quatre liens serrant tous quatre de l'intérieur à l'extérieur. Pour le mettre en pratique, il faut d'abord une forte aiguille portant une ouverture à sa partie moyenne, et avec laquelle

Fig. 110.　　　　　Fig. 111.

on traverse la base de la tumeur. Puis, ayant une autre aiguille de forme ordinaire et enfilée d'un fil double, on l'introduit dans les tissus perpendiculairement à la première aiguille en la faisant passer à travers l'ouverture moyenne de celle-ci (*fig.* 110). Quand le fil est passé, on coupe l'anse, puis on pousse la première aiguille jusqu'à ce que l'ouverture centrale paraisse en dehors entraî-

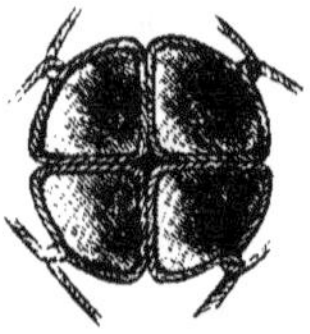

nant les deux fils ; on coupe l'un des deux qu'on laisse en place, et
en retirant l'instrument on amène l'autre fil du côté opposé ; l'anse
est également coupée, et l'on a ainsi quatre fils différents qui embrassent chacun une partie de la circonférence de la tumeur (*fig.* 111).

5e *Procédé. Ligature sous-cutanée.* Ce procédé est rarement usité,
attendu qu'il y a toujours de l'inconvénient à laisser séjourner sous
la peau les tissus mortifiés séparés par la striction du lien. Mais il
est des circonstances où l'on ne peut ouvrir immédiatement la peau,
et le procédé dont nous parlons devient alors nécessaire. Pour
le mettre en pratique on passe les fils entre les téguments et le tissu
à détacher au moyen d'aiguilles courbes, en acier non trempé, et ar
mées de fils simples. Pour agir avec facilité, quand le trajet à parcourir est plus long que l'aiguille, on passe celle-ci en plusieurs temps,
en la faisant chaque fois ressortir au-dehors, et en l'introduisant de
nouveau, pour lui faire continuer son trajet, par la piqûre de sortie.
Si la base de la partie à extirper est étroite, on pince la peau d'un
côté, et on traverse le pli à la base entre les doigts et le pédicule ; le
fil étant passé, on fait le même pli du côté opposé, en repoussant
le pédicule dans la portion de peau primitivement plissée ; puis on
repasse l'aiguille, mais en sens inverse, par les deux ouvertures
qu'elle a déjà faites, et le pédicule se trouve ainsi pris dans une
anse interne ; les deux bouts du fil sortent ensemble par la même
piqûre, et on les serre sur une petite boulette d'étoupes ou sur un
serre-nœud. — Si la tumeur est trop volumineuse pour se prêter à
cette manœuvre simple, on commence par introduire le fil à la base
d'un premier pli ; la peau revenue en place, on fait plus loin un
second pli qu'on pique de même en faisant pénétrer l'aiguille, comme
nous l'avons dit, par l'ouverture de sortie du premier pli, et on
continue jusqu'à ce que toute la masse à lier soit étreinte.

3° Moyens d'opérer la striction. — Le lien appliqué
peut être serré d'une manière plus ou moins brusque, plus ou moins
complète ; mais il ne faut jamais que la striction soit assez violente
pour déterminer la section immédiate de la partie à faire tomber ;
car on n'aurait alors qu'une excision simple, que le bistouri aurait
pu opérer plus facilement et avec moins de douleur. Pour éviter la
chute trop prompte de la partie mortifiée, il est quelques précautions générales à prendre. Il faut ainsi serrer lentement, en observant, autant que possible, l'effet produit sur les tissus et le degré de
résistance du lien qu'on doit éviter de rompre ; — si la substance

est molle, facile à déchirer, ne pas étreindre complètement la première fois et revenir plus tard en une ou plusieurs reprises ; — si elle est au contraire très-dure et résistante, serrer tout d'abord très-fortement en ne se limitant que sur la résistance du fil, et réitérer ensuite à plusieurs reprises les efforts de constriction. Quelquefois, malgré ces précautions, survient une inflammation locale plus ou moins vive, accompagnée d'une douleur manifeste ; on agit alors suivant les circonstances. Si la partie à lier est étroite, et si l'on croit pouvoir, par une striction énergique, détruire tout-à-fait la sensibilité, il faut de suite serrer aussi fortement que possible pour amener une mortification complète, exciser même la tumeur au-delà de la ligature avec l'instrument tranchant, et lier les artères, s'il y a lieu. Au contraire, quand les parties étreintes par le lien ont une grande épaisseur et que la sensibilité ne pourrait qu'être augmentée par la striction, il faut diminuer cette striction, la supprimer même tout-à-fait jusqu'à cessation des accidents. Enfin, règle générale, quand le lien n'a pas embrassé toute l'étendue des tissus morbides, il faut se hâter d'enlever ce qui reste avec l'instrument tranchant ou avec le cautère, dès que la portion étreinte est tombée.

Pour opérer la striction, deux méthodes principales sont mises en usage : la striction *définitive* ou *immédiate* et la striction *progressive*.

I. *Striction immédiate.* — Elle consiste à serrer immédiatement le lien appliqué jusqu'au degré nécessaire pour déterminer la mortification des parties. Pour la pratiquer, on place d'abord un premier lien que l'on serre le plus possible et qu'on fixe par un double nœud ; puis, quand, par suite de la division commencée, le lien se relâche, on en place un autre au-dessous, et on renouvelle ainsi ce lien autant de fois qu'il est nécessaire pour maintenir constamment une striction complète sur les tissus. Cette méthode convient surtout aux tumeurs d'un petit volume.

II. *Striction progressive.* — Elle consiste à opérer la striction en faisant varier, suivant les circonstances, le degré de pression. On se sert de la même ligature qu'on serre ou qu'on relâche à volonté. Avec cette méthode, on peut faire usage de liens tissés ou de liens métalliques, ce qui constitue des procédés différents.

Quand on se sert du *lien tissé*, on l'applique autour des tissus et on le fixe par une simple rosette pouvant être défaite et resserrée à volonté. L'effort de striction, dans ce cas, est représenté par l'action

des mains de l'opérateur. Pour produire un plus grand effort, on
peut faire usage d'un garrot, d'un tourniquet, etc. Lorsque la partie
à lier se trouve à une certaine profondeur, on a des instruments
particuliers qui servent en même temps à porter le lien et à le
serrer, d'où les noms de *porte-nœud*, de *serre-nœud* qu'on leur
donne. Les porte-nœud de Levret, de Desault, de Graff, sont les
plus connus ; nous les décrirons en nous occupant de l'extirpation
des polypes, opération pour laquelle ils ont été particulièrement
imaginés. On se sert encore, en manière de porte-nœud, des aiguilles
courbes, de l'aiguille de Heister, montée sur un manche et percée
d'un trou à son extrémité. A mesure que l'occasion s'en présentera,
nous reviendrons sur l'emploi de ces divers instruments.

Le *lien métallique*, imaginé par Fallope, est d'argent, de plomb,
quelquefois de fer ; il s'applique plus simplement et est d'un emploi
en général beaucoup plus avantageux que le lien tissé, pour opérer
la striction progressive. On le passe autour des tissus, on tord ses
deux bouts l'un sur l'autre, avec les doigts ou à l'aide d'une pince à
mors plats, et chaque jour on augmente la torsion à mesure que la
division des tissus s'opère. On se sert aussi du porte-nœud pour
introduire le lien métallique dans les parties profondes.

ARTICLE VI.

CAUTÉRISATION.

La cautérisation est un mode de division des tissus pratiqué à
l'aide d'agents particuliers qui, mis en contact avec eux, en détruisent l'organisation et la vie. Suivant la nature de ces agents, on distingue deux sortes de cautérisations : la cautérisation *potentielle*,
due à l'action chimique de certains corps, et la cautérisation *actuelle*,
produite par le feu.

§ 1. — Cautérisation potentielle.

Pour pratiquer cette espèce de cautérisation on fait usage de quelques substances chimiques qui portent le nom général de *caustiques*,
escharotiques ou *feux morts*. Ces caustiques nombreux sont d'une
nature assez variable, et ils n'agissent pas tous exactement de la
même manière. Toutefois, ils ont des effets communs essentiels,

qu'il convient d'indiquer d'abord avant de passer à l'énumération des corps caustiques en usage.

1° Effets généraux des caustiques. — La propriété commune à tous ces corps, d'où dépend leur emploi chirurgical, est de s'unir plus ou moins énergiquement aux tissus vivants et de former, par la combinaison intime de l'agent chimique avec les points cautérisés, une espèce de corps intermédiaire appelé *eschare*. Une fois l'eschare formée, elle tend à s'éliminer par un effort propre de la nature, et laisse après elle une plaie qui se cicatrise. De là, une succession de phénomènes, dans lesquels on peut distinguer des effets primitifs et des effets secondaires.

Les *effets primitifs* sont la formation de l'eschare et les phénomènes divers qui l'accompagnent. Ils sont dus aux puissantes affinités chimiques des agents caustiques pour l'eau et les autres éléments organiques. Ainsi, dès que ces agents sont en contact avec les tissus, ils en absorbent l'eau d'abord, puis les fluides nutritifs ; alors les parties atteintes se dessèchent, se crispent et finissent par perdre toutes leurs propriétés vitales ; la circulation du sang s'arrête, la chaleur et la sensibilité s'éteignent ; toute trace d'organisation disparaît, et il ne reste plus qu'un corps inerte et sans vie : c'est l'eschare. Ces changements s'opèrent au bout d'un temps plus ou moins long, à une profondeur plus ou moins grande, suivant la nature, la quantité du caustique employé ; ils sont toujours accompagnés d'une certaine douleur, d'autant plus intense que le caustique agit avec plus de lenteur.

Les *effets secondaires* comprennent l'élimination de l'eschare et la cicatrisation. L'eschare formée, agissant comme corps étranger, détermine le développement autour d'elle d'une vive inflammation, suivie de la suppuration qui s'établit, avec plus ou moins d'activité, entre la partie vive et la partie morte. Celle-ci alors commence à se détacher par sa circonférence, se sépare de plus en plus et finit par tomber. Il reste ensuite une plaie qui se cicatrise à la manière ordinaire. Cette inflammation éliminatrice est un phénomène constant ; mais quelquefois elle n'est pas suivie de suppuration, et, dans ces cas, l'eschare se détache comme une croûte sèche.

Pendant la phase inflammatoire survient ordinairement une fièvre de réaction plus ou moins forte, mais, en général, proportionnée à l'intensité du travail éliminatoire, dépendant lui-même de l'étendue et de l'épaisseur des tissus attaqués. L'intensité de cette fièvre est en raison inverse de l'énergie du caustique, attendu que plus la décomposition des tissus est rapide, plus la séparation de l'eschare se fait avec promptitude et facilité.

Outre la fièvre de réaction, certains caustiques peuvent produire d'autres effets généraux dus à l'absorption d'une partie de l'agent chimique; c'est une complication du mal d'autant plus grave que les caustiques ainsi absorbables sont précisément ceux qui jouissent des propriétés toxiques les plus prononcées.

Quant à l'action chimique des caustiques sur les tissus, constituant la cautérisation, la nature n'en est pas encore parfaitement connue, pas plus que la composition exacte de l'eschare. Ce que l'on sait de plus positif à cet égard a été indiqué par M. Mialhe [1], lequel en a même fait l'objet d'une classification des caustiques qu'il divise ainsi en *coagulants* et *fluidifiants*.

Les premiers agissent en coagulant immédiatement l'albumine et en formant, avec les tissus mortifiés par l'absorption de l'eau et des fluides, une eschare solide. Ils se divisent en deux sections : ceux dont l'eschare est insoluble et par conséquent non absorbable, ce sont les plus nombreux; puis ceux dont l'eschare, quoique d'abord solide, peut se dissoudre à la longue dans les fluides organiques et donner lieu à une absorption, comme cela arrive avec les sels de cuivre et de mercure. Pour les caustiques fluidifiants, ils ont pour caractère de ne pas coaguler l'albumine et de ne former qu'une eschare molle; ils sont facilement absorbables : tels sont les alcalis caustiques et les composés arsénicaux.

2° Diverses espèces de caustiques. — Les caustiques, en assez grand nombre, sont, pour la plupart, fournis par le règne minéral. Quelques-uns, comme les acides acétique, oxalique, la créosote, viennent du règne végétal ; mais aucun de ceux en usage ne vient du règne animal. Parmi ceux que fournit le règne minéral, il y en a de toutes sortes; il y a des corps simples, des acides, des oxydes, des sels, etc., plus ou moins combinés ou mélangés entre eux. Mais au point de vue chirurgical, la nature chimique importe peu. Ce qu'il faut surtout envisager, ce sont les effets à produire ; et c'est d'après cette considération que les anciens avaient déjà divisé les caustiques en *cathérétiques*, ne produisant sur les plaies qu'une simple irritation, ou la destruction, tout au plus, des parties super-

---

[1] *Traité de l'art de formuler*, 1845. 1 vol. in-12

ficielles, et en *escharotiques*, détruisant profondément les tissus en contact avec eux. Mais cette division est peu rigoureuse, attendu qu'il est impossible de tracer la délimitation entre l'une et l'autre catégorie, et que, d'ailleurs, la même substance peut appartenir à l'une ou à l'autre, suivant qu'on l'emploie en petite ou en forte proportion.

Une division plus naturelle, quant à l'emploi chirurgical des caustiques, et plus en rapport avec l'analogie des usages, consiste à les grouper, suivant les diverses formes de la matière palpable, en caustiques *solides*, *pulvérulents*, *mous* et *liquides* : différents états sous lesquels ils se présentent, et qui ont chacun, suivant les cas, leur utilité particulière.

I. *Caustiques solides.* — Les plus ordinairement employés sont la potasse caustique, le nitrate d'argent fondu et les trochisques escharotiques.

1. *Potasse caustique.* — Cette substance, très-soluble, nécessite quelques précautions pour son application, surtout quand on agit sur de petits animaux ou sur des organes délicats. On l'applique par plusieurs procédés.

1er *procédé.* On étend sur la peau un emplâtre de diachylon ou de toile gommée, au centre duquel on a fait une petite ouverture, moitié moins grande que l'eschare qu'on veut former ; dans cette ouverture on place un ou plusieurs fragments de potasse, qu'on recouvre par un autre emplâtre semblable au premier, mais non percé ; on maintient par un plumasseau d'étoupes et une bande. En cinq ou six heures chez les petits animaux, en un espace de temps deux fois plus considérable chez les grands quadrupèdes, plus ou moins, au reste, suivant la quantité de caustique employée, l'action de celui-ci est épuisée. On lève l'appareil, et l'on a une eschare jaunâtre qu'on laisse se détacher. On ouvre ainsi des abcès, on établit des cautères, etc. La quantité de potasse nécessaire pour produire l'effet voulu, est difficile à indiquer en principe ; elle doit varier avec l'épaisseur de la peau dépendant elle-même de la région du corps, et de l'espèce à laquelle appartient l'animal. Pour avoir une base capable de fournir en toute circonstance un point de comparaison, on se rappellera qu'une couche de potasse de 1 millimètre d'épaisseur suffit pour traverser complètement la peau de l'homme.

Si la peau à cautériser est sèche, aride, comme chez les grands ruminants, on l'humectera avec une goutte d'eau. — Dans tous les

cas, les poils doivent être exactement coupés avant l'application
du caustique.

2e *Procédé*. C'est le procédé employé quand on veut porter la potasse
à de grandes profondeurs. Pour cela, le caustique, fondu en trochisques ou en cylindres, est fixé au bout d'un porte-crayon, et on
l'introduit dans les cavités à cautériser. Il est presque inutile de la
tailler en pointe; car, en se fondant dans les tissus, elle prend
bientôt d'elle-même cette forme conique favorable à sa pénétration.
Comme la potasse se liquéfie facilement, il faut préserver les parties
voisines, et surtout les parties déclives, en les recouvrant avec un
linge sec, un morceau de papier ou tout autre moyen semblable.

Appliquée sur une partie molle dont on veut produire la désorganisation, la potasse agit en réduisant le tissu en une espèce de pu-
trilage noirâtre, humide, qu'on enlève facilement avec une éponge
ou de l'étoupe. L'eschare des téguments a plus de consistance et se
détache peu à peu en lambeaux.

2. *Nitrate d'argent*. — Ce sel, appelé encore *pierre infernale*,
fondu en petits cylindres, est maintenu dans un instrument spécial,
qui n'est qu'un porte-crayon en argent appelé *porte-pierre* (*fig.* 112).
Quand on ne s'en sert pas, le porte-pierre est abrité dans un étui
où il se visse par la base, ce qui préserve le sel de
l'action de l'air; et, de plus, l'instrument porte, à
l'autre extrémité, un petit étui *e*, où l'on peut avoir
un fragment supplémentaire de pierre infernale. Ce
caustique n'agit pas sur les parties tout-à-fait sèches,
mais il n'exige qu'une très-faible humidité. Quand on
veut cautériser une surface vive, il faut par conséquent absterger d'abord; au contraire, il faut humecter, soit le caustique, soit la partie, si l'on veut agir
sur une surface sèche, sur l'épiderme. L'eschare est
sèche, mince, grisâtre d'abord, puis noire, et tombe
au bout de quelques jours. Le nitrate d'argent convient toutes les fois qu'on veut produire une cautérisation prompte sur des régions délicates, ou quand on
ne veut cautériser que superficiellement. Lorsqu'on a
fini l'opération, il faut toujours essuyer le caustique
avant de le renfermer dans son étui.

3. *Trochisques escharotiques*. — Ces trochisques,
préparés en cônes ou en cylindres, sont fabriqués

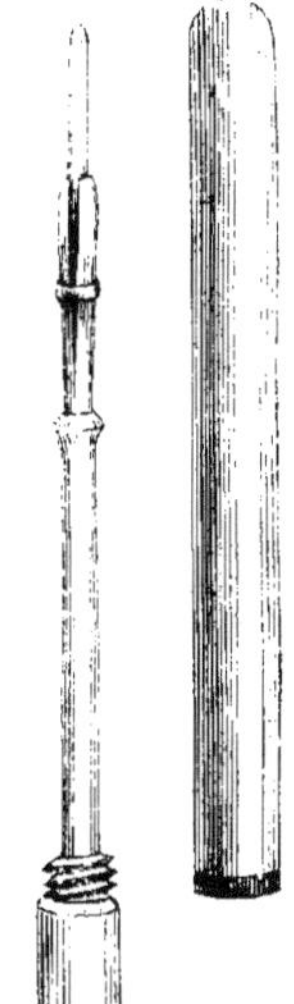

Fig. 112.

sous forme de pâtes, composées de gomme, d'amidon, unies à des substances escharotiques, tels que les oxydes de plomb, de mercure, d'arsenic, et ensuite desséchées ; ou bien ce sont de simples fragments de sublimé corrosif, d'acide arsénieux, de sulfate de cuivre, etc. , taillés en cônes plus ou moins volumineux. Les trochisques en pâte sont employés pour cautériser profondément des tissus anormaux, des tumeurs, au milieu desquels on les enfonce ; les trochisques de sel pur sont surtout mis en usage pour établir des exutoires.

4. *Bichlorure d'iode.* — Ce corps, encore peu répandu, et qu'on n'emploie guère dans les arts que pour les usages de la photographie, a été signalé par M. Rey [1] comme un puissant caustique. C'est un corps solide et cristallisable, très-volatil, d'une odeur forte et irritante, et très-soluble dans l'eau. Suivant M. Rey, il décompose instantanément la plupart des corps organisés mis à son contact ; mais à cause de sa grande énergie, de son odeur délétère, des douleurs violentes qu'il produit, il ne peut être, ajoute M. Rey, employé que sur les animaux.

II. *Caustiques pulvérulents.* — Différentes substances à l'état pulvérulent ont été, surtout autrefois, employées comme caustiques ; telles sont les cendres alcalines de certains végétaux, les poudres d'iris, de sabine, etc. , l'oxyde rouge de mercure, l'alun calciné, la poudre de Rousselot, composée de 22 p. sang-dragon, 70 p. sulfure rouge de mercure ou cinabre, 8 p. acide arsénieux.

Ces derniers caustiques sont les plus usités : l'alun sur les plaies dont les bourgeons sont trop volumineux ; la poudre de Rousselot sur les ulcères de mauvaise nature, ceux du farcin, par exemple. Pour en faire usage, on nettoie la plaie, puis on étend sur toute la surface une couche suffisamment épaisse de poudre escharotique. Quelques jours après, la poudre agglomérée forme une croûte, sous laquelle on trouve la plaie rouge et vive, et d'un bon aspect. On peut renouveler l'application de la poudre, s'il est nécessaire.

III. *Caustiques mous.* — Les caustiques mous les plus employés sont la pâte de Vienne, la pommade de Gondret, la pâte arsenicale, la pâte de Cancoin.

1. *Pâte de Vienne.* — Formée de 5 parties de potasse causti-

---

[1] *Recueil de Médecine vétérinaire*, 1843, t. XX, p. 780. *Comptes-rendus de l'École de Lyon*, année 1842-43.

que, mêlées à 6 parties de chaux vive en poudre ; la chaux agit
en contenant la potasse et en augmentant son action par l'absorption
de l'acide carbonique. On peut diminuer la proportion de potasse, si
l'on veut produire des effets moins énergiques. Ce mélange, préparé
d'avance et conservé dans un flacon bouché à l'émeri, est réduit en
pâte au moment où l'on veut s'en servir. Pour cela, on en met une
quantité suffisante dans une soucoupe, et l'on y ajoute de l'alcool en
proportion nécessaire pour former une pâte qu'on pétrit, s'il se peut,
avec une spatule d'argent. La pâte préparée, on en applique sur la
peau une couche ayant l'étendue de l'eschare qu'on veut former, et
qui aura exactement la même forme ; car ce caustique ne coule pas.
On en circonscrit les bords avec la spatule trempée dans l'alcool.
La pâte de Vienne est un caustique très-actif ; appliquée sur une peau
fine, une couche de 5 millimètres en détermine la cautérisation
complète en cinq ou six minutes. Outre son action rapide, ce caustique a l'avantage de donner des résultats précis, faciles à étendre ou
à limiter, ce qui le rend plus favorable qu'aucun autre pour marquer les animaux.

2. *Pommade ammoniacale de Gondret.* — Cette pommade est formée de parties égales d'axonge et d'ammoniaque. On s'en sert en
l'étendant sur un linge ou sur un morceau de toile quelconque qu'on
applique sur la peau. La largeur, l'épaisseur de la couche varieront
suivant l'effet à produire. L'action se manifeste en quelques minutes ; peu après apparaissent les phlyctènes, et au bout d'un quart
d'heure à une heure, suivant l'épaisseur de la peau, la taille des
sujets, l'eschare est produite. Ce caustique produit plutôt une vésication qu'une véritable cautérisation.

3. *Pâte arsénicale.* — Se forme avec la poudre de Rousselot, délayée dans l'eau. Elle convient pour cautériser les surfaces ulcérées.
On l'étend, après avoir détergé la surface malade, en une couche
qui ne dépasse pas les bords de l'ulcère ; et par-dessus on applique
un léger plumasseau qu'on maintient par une bande. Il faut quelques jours pour que l'eschare se forme, et elle se détache au bout
de quinze, vingt, ou un plus grand nombre de jours, avec la pâte
qui lui est restée adhérente, laissant au-dessous une surface rouge,
recouverte de bourgeons et en bonne voie de cicatrisation. On répète
l'application s'il reste des tissus de mauvaise nature, et l'on panse
avec des étoupes sèches. L'inconvénient de la pâte arsénicale est de
produire une grande douleur et de donner lieu quelquefois à des em-

proto-chlorure d'antimoine, de sulfate de zinc, de cuivre; certaines préparations spéciales, comme les collyres, l'eau phagédénique, la liqueur de Villatte, l'eau de Rabel, l'iodure de potassium ioduré, etc.

Tous ces caustiques ont des propriétés particulières qui les font préférer tour-à-tour suivant les circonstances; ainsi l'eau phagédénique, les dissolutions salines de sulfate de cuivre, de zinc, etc., sont des caustiques faibles qui peuvent convenir pour certaines ulcérations superficielles des muqueuses buccales ou nasales, des téguments de peu d'épaisseur. Les acides concentrés qui agissent instantanément bornent mieux leur action que les dissolutions alcalines, et celles-ci conviennent mieux quand on doit agir sur des fistules ou des tissus profonds qui se dérobent à la vue. Le beurre d'antimoine qui agit avec rapidité forme une eschare sèche dont l'action est bornée; il convient très-bien pour les plaies envenimées, pour les verrues, les fics', après l'excision de ces tumeurs.

Le nitrate acide de mercure convient pour les plaies ulcéreuses, sinueuses, dont il détruit promptement les tissus de mauvaise nature; il forme instantanément une eschare blanche, sèche et solide, qui devient jaune, puis noire, et s'étend à toute la profondeur qu'on veut. Il a surtout l'avantage de disposer les parties sous-jacentes à une prompte cicatrisation. L'iodure de potassium ioduré, formé de: iodure de potassium, 2 parties; iode, 1 partie; et eau, 6 parties; — l'eau de Rabel, peuvent être employés dans les mêmes circonstances.

L'application des caustiques liquides a lieu par un procédé uniforme pour tous. Après avoir bien séché la plaie, on plonge dans le liquide un pinceau formé d'un peu d'étoupes ou d'un morceau de linge fixé au bout d'un bâton ou maintenu au bout d'une pince à disséquer ou à anneaux, et l'on promène ce pinceau sur tous les points de la surface à cautériser, en appuyant et exprimant autant que la plaie le permet. Puis, avec des boulettes, quand la cautérisation est achevée, on enlève le superflu du liquide, et l'on fait des lotions, des injections si la partie a été cautérisée profondément, pour achever de la nettoyer. Quelquefois on introduit le caustique en injections; c'est ce qu'on fait pour les plaies profondes où le pinceau ne peut pénétrer. Aujourd'hui les chirurgiens font usage sur l'homme de l'acide nitrique concentré, dont on arrose une couche de charpie qui devient ainsi une pâte cautérisante; c'est le *caustique Rivaillé*, dont nous avons vu d'assez bons effets sur l'homme pour en conseiller l'usage aux vétérinaires.

Comme les caustiques liquides séjournent peu à la surface des plaies, on est presque toujours obligé, pour en obtenir des effets satisfaisants, de les employer avec une certaine persévérance; dans les plaies sinueuses surtout, cela est nécessaire pour faire pénétrer les caustiques dans tous les points. On débride même les plaies, s'il le faut, et on ne cesse de cautériser que quand tous les tissus altérés sont détruits.

3º Règles générales sur l'emploi des caustiques. — Quand on fait usage d'un caustique, quel qu'il soit, il y a toujours une double précaution à prendre : 1º assurer, rendre aussi complet que possible l'effet du caustique sur les tissus qui doivent être détruits ; 2º éviter que son action ne s'étende au-delà de la limite nécessaire, de manière à déterminer des complications inutiles.

Nous avons vu déjà, en parlant des caustiques en particulier, comment on peut assurer les effets de chacun d'eux. Rappelons, d'une manière générale, qu'un caustique solide ou pulvérulent ne doit jamais être appliqué sur une surface absolument sèche ; car ne trouvant aucun fluide pour se dissoudre, il ne pourrait se mettre en rapport avec les tissus, et serait sans effet ; ni sur une surface très-humide, où devenant trop vite saturé d'eau, il n'absorberait plus celle des tissus et perdrait de son énergie. Pour les caustiques mous qui s'attachent davantage aux surfaces, et dont quelques-uns mordent même sur l'épiderme sec, les parties doivent être plus sèches que lorsqu'on veut faire agir des caustiques solides. Enfin, elles doivent l'être tout-à-fait lorsqu'on se sert de caustiques mous qu'on applique en frictions ou en onctions, ou lorsqu'on fait usage de caustiques liquides.

Ces règles sont faciles à observer quand on cautérise sur la peau, surface que l'on peut tenir à volonté sèche ou humide, suivant qu'il est nécessaire ; mais il n'en est pas tout-à-fait de même quand il s'agit de cautériser une muqueuse, une plaie, un ulcère ou toute autre surface vive ou dépouillée d'épiderme, sur laquelle séjournent toujours des fluides en plus ou moins grande proportion. Alors, pour obtenir du caustique, quel qu'il soit, le maximum d'effet, il faut nettoyer exactement la surface, enlever toute humidité étrangère, pus, sang ou sérosité, qui pourrait s'y trouver d'abord ou s'écouler pendant l'action du corps escharotique. Cette précaution essentielle, on le comprend, avec les caustiques liquides et mous, ne l'est pas moins avec les caustiques solides, attendu que les fluides organiques qui ne cessent de surgir de la surface cautérisée, suffisent pour dissoudre le caustique et aider à son action.

La seconde précaution à prendre, avons-nous dit, lorsqu'on se sert des caustiques, c'est d'éviter que leurs effets ne s'étendent au-delà du lieu de leur application. Pour cela, il faut d'abord, après une cautérisation, à moins d'indication spéciale, ne jamais laisser des portions du caustique dans la plaie. Si quelques parcelles y tombaient accidentellement, on devrait les enlever en essuyant ou en lotionnant. En même temps, il faut préserver les parties voisines, surtout si les caustiques sont liquides ou facilement solubles, en les recouvrant d'une couche de suif ou de poix fondue, ou d'emplâtres divers, de plumasseaux, de linge, de papier, ou de tout autre moyen de protection propre à empêcher les caustiques liquéfiés de couler sur les parties vives.

Enfin, il importe particulièrement de veiller aux effets de l'absorption, une des plus graves complications, nous l'avons dit, qui puissent survenir à la suite de l'emploi des caustiques. Pour éviter cela, la première règle est de ne jamais appliquer les caustiques facilement absorbables, tels que les sels de cuivre, l'acide arsénieux et les autres préparations arsénicales, le deuto-chlorure et l'azotate de mercure, sur les plaies vives et dénudées, d'une certaine étendue, ou sur lesquelles les humeurs abondent ; et, dans les cas où l'on est obligé de les employer, avoir soin de ne laisser l'eschare que le moins de temps possible sur les tissus, pour éviter les effets de sa dissolution consécutive dans les fluides organiques.

Sur des lésions semblables, il convient de faire exclusivement usage des acides minéraux, des sels de zinc, d'argent, d'antimoine, qui appartiennent à la catégorie des coagulants non absorbables de M. Mialhe ; et lorsque les fluides sont en excès, comme sur certaines plaies envenimées, sur les morsures, on choisira de préférence les caustiques qui se décomposent le plus facilement en présence des liquides, tels que le beurre d'antimoine et le nitrate d'argent solide ou en dissolution, cette promptitude de décomposition étant une garantie contre les effets de l'absorption.

Sur les grandes plaies sèches, on emploiera, au contraire, les caustiques qui ne se décomposent pas, comme les alcalis, les acides, qui exerceront une action plus énergique, sans qu'on ait à redouter, à la suite de leur application, les effets de l'absorption. Néanmoins, il faudra en ménager l'emploi, surtout si l'on se sert de la potasse ; car, bien que son absorption soit peu active, et que la partie qui se combine aux tissus soit sans danger, son application en excès serait une imprudence, en ce que la partie non employée, pénétrant dans les tissus voisins, pourrait étendre les désordres locaux jusqu'à produire des accidents mortels.

Tels sont les préceptes les plus essentiels; il y en a d'autres encore ; ils seront indiqués à mesure que se présentera l'occasion de revenir sur l'usage spécial de chaque caustique en particulier.

§ 2. — Cautérisation actuelle.

La cautérisation actuelle est celle que l'on pratique à l'aide du calorique qui, porté dans les tissus, en détermine plus ou moins complètement la désorganisation.

1° Effets généraux. Avantages. — Les effets du calorique sur les tissus sont extrêmement variables et ne déterminent pas toujours la cautérisation ; il faut, pour cela, qu'il y soit porté en assez grande quantité. Quand cette quantité est insuffisante, d'autres effets se produisent, ce qui constitue divers degrés de l'action de la chaleur.

Dans le premier degré, l'action du feu est faible, la sensation est agréable, et il y a accroissement d'activité vitale. Au deuxième, la chaleur est plus vive, mais non encore assez violente pour déterminer des ampoules ou des eschares ; il y a seulement irritation vive, inflammation locale avec gonflement, chaleur, etc., et terminaison par résolution. Au troisième degré, l'épiderme, soulevé par la lymphe épanchée, forme des vésicules ou ampoules, distendues par un fluide transparent ; la pellicule percée se vide et tombe sans laisser de cicatrice; l'inflammation, plus vive que dans le degré précédent, cesse d'être exclusivement locale et commence à s'étendre, à faire diversion à certaines affections de parties éloignées, à produire enfin des effets curatifs, soit par l'irritation déterminée par le feu, soit par l'écoulement des humeurs qui en résulte. Au quatrième degré enfin, il y a décomposition des tissus et réduction des parties organiques en une sorte de croûte charbonneuse escharotique, ce qui arrive avec une rapidité proportionnée à la nature des tissus, et à l'élévation de la température ; ce degré constitue la véritable *cautérisation*.

Les effets qui se manifestent alors sont à peu près les mêmes que ceux qui résultent de l'emploi des caustiques; mais l'eschare se forme par un mécanisme différent, car il n'y a pas de corps étranger qui puisse se combiner chimiquement avec les molécules organiques. Il y a d'abord volatilisation des fluides, dessiccation ; puis désorganisation des tissus, décomposition de leurs principes constitutifs et mise à nu du carbone qui concourt ainsi, pour la plus grande partie, à la formation de l'eschare, en restant uni avec quelques autres principes non volatilisés.

L'inflammation éliminatoire se produit de la même manière qu'à la suite de la cautérisation potentielle ; mais, comme le feu agit toujours d'une manière plus vive, plus rapide, plus complète que les escharotiques les plus énergiques, l'eschare se détache plus promptement, et la fièvre de réaction est moins vive.

Ces effets rapides de la cautérisation actuelle sont des premiers motifs qui la rendent bien préférable à la cautérisation potentielle, surtout dans la chirurgie vétérinaire, où il importe toujours d'agir vite et énergiquement ; mais, outre cela, l'action du feu a encore l'avantage d'être plus uniforme, de rester plus exclusivement locale et d'être, par conséquent, toujours moins dangereuse que celle des caustiques, vu qu'on n'a pas d'absorption à redouter : ce qui ne l'empêche pas de communiquer aux tissus altérés une stimulation particulière, très-utile quelquefois pour y ramener la vitalité et dissiper des principes de dégénérescence. Enfin, en raison de la promptitude d'action du feu, l'eschare, qui se forme aussitôt que les effets du calorique se sont fait sentir, s'interpose de suite comme corps non conducteur pour en arrêter la pénétration dans les tissus, et cela permet, mieux qu'avec les caustiques, de limiter la cautérisation exactement au point où l'on désire.

Quant à la douleur extrême qu'on a reproché à la cautérisation actuelle de produire, en l'admettant comme un inconvénient chez les animaux domestiques, on remarquera que cette douleur n'est pas plus vive que celle produite par certains caustiques ; et au surplus elle ne dure que le temps fort court pendant lequel le corps, porteur du calorique, est en contact avec les parties vivantes, tandis que la douleur produite par les substances chimiques se prolonge souvent bien au-delà du moment de leur application.

2° Instruments servant à pratiquer la cautérisation actuelle. — Le procédé général pour pratiquer la cautérisation, consistant à mettre en contact avec les tissus un corps chargé d'une assez grande quantité de calorique, il en résulte qu'une multitude de corps pourraient être employés dans ce but : un métal chauffé, un corps en ignition, tels que le coton, le soufre, le phosphore, la poudre à canon, l'amadou, etc.; un liquide bouillant, de l'huile ou de l'eau, etc. Au reste, chacun de ces moyens a son utilité particulière; mais l'usage de ces derniers appartenant à certains procédés opératoires spéciaux, nous n'avons pas à nous en occuper ici. L'emploi d'un métal chauffé est, au contraire, une méthode tout-à-fait générale. Pour la facilité de l'application, on en fait des instruments particuliers connus sous le nom général de *cautères*, *cautères métalliques*, *cautères actuels*.

I. *Des cautères en général*. — Ils sont fabriqués en métal; car les métaux, essentiellement conducteurs du calorique, sont les substances qui cèdent le mieux aux tissus la chaleur dont ils sont imprégnés. D'après ce principe, tous les métaux, à la rigueur, pourraient servir à fabriquer des cautères ; mais, entre tous, le *fer* est, avec raison, choisi de préférence. Longtemps on a attribué à l'or et à l'argent des vertus spécifiques particulières pour la cautérisation ; mais ils ne sont, comme les autres métaux, que de simples excipients du calorique, jouissant seulement d'une plus grande conductibilité pour ce fluide, ce qui leur permet d'opérer une cautérisation plus rapide.

Cette rapidité toutefois est souvent plus nuisible qu'utile dans la pratique; et elle ne serait pas une raison d'adopter l'or et l'argent pour la fabrication des cautères, quand même, outre la question d'économie, d'autres motifs ne s'opposeraient pas à l'usage de ces métaux. D'abord, le fer est de tous les métaux usuels celui qui a la capacité la plus considérable pour le calorique, capacité qui peut se mesurer par les chiffres comparatifs suivants : fer, 11 ; cuivre, 9,5 ; zinc, 9 ; argent, 5,5 ; étain, 3 ; platine, 3 ; or , 3 ; plomb, 3. De plus, le fer peut s'élever à la plus haute température sans se fondre, et il jouit alors de la propriété exclusive et essentiellement favorable de prendre, suivant le degré de chaleur, des couleurs différentes qui permettent de mesurer, avec une exactitude suffisante, la quantité de calorique à porter sur les tissus. Longtemps on a recommandé l'acier pour faire les cautères; aujourd'hui, on emploie avec avantage le fer doux le plus pur possible qui donne des résultats plus réguliers, plus uniformes et plus constamment comparables que ceux fournis par l'acier qui se refroidit plus ou moins promptement, suivant son degré de pureté.

On donne à tous les cautères une forme générale à peu près semblable. Ils se composent (*fig.* 113) d'un *manche*, d'une *tige* et d'une *partie cautérisante*, la seule qui varie de forme et établit des différences entre eux.

Fig. 113.

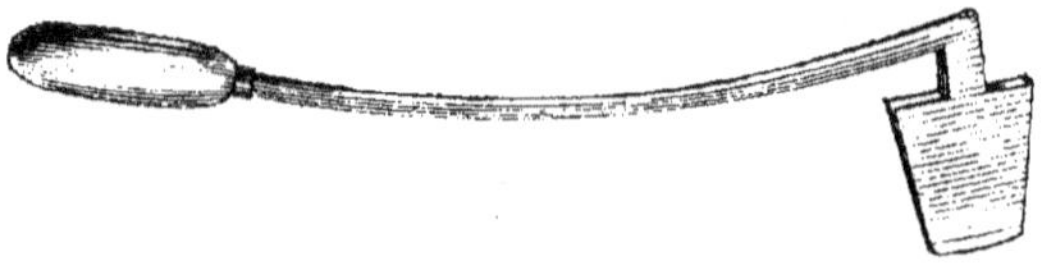

Le *manche*, placé à une extrémité de la tige, peut y être fixé à demeure ou s'en séparer à volonté, de manière à pouvoir s'adapter successivement à tous les cautères par une vis de pression. Cette disposition convient quand on doit porter avec soi ces instruments à une distance éloignée ; cela oblige à avoir alors au moins deux manches. Ce manche, d'une forme et d'un volume convenables pour être facilement maintenu dans la main, est en bois, en corne, en os, peu importe ; l'essentiel c'est que ce soit une substance non conductrice du calorique.

La *tige*, en métal, a une longueur d'environ 30 centimètres ; sa force doit être le moins considérable possible, tout en présentant une résistance suffisante au poids de la partie cautérisante et à la pression qu'on exerce quelquefois en l'appliquant. Une tige quadrangulaire, aplatie d'un côté à l'autre, est la forme qui a le plus de résistance sous un petit volume ; les formes octogone ou cylindrique conviennent moins. Dans les cautères ordinaires, son épaisseur d'un côté à l'autre sera de 3 à 4 millimètres ; sa largeur, de dessus en dessous, de 8 à 9 millimètres. Ces chiffres peuvent varier avec les dimensions générales. Cette tige est rarement droite dans sa longueur ; elle forme ordinairement une courbe qui permet de relever la main et d'agir avec plus de facilité. Presque toujours elle est, de plus, courbée à angle droit à l'extrémité opposée au manche, afin de mettre la partie cautérisante dans une position plus favorable pour l'opération.

La *partie cautérisante*, placée à l'autre extrémité de la tige, est un renflement dont la forme variable sert à donner le nom au cautère. Cette forme a reçu un grand nombre de modifications, suivant les circonstances, et chaque opérateur peut en ajouter de nouvelles pour sa commodité.

II. *Diverses formes de cautères.* Voici les principales parmi toutes celles qui ont été employées jusqu'ici, et dont on trouve dans la *Pyrotechnie chirurgicale* de Percy l'indication la plus complète :

1. *Cautère conique* ou *en pointe* (*fig.* 114). On l'appelle encore *pointe de feu*. Il a la forme d'un cône obtus d'une hauteur de 4 à 5 centimètres environ, fixé par sa base. Il est dit *cautère ovoïde* quand il ressemble à un œuf coupé par le milieu.

2. *Cautère olivaire* (*fig.* 115), appelé encore *cautère à olive*, *à bouton; bouton de feu.* Ce n'est qu'une variété du précédent; le renflement est à la partie moyenne au lieu d'être à la base, ce qui lui donne la forme d'une olive. C'est le plus employé toutes les fois

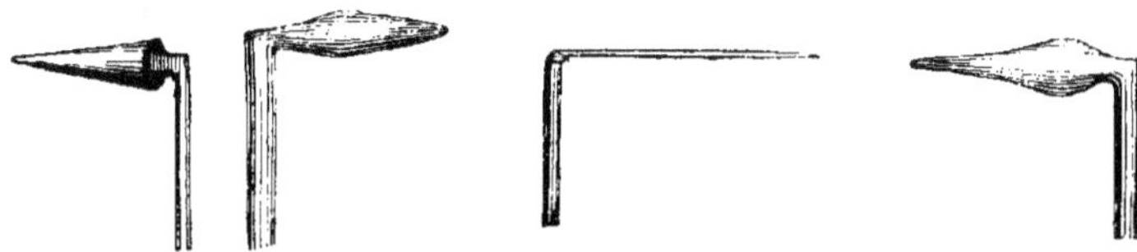

Fig. 114.   Fig. 115.   Fig. 116.   Fig. 117.

qu'il s'agit de porter le feu en un point seulement. Il peut présenter beaucoup de variétés quant à sa longueur, son volume, pour se prêter à tous les cas; on l'appelle *cautère à tige* (*fig.* 116) quand le cône est très-allongé, effilé en pointe comme une alène; *à bec d'oiseau* (*fig.* 117), quand la pointe est étranglée près du renflement qui semble alors une petite sphère traversée par une tige aiguë.

3. *Cautère cylindrique* ou *à roseau* (*fig.* 118). Formé d'une masse cylindrique de volume variable, ayant l'extrémité arrondie. Il peut être recourbé à angle droit ou être dans la même ligne que la tige : c'est alors qu'il est plus particulièrement appelé *à roseau*.

Fig. 118.   Fig. 119.   Fig. 120.   Fig. 121.

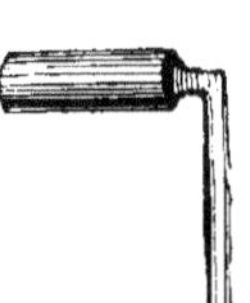 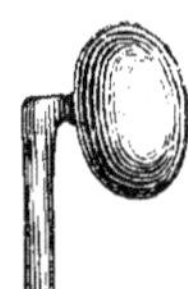 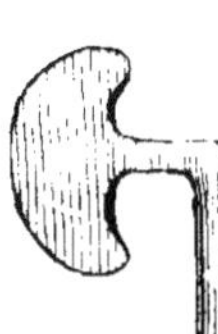 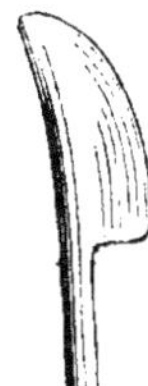

4. *Cautère sphérique* (*fig.* 119). C'est une masse à peu près sphérique, d'un volume extrêmement variable, ayant depuis 1 jusqu'à 5 ou 6 centimètres de diamètre. Les plus petits sont dits *cautères à haricot;* en raison de leur usage spécial, on appelle quelquefois les plus volumineux *cautères objectifs*.

5. *Cautère cultellaire* ou *en couteau*, appelé encore *hastile, semi-*

lunaire, *en rondache* ; *couteau de feu* ; *couteau de chaleur*. Masse aplatie d'un côté à l'autre, avec un bord tranchant plus ou moins mousse, seul destiné à être en rapport avec les tissus ; il ressemble ainsi à une petite hache. Sa forme, au reste, en est assez variable; dans la plus ancienne (*fig.* 120), le tranchant est semi-lunaire; il y a une autre modification (*fig.* 121), dans laquelle l'instrument ressemble presque à une lame de couteau, et où le tranchant est courbe et prolongé. Aujourd'hui, le cautère cultellaire des vétérinaires (*fig.* 113) a la forme exacte d'un prisme triangulaire, dont une des faces, fixée à la tige, sert de base au cautère, et est beaucoup plus étroite que les deux autres ; les faces antérieure et postérieure, bases du prisme, vont en se rapprochant vers l'arête qui représente le tranchant. Il y en a de dimensions diverses suivant l'usage.

6. *Cautère nummulaire* (*fig.* 122). Espèce de disque sur le milieu duquel se fixe perpendiculairement la tige droite ou recourbée. On l'appelle encore *plaque de feu*. On le dit *cautère octogone* (*fig.* 123) quand la plaque a la forme d'un parallélogramme à pans coupés.

Fig. 122.   Fig. 123. 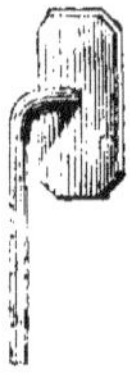   Fig. 124. 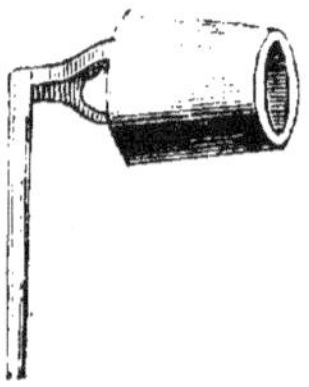   Fig. 125.

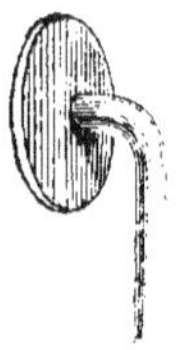

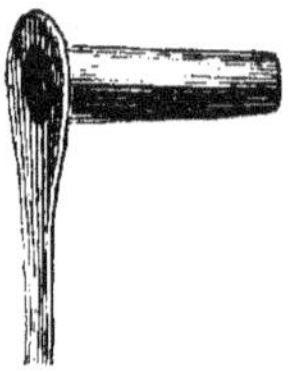

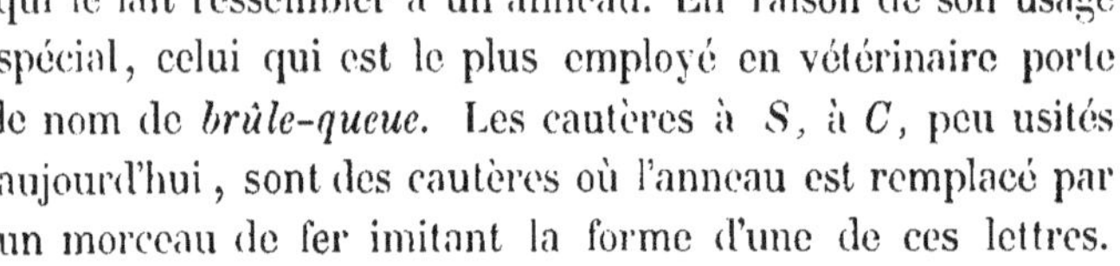

7. *Cautère annulaire* (*fig.* 124), dit encore *cautère circulaire, couronne de feu*. Formé d'un disque épais, évidé à son centre, ce

Fig. 126. qui le fait ressembler à un anneau. En raison de son usage spécial, celui qui est le plus employé en vétérinaire porte le nom de *brûle-queue*. Les cautères à *S*, à *C*, peu usités aujourd'hui, sont des cautères où l'anneau est remplacé par un morceau de fer imitant la forme d'une de ces lettres.

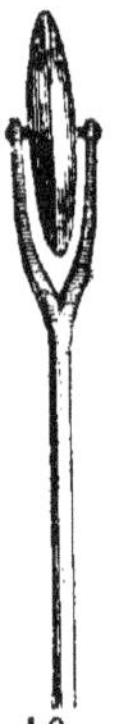

8. *Cautère à entonnoir*. C'est généralement le cautère cylindrique muni d'une canule ou gaîne métallique (*fig.* 125), dans laquelle on le fait passer pour cautériser une partie profonde sans toucher les parois du trajet.

9. *Cautère à roulette* (*fig.* 126). Disque roulant sur un axe central, entre deux branches existant à l'extrémité de la tige.

10. *Marques*. Espèces de cautères, de dimensions très-variables,

représentant les lettres de l'alphabet, les chiffres et toute espèce de
figures, et que l'on emploie pour marquer les animaux sur différentes régions du corps, principalement au cou, à la fesse, sur les
pieds, dans un assez grand nombre de circonstances : dans les haras, les vacheries et les bergeries ; dans l'armée ; chez les propriétaires à la suite de concours de primes, pendant les épizooties, etc.

3° De la chauffe des cautères. — Le degré de chaleur
auquel il convient de porter les cautères varie dans de très-larges
limites, attendu qu'on peut déterminer la désorganisation des tissus à
des degrés de température excessivement éloignés, depuis la chaleur
de l'eau bouillante jusqu'à la température de fusion du fer, 13,000°
centig. environ. Mais les effets produits entre ces points extrêmes
n'étant pas les mêmes, il importe de pouvoir préciser le degré de
température auquel on doit porter le métal pour chaque cas particulier ; c'est ce que rendent possible les changements de couleur
qu'éprouve le fer à mesure qu'il passe d'un degré de chaleur à un
autre. Ces changements se produisent d'abord à la surface seulement par la formation d'une couche d'oxyde ; ainsi le fer, qui conserve son poli métallique à 100°, devient, vers 220°, jaune pâle ; à
250°, violet pourpre ; à 300°, bleu ; et à 400° il perd toute couleur.
A partir de ce moment, la couleur de la masse entière du métal se
modifie, et il devient successivement : noir, rouge gris, rouge sombre, rouge cerise, jaune orangé, rose, blanc.

Pour produire une véritable cautérisation, c'est-à-dire la destruction complète des tissus, il faut porter le cautère à son maximum
de température, au rose ou au blanc ; et l'effet est d'autant plus
prompt, plus complet, l'irritation consécutive d'autant moins vive,
que la température du métal est plus élevée. La douleur n'en est
pas beaucoup plus intense ; car à l'instant même de l'application du
fer chaud, il y a anéantissement complet de l'organisation et des
propriétés vitales des parties. En descendant jusqu'au rouge sombre,
les effets sont les mêmes, mais se produisent avec moins de promptitude, et l'eschare se formant plus lentement, la chaleur agit à une
plus grande profondeur. On ne chauffe pas au-delà du noir ou du
rouge gris, quand on ne veut déterminer qu'une irritation superficielle ; il y a alors douleur vive, désorganisation incomplète des
tissus et réaction inflammatoire très-prononcée. Enfin, l'on ne dépasse pas la température de 100° quand on ne veut obtenir qu'une
simple vésication.

Pour chauffer les cautères, on se sert de charbon de bois ou de houille. Le charbon de bois est préférable, si l'on ne veut porter le cautère qu'à une température ne dépassant pas le rouge ; car le métal est moins attaqué, et la partie qui doit toucher les tissus ne devient pas rugueuse par la formation de l'oxyde. Mais quand on veut chauffer à blanc, la houille, dont on active la combustion par un soufflet de forge, convient mieux. Dans tous les cas, il est utile d'avoir avec les cautères une lime plate, que l'on passe sur la partie cautérisante, pour enlever tout l'oxyde, avant de se servir de l'instrument.

4º Diverses sortes de cautérisations. — Il y a différentes manières d'opérer la cautérisation, qui ne dépendent pas seulement de la température du cautère, mais aussi de la manière de le faire agir sur les tissus. On peut ainsi le porter à distance, l'appliquer à la surface ou le faire pénétrer dans la profondeur des tissus, ce qui constitue trois espèces de cautérisations, distinguées sous les noms de cautérisation *objective*, cautérisation *transcurrente* et cautérisation *inhérente*.

I. *Cautérisation objective.* — Appelée encore cautérisation *par approche*. Elle consiste à approcher un cautère d'une partie et à l'y maintenir à une certaine distance, pendant un temps donné, sans établir de contact direct. Cette cautérisation a été particulièrement mise en usage : pour déterminer à la surface des téguments une inflammation dérivative, pour préparer l'action d'un vésicatoire ou pour produire seulement une vive rubéfaction ; on l'a aussi appliquée pour dissiper les engorgements froids des membres, les tumeurs synoviales ; pour raviver les plaies indolentes, chroniques ; pour remédier à certaines ophthalmies chroniques, etc. On se sert du cautère nummulaire, du gros cautère sphérique ou même quelquefois du cautère annulaire ; on fait chauffer à blanc et on tient le métal à une certaine distance, en le rapprochant de plus en plus à mesure qu'il se refroidit. L'épaisseur de la peau, l'effet à produire, sont les seuls guides pour fixer la distance convenable, qui peut varier entre quelques millimètres et 10 centimètres au plus. On renouvelle l'approche du feu s'il est nécessaire ; mais, en général, une seule application suffit pour déterminer la rougeur et le gonflement des tissus par l'afflux du sang ; l'inflammation qui en résulte se dissipe lentement et laisse après elle une vive énergie vitale. Quand on agit sur des engorgements chroniques, il convient de renouveler de temps en temps la cautérisation pour en obtenir des résultats sensibles.

On a essayé de remplacer le cautère objectif par les rayons solaires concentrés au moyen d'une forte lentille, ou encore par des charbons incandescents, tenus avec des pinces à anneaux et promenés à distance sur la partie. Ces moyens n'ont aucun avantage sur le cautère ; avec le charbon notamment, qui s'éteint promptement hors du foyer, l'opération est plus longue et moins sûre.

II. *Cautérisation transcurrente.* — On appelle ainsi un mode de cautérisation consistant à promener le cautère à la surface des parties, ordinairement à la surface de la peau, dans le but de déterminer une irritation plus profonde que par la cautérisation objective, sans avoir encore en vue cependant la destruction des tissus. Néanmoins on produit des eschares superficielles comprenant une certaine épaisseur de la peau ; mais, quoique leur présence soit une cause d'irritation qui peut agir consécutivement dans le sens de l'indication à remplir, la règle est, dans cette espèce de cautérisation, de ne donner aux eschares que le moins d'épaisseur et d'étendue possible. La cautérisation transcurrente exerce une action essentiellement tonique, excitante, résolutive, et quelquefois dérivative ; elle est d'un emploi fréquent en chirurgie vétérinaire. Elle se pratique en général à l'aide du cautère cultellaire que l'on ne chauffe jamais au point de déterminer par son approche la désorganisation immédiate des tissus ; le rouge sombre et tout au plus le rouge cerise sont les degrés de chaleur auxquels il convient de s'arrêter pour opérer une cautérisation efficace. La cautérisation transcurrente est surtout mise en usage pour l'une des opérations les plus importantes de la chirurgie vétérinaire, *l'application du feu*. Nous en exposerons les règles en détail lorsque nous traiterons de cette opération.

III. *Cautérisation inhérente.* — C'est la cautérisation proprement dite, celle qui a réellement pour objet la destruction des tissus, la division des parties, et qu'on emploie dans un nombre illimité de circonstances : sur la peau, sur les muscles, sur les vaisseaux, sur les os et les cartilages, etc. Par la cautérisation inhérente, on peut désorganiser et détruire promptement tous les tissus ulcérés, gangrenés, cariés, ou dans lesquels un virus contagieux a été introduit. On détruit ainsi le charbon, les fongus, les cancers, les squirrhes, les polypes, les fics, les kystes, etc. ; on détermine encore par ce moyen la fonte de certains engorgements, l'arrêt des hémorrhagies faibles; on ouvre des abcès, on ravive des trajets fistuleux, etc. Tous les jours enfin, entre les mains du chirurgien, ce mode de destruction des tissus est l'objet de nombreuses et utiles applications.

Toutes les variétés possibles de cautères peuvent être employées pour pratiquer la cautérisation inhérente; leur choix dans les formes connues est exclusivement déterminé par l'étendue et la situation de la surface à cautériser; au besoin même, le premier morceau de fer venu peut suffire. Quant au degré de chaleur, il doit être invariablement porté au maximum, au rouge blanc; c'est le moyen de déterminer promptement, avec peu de douleur, une désorganisation aussi complète que possible. Il convient surtout alors de faire chauffer plusieurs cautères à la fois pour pouvoir en changer aussitôt que, après la première application sur les tissus, le refroidissement commence.

Il y a encore quelques autres précautions à prendre en pratiquant cette cautérisation. Ainsi, d'abord on cherchera à préserver les parties voisines contre l'action trop vive de la chaleur, à l'aide de compresses, de bandes mouillées, de plumasseaux, de plaques de bois ou de métal, etc. Si l'on doit cautériser profondément, à travers des muscles ou d'autres parties saines et sensibles, comme lorsqu'il s'agit de détruire une carie ou une nécrose sur un os profond, il faut écarter fortement les bords de la plaie ou de l'incision qu'on a dû faire, attendre que le sang ait cessé de couler, puis porter le cautère à travers une canule en bois, en tôle, en fer-blanc, en acier, ou simplement, à défaut d'autre appareil, en carton roulé et mouillé. Le cautère à entonnoir est ici parfaitement de circonstance. Comme les canules en métal s'échauffent très-vite, on peut encore, si l'on craint la brûlure des parties voisines, entourer l'instrument d'un linge mouillé. Autant qu'on peut, il faut éviter de porter le fer rouge dans le voisinage des gros vaisseaux, des cordons nerveux principaux et des articulations.

Comme avec le cautère chauffé à blanc la désorganisation est complète en moins de quinze secondes, il est de règle de ne jamais dépasser ce temps dans l'application du cautère; il convient même de ne le maintenir au plus que huit ou dix secondes; car, au bout de ce temps, il a déjà perdu beaucoup de sa chaleur, surtout si les fluides sont en abondance dans la partie; il n'agit plus alors que comme irritant, contracte des adhérences, et l'on serait exposé à

déchirer les tissus en retirant le cautère. Il vaut mieux, quand on
ne juge pas la première eschare assez profonde, réappliquer de
nouveaux cautères chauffés de la même manière. En appuyant le
cautère pour détruire une étendue de tissu déterminée, on se rappellera que l'action du calorique s'étend toujours un peu au-delà de
la surface sur laquelle s'arrête le métal, deux ou trois lignes au plus
quand le cautère est bien blanc. Au reste, par des cautérisations
successives et immédiatement répétées, on peut donner à l'eschare
la profondeur que l'on veut, mais qui varie nécessairement avec la
texture plus ou moins molle des parties.

Le premier effet du cautère est une douleur vive d'autant moindre que la chaleur est plus intense, et qui ne tarde pas à se dissiper; encore est-il certains tissus qui l'éprouvent à peine, comme
les tissus adipeux, glanduleux. Les tumeurs polypeuses, sarcomateu-
ses, cancéreuses la ressentent moins encore. Ensuite tous les liquides
sains ou altérés, en contact avec le métal, s'évaporent; les vaisseaux
et les nerfs sont détruits, et l'eschare se forme de toute la partie où
la sensibilité et la circulation ont été anéanties. Autour de l'eschare,
les parties irritées éprouvent une sorte de froncement, puis une
véritable fluxion, suivie bientôt de la suppuration qui détermine au
bout de quelque temps la séparation des parties brûlées.

On a donné, nous ne savons trop pourquoi, le nom de cautérisation inhérente à un procédé particulier de cautérisation superficielle,
consistant dans l'emploi du cautère olivaire, et nommé *feu en pointes*.
Ce n'est qu'une variété de la cautérisation transcurrente; nous en
parlerons en nous occupant de l'application du feu.

CHAPITRE II.

De la Réunion.

La RÉUNION est l'opposé de la division; c'est l'action par laquelle
les parties divisées, soit accidentellement, soit par l'instrument tranchant, se rapprochent, s'unissent pour reprendre leur état normal.
La réunion se fait de deux manières, soit par l'adhérence intime et
définitive des parties divisées mises en contact immédiat : c'est ce

qu'on appelle la *réunion immédiate* ou *adhésive*, ou *réunion proprement dite;* soit par la formation d'un tissu nouveau, produit d'un travail particulier de la surface de la plaie qui s'interpose entre les parties, de manière à faire disparaître la solution de continuité : c'est la *réunion médiate* ou *cicatrisation.* La chirurgie a des moyens de favoriser ces deux modes principaux de réunion; mais la réunion immédiate est la seule pour laquelle on mette en usage des procédés spéciaux; ce sont ceux que nous aurons à examiner ici. Quant à la réunion médiate, constituée par la formation d'un tissu nouveau appelé *cicatrice,* elle ne doit pas nous occuper d'une manière particulière; car elle se produit par les seuls efforts de la nature, plus ou moins aidée par l'application rationnelle des pansements.

ARTICLE Ier.

DE LA RÉUNION IMMÉDIATE EN GÉNÉRAL.

1° Mécanisme de la réunion immédiate. — La réunion immédiate se produit dans deux circonstances différentes : 1° entre des parties récemment divisées et encore sanglantes; elle est dite alors *primitive* ou *par première intention;* 2° entre des surfaces en état de suppuration, et au moment où il existe des bourgeons charnus et vasculaires de bonne nature et qui, mis en contact par le rapprochement des bords de la solution de continuité, contractent entre eux une adhésion complète; c'est ce qu'on appelle la réunion *secondaire* ou *par seconde intention.* La manière dont la réunion s'opère dans ces deux cas paraît avoir une grande analogie.

Dans la réunion par première intention, dès que les lèvres de la plaie sont mises en contact, il s'épanche entre elles une matière particulière qui a toujours le même aspect, quelle que soit la nature des tissus divisés; cette matière est la *lymphe plastique* ou *coagulable,* de nature fibrino-albumineuse et qui paraît exhalée par les extrémités divisées des vaisseaux capillaires. On n'est pas parfaitement fixé, du reste, sur la source de cette substance; ce que l'on sait plus positivement, c'est qu'elle s'organise d'une manière très-rapide entre les solutions de continuité où elle se trouve épanchée; des vaisseaux se développent spontanément dans son épaisseur, se réunissant avec ceux des surfaces divisées, de manière à rétablir la circulation d'une lèvre de la plaie à l'autre. Ce travail est d'autant plus rapide que le rapprochement des bords de la plaie est plus intime. Quand ce rapprochement est exact, la lymphe commence par réunir les bords divisés comme une sorte de colle, et si alors on ne les sépare pas, au bout de deux, trois ou quatre jours, les vaisseaux apparaissent formés en très-grand nombre; la cicatrice intermédiaire est même alors plus vasculaire que les tissus voisins. Mais peu à peu le nombre de ces vaisseaux diminue et le tissu de la cicatrice prend de plus en plus l'organisation des tissus au milieu desquels il s'est formé, ou bien il se change en une sorte de lame fibreuse plus résistante que ces tissus eux-mêmes.

Quant à la réunion par seconde intention, elle résulte, avons-nous dit, de l'adhésion des bourgeons charnus qui, mis en contact, se collent entre eux presque aussi facilement que deux surfaces saignantes. Cette adhésion se produit de même à l'aide d'une couche de lymphe plastique, dont la sécrétion est sollicitée par l'irritation résultant du contact des parties. Cette lymphe subit des transformations analogues à celles qui ont lieu dans la réunion primitive avant la réunion définitive des parties; seulement elle est plus longtemps à être absorbée, se trouvant doublée sur les deux faces par la membrane pyogénique qui recouvre les bourgeons.

2º Conditions nécessaires à la réunion immédiate. — Le mécanisme de la réunion adhésive indique au chirurgien les règles à observer pour l'obtenir. La première de ces règles, c'est que les parties soient à vif, c'est-à-dire que les surfaces soient saignantes ou en état de suppuration, la présence de la peau ou d'un tissu de cicatrice formant un obstacle invincible à ce mode de réunion. La seconde condition, c'est que les parties divisées soient maintenues en contact assez longtemps pour que l'organisation de la lymphe plastique puisse s'opérer; ce maintien du rapprochement des parties constitue en cette circonstance le rôle principal du chirurgien. Tous les moyens qu'il emploie alors ne tendent qu'à satisfaire à cette indication.

L'emploi de ces moyens doit être précédé de quelques autres précautions générales. Quand on veut produire l'adhésion primitive d'une plaie saignante, il faut d'abord la débarrasser exactement de tout corps étranger, des caillots de sang qui ont dû se former; enlever avec le bistouri les portions de tissus excoriées, mâchées, les lambeaux en saillies qui peuvent s'y trouver, afin de n'avoir que des surfaces unies, et puis n'opérer l'affrontement des parties que lorsque l'écoulement du sang a cessé et est remplacé par le suintement de la lymphe organisatrice. Si l'on opérait le rapprochement avant que le sang eût cessé de couler, comme la réunion n'est jamais parfaitement immédiate, le sang s'accumulerait dans l'intérieur de la plaie, et les caillots formés, agissant comme corps étrangers, feraient obstacle à la réunion adhésive. Quelquefois le sang coule avec abondance et ne s'arrête qu'au bout de quelques heures; alors il faut temporiser et attendre un temps égal avant d'appliquer aucun appareil. En pareil cas, la précipitation n'est nullement nécessaire pour le succès de l'opération.

Lorsqu'il s'agit de produire la réunion secondaire, les mêmes soins de propreté générale sont nécessaires; mais, de plus, il faut s'assurer que la suppuration et le bourgeonnement sont de bonne nature, qu'il n'existe aucun trajet fistuleux; s'il y avait un commencement de cicatrice, il faudrait le détruire à l'aide des caustiques, du bistouri, etc.

Tous ces soins pris, il faut, à l'aide des doigts appuyés d'un côté et de l'autre de la plaie, opérer le rapprochement des bords, et maintenir ce rapprochement avec exactitude jusqu'à ce qu'on ait terminé l'application du moyen de contention choisi. Si les deux mains ne suffisent pas pour opérer cette double action, l'opérateur ne quittera pas la plaie, et fera placer l'appareil par un aide.

ARTICLE II.

PROCÉDÉS DIVERS DE RÉUNION.

Les moyens employés pour maintenir en contact les parties rapprochées dont on veut obtenir la réunion immédiate, sont au nombre de quatre principaux : la *position*, les *bandages unissants*, les *emplâtres agglutinatifs*, les *sutures*.

§ 1. — Position.

Par la *position*, on cherche à donner aux parties divisées et à celles qui les environnent une situation telle, que les lèvres de la plaie puissent tendre naturellement à se rapprocher et n'éprouvent aucun tiraillement. L'indocilité des animaux, on le comprend, rend

difficile l'emploi, en chirurgie vétérinaire, de ce moyen de réunion.
Néanmoins, nous devons en fixer ici les principales règles.

D'abord la position, efficace seulement pour la réunion des parties mobiles, susceptibles de tension et de relâchement, exige avant tout que ces parties soient mises dans le relâchement le plus complet possible; car ce n'est que dans cet état qu'on peut bien rapprocher et maintenir en contact les bords d'une solution de continuité, comme cela est évident pour une plaie transversale d'un muscle ou de la peau. Dans ce cas, s'il s'agit d'un membre, on le porte dans la flexion ou l'extension, suivant la situation de la blessure, et de manière à détendre du côté de la solution de continuité. Pour les plaies longitudinales, il n'y a pas de règle absolue; quelquefois, pour rapprocher les bords de la plaie, il convient de la tendre en écartant ses angles extrêmes; mais il vaut mieux, quand aucune contre-indication ne s'y oppose, tenir les parties dans le relâchement; la cicatrisation se fait alors avec plus de facilité. Dans les plaies obliques, on se guidera sur le même principe. Maintenant l'on comprend qu'il ne soit pas possible de fixer d'avance les positions convenables pour toutes les blessures qui peuvent se présenter; car, même dans une seule plaie, il peut y avoir des muscles de plusieurs directions. La règle générale est qu'il faut obtenir le relâchement et le rapprochement des parties; c'est au praticien ensuite à faire choix, quand la circonstance se présente, de la position la meilleure pour arriver à ce résultat.

Il est rare, au surplus, que la position soit employée seule pour déterminer la réunion par première intention, à moins qu'il ne s'agisse de parties à peu près immobiles, et encore, dans ces cas-là, vaut-il mieux avoir recours aux autres moyens, quand ce ne serait que pour éviter les frottements, l'action des corps étrangers. Mais, en toutes circonstances, la position est fort utile pour faciliter la manœuvre de l'opérateur qui cherche à affronter les bords de la plaie et pour favoriser l'action de l'appareil qu'on juge à propos d'appliquer. En un mot, si elle ne suffit pas seule, elle est au moins toujours utile comme le premier temps et comme le complément de l'opération qui a pour but la réunion immédiate des plaies.

§ 2. — Bandages unissants.

On appelle *bandage unissant*, d'une manière générale, un ban

dage spécialement confectionné pour obtenir la réunion adhésive des
solutions de continuité. Il est plus efficace que la position pour ramener et maintenir en contact les lèvres d'une plaie et les mettre
dans l'état de coaptation qui représente la position naturelle. Ce
bandage n'est pas d'un usage très-fréquent dans la chirurgie vétérinaire, et, en tout cas, il n'est guère applicable que pour les plaies
des membres. Sa forme et sa direction varient suivant qu'il s'agit
d'une plaie transversale ou d'une plaie longitudinale.

1° Bandage des plaies transversales (*fig.* 127). —
Pour l'appliquer, il faut commencer par avoir deux bandelettes ou
compresses de la longueur du rayon du membre blessé et d'une

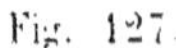

Fig. 127.

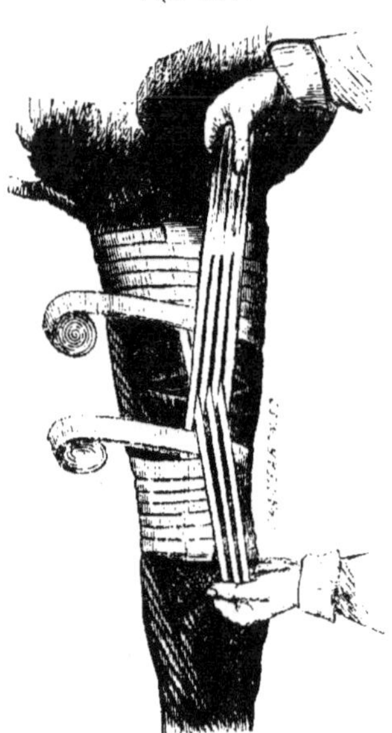

largeur presque égale au plus grand
diamètre de la plaie ; ces deux bandelettes, fixées par des tours de bandes,
l'une au-dessus, l'autre au-dessous de
la plaie et parallèlement à l'axe du
membre, forceront, quand on les tirera
en sens inverse l'une vers l'autre, les
bords de cette plaie à se rapprocher.
Pour que la coaptation se fasse exactement pendant cette manœuvre, voici
comment on procède. D'abord on fend
l'une des bandelettes, du milieu à son
extrémité, en plusieurs lanières, en
trois ou quatre ordinairement ; sur
l'autre, on pratique, vers la partie
moyenne, un égal nombre de boutonnières longitudinales un peu moins
grandes que les lanières.

On prépare en même temps deux bandes ordinaires que l'on enroule d'avance. Cela fait, on étend sur le membre la première bandelette, et, avec des tours de bande assez fortement serrés, on fixe
au-dessus de la plaie l'extrémité non découpée de cette bandelette.
Pour lui donner plus de solidité, un premier tour étant placé à une
certaine distance de l'extrémité, on replie cette extrémité sur la
bande, et de nouveaux tours de celle-ci maintiennent ce repli,
qu'on peut répéter s'il reste encore assez de longueur au bout de la
bandelette. L'autre bandelette est assujétie de la même manière en
dessous de la plaie, et sur l'une et l'autre on descend les tours de

bande jusqu'au voisinage de la plaie; à ce moment, il doit encore rester une certaine quantité de bande roulée que l'on confie à des aides. — L'appareil ainsi préparé, on s'occupe de la plaie; on met dans la position convenable, puis on applique immédiatement au-dessus et au-dessous de la lésion des compresses graduées qui doivent servir de points d'appui au bandage. Cela fait, on croise les bandelettes en faisant entrer les lanières de l'une dans les boutonnières de l'autre, on les tire avec force en sens contraire, on les étend et on les applique sur le membre dans le sens de sa longueur, l'une de haut en bas, l'autre de bas en haut. Quand on juge la plaie suffisamment réunie, on confie à un second aide les bandelettes tendues pour qu'il les maintienne dans cet état, puis on les fixe par les bandes qu'on prend des mains du premier aide et qu'on épuise, l'une après l'autre, en doloires régulièrement appliquées, de manière à établir une compression uniforme sur toute l'étendue du bandage.

2° Bandage des plaies longitudinales (*fig.* 128). — Il est beaucoup plus simple et se compose d'une seule bande qu'on enroule en travers du membre pour serrer les bords de la plaie. Cette bande, dont la largeur correspond à l'étendue de la solution de continuité, doit être d'une assez grande longueur; elle est roulée en un seul globe à une extrémité, est fendue à l'autre en trois ou quatre lanières. En dessous de ces lanières, à une distance équivalant à peu près aux trois quarts de la circonférence du membre à embrasser,

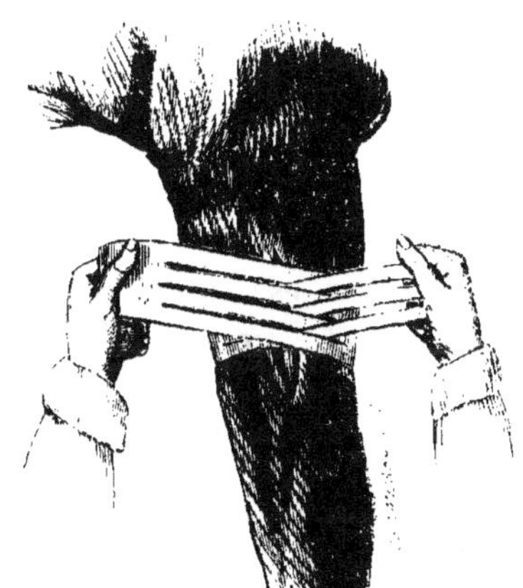

Fig. 128.

on pratique un nombre égal de boutonnières. Cette bande étant ainsi préparée, on place, comme dans le cas précédent, des compresses graduées sur chacun des bords de la solution de continuité, puis on applique à l'opposé de celle-ci, autour du membre, la portion de bande comprise entre les lanières et les boutonnières; les unes et les autres sont ramenées en avant; on fait entrer les divisions de la bande dans les boutonnières, et on tire en sens contraire pour déterminer la coaptation des bords de la plaie: quand on la juge suffisante, on couche les lanières sur le membre, et on les assujétit par la bande que l'on épuise en tours circulaires autour du membre.

Le bandage unissant, quel qu'il soit, a plusieurs inconvénients. Ainsi, on ne peut guère compter sur son efficacité que lorsque la division ne s'étend pas au-delà de la peau et du tissu cellulaire sous-jacent, et, en pareil cas, il n'est pas toujours utile. Si la division s'étend jusqu'aux muscles, il est insuffisant; car, quelque soin qu'on mette à le construire et à appliquer les compresses graduées, on ne pourra jamais empêcher les muscles de se rétracter; ensuite la compression ne s'exerce pas d'un côté à l'autre, mais de dessus en dessous; et d'ailleurs, arrivàt-on à exercer une compression latérale par une position convenable des bandelettes, qu'on ne pourrait empêcher le bandage de se relàcher, quelque serré que fût son tissu. Si, pour obvier à cela, l'on serre trop, on met obstacle à la circulation et on provoque ainsi d'autres accidents plus ou moins graves. Pour toutes ces raisons, le bandage unissant est peu usité ; mais il doit être connu, parce qu'il sert à la connaissance d'autres bandages construits sur ce principe.

§ 3. — Emplâtres agglutinatifs.

Les *emplâtres agglutinatifs* sont des emplâtres spéciaux formés de substances molles et collantes, et spécialement destinés à être appliqués sur les solutions de continuité pour en maintenir les bords rapprochés et en faciliter la réunion adhésive.

1° Confection des emplâtres agglutinatifs. — On les fabrique avec différentes substances qui ont pour propriété générale de se ramollir facilement, puis d'adhérer fortement, en se desséchant, aux parties sur lesquelles on les applique. Les gommes, l'empois, la dextrine, la térébenthine, la poix noire, sont les matières agglutinatives les plus employées en chirurgie vétérinaire. On les étend sur une étoffe ou sur du cuir qui leur sert de soutien, et on les découpe sous forme de bandelettes qu'on étend sur les parties, d'où le nom assez général de *bandelettes agglutinatives* qu'on donne à ces emplâtres. Pour les grands animaux, on se sert surtout des emplâtres faits avec de la térébenthine étendue sur des bandelettes de toile ou d'emplâtres de poix et de goudron. La poix noire fondue, mêlée à de l'étoupe hachée et appliquée avant qu'elle ne soit refroidie, forme un excellent agglutinatif. Pour les petits animaux et pour toutes les parties des autres espèces où la peau est fine et souple, on peut faire usage du diachylon gommé ou du taffetas d'Angleterre, dont se servent exclusivement les chirurgiens de l'homme.

Le nombre et la largeur des bandelettes dépendent de l'étendue de la plaie, et leur longueur de la résistance à vaincre. Les extrémités en seront un peu plus larges que la partie moyenne, afin qu'elles puissent s'imbriquer légèrement.

2° Application des emplâtres agglutinatifs. — Les agglutinatifs peuvent être également appliqués sur les solutions de continuité du tégument interne et sur celles de la peau; mais ils ne conviennent guère que sur les plaies récentes de peu d'étendue, ne comprenant que le tégument et le tissu cellulaire sous-jacent, et dont la réunion peut se faire très-exactement. En tous cas, on peut en favoriser l'action par l'adjonction d'un bandage. Pour les appliquer, suivant la nature de la substance qui les recouvre, il faut les poser à froid, les chauffer un peu, ou les humecter, afin de les ramollir au degré convenable. Quand ils sont ainsi préparés, on les met en place en travers de la solution de continuité, ce qui se pratique suivant plusieurs procédés.

1. *Procédé ordinaire.* On commence par coller d'un côté de la plaie la bandelette dans la moitié de sa longueur ; quand cette moitié est ainsi fixée, on met en contact les bords de la blessure, et l'on applique l'autre moitié sur le côté opposé, en glissant légèrement le doigt dessus pour mieux faire adhérer, et en appuyant d'abord sur le point le plus opposé de la division. Quand on a plusieurs de ces bandelettes à appliquer, il est de règle de placer en premier lieu celle qui occupe le centre de la plaie. Si la résistance à vaincre est assez considérable, on peut fixer d'abord toutes les bandelettes d'un seul côté, puis, faisant tenir les lèvres rapprochées par un aide, on les rabat toutes à la fois pour les coller rapidement sur le côté opposé. — Comme précaution générale, il faut toujours que la peau soit sèche et bien nettoyée. Quand on place ensuite les bandelettes, on laisse entre elles un certain espace pour que la suppuration puisse s'écouler si la réunion immédiate n'a pas lieu. Enfin, on ne les serrera pas trop, pour ne pas étrangler le léger engorgement qui survient toujours. Pour assurer la réunion, on peut, en dernier lieu, assujétir les premières bandelettes en en pla-

çant d'autres au-dessus, transversalement à leur direction, et en croisant même celles-ci par une nouvelle couche de bandelettes.

On enlève les bandelettes quand la réunion est opérée et a acquis une solidité suffisante, à moins qu'elles ne se décollent ou que la suppuration apparaisse. Lorsqu'il y a eu réunion immédiate, il faut, en les ôtant, s'y prendre de manière à ne pas rompre la cicatrice et à rouvrir la plaie; pour cela, on commence par refouler avec les doigts les tissus vers la plaie, puis on relève, jusqu'auprès de celleci, chaque bandelette d'un même côté; on en fait ensuite autant pour l'autre extrémité. Reste la partie moyenne adhérente que l'on détache dans le sens de la longueur de la solution de continuité. Ces bandelettes, ainsi appliquées, sont d'un usage plus fréquent que les bandages. Pour un assez grand nombre de petites plaies superficielles que l'on veut guérir sans suppuration, elles sont d'un emploi très-commode ; et toutes les fois qu'elles suffisent, elles sont préférables à tout autre moyen.

2. *Procédé des anciens. Suture sèche.* Ce procédé consiste à appliquer de chaque côté des plaies des emplâtres agglutinatifs, de la même longueur que la solution de continuité, et d'une largeur suffisante pour adhérer solidement ; puis à les coudre au-dessus de la plaie par leurs bords en contact; on emploie pour cela une aiguille et du fil ordinaire, et l'on fait une suture en surjet. — On a varié le procédé en taillant en digitations les bords de l'emplâtre avoisinant la plaie et en cousant à ces digitations des rubans qui se nouaient d'un côté à l'autre. Dans ces cas, pour éviter que la toile ne s'effile, il faut toujours mettre la lisière en dedans. — Enfin, on a imaginé de faire des œillets à l'emplâtre, et d'y passer un fil alternativement d'un côté à l'autre, à la manière d'un corset, pour rapprocher les bords de la plaie. Ces procédés, que nous ne citons que pour mémoire, ne sont plus employés aujourd'hui.

3° Du collodion. — Cet agglutinatif par excellence, formé par une dissolution de poudre-coton dans l'éther, est une découverte moderne, qui nous vient, comme l'éthérisation, de Boston; mais elle est d'une date plus récente. Deux personnes de cette ville, le docteur Bigelow et M. Maynard, élève en médecine, s'en attribuent la découverte. Peu de travaux encore ont eu le temps d'être publiés sur cette substance; parmi ceux que nous pouvons indiquer aux vétérinaires, nous citerons le Mémoire publié par les professeurs Spooner, Simonds et Morton, du collège vétérinaire de Londres, dans le *Veterinary record and transaction of the veterinary medical association*, traduit et analysé par M. H. Bouley [1]; et un autre travail de M. Staub, publié par le *Repertorium der Thierheilkunde*, traduit par deux élèves de l'Ecole de Lyon, MM. Fischer et Knoll [2].

I. *Préparation, propriétés.* — La préparation du collodion comprend deux choses; d'abord la préparation de la poudre-coton, puis la dissolution de celle-ci dans l'éther pour obtenir le collodion lui-même. Pour l'obtention de la pyroxiline ou poudre-coton, le procédé préférable, aujourd'hui généralement adopté, est celui de M. Mialhe. Voici en quoi il consiste. On prend :

Azotate de potasse finement pulvérisé. . . . . 20 parties.
Acide sulfurique à 66°. 30   —
Coton cardé. 1   —

On mélange le sel et l'acide dans un vase en porcelaine ou en verre, puis on ajoute le coton, qu'on agite pendant trois minutes à l'aide de deux baguettes en verre. On lave ensuite le coton, sans le presser, dans une grande quantité d'eau ; et, quand il n'y a plus d'acidité, ce qu'indique le papier de tournesol, on le serre fortement dans un linge, on le roule en masses déliées pour le faire sécher dans une étuve à une chaleur modérée.

Ce qu'on obtient ainsi n'est pas la poudre fulminante; il y reste toujours un peu d'acide sulfurique, ce qui fait que le produit s'enflamme moins rapidement et laisse après l'explosion un résidu charbonneux. Mais il a la propriété de se dissoudre à un degré remarquable dans l'éther, surtout si celui-ci est mélangé avec un peu d'alcool, et cette dissolution constitue le collodion. Pour préparer le collodion, il faut :

Poudre-coton, préparée comme ci-dessus. . . . . . . 8 parties.
Ether sulfurique rectifié. 125   —
Alcool rectifié. 8   —

Dans une bouteille bien bouchée, on met le coton et l'éther et on secoue le mélange pendant quelques minutes. On ajoute alors l'alcool par degrés, et l'on continue à secouer jusqu'à ce que la masse du liquide ait pris une consistance sirupeuse ; puis on passe à travers un linge en exprimant fortement le résidu, et le liquide filtré

[1] *Recueil de Médecine vétérinaire.* 1850, T. XXVII, p. 160.
[2] *Journal de Médecine vétérinaire,* de Lyon. 1850, T. XI, p. 270.

est tenu dans une bouteille bien close. Dans ces différentes opérations, il est essentiel de faire usage d'éther et d'alcool rectifiés, et d'éviter, de quelque manière que ce soit, la présence de l'eau qui diminue la propriété d'adhésion, c'est-à-dire la propriété essentielle du collodion.

Ainsi préparé, le collodion possède la propriété adhésive au degré le plus remarquable; il se sèche en quelques secondes par l'évaporation de l'éther; et un morceau d'étoffe enduit de cette substance, appliqué sur la main, pourra soutenir, après quelques minutes, sans que l'adhérence soit rompue, un poids de 10 à 20 kilogrammes. De plus, comme il se contracte fortement par la dessiccation, il produit sur les tissus une constriction très-vive, qui équivaut, lorsqu'elle s'exerce dans une certaine étendue, à une véritable compression. L'eau et les autres liquides ne l'attaquent pas. Ce qui contribue à donner plus de ténacité à la masse desséchée, c'est qu'il reste dans le collodion un certain nombre de fibres végétales qui n'ont pas été attaquées par l'action dissolvante de l'éther, et qu'il ne faut pas, par conséquent, sous prétexte de purification, chercher à enlever par une filtration trop exacte.

II. *Mode d'application.* L'application du collodion peut se faire directement ou par l'intermédiaire de bandelettes enduites de cette substance. En toutes circonstances, il faut, au préalable, que la partie où l'application doit avoir lieu soit desséchée avec le plus grand soin, et à l'abri du contact de l'eau jusqu'à complète évaporation.

L'application directe a été recommandée par les médecins américains à qui on doit la découverte du collodion. Elle convient surtout pour les blessures légères, peu profondes, pour les incisions simples dont la coaptation a lieu sans difficulté. Alors, quand le sang est arrêté, la peau bien desséchée, les lèvres de la plaie mises et maintenues d'elles-mêmes en contact par la position, à l'aide d'un pinceau quelconque on étend une couche de collodion sur les bords rapprochés, et l'on n'y touche plus jusqu'à dessiccation complète, ce qui demande environ de dix à vingt secondes. Lorsque la blessure ne reste pas spontanément en contact, il faut la faire tenir par un aide dans cette position, pendant qu'on applique l'agglutinatif. Si la solution de continuité est trop grande pour qu'on ne puisse en affronter les bords dans toute son étendue à la fois, on commence par placer le collodion à une extrémité, et on continue ensuite l'application au fur et à mesure de la dessiccation des parties recouvertes. — On augmente la solidité de ce moyen d'union par de nouvelles couches de collodion qu'on étend au-dessus des premières et de la même manière, en ayant soin que chaque nouvelle couche dépasse tout autour le bord de la couche précédente.

Mais l'application pure et simple du collodion n'est pas toujours suffisante pour maintenir la réunion des parties, surtout si les lésions ont une certaine étendue, et si les bords de la plaie tendent fortement à s'écarter. Dans ce cas, M. Bigelow conseille, afin de conserver au collodion sa transparence, d'appliquer par dessus la première couche de la substance agglutinative un morceau de la peau dont se servent les batteurs d'or, ou un lambeau de soie huilée, qu'on devra recouvrir d'une nouvelle application de collodion. M. Maynard conseille de se servir de bandes de coton ou de peau d'agneau, ou simplement de coton cru, qui constituent, avec le collodion, un bandage fort, adhérent et inextensible ; l'expérience l'a convaincu que c'est la meilleure manière d'employer le collodion en chirurgie.

Au résumé, on peut employer, en pareil cas, toute espèce de linge coupé en bandelettes ou même un simple morceau de papier. Pour en faire l'application, il y a deux méthodes. On peut, comme nous venons de dire, placer les bandelettes ou le papier après que le collodion a déjà été étendu sur la plaie, ou bien on commence par les tremper dans le collodion, et on les applique ensuite sur les téguments à la manière des emplâtres agglutinatifs ordinaires. Mais on comprend qu'alors il faut se hâter, car la dessiccation pourrait s'opérer avant l'application, et les bandelettes alors resteraient sans effet. Quand on les a placées, on peut soutenir ces bandelettes par d'autres lanières du tissu étendues en travers des premières, et recouvertes à leur tour par une nouvelle couche de collodion.

III. *Usages.* — Les propriétés adhésives si remarquables du collodion en font un agent précieux pour remplir diverses indications chirurgicales. Ainsi, pour obtenir la réunion prompte et complète des blessures récentes, il est d'une efficacité dont aucun moyen n'avait approché jusqu'alors. Des incisions simples faites à titre d'essai avec le bistouri, des blessures accidentelles parfois d'une étendue considérable ont été également guéries par première intention avec une extrême promptitude à la suite de l'emploi du collodion ; celui-ci agit alors, non-seulement en maintenant les parties rapprochées, mais encore en favorisant leur contact intime par le retrait sur lui-même qu'il éprouve en se desséchant, et en préservant les lésions du contact de l'air. Des plaies articulaires, des ouvertures du canal parotidien, généralement si difficiles à fermer, ont été guéries en quelques jours par l'application de cette substance. Sur des cors volumineux, résultant de l'action de la selle, on a obtenu, après l'enlèvement du bourbillon, le même résultat rapide, presque sans suppuration. Enfin, même sur les plaies profondes et d'une grande étendue, le collodion a été utile en l'adjoignant à l'application préalable des sutures dont il prévient la chute. Indépendamment de ces indications principales, le collodion est encore très-efficace contre les hémorrhagies capillaires ou veineuses ; dans le premier cas, on l'applique directement sur la surface saignante ; dans le cas d'hémorrhagie veineuse, on l'applique à l'aide d'une bandelette ; le froid résultant de la vaporisation de l'éther coagule le sang, et en peu de temps, la plaie se trouve fermée par une couche solide, blanchâtre, résultant de l'agglutination du caillot et des parois du vaisseau avec la toile. — Sur des végétations exhubérantes, le collodion peut encore, vu la constriction très-vive qu'il fait éprouver aux tissus, être employé comme bandage compressif. — C'est, de plus, un enduit imperméable des plus efficaces, et applicable dans toutes les circonstances où ces topiques sont utiles pour arrêter les effets locaux d'une inflammation, pour suspendre localement une éruption pustuleuse, etc. — Enfin, en raison de sa grande force adhésive, il peut venir en aide à tous les moyens mécaniques en usage pour maintenir les parties dans une position déterminée ; il donne aux bandages une grande force de résistance, et en tient lieu dans beaucoup de cas.

§ 4. — SUTURES.

La *suture* est un mode de réunion que l'on pratique à l'aide d'aiguilles et de fil, auxquels il faut joindre quelquefois d'autres petits instruments, tels que des épingles, des chevilles, etc., dont l'emploi est propre seulement à certains procédés.

Les sutures, le moyen le plus direct de la chirurgie pour réunir les parties divisées, sont d'un usage très-ancien ; autrefois même on en abusait ; à notre époque, il y a quelques années, on tomba dans l'excès contraire, en les rejetant tout-à-fait. Aujourd'hui on est revenu de ce jugement trop sévère porté par Louis ; et, grâce aux efforts de Delpech, elles ont repris dans la chirurgie le rang que leur assigne leur utilité incontestable. Comme les chirurgiens de l'homme, les vétérinaires peuvent en faire usage dans un grand nombre de circonstances : 1° pour affronter les bords d'une plaie que tous les autres moyens de réunion ne peuvent maintenir rapprochés ; 2° pour remettre en place les lambeaux plus ou moins dilacérés d'une solution de continuité irrégulière et profonde ; 3° pour fermer les ouvertures accidentelles qui peuvent se produire sur les parois de certaines cavités, de l'abdomen entre autres, etc., etc.

1° Instruments et objets nécessaires pour pratiquer les sutures. — Les *aiguilles à suture*, les *épingles*, *broches* et *chevilles*, le *porte-aiguille*, le *fil* sont les objets qui servent le plus habituellement à pratiquer les sutures.

I. *Aiguilles à suture.* — On donne le nom d'*aiguilles*, en chirurgie, à un assez grand nombre d'instruments différents, consistant tous en une verge ou tige métallique aiguë, destinée à être introduite dans les tissus mous pour des usages très-variés. Celles qui servent à l'opération que nous avons particulièrement ici en vue, sont distinguées par le nom d'*aiguilles à suture*. Ce sont de petites tiges que l'on peut confectionner avec les métaux précieux, mais que l'on fabrique presque exclusivement, surtout en chirurgie vétérinaire, en fer doux, quand on a besoin qu'elles soient flexibles, et en acier trempé, lorsqu'elles doivent présenter de la raideur. L'on y considère : 1° la *tête* ou *talon*, portant une ouverture allongée appelée l'*œil* ou *chas* ; les deux faces rejointes par ce chas sont creusées habituellement chacune d'une rainure longitudinale où peut se loger le fil ; 2° le *corps*, cylindrique, prismatique ou aplati ; 3° la *pointe* ; plus ou moins étroite et aiguë, devant toujours être parfaitement acérée et affilée.

Il y a différentes sortes d'aiguilles que l'on distingue principalement d'après la forme générale : en *droites*, ou rectilignes dans toute leur étendue ; *demi-courbes* ou courbées seulement dans une partie de leur longueur, vers la pointe, et droites vers le talon ; et *courbes* ou formant un arc de cercle comprenant toute leur longueur. Les aiguilles ont encore subi d'autres modifications dans la disposition de chacune de leurs parties. Autrefois, on se servait d'aiguilles courbes cylindriques, le chas percé de côté, c'est-à-dire transversalement au plan de la courbure. On les remplaça d'abord par les aiguilles dites de Boyer, et qui sont dues, en réalité, à un auteur anonyme qui les proposa, en 1792, à l'Académie de chirurgie; ces

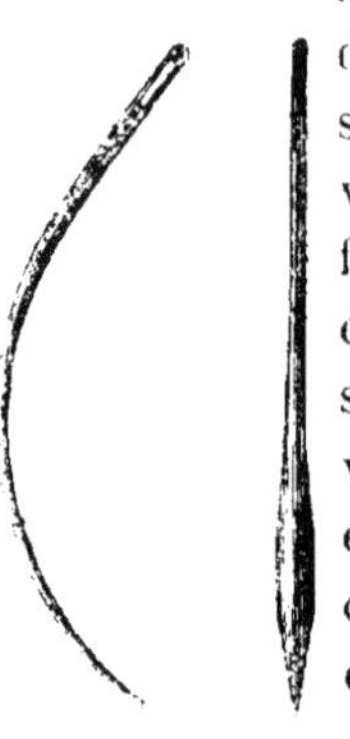

Fig. 129.

aiguilles sont aplaties sur courbure, portent le chas de dessus en dessous, et ont une pointe tranchante sur les côtés. M. Velpeau leur fit subir une nouvelle modification (*fig.* 129), en ne leur donnant la forme aplatie que dans la dernière moitié de leur étendue: vers la tête et le reste du corps, elles sont serrées d'un côté à l'autre; le chas est percé transversalement, et la pointe, avant sa terminaison, est plus large que le corps. Les aiguilles Velpeau, qui offrent plus de résistance qu'aucune autre forme d'aiguille à suture, sont maintenant presque seules employées en chirurgie vétérinaire.

Outre ces aiguilles simples, qui peuvent servir dans la généralité des cas, on en a fait d'autres ayant des formes particulières, qui ne servent que dans certaines circonstances; telle est, par exemple, l'aiguille *de Heister* (*fig.* 130) montée sur un manche, très-volumineuse et portant le chas à son extrémité; elle sert à faire pénétrer des liens volumineux, à rapprocher de larges lambeaux, et a encore d'autres usages qui l'ont fait appeler aiguille *à bourdonnets*, *à pansements*.

Fig. 130.

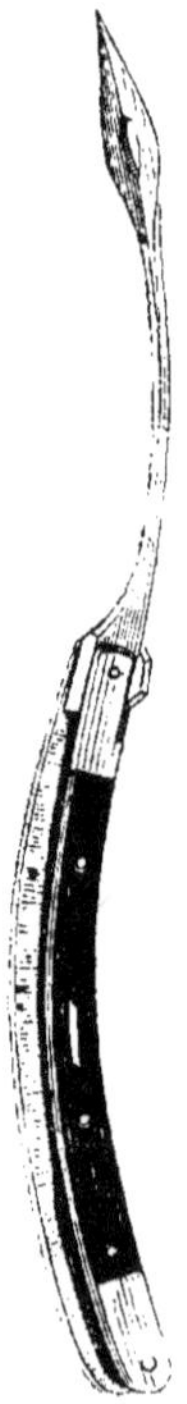

II. *Épingles, broches, chevilles.* — Après les aiguilles, les *épingles* sont les instruments les plus employés pour la pratique des sutures, quoique l'on n'en fasse pas usage dans tous les cas. Celles qu'on emploie sont les épingles ordinaires, que l'on choisit d'une force et d'une longueur proportionnées à l'épaisseur et à l'étendue des téguments que l'on veut unir, mais toujours ayant une pointe très-aiguë et une tête assez forte pour que l'introduction en soit facile. Au lieu d'épingles, on se sert quelquefois de *broches* métalliques plus ou moins fortes, qui conviennent quand les points suturés doivent supporter des efforts considérables.

Outre ces objets principaux, on emploie encore, dans la pratique des sutures, des *chevilles* en bois, en plume, etc., des *bourdonnets*, etc. On en verra l'usage quand il sera question des cas où ces objets sont utiles.

III. *Porte-aiguille.* — Cet instrument, dont les chirurgiens font usage depuis longtemps, était primitivement une espèce de pince entre les mors de laquelle l'aiguille s'enchassait par son talon, et était maintenue par un coulant-fermoir, qui serrait les deux mors et fixait l'aiguille. Actuellement, on emploie de préférence le porte-aiguille de **M.** Rigal (de Gaillac), formé de deux branches fixées l'une contre l'autre au bout d'un manche, se serrant aussi par un coulant, mais s'écartant à ressort, ce qui donne, dès qu'on rapproche le coulant du manche, la plus grande facilité pour prendre et lâcher l'aiguille. Nous avons fait confectionner sur ce principe un instrument particulier (*fig.* 131), qu'en raison de son usage plus spécial pour placer l'épingle après la saignée, nous appelons *porte-épingle;* on y distingue le *manche* en corne ou en ébène, les *mors, m,* en acier, et le *coulant, c,* en cuivre, composé d'une virole en saillie et d'un cylindre ajusté et glissant exactement sur les mors.

Fig. 131.

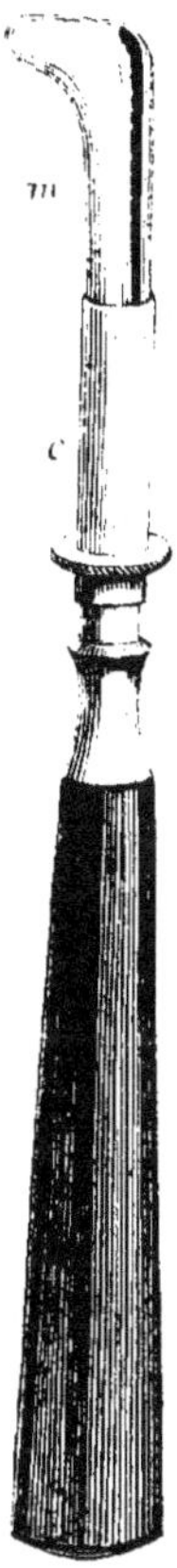

A défaut de porte-aiguille, on peut se servir d'une pince quelconque; mais l'usage des pinces offre moins de commodité et de sûreté.

IV. *Fil.* — Le fil employé est ordinairement le fil de chanvre; mais, au besoin, les fils de lin, de soie, pourraient servir, ainsi que tout autre fil offrant assez de résistance. La grosseur de ce fil est nécessairement variable suivant l'étendue, la force des parties à réunir; mais, en général, il ne faut pas le choisir trop fin pour ne pas couper les tissus. Le fil est simple ou formé de la réunion d'un plus ou moins grand nombre de fils réunis: quand il est ainsi multiple, il faut réunir les fils simples qui le forment avec de la cire, en lui donnant une forme aplatie, afin qu'il porte, par une plus grande surface, sur les parties molles et les déchire moins. Quand, à la place du fil, on a des lambeaux considérables à rapprocher, on se sert parfois de chevillère étroite. D'autres fois, on emploie du fil de plomb; mais l'usage de ce fil métallique appartient à des procédés opératoires spéciaux.

2° De la pratique des sutures. — Dans la pratique des sutures, il faut considérer quelques règles générales, puis le manuel opératoire.

I. *Règles générales.* — Toutes les sutures sont soumises, dans leur application, à certaines règles qu'il est important d'observer, si l'on veut que ces sutures agissent efficacement. Ainsi, indépendamment du soin de tenir la plaie bien lavée, et débarrassée du sang et de tous corps étrangers, comme cela est nécessaire pour toute réunion par première intention; il faut encore, en toutes circonstances :

1° Commencer, avant de faire chaque point, par bien affronter les bords de la plaie, pour que les ouvertures se correspondent parfaitement.

2° Mettre tous les points à égale distance des bords de la blessure, afin que tous supportent également les efforts ou tiraillements qui tendraient à écarter ces bords, et qu'il n'y ait pas section des tissus par ceux qui seraient les plus rapprochés du bord. Par la même raison, laisser une égale distance dans l'intervalle de chaque point; cette distance sera telle que la plaie ne bâille pas dans les intervalles.

3° Traverser les téguments presque perpendiculairement; en donnant à la piqûre une direction oblique, on embrasserait une portion de peau à la fois trop étendue et trop mince.

4° Faire pénétrer le fil dans la blessure à une profondeur suffisante, pour qu'au-dessous du fil il ne reste aucune cavité où le pus puisse s'amasser. Éviter alors les nerfs, les vaisseaux et les tendons.

5° Ne jamais serrer la plaie à l'aide de tractions opérées sur les liens; on déterminerait ainsi des déchirures qui s'aggrandiraient vite par la suite. Ce rapprochement doit s'opérer par des pressions exercées sur les parties molles, et l'on noue quand le contact immédiat est opéré.

6° Ne serrer les fils que ce qui est strictement nécessaire pour maintenir le contact des bords de la plaie. En serrant davantage, l'engorgement venant augmenter la constriction, les tissus seraient étranglés et coupés. Quand on a serré, on fait le nœud sur le côté et le plus loin possible de la plaie, et sur la partie la moins déclive pour éviter qu'il ne soit sali par le pus. En général, il ne faut serrer que lorsque tous les fils ou tous les points sont passés.

7° Enfin, éviter de passer les fils entre les bords de la plaie, de faire des plis à la peau, circonstances qui s'opposeraient complètement à la réunion immédiate.

II. *Manuel opératoire.* — L'introduction de l'aiguille à travers les tissus est quelquefois difficile, surtout si la peau est dure et épaisse, comme cela arrive souvent chez les animaux domestiques ; c'est pourquoi il est important de tenir convenablement l'aiguille pour ne rien perdre de la force qu'on emploie. On la place entre l'indicateur et le pouce, la convexité sur la face palmaire du premier de ces deux doigts, le pouce dans la concavité. Ensuite, avec les deux mêmes doigts de la main gauche, l'opérateur saisit l'une des lèvres de la plaie, la perfore en faisant exécuter à l'aiguille un mouvement en arc de cercle dans le sens de la courbe de celle-ci, et en pressant toujours dans le sens de son axe. Quand l'aiguille a traversé, si la plaie est petite et bien réunie, on peut dans le même temps, sans lâcher l'instrument, traverser la seconde lèvre de la plaie, et la faire sortir de l'autre côté. Mais il est préférable, quand on veut bien voir ce que l'on fait, de franchir complètement, et l'un après l'autre, chaque bord de la solution de continuité. Alors, quand on a traversé d'un côté, de dehors en dedans, on tire l'aiguille du milieu de la plaie avec les doigts, ou avec des pinces s'il y a trop de résistance ; puis on traverse de dedans en dehors l'autre bord que l'on tient de la même manière que le précédent, avec l'index et le pouce gauches. Si l'on se sert d'un fil armé d'une aiguille à chaque extrémité, on perfore les deux lèvres, l'une après l'autre, de dedans en dehors, d'après les mêmes préceptes. En général, il est toujours bon d'avoir ainsi plusieurs aiguilles, surtout si les points sont séparés; en les enfilant toutes d'avance, on abrége beaucoup la manœuvre.

Quand les tissus offrent une grande résistance, l'effort des doigts, agissant sur l'aiguille, ne suffit pas toujours pour la faire pénétrer ; alors on peut entourer la tête de l'aiguille avec de l'étoupe, faire usage du porte-aiguille, du porte-épingle ou d'une pince à disséquer, à anneau, ou enfin se servir d'une aiguille à manche. En même temps qu'on se sert de ces instruments, on peut encore s'aider, pour vaincre la résistance, des deux branches d'une pince ou des doigts avec lesquels on fait un contre-appui au-dessous du point où doit sortir l'aiguille.

3° Diverses espèces de sutures. — A une époque où la suture était fort en honneur, on avait considérablement varié la manière de la pratiquer; on en connaissait ainsi quinze ou vingt espèces. Aujourd'hui on a beaucoup réduit ce nombre; cependant il en reste encore sept ou huit qui sont : les sutures 1° à points séparés ou entrecoupés; 2° à anse; 3° à bourdonnets; 4° à surjet; 5° à points passés; 6° enchevillée; 7° entortillée ; 8° en T.

1. *Suture à points séparés* ou *entrecoupés.* (*fig.* 132). — Elle est
formée d'une série de points isolés les uns des autres, et se pratique
suivant plusieurs procédés. Dans le procédé ordinaire, on prépare

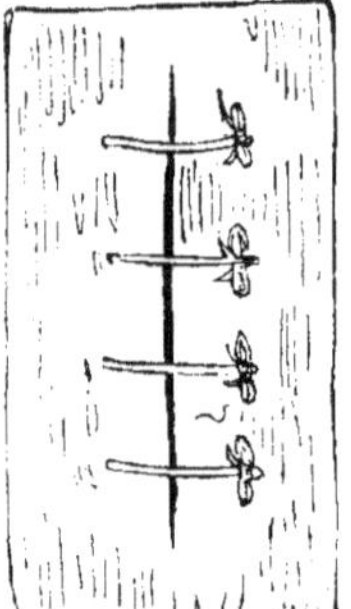

Fig. 132.

un fil particulier pour chacun des points. L'aiguille
courbe, tenue de la main droite, traverse les deux
lèvres de la plaie d'abord de dehors en dedans, puis
de dedans en dehors, de la manière que nous avons
indiquée. D'autres fois, on se sert de deux aiguilles
pour faire chaque point de dedans en dehors; et
quand le premier point est achevé, on en fait un
autre avec un nouveau fil, et ainsi de suite; on
noue ensemble les deux bouts de chaque fil, et l'on
a de la sorte tous les points séparés. Pour abréger
le temps, au lieu de plusieurs fils, on peut en avoir un seul assez
long, avec lequel on fait successivement chaque point, et que l'on
coupe quand le nœud est fait. Le procédé le plus expéditif est celui
de M. Lafaye; la modification au procédé ordinaire porte sur deux
points : sur la manière d'introduire l'aiguille que l'on fait traverser les
deux lèvres de la plaie à la fois, et sur la disposition du fil qui est
unique, et avec lequel on fait d'abord tous les points en laissant entre
chacun des anses assez longues; quand on a terminé, on coupe les
anses par le milieu, et on lie chaque point séparément. Quand on
fait les nœuds, quel que soit le procédé, il faut toujours commencer
par serrer les points du milieu.

2. *Suture à anse* (*fig.* 133). — C'est la précédente, dont tous les
points, au lieu d'être réunis séparément par-dessus la plaie, sont
rassemblés de chaque côté, et tordus ensemble sans être noués, de

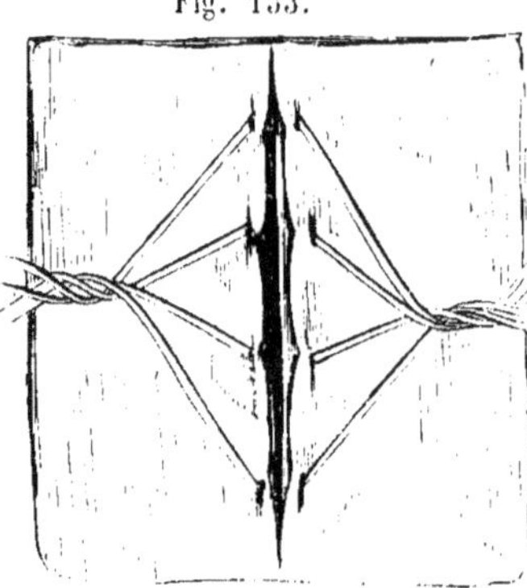

Fig. 133.

manière à pouvoir extraire isolément chaque fil, s'il est nécessaire;
les deux faisceaux sont ensuite réunis et tordus ensemble, sans nœud,
dans le même but. Cette suture,
proposée par Ledran pour les plaies
intestinales, a l'inconvénient de
produire un plissement des bords
de la plaie tout-à-fait défavorable à
la réunion immédiate; elle est peu
employée aujourd'hui.

3. *Suture à bourdonnets.* — C'est une variété de la suture entre-

coupée fort usitée en chirurgie vétérinaire. Le fil est double pour chaque point de suture, et chaque fil porte à son extrémité un petit bourdonnet d'arrêt. On introduit ce fil de dehors en dedans, et l'on en ramène l'extrémité en dehors de la plaie; celui du côté opposé étant introduit de la même manière, on noue au centre de la plaie. Cette suture est surtout en usage pour maintenir des pansements, des tamponnements compressifs; alors on la pratique surtout avec l'aiguille à manche, et l'on se sert de chevillère de coton comme fil. La suture à bourdonnets est donc plutôt un moyen de pansement qu'une véritable suture.

4. *Suture des pelletiers* ou *à surjet* (*fig.* 134). — Suture continue dont tous les points croisent successivement la plaie en dedans et en dehors. Pour la pratiquer, on se sert d'une aiguille droite si les bords de la plaie peuvent se rapprocher assez pour former un pli, sinon on emploie l'aiguille courbe. On commence par appliquer l'aiguille à un bout de la plaie, et du côté où l'on se trouve; quand elle a traversé les deux lèvres, on la ramène à soi pour la faire pénétrer, suivant la même direction, dans le second point, dans le troisième, jusqu'à la fin. Chaque tour croise obliquement la direction de la suture, et l'ensemble de la suture forme une spirale, dont les tours sont en contact avec la blessure en dessus et en dessous. On arrête les extrémités du fil par un nœud, par un bourdonnet, ou en liant sur l'anse voisine. Avant de fixer le lien, il est important d'effacer, par de légères pressions, les plis que peuvent faire encore les lèvres de la plaie.

Fig. 134.

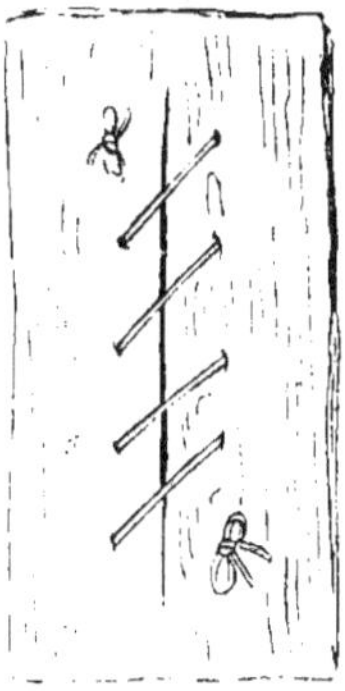

5. *Suture à points passés* ou *en faufil* (*fig.* 135). — Cette suture est celle dans laquelle le fil, au lieu de décrire une spirale, va en zig-zag d'un côté à l'autre de la plaie. Comme pour la précédente, la forme de l'aiguille varie suivant la disposition des parties. On l'introduit d'abord de droite à gauche, puis on l'applique du côté où elle est sortie, à une certaine distance du premier point, et on la fait pénétrer de gauche à droite; quand elle ressort, on la repasse de nouveau de droite à gauche et ainsi de suite. Cette suture forme ainsi des anses latérales et ne croise pas en dehors les bords de la

Fig. 135.

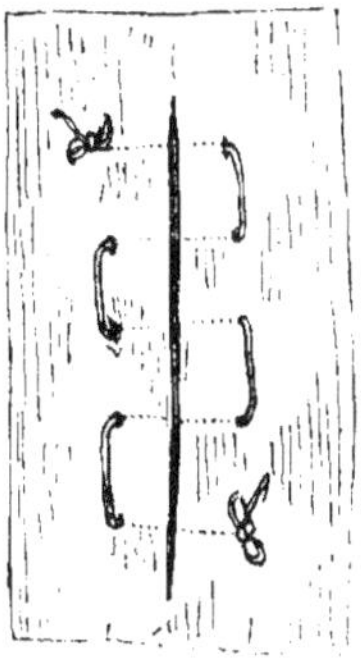

plaie. On arrête les fils comme pour la suture à surjet. Surtout usitée pour les plaies de l'intestin, elle offre l'avantage de laisser retirer le fil avec facilité. Pour les plaies extérieures, elle aurait peu de solidité.

6. *Suture enchevillée ou emplumée* (*fig.* 136). — Elle est formée d'une série de points séparés, mais serrés de chaque côté autour

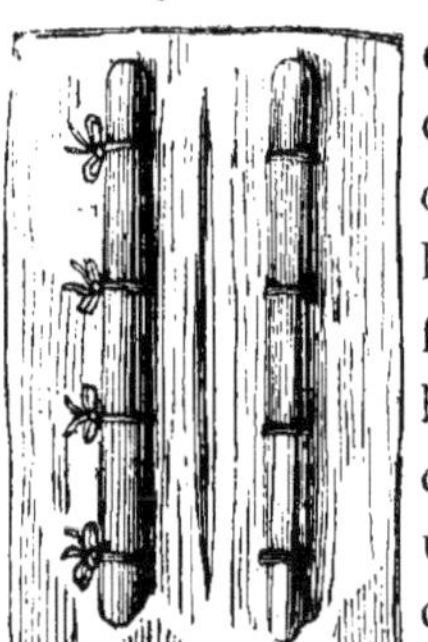

Fig. 136.

d'une cheville commune en bois, en fer ou faite d'une tige de plume d'oie et d'une longueur dépassant un peu celle de la plaie. Pour pratiquer cette suture, il faut d'abord passer tous les fils, puis placer les chevilles et nouer les fils autour. Il y a plusieurs manières de passer les fils; la plus simple consiste à procéder comme pour la suture entrecoupée, mais avec un fil double; quand l'aiguille a traversé, on coupe l'anse qui tient au chas, et l'on a ainsi une série de fils doubles avec deux chefs de chaque côté, ce qui oblige à faire deux nœuds par chaque fil. Pour n'avoir qu'un nœud à faire, ce qui est préférable, on fait entrer en même temps les deux bouts du fil dans le chas de l'aiguille, de sorte que, lorsque celle-ci a traversé, une extrémité du lien forme une anse et l'autre deux chefs. L'on peut encore se servir d'une aiguille portant un fil simple et que l'on fait repasser par le même trajet, mais en sens inverse, après avoir traversé une première fois les téguments; on laisse ainsi une anse en ne retirant pas le fil en totalité, et on coupe l'autre chef.

Quelque procédé que l'on ait suivi, tous les fils étant passés, on engage une cheville dans toutes les anses qui sont du même côté; de l'autre côté, on dédouble les fils, on place dans leur écartement une seconde tige semblable à la première, et on les noue l'un après l'autre sur cette tige avec une force suffisante pour opérer le rapprochement des bords de la plaie. Cette suture ressemble à la précédente en ce que les fils ne passent pas par-dessus la plaie, mais elle tend plutôt à opérer la réunion par la face interne des téguments que par les bords mêmes de la section. La pression des chevilles qui s'exerce sur toute la longueur de la plaie donne à cette suture une grande solidité.

7. *Suture entortillée* ou *à tiges* (*fig.* 137, 138). — Cette suture est pratiquée au moyen de petites tiges qu'on passe à travers la plaie où on les laisse en place, et autour desquelles on entortille un fil. La forme et la nature de ces tiges peuvent beaucoup varier; on les a faites en fer, en acier, en cuivre, en or, en argent, etc.; de formes droite, courbe, ronde, plate, etc. Leur volume et leur longueur sont nécessairement subordonnés à l'étendue de la plaie, à la résistance à vaincre. Aujourd'hui, on se sert à peu près

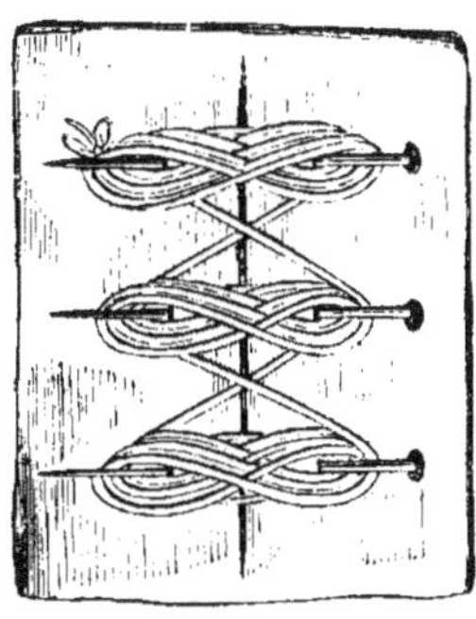

Fig. 137.

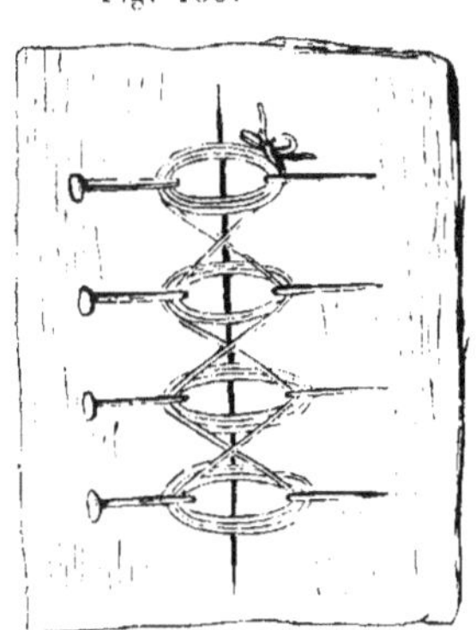

Fig. 138.

exclusivement d'épingles ou de fil de cuivre argenté; quelquefois de tiges rondes de fer ou d'acier quand les plaies ont une grande étendue. Pour appliquer les épingles, on les saisit entre les mors du porte-épingle ou entre le pouce et le médius, en appuyant l'index sur la tête; puis, les bords de la plaie étant maintenus rapprochés avec l'autre main, on pique et on traverse les tissus, comme ferait l'aiguille, et en une ou deux fois suivant la résistance. L'épingle placée doit sortir d'égale étendue de part et d'autre. On en met une seule ou plusieurs, suivant le cas, et on procède à l'application du fil. Pour cela, on engage ce fil par sa partie moyenne, en dessous des deux extrémités sortantes de la première épingle, puis avec un des chefs du fil, suivant le même trajet, on fait un nouveau tour complet qui embrasse toute la partie des tissus au-dessus de l'épingle, et on le serre jusqu'à ce que le rapprochement des parties soit suffisant. On répète alors ce tour trois ou quatre fois avec chacun des fils, en ayant soin de les croiser sur la plaie, de manière à former le ∞ de chiffre renversé. Cela fait, les deux bouts du fil croisés en X sont conduits sur la seconde épingle où on les applique de la même manière, puis à la troisième, à la quatrième, etc., et on les noue sur la dernière.

Assez souvent, on se borne, en entortillant les fils, à faire, au

lieu du x de chiffre, des tours circulaires, comme on le voit (*fig.* 138).
Le premier procédé est préférable en ce que les tours croisés exercent sur les lèvres de la plaie une pression plus étendue, favorable à la cicatrisation ; avec l'autre manière, on risque davantage de produire l'étranglement et la gangrène des portions de tissus comprises dans les tours. En général, on pare à cet étranglement en ne se servant pas de fils trop fins et en multipliant les tours du fil, afin qu'ils couvrent une plus grande surface. On a conseillé de faire les tours autour de chaque épingle avec autant de fils séparés ; mais il vaut mieux un fil unique, parce que les X que l'on fait entre chaque point contribuent à empêcher la plaie de bâiller. Quand la plaie existe sur une surface saillante, on peut laisser les choses en l'état que nous venons de dire ; mais, si la face est concave de telle manière que les pointes d'épingles blessent la peau, on doit les rogner avec des pinces coupantes ou de forts ciseaux, ou bien mettre par dessous des bandelettes protectrices.

Quand on se sert de tiges, d'aiguilles d'acier, le procédé est le même ; il faut seulement qu'elles soient bien cylindriques et assez aiguës pour entrer sans déchirer. Si l'on emploie le fil de cuivre argenté, il faut avoir, en outre, une aiguille appropriée pour faire entrer ce fil métallique.

Il est des cas où l'on ne place qu'une seule épingle, par exemple, pour arrêter la saignée à la plupart des veines ; le mode d'application du fil subit alors quelques modifications qui seront indiquées en parlant de cette opération.

Une variété de la suture entortillée qui est assez répandue aujourd'hui parmi les chirurgiens, mais qui est peu connue des vétérinaires, est la suture imaginée par M. Rigal (de Gaillac) ; elle consiste dans l'emploi simultané des épingles et des bandelettes agglutinatives au lieu de fil. On place d'abord les épingles à la manière ordinaire, puis on prépare des bandelettes, mais fendues en long dans une partie de leur longueur ; on prend une de ces bandelettes, on passe l'angle de la fente sous l'épingle, et l'on colle les deux chefs de l'autre côté ; une autre bandelette semblable est placée sous l'autre partie saillante de l'épingle, et on la tire vers la pointe jusqu'à ce que la plaie soit serrée, puis on colle sur la première. On en fait autant aux autres épingles. Ce procédé a plusieurs avantages : d'abord il dispense de mettre autant d'épingles qu'avec le fil, car les bandelettes occupent un certain espace qu'il faut laisser libre ; ensuite elles n'exercent pas de pression irritante, pas d'étranglement, et elles permettent de maintenir plus régulièrement le rapprochement des lèvres. Quand il y a suppuration ou que la situation est telle que les bandelettes ne peuvent pas tenir, il faut employer les fils.

Il y a une autre espèce de suture entortillée consistant à se servir seulement d'épingles ou de tiges sans fil. Dieffenbach, dans les cas où la peau était très-mince et où les points devaient être rapprochés, employait des épingles à insectes qui, étant recourbées après avoir traversé la peau, tenaient les téguments dans l'espèce d'anneau qui en résultait. On a, dans le même but, employé les fils métalliques, principalement le fil de plomb qu'on peut tordre avec facilité. Percy, qui voulait substituer ce fil à tous les autres, lui trouvait l'avantage de pouvoir se serrer et se desserrer à volonté, de moins couper les tissus que le fil ordinaire, de causer moins d'irritation, etc. A côté de ces avantages, il a l'inconvénient de s'oxyder et de se casser facilement, et d'être difficile à introduire dans les tissus, vu son peu de résistance ; aussi ne convient-il que dans les cas où la suture n'a aucun effort à supporter.

8. *Suture en T* (*fig.* 139). — Cette suture est le point particulier que l'on fait pour réunir les trois bords d'une incision en *T* ou d'une incision cruciale. On se sert d'un fil armé de deux aiguilles. On pique chaque aiguille de dehors en dedans dans l'un des angles du *T*, et on les fait ressortir de dedans en dehors au-delà de l'incision transversale. Les deux aiguilles passées, le fil forme une anse qui croise et serre l'incision inférieure perpendiculaire ; les deux chefs du fil sont ensuite noués ensemble. Si l'on n'a qu'une aiguille, on commence par faire passer le fil d'un côté, dans la direction opposée à celle que nous avons indiquée, c'est-à-dire en commençant au-dessus de l'incision transversale et en faisant arriver l'aiguille dans un des angles du *T* ; on fait ensuite l'autre point comme dans le premier cas, et l'on achève de même. Si c'est une incision cruciale, le procédé est exactement le même ; en réunissant les deux chefs du fil, on forme une anse qui croise, par-dessus, la seconde incision perpendiculaire.

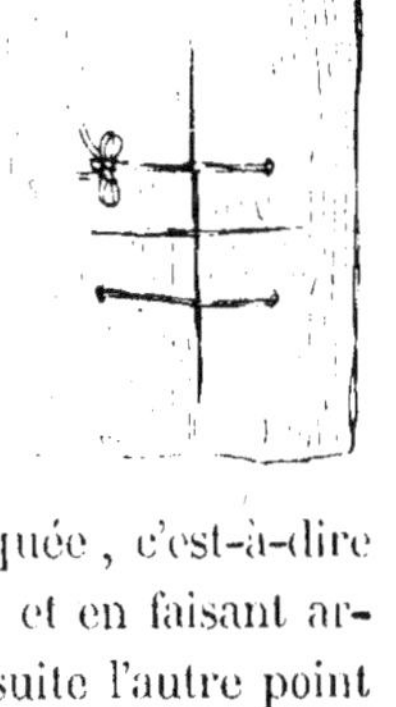
Fig. 139.

4° Précautions à observer pour enlever les sutures. Soins consécutifs. — Il est difficile de déterminer, d'une manière générale, le temps nécessaire à l'action des sutures et l'époque à laquelle il convient de les enlever. Sur une plaie simple des téguments, réunie par première intention, on peut extraire les fils ou les épingles du quatrième au cinquième jour; mais, le plus souvent, ce délai doit être augmenté. Lors même que la cicatrice serait formée, il ne serait pas prudent d'enlever les fils trop tôt; car, bien que la réunion fût parfaite en apparence, la cicatrice pourrait n'être pas assez solide et se déchirer. Mais, d'un autre côté, on doit considérer la tendance des parties molles à être divisées par l'action du fil, ce qui oblige à enlever la suture aussitôt que la section commence à se faire. Sous le rapport de la facilité des déchirures, il y a, entre les tissus, d'assez grandes différences; quelques-uns, comme le tissu cellulaire, l'appareil tégumentaire, se divisent très-promptement; d'autres, au contraire, tels que les tissus fibreux, résistent très-longtemps, des mois entiers. Cette imminence des déchirures est d'ailleurs subordonnée encore au plus ou moins d'épaisseur des fils et des tiges.

L'incertitude que l'on a toujours sur le degré de solidité du tissu inodulaire ou de cicatrisation fait que l'on ne doit jamais enlever tous les fils ou toutes les épingles à la fois. Si la suture est pratiquée à un seul fil, on le coupe d'abord de manière à séparer tous les points que l'on enlève l'un après l'autre, en commençant par les moins importants, ceux que l'on a serrés les derniers. Un premier fil extrait, on peut juger si la cicatrice a assez de solidité pour qu'on puisse enlever les autres, et on agit ainsi en toute sûreté. Pour l'extraction des fils ou des épingles, on les tire de gauche à droite, en pressant en sens inverse avec l'index de la main gauche sur le point de sortie. S'il s'agit d'une suture entortillée, on se sert avec avantage du porte-aiguille, de pinces à disséquer ou à anneaux, pour opérer l'extraction des épingles; après leur sortie, on peut laisser en place le fil qui continue encore quelque temps à soutenir les lèvres de la plaie; cependant il ne faudrait pas le laisser trop longtemps, car il retiendrait le pus qui se forme toujours dans les ouvertures des épingles, et il en résulterait une irritation susceptible de détruire tout le travail de cicatrisation déjà fait. En toute circonstance, on n'enlève jamais ce fil sans avoir détruit les adhérences avec la peau par des lotions d'eau tiède. Pour la suture enchevillée, on coupe avec un bistouri les fils qui embrassent les tiges, et en ayant soin avant de bien assujétir celles-ci. Pour les sutures à fil simple, on coupe les anses et les nœuds avec des ciseaux étroits et mousses.

Lorsque quelques points se détachent accidentellement, il faut s'abstenir de les renouveler pour peu qu'il se soit passé un jour ou deux et que déjà l'inflammation ait commencé à se développer. Il vaut mieux alors, si on ne juge pas la cicatrice assez solide et si les points qui restent ne sont pas suffisants, maintenir la réunion par un bandage ou par des bandelettes agglutinatives, et même par ces deux moyens à la fois, s'il est nécessaire.

Après l'enlèvement du fil, on surveillera attentivement les parties pour reconnaître les accidents consécutifs, parmi lesquels il faut toujours compter les plaies formées par l'introduction des fils ou des épingles. Le plus souvent, il est vrai, la cicatrisation de ces petites plaies est prompte et achevée en quatre ou cinq jours; mais, comme elles suppurent toujours plus ou moins, il peut se faire que leurs orifices s'obstruent par de petites croûtes qui se forment consécutivement; alors la suppuration arrêtée distend le petit trajet et produit une irritation qui peut aller jusqu'à détruire la cicatrice. C'est pourquoi il faut toujours avoir soin de laisser libre et propre l'orifice de ces trajets et d'enlever ces petites croûtes aussitôt qu'elles commencent à apparaître.

Les autres soins à prendre concernent les complications accidentelles qui peuvent survenir. Si un fil tombe ou s'arrache, il faut veiller à la plaie qui en résulte et donner un écoulement facile à la suppuration. Si le fil, trop serré, déterminait un étranglement, il faudrait le relâcher ou le couper immédiatement et ne le replacer que lorsque l'inflammation aurait disparu. On surveille ensuite pour reconnaître, par les symptômes locaux ou généraux qui peuvent survenir, si on n'a pas pincé ou saisi dans le fil quelque organe important qu'il faudrait, dans ce cas, aussitôt dégager, etc.

CHAPITRE III.

De la compression.

La COMPRESSION est un élément opératoire essentiellement distinct de la réunion et de la division, consistant en une action par laquelle

on tend à resserrer, à rapprocher les molécules d'un tissu, les parties d'un organe, pour en diminuer le volume, en changer la forme,
en modifier la nature. La compression est quelquefois un moyen
thérapeutique direct; d'autres fois, elle vient d'une fausse position
ou accompagne accidentellement l'application des appareils, des
harnais. Ses applications utiles, non moins que les accidents fréquents dont elle peut être cause quand elle est employée d'une manière imprudente ou mal raisonnée, nous ont paru des raisons suffisantes pour envisager cet élément chirurgical d'une manière spéciale.

§ 1. — Effets généraux de la compression.

La compression, qu'on peut exercer d'un nombre infini de manières,
produit des effets divers, variables surtout suivant l'intensité et la
durée de son action, et aussi suivant la nature des parties sur lesquelles on l'exerce. Quand elle est légère, instantanée, bornée à une
surface peu étendue de la peau, elle entrave ou suspend seulement
la circulation capillaire, qui se rétablit aussitôt que la compression
cesse, sans qu'il en résulte d'autre effet consécutif. Si la compression
est plus prolongée, mais toujours exercée à un faible degré, elle
produit d'autres effets dont l'homme seul peut transmettre la sensation; c'est d'abord un malaise local, un sentiment de chaleur désagréable, de fatigue, d'engourdissement, qui ne dénote pas seulement un trouble dans la circulation de la partie comprimée, mais
aussi dans les fonctions des nerfs qui s'y distribuent. Portée à un
plus haut degré encore, la compression produit tous les effets résultant de la suspension du cours du sang et des fonctions nerveuses;
les parties se paralysent, se tuméfient, deviennent le siége d'engorgements plus ou moins considérables, qui peuvent encore disparaître si la compression cesse à temps, mais se terminent par la
mortification et la gangrène des parties si l'action compressive se
prolonge.

Outre ces effets locaux, primitifs, la compression peut encore
produire des effets secondaires plus ou moins éloignés, s'opposer
ainsi au libre jeu des organes, à l'exercice des grandes fonctions
organiques, prédisposer à des congestions, etc.

Enfin, indépendamment des effets généraux que nous venons de
mentionner succinctement, la compression produit encore des effets
spéciaux dépendant de la manière dont on l'exerce.

§ 2. — Modes divers de compression ; effets spéciaux.

On peut exercer la compression de plusieurs manières différentes, dont les principales sont : la compression *générale* ou *circulaire*, la compression *locale* ou *latérale* et la *dilatation*, dans lesquelles rentrent à peu près tous les modes connus de compression.

1° Compression générale ou circulaire. — On appelle ainsi la compression qui s'exerce dans toute la périphérie d'une partie ; elle est, par conséquent, praticable sur toutes les régions du corps autour desquelles il y a possibilité d'appliquer un appareil continu. Toutefois, comme elle peut devenir nuisible par l'extension de son action à des organes essentiels qu'il importe de ménager, ainsi qu'il arrive quand on comprime autour de l'encolure, de la poitrine, du ventre, ce mode de compression est particulièrement réservé pour être appliqué autour des membres ou des autres régions où l'on ne risque pas de compromettre des fonctions importantes de la vie ; cependant il y a des cas assez nombreux où l'on est obligé de l'appliquer autour du corps.

La compression circulaire est employée à la fois pour produire des effets mécaniques et des effets thérapeutiques. Comme moyen mécanique, elle sert surtout à maintenir en place des parties déviées de leur position naturelle à la suite de ruptures, de fractures, de luxations ; on l'emploie aussi pour arrêter provisoirement le cours du sang, pour empêcher l'absorption d'un virus. Comme agent thérapeutique, on l'a employée pour dissiper des engorgements chroniques, des infiltrations sanguines, certaines collections purulentes, difficiles à faire résorber d'une autre manière ; pour combattre des inflammations articulaires, des hydropisies synoviales, des varices, des ulcères calleux, etc. On a cru pouvoir encore utiliser la compression circulaire autour du corps dans les cas de météorisme, d'hydropisie ; mais on n'a que de très-rares exemples de succès obtenus par ce moyen.

A quelque titre qu'on l'emploie, la compression circulaire nécessite les mêmes précautions générales. Ainsi, en la considérant surtout comme moyen thérapeutique, pour qu'elle soit efficace et sans danger, on doit l'exercer sur la plus grande étendue possible de surface, d'une manière égale, et au moyen d'appareils exactement adaptés à la configuration des parties. De plus, elle sera toujours modérée; alors, si elle est continuée longtemps, elle produit des effets remarquables, elle seconde la contractilité des tissus, facilite la circulation dans les vaisseaux lymphatiques et veineux, diminue le volume des parties et leur communique une excitation favorable, sans nuire aux fonctions vitales. Mais, pour cela, il ne faut pas qu'elle soit portée au point d'empêcher ou de ralentir la circulation; car alors, au contraire, elle détermine des étranglements, l'atrophie, la gangrène des parties, etc., effets qui se manifestent d'autant plus facilement que l'action comprimante s'exerce sur une surface plus limitée. On sait ainsi qu'un lien étroit, serré autour d'un membre, produit presque instantanément de la douleur bientôt suivie d'engourdissement, de tuméfaction, du refroidissement de l'extrémité du membre, et même de son sphacèle général si la compression continuait longtemps au même degré.

Ces accidents possibles de la compression font une nécessité d'en surveiller constamment l'emploi, et de renouveler souvent l'examen des parties, au moins pendant les premiers jours; ainsi, quand on voit, après l'application d'un appareil compressif, la souffrance de l'animal continuer ou s'accroître, la fièvre se développer, l'appui se faire difficilement, il y a nécessité, si rien d'ailleurs n'explique cette aggravation des symptômes, de défaire l'appareil, de vérifier l'état des parties, et souvent de ne les soumettre de nouveau à la compression que lorsque les accidents survenus sont dissipés.

D'après ces considérations, il serait peut-être utile de fixer, pour être en mesure d'éviter les accidents, à quel degré la compression commence à être nuisible, et à quel point, par conséquent, il convient de la limiter. Mais une telle fixation est, sinon impossible, du moins extrêmement difficile, vu les variétés offertes par le degré de résistance des tissus, la nature des indications, l'action des appareils. Tout ce qui est possible, c'est de poser les règles générales suivantes, qui, au reste, suffiront dans la pratique :

1° La compression étant toujours inutile et très-souvent nuisible sur des parties parfaitement saines, ne devra jamais y être exercée qu'en cas d'absolue nécessité.

2° Sur les parties malades, la compression ne dépassera jamais le degré strictement nécessaire pour produire l'effet qu'on désire.

3° Lorsque la compression doit être un peu forte et de longue durée, ne lui donner toute son intensité que graduellement, afin d'y habituer peu à peu les parties.

1° Procéder de même graduellement quand on veut la faire cesser ; car, ainsi que le faisait observer, il y a déjà longtemps, J.-L. Petit, lorsque, dans des engorgements produits par des bandages trop serrés, on supprime tout-à-coup la compression, et qu'on laisse la partie en pleine liberté, sans rien opposer à son accroissement, l'endroit comprimé peut augmenter encore de volume considérablement et être attaqué par la gangrène.

Ces principes, rigoureusement appliqués, serviront de règle à toute compression agissant à la fois sur une certaine masse de tissus.

2° Compression locale ou latérale. — La compression latérale est celle qui n'agit que sur un seul point, plus ou moins circonscrit, ou tout au plus sur deux points opposés des membres ou du tronc. Lorsqu'elle est seulement temporaire, on l'exerce avec la main ou des instruments particuliers qui ne portent que sur le point où la compression doit agir ; mais quand elle doit être permanente et d'une certaine énergie, il faut se servir d'appareils circulaires, que l'on dispose alors de manière à ce qu'ils ne portent que sur le moins de points possible en dehors du lieu où la compression est nécessaire. Ce mode de compression, dans tous les cas, exige, pour être efficace, que l'organe à comprimer soit appuyé presqu'immédiatement sur un os. Il est plus douloureux que le précédent, et souvent ne peut être supporté que très-peu de temps. Si on l'applique sans précaution, il expose beaucoup plus que la compression circulaire à la formation d'eschares gangréneuses.

Comme la compression générale, la compression locale peut être employée au double titre d'agent mécanique et d'agent thérapeutique. Comme agent mécanique, elle sert à intercepter le cours des liquides dans leurs canaux, à ramener à leur position naturelle des parties déviées ou déformées, à maintenir réduites des hernies, des chutes d'organes, etc. ; à arrêter les hémorragies dans les plaies récentes, à faire obstacle à l'engorgement ou bourgeonnement considérables des plaies anciennes, etc. Dans tous ces cas, la compression doit être aussi légère que possible, et ne faire obstacle, en aucune façon, à la circulation et aux autres fonctions des parties.

Employée comme agent thérapeutique, la compression locale convient surtout pour la destruction de certains tissus anormaux. En effet, quand on l'exerce sur un point limité, la compression, commençant par diminuer la quantité de sang qui pénètre dans les tissus, rend leur nutrition incomplète, d'où résulte un arrêt de développement et l'atrophie ; ou bien elle agit plus directement encore en déterminant une irritation propre à faciliter la résolution de la maladie ; et c'est ainsi qu'elle peut convenir pour guérir certaines tumeurs sanguines, fongueuses ou ganglionnaires, des épanchements séreux, des trajets fistuleux, pour détruire des parties dures, osseuses, etc. A ce point de vue, cette compression peut être comparée, quant à son action, aux médicaments fondants. On la pratique à plusieurs degrés, suivant que les tumeurs ou engorgements que l'on se propose de dissiper sont plus anciens, plus durs, plus indolents, plus difficiles à exciter. Lisfranc en établit ainsi jusqu'à six degrés :

1er *Degré*. Constitué par l'application simple de bandelettes emplastiques, établissant une sorte de bain animal autour de la tumeur, en y retenant la matière de la perspiration cutanée.

2e *Degré*. Compression légère avec des tours circulaires de bande ou un appareil de contention quelconque.

3e *Degré*. Compression un peu plus forte faite avec des pelotes d'étoupes, des cônes d'agaric, maintenus par une bande ou un autre appareil adapté à la conformation des parties.

4e *Degré*. Compression plus forte, par le même système ou avec les compresses graduées maintenues par un semblable procédé.

5e *Degré*. Compression encore plus énergique, établie avec l'aide de corps solides, d'attelles, de plaques métalliques, etc., que soutiennent les bandes ou d'autres appareils. A ce degré, la compression ne convient que pour les engorgements chroniques, indolents ; elle serait nuisible sur des parties où existe encore l'élément inflammatoire.

6e *Degré*. Malaxation de la tumeur pratiquée avec plus ou moins de force pendant un certain temps, et renouvelée en raison des indications.

A ce mode de compression, d'ailleurs, s'appliquent les règles générales propres à la compression circulaire. Mais comme ses effets immédiats sont plus prompts, il faut la renouveler plus souvent ; car sur une tumeur, par exemple, la diminution rapide de celle-ci finirait par rendre trop légère la pression de l'appareil. Il convient même, de crainte de récidive, de la continuer encore quelque temps après la guérison. Si la tumeur est mobile, roulante, on l'empêche de fuir, d'échapper à la compression, en l'entourant de compresses circulaires, au-dessus desquelles on applique les pelotes compressives. — Cette compression est contre-indiquée quand les parties sont enflammées, de consistance inégale ; quand les tissus sont ramollis, pultacés, ou commencent à subir des dégénérescences partielles ; quand ils sont bosselés, ulcérés, etc.

3° Dilatation. — La *dilatation* est la compression exercée de de dedans en dehors. Elle se pratique quand l'on veut obtenir l'agrandissement d'ouvertures, canaux ou cavités, naturels ou accidentels, et pour empêcher la fermeture d'ouvertures ou canaux établis artificiellement dans un but thérapeutique ou autre. Dans le premier cas, on opère sur des tissus sains ou à peu près, dont on met en jeu l'extensibilité par un effort longtemps continué et insensible ; dans le second, il suffit de s'opposer à la contractilité.

La dilatation par effort prolongé et insensible, qui reçoit une application si fréquente en chirurgie humaine, par exemple pour le traitement des rétrécissements de l'urèthre, est à peine usitée en chirurgie vétérinaire. Des cas analogues de rétrécissements de l'urèthre, du canal salivaire, du canal lacrymal, etc., peuvent cependant se présenter ; alors on ferait usage, de même que les chirurgiens, de canules, de sondes rigides, de sondes flexibles en cuir, en baleine ou en caoutchouc, de bougies, dont on augmenterait graduellement la grosseur à mesure que la dilatation s'opérerait, pour obtenir le calibre voulu dans le canal naturel.

La dilatation ayant pour objet de maintenir le trajet d'une ouverture accidentelle, est d'un emploi plus fréquent ; nous aurons plusieurs fois occasion de citer des cas où elle devient nécessaire, comme après la ponction de la panse, l'uréthrotomie. On fait alors usage d'étoupe arrangée en tentes, en bourdonnets, d'éponge préparée, de sondes ou de canules, etc., le tout recouvert d'un bandage qui maintient les parties en place et aide à leur action.

Quel que soit le mode de dilatation employé, toujours on se conformera à la prescription générale de n'agir que lentement, graduellement, pour éviter les accidents de mortification, de gangrène, que toute compression violente et hâtive ne manque pas de déterminer.

SECTION IV.

On appelle OPÉRATIONS GÉNÉRALES les opérations sans siége fixe, c'est-à-dire qui peuvent être pratiquées sur tous les points du corps, et les opérations qui, bien que pratiquées dans un lieu anatomiquement déterminé, produisent des effets généraux. A cette section appartient notamment une classe d'opérations tout-à-fait à part, telles que *l'émission du sang*, *l'application des exutoires* et *du feu*, *l'acupuncture*, la *clavélisation*, etc., et auxquelles on pourrait donner la dénomination commune d'opérations *médicinales* ou *prophylactiques*, attendu qu'elles ont pour objet, non pas de remédier à des désordres locaux, mais de déterminer certains effets qui réagissent médicalement sur les tissus voisins ou sur l'ensemble de l'économie.

Ces opérations médicinales, qui se pratiquent ordinairement sur des tissus sains, avec des instruments peu compliqués et en petit nombre, et par des procédés généralement simples, ont encore reçu le nom d'*opérations de petite chirurgie*. Connues de tout temps, selon toute apparence, elles furent les premières pratiquées ; elles constituent à peu près toute la thérapeutique chirurgicale des peuples barbares ou ignorants ; et chez les peuples éclairés, ce sont elles qui reçoivent les plus nombreuses applications. Leur étude, pour ces différents motifs, mérite une attention toute particulière.

CHAPITRE PREMIER.

Emission du sang.

L'ÉMISSION DU SANG constitue une opération générale, désignée habituellement sous le nom de *saignée*. Nous dirons quelques mots de la saignée considérée d'une manière générale, avant d'entrer dans l'examen des différentes méthodes mises en usage pour la pratiquer.

ARTICLE Ier.

DE LA SAIGNÉE EN GÉNÉRAL.

§ 1. — Définition, synonymie, division, historique.

La SAIGNÉE est une opération consistant dans l'évacuation, hors de l'économie, d'une certaine quantité de sang, au moyen d'une ouverture pratiquée sur un ou sur plusieurs vaisseaux, artériels, veineux ou capillaires, dans un but thérapeutique, hygiénique ou expérimental.

Pour désigner la saignée et les moyens divers qui servent à la pratiquer, différentes dénominations ont été adoptées. D'abord, considérant la nature même de l'opération par laquelle on ouvre une voie au sang, on a proposé le nom générique d'*angéiotomie* (de Αγγείον vaisseau, et τεμνείν couper). Cette expression n'a pas prévalu, et avec raison, car elle n'indique qu'une partie de l'opération, la section du vaisseau ; elle n'en rend pas l'objet essentiel, qui est l'émission du sang, avec autant d'exactitude que le mot *saignée*, passé, avec cette signification précise, dans le langage commun.

Néanmoins, pour désigner d'une manière plus spéciale la saignée par ouverture des artères et celle par ouverture des veines, on a généralement adopté les mots de *artériotomie* (χρτηρία artère, τεμνείν) et de *phlébotomie* (φλεψ veine, τεμνείν) ; ce dernier mot d'ailleurs n'est pas nouveau, car il était déjà employé par les anciens médecins et vétérinaires grecs et romains. A la rigueur, il faudrait dire : *saignée par artériotomie*, *saignée par phlébotomie ;* mais l'usage ayant donné à ces mots, énoncés seuls, la même signification, on les emploie sans cette périphrase. De ces deux mots, on a fait encore l'expression de *artério-phlébotomie*, usitée pour indiquer l'ouverture simultanée d'une artère et d'une veine. Quant à l'émission du sang par ouverture des vaisseaux capillaires, on l'appelle simplement *saignée capillaire*.

Outre ces dénominations, on emploie encore et assez généralement, dans le langage chirurgical, les expressions de *saignée générale* et de *saignée locale*. Par la première on entend l'ouverture d'un gros vaisseau produisant une évacuation de sang dans la totalité de l'appareil circulatoire. La seconde, ou saignée locale, est celle qui est pratiquée de manière à ne produire que le dégorgement du point où se fait l'opération. La phlébotomie est plus particulièrement considérée comme saignée générale ; la saignée capillaire est, au contraire, exclusivement locale ; l'artériotomie tient de l'une et de l'autre.

Pour l'étude de la saignée, nous suivrons la division naturellement indiquée et universellement adoptée, et qui est fondée sur la nature des vaisseaux. Nous aurons ainsi à examiner successivement la *phlébotomie*, *l'artériotomie* et la *saignée capillaire*. Nous ne ferons pas une classe à part de *l'artério-phlébotomie*, vu que, par les méthodes mises en usage pour la pratiquer, elle rentre tout-à-fait dans la saignée capillaire.

La saignée sous ses formes diverses, est connue depuis un temps immémorial. Il est même probable qu'elle est l'opération la plus ancienne ; ainsi, les Chinois, les Indiens, les Egyptiens, les Grecs la pratiquaient bien avant que la médecine fut constituée comme science , bien avant Hippocrate, par conséquent. On n'est pas autrement fixé sur la date de son origine. On ne l'est pas davantage d'ailleurs sur la manière dont la saignée a été trouvée. On peut concevoir toutefois que cela dut se faire tout naturellement : l'idée en vint sans doute la première fois qu'on observa le soulagement produit par une hémorrhagie ; et la première blessure faite enseigna le procédé pour imiter cette ressource critique de la nature. Aussi, lorsque Pline fait honneur de sa découverte à l'hippopotame se piquant les jambes aux roseaux du Nil pour se débarrasser d'un trop plein de sang, et lorsque Galien l'attribue à une chèvre qui, atteinte d'une violente inflammation à l'œil, dut sa guérison à une blessure faite par une branche d'arbre qui lui fit perdre beaucoup de sang, ils prennent tous deux une peine inutile. La découverte de la saignée est l'œuvre de tous et de tous les temps.

Malgré cette antiquité excessive, ce n'est que depuis une époque peu reculée que la saignée a été appréciée à sa juste valeur. Pendant des siècles , et notamment pendant tout le temps que resta inconnue la circulation du sang, il ne fut possible, ni de tirer de cette opération tout le parti qu'on aurait pu, ne sachant pas reconnaître tous les cas où elle était vraiment nécessaire, ni se préserver de ses dangers faute de savoir distinguer les cas où elle était inutile ou nuisible. La tradition, une routine aveugle en guidaient seules l'emploi, rendu plus déréglé encore par les idées fausses, souvent exagérées, que l'on se faisait de l'influence de l'opération sur le reste de l'économie. Aussi la saignée est-elle de toutes les opérations, celle qui fournirait, si on était tenté de l'écrire, l'histoire la plus curieuse par les abus, les erreurs de tout genre, les superstitions incroyables dont elle a été l'objet dans les siècles qui nous ont précédés.

Ce qui est surtout remarquable sous ce rapport, c'est l'usage abusif qu'on a fait, presque de tout temps, de cette opération. On saignait ainsi à peu près sans discernement pour toute espèce de maladie, et comme on ne connaissait pas la circulation et que l'on n'attribuait guère à la saignée qu'une action locale, on était arrivé, par suite de la variété du siége des maladies, à la pratiquer sur tous les points du corps. De telle sorte qu'il n'est peut-être pas un vaisseau superficiel, veine ou artère sur lequel on n'ait autrefois mis en pratique cette opération.

Déjà, chez les Grecs et les Romains, on saignait les animaux, non-seulement à la jugulaire, à la saphène, aux veines de l'avant-bras et de la poitrine, mais encore à la face, à l'oreille, à la tempe, à la lèvre supérieure, aux naseaux, au-dessous des mâchoires, au palais, au flanc, au-dessous de la queue, au genou, au jarret, à toutes les jointures, en un mot, et aux différentes parties du pied, à la couronne, au talon, à la pince et à l'espace interdigité chez les ruminants. Les hippiatres du moyen-âge, renchérissant sur les anciens, signalèrent de nouvelles veines, appelant *veines* toute espèce de vaisseaux, et recommandèrent encore la saignée : au sommet de la tête, à la cloison du nez, à la lèvre inférieure, à la face inférieure de la langue, sur le dos, à la cuisse, au périnée, aux canons, aux paturons, etc., poussant ainsi l'abus jusqu'à ses dernières limites. L'on peut compter de la sorte, tout compris, une soixantaine de points où la saignée a été prescrite. Lafosse, un des premiers qui se soient élevés contre cette coutume de saigner sur tous les points du corps où il y avait des vaisseaux apparents, fait observer qu'il y a même des ouvrages où l'on indique, d'après Solleysel, des saignées dans des endroits où il n'y a pas le moindre vaisseau.

D'autres abus et erreurs concernant les indications, le manuel opératoire, les soins secondaires, préparatoires ou consécutifs de la saignée, etc., s'étaient également perpétués à travers les siècles.

Nous en épargnerons au lecteur l'énumération inutile, qui prouverait seulement ce que nous avons dit déjà, que la saignée, malgré son ancienneté, est presque une conquête nouvelle de la thérapeutique.

Depuis Bourgelat, la saignée, chez les animaux domestiques, a été étudiée d'une manière assez complète. Les auteurs qui en ont traité avec le plus d'étendue sont Lafosse [1], Chabert [2], Vatel [3], H. d'Arboval [4], M. Renault [5], pouvant fournir ensemble les éléments d'une bonne étude de cette opération. Le présent chapitre offrira le résumé détaillé de ces travaux, et de tout ce qui a été, en outre, publié sur cette question, indépendamment des points assez nombreux qui ont été complétés ou éclaircis par nos recherches particulières.

§ 2. — Indications de la saignée.

La détermination des indications de la saignée est un des points de l'histoire de cette opération qui a suscité le plus de controverses ; et pendant longtemps il y eut, sur cette question, grande confusion et obscurité. Chez les anciens, on saignait surtout pour la fièvre ; mais comme on voyait alors partout fièvre ou pléthore, il s'en suivait qu'on tirait du sang à peu près en toute circonstance. Cet emploi de la saignée a été depuis considérablement limité, et l'on peut dire que la fixation méthodique et raisonnée des indications de la saignée a été l'un des plus grands progrès qu'ait fait cette opération de notre temps.

Toutefois, même encore aujourd'hui, il serait difficile d'établir ces indications d'une manière absolument satisfaisante. Pour le pouvoir, il faudrait connaître exactement les effets locaux et généraux de la saignée, savoir au juste ce qui se passe dans le système circulatoire quand le vide s'y fait par l'écoulement au dehors d'une

---

[1] *Dictionnaire d'hippiatrique*, t. IV, art. SAIGNÉE.

[2] *Instructions et Observations sur les maladies des animaux domestiques*, t. III, p. 94.

[3] *Éléments de Pathologie vétérinaire*, etc., t. II, p. 331.

[4] *Dictionnaire de Médecine, de Chirurgie et d'Hygiène vétérinaires*, articles SAIGNÉE, SCARIFICATIONS, VENTOUSES.

[5] *Maison rustique du XIXe siècle*, chap. CHIRURGIE VÉTÉRINAIRE.

partie du fluide qui le remplit ; or, nous n'avons sur tout cela que des notions incertaines, et l'on ne peut d'ailleurs accorder aucun crédit à ces effets divers, plus ou moins hypothétiques, qu'on a cherché à distinguer par les noms de saignées *spoliative*, *évacuative*, *déplétive*, *révulsive*, *dérivative*, etc., expressions de la vieille thérapeutique, peu usitées, du reste, depuis que le pédantisme du langage a fait place à une manière de s'exprimer plus propre à rendre les faits dans leur simple réalité.

Toutefois, à défaut d'une certitude absolue, on peut apprécier les effets de la saignée d'une façon suffisante pour en tracer les indications les plus importantes. Et sans entrer dans une discussion déplacée ici, il nous suffira de dire que la saignée, locale ou générale, ne peut agir que de l'une des manières suivantes :

1º En diminuant l'activité circulatoire, lorsqu'elle est pratiquée sur un sujet chez lequel le sang est surabondant ou même dans sa proportion normale ;

2º En rappelant, au contraire, cette activité par l'espace libre qu'elle rend au sang, lorsqu'on la pratique sur un sujet dont la circulation a été, par une cause quelconque, presque suspendue ;

3º En développant la faculté d'absorption, notamment lorsque cette faculté est affaiblie par un état pléthorique ;

4º En aidant à débarrasser l'économie de substances étrangères qui pourraient avoir été introduites par absorption dans le système sanguin.

Ces divers effets suffisent pour motiver la presque totalité des indications véritablement rationnelles de la saignée ; et, dans tous ces cas, suivant le but particulier qu'on se propose, la saignée peut être successivement *curative*, *palliative*, *préservative* ou *préparante*.

A. *La diminution de l'activité circulatoire* est l'effet en vue duquel la saignée remplit les indications les plus fréquentes et les plus variées. Elle offre ainsi le moyen le plus avantageux, par son efficacité et sa simplicité, de combattre la plupart des désordres dus à l'excès ou seulement à la présence du sang, tels que : une grande excitation vitale, une vive douleur, l'inflammation d'un ou de plusieurs organes, une hémorrhagie abondante, etc.

Cet état peut être local ou général. Dans le premier cas, il est reconnaissable à des symptômes spéciaux assez variables ; l'on fait alors usage de la saignée générale ou de la saignée locale, pratiquée.

soit en ouvrant un vaisseau qui communique avec la partie malade, soit en opérant une saignée capillaire.

Quand cet état est général ou tout au moins quand il a produit sur l'économie entière cet ensemble de phénomènes constituant ce qu'on appelle la *fièvre*, c'est la saignée générale qui est nécessaire. Cette saignée est alors indiquée par toute la série des symptômes caractéristiques de la fièvre, toujours à peu près les mêmes, quelle que soit leur cause première. Ces symptômes, on le comprend, sont principalement fournis par l'appareil circulatoire; par un pouls plein, dur, fréquent, qui décèle l'état de la circulation dans les gros vaisseaux; par la rougeur et la chaleur des muqueuses, indiquant la réplétion des vaisseaux capillaires. D'autres signes s'ajoutant à ceux-ci, confirment le diagnostic spécial de cet état particulier de l'économie où la saignée est nécessaire; tels sont : le gonflement des veines superficielles, la chaleur et la sécheresse de la peau; la chaleur de la bouche, de l'air expiré; une plus grande ardeur chez les animaux, lesquels, en même temps, sont prompts à se lasser, facilement essoufflés, ont la vue troublée, donnent de la tête contre les obstacles qu'ils rencontrent, etc.

Ces différents symptômes peuvent appartenir à un état morbide déclaré, local ou général; la saignée, alors, devient un agent thérapeutique énergique, l'antiphlogistique par excellence. Quelquefois, ils se manifestent sans être déterminés par aucune maladie apparente; ils sont, dans ce cas, le signe d'un léger trouble fonctionnel qui se dissipe par la soustraction d'une certaine quantité de sang. La saignée est ici plus particulièrement préservatrice, en ce qu'elle prévient les désordres plus graves que la persistance de ce trouble pourrait occasionner.

Cet état général de trouble, conséquence ordinaire d'un excès de repos, de l'usage d'aliments trop abondants ou trop nutritifs, quelquefois le résultat accidentel de l'inobservation des règles de l'hygiène, se présente plus habituellement tous les ans au retour de la végétation; et c'est en vue de le prévenir qu'est née la coutume presque universelle de saigner les animaux à cette époque.

Cette *saignée du printemps,* comme on l'appelle, quoiqu'elle soit aussi usitée en automne, dans des circonstances tout-à-fait identiques d'ailleurs, est une pratique déjà fort ancienne. Dans l'antiquité même, on en faisait un véritable abus, et sur les hommes aussi bien que sur les animaux. Ainsi, Pline parle, en les blâmant, de

personnes qui avaient l'habitude de s'appliquer des sangsues tous les
ans [1]. A l'égard des animaux, Végèce, pour ne citer que lui, rapporte que la saignée annuelle était depuis longtemps une coutume
générale, et il ajoute que les vétérinaires prudents doivent s'abstenir de saigner ainsi sans nécessité, comme on le faisait souvent,
attendu que si on y manque une fois, dit-il, il en résulte ensuite
des indispositions. Il blâme surtout cette saignée, d'une manière
générale, chez les animaux jeunes, et enfin observe qu'elle a moins
d'inconvénients sur les animaux faits qu'on envoie au pâturage [2].

Depuis Végèce, on n'a rien ajouté à ces préceptes, fort sages
pour le temps, et que les auteurs plus récents n'ont fait que répéter;
ce qui n'a pas empêché la coutume elle-même de dégénérer de plus
en plus en un abus contre lequel la réaction n'a été commencée que
par les créateurs de la médecine vétérinaire moderne. Ainsi, Lafosse
condamne la saignée du printemps, sous le prétexte que la moindre
quantité de sang extraite d'un animal sain affaiblit celui-ci, ce qui
est peut-être tomber dans un excès contraire. Bourgelat, Chabert,
moins exclusifs, blâment aussi cette saignée du printemps, mais
seulement comme pratique générale, et ils la croient utile quand
elle est individuellement indiquée par les symptômes spéciaux
annonçant la pléthore.

Cette opinion, aujourd'hui généralement partagée par les vétérinaires, a été récemment commentée et expliquée par M. Goux,
d'Agen [3], d'une façon tout-à-fait judicieuse. Faisant d'abord remarquer qu'autrefois, dans l'état arriéré de l'agriculture, les animaux,
souffrant tout l'hiver d'une alimentation insuffisante, et passant tout-
d'un-coup, au printemps, dans leur état de maigreur et d'appauvrissement, à l'alimentation excitante et abondante fournie par le
retour de la végétation, arrivaient trop rapidement à un état pléthorique prononcé, prédisposant aux inflammations, aux coups de
sang, etc., et M. Goux en conclut qu'alors la saignée de précaution
pouvait être véritablement utile.

Mais aujourd'hui, ajoute-t-il, il n'en est plus de même, grâce à
la réforme produite en agriculture par les prairies artificielles et les

<hr>

[1] PLINE, *Histoire naturelle*, XXXII, 12.

[2] VÉGÈCE, *Art vétérinaire*, 1, 22.

[3] Sur la saignée du printemps; *Journal des vétérinaires du Midi*, 1851, T. XIV,
p. 412.

racines fourragères ; on a assez de ressources alimentaires pour nourrir à peu près en hiver comme en été, et faire disparaître ces transitions brusques si funestes au bétail ; et ainsi, la saignée du printemps est beaucoup moins opportune ; et l'est d'autant moins, que le propriétaire, par des mélanges sagement combinés, ménage prudemment le passage de la nourriture sèche à la nourriture verte. « Mais dans les exploitations, continue M. Goux, où l'agriculture, en raison des circonstances particulières dépendant, soit de l'incurie du maître, soit de la nature du sol lui-même, est arriérée et pauvre, où les fourrages manquent, où la paille forme à peu près la seule nourriture du bétail pendant l'hiver, dans ces exploitations, la saignée du printemps retrouve son utilité d'application. » Enfin, sous de bonnes conditions générales, elle peut encore être utile, dans certaines circonstances exceptionnelles, pour les sujets qui, au printemps, « sont affectés de démangeaisons, d'érysipèles, d'échauboulures, ou chez lesquels la mue du poil s'effectue mal. » Ce sont là de sages préceptes auxquels nous n'avons rien à ajouter, et qui suffiront pour guider le praticien prudent cherchant à juger de l'opportunité de la saignée du printemps.

La saignée prophylactique peut être encore indiquée dans des cas autres que les circonstances générales qui viennent d'être mentionnées, par exemple, lorsqu'un animal a éprouvé une vive impression, a été surmené ; quand il a été soumis à une violente fatigue pendant de fortes chaleurs, etc. ; il est alors utile d'extraire du sang pour prévenir des fourbures ou d'autres congestions plus ou moins graves. La saignée de précaution est encore avantageuse avant de pratiquer une opération de quelque gravité, pour diminuer l'irritabilité, la douleur, et prévenir ainsi les accidents consécutifs qui peuvent être la suite d'une trop vive excitation.

B. Le *rappel de la circulation du sang* est, avons-nous dit, le second effet utile de la saignée. Il motive l'indication de cette opération dans les cas où la circulation est suspendue par une cause plus ou moins violente, comme cela s'observe assez souvent à la suite de fortes contusions, de violentes blessures, et dans les diverses espèces de syncopes. La saignée agit alors d'une façon purement physique ; c'est le vide produit par la soustraction du sang, qui, mettant celui-ci en mouvement dans un point, détermine de proche en proche le rétablissement de la circulation entière. La saignée, en pareil cas, est une ressource excessivement précieuse pour sauver les malades d'une mort imminente. Elle doit être continuée jusqu'à ce que le pouls d'une artère, suffisamment éloignée du lieu de la saignée, indique, par son rétablissement, une marche normale du sang.

C'est en produisant un effet mécanique analogue que la saignée est utile dans les différentes apoplexies. En outre, elle est alors l'unique moyen de soustraire l'excès de sang qui, en s'épanchant dans une région délicate, dans le cerveau, dans le poumon, compromet si gravement la vie. Quand l'apoplexie est le résultat d'une disposition naturelle du sujet, d'un état général accidentel, on ouvre les veines principales ; quand elle est produite par une chute, une contusion, etc., il est préférable d'ouvrir une artère se rendant au point où la congestion est à craindre. Souvent, ainsi, on a conservé la vie à des malades près de succomber à un épanchement sanguin traumatique dans le crâne, par une saignée à une des artères de la tête.

C. *L'augmentation de la faculté d'absorption* est un troisième effet de la saignée, pouvant fournir des indications de cette opération. Cet effet, de découverte moderne, a été particulièrement mis à jour par les expériences multipliées de M. Magendie. Cet habile physiologiste, après avoir démontré l'influence de l'état plus ou moins prononcé de pléthore sur la faculté absorbante de l'économie, a pu ainsi, en modifiant artificiellement cet état, augmenter ou diminuer à volonté la rapidité de pénétration de médicaments, appliqués suivant la méthode endermique, et arriver même jusqu'à supprimer la faculté absorbante en injectant de l'eau tiède dans les veines. Par la saignée, au contraire, le même expérimentateur a pu obtenir des résultats tout différents. En diminuant la masse sanguine, on hâte en effet l'action de la force réparatrice, et l'absorption générale, par laquelle cette force se manifeste, en est accrue d'autant : conséquence qu'à défaut de preuve expérimentale, le raisonnement aurait pu faire prévoir.

Grâce à cette propriété, la saignée peut aider à l'action des médicaments, la rendre plus prompte, plus énergique, ce qu'on savait d'ailleurs depuis longtemps. Ce n'est pas d'aujourd'hui qu'on a l'habitude de saigner avant de donner des purgatifs, des sudorifiques et autres remèdes particuliers ; seulement, nos prédécesseurs donnaient de cette coutume une explication plus simple, en disant qu'elle avait pour but d'assurer l'effet des médicaments en leur *donnant du large.*

C'est par suite de la même faculté des émissions sanguines, que la saignée après la digestion n'est pas dangereuse, comme on l'a admis pendant tant de temps. Des faits nombreux ont surabondamment démontré le contraire, et aujourd'hui, au rebours de leurs ancêtres, les vétérinaires n'ont pas de meilleur moyen que la saignée pour guérir les coliques par indigestion; et cela se comprend, car là encore, en favorisant l'absorption, la saignée facilite l'évacuation des vaisseaux chylifères.

D. La saignée, enfin, peut servir pour *débarrasser l'économie de substances étrangères* introduites dans le sang. C'est dans les cas d'empoisonnements par absorption de substances vénéneuses que cet effet de la saignée peut être utilement appliqué. La saignée, alors, est d'autant plus efficace que le malade est dans un état de pléthore plus prononcé. La pléthore, en effet, comme nous venons de le voir, étant contraire à l'exercice de la fonction absorbante, empêche l'introduction de la substance vénéneuse dans la masse sanguine; et si, dans ces conditions, on ouvre la veine qui est sur le trajet du point où a été déposé le poison, on dégage assez ce vaisseau pour que l'absorption s'y fasse partiellement, mais en même temps le sang qui s'est chargé du poison l'entraîne au-dehors en s'écoulant.

En l'absence de cet état pléthorique aidant à l'action de la saignée, on y supplée en produisant une pléthore artificielle et partielle, au moyen d'une ligature placée en deçà du lieu, vers le cœur, où le corps vénéneux a été appliqué, et l'on ouvre la veine au-delà. Le virus est absorbé, puis entraîné au-dehors par un double courant du sang qui va, d'une part des capillaires à l'ouverture artificielle de la veine, et d'autre part, par un mouvement rétrograde, de la ligature à cette même ouverture.

Il faut remarquer ici que la ligature seule serait inutile, et n'empêcherait pas l'intoxication consécutive si on n'ouvrait le vaisseau au-dessous pour donner issue au sang empoisonné qu'elle retient; au contraire, la saignée seule pourrait suffire. Et lors même que le poison a pénétré dans l'économie, il y a encore possibilité de l'extraire par de larges et abondantes saignées, surtout si l'on peut s'y prendre assez à temps pour que la substance toxique n'ait pas encore quitté les grosses veines, auquel cas elle ira de préférence dans la direction qui lui offrira moins de résistance. Enfin, en supposant que la répartition du poison ait déjà eu le temps de se faire d'une

manière à peu près égale dans toute l'économie, on conçoit qu'une
large saignée en soustraira toujours une forte proportion, laquelle,
à cause du courant produit par l'ouverture du vaisseau, sera même
plus grande, relativement à la quantité totale absorbée, qu'on ne le
pourrait supposer en jugeant proportionnellement d'après la masse
de sang extraite.

§ 3. — Contre-indications de la saignée.

L'absence de l'une ou de l'autre des conditions que nous venons
d'énumérer est un cas général de contre-indication de la saignée.
Outre cela, il est quelques circonstances particulières qui proscrivent directement cette opération. Ainsi, il ne faut jamais l'employer
contre les phlegmasies accompagnant les maladies critiques, la
gourme, la clavelée, etc., et en général les maladies pustuleuses
éruptives, attendu que la saignée pratiquée avant l'éruption l'arrête,
et pratiquée après, peut déterminer des métastases dangereuses. Il
ne faut pas non plus saigner pendant les grandes suppurations, de
crainte de déterminer la résorption purulente, et s'en abstenir en
général pendant les périodes d'état et de déclin de toutes les maladies, ce qui ne pourrait que contrarier ou arrêter l'effort réparateur de la nature.

Si l'on considère de plus l'effet de la saignée sur le sang lui-même,
qu'elle altère dans sa nature en augmentant la proportion de son
sérum, on comprendra qu'elle doit être contre-indiquée dans toutes
les affections ayant pour principe un état séreux ou aqueux du
sang, dans l'anémie, la cachexie, l'anasarque, l'œdème, l'hydropisie, etc., et dans tous les états analogues que la saignée, non-seulement aggrave fortement, mais peut encore déterminer à elle
seule, lorsqu'elle est pratiquée sans mesure. Il y a longtemps qu'on
a remarqué que des saignées trop abondantes déterminent à la longue des « humeurs corrompues, » des hydropisies et autres maladies
de ce genre. C'est même en vertu de cet effet que la saignée est si
généralement usitée comme moyen de favoriser l'engraissement du
bétail.

Rappelons enfin que la saignée, en diminuant la plénitude du
système vasculaire, favorise l'absorption de tous les corps étrangers
dans l'économie ; d'où la nécessité de s'abstenir de saigner dans une
atmosphère insalubre, au voisinage d'émanations putrides et pen-

dant les épizooties tenant à l'insalubrité des lieux, afin de ne pas
hâter l'introduction des miasmes délétères et le développement du
mal. Cette règle est d'autant plus importante à signaler, qu'elle est
en opposition à une idée qui a longtemps régné, d'après laquelle on
croyait la saignée utile en changeant la disposition actuelle du corps
à être frappé de miasmes contagieux ou épizootiques. Partagée encore par Chabert, cette idée a dû disparaître depuis qu'on a des
notions plus exactes sur les véritables lois de l'absorption.

§ 4 — Quantité de sang à tirer.

La quantité de sang qu'il convient de tirer en pratiquant la saignée est un point de l'histoire de cette opération qui est plus particulièrement du ressort de la médecine pure. Aussi nous bornerons-
nous ici aux quelques notions générales pouvant s'allier à notre
objet, c'est-à-dire propres à faire connaître jusqu'à quelle limite,
en dehors de toute indication spéciale, l'émission du sang peut être
une opération utile et sans danger.

Nous observerons d'abord qu'il serait très-difficile de poser des
règles précises dans une question susceptible d'aussi nombreuses
variations; la taille de l'animal, son état général, le volume ou la
nature du vaisseau, le but qu'on se propose; sont autant de circonstances qui doivent être pesées tour-à-tour quand on veut fixer
la quantité de sang à extraire, et c'est ce qu'on ne peut faire qu'en
présence du sujet malade. Il faut dire toutefois que cette détermination de la proportion de sang à tirer n'a de l'importance que pour
les saignées un peu considérables, résultant de l'ouverture d'un gros
vaisseau, pour les saignées générales en un mot, celles qui peuvent être augmentées à volonté. Quant aux saignées capillaires ou
locales, rarement elles sont assez fortes pour compromettre la vie
ou la santé du malade; le plus souvent, au contraire, elles sont à
peine suffisantes pour remplir l'indication qu'on désire, et l'on se
borne à les laisser s'épuiser d'elles-mêmes sans se préoccuper de les
mesurer. Au surplus, si elles devenaient trop considérables, elles
rentreraient dans le cas des saignées générales, et les mêmes considérations leur seraient applicables.

A l'égard donc de la saignée en général, nous remarquerons que,
suivant les époques, en raison de l'idée différente qu'on se faisait
de l'influence de cette opération, l'opinion a extrêmement varié sur

la quantité de sang pouvant être extraite sans danger. Les anciens, par exemple, qui saignaient à tout propos sur les différents vaisseaux de la superficie du corps, par compensation, ne tiraient jamais que très-peu de sang à la fois, deux ou trois livres au plus. Il en fut ainsi pendant des siècles, jusqu'à l'approche de notre temps; et parmi les hippiatres, c'était encore une règle que la plus grande saignée, sur un cheval, ne devait pas dépasser cette moyenne de 3 livres.

Lafosse éleva cette proportion, mais faiblement; car il fixe le maximum à 2 kilogrammes. Chabert fut un peu plus hardi, mais il resta encore dans les petites saignées. Le tableau suivant qu'il donne de la quantité de sang qu'il convient de tirer dans les diverses espèces en est la preuve. Ainsi, d'après Chabert, on peut extraire sans compromettre la santé des animaux :

D'un cheval de grande taille (1m65), de 2   à 2,5   kil. de sang.
D'un bœuf de première force. . . de 2,5   à 3   —
D'un porc.   0,75   —
D'un mouton. . . . . de 0,2   à 0,3   —
D'un chien. . . . . de 0,1   à 0,2   —
D'une oie. . . . . de 0,04   à 0,06   —
D'un canard. . . . . de 0,04   à 0,05   —
D'un poulet. . . . . de 0,005   à 0,007   —

ces proportions devant nécessairement varier avec l'âge, l'état de santé ou de maladie, la nourriture de l'animal.

Une circonstance vint tout-à-coup modifier les idées à cet égard : ce fut la doctrine de Broussais qui, s'imposant d'une manière presque universelle, introduisit et généralisa l'emploi des fortes saignées. Alors on tomba d'un excès dans un autre : médecins et vétérinaires saignèrent à l'envi. Ceux-ci montèrent des saignées de 2 kilogr. aux saignées de 7 à 8 kilogr. et plus; quelques-uns même arrivèrent à tirer jusqu'à 25, 30, 35 kilogrammes de sang en deux ou trois jours, et les vétérinaires qui ont rapporté ces faits ont prétendu naturellement en avoir obtenu des succès : traduisons : la nature a résisté.

Ces fortes saignées ont, en effet, les plus graves inconvénients, d'abord par la faiblesse excessive dans laquelle elles laissent le sujet et puis à cause de l'altération profonde qu'elles déterminent dans la composition du sang. La faiblesse peut aller jusqu'à la syncope si l'on arrive aux énormes proportions citées plus haut : alors le sang s'arrête spontanément, et il faut un certain temps pour qu'il puisse s'écouler de nouveau.

Il est difficile, au reste, de déterminer la proportion de sang qu'il faut extraire pour produire la syncope; car, suivant la taille, l'état de force ou de santé, elle est variable dans des limites considérables. Suivant une ancienne observation, un animal périt quand il perd la quinzième partie de son poids de sang, et, comme on a évalué, en moyenne, le poids du sang au huitième du poids total, soit 75 kilogrammes pour 600 kilogrammes, il s'ensuit qu'un cheval, par exemple, pourrait perdre 20 kilogrammes de sang sans périr. Mais jamais il n'est possible d'en extraire une telle quantité en une seule fois; il cesse de couler bien avant qu'on ait atteint ce maximum. Sur un cheval de taille moyenne, on peut aller, au moins une première fois, jusqu'à 10 à 15 kilogrammes; après le repas, ce chiffre peut monter jusqu'au double; mais une seconde saignée faite quelques heures après ou seulement le lendemain, s'arrête beaucoup plus tôt, toutefois dans une limite tellement variable, suivant les cas, que nous ne pourrions la fixer même approximativement, quoique nous ayons souvent essayé de la déterminer expérimentalement. Ce qu'il y a de certain, c'est que, sur des chevaux d'expérience, nous avons toujours vu la mort survenir avec faiblesse et amaigrissement considérables après trois ou quatre saignées de 5 à 6 kilogrammes pratiquées chacune à un, deux et même à trois jours de distance; d'où nous concluons que, sur des chevaux forts et vigoureux, il est, en général, prudent, pour ne pas atteindre les sources de la vie, de ne pas dépasser ces limites.

On a rapporté que les fortes saignées produisaient quelquefois l'avortement de certaines maladies; mais on a également remarqué qu'elles peuvent aussi s'opposer à la résolution des maladies, déterminer le reflux d'éruptions cutanées et des métastases plus ou moins dangereuses. D'ailleurs, les praticiens qui ont observé des cas heureux dus à de fortes saignées ont-ils toujours su ce que devenaient ensuite des animaux traités de cette manière? On a vu des sujets, saignés à l'excès, *à blanc* comme on dit, conserver toute leur vie une faiblesse générale, perdre la vue ou éprouver d'autres accidents, et c'est ce qu'il faut prévoir avant de se confier trop légèrement aux saignées immodérées.

D'un autre côté, les trop grandes évacuations sanguines ont un autre inconvénient non moins grave: l'altération morbide du sang, dont les effets consécutifs, trop peu connus, ont été mis en évidence par les recherches multipliées auxquelles nous nous sommes livré à ce sujet. Ainsi, par le fait de la saignée, le sang, perdant ses globules, perd en même temps la faculté de circuler intégralement dans les capillaires; son sérum surabondant s'extravase alors à travers leurs parois, se répand dans les tissus voisins et forme, de la sorte, des infiltrations, des œdèmes caractéristiques de l'état du sang; et, de plus, grâce à la texture essentiellement vasculaire et poreuse du tissu pulmonaire, il s'épanche dans le poumon avec plus de rapidité que partout ailleurs et y détermine un engouement qui peut être plus ou moins étendu, mais qui est toujours essentiellement manifeste. Une seule saignée de 8 à 9 kilogrammes suffit pour que l'effet apparaisse avec évidence; en élevant ce chiffre ou en multipliant les saignées, on détermine un engouement de plus en plus considérable et qui présente tous les caractères d'une véritable pneumonie. Ce phénomène, d'ailleurs, coïncide parfaitement avec l'état apparent de la respiration, laquelle, après les violentes saignées, tombe dans un trouble extrême, au point que l'animal ne peut se remuer sans paraître essoufflé.

La conclusion qui ressort de ces faits, c'est la nécessité de s'abstenir des saignées copieuses et trop répétées sur des animaux affaiblis constitutionnellement, atteints de maladies du sang, ou sur lesquels le poumon est attaqué. Ces fortes saignées qu'on pratique si fréquemment contre les maladies de poitrine ne nous paraissent pas, par conséquent, exemptes de danger; car elles ne peuvent qu'aggraver précisément le mal existant et, dans tous les cas, être suivies des accidents généraux propres à l'altération du sang, des œdèmes, des métastases, des gangrènes locales, etc.

Dans ces circonstances, en résumé, on devra, pour se mettre à l'abri des accidents signalés, ne pas dépasser les proportions fixées dans le tableau de Chabert, sauf à renouveler les émissions de sang, s'il est nécessaire : l'expérience ayant d'ailleurs démontré que, dans les maladies de ce genre, les saignées partielles et répétées sont toujours les plus efficaces. Dans les autres cas, c'est-à-dire lorsqu'on aura affaire à des animaux en bonne santé et saignés seulement par mesure de précaution, ou à des animaux malades de tout autre point que de la poitrine, il n'y aura pas d'inconvénient, si l'on ne doit faire qu'une seule saignée, à aller jusqu'au double du chiffre indiqué sur le tableau, au moins pour le cheval et le bœuf.

Pour les autres animaux, les indications du tableau peuvent être conservées comme fixant le maximum de la saignée dans l'état de santé. Dans l'état de maladie, elles devront subir quelques modifications qu'on déterminera en y appliquant les considérations qui précèdent.

ARTICLE II.

DE LA PHLÉBOTOMIE EN GÉNÉRAL.

§ 1. — Avantages particuliers. Choix des veines.

La *phlébotomie*, ou l'ouverture des veines, est le mode d'émission du sang le plus universellement en usage ; c'est elle qu'on entend presque toujours désigner quand on nomme la saignée seulement, sans autre qualificatif. Elle est pratiquée journellement par les vétérinaires, qui en tirent les plus grands avantages ; et aussi par toute espèce de gens, maréchaux, maquignons, bouviers, écuyers, charretiers, etc., trop souvent, par ces derniers, d'une manière peu raisonnée.

La phlébotomie est surtout particulièrement choisie pour la saignée générale ; ce n'est qu'exceptionnellement qu'on la pratique dans le but de produire un effet local, par exemple, quand on ouvre la sous-cutanée abdominale pour la mammite, la thoracique pour une indigestion, la céphalique ou la saphène pour la fourbure, la jugulaire pour une congestion cérébrale, etc. Hors ces cas, les saignées capillaires ou artérielles sont généralement plus efficaces pour produire des effets locaux ; car, par ces dernières notamment, on peut aller jusqu'à arrêter complètement l'arrivée du sang dans les parties malades.

Mais pour la saignée générale, l'ouverture des veines est incontestablement préférable à toute autre méthode. D'abord les veines, volumineuses et superficielles, sont plus à portée de la main et des yeux que les artères : la marche du sang y est plus lente, moins violente, et, à cause de cela, la fermeture de la saignée est infiniment plus facile, et les accidents consécutifs beaucoup moins à redouter. Enfin, sans attacher à la différence de composition des sangs artériel et veineux plus d'importance qu'il ne faut, il est évident que la soustraction du sang imparfait des veines sera toujours

moins nuisible à l'économie que la perte du sang chargé des principes réparateurs de la vie qui circule dans les artères.

Toutes les veines ne conviennent pas également pour pratiquer la
saignée. Toutefois, sauf quelques cas où il est nécessaire, pour produire une action locale énergique propre à dissiper une congestion
ou à résoudre une inflammation, de saigner aux veines les plus rapprochées, le choix de la veine a peu d'importance au point de vue
thérapeutique, à cause de la communication de toutes les parties
du système sanguin. Au contraire, ce choix importe beaucoup si
l'on considère la facilité de l'opération elle-même ; c'est pourquoi
l'on accorde toujours la préférence aux veines grosses et superficielles, qui permettent d'obtenir, dans le moins de temps possible,
l'extraction d'une quantité déterminée de sang. Chez les divers animaux domestiques, ce sont les jugulaires qui remplissent généralement ce but. Quant aux autres veines convenables pour la saignée,
elles varient suivant les espèces.

Au reste, nous devons observer qu'aujourd'hui, grâce aux progrès des études médicales et chirurgicales, le nombre des veines où
l'on saigne est fort restreint, comparativement à ce qu'il était autrefois. On ne saigne plus, au moins chez les grands quadrupèdes, à
la tempe, au larmier, sous la mâchoire, au flanc, au jarret, au
genou, au boulet, au pâturon, etc. ; c'est tout au plus si l'on saigne
encore aux veines du bras et de l'avant-bras, à la thoracique, à
l'abdominale, à la saphène, et encore n'est-ce que dans des circonstances purement exceptionnelles. Quoi qu'il en soit, les mêmes
règles essentielles sont applicables à la saignée sur ces différentes
veines. Nous allons exposer d'abord ces règles d'une manière générale, pour n'avoir plus ensuite qu'à mentionner les particularités
chirurgicales propres à la saignée sur chaque veine, dans les unes
et les autres espèces domestiques.

§ 2. — Instruments servant à pratiquer la phlébotomie.

Les instruments nécessaires pour la saignée sont de deux ordres.
Il y a :

Les instruments *essentiels* servant à pratiquer sur le vaisseau l'ouverture par laquelle doit s'échapper le sang : ce sont principalement
la *lancette* et la *flamme*, avec les diverses modifications qu'on leur a
fait subir, ainsi que les instruments qui les suppléent quelquefois.

Et les instruments *accessoires*, mis en usage, soit pour aider à l'action des premiers, soit pour fermer la plaie vasculaire, soit pour d'autres circonstances de l'opération, ce sont : le *bâtonnet*, le *vase à sang* ; les objets propres à arrêter le sang, tels que : *épingles, porte-épingle, fil, crins, bandes*, etc. ; puis les *ciseaux*, le *vase à eau* et l'*éponge*.

1° Lancette. — C'est l'instrument par excellence de la saignée, ou tout au moins l'instrument primitif ou le plus anciennement en usage pour pratiquer cette opération. Le phlébotome (*phlebotomus*) ou flèche (*sagitta*) de Végèce, était une espèce de lancette, et c'était le seul instrument employé alors pour saigner à toutes les veines. Nous ignorons quelle en était la forme ; mais sans doute elle devait se rapprocher de la lancette fixe et à manche plein Fig. 140. employée par les hippiatres du moyen-âge (*fig.* 140), et que l'on retrouve encore chez certains maréchaux.

La lancette dont se servent encore exclusivement les chirurgiens pour pratiquer la saignée, ne sert plus aux vétérinaires que dans des cas exceptionnels, pour les veines d'un petit diamètre ou reposant sur des plans osseux. On emploie de préférence dans ce cas la lancette à *grain d'avoine* (*fig.* 91), qui pénètre plus facilement. Pour les très-petites veines, on se servira avec avantage de la lancette aiguë ou à *langue de serpent* (*fig.* 92).

A défaut de lancette, on se sert quelquefois du bistouri droit ; il pénètre moins facilement, le tranchant n'existant que d'un seul côté. Il faut le choisir ayant la lame aussi mince que possible.

2° Flamme. — La flamme est l'instrument le plus généralement usité aujourd'hui en chirurgie vétérinaire pour la pratique de la saignée, surtout chez les grands quadrupèdes domestiques. Elle diffère de la lancette : 1° par la disposition du tranchant qui, au lieu de se trouver dans le prolongement de la lame, y est fixé à angle droit, et qui, de plus, se trouve limité à l'étendue qui doit pénétrer dans les parties vives ; 2° et en ce qu'au lieu d'ouvrir les veines par la seule force des doigts, elle y pénètre comme un dard sous l'impulsion d'un choc ou de la détente d'un ressort. Aussi est-elle, sur les grosses veines principalement, d'un effet beaucoup plus sûr, et par conséquent bien préférable à la lancette pour saigner à ces veines.

Quoique d'un usage plus récent que la lancette, la flamme est déjà un instrument fort ancien. Elle a d'abord été employée sur l'homme par les chirurgiens allemands, auxquels l'ont empruntée les maréchaux, qui ont fini par s'en servir exclusivement. Il y en a de plusieurs sortes : la flamme *ordinaire* et les flammes *à ressort*.

I. *Flamme ordinaire.* — La flamme ordinaire, qui n'est pas la plus ancienne, se compose principalement d'une *tige* avec sa *lame*, qu'on fait pénétrer par un choc à l'aide d'un corps pesant. La forme la plus simple qu'on lui ait donnée est celle-ci (*fig.* 141), qu'on trouve figurée dans quelques vieux auteurs. Aujourd'hui, et même depuis assez longtemps on lui donne une forme plus compliquée, en lui adjoignant une sorte de manche appelé *châsse*, comme le manche de la lancette. Dans toute flamme, il y a donc à considérer la *tige*, la *lame* ou le tranchant et la *châsse*.

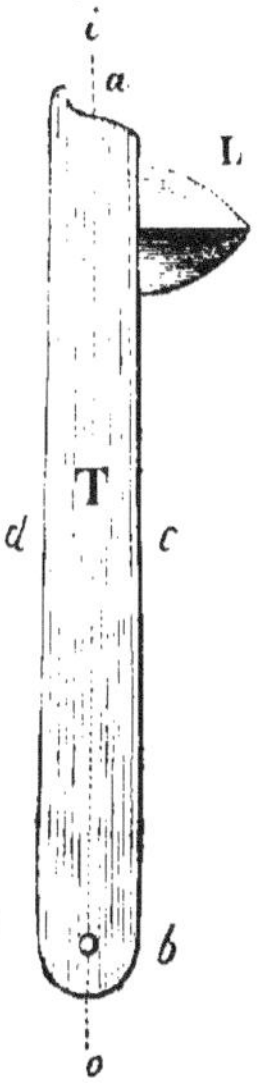

La *tige* (*fig.* 142, *T*), est une bande d'acier aplatie, allongée, longue de 10 centimètres environ, large de 10 à 15 millimètres, épaisse de 2 millimètres, portant la lame à une de ses extrémités. A l'extrémité supérieure *a*, elle présente un bord transversal plus ou moins entaillé, de manière à former une saillie qui aide à ouvrir l'instrument. L'autre extrémité *b* ou talon est un peu plus large, et porte un trou pour le passage du clou qui tient la tige unie à la châsse. Le bord de la tige *c*, correspondant à la lame, se nomme le *ventre*; le bord opposé *d,* est le *dos*.

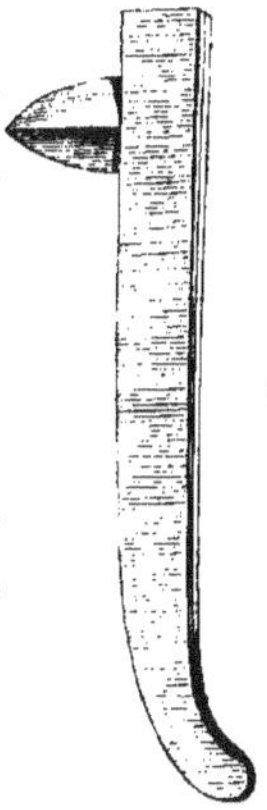

Fig. 141. Fig. 142.

La *lame L* ou le tranchant, fixée à l'une des extrémités de la tige, est tirée sur plat et fait, par son axe, un angle droit avec la ligne centrale *i, o*, de la tige. Par sa forme, elle représente l'extrémité tranchante de la lancette ; seulement, elle est plus volumineuse. Chaque face est partagée en deux biseaux par une vive arête médiane qui se termine à la pointe ; quelquefois il n'y a pas d'arête, et la lame présente sur chaque face une convexité arrondie régulièrement ; la lame alors a moins de force et les tranchants sont moins vifs ; la première disposition est donc plus avantageuse.

Quant aux dimensions de cette lame, elles varient dans une certaine limite, de manière à ce que l'instrument soit toujours proportionné au diamètre du vaisseau et au plus ou moins de facilité qu'on a pour l'atteindre. Ainsi, la lame sera d'autant plus grande que le vaisseau sera plus volumineux, situé plus profondément, que la peau sera plus épaisse, plus dure. Toutefois, l'expérience a permis de reconnaître qu'avec trois lames de flamme inégales et convenablement proportionnées entre elles, on peut satisfaire à tous les cas.

On donne alors à ces lames les dimensions suivantes, mesurées : la longueur, sur la ligne d'arête médiane, et la largeur, à la base :

Grosse lame : longueur, 20 millimètres; largeur, 22 millimètres.
Lame moyenne :   *id.*   16   —   *id.*   18   —
Petite lame :   *id.*   14   —   *id.*   15   —

On voit ici représentée (*fig.* 143) la lame moyenne avec ses dimensions exactes et la meilleure forme qu'il convient de lui donner.

Fig. 143.   Fig. 144.

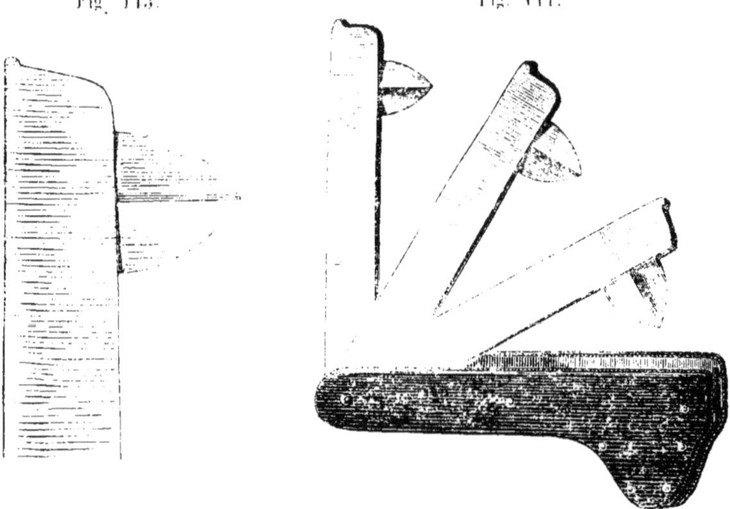

Presque toujours, les trois lames sont réunies dans le même instrument, de manière à n'en former qu'un seul. On peut aussi bien réunir quatre ou cinq lames de proportions différentes, si on le juge convenable ; mais ce grand nombre de lames est rarement nécessaire dans la pratique.

La *châsse* (*fig.* 144) est un étui spécial pouvant contenir une ou plusieurs lames, dans lequel la flamme se ferme à peu près comme une lame de bistouri dans son manche. Elle est formée de deux plaques en métal, en ivoire, en écaille, en corne ou en bois, taillées sur les dimensions des tiges et des lames ensemble, et formant, à l'extrémité correspondant à la lame une sorte de boîte soudée ou brasée si la châsse est de métal, ou maintenue avec des rivets si elle est d'une autre substance. Quand ces plaques sont en corne, en écaille ou en ivoire, on les double, à la face interne, d'une lame métallique qui en augmente la solidité.

Cet étui ou châsse n'est pas toujours entièrement solide; quelquefois les deux plaques, réunies seulement par le bouton, sont mobiles, à la manière de la lancette, et on les tient fermées par un coulant à l'extrémité. Nous avons toujours trouvé cette modification plus gênante qu'utile. Nous préférons le manche nu en une seule pièce et dans lequel les lames se tiennent à l'arrêt par le seul appui de leur extrémité (fig. 144). On fait maintenant, et depuis peu, des flammes avec le manche à plaques mobiles, mais sans coulant, et où les lames appuient par leur extrémité sur un rebord métallique fixé à l'une des plaques, assez grand et recourbé pour recevoir l'autre plaque, et qui maintient ainsi l'instrument fermé. Avec cette modification, la flamme n'a pas l'inconvénient du coulant et a l'avantage de pouvoir être nettoyée avec facilité.

II. *Flammes à ressort.* — Ce sont des flammes dont la lame, mue par un ressort, ouvre les vaisseaux sans l'aide d'aucun moyen de percussion. Leur invention, due aux allemands, a précédé celle de la flamme ordinaire; en d'autres termes, la flamme à ressort est la forme primitive de cet instrument. Il y en a de divers modèles; elles se composent toutes de la flamme proprement dite ou partie tranchante et de ressorts destinés à faire mouvoir celle-ci. En voici plusieurs variétés qui pourront donner une idée de toutes celles qui ont été imaginées.

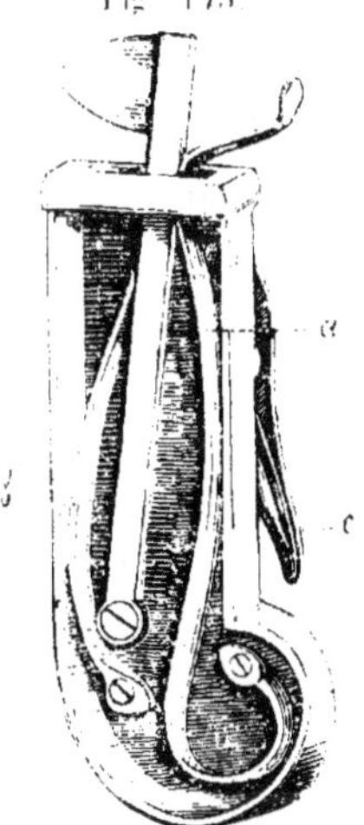

1. *Flamme à ressort allemande* (fig. 145). — C'est la forme la plus ancienne de cet instrument : c'est celle qui fut inventée autrefois par les chirurgiens de l'Allemagne, puis adoptée par les vétérinaires du même pays, et enfin par quelques vétérinaires d'Angleterre et de France. La disposition en est facile à comprendre. Elle est formée d'une lame placée entre deux ressorts, un petit et un grand, qui la font mouvoir en avant et en arrière par l'intermédiaire d'une bascule; une boîte, close de toutes parts, renferme ces pièces. On voit en *a* le *grand ressort* qui

chasse la lame quand elle n'est pas retenue par la bascule ; *b* est le *petit ressort* qui ramène la flamme en arrière quand on arme l'instrument ; *c* est la bascule également à ressort ; elle est placée sur le plan opposé à celui qui est découvert sur la figure et porte, à son extrémité supérieure, une petite tige qui pénètre dans la boîte et y retient, quand elle est abaissée, le grand ressort à l'arrêt. La *boîte* ou *coffre* est en cuivre, fermée sur toutes ses faces ; mais une des parois doit pouvoir s'enlever facilement pour nettoyer, changer la lame ; sur la figure, cette paroi a été enlevée pour montrer l'intérieur. La longueur totale de l'appareil est de 8 à 9 centimètres.

Pour armer l'instrument, on ramène en arrière le grand ressort par son bouton supérieur, on laisse aller la bascule dont la petite tige vient tomber au-devant du grand ressort ; la lame suit, poussée par le petit ressort qui ne doit avoir que très-peu de force, et, dans cet état, quand on presse avec le doigt sur la partie inférieure de la bascule, on dégage le grand ressort et la lame part.

On a proposé différentes modifications à ce premier modèle, en quelque sorte type. D'abord, on a varié les moteurs ; on a fait ainsi des ressorts à boudins, à arbalète, etc.; puis on a imaginé de faire de la branche même du grand ressort la tige même de la flamme, ce qui est une grande simplification de l'appareil. Dans la flamme à ressort ancienne, il faut avoir de rechange, pour accommoder l'appareil aux veines de tout calibre, plusieurs lames entières avec la tige. Avec la flamme dont le ressort tient lieu de tige, on n'a besoin que de lames. On les fixe, non pas par un simple pied taraudé, ce qui ne leur donnerait qu'une solidité et une fixité insuffisantes, mais par un pied à tige carrée qui entre dans un trou correspondant du ressort et qui porte à son extrémité plusieurs pas de vis pour recevoir un écrou.

2. *Flamme à ressort anglaise* (*fig.* 146). — Dans cette flamme se trouvent réunies les principales modifications que nous venons d'indiquer. Le ressort tient lieu de tige et les lames sont mobiles ; de plus, l'instrument diffère essentiellement de la forme primitive en ce qu'il n'est pas renfermé dans une boîte. Cette variété de flamme, connue depuis très-longtemps, employée encore aujourd'hui, principalement en Angleterre, est celle qui s'est le plus répandue après la flamme allemande proprement dite.

Les pièces principales qui composent cet instrument sont une tige, un levier, une bascule et la lame.

La *tige A* ou ressort est une bande d'acier bien trempé de 12 millimètres de largeur, pliée
sur plat et arrondie à sa
face interne. La plus pe-
tite branche, renforcée
supérieurement, est dis-
posée à l'extrémité pour
former une charnière sim-
ple, et de plus porte, en
regard de l'autre branche,
un collet *E* qui entoure et
retient une gorge ménagée
vers le haut de l'autre
branche de la tige. La
première branche porte
encore, vers le milieu de
sa longeur, un bouton *C*,
aplati latéralement et for-

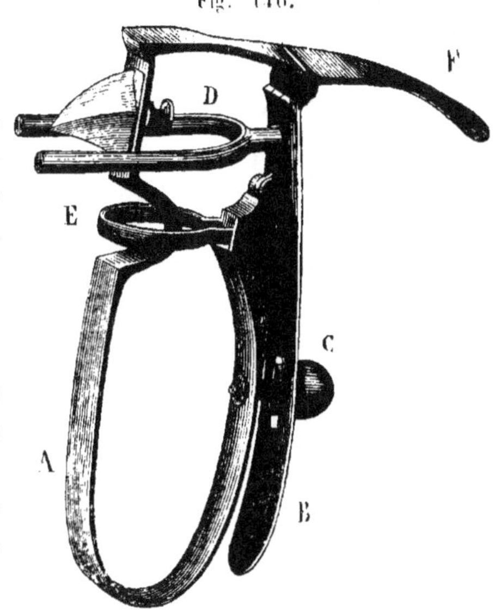

Fig. 116.

mant, sur la petite tige qui le soutient, un double épaulement : ce
bouton est mobile et doit tourner avec facilité.

Le *levier B* est une autre bande d'acier de même largeur, portant à sa face interne un tenon qui se joint à la charnière avec l'extrémité de la petite branche. Plus bas, ce levier porte une ouverture longitudinale pour laisser passer le bouton mobile, lequel
retient le levier par ses épaulements quand la machine est armée.
Outre cela, le levier porte encore, au-dessus de son point d'appui,
un conducteur *D* fixé à demeure, à deux branches, qui sert à soutenir l'instrument sur la peau. Enfin, à l'extrémité supérieure du
levier est un tenon central pour former une autre charnière avec la
bascule F qui porte à son extrémité une sorte de saillie ou de bec
servant à retenir la branche porte-lame quand on arme l'appareil.

Quant à la *lame*, qui pourrait être une lame de flamme ordinaire, on lui donne, dans cet appareil, la forme particulière d'une
lancette à abcès, à cause de la direction oblique qu'elle suit dans
son mouvement. Cette lame est mobile et se fixe sur la tige au
moyen d'une goupille quadrangulaire qu'on serre en arrière avec
une vis. De cette manière, on peut ôter la lame quand on ne se
sert pas de l'instrument et aussi avoir plusieurs lames de dimensions

diverses pour pouvoir opérer sur des animaux de toute taille. La hauteur totale de l'instrument, mesuré tel qu'il est disposé sur la figure, est de 11 à 12 centimètres.

Pour faire usage de cette flamme, on commence par l'armer en rabattant le bec de la bascule *F* sur la grande branche de la tige, puis en rapprochant le levier *B* de l'autre branche et tournant le bouton *C* qui le maintient serré contre cette branche. Cela fait, on tient l'instrument en passant les trois doigts du milieu dans l'intervalle des deux branches, on appuie les deux extrémités du conducteur *D* sur le point où l'on veut ouvrir le vaisseau, et en pressant avec le pouce sur l'extrémité libre de la bascule le coup part. On se rendra, d'ailleurs, parfaitement compte de cette manœuvre par l'examen de la figure qui représente l'instrument à moitié armé; on achèverait de l'armer en rapprochant complètement le levier *B* de la tige principale et en tournant le bouton.

3. *Flamme Weiss* (*fig. 147*). — Voici le modèle d'une autre flamme à ressort mue par un mécanisme tout différent. Elle a été

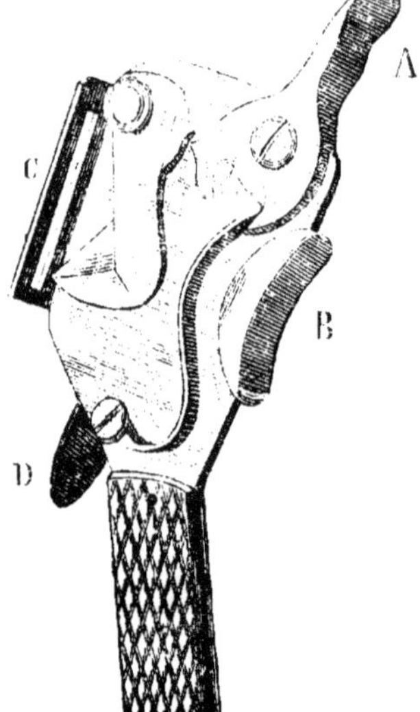

Fig. 147

inventée par un fabricant de Londres, M. J. Weiss[1]. C'est une plaque d'acier unie à un manche et portant, sur une de ses faces, une flamme à tige courte, fixée dans une position renversée par un large clou. A ce clou est uni un ressort en excentrique qui fait jouer la flamme et qui, au repos, la maintient rentrée dans l'appareil.

Pour faire usage de l'instrument, on le prend de la main gauche par le manche; puis plaçant le pouce de l'autre main sur la pièce *B* qui est en cuivre, avec les deux premiers doigts de la même main, on attire à soi le levier *A* jusqu'à ce qu'il s'arrête, en s'accrochant, par son échancrure inférieure, à un petit prolongement mobile qui s'avance en saillie aussitôt qu'il n'est plus recouvert par cette pièce *A*. Par ce mouvement, le levier, au moyen d'un petit cran, force sur la tige de la flamme, en étend le ressort et l'appareil se trouve armé. Alors on prend l'instrument de la main droite, on applique la pièce en cuivre *C* contre la veine, on appuie sur la pièce *D* avec l'index droit et le coup part. La pièce *D*, en effet, dont on ne voit que l'extrémité, est une bascule à ressort faisant mouvoir un petit prolongement qui retient le levier *A*; quand on abaisse l'extrémité de la bascule, on dégage le levier qu'un second ressort porte aussitôt en arrière, et la flamme reste libre; alors son propre ressort se détend, la réaction fait partir la flamme, et, le coup donné, elle revient sur elle-même par le retrait du ressort.

Pour approprier l'instrument aux animaux de toute taille, on varie la profondeur de pénétration de l'instrument en faisant avancer ou reculer la pièce *C*, fixée en équerre à une tige qui glisse sur l'autre face de l'appareil, et qu'on retient en place par une vis de pression.

Cet instrument a pour avantage d'être sûr dans ses effets, d'une application assez facile, d'inciser la veine sans percussion, et de ne laisser rien à craindre de l'animal le plus turbulent, vu la promptitude avec laquelle la lame se retire.

On a encore confectionné d'autres flammes à ressort; mais on comprend assez maintenant sur quel principe elles sont toutes fondées, pour nous dispenser de nous étendre davantage sur leur description. Nous citerons cependant encore celle de Brogniez, portant au bas du bord antérieur un prolongement ayant la forme d'un segment de cercle, et fixé par un clou à sa partie centrale, qui lui permet de tourner comme sur un pivot; ce prolongement, placé en travers, sert, quand on opère sur la jugulaire, à exercer la compression avec l'instrument pour mettre la veine en saillie.

3° Bâtonnet ou **Bâton à saigner.** — Le *bâtonnet* est l'instrument destiné à frapper sur la flamme pour la faire pénétrer dans le vaisseau. Autrefois, on se servait pour cela d'un morceau de fer, d'une clef, ce qui cassait souvent les flammes; Lafosse, un des premiers, recommande de se servir d'un bâtonnet de bois. Confectionné tout exprès, ce bâtonnet a la forme d'une petite massue de 25 à 30 centimètres de long, assez mince à une extrémité pour pouvoir être facilement saisi dans la main, et d'un diamètre plus considérable, 4 ou 5 centimètres environ, dans le reste de sa longueur, afin qu'il ait plus de poids. Pour la même raison, il convient qu'il soit en bois dur. A défaut du bâtonnet, on peut le rem-

placer par le bois d'un tord-nez, par le manche d'un brochoir, par
un morceau de bois quelconque : mais ces objets, trop lourds ou
trop légers, ou trop longs, ne sont pas aussi commodes que le vrai
bâtonnet, et si l'opérateur n'est pas très-habile, il ne donne jamais
le coup sur la flamme avec la même assurance, ce qui peut faire
manquer l'opération. Enfin, il est des praticiens qui n'emploient
aucun bâtonnet, et se servent seulement de la main, en la mettant
de champ et frappant avec le bord cubital. Le bâtonnet est d'un
usage plus sûr, pour peu qu'on n'ait pas une grande habitude de
se servir ainsi de la main.

4° Vase à sang. — L'emploi du vase, pour recueillir le sang
qui s'écoule, est encore une coutume presque nouvelle, et, pour la
première fois, recommandée par Chabert. Auparavant, on laissait
couler le sang à terre et on jugeait la quantité extraite par à peu
près. L'usage du vase est le seul moyen de bien constater cette
quantité et en même temps de juger de l'état du sang. L'on fait
usage aujourd'hui de vases en zinc ou en fer-blanc, de forme cylindrique, d'une capacité de 10 à 12 litres, et portant, à leur face
interne, une série linéaire de petits crans, indiquant de l'un à
l'autre 1 kilog. ou ½ kilog. de sang. Un vase de 30 centimètres de
hauteur sur 22 centimètres de diamètre, contient juste 12 kilog. de
sang; les crans, par conséquent, seront entre eux à la distance de
2 centimètres ½ pour indiquer les kilog., et à une distance moitié
moindre pour les ½ kilog. Le vase à sang enfin doit porter une ou
deux anses pour pouvoir être tenu avec facilité.

5° Épingles, Porte-Épingle. — Les épingles servent à
pratiquer la suture entortillée, usitée généralement pour fermer,
après la saignée, la petite plaie des téguments. On emploie les
épingles ordinaires qui doivent être pour cet usage suffisamment
résistantes et avoir la pointe très-effilée. On recommande, en outre,
qu'elles soient courtes, qu'elles aient la tête et la tige fortes. Ces
dernières conditions, utiles quand on se sert des doigts pour introduire l'épingle, sont moins indispensables quand on fait usage du
porte-épingle, instrument dont nous avons déjà parlé (*fig.* 131, p.
423), et qui sera d'un très-utile secours, en cette circonstance,
pour remplacer les doigts.

On peut donner au porte-épingle la forme simple qui a déjà été
figurée ; mais il sera mieux, quand on le fera spécialement confectionner pour l'opération de la saignée, d'adopter le modèle ci-

joint (*fig.* 148), dans lequel le manche creusé en étui porte à sa partie inférieure un couvercle qui se fixe à vis, et sert à renfermer des épingles, dont on peut ainsi, l'instrument étant dans la trousse, avoir toujours avec soi une provision suffisante. Pour fixer l'épingle à cet instrument, les mors sont creusés à leur face interne (*fig.* 149) de deux rainures spéciales, l'une transversale, l'autre longitudinale,

Fig. 148.   Fig. 149.

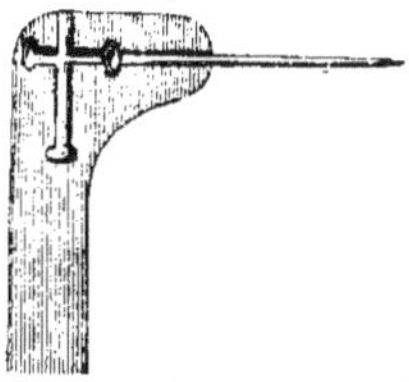

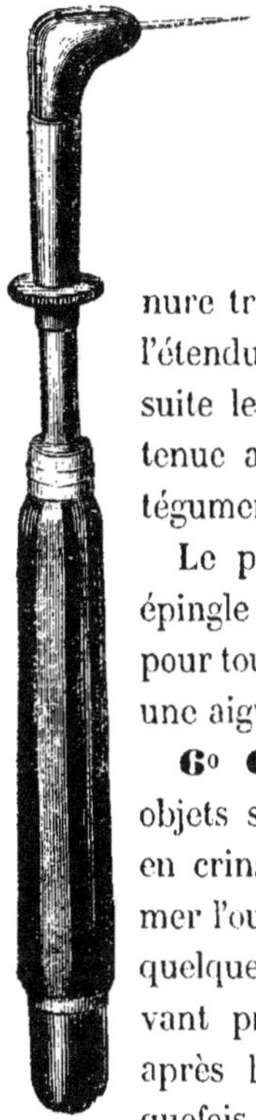

pour les situations diverses qui peuvent se présenter ; de plus, ces rainures portent des excavations pour loger les têtes d'épingles. Dans les cas ordinaires, on place l'épingle dans la rainure transversale, en ne laissant dépasser au-dehors que l'étendue qui doit pénétrer dans les tissus ; on pousse ensuite le coulant (*fig.* 148), et l'épingle se trouvant maintenue avec une extrême solidité, on l'introduit dans les téguments.

Le porte-épingle peut servir encore pour enlever une épingle mal placée, courbée ou trop enfoncée, et, au reste, pour toute circonstance où il y aura à diriger une épingle ou une aiguille dans des tissus offrant une certaine résistance.

6º Objets accessoires divers. — Les autres objets servant à la saignée sont : 1º les *liens*, en fil ou en crins, employés conjointement avec l'épingle pour fermer l'ouverture des téguments ; 2º les *bandes* et *compresses* quelquefois usitées pour le même usage ; 3º l'*éponge* servant principalement à faire des aspersions d'eau froide, après l'opération, sur la région où l'on a saigné, et quelquefois à être appliquée directement sur cette partie et maintenue par des bandes, à titre d'agent compresseur et réfrigérant ; elle doit être souple, volumineuse, et, à son défaut, on pourra faire usage d'un amas d'étoupe ; 4º le *vase à eau*, qu'il faut toujours tenir prêt pour pouvoir faire les aspersions ou les applications d'eau froide qui accompagnent ordinairement la saignée ; ce peut être un seau ordinaire ou un vase quelconque.

§ 3. — **Manuel opératoire général de la phlébotomie.**

1º Position de l'animal. — À moins de circonstances tout-à-fait exceptionnelles , on maintient habituellement debout les grands quadrupèdes pour la pratique de la saignée. Le cheval est tenu à la longe ou au bridon, le plus souvent sans autre précaution. Quant aux animaux qui se défendent à l'approche ou seulement à la vue de l'opérateur, il faut les caresser d'abord, puis s'opposer à leurs diverses défenses. S'ils ruent ou ne peuvent rester en place, on lie un pied; s'ils reculent, on les fait arriver la croupe contre un mur; s'ils se refusent à ce qu'on tienne la tête, on emploie les lunettes, le tord-nez, on les conduit dans un lieu obscur, ou bien on les opère à leur place dans l'écurie, on éloigne les spectateurs, etc.

Les bêtes bovines, qu'on laisse également debout pour pratiquer la saignée, sont maintenues par la tête dans la plupart des circonstances. Quant aux petits animaux, comme le chien, le mouton, il est préférable de les coucher ; on les maintient mieux et l'on opère plus commodément. Dans tous les cas, il faut se placer dans un jour favorable. Quand rien ne s'y oppose, on conduit le sujet dehors. Si l'air est froid, le temps pluvieux, ou si l'animal est malade, on l'approche d'une porte ou d'une fenêtre, pour que le jour tombe directement sur le lieu de l'opération, un faux jour pouvant tromper sur la position de la veine. Dans l'obscurité, une lanterne convient mieux pour éclairer que la flamme vacillante d'une bougie.

2° Préparation du vaisseau. — Une condition essentielle à remplir quand on veut ouvrir une veine pour donner issue au sang, c'est de la faire suffisamment gonfler, soit afin de la rendre plus visible, soit pour qu'elle devienne plus facile à atteindre par l'instrument. Ensuite, il faut la maintenir dans un état de fixité suffisante. Pour remplir ce double objet, on doit commencer par s'assurer de la position du vaisseau, ce à quoi aident d'abord les données de l'anatomie, qui font connaître en même temps les parties voisines qu'il faut éviter d'offenser. On détermine ensuite la position précise de la veine, avec le secours des sens; la vue suffit quand la veine est apparente; sinon on s'aide du toucher. On comprime au voisinage du point à inciser en faisant aller et venir le doigt dans la direction du sang, et il se produit dans le vaisseau des ondulations manifestes au tact et même à la vue. Les anciens rendaient saillantes les veines peu apparentes en les battant avec un bâtonnet; ou bien, comme le font encore certains maréchaux, ils faisaient vivement trotter à l'avance les animaux, l'exercice, comme on sait, faisant gonfler les vaisseaux en activant la circulation. Outre cela, ils se servaient encore, pour comprimer les vaisseaux, d'une corde dont ils faisaient même un usage abusif. Ainsi, ils l'appliquaient au bas de l'encolure pour faire paraître la jugulaire, en haut ou au milieu de cette région pour faire gonfler toutes les veines de la tête, autour de la poitrine pour gonfler la thoracique, etc. Ces coutumes surannées sont remplacées par des méthodes plus simples. Aujourd'hui, quand le vaisseau est peu volumineux, profond, on se contente de comprimer plus fortement, de frictionner à la surface de la peau, de provoquer les mouvements de la partie, et cela suffit pour faire paraître la veine. Si les poils gênent la vue, quand ils sont fins et courts on les couche et on les lisse après les avoir humectés, ou on les coupe s'ils sont longs ou hérissés.

Le vaisseau étant bien en vue, on établit une compression régulière entre le point où l'on doit inciser et le cœur, de manière à intercepter le cours du sang. Cette compression sert en même temps à faire gonfler le vaisseau par l'accumulation du sang et à le maintenir fixe, et d'autant plus facilement qu'il est plus saillant et plus superficiel. S'il est très-mobile, susceptible de facilement échapper à l'instrument, on applique le doigt qui comprime plus près du point où doit être pratiquée l'ouverture, on tend la peau d'un côté à l'autre, on prend un contre-appui, etc.

3° Ouverture du vaisseau. — Cette partie de l'opération étant variable suivant l'instrument mis en usage, nous devons l'étudier avec chacun de ces instruments en particulier.

I. *Saignée à la flamme ordinaire.* — La flamme ordinaire est l'instrument le plus généralement usité pour pratiquer la phlébotomie. Elle est d'un effet plus assuré, plus prompt, plus complet que la lancette, surtout quand il s'agit d'inciser une peau épaisse que la lancette ne pourrait que difficilement entamer ; quand il faut saigner à des veines profondes, roulantes, qui se dérobent en quelque sorte à ce dernier instrument et que la flamme, agissant avec plus de force et de promptitude, peut mieux atteindre. On prévient encore avec la flamme, en opérant presque par surprise, les obstacles venant de l'animal, attendu que le coup est porté avant que le sujet ait eu le temps de se défendre. Comparée à la flamme à ressort, l'action de la flamme ordinaire peut être mieux mesurée, sans compter l'avantage qu'elle présente d'être d'un entretien plus facile.

Pour faire usage de la flamme, on la saisit de l'une ou de l'autre main, suivant la position du vaisseau, et on l'ouvre en faisant décrire à la lame les trois quarts d'un cercle, de manière à ce qu'elle forme avec le manche un angle presque droit, le tranchant hors de l'angle. Puis on saisit la tige à sa partie inférieure entre le pouce et l'index, en laissant reposer le manche sur l'angle de réunion de ces deux doigts, qui seuls doivent soutenir la flamme et la porter au lieu convenable. Les trois autres doigts restés libres ont une action indépendante et servent : soit, si la position le permet, à exercer la compression propre à faire gonfler le vaisseau, soit à prendre seulement un point d'appui sur les parties voisines.

La flamme, ainsi maintenue, est portée en regard du vaisseau, dans la direction voulue, et, sans raideur, on la maintient à une certaine distance des téguments. Si la pointe portait sur la peau, celle-ci éprouverait des froncements, ou, si l'animal était chatouilleux, il se livrerait à des mouvements plus considérables qui pourraient entraver le succès de l'opération. Cette distance toutefois, entre la peau et la pointe de la flamme, doit être aussi petite que possible pour la précision de l'effet de l'instrument. De plus, cette pointe sera dirigée sur le milieu de la veine, sur son axe, de manière à ce qu'en pénétrant elle soit dans le plus grand éloignement possible de la paroi opposée.

L'instrument étant dans cette position et la veine suffisamment gonflée, l'opérateur, avec l'autre main armée du bâtonnet, donne sur la tige, au point correspondant à la lame, un coup sec dirigé bien perpendiculairement. Ce coup doit être assez fort pour faire pénétrer la lame dans le vaisseau à travers la peau, mais non assez cependant pour traverser la veine de part en part. L'habitude fait connaître la mesure qu'il convient alors de garder : il suffit de noter que, plus la peau est fine, la veine superficielle, l'animal jeune, le bâtonnet lourd, moins il faut frapper fort. Quand le coup est porté, on relève aussitôt le bâtonnet pour éviter de donner un coup lourd, de *peser* sur le coup, rien n'étant plus propre à exposer de transpercer la veine d'outre en outre. Comme il a été dit, quelques praticiens frappent avec la main seule, maintenue de champ ; mais cette simplification parfois avantageuse du procédé, n'est possible qu'autant que la flamme est bien tranchante, la veine superficielle, la peau mince. Sur le bœuf et sur beaucoup de forts chevaux, l'emploi du bâtonnet est indispensable.

Aussitôt que le coup a été donné on retire la flamme, et le jet de sang qui s'échappe indique que l'ouverture est faite. Si le sang ne coule pas alors, même quand on exerce la compression, on a ce qu'on appelle une *saignée blanche*. Dans ce cas, il y a lieu de penser que la veine n'est pas ouverte, ce qui peut dépendre de ce que le coup n'a pas été donné assez fort, ou de ce que la flamme a été dirigée à côté du vaisseau; dans l'un et l'autre cas il faut recommencer. Si le coup a été insuffisant, on en donne un second dans l'ouverture déjà faite à la peau, et on atteint alors le vaisseau sans difficulté. Si l'instrument a suivi une mauvaise direction, ou si la veine a glissé, on y revient en donnant à la flamme une meilleure position.

Quelquefois le sang paraît, mais ne s'échappe pas en jet ; il coule lentement et en petite quantité sur les poils, en *nappe* comme on dit ; on a alors une *saignée baveuse*, pouvant dépendre : ou d'une ouverture trop petite de la veine, ou du défaut de rapport entre cette ouverture et celle de la peau. En cette circonstance, si la compression ou une meilleure position de l'animal ne rétablissent pas le jet, on peut essayer un second coup de flamme. Dans tous les cas, si un second coup ne donne pas de résultat, que ce soit une saignée blanche ou une saignée baveuse, le mieux est de fermer l'incision et de recommencer la saignée à un autre point ; car alors on n'a qu'une petite plaie simple, pouvant se guérir facilement par première intention, tandis que des coups de flamme répétés en feraient une plaie déchirée, compliquée et plus difficile à guérir.

II. *Saignée avec la flamme à ressort.* — La piqûre de la veine, avec la flamme à ressort, se fait d'une manière plus simple et dispense de l'emploi du bâtonnet. Si l'on se sert de l'ancienne flamme allemande (*fig.* 145) pour presque toutes les veines, on la tient de la main droite. Le pouce est appuyé d'abord sur la charnière de la bascule, les autres doigts sont réunis du côté opposé, et le petit doigt porté sous l'extrémité inférieure du coffre soutient l'instrument. Avant de le placer devant la veine on fait gonfler celle-ci avec l'autre main, on la fixe même si elle est trop glissante avec le pouce et l'index de cette main écartés et placés au-dessus et au-dessous de l'instrument, et, quand on a donné à celui-ci la position convenable, avec le pouce on presse sur la bascule. Dans ce mouvement, il faut avoir soin de tenir solidement la flamme dans la main, car la détente du ressort produit une réaction qui ramène la flamme en arrière, et qu'on ne peut vaincre qu'en résistant suffisamment avec la main.

On prend les mêmes précautions générales avec les autres flammes à ressort. Nous ne reviendrons pas sur la manière d'en faire usage, que nous avons d'ailleurs suffisamment fait connaître en décrivant ces instruments.

Aujourd'hui on saigne très-peu avec les flammes à ressort. Depuis Lafosse et Chabert, qui en ont introduit l'usage parmi les vétérinaires, en se servant du modèle emprunté aux chirurgiens allemands, leur emploi a toujours été restreint, et en quelque sorte exceptionnel. Elles pourraient cependant convenir, soit sur certains animaux qui s'irritent des plus légers préparatifs, soit pour atteindre des vaisseaux très-mobiles, ou placés de manière à ce qu'on ne puisse pas facilement faire agir le bâtonnet. Lafosse trouvait ainsi avantage à s'en servir pour saigner aux céphaliques ou veines de l'ars et aux saphènes. Toutefois leur prix élevé, les soins d'entretien plus minutieux qu'elles réclament, sont des motifs qui s'opposeront peut-être encore longtemps à ce que leur usage se généralise.

III. *Saignée à la lancette.* — La saignée à la lancette est peu usitée en chirurgie vétérinaire. Cependant, comme il est plus facile de diriger à volonté la lancette que la flamme, comme on est plus maître de ses effets que de ceux des instruments mus par une force étrangère à celle de la main, il est des cas où l'emploi de la lancette est particulièrement indiqué; par exemple, quand les veines sont superficielles et d'un petit calibre, ou placées au voisinage d'artères que la flamme pourrait atteindre, ou bien encore quand elles reposent sur des plans osseux ou résistants sur lesquels la pointe de la flamme pourrait se briser. Sur les petits animaux il convient ainsi de se servir de la lancette pour saigner à presque toutes les veines.

On peut faire usage, pour pratiquer la saignée, des différentes espèces de lancettes. Leur choix est déterminé par le volume du vaisseau; quand la veine est d'un fort calibre on se sert de la lancette à grain d'orge; quand la veine est d'un diamètre moindre on choisit la lancette à grain d'avoine; et enfin, on emploie la lancette à langue de serpent pour les plus petites veines. L'instrument est tenu à peu près comme pour pratiquer une ponction. On fait parcourir à la lame un quart de cercle, puis on la saisit entre le pouce et l'index à 12 ou 15 millimètres de la pointe, le manche débordant supérieurement les deux doigts et le corps répondant parallèlement au pouce.

Les trois autres doigts étendus font fluer le sang et servent, en outre, à prendre un point d'appui au voisinage.

Pour opérer la piqûre, après qu'on a fait suffisamment gonfler la veine, pris un point d'appui, et qu'on a donné à la lame de la lancette la direction convenable relativement à l'axe du vaisseau, on allonge le pouce et l'index qui ont dû être d'abord légèrement fléchis, et on plonge la lame en l'inclinant sur la peau de manière à la faire pénétrer obliquement, l'incision se faisant ainsi avec plus de facilité. On élève ensuite l'instrument en prolongeant un peu la section, et on le retire après avoir relevé le talon de la lame jusqu'à ce que celle-ci ait pris une position perpendiculaire ; de la sorte on agrandit par en haut l'ouverture de la peau, ce qui est nécessaire pour que les deux ouvertures, celle de la peau et celle de la veine, se correspondent exactement.

Quand la peau est mince, un seul coup de lancette suffit ordinairement pour inciser à la fois la peau et la veine ; mais très-souvent chez les animaux, l'opération ne peut se faire avec cette facilité, et l'on est obligé d'y revenir à plusieurs reprises, soit pour transpercer la peau, soit pour atteindre ensuite la veine qui s'échappe très-facilement, et l'on produit ainsi une sorte de plaie déchirée. Pour éviter cela, le moyen qui nous a paru être le plus simple et le plus sûr, consiste à partager méthodiquement l'opération en deux temps ; dans le premier temps, après avoir bien reconnu la position de la veine, on incise seulement le tégument ; cela fait, on exerce la compression pour faire gonfler la veine, on ramène bien celle-ci sous l'ouverture de la peau, et par un second coup de lancette, dirigé alors avec assurance, on atteint de suite la veine sans chercher, ni tâtonner.

Au reste, en aucun cas, avant de saigner à la lancette on n'omettra la précaution essentielle de couper les poils, ce qui, en même temps, aide à mieux voir le vaisseau, et favorise considérablement l'introduction de la lancette.

A défaut de lancette, on se sert quelquefois du bistouri droit ; on opère avec cet instrument absolument de la même manière, en ayant seulement soin de garnir la lame d'étoupe, pour ne laisser sortir que la longueur du tranchant qui doit pénétrer dans le vaisseau.

IV. *Règles communes à l'emploi de tous les instruments.* — Quel que soit l'instrument employé, il faut toujours, en premier lieu,

que la lame soit en rapport avec l'étendue de l'ouverture à faire,
surtout quand on se sert de la flamme dont on ne peut pas modérer
la profondeur de pénétration, et qui, incisant nécessairement dans
sa plus grande largeur, sera choisie de la grandeur exacte que
doit présenter l'ouverture de la veine.

Cette ouverture d'ailleurs sera proportionnée au calibre du vaisseau ; on peut la préciser en la fixant égale au diamètre. Quand elle
est plus petite, le sang coule lentement et s'arrête avant qu'on en ait
tiré la quantité voulue ; quand elle est trop grande, elle est plus
difficile à fermer ; mais, à la rigueur, il vaut mieux qu'elle soit
trop grande que trop petite, attendu que, dans ce dernier cas,
elle ne remplit pas l'objet qu'on se propose et qu'on est obligé d'en
faire une seconde. Il faut, en outre, que l'ouverture de la veine soit
au moins égale à celle de la peau, — condition qu'on réalise bien plus
facilement avec la flamme qu'avec la lancette ; — car lorsqu'elle est
plus petite, le sang, sortant par un trajet qui va en s'élargissant,
perd de sa force d'impulsion, et ne pouvant s'échapper en jet, il
s'épanche dans les tissus voisins, un caillot obturateur se forme
promptement dans la plaie, et l'écoulement du sang cesse bientôt.

Relativement à la direction qu'il convient de donner à l'incision
par rapport à l'axe du vaisseau, on n'est pas généralement d'accord.
Les uns préfèrent l'ouverture oblique, parce qu'elle tend moins à se
fermer et donne un passage plus facile au sang ; les autres préconisent
l'ouverture parallèle à l'axe, parce qu'elle se ferme plus facilement
quand la saignée est terminée, et expose moins au développement des
cicatrices défectueuses, des varices et autres affections des veines.
Ces derniers motifs doivent selon nous prévaloir, c'est-à-dire que,
toutes les fois qu'il sera possible d'obtenir avec les précautions d'usage
une évacuation de sang suffisante par l'incision longitudinale, il
faudra s'y tenir exclusivement et n'avoir recours à l'incision oblique
que sur les petites veines, celles sur lesquelles la compression est
impossible ou difficile, sur celles, en un mot, où le sang ne coule-
rait pas autrement : les accidents consécutifs étant d'ailleurs moins à
craindre sur ces derniers vaisseaux.

En ce qui concerne le manuel opératoire, nous ajouterons à ce
que nous avons dit qu'il importe d'apporter une grande attention à
l'état des instruments, de s'assurer avant de s'en servir qu'ils sont
parfaitement acérés, polis, tranchants, propres, et de les nettoyer
avec soin aussitôt qu'on a terminé l'opération, afin de les conserver

en bon état. Si l'on se trouve obligé d'achever l'opération avant de pouvoir nettoyer et fermer l'instrument, il ne faut pas le poser à terre ni en aucun autre lieu, sans prendre les précautions nécessaires pour garantir la pointe. Si c'est la flamme, on met le bâtonnet sous la lame ; si c'est la lancette, il faut la maintenir entre les dents ou la déposer dans un verre d'eau.

Quand la veine est ouverte, il faut s'attacher à maintenir la continuité du jet de sang ; car son interruption a pour inconvénient, d'abord de prolonger l'opération, puis de favoriser l'épanchement du sang dans le tissu cellulaire sous-cutané, ce qui aide la plaie à se fermer d'elle-même avant qu'on ait extrait la quantité de sang voulue. La compression soutenue d'une manière uniforme, la mise en action de la partie, la marche, sont les procédés usités en pareil cas ; ils consistent, en résumé, à activer la circulation par les moyens que les circonstances permettent. Quelquefois, l'arrêt du sang tient à de petits paquets graisseux qui s'interposent entre les lèvres de la plaie ; on peut désobstruer alors avec un stylet ou une tête d'épingle. Dans certains cas, le sang s'arrête par suite d'une contraction spasmodique des muscles, ce que l'on exprime en disant que l'animal *retient son sang*. La marche est le meilleur moyen de faire disparaître cet état. Quand on saigne sur de petites veines, on peut activer l'écoulement du sang par des lotions répétées d'eau tiède, ou en faisant arriver de la vapeur d'eau chaude, si la région le permet ; ou enfin, si la quantité de sang écoulée est insuffisante, on fait plusieurs saignées à la fois sur la même veine ou sur des veines voisines.

4º Arrêt du sang. — Quand on a laissé écouler la quantité de sang suffisante, on cesse la compression, et ordinairement le jet s'arrête. Mais il n'en est pas toujours ainsi ; il y a des veines d'où le sang s'écoule sans compression ; et avec toutes, on doit craindre le retour de l'hémorrhagie par suite des mouvements de l'animal, de la position qu'il peut prendre ; et pour éviter cela il est toujours indispensable d'arrêter définitivement le jet de sang aussitôt après l'opération.

L'arrêt du sang après la saignée est une des parties du manuel de cette opération qui se sont le plus simplifiées de notre temps. Pendant longtemps, on resta même sans avoir pour cela de moyen assuré. Les anciens, dans la plupart des circonstances, n'employaient aucun appareil, et se contentaient de laisser l'animal au repos ; si la veine se rouvrait, ils appliquaient par-dessus un emplâtre fait avec le crottin de l'animal et assujéti avec des bandes, et, si cela ne suffisait pas, ils pratiquaient une légère cautérisation. Quelquefois, ils remplaçaient le crottin par un flocon de laine imbibée d'huile, ou par toute autre matière semblable. On employait encore, mais plus particulièrement pour la jugulaire, une petite planchette de bois ou éclisse, qu'on maintenait par une bande après l'avoir recouverte d'un emplâtre d'argile. Enfin, quand on ne pouvait pas placer de bande, on appliquait tout simplement un emplâtre d'argile, ou de craie délayée dans du vinaigre, etc. ; ou bien l'on appliquait une pointe de fer rouge sur l'ouverture du vaisseau. Ces divers procédés, portant le cachet de la barbarie des temps, furent en usage jusqu'au siècle dernier. L'emploi de la suture était encore ignorée des auteurs antérieurs à ce siècle, et Lafosse est le premier qui décrive la manière de l'appliquer. — Aujourd'hui, parmi les moyens employés pour fermer la saignée, on admet encore quelquefois la *compression*. Mais c'est là un moyen tout-à-fait exceptionnel; ou plutôt, la compression exercée sur les veines n'est que la ressource extrême dans quelques circonstances accidentelles. Dans les cas ordinaires, où il s'agit seulement de fermer l'ouverture du vaisseau sans mettre obstacle au cours du sang, elle n'est jamais usitée; les moyens particuliers dits de compression que l'on emploie alors étant plutôt des modes de pansements propres à favoriser la cicatrisation de la blessure.

La compression, en effet, n'est pas utile, car le sang qui coule dans les veines n'exerce qu'un effort très-modéré sur les parois du vaisseau, et le moindre obstacle appliqué sur les blessures veineuses suffit pour arrêter l'hémorrhagie. C'est ainsi qu'on n'a besoin souvent, pour fermer une saignée, que de détruire le rapport entre l'ouverture des téguments et celle de la veine, soit en tirant d'avance la peau de côté, soit en changeant la position de l'animal, etc. La blessure de la veine recouverte alors par la peau se ferme immédiatement, et la blessure de celle-ci guérit avec promptitude sans nécessiter d'autre soin. Mais ce procédé n'est pas toujours applicable; car il peut contrarier la saignée elle-même, si la peau se déplace avant que se soit écoulée la quantité de sang suffisante. C'est pour cela qu'étant obligé, dans la généralité des circonstances, de laisser les ouvertures en rapport, il est nécessaire d'opposer au sang un obstacle plus direct. Celui qui suffit alors est le rapprochement des

lèvres de la plaie cutanée, pour en obtenir la réunion par première
intention. Tel est effectivement le but des différents moyens mis actuellement en usage pour fermer la saignée. Il sont fournis par les
divers procédés de réunion adhésive : par la position, par le bandage unissant, par les emplâtres agglutinatifs, et par la suture.

On utilise la *position* quand on maintient l'animal au repos absolu ;
quand on l'attache au râtelier pour l'empêcher de se coucher ; quand
on s'oppose enfin à toute action susceptible de détruire l'adhésion
commençante de la plaie, à toute compression sur la veine pouvant rouvrir la blessure et de nouveau faire jaillir le sang.

Pour appliquer le *bandage unissant* à la fermeture de la saignée,
ce que l'on fait ordinairement sur les membres chez les petits animaux domestiques, quelquefois à la jugulaire chez le cheval, à la
veine abdominale chez les bêtes bovines, on se sert seulement d'une
légère compresse d'étoupe ou de linge fin, que l'on maintient par
un bandage circulaire. On mouille la compresse pour hâter la formation du coagulum intérieur qui doit fermer l'ouverture de la
veine ; mais il est assez inutile, quand les lèvres de la peau sont
bien réunies, d'interposer sous la compresse, de l'agaric, de l'amadou et d'autres hémostatiques semblables ; ils ne seraient nécessaires qu'autant que la blessure ne se fermerait pas et que l'hémorrhagie continuerait. Quant au bandage, on le confectionne avec le
ruban de fil ordinaire, d'une largeur proportionnée au volume des
parties. En l'appliquant, il faut le serrer modérément, de manière
à ne pas comprimer la veine et arrêter dans son trajet le cours du
sang. Quelques praticiens, au lieu de bandage, se contentent, sur
les petites veines, d'appliquer le doigt pendant quelque temps ;
H. d'Arboval se servait de la surface plane d'un caillou fraîchement
cassé, maintenu un certain temps sur l'ouverture du vaisseau.

Les *emplâtres agglutinatifs* peuvent convenir sur les petites veines, et, en général, pour toutes les veines des régions du corps où
l'application d'un bandage est presque impossible. Néanmoins, ce
mode de réunion n'est presque jamais employé ; d'abord, parce
qu'on n'a pas toujours sous la main ce qu'il faut pour la préparation
de l'emplâtre ; et puis, parce qu'une fois appliqué, il offre peu de
résistance, et que la moindre gouttelette de sang échappée par la
plaie peut l'humecter, le décoller et le faire tomber.

La *suture* est généralement préférée à l'emplâtre agglutinatif pour
fermer la saignée. L'espèce de suture employée à peu près exclusi-

vement dans cette circonstance est la suture entortillée avec une seule épingle. Pour l'appliquer, on rapproche d'abord les deux lèvres de la plaie en les saisissant entre le pouce et l'index de la main gauche, en ayant soin de ne pas tirer à soi pour ne pas faire le vide entre la peau et la veine, et faciliter ainsi l'épanchement du sang dans le tissu cellulaire intermédiaire. On évite cela encore mieux en appuyant sur la peau avec les doigts qui tiennent la petite plaie. Ensuite, prenant l'épingle de la main droite, on lui fait traverser les lèvres de la plaie dans leur milieu, et à une très-petite distance de leur bord libre, 2 ou 3 millimètres au plus; moins on aura pris de peau, plus le contact des lèvres sera parfait et leur réunion consécutive rapide. Pour placer l'épingle, on se sert aujourd'hui des doigts seuls; mais ce procédé, primitif, un peu empirique, bien que généralement suffisant, est souvent d'une application difficile, par exemple, quand la peau est épaisse, dure, mouillée; il faut alors avoir recours aux branches des ciseaux, à des corps durs quelconques pour faire pénétrer l'épingle; mais celle-ci peut glisser, se ployer, et même ne pas entrer du tout. Dans ce cas, il convient de faire usage du porte-épingle, avec lequel on évite tous ces inconvénients. Pour se servir de cet instrument, après l'avoir armé de l'épingle, comme il a été dit (p. 467), on le prend à pleine main, et le pouce faisant contre-appui aussi près que possible du point où doit pénétrer l'épingle, on introduit celle-ci en pressant bien perpendiculairement avec la partie moyenne de l'index ramené jusqu'auprès de l'extrémité des mors. Cela fait, pour retirer le porte-épingle, on appuie le manche sur la paume de la main, et agissant simultanément avec le pouce et l'index sur la rondelle du coulant, on abaisse celui-ci sur la main; les mors s'ouvrent et l'épingle se trouve dégagée sans qu'on ait fait aucun tiraillement.

L'épingle étant placée de manière à sortir à peu près d'une égale longueur de part et d'autre, on maintient les lèvres de la plaie en contact par un lien de fil ou de crin engagé entre l'épingle et la peau, et noué. Quand on se sert d'un fil ordinaire, on fait un nœud droit simple après un ou deux tours, suivant la force du fil, ou bien l'on fait le *nœud du chirurgien* consistant à passer deux fois le bout du fil dans la même anse.

Si l'on se sert de crin comme lien, on en prend huit à dix brins arrachés à la crinière ou à la queue, et on les tient réunis en les mouillant légèrement. Avec ce lien on s'est borné longtemps à faire

le nœud du chirurgien que l'on prépare d'avance et que l'on serre
après l'avoir passé sous l'épingle. Actuellement on n'emploie plus
qu'un nœud particulier, formé par la superposition de deux anses, et
connu, à cause même de son application générale à cette opération,
sous le nom de *nœud de saignée* (*fig.* 150). Pour mettre le fil en
place, à l'aide de ce nœud, on fait les deux anses d'avance, et on
les tient réunies entre le pouce et l'index des deux mains à la fois ;
puis, détachant l'index correspondant à la tête
de l'épingle, on appuie sur celle-ci ; la pointe se
soulève et on engage par-dessous la double anse,
on fait ensuite relever la tête en appuyant sur la
pointe, on y engage le reste du nœud, qu'on n'a

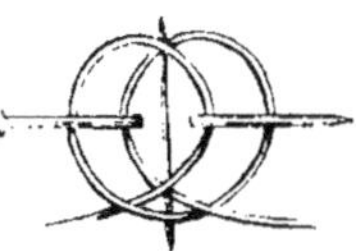

Fig. 150.

plus qu'à serrer, et dont on coupe les bouts à 2 ou 3 centimètres
de l'épingle. En serrant le nœud, il faut encore avoir soin de
ne pas tirer à soi ; on ne fait alors agir que les pouces que l'on
appuie sur le vaisseau et que l'on écarte par une manœuvre déjà
indiquée (p. 219). Quelquefois on assujétit le nœud principal par
un nœud droit complémentaire ; ce n'est pas utile pour le consolider.

En appliquant le lien, il ne faut ni tirer la peau ni trop serrer le
nœud ; on doit se borner simplement à rapprocher et maintenir en
contact les lèvres de la plaie ; en allant au-delà, on produirait l'arrêt de la circulation dans le petit lambeau de peau compris dans la
ligature, c'est-à-dire un commencement de mortification et une
démangeaison qui porterait l'animal à se gratter ; d'ailleurs, en
serrant trop, on n'obtient plus la réunion par première intention,
et le petit lambeau sphacélé tombe en laissant une petite plaie,
pouvant devenir la source de plusieurs accidents.

Il arrive quelquefois, quand on a placé l'épingle et serré le nœud,
que le sang coule encore ; cela peut dépendre de plusieurs causes :
soit de ce que les lèvres de la plaie ayant glissé l'une sur l'autre,
on n'en a traversé qu'une seule avec l'épingle, soit de ce qu'on a
placé l'épingle à l'une des extrémités de l'incision ; dans ces deux cas,
on enlève l'épingle, ce que le porte-épingle permet de faire sans se
blesser les doigts, et on la replace comme elle doit être. D'autrefois
la persistance de l'écoulement du sang vient de ce que l'ouverture
est trop grande ; le liquide sort alors par-dessus et par-dessous
l'épingle ; il faut alors ôter celle-ci et en replacer deux, chacune
avec un lien particulier, l'une au tiers supérieur, l'autre au tiers
inférieur de la plaie.

Dans tous les cas, la saignée opérée, il convient de bien nettoyer la partie par des lotions répétées d'eau froide, non pas seulement dans un but de propreté, mais aussi pour aider à l'arrêt du sang ; car le froid qui en résulte favorise la formation du caillot obturateur, et de plus, en resserrant les capillaires, concourt à fermer la plaie. Ces aspersions froides déterminent, en outre, une sorte d'effet résolutif très-propre à s'opposer à l'épanchement consécutif du sang sous la peau et à prévenir la formation du thrombus. Quand aucun accident n'apparaît, il suffit de quelques affusions projetées sur la partie avec plus ou moins de force ; mais si le sang avait quelque tendance à s'échapper de la veine, il faudrait tenir pendant un certain temps une éponge mouillée sur la petite plaie.

5°. Soins généraux complémentaires. — La saignée est une opération qui, bien que très-simple en elle-même, est sujette à un assez grand nombre de complications, provenant, soit de la négligence de l'opérateur, soit de circonstances accidentelles imprévues. Pour les éviter le plus possible, il importe d'abord de surveiller tous les détails de l'opération avec la même attention, dans la prévision de ces divers accidents. Ensuite il faut prendre, en dehors de l'opération même, quelques précautions générales.

En premier lieu, à moins qu'il ne s'agisse de remplir une indication urgente, il convient de choisir un moment favorable, un beau jour, bien clair, sec, ni trop chaud, ni trop froid, l'action nuisible des conditions contraires pouvant être accrue encore sous l'influence de la modification imprimée à tout l'organisme par la soustraction du sang. Inutile d'ajouter sans doute qu'il n'y a pas lieu de tenir compte de l'influence si longtemps attribuée aux astres, aux constellations, aux phases de la lune, etc. , et qu'il n'est pas nécessaire, comme on le croyait il n'y a pas encore très-longtemps, qu'il faille, pour saigner, attendre le croissant de la lune, ou, suivant le caractère de l'animal, la partie du corps où l'on voulait saigner, le retour du signe du zodiaque correspondant, etc. Mais, cet superstitions rejetées, restent les principes rationnels, dont il importe constamment de tenir compte.

En second lieu, sauf encore les cas d'urgence, on ne saignera jamais un animal sans lui avoir fait subir une certaine préparation, consistant principalement dans le repos et la diminution de la nourriture. Le repos préparatoire est essentiel pour ne pas ajouter le trouble déterminé par la soustraction du sang à l'état anormal d'agitation qui persiste toujours quelque temps après la cessation de l'exercice ou d'un travail un peu violent. Pour une raison analogue, on aura soin de diminuer la nourriture la veille, et, le jour de l'opération, de ne pas donner à manger dans la matinée, ou, d'une manière plus générale, de ne saigner que quelques heures après le dernier repas.

Cette dernière règle, très-généralement observée, est importante. Si l'on tire du sang au début de l'acte digestif, il se produit une sorte de dérivation qui détourne de l'estomac l'agent de sa fonction essentielle, et celle-ci peut se ralentir ou en souffrir de toute autre manière. Mais si l'on saigne quand la digestion est opérée, il n'y a plus d'inconvénient, au contraire, car la soustraction du sang ne peut plus alors avoir pour effet que de favoriser l'absorption du chyle et son mélange avec la masse sanguine.

La saignée faite, on laisse l'animal au repos, à une diète légère qu'on fait cesser plus ou moins promptement, suivant les circonstances, et cela suffit généralement pour éloigner à peu près toutes les chances d'accidents.

Cette simplicité dans les soins généraux qui doivent accompagner la saignée est encore un progrès de notre temps. Autrefois, on préparait à l'excès par le repos, le régime et les autres prescriptions hygiéniques poussées à l'extrême. On recommandait, en outre, dans la croyance où l'on était que le liquide en circulation était alternativement, dans les vingt-quatre heures de la journée, sang, bile, phlegme ou atrabile, de saigner, suivant l'indication qu'on se proposait, à l'heure où le fluide à extraire dominait, sous peine de faire courir un grand danger à l'animal. Il y a même un curieux chapitre de Solleysel consacré à l'exposé détaillé de toutes ces influences et des moyens de les éviter ; nous y renvoyons le lecteur désireux d'être renseigné sur ce point de la science de nos prédécesseurs. Quant aux soins consécutifs à la saignée, c'était bien pire encore. Ainsi, Végèce, toujours modéré dans ses indications, dit qu'après la saignée, il faut laisser l'animal sept jours et sept nuits au repos dans un endroit obscur et chaud ; ne lui donner qu'une nourriture minutieusement choisie ; faire, quand quelques jours sont passés, une saignée supplémentaire au palais ; puis faire prendre au malade des bains, le promener peu à peu, lui faire des frictions de vin et d'huile, etc., et ne le remettre au travail qu'après avoir soigneusement exécuté toutes ces prescriptions. Il y a lieu de s'éton-

ner qu'avec toutes ces complications la saignée fût si fréquemment
pratiquée chez les anciens.

ARTICLE III.

DE LA PHLÉBOTOMIE CHEZ LES SOLIPÈDES.

On peut pratiquer la phlébotomie, chez les solipèdes, à un assez
grand nombre de veines différentes. Toutefois, soit pour la commodité de l'opération, soit pour la quantité de sang qu'elles peuvent
fournir, la plupart de ces veines n'ont qu'une très-faible importance
pratique. Les seules veines sur lesquelles la saignée est une opération usuelle, sont la *jugulaire*, la *saphène* et la *céphalique*. Les
autres ne sont choisies que dans des circonstances tout-à-fait rares
et exceptionnelles.

§ 1. — Saignée a la jugulaire.

1° Avantages généraux ; contre-indications. — La
jugulaire est la veine la plus habituellement choisie pour pratiquer
la saignée générale ; et, à tous égards, elle justifie cette préférence : 1° par son fort calibre, qui permet d'extraire, dans un temps
plus court que d'aucune autre veine, une quantité de sang quelconque ; 2° par sa position superficielle, qui offre à l'instrument le
moyen de l'atteindre sans peine ; 3° par sa situation dans une
région du corps facilement accessible à l'opérateur, et lui permettant de prendre sans peine une position avantageuse ; par la réunion,
en un mot, des conditions les plus favorables à la bonne exécution
de l'opération.

Il n'y a qu'un petit nombre de cas où la saignée à la jugulaire
est contre-indiquée. C'est d'abord lorsque l'un des deux vaisseaux
est déjà oblitéré par les suites d'une ancienne saignée, et que
l'on a quelque raison de redouter le même accident pour l'autre
veine. Le danger qui peut résulter d'une nouvelle oblitération
n'est pas absolu sans doute, attendu qu'on a vu des chevaux privés des deux jugulaires rendre encore des services ; il serait
plus qu'imprudent néanmoins de ne pas tenir compte des conséquences que pourrait avoir un tel obstacle apporté au retour du
sang de la tête vers le cœur. On ne doit pas non plus saigner à

la jugulaire, quand l'animal est atteint de gale, de roux-vieux ou de toute affection semblable ayant son siége à l'encolure, et pouvant le porter à se gratter et à déterminer ainsi le développement d'accidents consécutifs, et notamment du thrumbus. Lorsque l'animal doit être attelé de suite, on ne saigne pas non plus à la jugulaire, de peur que le sang, poussé vers l'ouverture de la veine par la pression du collier, ne s'échappe dans le tissu cellulaire sous-cutané, et ne forme un thrumbus. Il en est de même lorsque le sujet doit être conduit au pâturage, où, tenant la tête basse, il peut favoriser le reflux du sang par le fait de la pesanteur. Enfin, la saignée à la jugulaire, est sinon contre-indiquée, mais cesse du moins d'être indiquée quand on veut produire un effet essentiellement local dans une partie du corps éloignée de la tête, auquel cas on choisit la veine la plus rapprochée de ce point.

2° Disposition anatomique; lieu d'élection de la saignée. — La jugulaire, née un peu au-dessous et en dedans de l'articulation temporo-maxillaire, par la réunion de la veine maxillaire interne avec la veine temporale, descend dans l'épaisseur de la parotide vers l'extrémité inférieure de laquelle elle reçoit la veine faciale, et de là s'étend jusqu'à l'entrée de la poitrine. Dans ce trajet, elle rampe au fond du sillon longitudinal qui cotoie, de chaque côté, le bord inférieur de l'encolure, sillon nommé, à cause même de la présence du vaisseau, *gouttière de la jugulaire.* Dans toute son étendue, elle n'est recouverte que par la peau et par une couche musculaire sous-cutanée d'une très-faible épaisseur.

Malgré l'uniformité de situation de la jugulaire, de son origine à sa terminaison, tous les points de cette veine ne conviennent pas également pour pratiquer la saignée. Le lieu communément désigné pour cela est la partie moyenne, parce qu'en ce point la jugulaire, qui accompagne la carotide dans toute sa longueur, s'en trouve séparée par le muscle sous-scapulo-hyoïdien, et que l'artère est ainsi protégée contre l'atteinte de la flamme.

Cette seule indication est insuffisante. D'abord le muscle sous-scapulo-hyoïdien, large expansion musculeuse, qui continue l'aponévrose sous-scapulaire et va se terminer à l'hyoïde par une insertion commune avec le sterno-hyoïdien, ne correspond que par son bord inférieur à la partie moyenne de la gouttière de la jugulaire. Aussi, pour être certain d'ouvrir la jugulaire sur le muscle, faut-il porter l'instrument à une certaine distance au-dessus de cette partie moyenne. D'ailleurs, la carotide elle-même étant d'autant plus superficielle qu'elle est plus inférieure, en saignant plus haut, on court d'autant moins le risque de l'atteindre.

D'un autre côté, il faut considérer la présence des valvules qu'il importe, non-seulement, ainsi que le recommandent les auteurs, de ne pas atteindre avec la flamme, mais encore de laisser au-dessous de l'incision de la veine, en portant l'instrument un peu plus haut, si l'on veut éviter sûrement les accidents consécutifs; la saignée au-dessous d'une valvule étant effectivement une condition des plus favorables, ainsi qu'il sera expliqué plus loin, à la formation du thrumbus. Or, si ces règles sont faciles à observer sur les animaux dont la peau est mince, le poil fin, la veine saillante, et chez lesquels les valvules se manifestent au dehors par un léger renflement du vaisseau, il n'en est pas de même quand la situation des valvules est impossible à reconnaître extérieurement, ce qui est le plus ordinaire. On n'a alors d'autre guide que la connaissance préalable de la position de ces valvules; malheureusement cette position n'est pas constante; il en est de même du nombre des valvules qui varie de trois à six : de sorte qu'on ne peut jamais être parfaitement sûr de ne pas les atteindre ou de ne pas ouvrir le vaisseau au-dessous. Toutefois, après avoir ouvert un grand nombre de jugulaires, nous avons reconnu que, dans la grande majorité des cas, la valvule la plus élevée se trouve à la partie moyenne du bord inférieur de l'encolure, et, pour cette nouvelle raison, nous concluons encore à la nécessité, afin de rester à peu près sûrement au-dessus de la valvule supérieure, de saigner plus haut que la partie moyenne de la gouttière.

On peut plus exactement fixer le lieu d'élection de la saignée à la jugulaire au point de réunion des deux tiers inférieurs avec le tiers supérieur de la gouttière, lieu que l'on détermine encore en mesurant un intervalle de quatre doigts environ au-dessous de la réunion de la faciale avec la jugulaire; c'est là que le muscle sous-scapulo-hyoïdien a le plus d'épaisseur et que l'artère se trouve à sa plus grande profondeur. En fixant ainsi le lieu d'élection de la saignée au cou, nous nous rapprochons des anciens hippiatres qui saignaient toujours très-haut, à trois ou quatre doigts de la mâchoire; mais comme leur but était d'agir plus efficacement sur la tête, motif pour nous sans valeur aucune, si nous revenons à leur méthode, c'est sans la leur emprunter.

Ajoutons, pour terminer sur ce point, qu'il faut toujours éviter, en saignant, d'ouvrir ces dilatations si fréquentes, suites d'anciennes saignées, qu'on trouve sur la jugulaire ; car on ne pourrait qu'accroître, en portant l'instrument sur un tissu déjà malade, les chances de développement d'accidents ultérieurs, sinon les faire naître directement. Il faut laisser aux maréchaux ignorants la coutume de prendre ces cicatrices variqueuses comme guide de leur opération.

3° Manuel de l'opération. — Outre les règles déjà établies de la phlébotomie, communes à toutes les veines, la saignée à la jugulaire réclame quelques précautions particulières dans les différents temps de l'opération.

I. *Fixation de l'animal.* — Pour saigner à la jugulaire, on commence par mener l'animal sur un terrain sec et solide; on le tient debout avec un bridon ou avec la longe passée sur le nez ou dans la bouche. Rarement on a besoin du tord-nez et des autres moyens de contrainte. Il suffit, pour empêcher l'animal de s'effrayer des objets voisins ou des mouvements de l'opérateur, de lui cacher la vue ; pour cela, les lunettes, la capote à lunettes, un tablier, une bride à œillères, un large bouchon de paille engagé sous le montant du licol, peuvent servir; mais, plus communément, l'aide, placé en avant de l'animal, se borne à lui abaisser la paupière du côté où se fait l'opération ou mieux à lui appliquer la main sur l'œil en la posant d'abord sur l'angle externe et la rabattant d'arrière en avant. De l'autre main, l'aide tenant la longe du bridon ou du licol, maintient la tête droite, dans sa position naturelle, plutôt relevée que baissée, afin que la veine et la peau, légèrement tendues, soient mieux appliquées l'une contre l'autre.

II. *Choix de l'instrument, choix du côté.* — La flamme est presque le seul l'instrument usité pour la saignée à la jugulaire; la lancette n'est employée que d'une manière purement exceptionnelle. et encore n'est-il possible de s'en servir qu'autant que la peau est fine, le vaisseau très-apparent. C'est la flamme ordinaire qui sert le plus souvent; mais l'on peut aussi employer les flammes à ressort qui, presque toutes, au surplus, ont été confectionnées particulièrement pour la saignée à cette veine.

On saigne ordinairement, à moins d'obstacles ou de motifs particuliers, du côté gauche, l'opération étant plus facile; car on peut alors se servir de la main droite pour frapper sur la flamme: ce qui est un avantage, en ce que, le coup devant être mesuré, appliqué avec précision, on a plus d'assurance avec la main droite. Néanmoins, l'opérateur doit s'habituer à saigner des deux côtés avec une égale facilité ; car il est une multitude de cas où il y a nécessité de saigner à la jugulaire droite.

III. *Préparation de la veine.* — Quand on est fixé sur le côté où l'on doit saigner, comme le sang coule de haut en bas, on fait gonfler et paraître la veine en comprimant à la base de l'encolure. Pour maintenir la veine gonflée, à l'exemple de ce que les chirurgiens pratiquent pour la saignée du bras, on a presque de tout temps fait usage d'une corde entourant la base de l'encolure et fortement serrée ; ainsi, Absyrte et Végèce disent qu'il faut bander l'encolure vers les épaules avec une courroie, frotter ensuite la veine avec une éponge mouillée pour la rendre plus apparente et la pousser en dedans pour la fixer et la gonfler. Jusqu'à Lafosse, tous les hippiatres sans exception continuent d'ordonner l'emploi de la ligature ; quelques-uns même, tant était grande leur crainte de manquer la veine, ne se contentent pas de la corde et prescrivent de se servir, en outre, d'une pelote pour serrer davantage la jugulaire. Lafosse, le premier, dit qu'il y aurait moins d'inconvénients à saigner sans corde, en ce que l'on n'aurait pas la crainte de percer la veine de part en part et d'être couvert de sang par le jet violent qui s'échappe toujours quand on emploie ce moyen de compression ; et cette nouvelle méthode est, selon lui, d'autant plus essentielle à connaître qu'il y a des chevaux qui ne peuvent supporter la ligature. Enfin vint Chabert qui condamna absolument l'emploi de la corde comme inutile et dangereux.

La corde, suivant cet auteur, empêche le retour du sang par les deux jugulaires en même temps, laisse le sang s'accumuler au cerveau et peut déterminer un commencement d'apoplexie ; on a vu ainsi des animaux tomber pendant l'opération et revenir à eux en ôtant la corde. En outre, si le cheval s'échappe, il y a d'autant plus de danger que l'animal, courant et s'agitant, fait couler le sang plus abondamment, et peut tomber de faiblesse et mourir ; ce que Chabert lui-même eut occasion d'observer une fois, alors qu'il exerçait la maréchalerie, dit-il, guidé par la seule routine.

II. d'Arboval dit aussi avoir vu tomber des animaux comme frappés d'apoplexie foudroyante, et, ajoute-t-il, « ce qui nous a paru singulier et difficile à expliquer, c'est que le même cheval qui

venait de montrer un tel phénomène n'éprouvait plus rien de semblable dès qu'on lui chargeait les reins d'un corps pesant avant de
placer la ligature, bien que ce fût peu de temps après la première
tentative. » Ceci est, en effet, singulier; mais combien de fois cela
est-il arrivé ?

On a encore remarqué que l'emploi de la corde rend le cheval
plus rebelle, plus difficile à manier. Enfin, par cette méthode, on
comprime l'œsophage et les voies respiratoires; on rapproche la
jugulaire de la trachée, et l'on est exposé à ouvrir celle-ci avec la
flamme, surtout si l'on fait encore appui du côté opposé; si cela
arrive, le sang s'écoule en partie dans les bronches, s'échappe par
les naseaux, et l'animal meurt de suffocation. Tous ces motifs sont
plus que suffisants pour faire rejeter cette coutume surannée et
dangereuse; mais malheureusement elle est loin encore d'être généralement abandonnée.

Il faut dire aussi qu'il est quelquefois difficile, quand la veine
est petite, de la faire apparaître par les moyens ordinaires. On
commence alors par faire lever un peu plus la tête, puis on la porte
de l'autre côté, afin de courber légèrement l'encolure; on fait mouvoir les mâchoires en interposant la longe ou un autre corps solide
dans la bouche; on fait faire quelques pas à l'animal, on lisse les
poils en les mouillant, ou on les coupe si on ne craint pas de dépré-
cier le sujet, etc. Si tout cela ne suffit pas, on est, en quelque
sorte, autorisé, en dernière ressource, à essayer de la corde; mais
il faut le faire avec les précautions convenables. On a d'abord une
première pelote assez forte seulement pour que la corde puisse se
maintenir dessus et qu'on applique sur le vaisseau à ouvrir; puis
deux autres pelotes plus fortes qu'on met du côté opposé, l'une au-
dessus, l'autre au-dessous de la jugulaire à respecter. On serre la
ligature par-dessus ces trois pelotes, et de la sorte la jugulaire à
ouvrir est seule comprimée et de la manière la plus forte qu'elle
puisse l'être. Ajoutons à cela que la corde ne doit pas être, comme
on le faisait autrefois, fixée à demeure; on la tient serrée seulement
par un nœud coulant dont le bout libre reste dans la main d'un aide.

Cette méthode, il faut le reconnaître, n'est pas entièrement
exempte des dangers résultant de l'application de la corde pure et
simple. Aussi sur les chevaux à encolure épaisse, chez lesquels la
veine ne paraît en aucune manière, est-il d'usage de suppléer à la
vue par le simple toucher. On reconnaît la place du vaisseau à la

sensation des mouvements ondulatoires produits par l'action de la main, et l'habitude apprend à saigner sur cette seule indication, toute faible qu'elle soit bien souvent.

C'est encore au toucher seul qu'on peut avoir recours pour déterminer la position de la veine quand on est obligé de saigner pendant l'obscurité. Avec une main, on produit la fluctuation dans le vaisseau, et l'autre main en perçoit les secousses.

IV. *Position de l'opérateur ; manière de pratiquer l'incision.* — La veine étant reconnue et suffisamment gonflée, il s'agit de pratiquer l'incision. Pour cela, quand on se servait de la corde, l'opérateur, afin d'éviter le jet de sang, se plaçait du côté de la tête, regardant le poitrail, et, tenant la flamme de la main gauche, s'il s'agissait d'opérer à gauche, il l'approchait de la peau, le manche vers la tête, et frappait dessus. Quand on saigne sans corde, comme cela se fait maintenant, on se place sur le côté de l'animal, et l'on tient de même la flamme dans la main gauche, mais la lame en haut. Avec les trois doigts libres, on comprime la jugulaire en faisant fluer le sang de bas en haut, et quand elle est suffisamment gonflée au point où l'on veut la piquer, on resserre les doigts et on les raffermit sur le vaisseau pour le maintenir en même temps fixe et gonflé. On rapproche ensuite la flamme en maintenant la tige parallèle au vaisseau, et, prenant le bâtonnet, que l'on a d'avance placé sous son bras gauche, l'on donne le coup de flamme de manière à pratiquer une incision longitudinale.

Quand on saigne dans l'obscurité, après avoir reconnu la jugulaire à la fluctuation, on appuie sur l'un et l'autre bord du vaisseau, au niveau du point où l'ouverture doit être faite, l'index et le médius droits qui servent de conducteurs à l'instrument, et l'on dirige la lame de la flamme entre ces deux doigts. La position de l'instrument bien déterminée, on retire la main droite et l'on frappe avec cette main armée du bâtonnet sur le dos de la flamme.

Si, en retirant la flamme, il n'y a pas de sang, et si, malgré la continuation de la compression, le sang ne coule pas davantage, la veine n'est pas ou est insuffisamment ouverte; nous avons dit les précautions à prendre en pareil cas; il faut seulement remarquer que sur la jugulaire on a plus de facilité que sur toute autre veine pour recommencer l'opération par la même ouverture. En cas de saignée *baveuse*, on peut essayer une fois de donner un nouveau coup de flamme, et cela doit suffire pour faire sortir le sang en jet si l'ouverture a d'abord été seulement trop petite ; mais si, au second coup de flamme, l'écoulement de sang est encore insuffisant, il faut fermer la plaie et pratiquer une nouvelle incision au-dessous ou mieux du côté opposé.

V. *Entretien du jet de sang.* — Lorsque la piqûre a été faite dans les conditions voulues, aussitôt s'échappe un jet de sang qui s'arrête dès qu'on cesse de comprimer pour déposer l'instrument. Il faut alors rétablir ce jet en reprenant la compression ; ce que l'on fait en appuyant le long du vaisseau l'extrémité inférieure des quatre derniers doigts réunis sur une seule ligne. Ce soin peut être confié à un aide. Pour maintenir le jet continu, il faut que la compression soit constamment exacte et se fasse sans tiraillement ni dérangement de la peau, et en ayant le soin, en même temps, de borner les mouvements de la tête.

Si le jet faiblit, pour l'activer, on presse plus fort, en agitant de bas en haut, de manière à faire onduler le sang dans le vaisseau et à l'accumuler vers l'ouverture. Dans le même but, on fait mâcher le bout de la longe, le bâtonnet, on appuie le doigt sur la langue et on détermine de la sorte une agitation des mâchoires qui active le cours du sang.

Quelquefois, pour s'épargner la fatigue de comprimer avec les doigts, on appuie contre la veine avec le bord du vase à sang ; mais on n'exerce ainsi qu'une compression incomplète, en ce qu'elle porte sur une trop grande étendue ; elle ne suffit que lorsque la veine est volumineuse, superficielle et quand on a fait une large ouverture ; sinon, il est nécessaire de comprimer avec les doigts.

VI. *Arrêt du sang.* — Les différents moyens d'arrêter l'écoulement du sang, que nous avons mentionnés, ont tous été usités pour fermer la jugulaire, depuis les emplâtres d'argile et de crottin, l'éclisse, maintenus par une bande, en usage chez les anciens ; depuis le bandage avec compresse et vitriol des maréchaux des siècles derniers, jusqu'à la suture entortillée des praticiens modernes. Toutefois, le procédé qui paraît avoir joui le plus longtemps de la faveur générale, est celui qui consiste à n'appliquer aucune espèce d'appareil ou bandage. La saignée faite, on lâchait la corde, on la traînait doucement, à trois ou quatre reprises, devant l'ouverture du vaisseau pour « détourner le sang, » et on conduisait le cheval à l'écurie. Quelquefois on appliquait autour de l'incision la moitié d'une coquille de noix, que l'on maintenait à la main pendant quelque temps, et on laissait ensuite l'animal au repos.

Lafosse montre plus de prudence quand il conseille, si l'on ne veut pas mettre d'épingle, de tirer avant la saignée la peau du col vers le haut ou vers le bas, et de cesser ensuite de la maintenir quand on a extrait la quantité de sang voulue. Les parties alors reprenant leur position naturelle, les ouvertures ne se correspondent plus, et la peau vient recouvrir l'ouverture de la veine.

C'est sans doute sur cette indication que Chabert donne précisément le conseil d'agir ainsi, dans le cas où l'animal se refuserait au placement de l'épingle ; il aurait mieux valu dire : quand on sait d'avance que l'animal se défendra ; car, si l'on reconnaît cela seulement au moment de placer l'épingle, il n'est plus temps de recourir au susdit procédé. Il reste alors la ressource de l'emploi d'une compresse et d'un bandage combiné avec le repos absolu.

Au reste, dans la plupart des cas, le repos seul, à la rigueur, pourrait suffire, attendu que l'écoulement du sang de la jugulaire s'arrête presque toujours dès qu'on cesse la compression ; de sorte que si l'on pouvait obtenir de l'animal deux ou trois jours d'une immobilité à peu près complète, ce qui suffirait pour consolider l'adhésion des lèvres de la plaie cutanée, on serait dispensé d'employer tout autre moyen pour arrêter le sang. Mais comme le moindre mouvement, une compression intempestive, peuvent rouvrir la plaie, il vaut mieux la fermer définitivement, et c'est ce qu'on fait toujours, en se servant généralement de la suture entortillée. En plaçant l'épingle, on pique d'abord la lèvre supérieure pour que la tête soit en haut, et l'on applique le lien comme il a été dit.

VII. *Renouvellement de la saignée.* — Il arrive souvent que la saignée doit être renouvelée dans les vingt-quatre heures qui suivent. Hurtrel conseille, dans ce cas, d'interposer entre les lèvres de la petite plaie un corps gras non rance, et de peu serrer le fil sur l'épingle ; grâce à cela, au premier effort, le jet jaillit de nouveau. Ce procédé ne nous semble pas très-heureux ; la plaie rouverte ne pouvant plus cicatriser par première intention, se complique, entre en suppuration, et si elle ne s'accompagne pas d'autres dangers, elle reste au moins plus longtemps à guérir. Il est donc préférable, quand on doit renouveler la saignée, de laisser la première plaie au repos et de faire une nouvelle piqûre au-dessus, au-dessous ou de l'autre côté ; car ces différentes ouvertures, en se fermant toutes par première intention, seront toujours plus tôt guéries qu'une seule plaie suppurante, quelque légère qu'elle soit. Cette manière d'opérer est, au reste, d'autant plus rationnelle, que, même en prenant la précaution indiquée, on n'est jamais sûr d'obtenir du sang d'une ancienne saignée rouverte.

VIII. *Soins généraux et complémentaires.* — Quand l'opération est terminée, il faut maintenir l'animal dans toutes les conditions propres à conserver le calme dans le cours du sang et à prévenir sa sortie par l'ouverture de la veine. Ainsi, on le tient attaché au râtelier au moins dix à douze heures et, s'il le faut, à deux longes, pour l'empêcher d'agiter la tête, de se coucher, de se frotter sur la mangeoire, sur la longe ou sur le mur. Pour la même raison, indépendamment des indications particulières de diète fournies par l'état du sujet, on ne donne que très-peu à manger le jour de la saignée. Puis on laisse l'animal au repos deux ou trois jours, surtout s'il doit être attelé, afin de laisser à la plaie le temps de se consolider et d'éviter les suites de la pression du collier, c'est-à-dire le gonflement du vaisseau et l'ouverture de la plaie. Pour la même raison, on s'abstiendra, pendant un temps égal, de conduire l'animal au pâturage, où il pourrait, en s'agitant et baissant la tête pour paître, déterminer le même résultat.

Quoique la consolidation de la plaie de la peau soit assurée vers le troisième jour, surtout si l'on a peu serré le fil, on laisse cependant l'épingle sept à huit jours sur un animal en bon état, afin d'assurer la fermeture de la plaie veineuse ; on la laisse plus longtemps si l'animal est faible ou débilité, dans la crainte d'une hémorrhagie passive. L'épingle enlevée, il n'y a plus ordinairement aucun soin à prendre. Ce qui peut alors se présenter d'extraordinaire rentre dans l'étude générale des accidents qui accompagnent la saignée.

§ 2. — Saignée à la saphène.

1° Indications particulières. — La *saphène*, ou *veine du plat de la cuisse* est, après la jugulaire, la veine la plus généralement choisie pour pratiquer la saignée. Son volume relatif plus considérable, sa position superficielle qui la rend facile à distinguer, sont les motifs qui la font préférer aux autres veines sous-cutanées. La saignée à la saphène se trouve ainsi naturellement indiquée toutes les fois que la saignée à la jugulaire est contre-indiquée, indépendamment des circonstances particulières où l'on veut produire un effet local.

2° Disposition anatomique; lieu d'élection. — La saphène , continuation de la veine métatarsienne superficielle interne qui se contourne au-devant du jarret, remonte presque verticalement jusqu'à la face interne de la cuisse, où elle se termine. Dans son trajet, elle croise d'abord le tibia , puis la direction du fémur, mais en sens inverse, et gagne ainsi le plat de la cuisse, où elle rampe , sur une longueur de 12 centimètres environ, à la surface du muscle droit interne jusqu'au quart supérieur de la cuisse ; au niveau de ce point, elle s'enfonce entre ce dernier muscle et le couturier (sous-lombo-tibial) et s'ouvre dans la fémorale. Au-dessous du droit interne et en arrière de l'articulation fémoro-tibiale, la veine, dans une longueur de 7 à 8 centimètres, rampe sur l'aponévrose jambière ; plus au-dessous, elle est uniquement en rapport avec la face interne du tibia et repose sur l'os. Dans toute cette étendue d'ailleurs, elle est superficielle , recouverte par une peau mince, et en outre, supérieurement par l'aponévrose crurale qui la sépare de la peau ; et, dans tous ses points , elle est également apparente, surtout si elle est un peu gonflée.

On saigne sur cette veine , autant que possible , à la partie supérieure, dans la portion qui rampe sur l'aponévrose jambière ou à la surface du droit interne. En ce point , elle est plus forte, grossie par de nombreuses branches collatérales musculaires , et elle ne repose plus sur un plan osseux propre à émousser les instruments. On ne saigne au niveau du tibia que dans les cas où un obstacle quelconque empêche de porter l'instrument plus haut. Au surplus, la fixation du lieu d'élection dépend encore de l'instrument dont on se sert. Ainsi, quand on emploie la flamme, il faut saigner haut, pour ne pas risquer d'atteindre l'os avec la pointe de l'instrument. Avec la lancette, au contraire, il y a avantage à saigner sur l'os, où la veine offre plus de résistance et de fixité.

3° Manuel de l'opération. — Pour l'opération, l'animal est maintenu debout à la manière ordinaire. Quant à l'opérateur, on est peu d'accord sur la position qu'il doit prendre. Il a, en effet, plusieurs manières de se placer : en arrière de l'animal, en avant du membre où l'on doit saigner, en avant du membre opposé. Mais aucune de ces positions n'est complétement avantageuse, leur plus ou moins de commodité dépendant de la taille de l'animal, de son

degré d'irritabilité, du plus ou moins de saillie de la veine. On ne
peut pas, par conséquent, donner sur ce point de règle fixe. Si le
sujet est doux, de taille élevée, la veine apparente, on se placera
en face du vaisseau, en avant du membre opposé, après avoir fait
lever celui-ci ; si la veine a besoin d'être gonflée par la compression, on se placera en arrière, après avoir fait lever le pied opposé
ou avoir entravé les deux pieds postérieurs, si l'animal cherche à
se défendre. Enfin, si la veine est suffisamment apparente, et qu'on
craigne de se placer en arrière ou du côté opposé à cause des défenses prévues de l'animal, on essaie d'atteindre le vaisseau en se
plaçant en avant du membre à saigner.

Dans le cas où l'on ne pourrait réussir dans aucune de ces positions, il en est une dernière qui conviendra dans tous les cas et
qui consiste à fixer d'abord l'animal en amenant en avant le pied
postérieur opposé, au moyen d'un entravon et du lacs passé autour
de l'encolure (*fig.* 1, pag. 24), puis à opérer en se plaçant en
arrière. De cette manière le sujet est parfaitement assujéti, le vaisseau bien à découvert et de plus gonflé par l'espèce de congestion
que produit l'appui forcé du membre sur le sol.

Quand on opère dans cette position ou lorsqu'on fait seulement
lever le pied opposé par un aide, on tient la flamme de la main
correspondant au côté où l'on saigne, de la main gauche, par exemple, si l'on veut ouvrir la saphène gauche ; on porte l'instrument
sur la veine, la lame en bas en remontant la main aussi haut que
possible vers le pli de l'aine ; avec les trois doigts libres on fait gonfler
le vaisseau par la compression et l'on donne un coup de bâtonnet
sec et rapide.

Si l'on peut opérer en se plaçant en regard de la veine, un aide
lève le pied opposé, qui est celui du côté où l'on se trouve, et le
porte fortement en arrière pour mieux découvrir la région. On tient
encore la flamme de la même main que du côté à saigner, c'est-à-dire
dans la main droite pour saigner à droite, etc. ; puis se baissant
et s'engageant un peu sous le corps de l'animal, on approche la
flamme de la veine, le talon en bas, sans faire aucune compression,
et de la main gauche on frappe avec le bâtonnet.

Au cas où l'on se placerait en avant du membre à saigner, on
prendrait les mêmes précautions que si l'on se plaçait en arrière,
mais en tenant la flamme de la main opposée.

Quand on se sert de la lancette, avec laquelle on peut saigner sur toute l'étendue de la veine, mais que l'on doit expressément choisir quand on est obligé d'ouvrir le vaisseau dans la portion qui rampe sur la surface osseuse, on fixe l'animal suivant la position que l'on veut prendre. Si l'on se place en arrière ou en avant du membre où l'on saigne, il faut tenir l'instrument de la main opposée à celle avec laquelle on tiendrait la flamme. Ce n'est qu'en se plaçant à l'opposé du membre, en face de la veine, qu'on peut tenir de la même main la flamme et la lancette. Si l'on faisait usage d'une flamme à ressort, on la tiendrait comme la lancette.

La veine ouverte, le plus souvent le sang forme un jet en arcade comme sur la jugulaire ; mais la veine étant moins volumineuse, la circulation y étant moins active, il arrive fréquemment qu'on n'y fait qu'une saignée baveuse, laquelle encore s'arrête d'elle-même après n'avoir fourni qu'une quantité de sang insuffisante ; alors on ranime l'écoulement en pressant le vaisseau de bas en haut, en frictionnant, en faisant marcher l'animal ; on dégage l'ouverture avec le doigt ou une tête d'épingle ; et si cela ne suffit pas pour obtenir l'émission de la quantité de sang voulue, on ouvre la saphène opposée.

On arrête le sang avec l'épingle et le lien de fil ou de crin. Seulement le placement de l'épingle réclame quelque attention, cette partie de l'opération étant, pour cette veine au moins, le temps le plus difficile. On est d'abord dans une position gênée qui empêche de bien voir l'ouverture ; puis l'animal se défend davantage, soit parce qu'il est chatouilleux en cette région, soit parce que la piqûre de l'épingle y produit une plus vive douleur, surtout si on pique le rameau nerveux qui accompagne la veine. C'est pour cela qu'il convient dans ce cas de mettre le tord-nez, de lever le pied avec l'entravon et le lacs ; à toute extrémité reste la ressource de l'abattre, si on ne peut agir sur l'animal debout.

Les thrombus sont fréquents après la saignée à la saphène ; mais ils n'offrent pas généralement de gravité et se résolvent spontanément.

3. — Saignée à la céphalique.

La *céphalique*, appelée encore *superficielle du bras, veine de l'ars*, par son volume et sa position, est la veine qui vient immédiatement après la saphène pour l'importance au point de vue de la saignée. La saignée à la veine de l'ars était connue des anciens ; on le voit

dans Végèce, lequel indique parfaitement la veine passant à la jonction du bras et de l'avant-bras quand il y a flexion. Mais après lui,
on n'en parle plus, tous les hippiatres ayant ensuite confondu cette
veine avec la médiane de l'avant-bras (sous-cutanée interne de
l'avant-bras). Ce fut Lafosse qui distingua ces deux veines et introduisit de nouveau la pratique de la saignée à la véritable veine de
l'ars ; toutefois, cette distinction établie par lui ne fut maintenue ni par Chabert ni par Vatel, qui continuent à les confondre, le
premier sous le nom commun de *veine de l'ars*, le second sous celui
de *sous-cutanée de l'avant-bras* ; Hurtrel les nomme toutes deux,
mais sans les faire connaître autrement. Quoi qu'il en soit, la céphalique, chez beaucoup de sujets est assez volumineuse pour donner une saignée copieuse qu'on peut utiliser comme saignée générale
ou comme saignée locale.

1° Disposition anatomique ; lieu d'élection. — A
cause des plis de la peau qui l'entourent, la céphalique n'est pas
toujours facile à distinguer au dehors. Il faut donc pour la trouver
savoir sa position exacte. Elle fait continuité à la médiane de l'avant-
bras, laquelle, au niveau de l'insertion du muscle sterno-aponé-
vrotique, et en dedans de la corde tendineuse du biceps (coraco-
radial), se divise en deux branches, correspondant aux deux veines du pli du coude auxquelles, sur l'homme, on pratique la
saignée, savoir : la *médiane basilique* qui devient profonde à la face
interne du bras et va s'ouvrir dans l'axillaire (humérale), puis la
médiane céphalique. Celle-ci, dès son origine, se dirige obliquement
en haut et en avant, croise la corde tendineuse du biceps, reçoit
la veine sous-cutanée radiale (s. cut. antérieure de l'avant-bras),
devient alors la *céphalique*, qui remonte, en avant des muscles du
bras et de la terminaison de l'huméro-sterno-mastoïdien, en suivant
une direction presque verticale. A peu près vers la partie moyenne
du bras, elle s'infléchit en dedans, parcourt encore un certain
trajet, puis va se terminer dans la jugulaire.

Dans cette étendue, sa portion la plus accessible est celle qui
repose sur l'extrémité inférieure du muscle huméro-sterno-mastoïdien ; elle a environ 5 centimètres de longueur. On la trouve un
peu en dedans du plan médian de l'avant-bras et à la hauteur où
se termine le pli antérieur et oblique qui sépare extérieurement le
bras de l'avant-bras ; la veine forme même avec ce pli un angle
aigu, à sommet inférieur, d'un tiers d'angle droit environ. Dans ce

point, la veine n'est recouverte que par la peau. Au-dessus, elle est plus profonde; au-dessous, elle est perdue dans le tissu cellulaire et les plis de la peau, de sorte que, quoique superficielle, elle ne pourrait être atteinte que difficilement.

2° Manuel de l'opération. — Pour pratiquer la saignée à la céphalique, on n'a pas, comme sur les autres veines, l'avantage de pouvoir gonfler le vaisseau par la compression, à cause de la présence de la basilique qui offre une voie au sang aussitôt qu'un obstacle quelconque l'empêche de circuler dans la céphalique. Il faut donc, pour faire gonfler cette veine, avoir recours à d'autres moyens. D'abord, quand elle est très-peu apparente, on commence par faire marcher l'animal pendant quelque temps; puis, avant d'opérer, on fait lever le pied opposé, d'où résulte, pour le membre où l'on veut saigner, une sorte de fatigue qui y active la circulation. Enfin, on porte ce membre en avant pour donner plus de latitude au passage du sang, et en dedans pour produire sur la basilique une certaine compression déterminant l'arrivée, dans la céphalique, d'une plus grande quantité de sang, ce qui rend la veine plus apparente.

On doit se servir principalement de la flamme; car le peu de fixité et de résistance de la veine, l'épaisseur de la peau, s'opposent à ce qu'on puisse commodément faire usage de la lancette. Si l'on saigne à gauche, on tient la flamme de la main droite, et, se plaçant contre l'épaule, on approche l'instrument la pointe en bas, les doigts contre le poitrail, et l'on donne le coup de bâtonnet.

Le sang coule quelquefois avec abondance, et on l'arrête avec une épingle. Le plus souvent, à cause de la seconde ouverture que la flamme fait presque toujours sur la paroi opposée, il se développe un thrumbus, mais il est sans gravité.

§ 4. — De la saignée aux différentes veines secondaires.

Outre les veines principales, habituellement choisies pour la pratique de la saignée, il en est plusieurs autres pouvant être atteintes, vu leur position superficielle, par l'instrument tranchant. Mais la saignée à ces veines, fort usitée autrefois, n'est pratiquée aujourd'hui que dans quelques rares circonstances, par exemple quand, par suite de la position particulière du vaisseau, on peut en espérer un effet local avantageux. On remplace ainsi les saignées capillaires,

les sangsues. Ces différentes saignées, en outre, dans les écoles
vétérinaires, font partie des exercices pratiques de chirurgie des
élèves.

Sur toutes ces veines secondaires, le manuel opératoire de la saignée est le même dans ses points essentiels. Sur les unes et les
autres, à très peu d'exceptions près, on ne peut faire usage que de
la lancette, l'emploi de la flamme étant réservé aux veines de fort
calibre. Avant d'opérer, il faut couper exactement le poil pour
mieux voir la veine, diriger plus exactement la lancette dans l'axe
étroit du vaisseau, et enfin ne pas émousser la pointe de l'instrument sur le poil ordinairement rude des animaux.

En général, après la saignée sur les petites veines, le sang
s'arrête spontanément; mais s'il est nécessaire, on peut faire usage
de l'épingle ou d'un bandage qu'on applique à la manière ordinaire.

Les différentes veines secondaires auxquelles on peut, sur le
cheval, pratiquer la saignée, et dont nous avons surtout maintenant à faire connaître la disposition anatomique, afin de déterminer
le lieu d'élection de l'opération, sont les veines :

Transversale de la face,	Thoracique superficielle,
Angulaire de la face,	Abdominale superfic. antérieure.
Nasale superficielle,	Coccygienne inférieure,
Faciale,	Médiane de l'avant-bras,
Auriculaire postérieure,	Superficielle du paturon.
Linguale profonde,	

1° Veine transversale de la face. — *Veine des tempes,
du larmier* (hippiatres); *temporale* (Bourgelat); *sous-zygomatique*
(Rigot) (*fig.* 151, *a*). — La saignée à cette veine, une de celles que
les anciens pratiquaient le plus souvent, est à peu près complètement
abandonnée aujourd'hui parmi les vétérinaires. Elle est réservée
pour les exercices de chirurgie.

La *transversale de la face* forme un tronc veineux de 7 à 8 millimètres de diamètre qui rampe au-dessous de l'arcade temporale,
parallèlement à l'artère du même nom et immédiatement au-
dessus, ce qui aide à reconnaître sa position exacte. Elle commence vers l'origine de la crête zygomatique, en un point correspondant à l'angle externe de l'œil, d'où elle semble comme surgir
de l'épaisseur du muscle masséter externe, et, se dirigeant en
arrière vers le bord postérieur du maxillaire, elle disparaît sous la
parotide où elle va s'ouvrir dans la veine temporale. La *transversale*

n'est pas également superficielle dans toute cette étendue; ainsi,
en arrière, elle est en partie recouverte par le tissu parotidien et

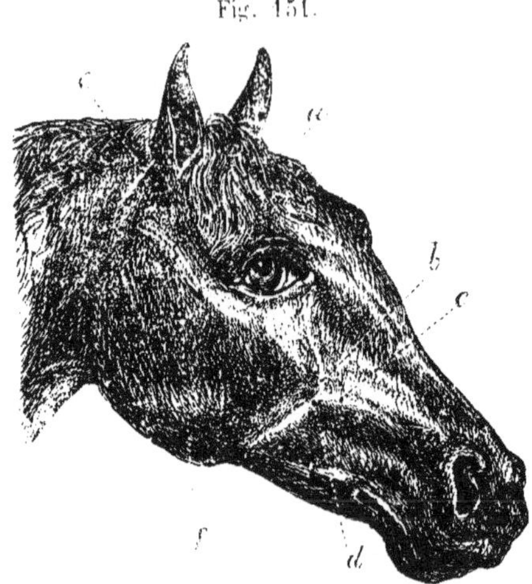

par une branche nerveuse
du plexus sous-zygomatique
qui la croise en s'étalant à
sa surface; de sorte qu'elle
n'est réellement libre et accessible à l'instrument que
dans sa moitié antérieure.
Dans cette limite, elle est
surtout superficielle au point
correspondant à l'endroit le
plus rétréci de l'arcade temporale, à 2 centimètres environ en avant de l'articulation temporo-maxillaire.

En ce lieu, la veine *transversale* n'est recouverte que par la peau
et par une couche très-mince du muscle zygomato-auriculaire.

Pour la faire apparaître, on exerce la compression avec le pouce
sous le creux de la tempe, en avant et au-dessous du condyle du
maxillaire. Pour saigner à gauche, on appuie dans le creux de la
tempe le pouce de la main gauche; les autres doigts, placés
dans la salière, donnent à la main un point d'appui et plus
d'assurance. Puis, tenant la lancette de la main droite, on l'introduit dans la veine en dirigeant la pointe vers l'extrémité inférieure
de la tête et en ayant soin de ne pas atteindre l'artère au-dessous.
Pour saigner à droite, on fait l'inverse.

On active l'écoulement du sang, qui est toujours très-faible, par
une compression exacte et en faisant mouvoir les mâchoires. Il n'est
besoin d'aucun appareil pour fermer la saignée; il suffit de cesser
la compression.

2º Veine angulaire de la face. — *Veine de la face; veine
du larmier (fig. 151, b)*; ce dernier nom lui a été attribué dans
les descriptions confuses des vieux hippiatres en même temps
qu'à la transversale. — Cette veine *angulaire* est celle sur laquelle,
depuis le plus longtemps, chez les animaux, on pratique la saignée. Primitivement elle était même le seul vaisseau dont on tirât
du sang lors des maladies générales. Aujourd'hui, à peine l'ouvre-
t-on, chez le cheval au moins, dans quelques cas rares d'ophthalmie.

L'angulaire commence vers le grand angle ou angle interne de l'œil, descend sur le chanfrein obliquement, en avant, jusque vers l'extrémité de l'épine zygomatique, et, dans ce trajet, elle est généralement très-visible par suite de la finesse de la peau. Elle n'est, d'ailleurs, recouverte que par une fort mince couche musculaire et son plus grand volume est à sa partie inférieure. Le point le plus favorable pour l'atteindre avec la lancette est à 1 centimètre environ avant sa réunion avec la nasale. On comprime immédiatement au-dessous avec le pouce que l'on applique sur la veine après avoir étendu la main sur le chanfrein. Le sang coule plus abondamment que de la transversale ; toutefois, il s'arrête ordinairement dès qu'on cesse la compression.

3° Veine nasale superficielle (*fig.* 151, *c*). — Cette seconde racine de la faciale, qu'elle concourt à former en se réunissant à l'angulaire, n'est accessible à l'instrument que jusqu'à 4 centimètres environ en deçà de sa terminaison ; plus en avant, elle devient profonde et ne se distingue pas suffisamment au-dehors. Comme l'angulaire, c'est à 1 centimètre à peu près de sa terminaison qu'on peut y saigner avec le plus de facilité.

4° Veine faciale (*fig.* 151, *d*). — Cette veine, formée par l'union des deux précédentes, est d'un volume relativement considérable et peut fournir une assez forte proportion de sang. Elle descend sur le côté de la tête, transversalement à sa direction et en longeant le bord antérieur du masséter externe. Elle peut être atteinte par la lancette en deux points différents : 1° à la partie supérieure, entre la réunion de ses deux racines et l'extrémité de l'épine zygomatique ; 2° à la partie moyenne, vers le milieu du bord antérieur du masséter correspondant au bord inférieur du muscle buccinateur. En ce point, elle est tout-à-fait superficielle et se gonfle quand on comprime vers le bord inférieur du maxillaire.

5° Veine auriculaire postérieure (*fig.* 151, *e*). — Cette veine forme un tronc assez volumineux reposant sur la partie supérieure de la parotide, près de son bord postérieur. Elle n'est accessible toutefois que dans un espace très-limité, en un point situé au bas et en arrière de l'oreille, près et en haut du bord refoulé de l'atlas. On comprime, pour la rendre visible, presque immédiatement au-dessous de ce point.

6° Veine linguale profonde. — *Veine ranine.* — C'est une des petites veines de la tête sur lesquelles on saignait beaucoup autrefois. Solleysel recommande cette saignée à plusieurs **reprises** contre les maux de tête, la perte d'appétit, l'échauffement, etc., mais il ne décrit pas l'opération; il se borne à dire qu'on a, pour la pratiquer, une petite lancette faite exprès. Chabert, le premier, en a indiqué le manuel opératoire.

La veine *linguale profonde*, d'un volume assez considérable, rampe de chaque côté de la face inférieure de la langue; mais elle ne commence à présenter un volume suffisant pour donner du sang qu'à 10 centimètres environ de la pointe de l'organe. Là, elle est à peu près de la grosseur d'un tuyau de plume, présente un nombre considérable de valvules et reste accessible dans une étendue de 4 à 5 centimètres, n'étant recouverte que par une couche musculaire de quelques millimètres d'épaisseur. Plus en arrière, elle devient toutà-fait profonde. En comprimant à la hauteur du frein, on la rend saillante vers le point servant de limite entre le bord de la langue et sa face inférieure.

Pour l'opération, il faut qu'un aide tienne l'animal en se plaçant du côté opposé à celui où l'on se trouve. Par exemple, si l'on opère à gauche, l'aide se tient à droite; d'une main, il serre le bout du nez ou tient le tord-nez, et de l'autre main, appuyant sur les barres, il maintient la bouche ouverte.

L'opérateur, placé à gauche, saisit la langue de la main gauche, la tire au-dehors de ce côté, et la relève en la contournant pour mettre à découvert la veine du même côté. Puis, avec le pouce gauche, il comprime au-dessus du frein; la veine se gonfle, il l'ouvre de la main droite armée de la lancette, et le sang coule.

Quelquefois, si l'on comprime trop, le sang s'arrête, parce qu'on comprime également l'artère; alors il suffit de lever un peu le pouce, et le jet se rétablit. Il faut avoir soin, dans ce moment, de maintenir la langue par le bout avec l'autre main pour qu'elle ne s'échappe pas par les efforts de l'animal.

On ne met aucun appareil pour fermer la plaie; on supprime seulement la compression; les parties sont rendues à elles-mêmes, et le sang cesse de couler.

7° Veine thoracique superficielle. — *Sous-cutanée thoracique, veine de l'éperon, veine de la poitrine.* Elle correspond à la *sous-clavière* de l'homme. — Fort usitée chez les anciens, la saignée à cette veine n'a guère été recommandée, d'une manière spéciale, parmi les auteurs modernes, que par M. Crépin qui la considère comme essentiellement propre à calmer la douleur qui accompagne les fortes coliques [1].

La *veine thoracique* rampe sur le côté du thorax, en arrière et un peu au-dessus du coude, suivant une direction presque horizontale, et est recouverte en grande partie par le muscle sous-cutané. Elle fait suite à l'abdominale superficielle, commence au niveau de la huitième côte, mais ne devient assez superficielle pour pouvoir être ouverte par l'instrument qu'à partir du bord antérieur de la sixième et jusqu'à ce qu'elle disparaisse sous les muscles olécrâniens. Dans cette étendue, qui varie de 10 à 12 centimètres, la partie du muscle sous-cutané qui recouvre la veine est réduite à une mince aponévrose, et la veine elle-même présente un volume peu considérable. C'est dans cette limite qu'on porte l'instrument, en choisissant, autant que possible, pour n'en point émousser la pointe sur un cartilage, un espace intercostal.

Une compression avec la main, exercée immédiatement en arrière du coude, suffit pour faire gonfler la veine. Néanmoins on avait autrefois l'habitude de faire usage de la corde qu'on serrait sur le même point en la passant autour du corps. C'est une coutume recommandée par Chabert et qui n'offre d'ailleurs aucun danger. Dans ce cas, avec une bande de 3 à 5 centimètres de largeur sur 3 mètres 50 de longueur, on ceint le corps en passant en arrière du garrot et au passage des sangles, on fait un tour ou deux, on serre le plus possible et on noue sur le dos. La veine alors apparaît, et plus nettement encore si l'on frictionne et si l'on porte le membre de l'animal en avant.

La saignée se fait à la flamme et à la lancette : à la flamme, quand la peau est épaisse, la veine forte ; à la lancette, dans les conditions contraires. Quand on saigne à la flamme, si c'est à gauche, tenant l'instrument de la main droite, on se place contre l'épaule en tournant le dos à la tête de l'animal, on approche la flamme, et du bras gauche, appuyant sur les côtes, on donne le coup de bâtonnet. Pour éviter que la flamme s'émousse sur une côte on a conseillé de lui faire ouvrir le vaisseau en comprimant au lieu de frapper. Pour cela, la lame tout-à-fait ouverte est renversée sur le manche, et avec l'extrémité de celui-ci, prenant un point d'appui sur la peau, on presse fortement sur l'instrument. Ce procédé est peu sûr et de

---

[1] *Journal de Méd. vétérin. théoriq. et pratiq.* 1834. T. II, p. 111.

plus inutile, car si l'on choisit un endroit convenable, il est facile
en se servant du bâtonnet d'éviter l'os ou le cartilage. Pour saigner
à la lancette on se place et l'on comprime le vaisseau de la même
manière que lorsqu'on se sert de la flamme.

On arrête le sang avec l'épingle comme à l'ordinaire. On peut
aussi employer le bandage pour maintenir pendant quelque
temps une légère compression sur l'ouverture. Le thrumbus est la
suite fréquente de la saignée à la thoracique ; mais on en triomphe
facilement avec un bandage en surfaix et une compresse.

8° Veine abdominale superficielle antérieure. —
Sous-cutanée abdominale. Elle correspond à l'*hypogastrique supérieure*
de l'homme. — Cette veine, la principale des deux abdominales
superficielles, contrairement à ce qui existe dans les ruminants,
chez lesquels c'est l'abdominale postérieure qui présente le volume
le plus considérable, est l'origine de la thoracique superficielle. Elle
commence à la partie inférieure et postérieure de l'abdomen, suit
une direction presque parallèle à la ligne blanche, et arrive, en
occupant les parties latérales de cette région, jusqu'à l'extrémité
inférieure de la dixième côte ; puis, continue son trajet sur les
parois thoraciques, s'enfonce sous le pannicule charnu au niveau de
la huitième côte, et devient alors la thoracique superficielle.

Le point où il convient de pratiquer la saignée à la veine abdominale ne saurait être fixé d'une manière absolue, en raison des
différences considérables de calibre que présente cette veine suivant les sujets. Quand elle est d'un faible volume, elle ne peut être
atteinte que dans un espace assez limité compris entre le bord
postérieur de la huitième côte et le bord libre de l'hypochondre.
Mais quand elle est plus grosse, ce qui s'observe fréquemment sur
les sujets communs, qui ont le système veineux développé, on peut
l'atteindre beaucoup plus en arrière à la surface de l'abdomen où
elle est alors très-apparente.

On saigne à la lancette, la flamme pouvant être dangereuse, sur
l'hypochondre aussi bien que sur les parois abdominales. La compression s'exerce avec les doigts, ou bien, s'il est nécessaire, avec
une pelote et une bande serrée autour du corps. On se place en
avant, le dos tourné vers la tête de l'animal, et, fléchissant le
corps, on ouvre la veine avec la lancette tenue de la main opposée au côté où l'on se trouve.

Le sang s'arrête dès qu'on cesse de comprimer : s'il continuait de couler il suffirait de maintenir, pendant quelque temps, le doigt sur la petite plaie.

9° Veine coccygienne inférieure. — *Veine sacrée* (Chabert) (*fig.* 152). — Les *coccygiennes*, veines propres aux animaux domestiques, sont aussi de celles sur lesquelles depuis longtemps on pratique la saignée. Chabert, qui décrit l'opération, ajoute que ces veines ont un volume assez considérable pour fournir une ample saignée. C'est peut-être trop dire ; mais enfin elles peuvent en donner assez pour qu'on puisse, dans l'occasion, en tirer un parti utile.

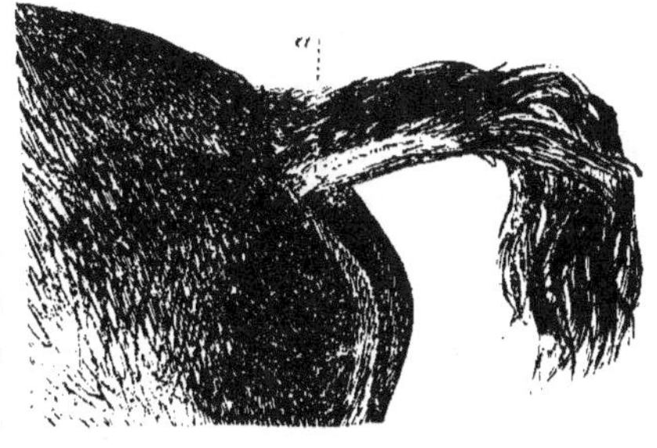

Fig. 152.

La *coccygienne inférieure* rampe de chaque côté de la queue dans l'intervalle qui sépare le muscle coccygien inférieur du coccygien latéral ; puis, à environ trois travers de doigt de la base de la queue, la veine quitte cette position, se porte en haut et en dedans en passant obliquement à la surface du muscle coccygien inférieur, et va se terminer dans la sous-sacrée en croisant la partie latérale et supérieure du sphincter. Extérieurement la veine correspond à la ligne servant de limite à la portion de peau de la queue recouverte de crins.

Pour pratiquer l'opération, qu'il ne faut jamais faire sans avoir d'abord fixé les pieds de derrière du sujet, il y a plusieurs procédés. En premier lieu est le procédé décrit par Chabert, qui paraît être fort ancien ; il repose sur l'emploi de la flamme. On coupe, à 4 ou 5 centimètres de la base de l'organe, les crins ou les poils qui recouvrent la veine ; puis, on met une ligature le plus près possible du corps, en la serrant fortement. Cela fait, la queue étant tendue par un aide, on prend la flamme de la main gauche, on en porte la pointe sur le vaisseau, qu'on ouvre alors d'un coup de bâtonnet donné sur l'instrument. L'évacuation terminée, on ôte la ligature, et l'on maintient la plaie fermée par une légère compresse et une bande à laquelle on fait faire quatre ou cinq tours. Au bout de six heures ou peut enlever l'appareil, la plaie est réunie.

Il y a ensuite le procédé à la lancette, qui est beaucoup plus simple. On saigne alors de préférence à la partie supérieure. *a*, du vaisseau, au point où il change de direction et rampe obliquement à la surface du muscle coccygien inférieur. La veine est rendue plus saillante par la convexité de ce muscle, et se trouve là plus superficielle qu'en aucun autre point de son étendue. La compression se fait en appuyant le doigt transversalement sur le muscle coccygien inférieur et aussi près que possible de la base de la queue. Pour opérer, on fait relever l'organe par un aide; et l'on comprime, soit d'un côté, soit de l'autre, avec le pouce gauche que l'on appuie sur le pli inférieur et latéral de la queue, dont le tronçon est embrassé par toute la main. On peut aussi, au surplus, mettre une ligature pour faire gonfler la veine, comme dans le procédé précédent. Quand la veine est apparente, on l'ouvre avec la lancette tenue dans la main droite, la pointe relevée. En laissant retomber la queue, et ôtant la ligature, le sang d'ordinaire s'arrête spontanément; s'il continuait de couler plus qu'on ne voudrait, on aurait recours à la compresse et à la bande.

10° Veine médiane de l'avant-bras. — *Veine sous-cutanée postérieure* ou *veine interne de l'avant-bras*. — Cette veine, quoique chez les anciens parfaitement distinguée de la céphalique, fut ensuite tout-à-fait confondue avec celle-ci, et, jusqu'à Lafosse, resta même seule connue comme veine de l'ars; ainsi, Chabert lui conserve encore ce nom. On y pratique la saignée dans les mêmes circonstances qu'à la céphalique, mais beaucoup plus rarement.

La veine *médiane de l'avant-bras* occupe la face interne du membre, et commence à devenir superficielle à la partie moyenne du radius, qu'elle croise en remontant pour aller se continuer par la médiane céphalique. Dans toute cette étendue, elle est d'un volume à peu près égal; mais elle est plus apparente vers le tiers supérieur du radius; en ce point, elle rampe sur l'os et se trouve à une petite distance du muscle grand palmaire (fléchisseur interne du métacarpe).

Pour y pratiquer la saignée, on se sert exclusivement de la lancette. Autrefois on se servait de la flamme, et, à ce sujet, Lafosse fait même observer qu'on était ainsi très-exposé à casser les lames et à blesser les aponévroses du bras, tout en ne produisant qu'une très-faible saignée. En employant la lancette, on la tient de la main du même côté que celui où l'on doit faire l'opération. L'animal restant debout, un aide lève le pied opposé et le tire fortement en arrière pour découvrir la région de la veine, et l'opérateur se place au-devant de cette partie. S'il veut saigner à droite, il appuie transversalement le pouce gauche à la partie supérieure de la veine, et étend les autres doigts sur la face externe du membre ; puis, de l'autre main, ayant fait quelques frictions sur la veine, de bas en haut, de manière à accumuler le sang vers la partie supérieure, il saisit la lancette, le manche relevé, et ouvre le vaisseau. Il peut encore, pour faciliter l'action de la lancette, intercepter entre l'index et le pouce, quand la veine est gonflée, une portion du vaisseau qui se trouve ainsi mieux fixé, en même temps que la peau tendue laisse plus facilement pénétrer l'instrument.

Le sang coule peu abondamment ; il est cependant nécessaire quelquefois de mettre l'épingle pour l'arrêter, quand on a obtenu une émission de sang suffisante.

11° Veine superficielle du paturon. — *Veine du pied*. Elle correspond, chez l'homme, aux veines *collatérales des doigts*. — Elle fut encore une des veines fréquemment choisies par les hippiatres pour pratiquer la saignée. Chabert en a décrit assez complètement le manuel opératoire.

C'est à la partie inférieure du paturon, sur la face latérale duquel elle rampe de chaque côté, qu'on peut le plus sûrement atteindre cette veine. Pour la trouver, on se guide surtout sur le cartilage latéral de l'os du pied, le point le plus accessible de la veine se trouvant à 2 centimètres environ au-dessus de la partie la plus proéminante de ce cartilage. On l'atteindrait également sur la convexité du boulet, tout-à-fait à côté et en avant du nerf ; mais sur cette région saillante, la plaie consécutive se fermerait beaucoup plus difficilement.

Le lieu déterminé, on fait lever le pied, on coupe exactement le poil sur le vaisseau, et l'on applique, à la partie moyenne du canon, une ligature formée d'une bande pouvant faire deux ou trois circonvolutions. Si le tendon est bien dégagé, on place de chaque côté, sous la ligature, un petit coussinet, afin d'exercer une compression plus directe. Cela fait, on laisse aller l'extrémité, qu'on maintient au repos pendant quelque temps, et, en attendant, on prépare sa lancette qu'on tient entre les lèvres. On fait relever le pied ; l'aide tient le membre à pleines mains à l'endroit de la ligature ; et l'opérateur, saisissant le pied de la main gauche, enfonce la lancette sans trop forcer, à cause des ligaments et tendons sous-jacents.

Dans le cas où la veine serait trop peu saillante, on pourrait laisser à l'avance, et pendant quelque temps, le pied dans de l'eau chaude, ce qui ferait en même temps gonfler le vaisseau et rendrait la peau plus tendue et moins dure. On peut, la veine ouverte, mettre de nouveau le pied dans un bain tiède, ce qui détermine l'écoulement d'une beaucoup plus grande quantité de sang. Pour l'arrêter ensuite, on ôte la ligature et l'on applique une compresse et une bande modérément serrée, et qu'on ôte au bout de sept à huit heures.

ARTICLE IV.

DE LA PHLÉBOTOMIE CHEZ LES AUTRES ESPÈCES DOMESTIQUES.

§ 1. — Espèce bovine.

1° De la saignée du bœuf en général. — La saignée chez les grands ruminants, presque aussi souvent réclamée que chez les solipèdes, est soumise à peu près aux mêmes règles. Seulement, en raison du tempérament plus robuste de ces animaux, de leur nourriture plus essentiellement aqueuse, d'où chez eux une plus grande abondance de tissu cellulaire et de fluides de toutes sortes, on peut leur extraire, sans danger, une quantité de sang plus considérable. La proportion moyenne, de 5 kilogrammes environ, variable suivant les circonstances individuelles, dépend encore du climat, du mode d'alimentation, de la destination de l'animal. Ainsi, sur le gros bétail des pays chauds ou méridionaux, sur celui qui vit dans les gras pâturages de quelques contrées de l'ouest, sur celui, en un mot, qui se trouve dans les conditions favorables à l'entretien, au développement d'une constitution sanguine, on peut faire de plus fortes saignées que sur les animaux du nord ou de tout autre lieu où le bétail est maigre et chétif. De même, on saignera moins les bêtes de travail, auxquelles il faut conserver toutes leurs forces, que les bêtes à l'engrais, sur lesquelles la saignée est avantageuse en augmentant l'aptitude à prendre de la graisse. Sur la vache laitière non plus, il ne faut pas prodiguer la saignée, pour ne pas enlever des matériaux à la sécrétion du lait.

Le nombre des veines où l'on pratique la saignée, dans l'espèce bovine, est beaucoup plus limité que dans le cheval. D'abord, à cause de l'épaisseur de la peau, la plupart des petites veines que nous avons mentionnées comme pouvant, sur celui-ci, donner du sang, sont tout-à-fait inaccessibles chez le bœuf. Ensuite, comme il faut toujours, chez ce dernier, pratiquer des saignées assez fortes pour produire quelque effet, on se borne, parmi les veines qu'on peut atteindre, à celles pouvant donner une certaine quantité de sang. Ces veines sont : la *jugulaire*, la *sous-cutanée abdominale* et la *coccygienne*. Quant aux autres veines, on n'y saigne même pas exceptionnellement. Ainsi, la *saphène interne* est trop petite et de difficile accès. Il est vrai qu'elle est remplacée par la *saphène externe* ou *veine du jarret*, d'un calibre plus considérable et s'étendant de la partie antérieure du tarse jusqu'à la corde calcanéenne, qu'elle atteint vers le milieu de la jambe, après avoir croisé obliquement, en remontant, la face externe de ce rayon du membre; mais cette dernière veine, quoiqu'elle soit volumineuse et très-apparente, n'est pas choisie pour saigner, parce qu'il serait difficile en opérant de se préserver des atteintes de l'animal. Quant à la *céphalique*, disposée comme chez le cheval, bien qu'ayant une origine différente, puisqu'elle provient de la radiale profonde, satellite de l'artère, et non de la médiane superficielle de l'avant-bras, on ne peut l'atteindre, à cause de l'épaisseur de la peau et de l'extrême laxité du tissu cellulaire au milieu duquel elle est renfermée.

2° Saignée à la jugulaire. — La saignée à la *jugulaire* a été sur le bœuf, ainsi que sur le cheval, pratiquée de tout temps. L'opération se fait à peu près de la même manière, et avec les mêmes instruments. Seulement, comme le bœuf supporte difficilement les apprêts de la saignée, il est très-important qu'il soit fixé par la tête, soit sous le joug avec son camarade de travail, soit à un poteau ou à un arbre, ainsi qu'il a été indiqué plus haut (p. 95). Quand on le met sous le joug, il est encore souvent nécessaire de fixer le joug à un arbre, à un poteau, au timon d'une charrette, etc.

En ce qui concerne le procédé opératoire, analogue en principe à celui qui est suivi pour le cheval, il doit subir, appliqué sur le bœuf, quelques modifications rendues nécessaires par la disposition anatomique de la veine. Ainsi, la jugulaire du bœuf diffère de celle du cheval par des parois plus épaisses, un volume plus considérable, pouvant aller jusqu'à un diamètre qui dépasse quelquefois 3 centimètres. De plus, la couche musculaire qui la sépare de la carotide existe dans presque toute son étendue, et offre en même temps une plus grande épaisseur. A cause de ce volume de la veine et de l'épais-

seur de la peau, il faut d'abord choisir une flamme très-grande; on
se sert, par conséquent, de la branche qui porte la plus forte lame.

Pour la compression, attendu qu'il est à peu près impossible de
l'exercer d'une manière suffisante avec les doigts, à cause de la
dureté de la peau et de la mobilité des parties sur lesquelles repose
la jugulaire; il faut ici avoir recours à la corde, laquelle d'ailleurs,
employée sur le bœuf, n'a pas autant d'inconvénients que chez le
cheval. D'abord, l'animal devant toujours être, quand on le saigne,
solidement fixé par la tête, on ne risque pas qu'il s'échappe, comme
le cheval qu'on ne tient qu'à la main. Ensuite, on n'est pas exposé à
blesser la carotide, qui est plus profonde; et enfin, grâce aux jugulaires internes et à la rapidité avec laquelle le sang s'échappe, on
a moins à craindre les congestions cérébrales. La ligature, toutefois,
n'est pas absolument sans danger pour le bœuf; ainsi, il y a des bêtes
qui se laissent tomber sous l'influence de la compression exercée par
la corde; d'autres sont prises d'un étourdissement qui tient de la syncope, d'une congestion sanguine cérébrale.

Malgré cela, sur le bœuf, on est toujours obligé de recourir à
l'application préalable de la corde, sans laquelle, sauf quelques cas
rares et exceptionnels, la saignée serait impossible. Il faut même
qu'elle soit fortement serrée; que le cuir, exactement tendu aux
points où la corde est appliquée, ne fasse aucun pli sur la veine. On
serre jusqu'à ce que, en appuyant l'indicateur, on sente la veine
dure et pleine; sans quoi on n'aurait qu'une saignée blanche.

Il faut encore, pour que la compression soit efficace, que la corde
soit d'un petit volume. En la plaçant, on a généralement la coutume
de la fixer à demeure par un nœud serré au bord supérieur de l'encolure. Cela est bon quand on est seul. Mais si l'on a un aide à sa
disposition, il est préférable de ne faire qu'une anse coulante, au
moyen d'une ganse faite à une extrémité de la corde, et dans laquelle
on passe l'autre extrémité. Avec cette anse, que l'on serre à volonté,
on étreint la base de l'encolure; on place le bout de la corde qui
porte la ganse du côté où l'on doit saigner; et quand la compression
est suffisante, on donne à tenir à l'aide, placé du côté opposé, l'extrémité libre de cette corde. Celui-ci peut alors maintenir au même
degré, augmenter, diminuer, ou faire cesser la compression, au gré
de l'opérateur et sans embarras.

Il arrive quelquefois qu'en plaçant la corde comme nous venons de
le dire, autour du cou, on ne peut pas rendre la jugulaire immo-

bile et dure, parce que la corde remonte. Il faut alors à cette ligature, déjà placée, attacher une autre corde, assez longue, à son contour inférieur, la faire passer entre les jambes de devant, puis entre celles de derrière, et la donner à un aide placé en arrière du sujet, et qui, en tirant sur cette corde, maintient la ligature à la partie inférieure de l'encolure.

Quand la veine a été amenée au degré convenable de dilatation, on applique la flamme comme pour le cheval, mais en l'ouvrant davantage et en se tenant soi-même plus en arrière; pour ne pas être atteint par le jet considérable de sang qui va s'échapper. L'on donne ensuite un coup de bâtonnet plus fort, pour faire pénétrer sûrement la flamme, n'ayant pas à craindre d'outrepasser la veine avec la lame de l'instrument. Un jet abondant s'élance au loin; il s'arrête aussitôt qu'on relâche et enlève la corde qui entoure l'encolure.

Pour fermer la saignée, quelques praticiens se contentent d'ôter simplement la corde, ce qui produit la cessation de rapports entre l'ouverture de la veine et celle de la peau préalablement déplacée par la ligature; et effectivement cela peut suffire pour arrêter tout-à-fait le cours du sang. Pour empêcher plus sûrement son retour, quelquefois on frotte à plusieurs reprises la peau au-devant de l'ouverture, avec la corde tendue en travers; ou bien, pinçant légèrement entre les deux doigts les bords de l'incision, on fait glisser deux ou trois fois la peau sur la veine en la faisant remonter et descendre alternativement, et l'on abandonne ensuite la plaie à elle-même.

Il est plus sûr, toutefois, d'appliquer une épingle, que l'on serre avec du fil plutôt qu'avec du crin. Souvent, il est vrai, il y a une difficulté dans le placement même de l'épingle, à cause de la résistance de la peau; mais cette difficulté n'en est plus une avec le porte-épingle, qui devient, en cette circonstance, d'une très-grande utilité pour l'opérateur.

La saignée à la jugulaire, la plus avantageuse pour le bœuf, est cependant nuisible dans les maladies avec congestions sanguines internes, à cause de la compression qu'elle nécessite. Toutefois, elle n'est presque jamais suivie de thrumbus grave.

3° Saignée à la veine abdominale superficielle. — L'*abdominale superficielle*, appelée encore veine *sous-cutanée abdominale*, *mammaire*, répond à l'abdominale superficielle postérieure des solipèdes. La saignée à cette veine, fort en usage aujourd'hui, ne paraît pas être pratiquée depuis très-longtemps sur le bœuf. Les

anciens auteurs n'en parlent pas, non plus que le *Parfait Bouvier* de
Boutrolle, le plus ancien livre spécial sur la médecine du bœuf qui
ait été écrit, et qui ne remonte pas au-delà de 1766. C'est à
Chabert qu'on doit la première mention et la description de cette
saignée.

La *sous-cutanée abdominale* est une veine volumineuse, facile à
trouver. On la voit assez distinctement sur les parties latérales et
inférieures du ventre. Née de la génitale externe, scrotale ou mammaire, suivant le sexe, laquelle fournit, en outre, une seconde
branche, la prépubienne, elle se dirige ensuite, presque parallèlement à la ligne blanche, vers le bord inférieur du cercle cartilagineux des côtes au niveau de la septième côte. En ce point, elle pénètre directement à travers les parois abdominales par un anneau
spécial et communique avec la thoracique interne, offrant ainsi
cette particularité remarquable de mettre en rapport les deux vei-
nes-caves. Elle commence à être visible près de la ligne blanche, en
avant du scrotum ou des mamelles, et elle se termine dans la thoracique interne, en arrière du sternum, à la base de l'appendice
xyphoïde, par l'ouverture commune à l'artère et à la veine abdominales postérieures. La sous-cutanée de l'abdomen, toujours très-apparente, est surtout développée chez les vaches laitières ou portières,
ce qui explique pourquoi, chez ces bêtes, on y saigne plus fréquemment que dans les autres individus de l'espèce bovine.

L'opération se fait avec les mêmes précautions que pour les autres
saignées. D'abord, afin que l'opérateur ne soit point blessé par le
bœuf, celui-ci doit être solidement fixé par la tête, comme pour la
saignée à la jugulaire; de plus, les membres postérieurs seront solidement attachés; et on les met encore davantage dans l'impossibilité
de lancer des ruades en avant ou de côté, en exerçant une compression circulaire autour du corps, au niveau des flancs, et à l'aide
d'une corde. Ce moyen de contention nous a été recommandé, comme
très-efficace, par M. Cruzel.

Pour faire gonfler la veine, quelques praticiens appliquent une
bande autour du corps en manière de ligature. Mais on peut s'en dispenser; il est plus simple de comprimer avec les doigts de la main
qui tient la flamme, et qu'on applique le plus en avant possible, et
même de préférence à l'endroit où elle s'enfonce dans le thorax.

Pour pratiquer l'ouverture de la veine, on pourrait faire usage de
la lancette; mais la flamme est préférable, vu la grosseur, la mobi-

lité du vaisseau et l'épaisseur de la peau. L'opérateur, quel que soit
le côté qu'il choisisse, doit se placer en avant, contre l'épaule, le
dos tourné vers la tête de l'animal; de cette manière, il est mieux à
portée du vaisseau, et se trouve en même temps plus hors d'atteinte
des pieds postérieurs, que les bœufs et les vaches, comme on sait,
ramènent très-facilement en avant.

La flamme est tenue de la main correspondant au côté du corps
de l'animal contre lequel on se trouve placé; de la main gauche,
par conséquent, si l'on saigne à gauche; de la droite, si l'on saigne
à droite. La lame est placée sur le vaisseau dans la direction voulue.
Quelques praticiens font l'incision oblique; d'autres la font presque
transversale, au point même de diviser la veine, et il n'en résulte
aucun accident; mais on produit l'oblitération consécutive du vaisseau, que l'on pourrait éviter en donnant à l'incision de la flamme
une autre direction. Il faut encore se garder d'ouvrir la veine à
l'espèce de nodosité qui marque son entrée dans le thorax; on aurait des thrumbus graves ou une dilatation permanente du vaisseau,
une espèce de varice.

On arrête le sang, comme sur les autres veines, avec l'épingle et
un lien de fil ou de crin, ou bien avec une compresse et une bande
enroulée autour du corps, et qui peut être une sangle, une lanière
de cuir, large de quatre doigts; on la laisse une journée entière.
Quelquefois, au lieu d'une compresse de linge, d'étoupe ou de toile
d'araignée, on met une pelote, une pierre plate, que l'on maintient
de même avec la bande. Cette pelote ou tampon doit porter très-
directement sur l'ouverture du vaisseau, afin d'éviter une extrava-
sation de sang, pouvant donner lieu, sinon à un véritable thrumbus, du moins à une tumeur sanguine volumineuse; mais, dans tous
les cas, on ne saurait se dispenser de l'emploi de l'un ou de l'autre
de ces moyens; car le sang, à l'*abdominale superficielle* à cause
de la position déclive du vaisseau, ne cesse pas spontanément
de couler comme à la jugulaire. Souvent, au contraire, même
après l'emploi de la bande, on voit un thrumbus consécutif se former; mais il a peu de gravité et ne doit inspirer aucune inquiétude.

4° Saignée à la coccygienne médiane. — Cette veine,
propre à l'espèce bovine, existe seulement à la base du coccyx et
représente la sous-sacrée des solipèdes; elle est seulement née plus
en arrière à la face inférieure de la queue. Elle provient de même
des deux veines coccygiennes latérales inférieures qui se réunissent

en formant une sorte d'anse, au niveau du sixième os coccygien, à 10 centimètres environ de la base de la queue. A partir de ce point, elle remonte, recouverte par l'artère qui est plus superficielle, formant une veine du calibre d'un gros tuyau de plume et immédiatement en rapport avec les os coccygiens.

Dans toute cette étendue, elle est accessible à la lancette et peut fournir, étant atteinte en même temps que l'artère, une assez forte proportion de sang. On en arrête ensuite l'écoulement, s'il est besoin, avec un bandage modérément serré.

§ 2. — Espèces ovine et caprine.

1° De la saignée du mouton en général. — Chez les petits ruminants, mouton, chèvre, etc., la saignée est rarement indiquée. Ces animaux ont fort peu de sang; leurs maladies sont plus souvent le résultat du défaut que de l'excès de ce fluide, et, dans un grand nombre de circonstances, il y aurait peut-être plus de dangers que d'avantages à leur en soustraire. Dans les cas rares où la saignée peut être utile, il ne faut tirer que peu de sang à la fois, 250 à 300 grammes au plus, et ne pas réitérer trop tôt.

La saignée du mouton a été pour la première fois étudiée, d'une manière assez satisfaisante, par Daubenton [1]. Jusqu'alors, aucun auteur n'avait encore traité ce sujet, quoique auparavant la pratique même de la saignée ne fût pas inconnue, comme on le voit dans le mémoire même de Daubenton, dans lequel il rapporte que jusqu'à lui on avait coutume de pratiquer la saignée chez le mouton sur un assez grand nombre de veines différentes : au front, au-dessus et au-dessous des yeux, à l'oreille, à la tempe, à la jugulaire, au bras, à la queue, au-dessus du jarret et au pied. Il rejette à peu près toutes ces veines pour la pratique de la saignée, et il propose, pour les remplacer, la veine *faciale,* qu'il appelle *angulaire* ou *veine de la joue,* et qu'on a généralement adoptée depuis. Chabert mentionne, de son côté, la maxillaire et la saphène; et la saignée à cette dernière, dont Daubenton ne parle pas, a été aussi adoptée.

Toutes ces veines, on le comprend, ne conviennent pas également pour pratiquer la saignée. Pour faire un choix entre elles, il

---

[1] *Mémoire sur les remèdes les plus nécessaires aux troupeaux,* lu à la Société royale de médecine, le 27 janvier 1778.

faut considérer que le vaisseau soit d'un diamètre assez grand pour donner la quantité de sang nécessaire, et que, s'il se peut, il soit situé sur un point du corps où il n'y ait pas de laine. Or, les seules veines réunissant ces conditions en totalité ou en partie sont la *jugulaire*, la *faciale* et la *saphène*, et, dans certains cas, la *céphalique*. Ce sont les seules, par conséquent, où l'on saigne aujourd'hui.

Quant aux autres veines qui ont été indiquées, elles ne sauraient convenir, ne donnant pas assez de sang. Telles sont principalement les *veines du front*, racines superficielles de la faciale, trop petites et insensibles au toucher; — l'*angulaire*, racine principale de la faciale, s'étendant latéralement du trou surcilier à la partie moyenne de la joue, et à laquelle, comme le rapporte Daubenton, on saignait en trois endroits différents : au-dessus, au-dessous de l'œil et entre les deux yeux, dans une étendue de 4 à 5 centimètres; ce qui était une opération difficile, parce que la veine, quoique assez grosse pour fournir une certaine quantité de sang, n'est pas sensible au doigt; — la *veine des tempes*, trop petite pour pouvoir être rendue apparente par la compression ; les tempes, d'ailleurs, sont recouvertes de laine dans plusieurs races, notamment dans les races à laine fine, et, chez les animaux qui ont des cornes, il est encore plus difficile d'y atteindre; enfin, quand la veine est ouverte, le sang suinte sans couler ; — la *veine de la queue*, que l'on ouvrait à la partie de cet organe dénuée de laine, et qui ne fournit que peu de sang; — les *veines du pied*, que l'on ouvrait sur différentes parties du pied et qui, outre leur trop petit calibre, ont de plus l'inconvénient d'être exposées aux ordures du sol, qui pourraient entrer dans les plaies, causer des inflammations, etc.

2° Saignée à la jugulaire. — La saignée à la jugulaire chez le mouton, condamnée par Daubenton comme nuisant à la laine, présente plus de difficulté relativement que chez les autres animaux, parce que la veine, séparée de la peau par une couche de graisse, d'une épaisseur variable suivant l'état d'embonpoint de l'animal, est moins superficielle. On la pratique avec la lancette ou une petite flamme.

Pour l'opération, l'animal est maintenu debout par un aide qui l'assujétit entre ses jambes, en lui appuyant la croupe dans l'angle d'un mur pour l'empêcher de reculer. L'aide, en même temps, saisit la tête d'une main, par les cornes ou les oreilles; de l'autre, par les mâchoires, et la soulève le plus qu'il peut pour tendre la peau du bord inférieur de l'encolure. Si l'animal fait une trop grande résistance, on le couche sur une table; mais il faut alors au moins deux aides pour le tenir.

Le sujet fixé, s'il n'est pas tondu, l'opérateur, avec des ciseaux, coupe la laine sur le trajet de la jugulaire à la partie moyenne du cou, et fait gonfler la veine, soit avec les doigts de la main qui ne tient pas l'instrument, ou, ce qui est plus sûr, avec une ligature à l'aide de laquelle on étreint la base du cou.

Que l'on se serve de la flamme ou de la lancette, le manuel opératoire est soumis aux règles déjà indiquées. Inutile d'ajouter, sans doute, que si l'on se sert de la flamme, il faut que la lame de cet instrument soit très-petite et que le coup de bâtonnet soit très-léger. Si l'on se sert de la lancette, pour en assurer l'effet, il faudra, quand la veine sera bien gonflée par la ligature, la fixer préalablement entre le pouce et l'index de la main gauche, puis enfoncer la lancette. Souvent celle-ci ne traversera que la peau du premier coup; mais par un second temps, en ouvrant la veine, on achève l'opération.

On arrête le sang avec une petite épingle ou un fil, quelquefois avec un ou deux points de suture; mais l'épingle, qu'on peut enlever quand la plaie est fermée, convient mieux.

3°. Saignée à la faciale (*fig.* 153, *a*). — La faciale, comme nous l'avons dit, est la veine proposée par Daubenton, qui

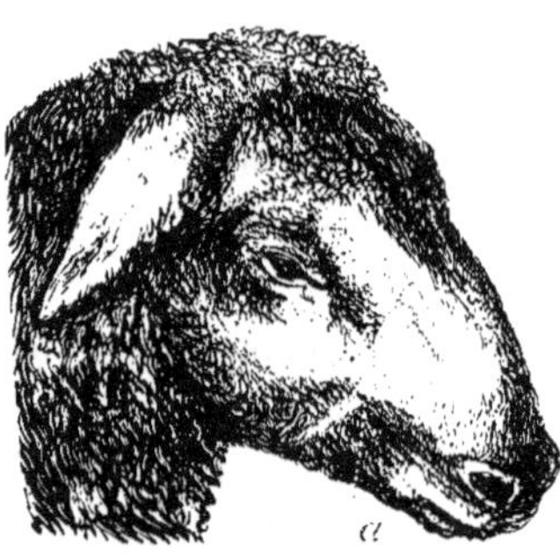

l'appela à tort *angulaire* ou *veine de la joue*, la véritable angulaire n'étant que la racine principale de la faciale. Chabert aussi parle de la saignée à la faciale; mais il appelle cette veine *maxillaire* et la décrit comme rampant de chaque côté des os maxillaires, sous la peau qui recouvre les muscles molaires, et ne paraît pas se douter qu'il indique précisément la veine proposée sous le nom d'angulaire par Daubenton, dont il rapporte pourtant le travail.

Quoi qu'il en soit, Daubenton, proposant cette veine pour remplacer, chez le mouton, presque toutes les autres dans la pratique de la saignée, observe qu'elle est exempte de la plupart des inconvénients propres à celles-ci, et donne, sur le manuel de l'opération, des détails qui, depuis, ont été répétés textuellement par tous les auteurs qui ont écrit sur la saignée. Cette saignée, d'après lui, se fait au bas de la joue, au niveau de la quatrième dent molaire, dont la place est marquée sur la face externe du grand sus-maxillaire, « par un *tubercule* assez saillant, pour être très-sensible au doigt lorsqu'on touche la peau de la joue. Ce tubercule est un indice très-certain pour trouver la veine qui passe en dessous. Cette veine s'étend depuis le bord inférieur de la mâchoire de dessous, près de son angle, jusqu'au-dessus de ce tubercule. Plus loin, la veine se recourbe et se prolonge jusqu'au trou surcilier. » Le tubercule en question est la *tubérosité maxillaire* ou extrémité antérieure de l'épine zygomatique, en avant et au-dessous de laquelle, dans le mouton comme dans les autres animaux, prend naissance la faciale, résultant de la réunion de l'angulaire avec les radicules veineuses venant du front et du nez.

Pour l'opération, il n'est pas besoin d'aide ; l'opérateur tient l'animal lui-même. Il l'assujétit entre ses jambes, en appuyant la croupe dans l'angle d'un mur, et porte son genou gauche plus en avant que le droit ; puis il passe la main gauche sous la tête, et saisit la mâchoire inférieure de manière à ce que l'extrémité des doigts puisse exercer la compression vers la partie postérieure de la veine ; cette même main qui soutient la tête prend un point d'appui sur le genou gauche porté en avant. De l'autre main, l'opérateur touche la joue droite, sent la tubérosité maxillaire située à peu près à moitié distance entre l'œil et la bouche, et reconnaît au-dessous la veine gonflée dans une direction transversale à celle de la tête. Alors il va prendre à sa bouche la lancette, qui a dû être ouverte et préparée d'avance, et il incise la veine, parallèlement à sa direction, à un demi-travers de doigt au-dessous de l'éminence.

Tel est le manuel indiqué par Daubenton et que l'on a généralement suivi depuis. Seulement les bergers, qui le plus souvent pratiquent eux-mêmes cette opé-ration, au lieu de lancette se servent de l'espèce de couteau que l'on voit ici représenté (*fig.* 154). La lame, *a*, est tranchante des deux côtés, ce qui fait que l'instrument peut servir en même temps de bis-touri et de lancette ; l'autre extrémité, *b*, porte une lame amincie en grattoir pour nettoyer la peau. Quelquefois encore.

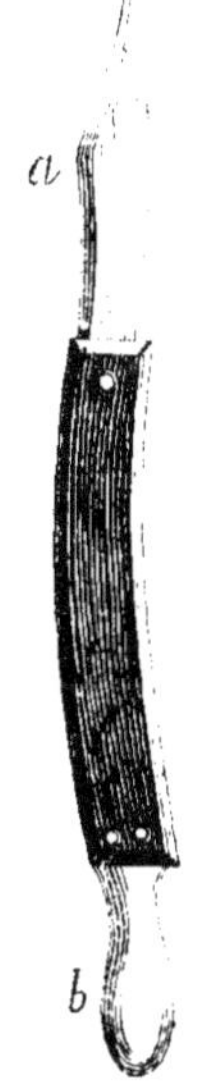
Fig. 154.

pour cette saignée, on applique la ligature autour du cou afin de faire gonfler la veine; c'est une précaution inutile si l'on a quelque habitude de l'opération.

Daubenton présente comme avantages de la saignée à la faciale : qu'elle est sûre et facile en ce qu'on ne peut se méprendre sur la situation du vaisseau; que celui-ci est assez fort pour fournir une suffisante quantité de sang ; que la compression est facile à exercer avec la main qui tient la tête ; qu'on ne court pas le risque d'ouvrir l'artère qui en est à une certaine distance ; que l'opération peut se faire toute l'année, car la région n'étant pas recouverte de laine, on n'est ni obligé de la couper ni exposé à la salir ; enfin, qu'un seul homme peut la pratiquer. Ces avantages sont réels ; mais quelquefois ils sont annulés, la veine ne fournissant pas assez de sang ; alors il faut recourir à la jugulaire ou à la saphène.

4° Saignée à la saphène. — Chez le mouton, on pourrait saigner aux deux saphènes, mais non à l'une et à l'autre avec le même avantage, la saphène externe étant à la fois plus volumineuse et plus facile à atteindre que l'interne. La saignée à cette dernière, toutefois, est la seule indiquée par les auteurs qui ont parlé de cette opération; cela s'explique peu, anatomiquement.

La *saphène interne,* continuation directe de la métatarsienne interne, passe dans la coulisse tarsienne, et, se logeant dans le pli du jarret, remonte dans une direction parallèle au tibia ; au niveau de l'articulation fémoro-tibiale, elle s'infléchit en arrière en croisant l'extrémité inférieure du droit interne, et disparaît entre le bord antérieur de ce muscle et le couturier après un court trajet vertical. Dans toute cette étendue, elle conserve un diamètre uniforme, et pourrait être atteinte par la lancette depuis le jarret jusqu'à sa terminaison. Toutefois, comme elle est moins mobile à sa partie supérieure, on l'atteindra à cette région avec plus de facilité. On couche alors l'animal sur une table, le membre à opérer en dessous, tendu et écarté, les trois autres membres liés ensemble. On coupe la laine, on applique une ligature à la partie supérieure du membre, et quand la veine est gonflée, on fait agir la lancette ; on ferme ensuite avec une épingle et un point de suture. Cette saignée est baveuse et ne donne jamais que très-peu de sang.

La *saphène externe* se forme de la réunion au-dessus du jarret de deux fortes branches veineuses : 1° une branche antérieure, née de deux racines, venant une de chaque doigt et remontant en avant du jarret jusqu'à 2 ou 3 centimètres au-dessus de l'extrémité inférieure du tibia où elle devient externe ; 2° une branche postérieure continuant la métatarsienne interne, croisant la base du calcanéum, remontant parallèlement au tibia, et rejoignant la précédente à 5 centimètres environ au-dessus de l'articulation.

Ainsi formée, la saphène externe gagne, en suivant une direction verticale, le bord postérieur de la jambe, où, étant arrivée, elle devient aussitôt profonde en pénétrant entre les muscles demi-tendineux et demi-membraneux, pour aller ensuite se perdre dans l'obturatrice. Cette veine saphène externe, superficielle dans un trajet de 10 centimètres environ, a un calibre qui est plus du double de celui de la saphène interne. Pour l'atteindre avec le plus de facilité, il faut porter l'instrument à une certaine distance de la réunion des deux branches qui la forment, à un point correspondant au milieu de la face externe de la jambe.

Pour l'opération, l'animal doit être couché sur une table, le membre à opérer en dessus et les trois autres liés ensemble. Le membre libre est tenu par un aide dans sa position naturelle, et l'on met une ligature vers la partie supérieure de la jambe, ou, si l'on opère à droite, on se contente, après avoir saisi le membre de la main gauche, de comprimer sur la veine avec le pouce de cette main. On fait l'opération avec la lancette, tenue de la main droite, et l'on arrête le sang avec une épingle et un fil.

5° Saignée à la céphalique. — Cette veine, chez le mouton, est superficielle dans un assez long trajet, et assez volumineuse pour fournir, dans quelques sujets, une notable proportion de sang. Dès son origine, au niveau de l'articulation huméro-radiale, elle se dirige en avant, passe par-dessus le muscle huméro-sterno-mastoïdien et sur la face antérieure convexe de ce muscle jusque vers la partie moyenne du bras; là elle s'infléchit en dedans et cesse d'être superficielle. Elle peut donc être atteinte sur toute la moitié inférieure du bras, région où elle est tout-à-fait superficielle et parcourt un trajet assez régulièrement rectiligne.

Pour opérer, l'animal étant couché sur une table, et le côté où l'on doit saigner en dessus, le membre antérieur est porté en arrière, et la laine coupée ou arrachée à la région antérieure du bras. Cela fait, avec le pouce, on comprime à la partie moyenne de cette région ; avec la lancette, on ouvre la veine au-dessous de ce point. On ferme la saignée à la manière ordinaire.

§ 3. — Espèce porcine.

1º De la saignée du porc en général. — La saignée
est très-rarement mise en pratique sur le porc, et le plus souvent,
quand on veut tirer du sang à cet animal, on se borne à la saignée
capillaire par incision ou par amputation d'une partie de l'oreille ou
de la queue. Quant à la phlébotomie, elle est peu usitée, vu la grande
difficulté qu'on a d'atteindre les veines, protégées par l'extrême
épaisseur de la peau et par la couche plus ou moins épaisse de lard
qui se trouve, en outre, sous celle-ci. La saignée à la jugulaire notamment est à peu près impossible, à cause de la profondeur du
vaisseau et de la quantité de graisse qui l'entoure, une ligature,
même très-serrée, placée à la base de l'encolure, ne la rend pas
plus apparente, à moins que l'animal ne soit très-maigre, et, dans
ce cas, la saignée est généralement contre-indiquée. C'est pourquoi,
chez le porc, on ne pratique la saignée qu'aux veines *auriculaires*
et *saphènes*. La saignée à la *céphalique* a été encore indiquée comme
possible par Gohier ; mais cette veine est d'un trop petit calibre
pour qu'on puisse en obtenir une émission sanguine notable.

Il n'est pas nécessaire de fixer la quantité de sang à tirer ; car la
proportion qui s'échappe de l'ouverture faite à l'un ou à l'autre de
ces vaisseaux, loin de pouvoir faire craindre quelque danger, n'est
même presque jamais assez forte pour une saignée moyenne.

2º Saignée aux auriculaires. — Elle a été indiquée et
décrite par Chabert. Les veines auriculaires auxquelles, chez le
porc, on pratique la saignée, sont celles qui rampent à la face interne
du bord des oreilles ; elles sont assez grosses pour pouvoir être
ouvertes à la lancette ; mais elles fournissent très-peu de sang.
La plus forte est celle qui correspond au bord antérieur de l'oreille.

Pour pratiquer l'opération, il faut faire tenir l'animal par un ou
plusieurs aides, suivant la force du sujet, et l'assujétir encore avec
une muserolle autour du groin. Un des aides maintenant la tête
fixe, on redresse l'oreille, et on la renverse sur la nuque. On presse
la base de la conque pour faire gonfler le vaisseau, et, quand on le
voit suffisamment, on l'ouvre avec la lancette. On n'applique aucun
appareil pour fermer la saignée ; elle s'arrête d'elle-même dès qu'on
cesse la compression.

3º Saignée à la saphène. — C'est à la saphène externe

qu'on doit saigner chez le porc, l'interne étant trop petite pour pouvoir être atteinte par l'instrument. La saphène externe, au reste, n'est pas plus apparente dans cette espèce que les autres veines superficielles, à moins que l'animal ne soit très-maigre. Cela n'empêche pas, comme l'avait déjà remarqué Gohier [1], qu'on ne puisse l'atteindre avec la lancette presque aussi facilement que si on la voyait; mais il faut, pour cela, en connaître la position exacte.

Cette veine, très-considérable, est formée par la réunion d'une branche venant de la tarsienne interne avec une seconde branche tarsienne externe superficielle. Ces deux branches se réunissent au milieu du creux du jarret, à un point exactement de niveau avec le sommet du calcanéum. De ce point d'origine, la veine remonte verticalement, croise en arrière la corde du jarret, à 6 ou 8 centimètres de sa naissance, suivant la taille du sujet, puis se perd aussitôt entre les muscles demi-tendineux et demi-membraneux. Dans ce trajet, la veine est toute superficielle, notamment à la partie supérieure, au point où elle est appliquée sur la corde du jarret. C'est là, par conséquent, qu'il convient de fixer le lieu d'élection pour la saignée à cette veine.

Quand on pratique l'opération, la principale précaution à prendre, après avoir fait gonfler le plus possible la veine par la ligature et par des frictions sur le vaisseau, c'est d'enfoncer la lancette plus profondément qu'on ne le fait sur les animaux dont on peut apercevoir les veines. On est alors souvent obligé d'y revenir à deux ou trois reprises pour atteindre la veine après qu'on a percé la peau, et le sang sort par un jet relativement assez considérable. On arrête le sang par la suture entortillée, avec une épingle et un fil.

La fixation de l'animal pour l'opération n'offre rien de particulier. On le tient couché à terre avec le secours de plusieurs aides, en attachant ensemble les trois membres autres que celui où l'on saigne, et laissant celui-ci en liberté pour l'opération.

1° De la saignée du chien en général. — La phlébotomie est pratiquée assez fréquemment sur le chien et aux mêmes veines à peu près que chez les autres espèces domestiques, savoir :

[1] *Mémoires et observations*, etc. 1816, t. II, p. 29

à la *jugulaire*, à la *saphène* et à la *céphalique*, et en procédant d'après les mêmes règles. La saignée du chien ne fournit jamais que très-peu de sang, même après qu'on a ouvert une veine volumineuse ; et, dans tous les cas, il serait peu prudent de chercher à en tirer, même chez les animaux de haute taille, plus de 150 à 200 grammes. Si même l'on doit soustraire cette quantité de sang, il est rare qu'on puisse l'obtenir en une seule fois ; le sang, chez le chien, étant très-plastique, ferme bientôt l'ouverture du vaisseau, et cesse de couler, la plupart du temps, bien avant qu'on en ait obtenu la quantité nécessaire, ce qui oblige presque toujours à pratiquer plusieurs saignées successives sur différents vaisseaux quand on veut produire un effet notable.

En saignant sur le chien, il importe de se prémunir contre les défenses énergiques de cet animal, en liant les membres entre eux et en appliquant la muserolle ou un lien bien serré autour des mâchoires.

2° Saignée à la jugulaire. — La jugulaire chez le chien est très-mobile et difficile à piquer ; aussi est-il nécessaire, avant l'opération, de la fixer par une ligature suffisamment serrée autour de la base de l'encolure. On peut, dans ce cas, pour atteindre la veine avec plus de sûreté, faire usage, au lieu de la lancette, d'une petite flamme, de même que pour le mouton. On arrête le sang par la suture entortillée, avec une épingle et un fil.

L'animal doit être couché et solidement maintenu sur une table, la tête tendue par un aide spécial qui tient en même temps la ligature destinée à exercer la compression.

3° Saignée à la saphène. — Sur le chien, on ne peut saigner qu'à la saphène externe ou *veine du jarret*, l'interne étant trop grêle. Cette *saphène externe*, formée de trois branches tarsiennes superficielles qui se réunissent au-dessus du jarret, vers les deux tiers inférieurs du tibia, présente les mêmes dispositions essentielles que dans les autres espèces où nous l'avons déjà considérée ; elle est, d'ailleurs, assez apparente extérieurement pour garantir l'opérateur de toute erreur sur sa position. Le lieu d'élection pour la saignée est la partie supérieure, au point où la veine est près d'arriver au bord postérieur de la jambe.

Quand on veut pratiquer la saignée, l'animal étant convenablement maintenu sur une table, la jambe où l'on doit opérer est tendue par un aide, et l'on rase préalablement le poil ; on exerce, avec le pouce et l'index de la main gauche ou avec une ligature, une forte compression au-dessus du point où l'instrument doit agir, et, la main armée d'une lancette très-fine, on ouvre le vaisseau.

On ferme la plaie avec une bandelette agglutinative ou bien avec une compresse et une bande, et, l'opération terminée, on tient l'animal musclé pendant quelque temps pour qu'il n'arrache pas l'appareil avec ses dents.

4° Saignée à la céphalique. — La *céphalique*, très-volumineuse et plus forte, chez le chien, que la saphène, pourrait avec avantage être choisie, dans cette espèce, pour la pratique de la saignée. Très-superficielle, elle rampe, après s'être formée par la jonction de la médiane céphalique et de la sous-cutanée radiale, au bord antérieur, inférieur et externe du bras, occupant ainsi la même position absolue que chez le cheval. Elle est, du reste, assez visible extérieurement pour qu'on ne puisse se tromper sur sa position. Le lieu d'élection pour l'opération correspond au tiers inférieur de l'humérus.

Pour l'atteindre, le chien étant couché et bien fixé, le membre où l'on doit opérer est le plus possible porté en arrière et abaissé sur la table. Puis, l'opérateur, comprimant avec le pouce au-dessus, ouvre la veine avec la lancette ou avec une petite flamme. On ferme ensuite la plaie par la suture entortillée.

5° De la saignée chez le chat. — Chez le chat, la phlébotomie n'est pratiquée que dans des circonstances infiniment rares; aussi, l'étude de cette opération sur cette espèce n'est-elle d'aucun intérêt. Dans tous les cas, si l'on jugeait cette opération nécessaire, elle ne pourrait guère être pratiquée qu'à la jugulaire, vu le trop petit volume des autres veines, et l'on procéderait alors comme chez le chien, en prenant toutes les précautions voulues pour se préserver des dents et des griffes de l'animal.

§ 5. — Volatiles.

On saigne très-rarement les espèces volatiles domestiques, *oies*, *canards*, *poules*, *pigeons*, si ce n'est parfois lors des maladies épizootiques à caractère inflammatoire qui affectent assez souvent ces animaux, et plus particulièrement l'espèce galline. Dans ces cas, on a ordinairement recours à la saignée capillaire; mais on peut aussi, pour agir avec plus d'efficacité, pratiquer la phlébotomie. On saigne alors à la *jugulaire* ou à *l'humérale*, en ayant soin d'ailleurs de ne tirer que fort peu de sang, 5 à 8 grammes au plus dans l'espèce galline, plus ou moins dans les autres volatiles, suivant la taille ; on ne pourrait leur en extraire davantage sans compromettre leur vie.

Les *jugulaires* sont très-roulantes sur les parties latérales du cou. On les ouvre vers la partie supérieure. On commence par arracher ou seulement par écarter les plumes qui sont assez rares à cette partie et laissent apercevoir le vaisseau. On le fixe supérieurement et inférieurement avec le pouce et l'index de la main gauche; et quand le vaisseau est assez gonflé, on l'ouvre à la lancette. On ferme ensuite la petite plaie par un ou deux points de suture appliqués avec une très-petite aiguille et du fil fin.

L'*humérale, veine de dessous les ailes*, commence à la face interne de l'articulation huméro-radiale, remonte en dedans du bras, croise la direction de l'humérus, arrive à la face postérieure de cet os et devient profonde en dessous et en arrière de l'articulation scapulo-humérale. Dans tout ce trajet, cette veine est facilement visible quand on relève l'aile, et d'un calibre sensiblement égal ; ce qui laisse une certaine latitude quant au lieu d'élection précis de la saignée. Toutefois, il convient de choisir le point le plus près possible du corps.

Pour l'opération, un aide tient l'animal sur le dos, et l'opérateur étend de la main gauche l'aile à opérer; et, s'il y a lieu, ce qui n'est pas ordinairement, il arrache les plumes qui dérobent le vaisseau. Après cela, il fait gonfler la veine en appliquant le pouce en haut ou en arrière de l'humérus, ou bien, pour avoir plus de sang, en appliquant d'abord, comme le conseille Chabert, une ligature de 8 millimètres de largeur autour de l'articulation scapulo-humérale, et rendant l'aile à elle-même ; quand il a donné au vaisseau le temps de se gonfler, il la reprend, ouvre la veine à la lancette, laisse écouler quelques grammes de sang, et ferme la saignée par un ou deux points de suture, comme à la jugulaire.

ARTICLE V.

ARTÉRIOTOMIE.

§ 1. — De l'artériotomie en général.

L'*artériotomie* est la saignée résultant de l'incision des artères. Elle est connue et a été pratiquée de temps immémorial; mais, chez les anciens, elle était confondue avec la phlébotomie. Elle n'en a été distinguée que depuis la découverte de la circulation du sang, qui a amené la connaissance du double système sanguin.

L'ouverture des artères, en vue d'obtenir une évacuation de sang, se pratique de plusieurs manières. On peut n'agir que sur le vaisseau seul, isolé ; ou bien l'on peut, par une blessure plus ou moins étendue, ouvrir, en même temps que l'artère, les vaisseaux capillaires et veineux du voisinage. La première méthode seulement constitue *l'artériotomie* proprement dite, et nous occupera seule ici ; la seconde rentre dans la saignée capillaire et dans ce qu'on a appelé l'artériophlébotomie, qui ne se distingue pas de celle-ci.

La saignée par artériotomie, utile en quelques circonstances exceptionnelles, est loin, à beaucoup près, d'offrir la même importance que la saignée par phlébotomie, et nous avons dit les raisons qui, dans la grande majorité des cas, doivent faire préférer cette dernière. L'artériotomie, en effet, ne remplit que de rares indications, et elle ne convient guère que comme saignée locale. Alors elle peut être avantageuse pour produire un effet immédiat, lorsque, par exemple, il s'agit de détourner avec promptitude le sang d'une partie atteinte ou menacée d'une congestion ; ou bien elle offre le moyen de suppléer à une saignée rendue impossible par une veine absente ou oblitérée. Mais hors de ces cas, tout-à-fait spéciaux, il n'y a aucun avantage à pratiquer l'artériotomie. Pour la saignée générale notamment, elle est toujours rejetée, et c'est avec raison ; car, en même temps qu'elle est plus difficile que la phlébotomie, les artères étant plus étroites, plus mobiles et plus profondes que les veines, elle a, en outre, l'inconvénient d'être plus dangereuse, et d'offrir plus de difficulté pour arrêter le sang.

Quoi qu'il en soit, l'artériotomie, quand elle est utile, peut être pratiquée sur la plupart des artères de la superficie du corps ; toutes, néanmoins, ne conviennent pas également, car il faut que le vaisseau choisi offre au moins, par sa position, le moyen d'arrêter facilement la sortie du sang. C'est ce qui fait, qu'en pratique, le nombre des artères choisies pour les émissions sanguines est excessivement restreint. Ainsi, sur l'homme, on ouvrait autrefois les artères mastoïdienne, angulaire, nasale, sous-linguale, radiale ; aujourd'hui, ces opérations sont complètement abandonnées, et l'on ne saigne qu'à l'artère temporale, sur laquelle on peut se rendre maître du sang par la compression sur les os du crâne fournissant un point d'appui.

Chez les animaux, l'on choisit surtout, pour l'artériotomie, l'artère *transversale de la face;* et de plus, dans certaines circonstances, *l'auriculaire postérieure* et la *coccygienne médiane,* dont la position, sur un plan résistant, permet aussi d'arrêter le sang assez facilement. Ces trois artères sont maintenant les seules desquelles on extrait quelquefois du sang, la saignée sur toutes les autres artères plus profondes étant abandonnée.

Le manuel opératoire de l'artériotomie diffère peu de celui de la phlébotomie. Pour reconnaître la présence du vaisseau, on n'a pas besoin de la compression; inutile d'ajouter que, fût-elle nécessaire, il ne faudrait pas l'exercer comme sur les veines, du côté du cœur, vu la direction contraire du cours du sang; on ne réussirait ainsi qu'à effacer l'artère. D'un autre côté, exercée au-delà, elle n'est que faiblement utile pour rendre le vaisseau plus apparent. Les pulsations sont un meilleur guide. Pour les bien sentir, si l'artère est petite, il faut rendre le contact du doigt plus immédiat en coupant le poil, et en même temps activer la circulation en faisant faire à l'avance quelque exercice à l'animal.

Pour l'opération, on doit se servir exclusivement de la lancette, d'un bistouri très-aigu, ou même, à défaut d'autre instrument, d'une aiguille à suture, l'usage de la flamme étant totalement prohibé, à cause de la nécessité où l'on se trouve d'éviter absolument de percer l'artère de part en part.

La petite incision du vaisseau doit, quand on veut conserver son trajet, et avec plus de motifs encore que sur les veines, être longitudinale : d'abord, afin d'offrir plus de facilité pour arrêter ensuite le sang; et puis, parce que les blessures obliques des artères, principalement sur les petits vaisseaux, en entraînent pour l'ordinaire l'oblitération. Le plus souvent cependant, dans la pratique, on coupe l'artère en travers, afin d'obtenir plus de sang, la perte du vaisseau n'entraînant pas d'ailleurs de grands inconvénients.

Pour arrêter le sang, l'épingle seule est ici insuffisante. On peut cependant l'appliquer comme sur les veines; mais il faut y joindre la compression que l'on exerce alors avec des compresses graduées, maintenues par une bande disposée suivant la forme de la partie.

§ 2. — Saignée à l'artère transversale de la face.

Cette artère (*fig.* 154, *f*), qui correspond à la veine du même nom précédemment décrite, est celle appelée généralement *temporale* ou *sous-zygomatique.* L'artériotomie à la transversale de la face peut être pratiquée sur tous les animaux domestiques chez lesquels elle occupe une position sensiblement identique ; toutefois, elle a été particulièrement préconisée pour le cheval ; le même procédé étant d'ailleurs applicable à tous, s'il est nécessaire.

I. *Indications. Disposition anatomique.* — De même que la temporale sur l'homme, la transversale de la face, plus développée proportionnellement chez les animaux, offre l'avantage de reposer sur un plan osseux, qui permet d'arrêter le sang en fournissant un point d'appui à la compression ; aussi, n'est-il pas étonnant que la saignée à cette artère ait été fréquemment indiquée. On l'a conseillée surtout contre les inflammations cérébrales et les différentes affections vertigineuses. Nous croyons qu'elle convient mieux dans les cas de congestion simple, et surtout dans les congestions traumatiques après des chocs à la tête plus ou moins violents.

L'artère transversale de la face constitue la principale division de la temporale (tronc temporal, et sa division l'auriculaire antérieure, des vétérinaires) ; elle rampe immédiatement au-dessous de la veine transversale, et, comme elle, se trouve recouverte postérieurement par la parotide et des divisions du plexus nerveux dit patte-d'oie, de sorte que son point le plus superficiel correspond à peu près exactement au lieu d'élection de la saignée sur la veine.

II. *Manuel opératoire. Arrêt du sang.* — Pour l'opération, l'animal peut être debout ou couché ; mais lorsqu'il ne se trouve pas accidentellement dans cette dernière position, il est inutile de l'y mettre, vu qu'il est tout aussi facile de faire la saignée sur l'animal debout. Pour atteindre l'artère, d'Arboval prescrit de fendre la peau, puis d'isoler et d'inciser l'artère. Ces précautions sont encore inutiles ; il suffit de porter l'instrument tout d'abord sur le vaisseau, à travers la peau, en prenant les mêmes précautions que pour ouvrir une veine, et de laisser couler le sang qui s'échappe en un jet saccadé plus ou moins rapide.

Quand la quantité de sang voulue s'est écoulée, voici les précautions, indiquées par Chabert, qu'il faut prendre pour arrêter la saignée. On commence d'abord par faire cesser le jet de sang en comprimant, au-dessous de l'articulation, au passage de l'artère sur le bord postérieur du maxillaire ; on se sert pour cela du pouce droit, si c'est du côté gauche, et réciproquement ; puis, avec l'autre main, on rapproche les bords de la plaie. Ici, pour assurer la fermeture de la plaie, on pourrait utilement faire une suture entortillée avec une épingle fine et un fil peu serré ; mais cela ne saurait suffire , et l'on doit compléter le pansement au moyen de la compression. On applique d'abord deux petits bourdonnets allongés sur chaque bord de la plaie, en haut et en bas, et qui ont pour effet, étant serrés, de tendre à rapprocher ses bords. Sur ces deux bourdonnets, on étend une compresse de toile ou d'étoupes, qu'on recouvre de compresses de plus en plus grandes, jusqu'à ce qu'on ait dépassé la saillie de l'arcade temporale. On les maintient en appuyant fortement avec le pouce qui fait la compression, et de l'autre main on prend la bande qui doit fixer l'appareil.

Cette bande , qui peut être un ruban de fil ordinaire, sera dans les meilleures conditions, si elle est formée d'une pièce de toile de 7 à 8 centimètres de largeur sur 3 mètres de longueur. On la roule à deux chefs, et, pour s'en servir, on applique le plein ou milieu sur les compresses ; on l'y maintient toujours avec le même pouce, et donnant l'un des chefs à l'aide qui tient la tête, ce dernier déroule la bande sur la partie superficielle de la tête, pendant que soi-même on conduit l'autre chef sous la mâchoire. On achève d'épuiser la bande dans cette double direction, de manière à faire autour de la tête un véritable bandage circulaire, et on en maintient les extrémités avec de fortes épingles ou quelques points de suture.

Cela fait, l'animal est attaché à l'écurie la tête haut et à deux longes. On le maintient dans cet état cinq à six heures, temps nécessaire pour que la cicatrice de la plaie ait assez de solidité ; et au bout de ce temps, on peut enlever l'appareil et abandonner l'animal à lui-même.

§ 3. — Saignée à l'artère auriculaire postérieure.

L'*auriculaire postérieure*, une des grandes divisions de la carotide externe, et particulièrement destinée aux parties constituantes de l'oreille, est, suivant les espèces, d'un calibre très-variable, en rapport avec le volume de l'organe où elle se rend ; elle est ainsi plus volumineuse chez le bœuf et le porc que dans les autres animaux domestiques.

La saignée à cette artère est depuis très-longtemps connue, puisque déjà, à l'époque de Columelle, on la pratiquait sur le bœuf, la brebis et la truie ; et presque jusqu'à nous, elle n'a cessé d'être mise en usage, sous le nom vulgaire de *saignée aux oreilles*, chez ces différents animaux. Aujourd'hui, elle n'est pratiquée d'une manière usuelle que sur le bœuf et le porc ; aussi n'aurons-nous à l'étudier que dans ces deux espèces.

1° Sur le bœuf. — Quoique assez répandue et très-connue, notamment dans les pays d'élève, l'artériotomie à l'artère auriculaire du bœuf resta longtemps dans les auteurs à l'état de simple indication. Ce fut Maillet qui, le premier, en fit connaître, d'une manière détaillée, le manuel opératoire et les indications [1]. Une partie de ce qui suit sera empruntée à son travail.

I. *Indications.* — Cette saignée, suivant Maillet, peut être générale ou locale. Comme saignée *générale*, elle ne peut être employée que si l'on ne doit opérer qu'une légère émission sanguine ; mais elle ne saurait être substituée à l'ouverture de la jugulaire, si l'on doit tirer une grande quantité de sang, puisque 2 kilogrammes à chaque oreille sont le maximum qu'elle fournit. Elle conviendra encore si l'indocilité de l'animal empêche d'ouvrir la jugulaire, sauf alors à la réitérer. Considérée comme saignée *locale*, cette opération est avantageuse dans le cas de dartres furfuracées autour des oreilles et d'autres parties de la tête, et que l'on observe principalement sur les animaux dans le jeune âge ; la saignée en détermine souvent la prompte résolution. Enfin, cette artériotomie peut être utile comme celle pratiquée à la transversale de la face contre les congestions et les inflammations des organes encéphaliques, des yeux et d'autres parties de la tête. Maillet lui a, en outre, reconnu l'avantage d'accélérer la marche du tournis, de hâter ainsi le moment de l'opération et, par suite, de la guérison. « Dans ce cas, ajoute-t-il, on la fait seulement à l'oreille du côté sur lequel l'animal tourne, et on la répète deux ou trois fois en sept ou huit jours. »

Fig. 155

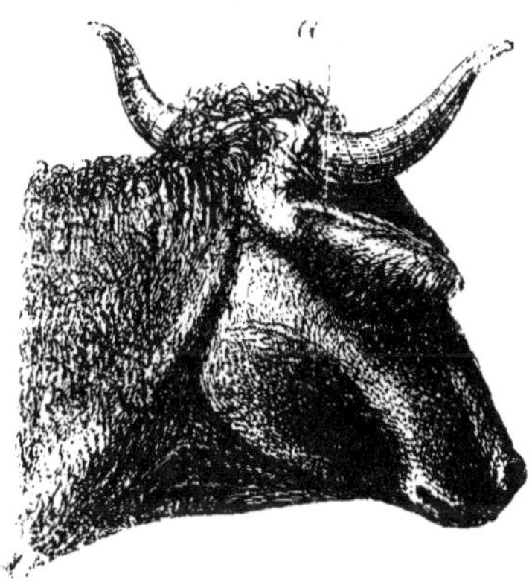

II. *Disposition anatomique (fig. 155, a).* — L'auriculaire postérieure forme à son origine un tronc assez considérable, qui rampe à

[1] *Recueil de Médecine vétérinaire*, 1835, t. XII, p. 299.

la base de la conque, au-dessous de la parotide, suit une direction presque verticale, et se divise en deux branches principales, dont l'une se dirige en dedans, dans les muscles auriculaires, et l'autre en dehors sur la face externe de la conque ; c'est à cette dernière branche que l'on pratique la saignée. Malgré son volume, cette artère est peu sensible au-dehors, à cause de l'épaisseur de la peau ; il importe donc d'en connaître très-exactement la position.

Pour cela, on remarquera que l'oreille, dans sa position naturelle, c'est-à-dire étant horizontale, est repliée presque à angle droit à la partie postérieure et supérieure de la conque, laquelle forme ainsi deux plans, l'un supérieur horizontal, l'autre postérieur vertical ; or, c'est précisément au-dessus de la ligne d'intersection de ces deux plans que se trouve l'artère, qui rampe à la surface du pavillon en se dirigeant vers sa pointe. Après un trajet de 5 à 6 centimètres, elle s'infléchit en bas et en arrière, et se divise en plusieurs branches ; on ne peut donc la trouver entière que dans son premier trajet ; mais comme elle va en diminuant de calibre, il vaut mieux la prendre à son origine, c'est-à-dire immédiatement au-dessus du point où elle commence à devenir superficielle, sortant de dessous le muscle cervico-auriculaire postérieur. Ce point est à 2 centimètres environ plus haut que le niveau de la commissure du pavillon. C'est là que l'auriculaire postérieure a son plus grand volume, qu'elle est le plus superficielle ; là, en outre, elle est assez accessible par sa situation sur un point convexe et saillant de la face externe du pavillon. Le lieu d'élection varie dans une étendue de 3 centimètres environ.

III. *Manuel de l'opération.* — L'animal étant fixé à un pieu par les cornes, ou par le cou si c'est un veau non encore pourvu de cornes, l'on se munit d'un bistouri droit ou d'une lancette, et d'un bâtonnet de la grosseur du petit doigt et de 35 centimètres de longueur. On frictionne légèrement sur le trajet de l'artère, tant pour enlever la crasse que pour mieux faire paraître le vaisseau ; l'on introduit les trois derniers doigts de la main gauche dans l'intérieur du pavillon, les deux autres doigts à sa face externe, l'index en avant de l'artère et le pouce en arrière.

Cela fait, — ici nous devons citer M. Maillet, — « de la main droite on implante l'instrument perpendiculairement à la conque, au bord postérieur de la scissure, et, ayant traversé la peau, on contourne l'artère, on la coupe totalement en travers, et l'on retire l'instrument en agrandissant un peu l'ouverture de la peau. Immédiatement après cette incision, on voit sortir de grosses gouttes de sang rutilant qui indiquent que l'artère est ouverte. Alors, sans abandonner l'oreille de la main gauche, on prend le bâtonnet et l'on frappe continuellement à petits coups sur le trajet de l'artère, entre l'incision et la tête. Cette dernière précaution est indispensable, dans la plupart des cas, pour faire sortir le sang en assez grande quantité; sans elle, en effet, il n'en sort presque jamais que quelques gouttes, à moins pourtant qu'il n'y ait turgescence vers la tête, comme cela se remarque dans certaines maladies inflammatoires des organes contenus dans ses cavités. Mais, à l'aide du bâtonnet, on obtient, en quelques secondes, un écoulement notable de sang, et assez souvent même un jet saccadé. Il y a cependant exception dans le cas où l'animal est affaibli par une longue maladie ou par d'autres émissions sanguines; car alors on ne peut obtenir de sang des artères auriculaires, quoi qu'on fasse.

» Si l'on voulait saigner aux deux oreilles en même temps, on confierait celle que l'on tient à un aide, en lui recommandant de frapper continuellement avec le bâtonnet dans l'endroit indiqué, et l'on opèrerait sur l'autre par le même procédé que ci-dessus.

» Lorsque, par suite des percussions réitérées, le sang sort en beau jet saccadé qui s'élance à distance, on peut cesser de frapper jusqu'à ce que la force du jet diminue, auquel cas on recommence. Dans quelques circonstances, on pourrait obtenir, par ces moyens, de grandes quantités de sang; dans beaucoup d'autres, au contraire, l'écoulement s'arrête insensiblement, quoique l'on continue de frapper: cet effet est dû le plus souvent à ce que des particules fibrineuses s'interposent entre le jet et les lèvres de l'incision, et finissent par obstruer cette dernière. Il est indispensable alors, si l'on veut faire une saignée copieuse, de pratiquer une autre incision sur la même artère, plus près de la base de l'oreille, ou de saigner à une veine. Généralement, cette saignée auriculaire ne fournit guère plus d'un kilogramme de sang pour chaque oreille dans les grands animaux; elle en fournit plus proportionnellement dans les veaux et les jeunes taureaux. »

Telle est la méthode opératoire décrite par Maillet, et que nous avons transcrite intégralement, vu qu'elle est la plus généralement suivie. Ajoutons, toutefois, que le procédé peut être modifié en substituant l'incision longitudinale à la section transversale du vaisseau, ce qui permettrait de conserver le trajet de l'artère tout en donnant presque la même quantité de sang. Le manuel opératoire ne différerait alors de celui qui vient d'être décrit que par la direction à donner à l'incision qui serait, par rapport à l'oreille, longitudinale au lieu d'être transversale, et que l'on pratiquerait en observant, d'ailleurs, toutes les règles générales de l'artériotomie.

IV. *Arrêt du sang.* — Pour arrêter le sang, il n'est pas nécessaire, habituellement, de faire usage de moyens particuliers ; on laisse l'écoulement cesser spontanément en abandonnant l'animal à lui-même. S'il continuait, on refoulerait l'oreille sur sa base pendant quelques instants en tenant le doigt sur les deux lèvres de la plaie rapprochées, et si, malgré cela, le sang coulait encore, on appliquerait une ligature sur la base du pavillon, et l'on pourrait, en même temps, avec une petite épingle et un point de suture, achever de fermer la plaie.

Parfois, quelques heures après l'opération, on voit le sang se remettre à couler, ce qui arrive lorsque l'animal secoue fortement la tête ou va frotter la partie opérée contre un corps dur ; alors on supprime la cause en attachant l'animal court et serré ; puis l'on arrête le sang par un lien à la base de l'oreille ou un point de suture sur la plaie. En dernière ressource, si rien n'arrêtait l'écoulement, resterait la ligature directe du vaisseau blessé.

2° Sur le porc. — L'auriculaire postérieure peut servir avec avantage, sur le porc, pour la pratique de la saignée, notamment si l'on considère la difficulté qu'on a pour atteindre les autres vaisseaux superficiels, veines ou artères, sur cette espèce. Toutefois, comme elle n'est pas très-volumineuse ni très-apparente, on ne pourrait pas y porter l'instrument, si l'on n'en connaissait exactement la position.

Fig. 156

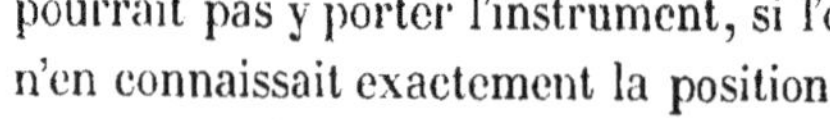

Cette artère (*fig.* 156, *a*) remonte verticalement en arrière de l'articulation temporo-maxillaire, arrive à la base de la conque de l'oreille et rampe à la surface régulièrement convexe formée par le pavillon. Sur cette surface, l'artère est recouverte par le muscle cervico-auriculaire moyen ; au-delà de ce muscle, elle se dirige, — l'oreille étant supposée relevée, son ouverture tournée vers l'œil, — obliquement en avant en remontant vers la pointe de l'oreille, de manière à devenir de plus en plus externe. Dans ce trajet, l'artère conserve sensiblement son même calibre jusqu'au tiers inférieur du pavillon; c'est là qu'elle peut être atteinte, d'autant plus facilement qu'on la prendra plus bas, c'est-à-dire plus près du point où l'artère commence à devenir superficielle.

Sur l'animal vivant, vu le faible volume du vaisseau et l'épaisseur de la peau, on ne peut pas espérer l'atteindre autrement qu'en la coupant en travers. On aura le plus de sang possible en prenant l'artère à la base, au point *a*, où elle se réfléchit en passant de la convexité de la conque sur la face externe du pavillon, point correspondant au bord supérieur du muscle cervico-auriculaire moyen, muscle qui, à cause de cela, servira de point de repère pour trouver le vaisseau.

Après la saignée, si le sang ne s'arrêtait pas de lui-même, on agirait comme pour le bœuf.

§ 4. — Saignée à l'artère coccygienne médiane.

On peut saigner à l'artère coccygienne médiane inférieure sur toutes les espèces domestiques; mais ce n'est guère que sur les grands ruminants qu'on a recours usuellement à ce mode d'émission du sang.

1° Sur l'espèce bovine. — L'artère coccygienne du bœuf est assez considérable et très-superficielle, et conserve son calibre presque jusqu'à la terminaison du coccyx. À la base de la queue, elle est d'abord recouverte par les muscles coccygiens inférieurs, dans une étendue de 5 ou 6 centimètres; puis, à partir de ce point, elle devient superficielle et accessible jusque vers l'extrémité de la queue.

Pour ouvrir cette artère, on peut faire usage de la lancette et la plonger, après avoir relevé la queue, dans l'axe longitudinal du vaisseau, de manière à ne produire qu'une plaie très-légère. Mais ce procédé, qui ne donne que très-peu de sang, n'est pas suivi dans la pratique. Habituellement, on incise largement l'artère en travers, en même temps que les téguments et les fibres musculaires qui avoisinent le vaisseau, et l'on obtient ainsi une saignée plus copieuse. L'artère, il est vrai, s'oblitère ensuite au point où elle a été coupée; mais cela a peu d'inconvénients, car il est rare qu'on ait à répéter l'opération sur le même animal ; et si le cas se présentait, on pourrait toujours atteindre l'artère plus haut. Dans les cas ordinaires, le lieu le plus commode pour cette saignée correspond au tiers supérieur de la queue. Il y aurait du danger à saigner plus haut ; ainsi, **M.** Cruzel nous a dit avoir vu des abcès, la carie des os, la chute de la queue survenir après une saignée pratiquée très-haut, à une faible distance de l'origine de cet organe. Pour cette saignée, on peut se servir de la lancette, du bistouri ; mais le plus souvent on emploie la flamme tenue tout ouverte dans la main, le pouce étendu sur le dos de la tige, pour faire appui à la lame.

L'opération est facile ; il n'y a pas de précautions particulières à prendre, à moins que l'animal ne soit méchant. L'opérateur saisit la queue, il la tend un peu en lui faisant subir un léger mouvement de torsion, et il appuie vivement la flamme contre les muscles abaisseurs, transversalement et à égale distance des articulations inter-coccygiennes. Ce coup de flamme doit coïncider avec un autre mouvement imprimé à la queue, et qui rapproche l'artère de la pointe de la flamme.

Il arrive souvent qu'après que le sang a jailli, il faut, pour que l'écoulement continue, frapper avec un petit bâtonnet quelques légers coups à une petite distance au-dessus de la piqûre. La saignée terminée, le sang s'arrête quelquefois de lui-même ; mais le plus ordinairement il faut recourir à la compression, le seul moyen de fermer cette saignée. Alors on introduit un tampon d'étoupes ou de toile d'araignée dans la plaie, et on l'assujétit avec un chiffon quelconque faisant office de compresse et une petite bande. Il faut serrer modérément la bande, car une pression trop forte et longtemps continuée pourrait amener la mortification de l'extrémité de la queue.

On voit fréquemment, après la saignée, quand la compression n'est plus nécessaire, la plaie rester béante et fournir alors un écoulement considérable de sérosité qui dure plusieurs jours. Cela s'arrête ordinairement sans aucun soin ; mais on parvient à cicatriser plus vite cette ouverture, en la recouvrant avec un plumasseau imbibé de teinture d'aloès ou avec une poudre astringente quelconque.

2° Sur les autres espèces domestiques. — Sur les espèces domestiques autres que le bœuf, la coccygienne médiane, présentant un volume beaucoup moindre, ne saurait avantageusement être choisie pour l'émission du sang. Mais, en tous cas, sachant qu'elle occupe chez les unes et les autres espèces la même position à la région médiane et inférieure de la queue, il sera toujours facile de l'atteindre si on le juge à propos. On devra surtout faire usage de la lancette, qu'on implantera à une faible distance de la base de l'organe ; et pour l'arrêt du sang, on procèdera comme pour le bœuf.

ARTICLE VI.

SAIGNÉES CAPILLAIRES.

Les *saignées capillaires*, comme leur nom l'indique, sont celles qui résultent de l'ouverture des vaisseaux capillaires. On les appelle encore saignées *locales*, vu qu'elles servent ordinairement à obtenir le dégorgement sanguin d'une partie limitée du corps, et que leurs effets, en général, ne s'étendent pas au-delà de la région sur laquelle on les pratique. Nous rangeons parmi les saignées capillaires ce genre de saignée qualifié par les auteurs d'*artério-phlébotomie*, dans lequel on ouvre à la fois, il est vrai, des veines et des artères de fort calibre, mais sans chercher à atteindre exclusivement ces vaisseaux isolés. Il est d'autant plus juste de ne pas maintenir cette distinction, que toute saignée capillaire est plus ou moins accompagnée d'artério-phlébotomie, à cause des vaisseaux volumineux qui se trouvent dans les parties où l'on porte l'instrument, et que d'ailleurs, dans l'un et l'autre cas, on suit les mêmes procédés opératoires, consistant toujours à obtenir l'émission du sang, sans tenir compte de la nature, du volume ni de la direction des vaisseaux : ce qui est le caractère principal de la saignée capillaire, et la distingue essentiellement de la phlébotomie et de l'artériotomie.

On pratique des saignées capillaires par diverses méthodes que nous étudierons successivement. Ce sont :

La saignée capillaire simple ;

Les mouchetures et scarifications ;

Les ventouses scarifiées ;

Les sangsues.

§ 1. — Saignée capillaire simple

Elle consiste, d'une manière générale, en une simple blessure, ou dilacération des tissus, opérée à l'aide d'un instrument aigu : un bistouri, une lancette, une flamme, un clou, une corne de cerf ou de chamois, etc. C'est un mode d'émission sanguine simple et facile, qui a été en usage de tout temps, et qui fut naturellement le genre de saignée le plus répandu chez les anciens. Nous la considèrerons d'abord d'une manière générale, et nous nous arrêterons ensuite plus particulièrement sur deux modes spéciaux d'application de la saignée capillaire très-usités en chirurgie vétérinaire, savoir : la *saignée du palais* et la *saignée du pied.*

1° De la saignée capillaire simple en général. — Cette saignée est praticable sur tous les animaux et sur tous les points du corps. Mais elle est plus particulièrement réservée pour les quadrupèdes de petite taille, chez lesquels il est difficile d'atteindre les gros vaisseaux ; et sur toutes les espèces, pour les cas où l'on veut produire un effet immédiat. On la met ainsi fréquemment en usage sur le mouton, le chien, le porc, les volatiles. Sur les petits quadrupèdes, on incise ou l'on coupe une partie de l'oreille, puis on l'agite pour faire sortir plus abondamment le sang ; ou bien on ampute l'extrémité de la queue avec des ciseaux ou un bistouri, et on laisse couler le sang de la plaie. Les mêmes opérations peuvent être pratiquées sur les grands animaux. — Chez ces derniers, on pratique, en outre, la saignée à la *couronne* par une série d'incisions verticales, pénétrant dans toute l'épaisseur de la peau, et qui donnent une assez grande quantité de sang. — On a encore conseillé sur eux la saignée à la *cloison nasale.* C'est Solleysel qui la recommande, surtout pour les tranchées, en indiquant de percer la cloison avec un poinçon ou une alène, à deux ou trois doigts au-dessus des ouvertures extérieures. Cette méthode, qui a été justement condamnée, semble toutefois avoir servi de point de départ à un mode de saignée essayé par M. Crépin [1], et consistant dans l'ouverture des sinus veineux de la pituitaire existant à la partie la plus antérieure de la cloison. M. Crépin dit en avoir fait l'essai avec succès, sur l'indication d'un autre vétérinaire qu'il ne nomme pas, dans des cas de phlegmasie des voies nasales. De là pourrait résulter une hémorrhagie dangereuse, si l'on n'avait, pour arrêter le sang, un moyen sûr, consistant à tamponner la narine au moyen de forts plumasseaux, que l'on fera bien d'attacher avec un fil pen-

---

[1] *Journ. de Méd. vétérin. théoriq. et pratiq.* 1831, t. II, p. 116.

dant au-dehors pour les retirer. Au rapport du même auteur, cette opération, sur une bête atteinte de morve commençante, amena l'inflammation du point piqué, la morve aiguë et la mort. Lors même qu'on n'aurait pas à craindre un tel accident, il est douteux que cette espèce de saignée se répande jamais dans la pratique.

Sur les poules, on peut opérer par une incision à la crête, ou, s'il ne sort pas assez de sang, par une plaie aux téguments; par exemple, au voisinage de la nuque en renversant la tête, et l'on peut alors tirer jusqu'à 7 ou 8 grammes de sang. Le même procédé est applicable à tous les volatiles.

Dans tous ces cas, comme dans tous ceux qui pourront surgir des circonstances, on peut, quels que soient l'animal et la partie du corps soumise à l'opération, après qu'on a obtenu la quantité de sang nécessaire, laisser à la nature seule le soin de fermer la plaie qu'on a faite; ou bien, si l'hémorrhagie persiste plus qu'il n'est besoin, faire usage des hémostatiques connus : réfrigérants, poudres absorbantes ou astringentes, cautérisation par le feu, etc.

2° De la saignée au palais. — On appelle ainsi un mode d'émission sanguine locale obtenue par une incision à la voûte palatine.

I. *Historique. Indications.* — Ce mode de saignée est un des plus anciennement pratiqués sur les animaux. Columelle déjà recommande, quand l'enflure du palais empêche le bœuf de manger, de déchirer la muqueuse avec un fer aigu, *ferro palatum sauciare*. Absyrte, Végèce aussi la prescrivent contre différentes maladies de la tête. Ce dernier nous apprend, en outre, qu'on pratiquait alors l'opération en piquant le palais avec la flèche ou lancette, et que, pour arrêter le sang quand il coulait trop abondamment, on mettait, sur l'endroit piqué, de l'éponge ou de la fleur d'encens mâle, en tenant la tête attachée haut; qu'on jetait de l'eau fraîche sur la tête, les reins, les testicules, et qu'enfin, si l'hémorrhagie ne cessait pas, on appliquait, sur le point d'où le sang coulait, une pointe de feu.

A ces notions, remarquables pour le temps, on n'a depuis presque rien ajouté. L. Rusé dit qu'on saigne au palais en le piquant avec un fer aigu ou en le frottant rudement avec un corps dur. Solleysel prescrit l'usage de la lancette, d'une corne de cerf bien pointue ou, à défaut, d'un clou affilé; et, pour arrêter le sang, il dit de tenir la tête élevée, de faire usage du lycoperdon, de l'agaric, et, si cela ne suffit pas, d'appliquer sur l'ouverture le vide de la moitié d'une coquille de noix, de la maintenir avec le doigt pendant un quart d'heure, en pressant un peu; qu'alors la coquille se tiendra d'elle-même, ce qui arrêtera le sang. Solleysel ajoute que, de son temps, cette saignée était pratiquée par une infinité de personnes qui la faisaient sans savoir pourquoi; qu'on avait même l'habitude de donner un coup de corne tous les premiers mardis de chaque lune, de recueillir le sang dans une mesure de son et de le faire manger à l'animal. Cette coutume est même, dit-il encore, si répandue en Allemagne, que tous les cochers ont une corne de cerf à leur ceinture dans ce but. De nos jours, cette saignée a continué d'être très-communément pratiquée, et elle est encore en grande faveur auprès de certains propriétaires, des maquignons et de la plupart des maréchaux. Les vétérinaires l'emploient également, mais sans lui attribuer de vertus spécifiques, et seulement quand des indications précises font reconnaître la nécessité d'une évacuation sanguine locale.

Un des cas contre lesquels on a le plus fréquemment recommandé et pratiqué la saignée au palais est le *lampas* ou *fève*, espèce de tumeur problématique de la région palatine que tous les auteurs d'hippiatrique ont décrite et que peut-être aucun n'a vue. On n'est pas d'ailleurs très-d'accord sur le véritable caractère du lampas, nommé ainsi, dit-on, de ce que les anciens maréchaux le guérissaient en le brûlant à la flamme d'une lampe. Selon les uns, c'est une tumeur circonscrite, de la grosseur d'une noisette, se développant en arrière des incisives de la mâchoire supérieure et plus ou moins profondément; c'est là ce qu'on appelait la *fève*. Selon les autres, c'est une excroissance générale de la muqueuse palatine, dépassant le niveau de l'arcade incisive, résultant d'un état particulier inflammatoire de cette muqueuse, et qu'on observe principalement chez les jeunes poulains.

Ces deux variétés de la maladie sont aussi imaginaires l'une que l'autre. La première, la fève, que Bourgelat, dans le *Dictionnaire encyclopédique*, et Grognier, dans l'*Encyclopédie méthodique*, ont décrite, n'a jamais existé. La seconde ou le vrai lampas n'est pas une maladie, c'est l'état normal du palais chez tous les jeunes chevaux, dont la muqueuse palatine, jusqu'à l'âge de quatre ou cinq ans, dépasse toujours un peu le plan des dents incisives supérieures.

Aujourd'hui, la saignée au palais est surtout usitée quand l'animal est menacé de congestion apoplectique, état caractérisé par la lourdeur de la tête, la chaleur de la bouche, la couleur rouge des muqueuses; on l'emploie aussi dans la stomatite commençante, ou encore quand l'animal paraît dégoûté et refuse les aliments, etc.

II. *Manuel opératoire.* — Quand on pratiquait la saignée au palais dans l'intention de guérir le lampas, le manuel était autre que celui qui a été définitivement adopté aujourd'hui. Ainsi, on allait quelquefois jusqu'à enlever avec le bistouri toute l'excroissance palatine, d'où résultait une forte hémorrhagie qu'on arrêtait par le tamponnement, les hémostatiques absorbants ou le feu. Mais, le plus souvent, on se bornait à une simple évacuation de sang au moyen du *coup de corne*. Ce coup de corne, une des opérations célèbres que nous a transmises la vieille hippiatrique, se pratiquait et se pratique encore très-fréquemment à l'aide d'une corne de chamois ou de cerf bien aiguë ou, à défaut, d'une pointe de fer recourbée remplissant le même office. Avec cet instrument, on ouvre, on dilacère la muqueuse palatine qui, recouvrant un lacis artério-veineux très-considérable, laisse aussitôt écouler une grande quantité de sang. Mais ce procédé expose à divers accidents, vu la force qu'on emploie pour faire pénétrer la corne, et dont on ne peut toujours régler l'effet. Ainsi, on peut produire des dilacérations trop considérables, détruire l'adhérence des vaisseaux avec la voûte osseuse, déterminer, de la sorte, des hémorrhagies très-difficiles à arrêter, la blessure et la carie de la voûte osseuse au point où a eu lieu l'action de la corne. Cette méthode doit donc être absolument bannie, de même que l'emploi du clou, du crochet de fer à S et de tous les autres instruments analogues propres à produire la dilacération de la muqueuse palatine.

Les seuls instruments dont il convienne de faire usage pour la saignée au palais sont le bistouri droit ou la lancette. Si l'on se sert du bistouri, la lame, ouverte à angle droit sur le manche, est saisie entre le pouce et l'index à 6 millimètres de la pointe, le tranchant opposé à la main, les troisième et quatrième doigts sur le reste de la lame, le petit doigt sur le clou, du même côté que le pouce, pour faire contre-appui, le reste du manche hors de la main, dans la direction de l'annulaire et du petit doigt.

Un aide, placé à droite, tient les rênes du bridon d'une main, et de l'autre tire la langue du sujet hors dela bouche. Alors l'opérateur saisit le bout du nez de la main gauche, le soulève avec force pour ouvrir la bouche, porte la pointe du bistouri dans le milieu du cinquième sillon, l'enfonce d'environ 4 millimètres, prolonge l'incision par un second temps jusqu'au troisième sillon, retire l'instrument, abandonne le nez, fait lâcher la langue, et l'opération est terminée.

Si l'on fait usage de la lancette, on opère à peu près de la même manière, en tenant l'instrument comme pour saigner à une veine. La bouche du sujet ouverte, on introduit la lancette, dont le manche est tourné vers le fond de la cavité buccale; la pointe est introduite dans la muqueuse du palais au milieu du troisième sillon; puis, faisant remonter l'instrument, ou prolonge l'incision jusqu'au cinquième sillon, et on laisse couler le sang.

En opérant ainsi, on ne détermine ni plaie contuse ni suppuration consécutive, et, si l'instrument est bien tranchant, on fait une section nette qui se ferme facilement sans nouveau travail inflammatoire. L'essentiel pour n'avoir pas d'accidents consécutifs, c'est de rester dans la ligne médiane et de ne pas dépasser le bord postérieur du troisième sillon; plus en avant ou sur le côté, on serait exposé à couper l'artère palatine, surtout à l'arcade qu'elle forme en arrière des incisives, ce qui produirait une hémorrhagie extrêmement difficile à arrêter.

III. *Arrêt du sang.* — Il est très-difficile d'évaluer la quantité de sang qui s'écoule de la saignée du palais, attendu que l'animal en avale la plus grande partie, et qu'il est à peu près impossible de recueillir la portion, mêlée de salive, qui s'écoule au-dehors. Tout ce que l'on peut dire, c'est que l'écoulement sanguin, favorisé par l'abondance du système vasculaire, par la chaleur de la partie, par la succion qu'exerce l'animal, est beaucoup plus considérable qu'il ne le serait à la suite d'une plaie de même étendue faite sur toute autre partie du tégument externe ou même interne.

L'hémorrhagie, toutefois, après un certain temps, variable de une à plusieurs heures, s'arrête généralement d'elle-même. Sinon, on fait maintenir la tête relevée, suivant l'ancienne méthode, et on applique sur la plaie une petite éponge imbibée d'eau froide ou d'un liquide astringent, qu'on tient à la main, ou à l'aide d'une bande nouée sur le chanfrein. Si cela ne suffit pas, on charge un plumasseau d'agaric ou de tout autre hémostatique, et on le fait tenir de même. Si, malgré tout, le sang continue de couler, il faut recourir à la compression, qui doit être alors forte, constante et qui ne laisse pas que d'être d'une difficile application, vu la disposition des parties. On l'exerce alors à l'aide d'une sorte de mors ou billot (*fig.* 157), portant sur son milieu une espèce de planchette large de 3 à 4 centimètres, longue de 15 à 20 centimètres, arrondie à ses extrémités, et fixée transversalement sur le billot par sa partie moyenne. Celui-ci porte à chaque extrémité

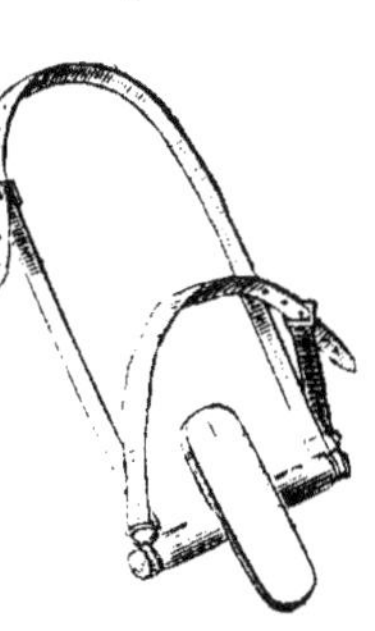

Fig. 157.

deux courroies, l'une servant de montant de têtière, l'autre devant s'attacher sur le chanfrein avec celle du côté opposé pour déterminer la compression. On met cet appareil dans la bouche; on applique sur l'ouverture d'où s'écoule le sang une étoupade, figurant une compresse graduée, d'une épaisseur convenable, et on la maintient en place à l'aide de la planchette, qui comprime au degré que l'on veut quand on serre les courroies sur le chanfrein.

Quelquefois, au lieu d'employer la planchette nue, on la garnit avec de la basane et on la rembourre fortement de manière à en former une espèce de pelote; on peut alors l'appliquer directement sur la plaie pour exercer la compression. Au bout de cinq ou six heures, on peut retirer cet appareil, l'hémorragie étant alors arrêtée.

3° Saignée du pied. — On donne ce nom à toute saignée capillaire produite en incisant une partie quelconque du pied; chez le cheval, on l'appelle encore *saignée en pince,* du lieu où on la pratique le plus ordinairement.

I. *Historique. Indications.* — La saignée du pied est, comme la précédente, une opération fort anciennement connue. Virgile la mentionne le premier, en disant qu'on incise le pied de la brebis pour combattre la fièvre [1]. Columelle nous apprend qu'on saignait le bœuf en cette région par des scarifications soit au-dessus du pied, soit entre les onglons, comme sur la brebis, soit en coupant jusqu'au vif la corne de la pince. Absyrte parle aussi de scarifications pratiquées au pied du cheval en cas de pléthore. Mais Végèce donne plus de détails. Il dit que, pour saigner au pied du cheval, il faut commencer par tailler le sabot jusqu'au vif, puis coucher l'animal, serrer le paturon avec un cordon quelconque, cerner ensuite la sole tout

---

[1] *Géorgiques*, liv. III, vers 460.

autour avec un bistouri (*scalpellus*), puis la soulever avec un instrument propre à cela, délier le paturon et laisser couler le sang. On peut encore, dit le même auteur, se borner à parer au vif et piquer le pied avec la lancette (*sagitta*).

Ces divers modes de saignée du pied ont à peu près tous été suivis dans les temps ultérieurs et jusqu'à nous, même le procédé par dessolure, encore employé par certains maréchaux. Mais aujourd'hui on ne reconnaît plus qu'une opération rationnelle méritant le nom de *saignée du pied*; elle consiste dans une blessure faite à cette région en enlevant la corne et incisant le vif.

Les indications de la saignée du pied sont celles de toutes les saignées locales. On l'a préconisée contre toutes les affections accompagnées d'un état congestionnel ou inflammatoire de la région plantaire, contre les compressions de la sole, les heurts, les soles brûlées, etc. ; contre la fourbure et autres affections analogues. Sans contester tout-à-fait son efficacité dans ces circonstances, nous croyons qu'on doit être réservé dans son emploi ; car on ne peut la pratiquer sans produire au pied une plaie assez étendue, susceptible d'ajouter au mal existant en formant un centre nouveau d'irritation et d'inflammation.

II. *Manuel opératoire.* — Le manuel de la saignée du pied n'offre quelques particularités spéciales que sur les solipèdes; car, dans les autres espèces, l'opération se réduit à une simple incision en un point quelconque de cette région. Ce qui suit ne s'applique donc qu'à la saignée du pied chez les solipèdes. Cette opération a éprouvé diverses modifications. Nous connaissons déjà le procédé des anciens par dessolure, qui doit être absolument rejeté; puis viennent les autres, parmi lesquels, outre le procédé primitif, nous devons citer ceux de Chabert, de Vatel et de M. Crépin.

1. *Procédé primitif.* — C'est celui que nous avons vu indiqué par Végèce. Il consiste simplement à amincir la corne jusqu'aux parties vives et à inciser celles-ci avec un instrument tranchant. On commence l'opération avec le boutoir, puis, avec une rainette large, on achève d'enlever les dernières lames de corne entre la pince et la pointe de la fourchette. Le tissu réticulaire étant presque à découvert, à l'aide d'une feuille de sauge double ou d'un bistouri, on l'incise transversalement ou longitudinalement à 4 ou 5 millimètres de profondeur, et on laisse le sang couler. Quelquefois, on ouvre les parties vives avec la rainette : mais on produit alors une sorte de plaie dé-

chirée plus difficile à guérir. On panse comme pour les procédés suivants.

2. *Procédé Chabert.* — Chabert, parmi les auteurs modernes, est le premier qui ait donné une description détaillée du manuel de la saignée en pince. Voici le procédé qu'il a décrit :

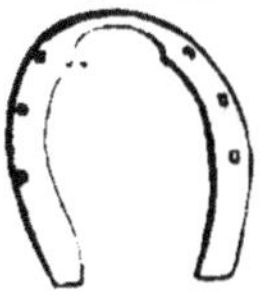

On commence par préparer un fer (*fig.* 158), échancré à sa rive intérieure, de manière à ce que la largeur de la branche restante égale l'épaisseur ; ce fer sert à mettre à découvert les parties antérieures de la sole où doit être pratiquée la saignée ; il a l'avantage, dit Chabert, de permettre de faire l'opération sur l'animal ferré, ce qui est favorable pour prévenir les secousses que produirait l'implantation des clous ; il donne ensuite le moyen de panser la plaie résultante ou de recommencer la saignée s'il est nécessaire. Ces avantages nous paraissent plus illusoires que réels, sans compter que l'on n'a pas toujours, pour préparer ce fer, une forge à sa disposition ; aussi ne croyons-nous pas devoir en conseiller l'emploi.

Fig. 158.

Avant l'opération, on prépare le fer, quel qu'il soit ; on le fait porter sur le pied, et l'on pare toute la sole jusqu'à la rosée. Après cela, si l'on se sert du fer échancré, on le pose d'abord à quatre clous seulement et sans serrer les rivets ; ou, si l'on se sert du fer ordinaire, on attend la fin de l'opération pour l'assujétir.

Pour opérer, on commence par creuser la sole avec la rainette, entre la pointe de la fourchette et la paroi, et l'on pratique ainsi une cavité de 8 millimètres de largeur dans la direction de la fourchette. Les parties vives étant à découvert, on s'arme d'un bistouri courbe que l'on tient comme une plume à écrire, et on le plonge dans la cavité faite par la rainette, entre la paroi et le bord inférieur de l'os du pied, le dos du bistouri tourné vers l'os ; on fait une incision de 4 à 6 millimètres, et on retire l'instrument en inclinant le manche sur la fourchette, et tous les vaisseaux, artériels, veineux et capillaires, qui passent en cette partie se trouvent coupés à la fois. Un jet sanguin plus ou moins gros s'échappe aussitôt ; on place le pied opéré sur de la paille pour que le sang s'écoule plus facilement, et on laisse saigner.

Pour arrêter le sang, on remplit la cavité au fond de laquelle on a pratiqué l'incision avec de petits bourdonnets imbibés, dit Chabert, d'une liqueur astringente ; mais de l'eau froide suffit ; puis on achève de remplir le pied avec des étoupes, afin de pouvoir produire une légère compression qui empêche le boursoufflement des chairs, et par suite leur pincement sous la sole de corne; on maintient ce pansement avec des éclisses, et on enveloppe le pied avec un bandage.

Si l'on n'opère pas avec le fer échancré, on fait le pansement d'abord, et on le maintient en appliquant ensuite le fer; puis on achève de remplir le pied d'étoupes, et on applique les éclisses et la bande.

3. *Procédé Vatel.* — Le pied étant préparé de même, on pratique, à l'aide de la rainette ou de l'angle d'un boutoir, une cavité longitudinale, en arrière et parallèlement au cercle blanchâtre qui sépare la paroi de la sole; puis, avec un bistouri ou une feuille de sauge, on fait une incision transversale à cette cavité, et on laisse couler de même le sang qui s'échappe.

Pour le pansement, on se sert du fer ordinaire. On ferme d'abord la plaie avec un bourdonnet, qu'on recouvre de quelques plumasseaux placés en manière de compresses graduées; on rattache le fer dans les vieux trous, et s'il est assez couvert pour protéger suffisamment la blessure, on ne fait pas d'autre pansement, sinon on complète ce pansement avec des éclisses.

4. *Procédé Crépin.* — M. Crépin a décrit [1] un autre procédé consistant à inciser les parties vives avec la rainette elle-même et non avec le bistouri, ce qui a l'avantage d'ouvrir une plus large voie au sang. De plus, il ne saigne pas seulement à la pince; il pratique l'opération à toute la circonférence du pied, sur chaque point où l'émission du sang peut être utile; par exemple, dans un cas d'enclouure, de sole chauffée ou meurtrie, etc. Pour arrêter le sang, M. Crépin emploie exclusivement un fer couvert, qui sert à maintenir sur la plaie un pansement gradué d'étoupes exerçant une légère compression.

En somme, tous ces procédés de la saignée du pied chez le cheval se résument à ceci : Commencer par parer tout le pied aussi à fond que possible; puis, au point d'où l'on veut extraire du sang, à l'aide d'un boutoir ou d'une rainette, amincir le plus possible la corne, en l'enlevant couche par couche, jusqu'à ce qu'on soit près de toucher au vif. Cela peut se faire sur toute la circonférence du pied; mais, à moins d'indications spéciales, on choisit de préférence la région de la pince, qui donne une plus grande quantité de sang.

[1] *Journ. de Méd. vét. théoriq. et pratiq.*, 1831, t. II, p. 413.

Les parties ainsi préparées, on pratique la saignée proprement dite en incisant, avec un bistouri ou une feuille de sauge, soit parallèlement soit transversalement à la paroi. L'incision transversale à la paroi est la plus facile, mais elle a quelques inconvénients qui font qu'on ne l'emploie guère ; ainsi, on peut atteindre le bord de l'os du pied ; puis le fer n'est plus suffisant pour la recouvrir, et il faut une plaque ou une éclisse. Quant à l'incision parallèle au bord du pied, on la pratique parfois avec le boutoir ou la rainette, qui agissent en détachant quelques couches de parties vives, ce qui produit une plaie plus compliquée ; ce procédé est donc peu favorable. L'important, dans tous les cas, c'est d'ouvrir une voie au sang, en mettant à nu les parties vives entre la paroi et l'os du pied. On arrête le sang avec quelques plumasseaux et un fer couvert, le plus souvent sans éclisse ; et si le fer n'est pas assez couvert, on ajoute une éclisse semi-lunaire amincie à son bord.

Sur les autres animaux, le procédé est encore plus simple. Ainsi, sur le bœuf, on se borne à enlever la corne à un point de la sole, avec une feuille de sauge, couche par couche, et à continuer ainsi dans le vif jusqu'à ce que le sang coule ; on l'arrête avec un plumasseau et le fer. Sur les petits quadrupèdes ongulés on fait de même, et on retient le sang avec un bandage qui enveloppe le pied. Pour le chien, le chat, on fait de simples mouchetures qu'on panse de la même manière.

§ 2. — Mouchetures et Scarifications.

On appelle ainsi de petites plaies superficielles n'intéressant que la peau ou tout au plus le tissu cellulaire sous-cutané, et que l'on pratique, soit pour déterminer par la lésion des capillaires une évacuation sanguine locale, soit pour donner issue à tout autre fluide épanché dans les tissus sous-cutanés, et en déterminer le dégorgement. On fait de la sorte usage des mouchetures ou des scarifications, pour combattre immédiatement des engorgements locaux, des inflammations bornées caractérisées par une grande tuméfaction ; dans des cas de gangrène, de charbon, pour activer la marche du sang et évacuer en même temps les fluides de mauvaise nature ; dans des cas d'épanchements séreux, d'œdèmes, pour faire évacuer la sérosité et provoquer le dégorgement du tissu cellulaire, etc.

Pratiquées pour provoquer une émission sanguine, les mouchetures et scarifications constituent la saignée élémentaire par excellence, la plus simple, la première qui dut être pratiquée. Cette sorte de saignée, en effet, est recommandée de toute antiquité, notamment sur les extrémités inférieures des membres des animaux, les parties du corps sur lesquelles encore aujourd'hui ces saignées sont le plus souvent mises en usage.

Les mouchetures et les scarifications sont praticables sur tous les points du corps et ont l'avantage de pouvoir, dans la plupart des cas, suppléer les sangsues qui ne prennent pas toujours bien sur le cuir épais des animaux, et que leur prix élevé empêche d'introduire, autant qu'il serait désirable, dans la pratique vétérinaire.

Le manuel opératoire de ces saignées locales est de la plus grande simplicité.

Les *mouchetures* sont des ponctions ou plutôt de simples piqûres que l'on pratique à l'aide d'un instrument tranchant et aigu : un bistouri, une lancette, une flamme. Quand on se sert du bistouri ou de la lancette, on tient la lame entre le pouce et l'index, de manière à ne laisser passer que ce qui doit pénétrer dans les tissus, et on la plonge à plusieurs reprises; en se servant de la flamme, on donne plusieurs coups avec un bâtonnet ou le bord cubital de la main, comme on le ferait sur une veine, mais sans qu'il soit nécessaire alors de préciser la position des piqûres. Les mouchetures sont plus particulièrement mises en usage pour tirer du sang des parties pourvues d'un grand nombre de vaisseaux sanguins et couvertes d'une peau fine, notamment dans les inflammations de la conjonctive, de la langue, du pourtour des ouvertures naturelles, etc.; dans l'érysipèle; puis encore pour dégorger les œdèmes. Leur nombre, proportionné à l'effet désiré, sera d'autant moins grand que la partie sera plus vasculaire.

Les *scarifications* sont de véritables incisions, d'une étendue plus ou moins grande, et que l'on multiplie autant qu'il est nécessaire, sur une surface donnée, pour obtenir la quantité de sang voulue. Le bistouri convexe, le rasoir sont les instruments qui conviennent principalement; on peut également se servir d'une forte lancette et même, au besoin, d'un bistouri droit. On incise en promenant sur la peau le tranchant de l'instrument incliné à 45°, 2e procédé des incisions de dehors en dedans (v. pag. 358). Pour que l'opération se fasse bien, on rase préalablement la partie, on tend la peau, et l'on passe rapidement le tranchant sur le derme. On fait de la sorte une série de raies parallèles, et, si l'on veut obtenir un effet plus grand, on les croise par une nouvelle série d'incisions faites dans une autre direction. Pour tracer ces raies avec régularité et en même temps pour ne pas effrayer les malades par les apprêts de l'opération, les chirurgiens se servent du scarificateur allemand, appareil qui, à l'aide d'un ressort, dégage à la fois seize ou vingt-quatre lames qui font autant de petites plaies en une seconde. Ce scarificateur, assez compliqué et exigeant beaucoup de soins d'entretien, est complètement inusité en chirurgie vétérinaire.

Les scarifications, qu'on peut pratiquer dans tous les points du corps, servent surtout quand on veut faire une saignée locale sur une partie large, peu sensible ou recouverte d'une peau épaisse. On les met souvent en usage à la couronne dans le cas de fourbure; elles consistent alors en une série d'incisions verticales peu profondes. Quelquefois on leur donne une grande profondeur, afin de produire en même temps une irritation résolutive; c'est ce qu'on fait sur certains engorgements froids chroniques. Ces sortes de scarifications portent vulgairement le nom de *taillades*.

Les mouchetures et les scarifications ne donnent pas toujours une quantité de sang suffisante; on aide alors à leur action par des cataplasmes émollients appliqués avant et après l'opération, et qui aident à la sortie du sang en dilatant les capillaires. Dans le même but, on fait des lotions d'eau chaude, on expose les parties à la vapeur d'eau, on pratique des frictions sèches ou avec l'essence de térébenthine; on applique un sinapisme, si la partie n'est le siége d'aucune inflammation; enfin, on fait usage des ventouses, dont l'application constitue un mode particulier de saignée capillaire que nous allons maintenant étudier.

§ 3. — Ventouses scarifiées.

1° Définition, division, historique des ventouses en général. — On désigne sous le nom général de *ventouse* un instrument particulier en forme de cloche, destiné à être appliqué sur la peau, et dans lequel on fait le vide, afin de déterminer une fluxion locale propre à remplir une indication thérapeutique. Le vide s'opère, soit par *la chaleur*, en brûlant dans la ventouse un corps combustible, soit par *la succion* avec la bouche ou à l'aide d'une pompe aspirante. Ce vide fait affluer le sang et les autres fluides vers la partie où la ventouse est appliquée, et il en résulte un gonflement plus ou moins prononcé de la peau dans l'intérieur de l'appareil.

Sous le rapport de leur mode d'application et de leurs effets consécutifs, on distingue deux sortes de ventouses, qu'on appelait autrefois *sèches* et *humides,* et qu'on désigne plus généralement sous les noms de ventouses *sèches* et de ventouses *scarifiées.* Les premières consistent dans l'application pure et simple de la ventouse, qui a pour effet le gonflement de la peau, accompagné d'une injection plus ou moins forte des vaisseaux capillaires et d'une irritation locale légère qui se dissipe ensuite promptement. Les ventouses scarifiées sont celles dans lesquelles, en outre, on pratique à la peau tuméfiée, à l'aide de différents instruments, des scarifications plus ou moins profondes propres à déterminer une évacuation sanguine plus abondante que par l'usage des scarifications seules. On obtient ainsi un double effet : une émission de sang et une excitation locale dont la thérapeutique peut tirer un parti très-avantageux.

L'usage des ventouses sèches et scarifiées date de la plus haute antiquité; il remonte au temps des anciens Égyptiens, et l'on connaît même le mode opératoire suivi par eux. Sur les animaux, on a dû aussi les appliquer de tout temps; toutefois, on ne les trouve mentionnées pour la première fois que dans les hippiatres de la Renaissance. Solleysel entre autres en propose l'emploi, par imitation de ce qui se faisait sur l'homme. De nos jours, les vétérinaires en font peu usage, peut-être à tort, car il n'y a aucun doute qu'ils ne puissent retirer, de l'emploi des ventouses scarifiées notamment, d'assez grands avantages; elles peuvent surtout remplacer les sangsues, dont le prix et la difficulté d'application restreignent considérablement l'usage chez les animaux.

2° Indications des ventouses. — Les ventouses des deux sortes remplissent des indications à peu près analogues, et peuvent servir toutes les fois qu'il s'agit de produire une irritation locale révulsive sur une partie limitée de la surface du corps. Toutefois, les ventouses sèches, dont l'effet se borne à une excitation légère qui se dissipe promptement, ne sont presque plus employées.

Les ventouses scarifiées, au contraire, joignant à l'irritation dérivative une émission sanguine prompte et pouvant être réglée à volonté, constituent un mode efficace de saignée locale susceptible de nombreuses applications. Elles sont ainsi très-utiles pour combattre ces inflammations sous-cutanées, accompagnées d'engorgement, si communes sur les animaux, et provenant de contusions, de coups de pieds, de blessures, etc. Appliquées à temps, ces ventouses peuvent donner alors des résultats inespérés. On les emploie encore avec succès contre les phlegmasies des articulations et des parties avoisinant les os, à titre de révulsif; contre les affections inflammatoires aiguës des viscères profonds; contre les pneumonies, les entérites, les ophthalmies, les parotidites; contre les engorgements traumatiques ou spontanés, et toujours si douloureux, de la région testiculaire; contre toutes les tumeurs accompagnées d'une douleur vive. On les emploie aussi pour résoudre des engorgements rebelles et pour tous les cas d'ailleurs où il y a infiltration difficile à faire disparaître par un traitement général. Enfin, on les a quelquefois essayées avec succès contre les paraplégies, principalement contre celles qui sont dues à des causes traumatiques.

Ajoutons toutefois que les ventouses ne doivent pas être appliquées directement sur les parties atteintes de phlegmasie aiguë, sur la peau quand celle-ci souffre d'une irritation propre, car on ne pourrait ainsi qu'accroître l'état fluxionnaire local. Dans ces circonstances on applique les ventouses scarifiées, soit au voisinage de la partie malade, soit dans un point plus ou moins éloigné, mais en rapport sympathique avec elle.

Outre les cas divers d'application des ventouses que nous venons de mentionner, il en est d'autres encore où l'on emploie ces appareils pour produire des effets tout mécaniques. Ainsi, les hippiatres des siècles derniers détachaient et soulevaient la peau à l'aide des ventouses quand ils voulaient appliquer des exutoires. Actuellement on s'en sert avec avantage pour vider des abcès par congestion, pour dissiper certains emphysèmes, surtout ceux provenant des plaies pénétrantes de la poitrine; pour arrêter l'absorption des virus et combattre de la sorte les morsures et autres plaies venimeuses. Barry, chirurgien anglais, a fait à ce sujet des expériences qui ont été répétées par l'Académie de médecine de Paris. Dans ces expériences, faites sur des enfants avec le vaccin, on a reconnu que l'effet du virus, introduit dans la plaie, ne se manifeste pas tant que la ventouse reste appliquée; et que, si l'effet s'est déjà manifesté, il se trouve suspendu tant que la partie reste soumise à l'action de la ventouse. D'autres essais ont donné des résultats moins concluants; mais il reste toujours établi que ce moyen peut être utilisé au besoin, si l'on a des instruments convenables à sa disposition, pour donner au moins le temps de recourir à des procédés plus efficaces.

On a encore utilisé les ventouses pour favoriser la réduction des hernies, en les appliquant, soit à distance, pour produire une sorte d'absorption par la cavité abdominale, soit tout à côté de l'entrée du sac herniaire, pour dilater l'anneau et élargir le passage de l'intestin.

3° Diverses formes de ventouses. — On a fait des ventouses avec différentes substances, en corne, en bois, en argent, en cuivre, en verre. Depuis longtemps, en Egypte, on se sert d'une corne de bœuf, percée à son sommet d'un trou par lequel on exerce la succion; c'est ce qu'on appelle *appliquer la corne*. Ce procédé est inusité en Europe où l'on a, en outre, abandonné l'emploi des ventouses de métal ou de bois, ces instruments opaques ne permettant pas d'apprécier le degré de gonflement de la peau ni la quantité du sang évacué après les scarifications.

Aujourd'hui, on ne fait plus usage que de ventouses de verre, auxquelles on donne des formes et des dimensions diverses. Le plus généralement, ce sont des cloches hémisphériques (*fig.* 159) ou en forme de poire (*fig.* 160), avec un orifice circulaire ou elliptique, et plus étroit que le fond. Le bord de cette ouverture est arrondi,

Fig. 159.   Fig. 160.

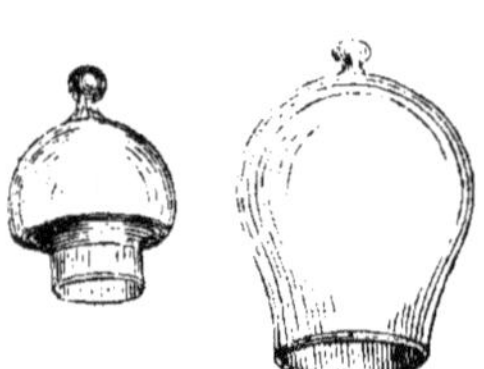

épais, lisse et uni, afin qu'il puisse s'appliquer exactement sur la peau. A la partie supérieure est un bouton pour tenir l'instrument à la main. Quant aux dimensions, on en fait depuis 5 jusqu'à 15 centimètres de hauteur, sur 3 jusqu'à 10 centimètres de diamètre, mesuré à l'orifice.

A défaut de ces instruments, on peut faire usage d'un verre à boire suffisamment uni à son bord.

Ce sont là les *ventouses simples*, dans lesquelles on ne peut faire le vide qu'en dilatant l'air par la chaleur, c'est-à-dire que d'une manière très-imparfaite. Pour obtenir un vide plus complet et pour opérer en même temps avec plus de facilité, les chirurgiens anglais ont depuis longtemps imaginé d'ajouter à la ventouse un corps de pompe, ce qui constitue la *ventouse à pompe* (*fig.* 161), assez usitée aujourd'hui en chirurgie humaine. Cet appareil se compose : 1° de la ventouse proprement dite, en verre, présentant la même forme que la ventouse simple, sauf à la partie supérieure, dont le bou-

ton est remplacé par une ouverture en cône, destinée à s'ajuster avec
la pompe; 2° d'une pompe aspirante, en cuivre ordinairement,
d'un diamètre assez grand pour pouvoir obtenir
rapidement le vide dans la ventouse; 3° d'un
robinet intermédiaire, percé d'une double ouverture, l'une destinée à mettre en communication le corps de pompe avec la ventouse,
l'autre à faire communiquer celle-ci avec l'air
extérieur.

On peut donner d'ailleurs à la ventouse à
pompe, avec plus de facilité encore qu'à la
ventouse simple, toutes les formes et toutes les
dimensions possibles pour l'approprier aux parties. Ainsi, le docteur Junod a même fait construire des espèces de ventouses-monstres,
destinées à envelopper des membres entiers,
et qu'il nomme *appareils hémostatiques.* Ce
sont de grands étuis en cuivre, avec une ouverture bordée en caoutchouc, pour joindre
exactement sur les parties et intercepter toute
communication avec l'air extérieur; on y fait
le vide à l'aide d'une pompe aspirante et
foulante unie à l'appareil au moyen d'un tube flexible fixé sur
un point de l'étui et muni d'un robinet servant, comme dans la
ventouse ordinaire, à faire communiquer l'appareil avec le corps
de pompe ou avec l'air extérieur.

Cet appareil produit des effets d'une grande énergie, détermine
un afflux sanguin capable de contrebalancer l'action du cœur, et
peut ainsi, en réagissant sur la circulation, dissiper promptement
une congestion cérébrale ou pulmonaire. Toutefois, il faut manier
avec prudence ce moyen puissant qui, sur l'homme, serait capable,
étant mal dirigé, d'amener la mort. Sur les animaux, nous ne
sachons pas qu'il ait jamais été essayé; en tous cas, il faudrait user
des mêmes précautions.

Pour appliquer les ventouses scarifiées, on se sert le plus souvent
des ventouses simples ou des ventouses à pompe telles que nous les
avons décrites. Il faut alors avoir en même temps un autre instrument pour faire les scarifications. Dans le but de simplifier l'opération, M. Sarlandière a imaginé de réunir les deux instruments en un

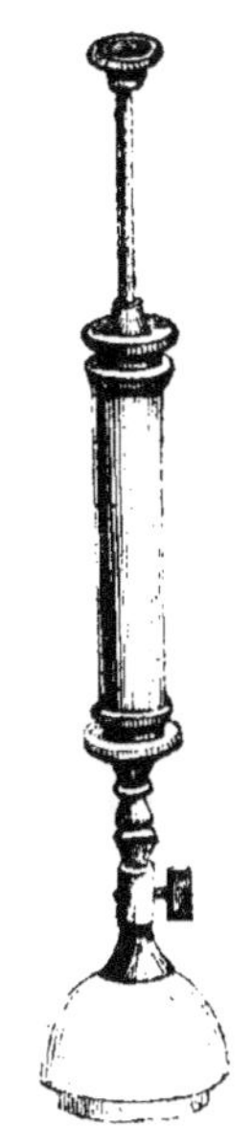

Fig. 161.

seul, c'est-à-dire de joindre à la ventouse ordinaire un scarificateur mobile, pouvant agir sans déranger l'instrument de place. Il a donné à cet appareil le nom de *bdellomètre*. Le corps de pompe est placé sur une tubulure latérale, et à la partie supérieure de la cloche se trouve une autre tubulure garnie d'un ajutage en cuivre, dans lequel glisse à frottement une tige métallique portant un scarificateur à son extrémité inférieure. Le scarificateur de Sarlandière est formé d'une série de pointes de lancettes pouvant faire plus ou moins de saillie, suivant la profondeur que l'on veut donner aux piqûres. M. Demours a substitué aux lancettes des aiguilles qui agissent comme dans l'acupuncture. Dans le bdellomètre, enfin, existe latéralement une troisième tubulure, portant un robinet qui permet d'évacuer le sang lorsqu'il est en trop grande quantité et qu'on veut en tirer de nouveau.

M. Leblanc a essayé d'importer en chirurgie vétérinaire le bdellomètre, et en a fait confectionner un qui ne diffère de celui de Sarlandière que par ses dimensions plus grandes ; il lui a donné le nom de *scarificateur dans le vide* [1]. On voit ci-contre cet appareil (*fig.* 162) composé : 1º d'une cloche de verre très-épais ; 2º du corps de pompe

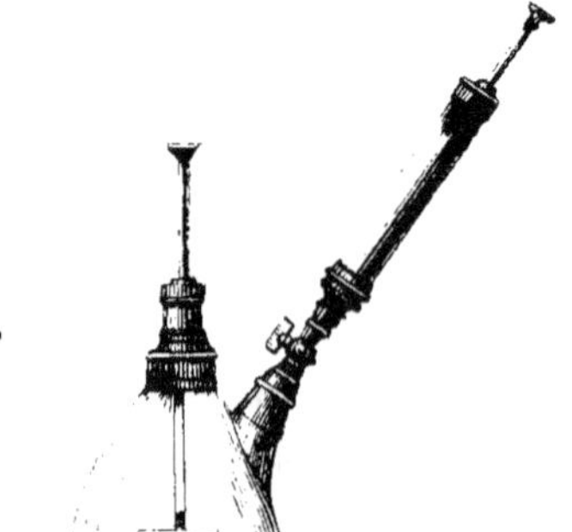

Fig. 162.

avec son robinet inférieur à deux ouvertures ; 3º de l'ouverture latérale et inférieure munie d'un bouchon en cuivre, que l'on enlève quand on veut faire écouler le sang ; 4º de la tige verticale mobile portant inférieurement le scarificateur.

Ce scarificateur présente une disposition particulière. Il est composé d'un disque en cuivre portant quinze lancettes disposées sur trois rangs, et maintenues vissées de manière à pouvoir être séparées à volonté. En dessous de ce disque est une plaque de cuivre qui lui est parallèle et portant trois fentes destinées à laisser passer les trois rangs de lancettes. Cette plaque est maintenue par deux supports de même métal, qui glissent dans deux échancrures du disque, et qu'on rend

[1] *Recueil de Médecine vétérinaire*, 1824, t. I, p. 271.

immobiles, quand on le veut, à l'aide de deux vis de pression. Cette plaque, pouvant s'écarter ou se rapprocher à volonté, est le *régulateur* du scarificateur ; en la rapprochant plus ou moins du disque supérieur, on rend la pointe des lames plus ou moins saillante, et l'on donne ainsi aux scarifications la profondeur voulue.

Tel est cet appareil de M. Leblanc, dont l'inconvénient principal est de pécher par défaut de simplicité. Mais, outre sa complication et son prix, qui font obstacle à son adoption dans la pratique vétérinaire, nous verrons bientôt que, dans son application même, il n'offre aucun avantage susceptible de le faire préférer aux appareils ordinaires.

4° Manuel opératoire. — L'usage des ventouses scarifiées comprend deux temps principaux : d'abord l'application de la cloche devant produire, par l'action du vide, l'état fluxionnaire de la partie ; en second lieu, la pratique des scarifications.

I. *Application simple de la ventouse.* — On ne pourrait pas appliquer indifféremment des ventouses sur toutes les parties du corps : il faut que la surface soit assez régulière pour que l'orifice de la petite cloche s'y applique exactement. En conséquence, on choisit de préférence, quand le lieu n'est pas forcément indiqué, les régions charnues dépourvues d'éminences osseuses : les joues, les parties supérieures et latérales de l'encolure, le flanc, l'abdomen, la croupe, etc., toutes les parties, en un mot, pouvant s'accommoder à la forme de la ventouse. Au reste, en modifiant la grandeur et la configuration de ces appareils, on peut arriver à en appliquer partout.

Une autre condition, c'est que la peau soit souple et sensible, sa surface parfaitement unie. Si elle est couverte de poils, comme il arrive presque toujours sur les animaux, il faut d'abord la raser avec soin, autant pour faciliter l'application exacte de la ventouse que pour éviter, si l'on fait le vide par le feu, la brûlure et la douleur que produiraient la combustion des poils.

La partie préparée, il s'agit d'appliquer la ventouse. Pour cela, le procédé varie suivant l'appareil que l'on emploie. Nous parlerons d'abord de l'application de la *ventouse simple*, qui est la plus généralement employée.

Dans celle-ci, comme nous l'avons dit, on fait le vide à l'aide de la chaleur, en y faisant brûler un corps quelconque, du papier bien sec, de la filasse, du coton, de la ouate, matières qu'on emploie sèches ou imprégnées d'alcool. Après avoir un peu échauffé le verre ou la ventouse pour en éviter la rupture, on y introduit quelques brins d'étoupe légère, en quantité suffisante pour qu'elle ne puisse tomber; pour plus de sûreté, on peut la faire tenir dans le fond avec de la térébenthine ou de la cire; on allume cette étoupe à la flamme d'une bougie préparée d'avance, et, au moment où le corps est en pleine combustion, on applique très-promptement la ventouse sur le point fixé où, d'abord, on l'avait essayée pour s'assurer qu'elle y porte bien dans tout son pourtour. Quelquefois, au lieu d'étoupe, on introduit dans la ventouse une très-petite lampe, un bout de bougie qu'on place sur une carte, sur un disque de carton; on allume la mèche, et, quand elle a brûlé quelques instants, on applique la cloche ou le verre sur la peau. Un autre moyen, très-employé par les chirurgiens, consiste à maintenir la ventouse sur une petite lampe à alcool bien allumée, à la retirer vite quand l'air est raréfié, pour la poser rapidement sur le point désigné.

De quelque manière qu'on ait produit la raréfaction de l'air, il faut, en posant la ventouse sur la peau, appuyer avec une certaine force, de manière à la faire porter exactement pour éviter toute communication avec l'air extérieur. Aussitôt le corps en combustion s'éteint, l'air refroidi se condense, laisse un vide que tend à remplir la peau, laquelle monte alors rapidement et forme dans la ventouse une tumeur arrondie très-manifeste. Ce gonflement toutefois est très-limité, car le vide obtenu par la chaleur est toujours fort imparfait. Quel qu'il soit, quand on juge le gonflement suffisant, on presse avec le doigt sur la peau en un point de la circonférence de la ventouse, l'air entre, et le vase se détache aussitôt.

En opérant par la combustion d'un corps inflammable dans la ventouse, il faut prendre quelques précautions pour éviter de mettre le feu à la paille sur laquelle reposent les animaux. Pour cela, outre les attentions inhérentes à l'opération elle-même, il convient, si on le peut, de conduire l'animal sur un sol nu, où on le tiendra debout avec une plate-longe ou un tord-nez. Dans le cas où l'animal ne pourrait quitter sa place ou devrait être opéré abattu, il faudrait recouvrir la litière d'une couverture quelconque.

Ces précautions sont inutiles avec la *ventouse à pompe*, d'un usage très-commode, et qui, pouvant fonctionner sans feu, serait très-avantageuse pour le vétérinaire, si son prix ne nuisait à sa propagation. L'application en est des plus simples. L'ayant choisie de la grandeur convenable et disposée de manière à ce qu'elle porte exactement sur la partie, on la maintient d'une main, en exerçant une légère pression ; de l'autre main, on tourne le robinet pour établir la communication entre la ventouse et le corps de pompe, puis on imprime au piston les mouvements nécessaires pour faire le vide, en agissant rapidement et sans secousses. Quand le gonflement de la peau est suffisant, on ferme le robinet ; et, lorsqu'on veut détacher la ventouse, on tourne le robinet dans un autre sens pour permettre à l'air extérieur de pénétrer.

Quant au procédé par *succion*, pratiqué à l'aide de la corne percée, il est généralement abandonné, car, employé seul, il ne produit qu'une faible turgescence. Toutefois, comme il permet des réapplications aussi répétées que l'on veut, il est avantageux, et simple en même temps, pour obtenir du sang en abondance sur une surface scarifiée. On l'emploie encore sur les femmes pour tirer le lait des mamelles. On a pour cela des ventouses à orifice très-étroit, avec un bord large et concave, s'appliquant autour du mamelon, et portant à la partie convexe un long bec recourbé que la personne qui exerce la succion place dans sa bouche.

Les *effets* des ventouses, appliquées comme nous venons de le dire, se manifestent avec promptitude. La tuméfaction qui apparaît d'abord est plus ou moins considérable, suivant que le vide est plus ou moins parfait ; on a le moyen, par conséquent, de la développer davantage avec la ventouse à pompe dont l'action peut être accrue à volonté. Mais, avec la chaleur, on obtient une rubéfaction plus vive et une injection plus marquée des capillaires.

Quand le gonflement est considérable, le sang qui distend les capillaires afflue abondamment, s'infiltre dans le derme, forme des ecchymoses, s'échappe çà et là sous forme de gouttelettes, soulève l'épiderme, qu'il peut même déchirer violemment. Toutefois, le sang qui s'écoule alors est en petite quantité, beaucoup moindre que celle qui s'échappe après qu'on a pratiqué des scarifications. En même temps que ces effets apparaissent à l'extérieur, le malade éprouve l'impression d'un poids énorme et un tiraillement considérable, comme on l'a constaté sur l'homme. Cette impression diminue aussitôt que les fluides se sont fait jour à l'extérieur.

II. *Scarifications.* — Avant de pratiquer les scarifications, il faut toujours commencer par produire la tuméfaction de la peau à l'aide d'une ventouse. On lève alors celle-ci, et sur la partie tuméfiée, à

l'aide d'un bistouri, d'un rasoir ou de tout autre instrument tranchant, on pratique un certain nombre d'incisions longitudinales,
croisées par d'autres incisions, dont le nombre et la profondeur sont
proportionnés à la quantité de sang qu'on veut obtenir. Ces incisions, ne devant pas dépasser l'épaisseur du derme, peuvent être
faites indifféremment dans un sens ou dans l'autre. Quelquefois, au
lieu d'incisions, on ne pratique que des mouchetures avec une lancette ou un scarificateur ; mais on n'obtient, de la sorte, que très-
peu de sang. On avait autrefois l'habitude de faire ces scarifications
au bord de la partie tuméfiée dans l'impression circulaire laissée par
la ventouse, afin qu'en réappliquant celle-ci, la compression exercée
par son rebord sur les vaisseaux divisés fît affluer et sortir le sang
en dedans et en dehors. Aujourd'hui on ne fait des scarifications
que dans l'intérieur du cercle formé par l'empreinte de la cloche, et
on obtient ainsi du sang plus abondamment.

De quelque manière, au reste, qu'on ait opéré les scarifications,
quand on les a faites, on réapplique la ventouse comme la première fois et à la même place. Le sang, attiré par le vide, arrive
dans le vase et s'y accumule en quantité plus ou moins considérable.
D'abord il s'échappe avec force, puis s'écoule plus lentement, à
mesure qu'il y en a davantage, comble ainsi le vide et finit par ne
plus sortir du tout. Alors la ventouse cessant d'adhérer, on l'enlève,
on retire le sang et on lave à l'eau tiède pour favoriser l'écoulement
sanguin. On peut, s'il est besoin, réitérer, à plusieurs reprises,
l'application de la ventouse, et cela jusqu'à ce qu'on ait obtenu
la quantité de sang voulue, en ayant soin, avant chaque réapplication, de nettoyer parfaitement la partie et de débarrasser les incisions des caillots de sang qui pourraient y rester attachés.

Quand on fait usage des ventouses à scarificateur, le procédé est
un peu différent. On commence par appliquer la cloche et à faire le
vide à l'aide du piston, comme si l'on opérait avec une ventouse à
pompe simple. La peau étant suffisamment boursoufflée, on presse
supérieurement sur le bouton de la tige mobile qui porte les lames
de lancettes que l'on fait pénétrer ainsi dans la peau. On retire aussitôt la tige, on met de nouveau en jeu la pompe aspirante, et le
sang arrive dans la ventouse avec abondance. Si à la première fois
on obtient ainsi assez de sang, on détache la ventouse en ouvrant
le robinet qui est à l'extrémité inférieure du corps de pompe et qui
sert à faire rentrer l'air dans la cloche ; sinon, on fait écouler le sang

épanché par l'orifice latéral inférieur que porte l'instrument ; on le ferme ensuite, on fait le vide de nouveau, on pousse le scarificateur après l'avoir fait pivoter un peu, pour que les nouvelles plaies ne correspondent pas aux premières, et on termine comme il a été dit précédemment.

M. Leblanc, en opérant de cette manière avec son scarificateur dans le vide, eut occasion d'observer un fait qui doit être signalé. L'instrument étant appliqué sur l'épaule d'un cheval, le scarificateur rapidement enfoncé, le sang jaillit aussitôt ; mais l'écoulement ne fut qu'instantané ; et plus le vide était complet, moins le liquide coulait, au point que les plaies, quoique béantes, devinrent tout-à-fait sèches. De nouvelles scarifications, croisées avec les premières donnèrent le même résultat. L'air fut rendu à la cloche ; le gonflement disparut et le sang coula. Les mêmes phénomènes se présentèrent sur d'autres régions. M. Leblanc, voulant s'en rendre compte, pensa avec raison que les lames n'ayant atteint que les vaisseaux de la peau, le sang seulement de la portion de peau gonflée s'était écoulé, la compression exercée par les bords de la ventouse ayant intercepté la circulation des vaisseaux cutanés du dehors en dedans ; la preuve qu'il en était ainsi, c'est qu'en cessant la compression le sang recommençait à couler, et qu'en répétant l'expérience avec une plus grande longueur de lames au scarificateur, de manière à atteindre les organes sous-cutanés, le sang pénétra dans le vide par un jet abondant et continu.

Ce fait montre qu'il y aurait peu d'avantages pour la pratique à se servir du scarificateur dans le vide, puisque son objet principal, celui de faire un vide plus parfait, devient précisément un inconvénient, en empêchant ainsi le sang de couler toutes les fois qu'on n'incise que la peau, c'est-à-dire lorsqu'on reste dans les conditions voulues pour les ventouses scarifiées. Avec cet instrument, d'ailleurs, on produit, non des scarifications, mais des mouchetures qui donnent toujours moins de sang ; de sorte qu'en définitive on n'obtient qu'une émission sanguine moindre que par les ventouses scarifiées simples. C'est pourquoi ces dernières sont restées seules dans la pratique chirurgicale.

Chez les animaux, malgré toutes les précautions, les ventouses scarifiées, ainsi appliquées, ne donnent pas toujours une quantité de sang suffisante. Alors, pour accroître leur effet, il faut, non-seulement bien raser la partie, mais encore préalablement y exercer des frictions, y appliquer un sinapisme, la soumettre à l'action de l'eau chaude à 60 ou 70°, puis terminer l'opération par des cataplasmes émollients. Au surplus, la proportion de sang qui s'écoule alors dépend beaucoup de l'état des parties. Ainsi, quand l'organe est le siége d'une phlegmasie, il donne plus de sang que dans son état ordinaire ; et si la peau participe à l'inflammation, on obtient de la sorte d'abondantes saignées locales. Au reste, quel que soit l'état de la partie, on peut toujours, par les moyens que nous venons d'indiquer, augmenter la quantité de sang extraite.

§ 4. — Des Sangsues.

1° Historique de l'emploi des sangsues. — L'usage des sangsues, en médecine, est fort ancien; toutefois, il ne paraît pas remonter au-delà des premiers siècles de notre ère. Hippocrate, Celse et Galien n'en parlent pas. Pline avait cependant fait mention, avant ce dernier, de la sangsue, sous le nom d'*hirudo,* en signalant la propriété qu'avait cet animal de sucer le sang à la manière des ventouses, d'où le nom de *sanguisuga* qu'on commençait alors à lui donner (VIII, 10); et Thémison, médecin grec vivant du temps d'Auguste, en avait déjà, le premier apparemment, indiqué l'usage thérapeutique. Paul d'Egine, Oribase, en parlent ensuite. Mais ce n'est que depuis le milieu du dix-septième siècle que l'application en devint usuelle. De notre temps, la doctrine de Broussais a achevé de populariser les sangsues, et a été le point de départ de l'énorme consommation qu'on en fait aujourd'hui dans le monde entier.

Comme il est arrivé pour beaucoup d'autres remèdes, c'est sur les animaux que les sangsues furent le plus employées dès que leur usage commença à se répandre. Alors les hippiatres, pouvant se les procurer en abondance et à bas prix, les appliquaient fréquemment. Les premiers vétérinaires des Ecoles en firent autant, au point que Lafosse crut devoir se plaindre de l'abus qu'on en faisait dans la *chirurgie vétérinaire.* On sait qu'il entendait par là l'art des élèves de Bourgelat. Depuis, les choses ont bien changé : les sangsues, devenues rares et chères, ne peuvent plus être pour les animaux que d'un usage exceptionnel ; ce qu'on doit regretter, car les vétérinaires, s'il leur était possible, auraient plus d'une occasion d'en faire d'utiles applications. Ajoutons toutefois que cette rareté des sangsues tend à disparaître, grâce à une industrie nouvelle qui, depuis quelques années, tend à accroître leur production d'une manière indéfinie. Que cette industrie prospère, comme cela n'est pas douteux, et le jour viendra bientôt où les sangsues seront assez abondantes pour pouvoir de nouveau rendre d'importants services à la thérapeutique vétérinaire.

2° Histoire naturelle. — Nous comprendrons dans ce paragraphe les caractères génériques et spécifiques de la sangsue, la disposition anatomique particulière de l'appareil qui la rend propre à l'usage médical, et le choix des espèces convenables à cet usage.

I. *Caractères généraux*. — La sangsue (*hirudo*) est de la classe des *annélides* ou *vers à sang rouge*, de l'ordre des *abranches*, dont les caractères sont : absence de branchies, la respiration s'opérant par de petites ouvertures disposées en rangées sur les parties latérales du corps, et même par la surface de la peau (Dugès); tête non apparente, sans yeux ni antennes, et ne se distinguant de la queue que par la présence de la bouche; pas de pieds. Les uns se meuvent au moyen de petits bouquets de soies raides qui leur servent à se cramponner sur le sol; les autres sont totalement dépourvus de ces soies, se meuvent par un mécanisme tout particulier, en fixant seulement les extrémités de leur corps. Les premiers forment la famille des *sétigères*, à laquelle appartiennent les *lombrics*; les autres, appelés *asétigères* ou *hirudinées*, famille nombreuse, comprennent plusieurs groupes, et entre autres le groupe des *hirudinées bdelliennes*, auquel appartiennent les genres *sangsue* et *hæmopis*.

Les *hirudinées* ont pour caractères propres : un corps allongé, déprimé en dessous, mou, rétractile, formé d'un grand nombre de segments, plus étroit à la partie antérieure qu'à la partie postérieure, terminé à chaque extrémité par un disque aplati, dilatable et aspirateur à la façon d'une ventouse. Le disque antérieur porte la bouche, composée de trois petites mâchoires cartilagineuses et verticales, munies de petites dents sur leur bord libre. Le disque postérieur, uniquement propre à s'attacher aux corps solides, sert à la locomotion.

Le système vasculaire est formé de quatre vaisseaux longitudinaux : l'un dorsal, l'autre ventral, les deux autres latéraux; ils communiquent entre eux par des branches assez volumineuses et par un grand nombre de ramifications secondaires. Le système nerveux est réduit à un long cordon ganglionnaire, s'étendant de la bouche à l'anus.

La nourriture des sangsues est surtout animale ; les unes, parasi-
tes, vivent aux dépens du sang et des humeurs extraites des corps
sur lesquels elles sont fixées ; les autres se nourrissent de matières
animales de toutes sortes contenues dans les eaux où elles vivent.
Elles digèrent lentement, et l'on a pu en conserver des années sans
leur rien donner ; toutefois, elles ont la respiration assez active, et
périssent quand on ne renouvelle pas fréquemment l'eau qui les contient. Leur locomotion dans l'eau est un mouvement d'ondulation analogue à celui des autres reptiles aquatiques. Hors de l'eau, la progression s'exécute par un mode particulier : l'animal, d'abord, fixe
le disque postérieur, s'allonge en avant, fixe le disque buccal, détache l'extrémité postérieure, la rapproche de l'antérieure en contrac-
tant le corps, la fixe de nouveau, détache l'autre et ainsi de suite.
Quant à la manière dont les deux extrémités se fixent alternativement, elle ne paraît pas être tout-à-fait identique. Le disque postérieur, a-t-on dit, s'attache aux corps en s'y collant exactement
sans laisser pénétrer l'air, comme se collent deux corps lisses humides mis en contact ; une humeur aqueuse, sécrétée par le disque,
rend possible cette adhésion exacte. Au contraire, le disque buccal
forme une véritable ventouse, comme le prouve la succion du sang
opérée par ces animaux.

Les sangsues sont hermaphrodites, et, pour la reproduction,
elles s'accouplent néanmoins, chaque individu faisant le double
office de mâle et de femelle ; elles sont ovipares. Leurs œufs sont des
espèces de *cocons* ovoïdes de 15 à 25 millimètres dans le plus grand
diamètre sur 10 à 15 millimètres dans le petit diamètre, et pesant
de 1 gramme et demi à 3 grammes. Ils sont formés de deux membranes : l'une extérieure, celluleuse et spongieuse, assez épaisse ;
l'autre, plus mince, mais plus résistante. D'abord de couleur blanche, ces cocons deviennent ensuite roux, puis marrons. Pour les
former, les sangsues sortent de l'eau, cherchent, dans la terre
humide, une galerie, une fente sur les bords du bassin, à 15 ou
20 centimètres de la surface de l'eau. Une sangsue pond, en
moyenne, une quinzaine d'œufs, contenant chacun huit à trente
sangsues au plus qui éclosent dans environ vingt-cinq jours ; elles
sont alors couleur de chair et ont environ 3 centimètres de long.

La vitalité de ces animaux est très-grande ; ils peuvent vivre
encore quelques jours quand on leur a coupé les deux extrémités.
Si l'on opère sur le corps plusieurs sections, la vie se prolonge assez

longtemps dans chaque tronçon. Des sangsues, gelées au milieu de l'eau, ont repris vie après être restées un mois emprisonnées dans un glaçon.

II. *Disposition de l'appareil buccal aspirateur.* — Entre ces divers caractères, celui qui nous intéresse le plus, c'est la disposition de l'appareil buccal qui permet à la sangsue d'entamer la peau des animaux vertébrés et d'en sucer le sang. Au-dehors, on voit d'abord la bouche, située au milieu du disque antérieur et représentée par trois petites fentes réunies par une extrémité, et divergentes par l'autre (*fig.* 163). Au fond de chacun de ces trois rayons de la bouche se trouve un prolongement cartilagineux, aplati d'un côté à l'autre, se détachant des plis formés par la membrane buccale, s'avançant entre les deux lèvres, et qui, séparé de

Fig. 163.   Fig. 164.   Fig. 165.

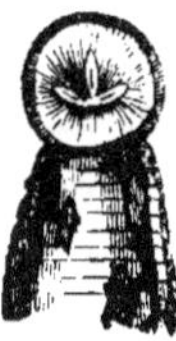
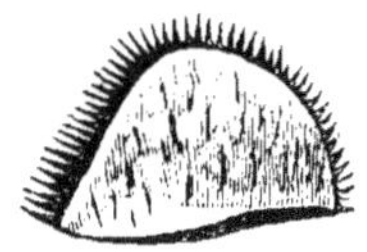
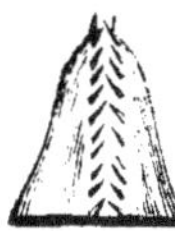

cette membrane buccale, représente une moitié de disque jaunâtre : c'est ce qu'on appelle vulgairement les *dents* ; ce sont plus exactement les *mâchoires*, qui sont, par conséquent, au nombre de trois.

Les véritables dents, trop petites pour être visibles à l'œil nu, se trouvent sur le bord libre des mâchoires, découpé en petites dents aiguës, triangulaires, à la façon d'une scie ; aussi chaque mâchoire figure-t-elle assez bien une scie demi-circulaire, comptant une soixantaine de dents (*fig.* 164). Ces dents forment une double rangée sur ce bord libre (*fig.* 165).

L'action de ce petit appareil est facile à comprendre. Le disque buccal, étant appliqué sur la peau d'un animal, adhère à la manière d'une ventouse par la rétraction en arrière du centre du disque ; cela fait gonfler en même temps un petit mamelon de peau qui s'introduit dans l'ouverture de la bouche et se trouve, par l'effet du vide, pressé contre les petites mâchoires armées de dents aiguës. La sangsue alors fait exécuter à chaque mâchoire un léger mouvement de rotation, la peau cède facilement et le sang s'écoule. Il reste une piqûre d'une forme toujours la même : trois petites plaies linéaires écartées en étoile.

Remarquons ici qu'on a contesté, dans cette morsure, l'action de ventouse, d'après ce fait qu'une sangsue, coupée en deux, continue de sucer. Mais, comme l'a dit M. Huzard fils [1], cela tient à un double sphincter, dont l'un est à l'entrée de l'œsophage et l'autre à l'entrée de l'estomac ; de sorte que l'air, quand la sangsue est coupée par le milieu du corps, ne peut arriver par la plaie de l'œsophage, et encore moins, par conséquent, dans la bouche, quoique les aliments puissent traverser ces cavités en sens inverse, deux effets contraires dont le règne animal fournit d'assez nombreux exemples.

III. *Espèces employées en médecine.* — Toutes les hirudinées n'ont pas la faculté d'entamer, à l'aide de mâchoires dentées, la peau des animaux vertébrés pour en sucer le sang. Celles qui la possèdent sont les seules employées en médecine. M. Savigny en a formé un groupe spécial, le genre *sanguisuga*, dont toutes les espèces pourraient, au besoin, être utilisées.

Elles se caractérisent, outre leur couleur générale vert foncé, par la présence, sur le dos, de six bandes longitudinales, de couleur ferrugineuse et plus ou moins maculées de taches noires. Le ventre, plus clair, est largement bordé de noir. Elles forment plusieurs espèces, dont deux sont principalement employées en médecine et sont très-communes dans les mares et ruisseaux.

1° La sangsue officinale ou *sangsue verte*, — *Hirudo officinalis* (*L.*); *sanguisuga officinalis* (Savigny, Moquin-Tandon) : — corps verdâtre peu foncé, taches noires sur la partie moyenne et les bords des bandes dorsales ; ventre vert-jaunâtre, sans tache, largement bordé de noir ; segments du corps parfaitement lisses. — C'est la plus grosse espèce du genre, car il y a des individus de 20 centimètres de longueur ; elle présente plusieurs variétés, distinguées par l'aspect des bandes dorsales continues ou plus ou moins interrompues, parsemées de taches en nombre variable, isolées ou réunies par des mouchetures transversales.

2° La sangsue médicinale ou *sangsue grise*, — *Hirudo medicinalis* (*L*); *sanguisuga medicinalis* (Savigny, Moquin-Tandon) : — corps vert foncé, bandes du dos plus claires, taches de forme triangulaire ; ventre verdâtre, maculé ; segments du corps hérissé de mamelons grenus.

Outre ces deux espèces principales, M. Moquin-Tandon [2] en a

---

[1] *Sur la multiplication des sangsues.* Paris, 1811.

[2] *Monographie de la famille des hirudinées.* Montpellier, 1827, in-4°.

établi quelques autres : la *sangsue obscure* (*S. obscura*), ayant le corps brun-foncé sur le dos, des taches nombreuses sous le ventre, des mamelons grenus sur les segments ; la *sangsue interrompue* (*S. interrupta*), avec le corps verdâtre, des taches dorsales isolées, à bords orangés, le ventre largement maculé de noir et bordé de bandes en zigzag. Ces espèces, plus rares, se rencontrent souvent au milieu des autres.

Les espèces que nous venons de signaler sont les seules qui puissent être utilisées pour l'usage chirurgical. Il importe, en conséquence, de les distinguer d'avec un autre animal nommé *sangsue de cheval* ou *sangsue noire* (*hirudo sanguisuga*, L.), qui présente avec elles la plus grande ressemblance, vit de même sous l'eau, mais ne jouit pas de la faculté qui rend les sangsues véritables si précieuses en médecine.

Cet animal a été longtemps confondu avec les vraies sangsues et considéré seulement, mais bien à tort, comme faisant une morsure plus dangereuse. C'est M. Huzard fils qui paraît en avoir, le premier, établi les caractères spécifiques [1] ; et, considérant la coutume qu'il a d'attaquer les sangsues et même les animaux de sa propre espèce, il l'appela *hirudo vorax*. Savigny en fit le genre *hæmopis*, et le nom d'*hæmopis vorax*, qui lui a été donné par M. Moquin-Tandon, est resté définitivement adopté. On l'appelle aussi quelquefois *hæmopis sanguisuga*.

La sangsue de cheval a le corps très-lisse, olivâtre, avec les six bandes dorsales, à bords jaunâtres ; le ventre noir-verdâtre, à l'opposé de la sangsue vraie, est plus foncé que le dos et sans tache ; mais le caractère distinctif le plus essentiel est dans la position et la forme des mâchoires. Celles-ci, en effet, sont plus profondes, situées presque sur le sphincter de l'œsophage, et, au lieu de former trois lames divergentes en étoiles, elles représentent trois tubercules saillants, disposés régulièrement en ligne transversale. De plus, au lieu des dents aiguës de la sangsue, ces mâchoires portent une double rangée de petits mamelons obtus (*fig.* 166, 167), incapables d'entamer la peau d'un animal vertébré, et n'ayant de commun, avec les dents véritables des autres espèces, que la position.

Fig. 166.　　　　Fig. 167.

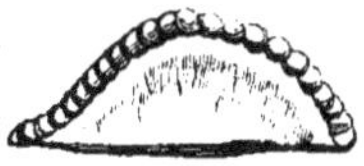

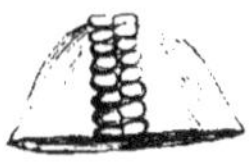

---

[1] Recherches sur le genre *Hirudo*. — *Annales de pharmacie*, 1825, n° de mars.

Cette sangsue de cheval est surtout intéressante à connaître pour les vétérinaires, non pas à cause de son utilité qui est nulle, mais parce que, se trouvant fréquemment dans les eaux dont s'abreuvent les animaux, elle peut, en pénétrant dans les cavités naturelles de ceux-ci, occasionner d'assez graves accidents. Nous dirons plus loin un mot des signes qui font reconnaître la présence de cet annélide et des moyens propres à en débarrasser les grands quadrupèdes.

3° Production, commerce, conservation. — Lorsque l'emploi des sangsues n'avait pas encore l'extension extrême qu'il a pris il y a quelques années, les marais de la France, richement peuplés, permettaient à notre pays de suffire à sa propre consommation et d'en fournir même à l'exportation. On pêchait les sangsues dans la Bretagne, l'Anjou, le Nivernais, le Berri et la plupart des régions du centre; mais la prodigieuse consommation qui s'en est faite depuis quarante ans a épuisé en partie nos marais, et il faut en faire venir de l'étranger. On les tire surtout de l'Allemagne, de la Hongrie, de la Valachie, de la Turquie, de l'Egypte, de l'Algérie; c'est la Turquie qui en fournit le plus. Mais, à leur tour, aujourd'hui, les marais étrangers tendent de plus en plus à s'épuiser, en même temps que s'accroît, dans une proportion rapide, la valeur des sangsues. Il y a cinquante ans, elles valaient de 12 à 15 francs le mille; en 1820, elles allèrent jusqu'à 280 francs; le prix baissa ensuite, puis se releva, et actuellement il a atteint, en France, une moyenne d'environ 250 francs, et il tend à s'élever encore.

C'est là un fâcheux état de choses, vu l'importance excessive que les sangsues ont prise dans la thérapeutique moderne. Aussi a-t-on cherché à y remédier en essayant de les reproduire artificiellement. Quelques-uns se sont bornés, pour cela, à réunir dans des étangs spéciaux de jeunes sangsues, pêchées dans les marais à la fin de l'été; d'autres, comme font les paysans du Finistère, vont vers la fin d'avril ou en mai dans les marais où il y a des sangsues, et, connaissant les points où elles se tiennent, avec une bêche enlèvent des mottes de terre contenant des cocons, placent ces mottes dans les étangs qu'ils veulent peupler, et attendent le développement des sangsues avant d'y pêcher, c'est-à-dire deux ou trois ans, temps minimum nécessaire pour qu'elles soient propres à l'emploi chirurgical. Ces procédés sont fort imparfaits : on ne laisse pas ainsi à la sangsue le temps de se reproduire, et le peuplement des étangs est toujours à recommencer.

Heureusement, on a aujourd'hui le moyen de mieux faire. Une industrie nouvelle, l'*hirudiculture*, née d'hier, et qui vient de surgir d'une manière presque soudaine, nous paraît devoir apporter au problème de la multiplication des sangsues la solution attendue, et préparer le moment où l'on n'aura plus à déplorer la pénurie des précieux annélides [1].

[1] L'*Hirudiculture*, — nom proposé par M. Guérin-Méneville pour désigner l'industrie en question, — a son véritable berceau dans la Gironde, où, depuis quelques années, elle n'a cessé de s'étendre avec une rapidité extraordinaire. De vastes étendues de terrain ont été, dans ce département, transformées en bassins exclusivement réservés à la production des sangsues. Au moment où nous écrivons, il y a plus de 5,000 hectares ainsi employés. C'étaient jadis des marais incultes, couverts de joncs et presque sans valeur, et qui, aujourd'hui, en ont acquis une considérable. Dans la généralité, cette valeur a décuplé, et dans certaines propriétés elle s'est accrue jusqu'au centuple. Et pourtant l'industrie est encore naissante en quelque sorte. Elle ne date que de huit ans. Depuis quatre années seulement elle a commencé à se propager, et déjà on pressent le moment où les vastes marais de la contrée ne pourront plus suffire à l'empressement des capitalistes.

Cette surprenante extension de l'hirudiculture s'explique par les bénéfices énormes qu'elle procure, grâce aux procédés suivis dans le pays et par lesquels on est arrivé à des résultats tout-à-fait inattendus. Ainsi, tandis que dans un marais où elle vient spontanément, ne se nourrissant que de ce qu'elle peut se procurer elle-même, une sangsue n'est propre à la reproduction qu'au bout de cinq à six ans, dans les bassins de Bordeaux, on la rend apte à se reproduire en moins d'un an ; et comme chaque sangsue en donne une moyenne de seize environ à chaque ponte, que l'on peut compter sur trois pontes en deux ans, on comprend l'immense progression qui en résulte, et le bénéfice qu'on peut en retirer au prix où sont encore ces annélides dans le commerce.

La production artificielle des sangsues repose essentiellement sur l'emploi d'une nourriture très-abondante. En effet, le développement de ces animaux dépendant beaucoup plus de la nourriture donnée que du temps, on a de la sorte le moyen, en les nourrissant suffisamment, de les rendre en très-peu de temps propres à se reproduire et à être mises en usage. Le choix de la nourriture n'est pas d'une moindre importance. La meilleure, de l'avis général, est le sang des mammifères pris sur l'animal vivant. On a essayé de nourrir les sangsues avec le sang extrait du corps et pris dans les abattoirs, avec des viscères frais ; mais, outre que ces matières sont exposées à entrer promptement en putréfaction dans les marais, elles ne sont pas appropriées au goût naturel des sangsues et ne favorisent pas autant leur développement. M. Borne (de Clairefontaine), dont les tentatives furent cependant encouragées dans un rapport lu par M. Soubeiran à l'Académie de Médecine (13 décembre 1853), employait le sang de bœuf défibriné par le battage, et, avec cette nourriture, il fallait encore quatre ans pour amener les sangsues à pouvoir se reproduire.

Le commerce des sangsues est une partie intéressante de leur histoire. Pour les transporter, lorsqu'elles ont de grandes distances à parcourir, comme lorsqu'elles viennent de la Turquie, on les met dans des sacs de toile qui en contiennent à peu près 3 kilogrammes et demi, et qu'on expédie en poste dans des fourgons suspendus, dans lesquels ces sacs sont placés sur de la paille. L'hiver, on met les sacs dans des caisses fermées et couvertes, pour éviter le con-

Pour réussir dans l'hirudiculture, il y a donc nécessité de nourrir avec du sang frais, puisé dans les veines mêmes de l'animal. Pour cela, on emploie des chevaux, des ânes, des mulets ou des vaches qu'on introduit dans les bassins, où on les laisse un certain temps, après quoi on les retire plus ou moins épuisés par les sangsues. Dans cet état, on les conduit dans de bons pacages, afin de leur faire reprendre des forces pour servir à un nouveau gorgement.

On choisit naturellement, pour cet usage, des animaux vieux, usés, estropiés, mais exempts de maladies. Dans les premiers temps, on les avait à bon marché. Les chevaux, par exemple, ne coûtaient guère plus de 5 à 20 francs. On les prodiguait alors ; après les avoir livrés aux sangsues, on n'en prenait aucun soin, et quelquefois même on les laissait dans les marais jusqu'à épuisement complet. Actuellement, que la grande consommation des chevaux en a considérablement élevé le prix, et qu'on est obligé de les payer de 60 à 150 fr., on les sacrifie moins. Certains éleveurs même cherchent à les conserver le plus longtemps possible en leur donnant une nourriture substantielle : du son, de l'avoine ; ainsi, il y a aujourd'hui dans les marais des chevaux qui font *ce service* depuis trois ou quatre ans déjà.

On a objecté, contre l'emploi des chevaux, la crainte de voir transmettre à l'homme, par les sangsues, certaines maladies dont ces grands quadrupèdes peuvent être atteints, telles que la morve, le farcin, le charbon, le typhus, etc. ; mais, outre que l'expérience a démontré directement l'impossibilité de cette transmission, on peut avoir une assurance plus parfaite encore de l'innocuité de la nourriture par les chevaux en n'employant que des animaux sains. On a aussi invoqué la loi Grammont contre cet usage. Mais n'est-il pas des cas où les sentiments d'humanité pure doivent fléchir devant un intérêt plus général ? Qui le sait mieux que nous ? Au surplus, les animaux livrés aux sangsues souffrent peu ; et puisqu'il est prouvé que c'est le seul moyen de mettre à la portée de tous les précieux annélides, il ne nous paraît contraire, ni à la philanthropie, ni à la loi, de prolonger, pour lui faire rendre de nouveaux services, la conservation d'un sang destiné à être répandu dans un clos d'équarrissage.

Il y a plus. S'il faut s'en rapporter à l'expérience faite, il paraît qu'on n'est pas forcé de s'en tenir exclusivement à des animaux destinés à être sacrifiés ; ainsi, en joignant l'exploitation à une ferme, on peut utiliser même les vaches laitières et les animaux de labour, ou tout au moins des bêtes qui peuvent travailler pendant l'hiver. M. le docteur Rollet, près de Bordeaux, a un marais de multiplication, où les sangsues sont nourries par une vingtaine de vaches laitières ; et cela, loin de nuire à ces dernières, au dire de M. Rollet, aurait, au contraire, accru la quantité et la qualité de leur

tact de l'air. En route, on les trempe de temps en temps dans l'eau pour les rafraîchir. — Pour les transporter par mer, on met les sangsues dans des baquets à moitié remplis d'argile pétrie avec de l'eau, et couverts de manière à laisser passer l'air.

Le commerce des sangsues est sujet à plusieurs fraudes et abus, consistant, soit à substituer à la sangsue officinale des sangsues bâtardes, soit à gorger avant la vente de petites sangsues, pour les

lait, et les aurait préservées elles-mêmes de toutes maladies ; en effet, il n'a eu aucune mortalité à constater depuis que dure l'expérience. Cette influence des sangsues a paru même si évidente que les paysans des environs conduisent leurs animaux dans le marais de M. Rollet pour les faire participer aux mêmes avantages.

Sans préjuger de l'avenir, il nous semble qu'après un tel exemple, la question est bien près de se transformer, et que l'élève des sangsues, qui menaçait d'être un fléau pour le bétail, pourrait bien devenir tout le contraire. Il nous paraît que, pour l'engraissement surtout, les cultivateurs pourraient en retirer un parti très-avantageux.

Pour l'exploitation industrielle des sangsues, on donne la préférence aux marais naturels, à fond tourbeux. Dans la Gironde, ces marais sont de deux sortes : ceux des Landes, existant au milieu des dunes formées sur les rives de l'Océan et entretenus par les eaux pluviales ; puis ceux que le fleuve forme sur ses rives par ses débordements. Ce sont ces derniers qui servent à l'exploitation des sangsues. On les dispose en bassins rectangulaires de 2 à 3 hectares, appelés *barrails*, et entourés chacun d'un fossé propre à introduire et à retirer les eaux. Pour mettre ces bassins en activité, on procède, la première année, à l'*ensemencement*, consistant à y introduire un certain nombre de sangsues adultes, de bonne qualité et prises n'importe où. On choisit, pour cela, les plus grosses et l'on en met de cinq à dix par mètre carré de surface. Le printemps est l'époque convenable pour cette opération.

Cela fait, on commence le gorgement en introduisant les chevaux dans les marais. Aussitôt les sangsues se précipitent avec une sorte de fureur autour de leurs jambes, se gorgent complétement de sang et tombent alors pour faire place à d'autres. Les quadrupèdes ne restent dans les marais qu'une partie de la journée, quatre heures environ, moins quelquefois ; en les laissant davantage, comme on le faisait dans les premiers temps, on les épuiserait trop vite.

Après ce premier gorgement, qui dure de quinze à vingt jours, on laisse les sangsues en repos, et, en septembre, on pêche une partie des sangsues de semence ; puis, on introduit de nouveau les chevaux pour gorger les petites sangsues nées à cette époque. Nouveau repos pendant l'hiver, et, au printemps suivant, dès qu'elles reparaissent à la surface de l'eau, on réitère le gorgement, mais en mettant alors deux ou trois fois plus de chevaux que la première fois. En même temps, on pêche toutes les grosses qui se présentent. A l'automne, nouveau gorgement, et ainsi de suite.

D'après cette méthode, la plus généralement suivie jusqu'à présent, l'intervalle des gorgements est encore considérable, et l'on pourrait les rendre plus fréquents, afin de hâter le développement des sangsues. C'est ce que cherchent à faire quelques hirudi-

rendre plus grosses. La première fraude sera reconnue à l'examen des animaux, et, pour des personnes exercées, cela n'offrira aucune difficulté. La seconde est presque aussi facile à déceler. Cette dernière fraude se pratique en faisant prendre une certaine quantité de sang de bœuf, de veau ou de mouton, très-frais. Pour cela, on plonge la sangsue dans ce sang ; et après l'y avoir laissée un certain temps, on la retire, on la lave et on la met en vente. On les gorge

culteurs, qui proposent de le répéter tous les mois, cet intervalle étant nécessaire pour la digestion après chaque gorgement. L'opération serait facilitée en divisant les bassins en compartiments où l'on conduirait alternativement les animaux nourriciers. C'est un progrès que cette industrie ne tardera pas sans doute à réaliser.

Pour la récolte, les sangsues doivent être *purifiées*, c'est-à-dire dégorgées, à jeun, seul état dans lequel elles puissent servir aux usages thérapeutiques. Pour les avoir dans cet état, il faut les prendre un mois pour le moins après le gorgement ; mais en les laissant deux ou trois mois, comme on le fait actuellement, elles sont plus avides encore et, par conséquent, d'autant meilleures.

On les pêche par des procédés divers. Le moyen le plus simple est celui qu'on employait dans les anciens marais : des individus entrent dans l'eau et saisissent à la main toutes les sangsues qui viennent s'attacher à leurs jambes. On s'est servi aussi, pour les prendre, d'amorces de viande fraîche, de matières imprégnées de sang, de filets en crin, de boîtes garnies à l'intérieur de plantes aquatiques et percées sur leurs parois d'une foule de petits trous plus étroits au-dedans qu'au dehors, et par lesquels les sangsues peuvent pénétrer et ne peuvent plus sortir. Dans la Gironde, on suit maintenant un procédé à peu près général. Des gens, munis de grandes bottes qui recouvrent les cuisses, entrent dans le marais tenant à la main ou à la ceinture un sac de toile serrée et agitent l'eau ; les sangsues arrivent, et le pêcheur saisit aussitôt, entre l'index et le médius, toutes celles qui se trouvent à sa portée et les jette dans son sac. Plusieurs pêcheurs entrent à la fois dans le marais, et en se rapprochant, de manière à former un cercle qui se resserre sans cesse, ils en laissent échapper le moins possible. Quand l'eau est profonde, on les prend de la rive avec une *passoire* en fer-blanc fixée au bout d'une perche.

Outre ces divers soins généraux, l'éleveur des sangsues doit encore veiller aux causes de maladies ou de pertes qui peuvent atteindre les annélides. Pour cela, la première chose est le maintien de la pureté de l'eau par un renouvellement suffisant. Toutes les eaux sont bonnes, pourvu qu'elles ne soient ni alcalines, ni acides, ni thermales, ni trop froides, toutes conditions qui ne se montrent qu'exceptionnellement. Il faut éviter avec soin d'y laisser séjourner des cadavres, des matières en putréfaction pouvant occasionner, chez les sangsues, le développement de graves maladies, très-difficiles ensuite à faire disparaître. Il faut encore éloigner scrupuleusement les eaux ayant servi au rouissage du chanvre et du lin, car ces eaux sont, pour les sangsues, un poison des plus actifs. Il y a ensuite à combattre les animaux nuisibles, tels que le rat d'eau, la taupe, la musaraigne, le hérisson, la loutre, le porc, le canard, la

ainsi parfois , sous prétexte qu'elles ont besoin de cela pour supporter les voyages ; c'est une erreur, car celles qui n'ont pas pris de sang se conservent toujours mieux. Dans tous les cas, les sangsues ainsi gorgées, fussent-elles sans influence nuisible, sont d'une valeur bien moindre, car elles ne prennent plus que difficilement, tirent très-peu de sang et ne produisent que des effets sur lesquels on ne peut pas compter. Il importe donc, au besoin, de pouvoir reconnaître cette fraude. Cela est assez facile. La sangsue gorgée est comme engourdie et somnolente; son corps est moins allongé, a une tendance à prendre une forme d'olive, et ne se déploie pas avec la même vivacité que la sangsue *vierge :* puis, si, fixant la partie supérieure du corps entre les doigts garnis d'un linge, on presse

couleuvre, l'anguille , le brochet, la courtillière et certaines espèces d'hirudinées : les aulastomes , les trochètes , les glossiphonies. La vigilance des gardiens est le moyen principal à opposer aux ravages produits par ces ennemis des sangsues.

Comme toutes les industries naissantes , l'hirudiculture a rencontré des oppositions. Ainsi, on a d'abord prétexté que les marais de sangsues pouvaient compromettre la santé publique et devaient être réglementés par la législation relative aux établissements insalubres. Un arrêt de la Cour impériale de Bordeaux , du 29 novembre 1853, a en partie tranché la question en décidant que la production des sangsues, étant liée au sol, avait le caractère d'une exploitation agricole et ne pouvait être régie par des lois uniquement applicables aux manufactures et ateliers. En second lieu , l'expérience a prouvé que l'élève des sangsues n'est nullement insalubre ; que , loin de là , par les nécessités qu'elle impose de renouveler l'eau des marais , elle est des plus favorables à la salubrité publique. Enfin, cette industrie mettant en valeur des terrains jusqu'alors improductifs, constituant un progrès réel, une nouvelle branche agricole ajoutée aux ressources des cultivateurs , il serait injuste et contraire à tous les intérêts locaux de lui susciter de nouveaux obstacles.

Telle est l'hirudiculture, sur laquelle nous avons cru devoir nous étendre un peu dans cette note , d'abord à cause de l'intérêt tout nouveau qu'elle peut offrir, et puis aussi dans l'espoir de provoquer parmi ceux de nos collègues qui nous liront des tentatives dont il leur sera facile maintenant d'entrevoir le succès à venir. C'est une branche industrielle dont beaucoup, sans doute , sont en position de tirer parti. Ils n'ont donc plus qu'à vouloir ; le moyen leur est offert.

Pour ce qui concerne les détails de l'exploitation , inutile d'ajouter que la présente note n'en peut donner qu'une idée sommaire. Nous renvoyons ceux qui auraient besoin de notions plus complètes aux ouvrages spéciaux, entre autres à l'*Histoire pratique des sangsues* (Paris), par M. Joseph Martin ; au *Guide pratique de l'éleveur des sangsues* (Bordeaux), par M. Louis Vayson, et au *Manuel de l'hirudiculture* (Bordeaux), par M. Léon Busquet, ouvrages auxquels nous avons emprunté une partie des renseignements qui précèdent.

avec les doigts de l'autre main, en glissant de la tête à la queue, le sang dont la bête a été gorgée s'accumule vers l'extrémité et s'échappe même si on presse fortement.

Pour conserver les sangsues à leur arrivée à destination, il suffit de les placer dans des réservoirs de formes et de dimensions quelconques et dans lesquels on puisse renouveler l'eau à volonté. On ne les en retire que pour les livrer à la consommation. — Dans les pharmacies, on les conserve dans des pots en grès contenant de l'argile humide ou dans des vases remplis d'eau et couverts simplement d'une toile. L'eau doit en être renouvelée tous les jours, le vase tenu en lieu frais, à l'abri du soleil; sinon l'eau s'altère par la décomposition des matières que sécrète la peau des sangsues, et l'on en perd ainsi beaucoup.

Le renouvellement de l'eau étant la condition essentielle pour la conservation des sangsues, outre les vases ordinaires, on a imaginé, pour obtenir sans embarras ce renouvellement constant, différents appareils, en usage surtout dans les pharmacies et les hôpitaux. Parmi ces appareils, il faut citer celui de M. Soubeiran, composé d'un vase supérieur contenant de l'eau, et communiquant, au moyen d'un tube à robinet, avec une caisse inférieure où sont les sangsues; celui de M. Desseaux-Vallette, fondé sur un principe analogue, mais où l'eau arrive de bas en haut, ce qui favorise l'expulsion des matières excrétées par les sangsues. Puis il y a le procédé de M. Lahache, de Bordeaux, consistant à introduire une éponge dans le vase à eau où l'on tient les sangsues; celui de M. Mollier, de Fontainebleau, consistant à disposer au-dessus de l'eau du vase des bâtons flottants, attachés en croix, et soutenant des feuilles de fougère mâle, où les sangsues, quand elles sont fatiguées d'être dans l'eau, peuvent venir se nettoyer de leurs mucosités. Citons encore les *marais portatifs* de M. Fermond; et enfin les réservoirs de M. Martin, de Paris, ayant 12 à 15 mètres de long sur 8 à 10 de large, et 60 centimètres de profondeur, couverts au fond et sur les bords d'herbes de marais, et alimentés par un écoulement d'eau vive qui la renouvelle sans courant. Ces réservoirs, sans contredit, sont le meilleur mode de conservation de sangsues que l'on puisse employer.

4° Emploi thérapeutique. — Sur les animaux, l'emploi thérapeutique des sangsues, que limite seulement le prix de ces dernières, est soumis aux mêmes règles que sur l'homme.

1. *Indications.* — L'emploi des sangsues, en médecine vétéri-

naire, a été presque exclusivement réservé, jusqu'à présent, aux petits animaux. On peut aussi les appliquer sur les grands, et principalement pour combattre les affections inflammatoires des parties délicates, des régions recouvertes d'une peau fine et sensible, par exemple autour des yeux, sur les paupières et au voisinage des autres ouvertures naturelles. Ainsi, elles seraient avantageuses dans les cas d'ophthalmies, ou bien contre les engorgements inflammatoires des organes génitaux, des mamelles; contre le phimosis. On peut encore les appliquer autour de l'anus, lors de certaines affections intestinales; sous la gorge, en cas d'angine; ou bien les faire servir à combattre certaines maladies articulaires aiguës, sur les petits animaux notamment. Enfin, les sangsues seront indiquées dans tous les cas où les ventouses scarifiées conviennent, si elles sont à assez bas prix, si les animaux sont trop irritables pour souffrir tout autre traitement, et si enfin le propriétaire l'exige.

II. *Procédés d'application.* — L'application des sangsues sur les animaux, vu l'épaisseur et la dureté de la peau, offre plus de difficulté que sur l'homme. Néanmoins, elles prennent toujours, plus ou moins, sur le cheval, même aux endroits où la peau est très-dure, comme on le voit dans les marais où l'on conduit ces animaux pour le gorgement. A plus forte raison peuvent-elles prendre sur les petits quadrupèdes et sur tous les animaux jeunes. On les appliquera d'ailleurs toujours, de préférence, aux régions où la peau est fine, délicate, dépourvue de poils, comme au pourtour des ouvertures naturelles. Il faut éviter cependant de les mettre trop près de ces ouvertures, à cause des produits qui en sortent et qui pourraient irriter les plaies restant après l'application des sangsues. Il ne faut pas non plus les placer sur le trajet des grosses veines ou des artères, sur les points où existent beaucoup de nerfs sous-cutanés, sur les tissus sensibles, glanduleux, sur les mamelles, par exemple; au pourtour, elles produisent autant d'effet et causent moins de douleur. On recommande encore d'éviter de les mettre directement sur les points enflammés, où elles ne peuvent qu'accroître l'irritation, causer des érysipèles, la gangrène, etc.

Pourtant, H. d'Arboval, en vue de pouvoir, avec une moindre quantité, obtenir un effet plus considérable, propose de les appliquer directement sur les muqueuses phlegmasiées, sur la conjonctive, la pituitaire, la membrane buccale, à l'entrée du rectum, du vagin, etc. Ce sont des essais à faire avec ménagement.

Sur les autres points, avant l'application, il convient de bien raser les parties, puis de les laver à l'eau tiède, tant pour ramollir la peau que pour la débarrasser exactement de toutes matières étrangères. Ensuite, on frotte la peau, on l'échauffe, pour y appeler le sang; on la recouvre même de sang frais si on en a à sa disposition, ou de lait simple ou sucré, en manière d'appât. La sangsue elle-même doit être parfaitement sèche, essuyée avec un linge; il est bon même de la tenir une heure ou deux hors de l'eau avant d'en faire usage. On a conseillé de la plonger dans de la bière amère quelques instants avant l'application; ce moyen, dit-on, augmentant leur voracité.

Les sangsues étant préparées, il reste à les mettre en place. Pour cela, sur l'homme, on se sert le plus souvent d'un verre ou d'un pot, dans lequel on dépose les sangsues, et que l'on renverse ensuite sur la partie préparée d'avance. Quand une partie a pris, on détache celles qui, presque toujours, restent au fond du verre, et on réapplique celui-ci. Ce procédé peut quelquefois ne pas convenir sur les animaux, car il n'embrasse pas une assez grande étendue à la fois. Alors on met les annélides au milieu d'une compresse humectée d'eau tiède, d'une étendue convenable, et on les applique sur la peau, les mains tenant la compresse exactement appliquée sur la partie. Si la surface est bien plane, on fixe la compresse au moyen d'un vase renversé, d'une grandeur appropriée, qui en comprime une certaine circonférence.

Si on doit les appliquer autour d'un membre, on entoure celui-ci d'un bandage en forme de manche, dont on fixe d'abord le bout inférieur au moyen d'une ligature; puis on y met les sangsues, et on les y retient en liant supérieurement sur le membre le bandage, qui se trouve ainsi fermé par les deux bouts. On le confectionne avec un linge fin, pour ne pas faire des plis volumineux, laissant entre eux des lacunes où les sangsues puissent passer; et, si en le nouant sur le membre l'irrégularité de la partie laisse des vides, on les comble avec de l'étoupe. Un moyen plus simple encore, surtout quand on veut appliquer des sangsues aux extrémités inférieures des membres, consiste à conduire les bêtes dans les marais où se trouvent les annélides. Dans certaines campagnes, les habitants font ainsi *piquer* leurs animaux maigres, en mauvais état, ayant les membres engorgés, espérant de la sorte leur *rafraîchir* le sang. Les vétérinaires qui auraient à leur disposition des marais de production pourraient tirer un grand parti thérapeutique de ce moyen.

Une région où l'on peut avoir, plus souvent qu'ailleurs, occasion d'appliquer les sangsues, est celle des paupières. On se sert alors d'un verre qui embrasse exactement la saillie orbitaire. Pour ce même objet, M. Leblanc a proposé l'emploi d'un tube de fer-blanc, troué dans toute sa surface pour le renouvellement de l'air, et garni d'un piston. On retire le piston pour introduire un certain nombre de sangsues ; puis, appliquant une extrémité du tube sur la peau, en poussant le piston, on force les sangsues à s'approcher. Quand elles sont fixées, on fait de même pour d'autres, jusqu'à ce qu'elles aient toutes pris. Ce procédé peut être avantageux pour appliquer des sangsues, non-seulement sur l'œil, mais, en modifiant les dimensions du tube, sur toutes les autres régions du corps, et notamment sur les surfaces irrégulières, profondes, étroites ou anfractueuses.

III. *Soins consécutifs.* — Une fois que les sangsues ont mordu, il n'y a plus qu'à les laisser tranquilles. Elles se gorgent en une demi-heure, trois quarts d'heures, et tombent alors d'elles-mêmes, laissant des plaies trifides de 1 à 2 millimètres de profondeur. Si elles ne tombent pas, où si l'on veut arrêter plus tôt la succion, on leur pince la queue ; ou bien on les saupoudre de cendre, de sel ou de tabac, et elles se détachent. Pour obtenir l'effet contraire, c'est-à-dire pour en prolonger l'action, afin d'en économiser le nombre, il est une méthode vulgaire, consistant à leur couper le bout de la queue avec des ciseaux, aussitôt qu'elles commencent à être gorgées. Le sang s'écoule par la plaie à mesure qu'il est aspiré, et on en obtient ainsi davantage. Mais le sacrifice de la sangsue n'est pas compensé par l'économie de la diminution du nombre des sangsues employées ; aussi vaut-il mieux en appliquer le nombre nécessaire et les conserver.

D'ailleurs, si l'on veut obtenir une plus forte évacuation de sang, on y parvient en opérant comme après les ventouses scarifiées, c'est-à-dire en lavant la partie à l'eau tiède, pour maintenir béantes les petites plaies ; en la soumettant à l'action de la vapeur d'eau bouillante ; en la recouvrant d'un cataplasme souvent arrosé d'eau chaude ; enfin, en appliquant des ventouses sur les piqûres.

Après la chute des sangsues, sur les animaux, on a rarement à redouter une hémorrhagie persistante ; sinon, on aurait recours aux moyens hémostatiques connus, aux lotions réfrigérentes d'abord ; puis, si l'écoulement continuait, à l'amadou, à la toile d'araignée, aux poudres absorbantes, aux poudres astringentes, à la compression, et, en dernier ressort, à la cautérisation par le fer rouge.

Si des sangsues étaient entrées accidentellement dans des cavités naturelles, dans la bouche, le nez, le rectum, on les chasserait avec une dissolution de sel marin ou de sel de nitre.

IV. *Quantité de sang extraite.* — La quantité de sang fournie par les sangsues est importante à déterminer pour la fixation du nombre qu'il convient d'en employer pour remplir des indications déterminées. Cette quantité se mesure en pesant la sangsue avant l'application, puis au moment où elle tombe, gorgée de sang. On voit ainsi que les sangsues de moyenne grosseur prennent environ six fois leur poids de sang, les grosses un peu moins, les petites moins encore, ce qui fait une moyenne de cinq fois; et, comme chaque sangsue pèse depuis 1 jusqu'à 4 grammes, en moyenne 2 grammes, cela fait 10 grammes de sang par sangsue. Il faut ajouter à cela la quantité qui s'écoule encore de la piqûre après que la sangsue est tombée, et que sur l'homme on admet comme étant égale; ce qui fait une évacuation de 20 grammes environ par sangsue. Sur les animaux, cette appréciation est trop forte, et principalement pour le cheval, qui ne donne presque plus de sang dès que la sangsue est tombée. Toutefois, cette même proportion peut être atteinte et même dépassée, si l'on applique ensuite des émollients et si la région est d'ailleurs très-vasculaire. Enfin, comme la quantité totale que nous avons indiquée dépend du volume des sangsues, et qu'elle peut varier ainsi du simple au quadruple, il importe encore essentiellement de tenir compte de ce volume dans la fixation du nombre des sangsues à appliquer.

V. *Réapplication des sangsues.* — L'idée d'utiliser de nouveau les sangsues ayant déjà servi a été la conséquence naturelle de l'extrême accroissement de leur prix. Cette réapplication avait jusque-là toujours été rejetée, dans la crainte que les sangsues ne transportassent des matières malsaines ou contagieuses d'un malade à l'autre, ou qu'elles ne communiquassent aux malades des affections nouvelles, par le sang corrompu qu'elles conservent longtemps dans le corps après avoir servi.

Le raisonnement et l'expérience ont démontré que ces craintes sont tout-à-fait chimériques. On conçoit ainsi que des sangsues pourraient difficilement communiquer à un malade des matières renfermées dans leur corps, puisque, tant qu'elles sont en contact avec les téguments, elles n'exercent qu'un effet de succion incompatible avec l'absorption supposée ; et c'est ce que l'observation a confirmé. L'expérience a été faite sur une très-large échelle dans les hôpitaux de Paris, où l'on emploie, depuis une dizaine d'années, une quantité considérable de sangsues ayant déjà servi à d'autres malades, sans qu'il en soit jamais résulté aucun accident. On a même soumis des sangsues à trois et quatre succions, sans le moindre inconvénient. Aussi l'usage de faire servir les sangsues autant de fois qu'on le peut s'est-il répandu dans les hôpitaux, où l'on accorde même une prime de quelques centimes aux infirmiers pour toutes celles qu'ils rendent en bon état, ce qui constitue pour ces établissements une économie très-importante. Ce fait a sa valeur dans la pratique vétérinaire ; car la possibilité de cette réapplication offre le moyen d'étendre, sans de nouvelles dépenses, l'emploi des sangsues chez les animaux domestiques.

Les précautions à prendre, pour faire de nouveau servir les sangsues, sont fort simples : il suffit de les faire entièrement dégorger ; car on tenterait en vain de faire mordre celles contenant encore du sang : elles ne prendraient pas. On a essayé divers moyens pour en opérer le dégorgement ; ainsi, on les a dégorgées en les jetant dans différents liquides, tels que l'eau très-fraîche, l'eau salée, l'eau vinaigrée, le vin étendu d'eau, l'eau de potasse, l'infusion d'absinthe, de tabac, etc.; elles s'y agitent fortement, laissent échapper le sang, mais il en périt un grand nombre. Ou bien, on les a mises sur de la sciure de bois, de la cendre, de la poudre d'alun, etc.; alors la sangsue rend le sang, mais ne peut plus se débarrasser du corps pulvérulent. On a encore conseillé de les presser entre les doigts d'une extrémité à l'autre, de les retourner même comme un doigt de gant, moyens violents qu'il ne faut signaler que pour les condamner.

En somme, ces procédés sont tous imparfaits ; car, outre les dangers qu'ils offrent pour la sangsue elle-même, ils ne produisent jamais qu'un dégorgement imparfait. C'est pourquoi les sangsues, dégorgées de cette manière dans les hôpitaux, absorbent beaucoup moins que les sangsues *neuves*, le quart ou la moitié tout au plus.

Il n'y a qu'un moyen de rendre complètement les sangsues à leur état primitif, c'est de les remettre purement et simplement au marais, ou, si l'on veut les avoir davantage à sa disposition, dans des réservoirs spéciaux, alimentés à volonté par une eau courante et ayant leurs bords recouverts d'argile et de gazon, tels que sont les réservoirs de M. Martin, de Paris. On les y laisse tranquilles le temps nécessaire pour un dégorgement naturellement opéré, c'est-à-dire un mois au moins, deux ou trois mois si l'on peut. Au bout de cet intervalle, les sangsues ont repris toutes leurs qualités premières. L'emploi même des sangsues, dans ce cas, devient pour elles un moyen d'alimentation ou de gorgement opéré dans de bonnes conditions, et permet de les conserver économiquement aussi longtemps qu'on le veut.

Cette dernière considération n'échappera pas, sans doute, aux vétérinaires, lesquels, en construisant un réservoir à compartiments destinés à mettre à part les sangsues qui ont servi, afin de leur donner le temps de se dégorger, pourraient avoir, à peu de frais et en tous temps, des sangsues en quantité suffisante à leur disposition.

5° De l'hæmopis et des moyens d'en débarrasser les animaux. — Nous avons signalé plus haut (pag. 561) les caractères de l'*hæmopis* ou *sangsue de cheval*, de manière à le faire distinguer facilement de la sangsue officinale avec laquelle il avait été, jusqu'à M. Huzard fils, toujours confondu. Nous avons maintenant à revenir sur les circonstances dans lesquelles cet animal est important à connaître pour le vétérinaire.

Il y a longtemps que l'on a remarqué que les eaux de certains pays, et principalement des pays chauds, tels que l'Espagne, l'Italie, l'Afrique, renferment une sangsue qui, se fixant dans la bouche, les cavités nasales des chevaux et des autres quadrupèdes, est pour eux la source d'une assez vive incommodité. Columelle fait déjà mention de ces sangsues qui vont se fixer dans la gorge des animaux et leur sucent le sang [1]. Vitet, un des premiers de nos jours, y revient en parlant de l'hémorrhagie nasale occasionnée par les sangsues avalées ou parvenues dans les naseaux des animaux. Paulet en parle aussi et dit qu'elles s'attachent à l'œsophage, au rumen et causent divers accidents. Mais c'est en Espagne qu'on a le plus souvent signalé les accidents causés par l'hæmopis. Il en est question dans l'ouvrage de Fernando Calvo [2], un des plus anciens traités d'hippiatrique de ce pays. Puis, ils ont été signalés, dans des mémoires spéciaux, par Blavette, vétérinaire du roi d'Espagne

[1] Colum., *de Re Rustica*, VI, 18.
[2] *Libro de albeyteria*, Madrid, 1587.

sous l'Empire [1]; par J.-B.-C. Rodet, vétérinaire à la même époque à l'armée d'Espagne [2]; par M. Forthomme [3], vétérinaire à l'armée d'Espagne, sous la Restauration. Plus récemment, on a observé l'hæmopis en Algérie, où les vétérinaires militaires ont eu de nombreuses occasions d'en constater la présence dans les cavités naturelles des grands quadrupèdes.

C'est ordinairement dans la bouche que l'on trouve l'hæmopis; il se décèle alors facilement par le sang qui s'écoule mêlé à la salive. Quelquefois il monte dans les cavités nasales, mais il y séjourne moins et se révèle, d'ailleurs, très-vite par l'épistaxis qu'il provoque. Parfois, quand l'hæmopis est dans la bouche, par l'ingurgitation et le rejet du sang, il détermine l'écoulement de ce fluide par le nez, circonstance dont il faut être prévenu pour ne pas être trompé sur le lieu qu'il occupe. Au reste, on trouve rarement un seul hæmopis isolé. Le plus souvent il y en a plusieurs groupés ensemble dans un même point ou dispersés dans plusieurs régions à la fois; et, malgré cela, ils ne sont pas toujours faciles à apercevoir, même dans la bouche où il faut constamment une extrême attention pour les découvrir. Dans d'autres circonstances, l'hæmopis pénètre plus profondément encore et arrive ainsi dans l'arrière-bouche, dans l'œsophage et jusque dans l'estomac et dans la trachée.

La présence de ces annélides est la source de divers accidents. Indépendamment de l'hémorrhagie, il en résulte des plaies plus ou moins douloureuses et pouvant s'aggraver par l'introduction de débris de graminées. Ensuite apparaissent des symptômes généraux. L'animal dégoûté refuse les aliments solides et liquides; il est triste, abattu, maigrit beaucoup, prend une démarche chancelante, et sa faiblesse peut devenir assez grande pour causer la mort. C'est ce qu'a observé M. Forthomme, lequel, ayant fait l'autopsie d'animaux morts sans cause apparente, trouva des hæmopis en abondance dans la trachée, le larynx, le pharynx et le fond des narines.

Il faut ici remarquer que l'hæmopis ne s'attache presque jamais sur le tégument externe, et, quand cela arrive, il n'y a aucun danger; car, par son appareil buccal, il ne peut inciser la peau des grands mammifères. Mais il peut fort bien, comme l'a fait obser-

---

[1] *Correspondance*, etc. de F. DE FEUGRÉ, 1811, t. IV, p. 133.
[2] *Recueil de Médecine vétérinaire*, 1827, t. IV, p. 202.
[3] *Ibid.*, p. 220.

ver avec raison M. Lemichel, vétérinaire militaire, dans un mémoire présenté à la Société centrale [1], s'implanter sur les muqueuses qui offrent assez de mollesse pour être entamées par leurs suçoirs, et ceci explique parfaitement pourquoi les hæmopis s'attachent dans la bouche et les autres cavités naturelles de préférence aux parties extérieures du corps.

Le premier moyen pour mettre les grands quadrupèdes à l'abri de ce danger serait de purger des hæmopis les eaux qui les contiennent, dans lesquelles ils se reproduisent rapidement, et où il n'est pas toujours facile de les apercevoir, malgré la plus grande attention, à cause de leur petitesse. Pour en débarrasser les eaux, on a essayé les toiles de lin, les toiles métalliques; mais ce sont là des obstacles insuffisants, surtout pour les sangsues jeunes qui les franchissent facilement. M. Lemichel a eu plus de succès en essayant de placer, dans les bassins, des anguilles, des cyprins dorés qui, se nourrissant de ces annélides à tous les âges, les firent entièrement disparaître. Il en conclut que tous les poissons capables de résister, par la dureté de leur peau, à l'attaque de l'hæmopis conviendraient également.

Lorsque l'hæmopis a pénétré dans les cavités naturelles des animaux, il importe de les en débarrasser au plus vite; et, pour cela, on a depuis longtemps proposé des moyens divers. Déjà Columelle recommandait, si on ne pouvait prendre les sangsues avec les doigts, de faire couler par-dessus, au moyen d'un tube assez long, de l'huile chaude, ou de faire pénétrer dans la bouche et les narines de la fumée de punaises brûlées. Les auteurs espagnols conseillent ces mêmes moyens et d'autres analogues. Ainsi, ils indiquent encore l'emploi des poudres de feuilles desséchées de troène, de garou, de figuier; du vert-de-gris, du sel marin; on met ces matières dans une canne creuse et on les souffle sur les sangsues, ce qui les fait tomber. La décoction de tabac, l'eau saturée de sel marin, l'eau vinaigrée, sont aussi fort employées. On introduit ces liquides, soit par injection à l'aide d'une seringue, soit en se servant d'un petit bâton qu'on garnit d'étoupes ou de linge à l'une de ses extrémités, et qu'on imbibe dans la dissolution avec laquelle on touche l'hæmopis.

Un autre moyen plus commode et plus efficace consiste à extraire directement la sangsue avec la main. On se sert pour cela de pinces

[1] *Recueil de Méd. vétér.*, 1852, t. XXIX, Bull. de la Soc., p. 154.

à disséquer, de pinces à anneaux, ou plus simplement des doigts ; mais il faut alors les envelopper d'un linge, car les doigts nus glisseraient sur la peau gluante de l'annélide. Pour le détacher, on le prend le plus près possible de la tête et on évite de tirer violemment ; sans quoi la sangsue, tenant très-fortement à la muqueuse, pourrait être rompue, et la tête resterait implantée. C'est le disque buccal alors qui reste sur la plaie, d'où il ne tombe que difficilement, et maintient la douleur, l'irritation. On évite cet inconvénient en tirant seulement, après avoir saisi la sangsue près de la bouche, de manière à la fatiguer sans la rompre. On atténue de la sorte graduellement sa force d'implantation, et elle finit par se détacher d'elle-même. Cette opération cause nécessairement quelques douleurs à l'animal mordu par l'hæmopis ; elle est de plus suivie d'une légère hémorrhagie, mais qui n'offre aucune gravité ; en tous cas, on l'arrête facilement par quelques injections vinaigrées.

Pour faire tomber les hæmopis fixés dans les naseaux, M. Forthomme a provoqué l'ébrouement par l'insufflation dans le nez de poudres irritantes, par des fumigations de chlore dans les écuries, et de cette manière il a pu réussir à les détacher ; mais il faut être réservé sur l'emploi de ces moyens, propres à occasionner des irritations persistantes dans les voies respiratoires.

Si les hæmopis avaient pénétré plus avant, dans l'arrière-bouche, dans l'œsophage, comme on ne pourrait agir directement, il faudrait donner en abondance des breuvages d'eau salée ou d'eau vinaigrée. On emploierait ces mêmes liquides en lavements, en injections, si les sangsues avaient pénétré dans le rectum, dans le vagin, etc., en y joignant, s'il était possible, l'extraction directe avec la main.

Quand les hæmopis sont éliminés, il ne reste qu'à prendre soin des piqûres, pour en favoriser la cicatrisation. On a recours à des injections, à des gargarismes ; on surveille surtout les plaies de la bouche, afin d'empêcher que des barbes d'orge, des balles d'avoine, en s'y introduisant, ne déterminent des plaies plus profondes, plus graves et pouvant dégénérer en abcès, comme l'a observé J.-B.-C. Rodet. Outre ces soins, si l'animal a souffert de la présence de l'hæmopis, s'il a maigri, il faut s'occuper de le rétablir par de bons aliments et des soins hygiéniques convenables.

ART. VII.

ACCIDENTS POUVANT SURVENIR A LA SUITE DE LA SAIGNÉE.

Les accidents les plus divers, quelques-uns sans importance, les autres d'une extrême gravité, peuvent survenir à la suite de la saignée et aller jusqu'à mettre en danger les jours du sujet. Par leur fréquence, par les circonstances nombreuses qui les font naître, plus que beaucoup d'autres cas pathologiques, ils peuvent compromettre la pratique du vétérinaire; c'est pourquoi il nous paraît utile d'étudier avec quelque détail les principaux d'entre eux. Les accidents que nous avons à signaler sont :

La saignée blanche et la saignée baveuse;

La blessure des organes voisins non vasculaires;

Le thrumbus;

La piqûre de la carotide;

L'entrée de l'air dans les veines.

Il en est quelques autres, tels que la *douleur* produite par la lésion des filets nerveux, la *syncope, l'érysipèle, l'angéioleucite*, etc.; mais ils s'observent à peu près exclusivement sur l'homme, et ne doivent pas par conséquent nous arrêter.

§ 1. — Saignée blanche et saignée baveuse.

On connaît la saignée *blanche* ou *manquée*, et la saignée *baveuse* ou *imparfaite* (voy. p. 471), qui proviennent l'une et l'autre des mêmes causes. Ces causes peuvent dépendre :

1° *De la disposition des parties*. — Ainsi, une veine petite, profonde, peu saillante, ayant causé erreur sur sa situation et fait mal placer l'instrument : une veine plongée dans un tissu cellulaire abondant et lâche, ce qui la rend roulante et capable de facilement échapper à l'instrument ; un mouvement intempestif de l'animal au moment de la piqûre, sont des circonstances propres à favoriser une saignée blanche ou baveuse.

2° *De l'opérateur*. — Cela arrive quand il fait une ouverture trop étroite, ayant employé une flamme ou une lancette trop petite, ou bien ayant donné un coup trop faible sur la flamme; ou encore si, se servant de la lancette, il s'est borné à faire une simple ponction, sans la prolonger par une incision. Alors, ou le sang ne coule pas, ou le peu qui s'échappe se transforme en un coagulum qui obstrue la plaie, et arrête complètement le mince jet de sang qui commençait à paraître. Il faut dans ce cas, ou agrandir l'ouverture avec la lancette, ou bien donner un nouveau coup de flamme dans la même ouverture, ou, mieux encore, fermer tout-à-fait la plaie et pratiquer à la veine une autre ouverture de la grandeur voulue.

Quelquefois, la saignée est manquée par défaut de rapport entre l'ouverture de la veine et celle de la peau, soit parce qu'on a tendu inégalement la peau, soit parce qu'on a dérangé l'animal après avoir ouvert le vaisseau. Alors le sang, forcé de suivre un trajet sinueux, s'infiltre dans le tissu cellulaire voisin ou cesse de couler. On remédie à cet accident en replaçant les deux ouvertures en regard par une position convenable donnée au corps, ou par une traction momentanée de la peau. Si cela ne suffit pas, on fait une autre saignée, après avoir fermé la première.

§ 2. — Blessure des organes non vasoulaires.

Nous passons sous silence la simple piqûre, avec la flamme ou la lancette, des os, des tendons, des muscles, des nerfs que l'instrument peut rencontrer au voisinage des vaisseaux ; ce sont des accidents sans importance qui ne réclament pas habituellement de soins particuliers. Nous nous bornerons à signaler, comme pouvant offrir parfois de la gravité, la blessure de la trachée et la blessure des muscles coccygiens.

1° Blessure de la trachée. — On peut blesser la trachée avec la flamme quand on saigne en s'aidant de la corde, quand on fait contre-appui du côté opposé ; enfin, toutes les fois qu'on fait pénétrer la flamme au-delà de la limite convenable pour l'opération régulière, que ce soit par inadvertance ou par suite de la disposition anormale des parties. En ce cas, on transperce en même temps la jugulaire ; mais l'accident n'est sérieux que si le tube cartilagineux est ouvert ; car alors le sang qui s'échappe par l'ouverture interne de la jugulaire passe dans la trachée et nuit à la fonction respiratoire. Ajoutons que c'est là un fait excessivement rare, vu la difficulté qu'a le sang à s'écouler par la plaie profonde de la veine. Si le cas se présentait, on reconnaîtrait l'accident à la quantité moindre du sang s'écoulant au-dehors, à la suffocation du sujet,

au sang fluant des naseaux ; l'animal serait alors en danger de
mort. On verrait le sang et l'air se répandre dans le tissu cellulaire
avoisinant la plaie, l'emphysème se développer, et l'on n'aurait
plus d'autre moyen d'arrêter ces phénomènes alarmants que la
ligature de la veine au-dessus de la plaie, et la mise de l'animal à
un repos complet. La plaie de la trachée, réduite ainsi à l'état simple, guérirait ensuite sans difficulté.

2° Blessure des muscles coccygiens. — Cet accident,
qu'on observe particulièrement dans l'espèce bovine, est très-fréquent, par suite du procédé généralement adopté pour la saignée à
la queue. Dans cette opération, on se le rappelle, au lieu de se borner à ouvrir l'artère coccygienne, on l'incise en travers en même
temps que les muscles voisins; de la sorte, on peut atteindre à la
fois les parties osseuses et ligamenteuses, si on agit sans précaution, et produire des plaies parfois fort graves, des fistules et même
la chute de la queue, comme l'ont observé beaucoup de praticiens.
Il reste alors des fistules persistantes très-difficiles à guérir.

Un pareil accident n'a besoin que d'être signalé pour être évité ;
quand il apparaît, on le soumet au traitement ordinaire des plaies
avec fistules : pansements compressifs, injections astringentes, cautérisation par le feu, etc.

§ 3. — Thrumbus.

1° Définition, division du thrumbus. — Le *thrumbus*,
appelé encore *thrombus, trombuste* (Lafosse), *mal de saignée*, est
l'accident qui survient le plus fréquemment à la suite de la saignée.
Il est particulier à la phlébotomie, et consiste en un épanchement
du sang échappé de l'ouverture du vaisseau dans le tissu cellulaire
qui se trouve entre la peau et la veine. Cet accident peut naître de
toute blessure accidentelle faite à une veine ; mais c'est à la suite de
la saignée qu'on a le plus ordinairement occasion de l'observer.

Jusqu'à présent, la signification du mot *thrumbus* n'a pas été parfaitement déterminée dans le langage pathologique. On l'a appliqué,
soit uniquement à l'épanchement sanguin sous-cutané, qui en est la
forme primitive, soit à l'ensemble des altérations consécutives, y
compris l'oblitération et la perte de la veine, qui apparaissent dans
quelques circonstances. De ces deux acceptions, la première est
trop restreinte ; la seconde, trop étendue. Pour établir une définition

rationnelle du thrumbus, il convient de laisser tout-à-fait à part l'affection propre du vaisseau qui vient parfois compliquer l'accident primitif, et de considérer, comme constituant le thrumbus véritable, la tumeur extra-vasculaire provenant de l'épanchement du sang d'une veine, sous quelque état et dans quelque période qu'elle se présente. Les symptômes, l'anatomie pathologique et le mode de traitement consacrent également cette distinction.

Le thrumbus peut se développer pendant ou immédiatement après la saignée, ou seulement au bout de quelque temps, deux ou trois jours par exemple. Dans le premier cas, le thrumbus est *immédiat ;* dans le second, *consécutif ;* et cette distinction est surtout importante à faire pour l'étude des causes et des méthodes curatives de cette affection.

2° Causes. — Dans une maladie comme le thrumbus, qui survient toujours accidentellement, l'étude des causes est le point essentiel ; car c'est par leur connaissance exacte qu'on peut se mettre en mesure d'éviter l'accident. Nous croyons donc devoir nous y arrêter quelques instants. Comme la plupart des maladies, le thrumbus est soumis à des causes prédisposantes et à des causes déterminantes.

I. *Causes prédisposantes.* — La laxité des tissus, en général, l'abondance du tissu cellulaire sous-cutané, sont les premières conditions favorables à l'épanchement du sang hors de ses voies naturelles. Ensuite, tout ce qui contribue à ralentir le cours du sang dans les veines peut devenir cause de thrumbus. En première ligne, on doit noter, comme pouvant donner ce résultat, la disposition même du vaisseau. Ainsi, les veines dans lesquelles le sang circule horizontalement, ou en suivant un trajet ascendant, sont beaucoup plus exposées aux thrumbus que celles dans lesquelles la marche du sang est descendante, et par cela même beaucoup plus rapide. C'est pourquoi on observe presque constamment le thrumbus après la saignée à la superficielle thoracique, à la saphène, à la céphalique et aux autres veines des membres, dans lesquelles le sang, progressant contre sa pesanteur, ne manque pas de s'échapper latéralement aussitôt qu'il rencontre une ouverture ; tandis qu'à la jugulaire, où le sang entraîné par son poids dans son cours naturel n'a aucune tendance à sortir du vaisseau, le thrumbus est l'exception et n'apparaît que sous l'influence d'actions extérieures plus ou moins énergiques. Toutefois, comme la jugulaire est la veine à laquelle on saigne le plus souvent les animaux domestiques , et qu'en outre elle siége à l'une des régions du corps les plus exposées à l'influence des causes extérieures, il n'est pas étonnant que, dans la pratique, ce soit sur cette veine qu'on observe le plus souvent cet accident.

On a remarqué que, parmi les grands quadrupèdes, le thrumbus se manifeste beaucoup plus fréquemment chez les solipèdes que dans l'espèce bovine, et l'on a cherché à expliquer cela par les différences de volume, de dilatabilité, de propriétés vitales des parties. Nous ferons observer à cet égard que, si les différences signalées devaient être prises en considération, elles devraient produire un résultat tout contraire ; car il est aisé de voir, par exemple, que chez le bœuf, où la jugulaire est plus horizontale, entourée d'une grande quantité de tissu cellulaire, le thrumbus devrait se manifester beaucoup plus fréquemment que chez le cheval. La seule raison de cette différence, c'est que le cheval est exposé presque incessamment à des causes déterminantes du thrumbus, auxquelles le bœuf est toujours soustrait par la nature de ses travaux et son mode d'attelage.

Parmi les causes prédisposantes du thrumbus, il importe encore de signaler l'état du sang. Ainsi, quand ce liquide est altéré, et présente cet état particulier de fluidité produit par la diminution de ses principes constituants, et notamment des globules, état dans lequel il a une extrême tendance à se répandre dans les tissus, à provoquer des hémorrhagies passives, le thrumbus apparaît presque inévitablement, à quelque veine que l'on saigne et malgré toutes les précautions possibles ; car le sang alors, outre sa fluidité qui l'entraîne si facilement hors de ses voies naturelles, n'a plus les propriétés nécessaires pour déterminer la prompte cicatrisation de la blessure veineuse, et cette ouverture, restant béante, lui livre passage beaucoup plus longtemps. C'est pourquoi on voit les thrumbus survenir avec tant de facilité chez les animaux affaiblis, anémiques, chez les jeunes chevaux qui ont souffert de la gourme ; en un mot, chez tous les sujets débilités par une cause quelconque.

II. *Causes déterminantes.* — Ces causes sont de deux ordres : celles qui produisent le thrumbus immédiat et celles du thrumbus consécutif.

Causes du thrumbus immédiat. — Ce sont d'abord toutes celles qui font obstacle au facile écoulement du sang par l'ouverture cutanée et pouvant produire une saignée blanche ou baveuse, telles que : — l'ouverture trop petite de la peau, par usage d'un instrument défectueux, ou par maladresse; — le manque de rapport entre la blessure de la peau et celle de la veine, soit par déplacement de la peau devant le vaisseau, soit par défaut le parallélisme entre les ouvertures, comme il arrive fréquemment quand on fait la saignée en plusieurs temps. En second lieu, le thrumbus peut être produit, dit-on, quand on transperce la veine de part en part, soit en se servant d'une flamme trop longue, soit en frappant trop fort; car alors le sang sort par deux ouvertures à la fois. Mais M. Renault s'est assuré, par plusieurs dissections, que l'on peut atteindre la paroi profonde de la veine sans qu'il en résulte de thrumbus, et c'est aujourd'hui un fait acquis. On détermine plus facilement le thrumbus si, en appliquant l'épingle, on soulève et tiraille pendant un certain temps la peau, de manière à laisser, entre le tégument et la veine, un espace libre où le sang puisse s'épancher.

Causes du thrumbus consécutif. — Ces causes dépendent beaucoup moins de l'opérateur que les précédentes, quoiqu'il soit vrai de dire qu'il ne tient encore qu'à lui la plupart du temps de les éviter. La plus fréquente de ces causes est le *frottement* que l'animal exerce contre la partie malade, frottement qui peut être sollicité par diverses circonstances : — par un fil trop serré autour de l'épingle et déterminant une mortification et une démangeaison locale plus ou moins intense, — par l'irritation résultant de l'emploi d'une flamme malpropre ou des tiraillements de poils produits par le sang qu'on laisse dessécher sur la plaie, — par l'existence de maladies cutanées accompagnées de prurit dans la région de l'encolure, etc. Dans tous ces cas, ou l'animal cherche à se gratter avec un membre postérieur, ou bien il se frotte contre l'auge, contre les séparations de stalle, sur sa longe, en un mot, sur tous les corps à sa portée, ce qui détruit le travail de cicatrisation de la veine et force le sang à sortir de nouveau du vaisseau ; mais la plaie cutanée étant alors fermée, le sang reste sous la peau et le thrumbus se forme. Il en arrive autant sur les chevaux de trait attelés, par l'action des rênes, si le conducteur n'y veille pas avec soin. Et, dans tous ces cas, le thrumbus est d'autant plus imminent que l'on a laissé à la suture un fil ou un crin trop long et pouvant se prendre aux corps environnants.

Après le frottement, c'est la *compression* de la veine qui agit le plus souvent dans la production du thrumbus. Elle a lieu quand on fait travailler l'animal trop tôt, avant que la plaie de la jugulaire ait eu le temps de se cicatriser; alors le collier comprime inférieurement la veine et fait refluer le sang qui s'échappe par l'ouverture. La saignée se rouvre encore plus facilement si le collier est court et étroit, ou si l'animal porte une bricole qui remonte trop haut et appuie sur le bord inférieur de l'encolure. Une auge trop profonde, dont le bord porte sur la trachée, exerce également une compression nuisible en pareil cas.

Viennent ensuite les grands *mouvements* que l'animal peut exécuter dans plusieurs circonstances; par exemple, quand on le laisse libre au pâturage; il est alors obligé de tenir la tête basse pour prendre l'herbe, et le sang de la jugulaire, tendant par son poids à descendre vers la tête, fait effort sur la plaie de la saignée et l'ouvre si elle n'est pas suffisamment cicatrisée. Cela arrive encore quand le cheval est attaché au râtelier avec une longe trop longue lui permettant d'aller prendre le fourrage jusqu'à terre, ou bien d'étendre l'encolure de côté, position forcée qui fait également jaillir le sang de la veine. Une toux forte, répétée, quinteuse, provenant d'une bronchite ou de toute autre cause, peut encore produire un thrumbus consécutif, en déterminant, par l'impulsion donnée à la circulation, un reflux saccadé du sang dans la veine.

Ces causes ne sont pas les seules qui puissent déterminer le thrumbus; car on le voit quelquefois apparaître sans qu'on puisse l'attribuer à l'une ou à l'autre d'entre elles. Il se montre ainsi dix, quinze, vingt jours après l'opération, et sa gravité est d'autant plus grande qu'on n'a pas, pour le combattre, la ressource de pouvoir faire disparaître une cause qu'on ignore. En pareil cas, ne pourrait-on pas attribuer le développement du thrumbus à la situation de l'ouverture par rapport à l'une des valvules de la jugulaire? Déjà précédemment (v. pag. 484) nous avons fait entrevoir le rôle que jouent les valvules dans la production de l'accident que nous étudions, et nous avons donné, comme règle, qu'il importait, quand on le pouvait, pour éviter le thrumbus, de porter la flamme au-dessus et non au-dessous de ces valvules.

Les valvules, en effet, ont pour usage, dans toutes les veines du corps, d'aider le cours du sang marchant de la périphérie au centre; elles sont, pour cela, disposées de manière à ce que le sang ne puisse rétrograder. Aussi, lorsqu'une impulsion quelconque repousse le sang du cœur vers les extrémités des vaisseaux, elles s'ouvrent, se développent, ferment complètement le canal vasculaire, et le sang retenu reprend son cours normal. A la jugulaire, les valvules remplissent, comme partout, cet office; elles s'opposent au retour du sang vers la tête. Leur influence est donc nulle dans les circonstances normales, le sang n'ayant qu'à suivre l'impulsion de sa pesanteur pour se rendre au cœur.

Mais qu'on suppose maintenant une action quelconque tendant à contrarier le cours régulier du sang, à le repousser vers la tête ; aussitôt l'impulsion de la colonne fluide fait ouvrir la valvule, le sang est retenu et reprend son cours si le vaisseau est intact. Mais si, immédiatement au-dessous de la valvule, la veine offre une ouverture, le sang, sollicité par l'impulsion réagissante qu'il doit à la rencontre de la valvule, s'échappe à travers cette ouverture, par un effet tout-à-fait analogue à celui qui se produit dans le bélier hydraulique, et avec une force dont on peut se faire une idée en connaissant la puissance d'action de l'instrument que nous venons de nommer. Le moindre effort, le plus léger obstacle au cours du sang, suffisent pour produire cet effet quand la cicatrice n'est pas entièrement consolidée.

Voilà comment des thrumbus se produisent sans qu'on puisse, au premier abord, en dire la cause. Quelques jours se sont passés après l'opération sans amener aucun accident ; la plaie cutanée est cicatrisée, et, croyant la guérison achevée, on rend l'animal à sa liberté et à son travail. Mais l'action du collier, la pression du cou sur la mangeoire, le port de la tête vers le sol et d'autres causes encore déterminent de nouveau un reflux de sang plus ou moins énergique, et ce reflux, qui, en pareil cas, serait absolument sans danger si la cicatrice veineuse était au-dessus d'une valvule, suffira, au contraire, pour la déchirer et l'ouvrir de nouveau, si elle est située au-dessous. Ce sont toutes les causes premièrement signalées qui, au moment où l'on pouvait les supposer sans action, agissent de nouveau, et encore longtemps après l'opération, se trouvant favorisées par une disposition toute particulière des parties.

Ce qui nous prouve, d'ailleurs, qu'il en est ainsi, c'est qu'ayant cherché à produire artificiellement des thrumbus sur des sujets d'expérience, en comprimant la veine et en tirant la peau sur l'ouverture, nous n'avons jamais pu parvenir à produire un épanchement notable de sang lorsque nous saignions au-dessus d'une valvule, tandis que nous y arrivions facilement en saignant au-dessous.

On conçoit maintenant que cette même cause, qui agit si efficacement quand la plaie est consolidée, doit avoir une action bien plus puissante quand la plaie est récente et que l'ouverture veineuse est encore libre. La saignée au-dessous d'une valvule devient alors une cause générale d'aggravation qui peut s'ajouter à l'effet de toutes les autres pour produire le thrumbus et en accroître d'autant le danger. Il importe donc beaucoup d'en tenir compte.

Relativement à l'influence des valvules dans la formation du thrumbus, il est une opinion assez généralement adoptée et qui paraît due à Lafosse, c'est que la lésion de ces valvules est une des causes déterminantes de l'accident. Cette opinion, dont on ne donne pas la raison, a été jugée expérimentalement par M. Hertwig [1], qui a, sur plusieurs chevaux, pratiqué la saignée sur les valvules mêmes et a obtenu la guérison aussi facilement que dans les cas ordinaires. Les valvules se cicatrisèrent ou restèrent séparées, mais sans que leur division ait produit le moindre accident. C'est ce qu'on pouvait prévoir, d'après ce que nous avons dit plus haut; en effet, la section des valvules, loin de favoriser le thrumbus, doit, au contraire, s'opposer à sa formation, puisque cette section détruit l'obstacle au cours du sang qui est la principale cause de l'accident.

3º Symptômes. Caractères anatomiques. Terminaisons. — Les symptômes du thrumbus sont uniquement locaux et se résument en une tumeur plus ou moins volumineuse constituée par le sang accumulé sous la peau à l'ouverture de la saignée. A quelque moment qu'elle apparaisse, cette tumeur est d'abord circonscrite, arrondie, molle, un peu élastique; plus tard, elle devient dure, résistante, mais sans qu'on y trouve une chaleur ni une douleur bien prononcées. Dans certains cas, elle présente l'aspect d'un engorgement œdémateux, un peu diffus; c'est ce qui arrive surtout quand elle survient par suite de frottements réitérés.

Dans les cas les plus simples, cette tumeur n'a qu'une durée très-courte; elle commence à diminuer au bout de deux ou trois jours, puis finit par disparaître. D'autrefois elle persiste, et, dans ce cas, il est rare qu'elle reste longtemps stationnaire; elle tend plutôt à s'accroître et en même temps change de caractère. D'indolente qu'elle était, la tuméfaction devient chaude, rénitente, douloureuse, prend un aspect phlegmoneux; parfois des hémorrhagies plus ou moins abondantes surviennent et contribuent à aggraver la situation. C'est le terme extrême du thrumbus compatible encore avec une termi-

---

[1] *Magazin für die gesammte Thierheilkunde*, 1846.

naison heureuse, c'est-à-dire avec la conservation du trajet du vaisseau. S'il ne se résout pas alors, les symptômes s'aggravent avec rapidité; la tuméfaction s'accroît par la partie supérieure, gagne la région parotidienne, finit même par s'étendre jusqu'à la face; en même temps, l'on peut sentir dans le trajet de la jugulaire, sous la peau, un cordon dur et volumineux. Dans ce cas, le thrumbus se trouve compliqué de cette affection de la veine connue sous le nom de *phlébite* et caractérisée par la formation, dans l'intérieur du vaisseau, d'un caillot obturateur arrêtant le cours du sang. La raideur de l'encolure et des mouvements, des symptômes fébriles généraux accompagnent cette phlébite que nous étudierons plus tard en traitant des opérations qui se pratiquent sur les vaisseaux.

Le thrumbus simple, sans complication de phlébite, n'est constitué, à son début, que par un caillot de sang maintenu par les lames du tissu cellulaire dans lesquelles il s'est formé. Ce caillot ensuite se resserre, prend une forme globuleuse; le tissu cellulaire qui l'entoure se condense et lui forme une sorte d'enveloppe fibreuse qui le maintient à la manière d'un kyste. Le caillot est isolé, tient seulement à la veine par un pédicule correspondant à l'ouverture du vaisseau, et présente lui-même à son intérieur une partie qui reste fluide assez longtemps, et dont la coagulation ne s'achève que par la diminution successive de la tumeur. Sur un sujet atteint de thrumbus, mort cinq jours après la saignée, nous avons vu ce caillot présenter une sorte de poche tapissée d'une petite membrane organisée et communiquant par la blessure du vaisseau avec l'intérieur de celui-ci.

Lorsqu'il y a phlébite, le caillot constitutif du thrumbus ne reste pas isolé de la veine, comme dans le cas précédent. Alors, au lieu de se condenser et de se résoudre, il s'étend autour du vaisseau et contracte, avec ce dernier, une adhérence très-intime due à l'organisation d'une lymphe plastique que les progrès de l'inflammation font naître autour de la veine et du caillot.

Le thrumbus peut se terminer de différentes manières. Quand il est récent et résulte seulement d'une opération mal exécutée ou de toute autre cause accidentelle, il est sans gravité et se termine, non pas par résolution, comme on le dit généralement, mais par *absorption*. C'est le cas le plus heureux; la veine conserve son calibre normal sans aucune altération. Lorsque le thrumbus a pris un caractère inflammatoire, phlegmoneux, que l'engorgement a dépassé les limites primitivement marquées par l'épanchement sanguin, ou peut quelquefois, à l'aide de moyens convenables, en obtenir la *résolution*; mais c'est exceptionnel. La terminaison qu'on obtient le plus souvent alors est la *suppuration*. Si l'abcès est superficiel, suffisamment circonscrit, non fistuleux, la terminaison est encore heureuse; car, l'abcès étant ouvert, la plaie peut se cicatriser sans amener l'oblitération de la veine. Mais si la suppuration atteint la veine, la phlébite apparaît, et la terminaison est des plus graves. Comme tous les phlegmons, le thrumbus phlegmoneux peut encore se terminer par *gangrène*, lorsqu'il se trouve exposé à toutes les causes propres à faire naître une inflammation très-intense; par *induration*, passage à l'*état chronique*, quand la suppuration cesse sans amener la guérison. Enfin, le thrumbus peut se terminer par la *phlébite*, caractérisée par les symptômes alarmants indiqués plus haut, et de plus par la réouverture de la plaie qui se transforme en fistule et laisse échapper, dès le début, une plus ou moins grande quantité de sang. Ce dernier symptôme, l'hémorrhagie, qui, très-légère, est sans danger, constitue un des symptômes précurseurs les plus certains de la phlébite, quand elle se renouvelle avec fréquence.

4º Traitement. — Lorsque le thrumbus est récent, qu'il se soit formé pendant la saignée ou quelque temps après, la première chose est d'en favoriser l'élimination par les voies absorbantes, ce que nous pourrions appeler la résolution primitive. Pour cela, on a recours habituellement aux lotions réfrigérantes et astringentes sur la tumeur; ce moyen est inutile et même contraire au but qu'on se propose, car le froid, au lieu d'y aider, s'oppose à la coagulation de la fibrine, et ne fait que retarder la formation du caillot. On s'abstiendra également de l'emploi des astringents, sel marin, eau vinaigrée, sulfate de fer, etc., dont l'utilité, en cette circonstance, est au moins problématique.

La seule chose à faire alors, c'est de laisser le sujet complètement au repos, en le mettant avec le plus grand soin à l'abri de toutes les causes occasionnelles de thrumbus plus haut signalées; en l'attachant court à deux longes; en éloignant de son voisinage tous les corps auxquels il pourrait se frotter; en cherchant, s'il est possible, à obtenir la guérison des affections étrangères produisant des démangeaisons, etc. Si le thrumbus survient pendant la saignée, on arrête l'opération, on cesse de comprimer la veine entre son ouverture et le cœur, et on ferme la plaie. En outre, on peut exercer sur la tumeur sanguine une légère compression qui divise le sang et en facilite l'absorption. Cette compression est facile à quelques veines des membres, à la superficielle thoracique, à la sous-cutanée abdominale de l'espèce bovine, et à toutes celles, en un mot, qui reposent sur un point d'appui solide. On l'exerce à l'aide d'une pelote d'étoupe et de deux ou trois tours d'une bande d'une longueur appropriée. A la jugulaire, cette compression offre plus de difficulté; cependant, elle est encore possible avec des tours de bande multipliés et une pelote suffisamment volumineuse; mais il faut une surveillance plus attentive pour remédier aux dérangements faciles et fréquents qu'éprouve ce bandage. On peut d'ailleurs, avant de l'appliquer, exercer avec les doigts, sur la tumeur, une compression bilatérale modérée, de manière à pousser le sang vers l'incision de la peau. On vide ainsi partiellement le sac que l'épanchement sanguin s'est creusé dans le tissu cellulaire.

On peut de la sorte faire disparaître un thrumbus en deux ou trois jours. S'il persistait, ou si l'on avait été appelé trop tard, et que l'inflammation eût commencé à paraître, ces moyens simples ne suffiraient plus. Il ne serait pas raisonnable toutefois, en pareil cas, ainsi que le conseille H. d'Arboval, de recourir à la méthode antiphlogistique pure : saignée à la jugulaire opposée, cataplasmes émollients, régime délayant, etc. Il vaut infiniment mieux tenter la résolution par le vésicatoire. Ce moyen, dit M. Rey [1], est préférable sous tous les rapports, à tel point qu'on est émerveillé de la prompte guérison qui en résulte; et, dans le thrumbus récent, ses effets sont à peu près infaillibles. Avant de faire cette application, on rase le poil, puis on met une couche de vésicatoire; le lendemain on en met une autre, sans enlever la précédente: et plus tard même une troisième, si les deux premières n'ont pas produit un effet suffisant.

De cette manière, on peut déterminer la résolution du thrumbus en huit ou dix jours. Cette résolution est possible lors même que l'épanchement est ancien et a déjà acquis une certaine dureté. Elle est surtout facile si la veine n'est pas oblitérée et s'il ne se produit pas d'hémorrhagie. Le vésicatoire agit comme un résolutif direct, et par l'activité qu'il donne à la fonction des vaisseaux absorbants.

A défaut du vésicatoire ordinaire, on peut faire usage du mélange vésicant produit par le sublimé corrosif et la térébenthine; mais il a moins d'efficacité.

---

[1] *Journal de Médecine vétérinaire*, de Lyon, 1848, t. IV, p. 340.

L'important, dans ce traitement, c'est de tenir l'animal convenablement attaché, à deux longes, dans une stalle, autant pour s'opposer aux frottements que pour empêcher le sujet d'enlever le vésicatoire, et parce que dans ce cas, comme toujours, le repos absolu
est de toute nécessité pour la guérison.

Quand la tumeur s'abcède, on se borne à l'ouvrir, si le foyer est
superficiel, avec le bistouri ou une pointe de feu, et on fait un pansement simple. Si la suppuration atteint la veine, cela rentre dans
le traitement de la phlébite. La gangrène est combattue par les
moyens usités contre cet état morbide : débridement, cautérisation,
applications émollientes, anti-septiques, etc.

S'il survient des hémorrhagies, on les arrête d'abord en appliquant
une ou plusieurs épingles ; si cela ne suffit pas, on exerce la compression à l'aide d'un plumasseau appliqué sur la plaie et d'une compresse ; ou bien on applique un cautère olivaire, chauffé à blanc,
sur la plaie. Si l'hémorrhagie persiste, le mal a changé de caractère :
le thrumbus est devenu phlébite, état morbide dont l'étude nous
fournira l'occasion de compléter les détails qui ne peuvent figurer ici.

§ 4. — Piqûre de la carotide.

1º Sur la piqûre des artères en général. — La piqûre
des artères, et particulièrement de la carotide, est un accident qui
accompagne assez fréquemment la pratique de la saignée, et qui
n'a pourtant été signalé qu'à une époque toute récente dans la pratique vétérinaire. Ce fut Favre (de Genève) qui, en rapportant un
cas par lui observé pour la première fois, appela l'attention sur cet
accident. Jusqu'alors aucun auteur, ni hippiatre, ni vétérinaire,
n'en avait parlé, soit qu'on l'eût confondu avec le thrumbus, soit
qu'on ne l'eût pas suffisamment observé et étudié. Malgré ce silence
des auteurs, on n'ignorait pas que cet accident pût se produire ; on le
connaissait par tradition, et, l'appréciant par analogie avec ce qui se
passe chez l'homme, on le croyait très-redoutable, presque nécessairement mortel. Nous verrons tout-à-l'heure ce qu'il faut penser de
ce danger supposé.

Les artères peuvent être atteintes de plusieurs manières dans la
pratique de la saignée. Quelquefois, on les ouvre volontairement
pour en extraire du sang, comme dans l'artériotomie et dans certaines saignées capillaires ; mais dans ces cas il n'y a pas accident.

puisque c'est l'opération elle-même. D'autres fois, la piqûre de l'artère accompagne la phlébotomie et constitue pour celle-ci une complication plus ou moins fâcheuse; c'est alors qu'elle a un caractère véritablement accidentel. Pour qu'elle se produise, la première condition est le voisinage d'une artère avec une veine où l'on saigne : c'est le cas de la carotide et de la jugulaire; c'est le cas aussi des artères et des veines saphènes, faciales, transversales de la face, de l'artère plantaire et de la veine superficielle du paturon, de l'artère et de la veine coccygiennes médianes du bœuf. Mais la piqûre de l'artère, dans ces cas divers, se présente trop rarement pour mériter de nous arrêter ici d'une manière particulière. Nous nous bornerons donc à envisager la piqûre de la carotide, réservant d'ailleurs l'étude des cas analogues qui peuvent se présenter sur d'autres vaisseaux pour le moment où nous traiterons des blessures artérielles en général.

2° Causes de la piqûre de la carotide. — On assigne habituellement pour causes, à cet accident, l'emploi d'une flamme trop longue, un coup de bâtonnet sur l'instrument donné avec trop de force. Ces deux causes ont sans doute l'influence qu'on leur prête; mais on remarquera que, pour qu'elles arrivent à produire la blessure de l'artère carotide, dans les conditions ordinaires où l'on se place pour pratiquer la saignée à la jugulaire, il faut que la veine soit d'abord percée de part en part, et que la pointe de l'instrument, ressortant par la face profonde de ce vaisseau, aille jusqu'à l'artère. Or, la disposition anatomique des parties rend le plus souvent ce fait, sinon impossible, au moins très-difficile, la carotide se trouvant assez profonde pour être hors de l'atteinte d'une flamme même très-longue, quand celle-ci, exactement appliquée sur la veine, la pénètre bien par son plus grand diamètre.

En réalité, sans nier l'action des causes plus haut indiquées, il faut encore, pour que la piqûre de la carotide se produise, qu'il y ait déplacement des parties, changement de rapport entre les deux vaisseaux. Ce changement peut être instantané, temporaire, si l'animal fait un mouvement quelconque de la tête au moment où l'on pratique l'opération; ou bien il peut dépendre d'une disposition anormale permanente du sujet, par exemple quand l'encolure est renversée et efface ainsi en partie la gouttière de la jugulaire; enfin, la veine peut manquer et l'artère en occuper la place superficielle. On atteint alors l'artère, quelque soin que l'on prenne pour l'éviter.

Dans les sujets présentant des dispositions anatomiques normales, on peut piquer l'artère si on place mal la flamme et si on la fait pénétrer dans une mauvaise direction ; si l'on fait la saignée trop bas, surtout vers le point correspondant au tiers inférieur de l'encolure, où l'artère très-superficielle est des plus accessibles ; si l'on fait pousser un peu fortement du côté opposé par un aide, de manière à faire saillir vaisseaux et nerfs du côté où l'on se trouve ; toutes les fois, en un mot, qu'on ne prend pas les précautions rigoureusement nécessaires pour être sûr de n'ouvrir que la veine. Dans tous ces cas, on peut arriver à l'artère même avec une petite flamme, ce qui prouve une fois de plus que les dimensions de l'instrument employé sont pour peu de chose dans la production de l'accident en question.

3° Symptômes. Caractères anatomiques. Pronostic. — Les signes qui font reconnaître la piqûre de la carotide sont des plus manifestes. Aussitôt que l'artère est ouverte, on voit jaillir un jet de sang artériel, rutilant, s'échappant habituellement par saccades isochrones avec les mouvements du cœur. Le jet est saccadé quand l'artère est superficielle et que son ouverture est parallèle avec celle de la peau, sinon le jet sort uniformément comme ferait le sang venant de la veine. Mais on fait alors la différence par la couleur du sang, par la rapidité beaucoup plus grande du jet sortant de l'artère, d'où résulte un écoulement plus abondant dans le même espace de temps, et que l'on reconnaît à la promptitude inaccoutumée avec laquelle le vase à sang se remplit. Tous les doutes cessent d'ailleurs quand on voit l'écoulement continuer avec la même force alors qu'on cesse la compression.

En même temps que le sang coule, on voit se former sous l'ouverture une tumeur semblable à un thrumbus, et qui s'accroît d'autant plus vite que l'écoulement du fluide est moins facile. Cette tumeur, formée par le sang épanché, est ce qu'on appelle, comme nous le verrons plus tard, un anévrysme faux primitif. Elle se développe beaucoup plus rapidement que le thrumbus de la veine ; mais elle n'a pas le même aspect et ne forme pas, comme celui-ci, une proéminence circonscrite. L'anévrysme n'est pas sous-cutané ; il est plus profond et, à cause de cela, plus large, plus diffus. Il s'étend surtout vers la partie inférieure de l'encolure ; quelquefois seulement il paraît se localiser autour de la saignée. Cependant, même dans ce dernier cas, à l'autopsie, nous avons toujours vu le caillot anévrysmal qui forme la tumeur descendre très-bas autour de l'artère et se prolonger presque jusqu'à l'entrée de la poitrine; mais sa situation profonde empêche de le distinguer en totalité à l'extérieur.

Ces signes sont ceux qu'on observe quand l'artère seule est piquée. Si la veine est ouverte en même temps, on voit le jet formé du mélange des deux sangs. Pour lever les doutes, on comprime la veine alternativement en haut et en bas de la piqûre; de la sorte, on arrête tout-à-fait ou on accroît le sang veineux, et les différences qu'on observe sur le jet artériel qui ne change pas permettent de se prononcer. Ajoutons toutefois que ce cas n'est que l'exception et ne peut se produire que dans des conditions toutes particulières qu'on ne réussit même pas à réaliser expérimentalement quand on le désire. Dans la plupart des observations rapportées de piqûre de carotide, l'artère seule a été atteinte, et la veine presque toujours préservée. Un seul cas, cité par M. Rainard [1] fait mention de la blessure simultanée des deux vaisseaux.

La piqûre de la carotide est un accident assurément sérieux, mais dont il ne faudrait pas s'exagérer la gravité, comme on l'a fait longtemps. On croyait autrefois qu'une semblable complication entraînait nécessairement la mort de l'animal si l'on n'y remédiait par la ligature du vaisseau. Des observations assez nombreuses, des expériences que nous avons plusieurs fois répétées ont montré combien ces craintes étaient peu fondées. En réalité, cette piqûre, sur les animaux au moins, est le plus souvent sans aucun danger, et la tumeur anévrysmale qui l'accompagne disparaît en général très-promptement, par absorption, comme le thrombus récent. Nous ne sachons pas qu'il y ait d'exemple que cette tumeur soit devenu le siége d'un engorgement inflammatoire quand l'ouverture de la peau a été maintenue exactement fermée, ni qu'elle se soit transformée en anévrysme faux consécutif. Nous ne parlons pas de ce qui survient lorsque la tumeur est ouverte; alors les conditions changent, et l'on peut craindre les diverses complications et terminaisons particulières à toutes les plaies.

Il est toutefois des cas où la piqûre de la carotide peut avoir des suites redoutables par les accidents consécutifs qu'elle provoque. Ainsi, dans le fait dont nous parlions tout-à-l'heure et observé en

[1] *Comptes-rendus* de l'Ecole de Lyon, année 1825 ; et *Recueil de Médecine vété-rinaire.* 1835, t. XII, p 313.

1802 par M. Rainard, la saignée donna d'abord une grande quantité de sang; deux ou trois épingles suffirent à peine à arrêter l'hémorrhagie; une tumeur anévrysmale énorme se forma, et une demi-heure après l'animal succomba. Mais à l'autopsie, il sembla à M. Rainard que la mort avait été le résultat moins de la perte de sang que de la compression exercée sur la glotte par le sang infiltré dans le tissu cellulaire du cou. Il y a quelque apparence qu'il en a été ainsi; car, dans d'autres observations du même genre qui ont été faites depuis, on a presque toujours vu que la mort avait été causée par la suffocation. On comprend qu'une pareille terminaison est surtout à craindre quand l'ouverture a été faite très-haut; et cela, non-seulement à cause du voisinage du larynx, mais parce qu'alors le tissu cellulaire qui entoure l'artère, étant plus lâche et plus abondant, permet l'accumulation d'une plus grande quantité de sang. Heureusement aussi qu'en cette région, l'accident a infiniment moins de chances de se produire, surtout si l'on reste dans les limites voulues et si l'on observe les précautions que nous avons indiquées.

4° Traitement. — A l'époque où l'on croyait au danger extrême de la piqûre de la carotide à la suite de la saignée, on ne supposait pas que cet accident pût guérir autrement que par la ligature; aussi se bornait-on, pour tout remède, à recommander cette opération, consistant à inciser largement la peau sur la tumeur anévrysmale, à mettre le vaisseau à découvert et à appliquer deux liens, l'un au-dessus, l'autre au-dessous de l'ouverture. Aujourd'hui il est reconnu que, dans la grande majorité des cas, ce moyen extrême n'est rien moins qu'indispensable pour remédier à la blessure de la carotide. C'est le hasard qui a mis sur la voie de ce point important de thérapeutique chirurgicale. L'observation première en est due à Favre, de Genève, et date de 1816 [1]. En saignant sur un cheval vertigineux, Favre ouvrit la carotide seule; et, sans antécédent qui pût le guider, croyant le cheval perdu, il se mit à préparer la ligature. Il incisa jusque sur la carotide, et, en attendant que tout fût prêt pour l'opération, il appliqua le pouce gauche sur l'ouverture du vaisseau, la main embrassant le bord trachéal de l'encolure et les autres doigts faisant appui du côté opposé.

---

[1] *Bibliothèque médicale vétérinaire*, de Genève, 2e partie; et *Recueil de Médecine vétérinaire* 1821, t. I, p. 15.

Le sang alors discontinua de couler; l'animal fut abattu, sans que l'opérateur cessât de tenir le pouce sur l'artère; il le leva au bout d'une heure et demie pour procéder à la ligature, et il ne sortit pas une goutte de sang. Des mouvements violents exécutés par l'animal en ce moment ne parvinrent même pas à produire le retour de l'hémorrhagie. Favre, alors, renonce à l'opération; il remplit l'incision avec des compresses graduées d'amadou et d'éponge, pour exercer la compression, et ferme la plaie avec trois épingles. L'animal, relevé, est guéri de son vertige; on laisse en place l'appareil qui tombe de lui-même au bout de huit jours, et une guérison parfaite eut lieu, sans amener l'oblitération de l'artère.

Peu après la publication de ce premier fait, Bareyre, d'Agen [1], en fit connaître un autre analogue, tendant aussi à démontrer l'inutilité de la ligature. Une saignée ayant été faite à un cheval fourbu, la carotide fut ouverte, seule encore. L'opérateur croyait, comme tout le monde, la ligature nécessaire à la guérison; mais voulant d'abord arrêter le développement de la tumeur sanguine, il plaça deux épingles; comme elles ne suffirent pas, il les remplaça par deux morceaux de bois demi-ronds, semblables à des casseaux, longs de 15 à 20 centimètres, dans lesquels il prit, sur l'ouverture, une assez forte portion de peau; les deux bâtonnets, liés à leurs extrémités avec de la ficelle, formaient un cylindre entier logé dans la gouttière de la jugulaire; ils furent maintenus en place par deux rubans de fil, fixés un à chaque bout de ces espèces de chevilles et entourant l'encolure. L'engorgement continua à s'accroître, mais plus lentement; au bout de neuf heures, il resta stationnaire; après vingt-quatre, il commença à décroître; au bout de cinq jours, il n'avait plus que la grosseur d'un œuf de poule; les bâtonnets tombèrent, et en trois semaines la guérison fut parfaite, sans laisser aucune trace.

Ces deux faits ayant éveillé l'attention, les expériences et les observations se multiplièrent. M. Rainard [2] mit à découvert la carotide par une incision de 8 à 9 centimètres à la peau, et la piqua; il pansa la plaie avec des tampons d'étoupe retenus par des points de suture, et un bandage autour du cou retint le tout. Cela fut fait sur quatre chevaux et un âne, en variant l'ouverture de l'artère de 2 à 6 millimètres. Il y eut un prodigieux engorgement des parties voisi-

---

[1] *Recueil de Médecine vétérinaire.* 1824, t. I, p. 161.
[2] *Recueil*, etc. 1835, t. XII, p. 315.

nes et suppuration abondante; l'appareil resta en place cinq à six jours, et l'hémorrhagie ne reparut point. Seulement, deux sujets déjà très-faibles moururent par l'abondance de la suppuration. Mais ces expériences ainsi faites, et en produisant de tels délabrements, n'étaient pas encore un progrès notable dans la question. Un fait pratique, observé vers la même époque par le professeur de Lyon, fut plus concluant. Il s'agissait d'un cheval amené à la clinique de l'Ecole en octobre 1825, sur lequel, la carotide ayant été piquée par la flamme, on fit simplement la suture à la peau; un bandage compressif, matelassé avec de l'étoupe, fut ensuite appliqué et maintenu par des tours de bande autour de l'encolure. Le troisième jour, la tumeur n'avait plus que le volume d'un petit œuf de poule, et l'on y sentait les pulsations de l'artère. Le vingt-deuxième jour, la tumeur avait disparu et l'animal put se mettre en voyage.

M. Delafond, plus tard, publie à son tour une observation semblable [1]. La carotide est ouverte au-dessous d'une première saignée. On place l'épingle, on appuie avec le pouce sur l'ouverture; au bout de quinze minutes, la tumeur cesse d'augmenter; cinq jours après elle a diminué, et au bout de quinze jours elle a disparu. MM. Rey [2], Cabaroc [3], Mangin [4], font ensuite successivement connaître des faits analogues, où la guérison survient en six ou sept jours par la seule application de l'épingle sur l'ouverture, et une compression plus ou moins prolongée sur la tumeur. Différents essais que nous avons tentés de notre côté ont toujours été suivis d'une guérison non moins rapide, même sans l'emploi d'aucune compression.

Des observations diverses qui précèdent et que nous avons rapportées, afin de faire connaître les différents procédés opératoires qui ont été mis en usage contre la piqûre de la carotide, nous pouvons maintenant conclure que la ligature, conseillée encore par H. d'Arboval, doit être rejetée de la pratique chirurgicale, attendu qu'elle est à la fois : *inutile*, puisque la blessure artérielle peut se fermer sans cela ; *dangereuse*, par les grands délabrements qu'elle nécessite, vu la difficulté qu'on a toujours de trouver le vaisseau au milieu du caillot de sang qui l'entoure, et parce qu'elle entraîne la

---

[1] *Journal pratique de Médecine vétérinaire.* 1829, t. IV, p. 60.

[2] *Recueil*, etc. 1841, t. XVIII, p. 761 (*Compt.-rend.* de l'Ec. de Lyon, 1840-1841).

[3] *Journal des vétérinaires du Midi.* 1843, t. VI, p. 311.

[4] *Recueil*, etc. 1845, t. XXII, p. 342

perte du vaisseau; et enfin *inexécutable* souvent, en ce que l'on n'a pas toujours sous la main, quand l'accident se présente, les instruments et les aides nécessaires.

Nous n'admettons pas non plus l'utilité de la compression exercée directement sur le vaisseau en incisant la peau et le caillot sanguin, comme quelques praticiens le conseillent. D'abord, la compression qu'on exerce ainsi sur une artère comme la carotide, mobile et fuyant facilement sous le doigt, est à peu près inefficace. Le caillot qui se forme autour d'elle forme un obstacle bien plus sûr et bien plus solide à l'écoulement du sang que le meilleur tamponnement; et, de plus, on a l'inconvénient de produire de la sorte une plaie d'une grande étendue, grave par elle-même et pouvant s'aggraver encore par le développement de la gangrène, que favorise surtout le contact de l'air sur le sang épanché et mis à découvert. On a paru quelquefois redouter la tumeur sanguine résultant de l'accident, et l'on a conseillé, quand elle devient très-volumineuse, de débrider au moins l'ouverture faite par la flamme, pour éviter l'épanchement et ouvrir une voie au sang. Cette méthode doit être au contraire absolument rejetée dans ce cas-là comme dans tous les autres, le débridement ne pouvant que produire une plaie inutile, exposer à l'air le sang épanché, aider à sa décomposition putride, et enfin détruire le caillot protecteur qui, en se formant autour de l'artère, constitue le premier moyen employé par la nature pour fermer la blessure du vaisseau.

En résumé, quand la carotide a été piquée, la seule chose à faire, en premier lieu, c'est de fermer l'ouverture de la saignée avec une ou autant d'épingles qu'il le faut pour empêcher exactement toute sortie du sang. En même temps, on exerce une légère compression avec la main en appliquant le doigt sur l'ouverture, afin de soutenir la suture et l'empêcher de céder. Cette compression n'a nullement pour effet de s'opposer à la sortie du sang par l'ouverture artérielle, car elle serait complètement inefficace sous ce rapport. C'est pourquoi elle n'est nécessaire qu'au début et tant que la tumeur tend à s'accroître. Dès que la tuméfaction est stationnaire, la compression devient inutile, et l'on peut se dispenser du bandage contentif, généralement conseillé. Il suffit de laisser l'animal dans un repos absolu, et de le soumettre, durant le premier jour, à une diète complète, en se bornant à le surveiller. On doit s'abstenir encore des lotions réfrigérantes, qui ont pour effet, ainsi que nous l'avons dit à propos du thrombus, de retarder la formation du caillot sanguin; et rien alors ne faisant plus obstacle à la guérison elle arrivera avec toute la promptitude désirable. Si la tumeur ne disparaissait pas en cinq ou six jours, on pourrait en hâter la résolution par une couche de vésicatoire, sans autre traitement.

Restent les cas graves où la carotide serait atteinte d'une blessure assez large pour rendre impossible toute cicatrisation. Mais cet accident, assez rare, ne peut guère se présenter dans la pratique de la saignée; si cela arrivait, il faudrait nécessairement recourir à la ligature. On verra plus loin le manuel de cette opération, que nous décrirons en traitant des blessures des vaisseaux.

§ 5. — Introduction de l'air dans les veines.

1º Historique. — L'introduction de l'air dans les veines, un des accidents les plus remarquables qui puissent survenir à la suite de la saignée, et de toute opération en général accompagnée de la blessure d'une veine, est, en médecine, un fait nouveau, connu seulement depuis un petit nombre d'années. Auparavant, on savait déjà les effets funestes de l'air introduit artificiellement dans les vaisseaux sanguins, effets dont la découverte paraît due à Wepfer, médecin de Schaffouse, mort en 1695, qui le premier aurait reconnu qu'on peut tuer un animal en un instant en lui injectant de l'air dans la jugulaire. Cette expérience, qui avait été imaginée en vue d'expliquer plusieurs cas de mort subite dans lesquels l'autopsie cadavérique n'avait fait découvrir d'autres lésions qu'une grande accumulation d'air dans le cœur et les gros vaisseaux, fut répétée ensuite par beaucoup d'autres médecins et se trouve pour la première fois rapportée dans Morgagni [1].

Depuis, on trouve le même fait consigné dans plusieurs auteurs. Chabert le conseille comme un moyen avantageux d'abattre les animaux morveux et autres sans effusion de sang [2]. Puis, à leur tour, Bichat [3], Nysten [4], s'occupèrent de la question, mais surtout dans le

---

[1] *Du siége et des causes des maladies,* liv. Ier, let. V, § 21 et suiv. Padoue, 1761.

[2] *Instructions sur les moyens de s'assurer de l'existence de la morve et d'en prévenir les effets.* Paris, 1785, in-8º.

[3] *Recherches sur la vie et la mort.* Paris, 1800 (*passim*).

[4] *Recherches de physiol. et de chimie pathol., etc.* Paris, 1811, 1re section.

but de déterminer la cause directe de la mort à la suite de cette injection artificielle d'air dans les vaisseaux.

Mais jusque-là, ces recherches, limitées à la physiologie expérimentale, et sans autre application possible que celle indiquée par Chabert, avaient peu attiré l'attention. On y revint lorsque l'observation eut appris que l'air pouvait pénétrer *spontanément* dans les vaisseaux sanguins ouverts et produire des effets semblables. C'est à la chirurgie vétérinaire qu'est due la première observation de ce genre que possèdent les annales de la science. Elle fut faite par Verrier, ancien professeur d'Alfort, qui constata cette introduction accidentelle spontanée sur un cheval, après une saignée à la jugulaire [1]. Mais ce fait isolé passa inaperçu. Il fallut, pour qu'on se préoccupât du phénomène, que l'homme en fût victime à son tour, ce qui ne tarda pas à arriver.

Le premier cas de ce genre sur l'homme fut observé en 1818 par Beauchêne [2], chirurgien de l'hôpital Saint-Antoine, chez un individu sur lequel il pratiquait l'extirpation d'une tumeur considérable à l'épaule droite. Pendant l'opération, on entendit tout-à-coup un bruit pareil à celui de l'air pénétrant dans le vide. Le malade devint pâle, se renversa, se sentant mourir; un pouls petit et irrégulier, des mouvements convulsifs, une sueur froide annoncèrent la syncope, qui se termina par la mort au bout d'un quart d'heure. A l'autopsie, on trouva la jugulaire blessée, avec une perte de substance de plusieurs centimètres; les cavités droites du cœur étaient dilatées; l'aorte et ses principales divisions, ainsi que la veine-cave, contenaient du sang mêlé à une grande quantité de bulles d'air.

Un second fait fut observé en 1822 par Dupuytren [3], sur une jeune fille, en extirpant une tumeur de la partie latérale droite du cou. On entendit le sifflement, et la malade, prise d'un tremblement général, expira presque aussitôt. A l'autopsie, on trouva l'oreillette droite fortement distendue par l'air, et ce fluide, en outre, abondamment mêlé au sang dans presque tout le reste du corps. D'autres faits semblables furent ensuite successivement signalés : par Delpech, en 1823; par Cartara, en 1826; par Roux, en 1832 et en 1836, et par d'autres encore. Presque tous constatent que l'ac-

[1] *Comptes-rendus* de l'Ecole d'Alfort, 1806.
[2] *Journal de physiologie expérimentale*, de M. Magendie. 1821, t. I.
[3] *Archives générales de Médecine*. 1824, t. V.

cident s'est produit pendant qu'on pratiquait des opérations à la partie supérieure de la poitrine et rapportent les mêmes symptômes : bruit de sifflement de l'air pénétrant dans la veine, cris plaintifs du malade, pâleur, syncope, mort soudaine. En 1837, on avait déjà une trentaine de ces observations lorsque la question arriva à l'Académie de médecine (séance du 4 juillet), à la suite d'une communication de M. Amussat, venant annoncer un fait de guérison d'introduction d'air dans les veines, survenue chez une femme sur laquelle il opérait l'extirpation du sein.

Cette communication souleva une importante discussion, à la suite de laquelle l'Académie nomma une commission pour faire de nouvelles recherches. Des expériences sur des chevaux et des chiens furent entreprises par cette commission, et leur résultat, exposé par M. Bouillaud, rapporteur, vint fournir de nouveaux éléments à la question. Peu après (séance du 5 décembre), la discussion fut reprise à la suite d'une nouvelle communication de M. Amussat, et offrit à Barthélemy l'occasion de soumettre à l'Académie (séances des 2 et 27 janvier 1838), sur de nouvelles expériences entreprises par lui, un exposé qui fut considéré comme une des œuvres les plus remarquables nées de ce débat [1].

Dès cette époque, les faits se multiplient : divers auteurs, entre autres Mercier, Erichsen, Wattmann, publient des travaux spéciaux où la question est étudiée avec plus ou moins de détail. A l'Académie de médecine, elle est même discutée de nouveau (séance du 9 décembre 1851); mais presque rien n'est ajouté aux faits acquis depuis 1838, date qui peut être considérée comme celle où l'on commença à avoir véritablement la connaissance pratique des causes et des effets de l'introduction accidentelle de l'air dans les veines.

A cette époque, l'accident n'avait pas été signalé seulement sur l'homme; il avait aussi été observé sur les animaux : d'abord, en 1806, par Verrier, comme nous l'avons déjà dit; puis une seconde fois, en 1819, par M. Bouley jeune [2], et, dans les deux cas, à la suite de la saignée à la jugulaire. Pendant la longue discussion qui eut lieu à l'Académie, ces faits furent rappelés, notamment l'observation de M. Bouley jeune, qui depuis a servi de véritable point de

---

[1] *Archives générales de Médecine.* 1838, IIIe série, t. I, p. 112 et 236.

[2] *Journal de physiol. expérim.* de M. Magendie, 1821, t. I.

départ à toutes celles que les vétérinaires ont pu faire sur le même sujet, et qui pour ce motif mérite d'être ici rapportée brièvement.

Un cheval venait d'être saigné à la jugulaire; M. Bouley avait cessé la compression pour poser le vase à terre, lorsqu'il entendit un bruit de glou-glou particulier, analogue au bruit que produit une bouteille qui se vide. Il ne fit d'abord aucune attention à ce bruit, l'ayant d'autres fois entendu sans qu'il en fût rien résulté, ferma la saignée à la manière ordinaire et fit conduire l'animal à l'écurie. Mais à peine le sujet est-il à sa place, qu'il est saisi d'un tremblement général, respire avec difficulté, pousse des gémissements et tombe comme frappé de la foudre. Se rappelant le bruit qu'il avait entendu, M. Bouley jeune eut aussitôt l'idée que ces phénomènes étaient dus à l'introduction de l'air dans la veine; et, guidé par le souvenir des idées de Bichat, — idées qu'on trouvera exposées plus loin, — il rouvre de suite la saignée. A mesure que le sang coule, il voit l'animal revenir à la vie, faire des efforts pour se relever; en cinq ou six minutes il est debout, et une demi-heure après l'accident est dissipé. Sur le même sujet, M. Bouley observa encore un phénomène remarquable, à savoir une sensibilité extrême de tout le côté droit du corps, opposé au côté de la saignée, sensibilité accompagnée d'une sorte de prurit forçant l'animal à se coucher à terre pour se frotter. Etait-ce l'indice d'une action particulière de l'air sur le côté gauche du cerveau?

Après avoir rapporté ce fait à l'Académie, M. Bouley jeune en fit connaître un autre à peu près semblable, recueilli par M. Riss et extrait des mémoires inédits envoyés à la Société centrale d'agriculture. Ce second cas se distinguait du premier par quelques particularités. Ainsi, outre le gargouillement, M. Riss avait encore remarqué le reflux par la plaie d'une écume sanguinolente; prévoyant alors ce qui devait arriver, il tira encore 2 kilogrammes de sang avant d'appliquer l'épingle, et néanmoins, aussitôt la saignée fermée, l'animal chancelle, tombe et s'agite violemment sur le sol pendant un quart d'heure. Enfin, les symptômes cessant, l'animal se relève, et l'accident ne laisse aucune trace.

Après la publication de ces premières observations, des faits presque identiques et suivis de même d'une prompte guérison furent signalés par plusieurs vétérinaires, notamment par MM. Lesaint [1],

____

[1] *Recueil de Médecine vétérinaire.* 1839, t. XVI, p. 198.

Riss [1], Chambert [2], Reboul [3], Rey [4], Dieuzaide [5], qui les observèrent sur le cheval, et par M. Carrière [6], qui l'observa sur un bœuf, et aussi en saignant à la jugulaire. Mais tous les cas n'ont pas été aussi heureux. A côté de ceux-là, il en faut citer d'autres qui ont eu, chez les animaux comme chez l'homme, une terminaison funeste.

C'est encore à M. Bouley jeune qu'on doit le premier cas de ce genre qui ait été consigné dans les annales de la médecine vétérinaire. Ce fait, arrivé le 21 janvier 1839, fut communiqué à l'Académie de médecine le 29 du même mois, et parut ensuite dans les journaux vétérinaires [7]. Il s'agissait d'une jument de travail, atteinte de pneumonie, que M. Bouley saigna à la jugulaire, en confiant le soin de fermer la saignée à un maréchal qui tenait le vase à sang. Ce maréchal, quand la saignée fut terminée, négligea de mettre l'épingle, et bientôt l'animal, saisi d'un tremblement général et de tous les autres symptômes de l'introduction de l'air, tombe sur le sol et meurt en peu d'instants. A l'autopsie, faite le lendemain, on voit d'abord des bulles d'air volumineuses s'échapper par une ouverture accidentelle faite à la jugulaire; l'oreillette et le ventricule droits sont distendus par un caillot rempli d'une multitude de petits globules d'air; un sang spumeux remplit l'artère pulmonaire, les cavités gauches du cœur; enfin, on trouve encore de l'air dans la veine-cave postérieure, les veines mésentériques, la veine-porte et les veines du cerveau.

Peu de temps après, M. Bouley jeune, par un privilége singulier du hasard, recueille un nouveau cas de mort qu'il fait encore connaître à l'Académie (séance du 27 octobre 1840) [8]. C'était une jument affectée d'entérite, qui, la saignée faite, tomba en présentant les symptômes de l'entrée de l'air, mais ne mourut que sept heures après. A l'autopsie, on trouva, comme dans l'observation précédente, l'air répandu dans tout le système circulatoire, et, de plus, les traces d'une apoplexie intestinale, à laquelle, il est vrai, on

[1] *Recueil de Médecine vétérinaire.* 1839, t. XVI, p. 536.

[2] *Journal des vétérinaires du Midi.* 1839, t. II, p. 214.

[3] *Mémoires de la Société vétérinaire de l'Hérault.* 1840, IIIᵉ série, p. 22.

[4] *Recueil,* etc. 1843, t. XX, p. 130 (*Compt.-rend.* de l'Ec. de Lyon. 1841-1842).

[5] *Mém. de la Soc. vétérin. de Lot-et-Garonne.* 1852, Iʳᵉ série, p. 57.

[6] *Journal des vétérinaires du Midi.* 1848, t. XI, p. 311.

[7] *Recueil,* etc. 1839, t. XVI, p. 86.

[8] *Recueil,* etc. 1841, t. XVIII, p. 5.

pourrait attribuer la mort, vu le temps relativement long que l'animal mit à succomber.

M. Lesaint, déjà cité [1], avait de son côté observé un fait analogue sur un cheval atteint de pneumonie. La saignée avait été faite à quatre heures du soir; en cessant la compression, on entendit le bruit de glou-glou; rien ne se manifesta d'abord, et le lendemain on trouva l'animal mort dans l'écurie. Malheureusement, l'autopsie ne fut pas faite, et l'on constata seulement le rejet par les naseaux d'une écume sanguinolente.

Ces faits, il faut le reconnaître, sont peu caractéristiques et laissent du doute sur la véritable cause de la mort. En voici de moins équivoques. L'un est dû à M. Mercier, d'Evreux [2] : un cheval avait été saigné par un maréchal; et aussitôt l'ouverture de la veine fermée, les symptômes ordinaires de l'accident se manifestent, l'animal tombe et la mort a lieu au bout d'un quart d'heure. Un autre cas tout-à-fait analogue est rapporté par M. N. Casas, de Madrid [3]; les choses se passèrent de même, et la mort eut lieu sept minutes après l'opération.

Tel est le résumé analytique de l'ensemble des travaux et des faits observés, sur lesquels repose tout ce que l'on sait aujourd'hui concernant l'introduction de l'air dans les veines. Nous allons maintenant étudier le phénomène en lui-même, considéré, non-seulement comme accident de la saignée, mais encore, pour n'avoir pas à y revenir, comme accident général pouvant survenir dans toutes les opérations. Ainsi, nous examinerons successivement :

Les effets généraux de l'air introduits dans les veines;

Les altérations pathologiques qu'il détermine;

Les causes de la mort à la suite de son introduction;

Le mécanisme de son introduction spontanée;

Les indications chirurgicales qui en découlent.

2° Effets généraux de l'air introduit dans les veines. — Comme on l'a vu par l'historique qui précède, l'air peut pénétrer dans les veines, soit d'une manière artificielle par injection directe dans les vaisseaux, soit d'une manière spontanée quand une veine a été ouverte ou blessée accidentellement. Nous

[1] *Recueil de Médecine vétérinaire*. 1839, t. XVI, p. 198.

[2] *Recueil*, etc. 1839, t. XVI, p. 532.

[3] *Boletin de veterinaria*. 1849, t. V, p. 321.

examinerons séparément les effets produits dans ces deux circonstances différentes.

I. *Effets de l'air injecté artificiellement.* — Nysten, le premier,
a étudié ces effets, et les résultats qu'il a obtenus ont, pour la plupart, été confirmés par tous les expérimentateurs : MM. Magendie,
Amussat, Bouillaud, Barthélemy, Lesaint, Renault, Rey et beaucoup d'autres encore qui ont répété ces essais.

Le premier phénomène observé, lorsque l'on injecte de l'air dans
la jugulaire d'un animal, est un bruit particulier, comparé, par
Nysten, à celui qu'on produit quand on agite du blanc d'œuf fouetté,
et qui part de la région du cœur. Ce bruit isochrone aux mouvements de systole et de diastole s'entend pendant quelques minutes.
Il est dû évidemment à l'agitation de l'air mêlé au sang dans les
cavités droites du cœur.

Bientôt après se manifestent des symptômes généraux fournis surtout par la respiration qui s'accélère de plus en plus, devient courte,
élevée, haletante. Ainsi, les inspirations, qui dans l'état normal sont,
sur le cheval, au nombre de 10 à 12, s'élèvent, comme l'a constaté
Barthélemy, jusqu'à 60 et même 90 par minute. En même temps,
l'animal paraît éprouver de la souffrance, pousse des cris plaintifs,
éprouve dans tout le corps des mouvements convulsifs. Pendant ces
phénomènes, il est remarquable que le pouls ne présente que de
très-faibles variations. Il s'élève un peu d'abord, puis se ralentit,
s'affaiblit; mais il ne varie pas de plus de 5 ou 6 pulsations au-dessus comme au-dessous de son rhythme ordinaire.

Cet état persiste plus ou moins, suivant la quantité d'air injectée.
Quand cette quantité est faible, les symptômes s'amendent peu à
peu et finissent par se dissiper tout-à-fait dans un temps qui varie
de une à deux heures. Quand l'injection d'air n'a pas été forte,
l'animal peut rester debout pendant tout le temps de la durée des
symptômes; mais, si la quantité d'air est plus grande, il tombe
plus ou moins violemment, dans un temps qui varie de un à trois
quarts d'heure, et il lui est encore possible de se relever. Enfin,
l'introduction d'une masse d'air plus considérable amène la mort.
Dans ce cas, le sujet tombe avec violence après un temps plus
court, éprouve les mêmes symptômes que précédemment; puis, le
pouls s'affaiblit, les inspirations deviennent larges et profondes, et
la vie s'éteint. Tous ces phénomènes sont constants et ne varient
que par leur plus ou moins d'intensité.

Au reste, il faut remarquer que les effets consécutifs diffèrent encore, suivant le mode d'injection, comme déjà Nysten l'avait reconnu. Ainsi, quand on injecte brusquement une grande quantité d'air, on détermine les symptômes que nous venons d'indiquer et l'on produit une mort prompte, une espèce de syncope; mais, si l'on injecte l'air par petites quantités à la fois et graduellement, on détermine d'abord une excitation momentanée de l'action du cœur; puis, si l'on continue, on constate un affaissement de la circulation, de l'embarras dans les mouvements respiratoires. Enfin, si l'on persiste, on n'a pas d'accidents primitifs graves, mais il se produit une altération du poumon, l'emphysème, déterminant la toux, l'expectoration d'un liquide filant écumeux, un râle plus ou moins fort, et en définitive la mort qui peut se faire attendre jusqu'au troisième jour.

Quand on injecte de l'air à plusieurs reprises, on remarque encore qu'il finit par altérer la couleur vermeille du sang artériel, lequel prend une teinte de plus en plus brune à mesure qu'on prolonge l'injection. C'est là un résultat manifeste de l'altération de la fonction pulmonaire et de la suspension de l'hématose qui en définitive la conséquence.

Enfin, il faut aussi noter que les effets sont différents suivant qu'on injecte dans les veines de l'air atmosphérique à l'aide d'instruments particuliers ou qu'on y insuffle de l'air expiré des poumons. Dans ce dernier cas, les effets se manifestent beaucoup plus rapidement, les animaux tombent presque instantanément, comme foudroyés, et la mort est infiniment plus prompte; elle arrive chez les chiens en un temps qui varie de une demi-minute à deux minutes, et chez les chevaux ou mulets en cinq ou six minutes.

Reste maintenant à déterminer la quantité d'air nécessaire pour produire la mort. A cet égard, il convient d'abord de détruire l'erreur, assez commune encore, de ceux qui supposent qu'on peut tuer un cheval en injectant quelques bulles d'air dans la jugulaire. Cette erreur avait été surtout accréditée par Bichat, répétant à plusieurs reprises dans ses ouvrages qu'une bulle d'air entrée accidentellement dans les veines suffit pour faire mourir inopinément les animaux. Nysten, qui, le premier, a combattu les idées de Bichat, a fait voir qu'il faut toujours une notable quantité d'air pour amener un résultat fatal, et c'est ce que tous les autres expérimentateurs ont depuis également reconnu.

Toutefois, il paraît difficile, pour ne pas dire impossible, d'admettre les résultats obtenus par MM. Magendie et Dupuy dans les expériences qu'ils firent à l'Ecole d'Alfort en 1821 [1]. Se servant d'une seringue à injection, d'une capacité de 2 litres, et poussant l'air dans la jugulaire par l'intermédiaire d'un tube à robinet introduit et fixé dans ce vaisseau, ils disent, ayant répété les essais sur quatre chevaux, avoir introduit dix, vingt et même quarante seringues d'air pour déterminer la mort. Sans nul doute, ces expériences ont dû être dérangées par quelque irrégularité ou quelque imperfection pour avoir donné des résultats aussi extraordinaires et hors de toute analogie avec ceux obtenus par tous les autres expérimentateurs. Il n'y a donc pas lieu d'en tenir compte.

Parmi les expériences plus dignes de foi, nous citerons d'abord celles de M. Liégeard, vétérinaire [2], qui ayant injecté, sur un cheval morveux, 3 litres d'air dans la jugulaire, à l'aide d'une seringue d'une capacité connue, observa tous les symptômes signalés, et la mort en un temps assez court, moins d'une demi-heure. MM. Renault et Lassaigne [3] ont vu la mort survenir avec une moindre quantité d'air. Se servant d'une vessie à robinet pour pousser l'air, ils constatèrent qu'un litre de ce gaz produisait des accidents variables, mais non la mort, tandis qu'un litre et demi entraînait presque toujours une terminaison funeste.

Barthélemy a déterminé, avec plus de précision encore, la quantité d'air nécessaire pour donner la mort. Voici le résumé de ses expériences, toutes faites sur des chevaux, et qu'il communiqua, en 1838, à l'Académie de médecine.

Ayant introduit d'abord 1 litre d'air chez trois chevaux après avoir tiré 4 kilogrammes de sang à l'un d'entre eux, il observe sur tous les symptômes ordinaires, lesquels, au bout de deux heures, ont tout-à-fait disparu. Le moins malade fut celui qui avait été saigné. Quelques jours plus tard, il injecte 2 litres d'air dans la jugulaire des mêmes chevaux; il y a des symptômes alarmants, mais qui ne durent pas plus que la première fois. 2 litres ne suffisant pas, Barthélemy en injecte 3 sur quatre chevaux, dont deux avaient déjà subi les deux premières expériences. Les symptômes sont très-graves; les ani-

---

[1] *Journ. de physiol. expér.*, etc. 1821. — *Leçons sur les phénomènes physiques de la vie.* Paris, 1836, t. I, p. 58. — *Journ. des prog. des sc. zooiatriq.* 1836, p. 98.

[2] *Journal de Méd. vétérin. théoriq. et pratiq.* 1832, t. III. p. 577.

[3] *Recueil de Méd. vétérin.* 1811, t. XVIII, p. 14.

maux tombent; néanmoins, ils se rétablissent. La chute avait eu lieu vingt, trente, cinquante minutes après l'injection. Le cheval qui avait été saigné au préalable la première fois le fut encore dans les expériences suivantes, et toujours son rétablissement fut le plus prompt, ce qui doit être attribué à la liberté de circulation déterminée par cette déplétion. Enfin, 4 litres d'air furent injectés sur sept chevaux, dont trois avaient déjà résisté à l'injection de 3 litres. Sur ces sept, six succombèrent immédiatement, c'est-à-dire dans le délai de quatre à neuf minutes. Celui qui survécut était de forte stature et remarquable par l'ampleur de sa poitrine. D'où Barthélemy conclut qu'en poussant d'un seul jet 4 litres d'air dans la jugulaire d'un cheval de taille moyenne, on le tue. Ce résultat peut être admis comme parfaitement démontré aujourd'hui, et la mort sera non moins certaine avec une quantité moindre si l'injection est rapide, se fait en un seul temps, et si on ne laisse pas l'air ressortir par l'ouverture de la veine.

On arrive à peu près aux mêmes résultats lorsque, au lieu d'air atmosphérique, on introduit dans la jugulaire de l'air sortant des poumons, mais avec la différence déjà signalée que la mort est infiniment plus prompte. Les chiens sont tués par une seule insufflation en moins de deux minutes, et les chevaux succombent toujours en cinq ou six minutes après deux insufflations. Barthélemy tua sept chevaux par ce moyen et put ainsi se convaincre que quand un homme de taille moyenne vide deux fois de suite dans la jugulaire tout l'air contenu dans ses poumons, il y a même excédant de dose. L'homme qui lui servait dans ses expériences donnait 3 litres un quart d'air par insufflation, ce qui faisait 6 litres et demi pour les deux. C'est là, en effet, une quantité deux fois plus grande qu'il ne faut pour amener la mort.

Il est toutefois nécessaire de remarquer que, pour que la mort arrive sûrement après une seule insufflation, il faut que le vaisseau ne reste pas ouvert de manière à permettre la sortie du sang et celle d'une partie de l'air insufflé. Ce fait a été bien établi par M. Lesaint sur un grand nombre de chevaux qu'il tua par ce moyen [1]. Ce vétérinaire faisait d'abord une première insufflation dans la jugulaire au moyen d'un tube quelconque ou d'un chalumeau, et, pendant que, pour assurer la mort de l'animal, il se

_____

[1] *Recueil de Médecine vétérinaire.* 1839, t. XVI, p. 205.

préparait à une seconde expiration, l'air remontait dans le tube, l'empêchait de continuer, puis l'animal tombait avec la veine ouverte. Le sang alors s'écoulait en abondance par la blessure, l'animal revenait à la vie, et, pour le faire mourir, il était obligé d'injecter une nouvelle dose d'air. Mais, en ayant soin, immédiatement après l'insufflation, de fermer l'ouverture avec une épingle et du crin, comme une saignée ordinaire, ou seulement en la pinçant avec les doigts, aucune victime n'échappait.

M. Rey a répété depuis les mêmes expériences et a constaté aussi que si, après l'insufflation, on ne ferme pas l'ouverture de la jugulaire, l'air s'échappe et le sujet ne succombe pas [1].

Cette dernière observation est utile, soit pour le cas où l'on tient à assurer la mort de l'animal, soit au contraire comme indice d'une indication à remplir, dans le cas où l'on aurait à combattre les effets d'une introduction d'air accidentelle.

II. *Effets de l'air introduit accidentellement.* — Le premier effet, le signe indicateur et pour ainsi dire pathognomonique de l'entrée de l'air dans une veine, est un bruit particulier qui se produit à l'ouverture même du vaisseau, et semblable au bruit produit par un gaz qui traverse un orifice étroit avec une certaine rapidité. Ce bruit présente d'assez notables variations; on l'a signalé comme bruit *sifflant*, de *gargouillement*, d'*aspiration*, de *succion*, de *glouglou*, de *lapement*, etc., et apparemment il doit présenter ces caractères divers suivant l'étendue de l'ouverture, la vitesse de pénétration de l'air, le volume du vaisseau, etc. Cependant, on a remarqué qu'en général il est, chez le chien, analogue au bruit de *lapement* que produit cet animal en introduisant les liquides dans sa bouche; et chez le cheval, analogue au bruit de *glouglou* que produit l'air pénétrant dans une bouteille qui se vide.

Ce bruit varie encore sous le rapport de l'intensité, et peut arriver à être très-faible, à peine sensible : c'est quand l'air pénètre lentement et en petite quantité. Toutes circonstances égales d'ailleurs, il est d'autant plus aigu que l'ouverture est plus étroite. Il devient alors sifflant, comme quand l'air pénètre dans le vide. Enfin, ce bruit n'est pas continu; il est saccadé, en quelque sorte, comme le cours du sang dans les veines rapprochées du cœur.

Après ce bruit, on en entend ensuite un autre vers la région du

<hr>

[1] *Journal de Médecine vétérinaire*, de Lyon. 1853, t. IX, p. 87.

cœur, et tout-à-fait semblable à celui que l'on perçoit quand l'air a été introduit dans la veine par injection. C'est un bruit sourd de soufflet, avec ou sans gargouillement, produit par le mélange de l'air et du sang dans les cavités droites du cœur, et isochrone aux mouvements de cet organe. Il n'est pas modifié quand on ferme la veine, et on continue de l'entendre longtemps encore après que l'introduction de l'air a cessé.

Pendant que ces bruits ont lieu, si la veine est restée ouverte, on voit assez fréquemment de l'air ressortir à chaque mouvement d'expiration et produire dans la plaie une écume sanguinolente, une sorte de saignée baveuse. Il faut tenir note de cette particularité, qui peut fournir un indice de l'entrée de l'air, lorsqu'une circonstance quelconque a empêché d'entendre le premier bruit.

A ces effets primitifs succèdent bientôt des effets consécutifs tout-à-fait identiques à ceux qui accompagnent l'injection artificielle de l'air, et déjà connus d'ailleurs par les observations que nous avons précédemment rapportées. Pour les étudier avec précision, on a cherché à reproduire expérimentalement le phénomène. C'est M. Magendie qui, le premier, a eu l'idée de cette expérience. Il introduisit une sonde de gomme élastique dans la jugulaire d'un chien, en la dirigeant vers le cœur, et l'air entra aussitôt que la sonde fut placée, en produisant, aussi bien à l'ouverture de la veine qu'à la région du cœur, les bruits plus haut signalés. Depuis, on a maintes fois répété cet essai, en variant l'étendue et le diamètre de la canule qui sert à mettre l'air en communication avec l'intérieur du vaisseau, ou plus simplement en se bornant à tenir béante l'ouverture de la veine, soit en écartant avec un instrument les lèvres de la plaie, soit en pratiquant sur les parois du vaisseau une incision oblique; et, de la sorte, on a facilement obtenu l'introduction spontanée de l'air. Toutefois, nous ne sachons pas qu'on ait pu arriver ainsi à mesurer la quantité d'air introduite.

Dans les conditions ordinaires de l'expérience, les symptômes se succèdent comme lorsqu'on fait l'injection directement. Peu après que l'air a pénétré, l'animal est pris de mouvements convulsifs; il y a embarras de la respiration et de la circulation, diminution des forces, anxiété, agitation, et même chute de l'animal sur le sol. Si alors on arrête l'expérience en fermant l'ouverture, presque toujours survient une prompte amélioration. Le sujet semble immédiatement soulagé, revient à lui: les accidents se dissipent, et en peu de temps le rétablissement est complet. Si on laisse l'ouverture béante, l'introduction de l'air continue, les symptômes s'aggravent, la respiration devient de plus en plus laborieuse, la faiblesse plus grande; les animaux rendent des urines et des matières fécales, et meurent après quelques mouvements convulsifs.

La mort survient au bout d'un temps assez variable; mais elle n'est jamais instantanée, comme on le croyait, pas plus que quand on injecte l'air directement. Elle peut être hâtée par plusieurs circonstances : l'état de faiblesse du sujet, son degré de résistance vitale, la quantité d'air introduite, sa rapidité d'introduction, le volume de la veine, etc. L'existence de maladies du poumon, ou seulement une poitrine d'une faible capacité, résistant beaucoup moins à l'action de l'air qu'une poitrine dans des conditions opposées, aggravent encore le danger.

La rapidité de la mort, enfin, varie suivant les espèces. Elle est plus grande chez l'homme que chez les animaux; et, parmi ces derniers, la mort est généralement plus lente chez le chien que chez le cheval, et peut arriver dans une limite de temps beaucoup plus variable. Ainsi, en laissant la veine ouverte, la mort peut avoir lieu chez le chien dans un intervalle de une à trente minutes, tandis que chez le cheval elle arrive presque toujours en moins de dix à quinze minutes. Cela dépend de ce que le phénomène se produit chez ce dernier avec plus de régularité, l'air ayant plus de facilité pour s'introduire dans la veine, qui est plus grande, et à laquelle on peut faire une plus large ouverture qu'à celle du chien.

III. *Effets de l'air injecté dans les artères.* — Nysten a essayé l'injection de l'air dans les artères pour vérifier les opinions de Bichat. Il fit l'expérience sur la carotide et l'artère fémorale, les seules artères dans lesquelles cette injection soit possible, et il en obtint des effets différant non-seulement de ceux produits par l'injection dans les veines, mais encore entre eux. Ainsi, l'air injecté dans la carotide détermine constamment les phénomènes de l'apoplexie, pourvu qu'une quantité d'air un peu considérable ait atteint le cerveau; mais on n'observe aucun effet appréciable si l'on n'en introduit qu'une faible quantité. Dans tous les cas, lorsque l'apoplexie, déterminée par cette injection d'air, est mortelle, elle ne fait succomber l'animal qu'au bout de quelques heures.

Si après que sont survenus les phénomènes apoplectiques on continue l'injection, l'air passe dans le système veineux, arrive au cœur et détermine alors les symptômes de l'injection ordinaire par les veines. Ce dernier effet est le seul que l'on obtienne en faisant l'injection par l'artère fémorale; et, dans ce cas, il faut introduire une assez grande quantité d'air pour obtenir des troubles notables. Ces résultats d'expérimentation achèvent de démontrer l'innocuité de l'action de l'air sur le sang, sur le cerveau, et détruisent tout-à-fait les idées de Bichat sur le danger extrême de l'introduction de l'air dans les veines.

3° Anatomie pathologique. — Quand on fait l'autopsie d'un sujet, homme ou animal, mort à la suite d'une introduction expérimentale ou accidentelle de l'air dans le système veineux, le caractère constant observé est la distension des cavités droites du cœur produite par l'accumulation de l'air dans ces cavités. Cette distension peut aller au point de tripler le volume de l'organe, qui résonne alors comme un tambour, ainsi qu'on l'a plusieurs fois constaté sur l'homme et sur le chien. Cet air est rarement libre; le plus souvent il est mêlé au sang, qu'il rend écumeux. Le mélange se fait aussitôt que l'air arrive dans le cœur. Ce fluide alors est battu avec le sang pendant les contractions de l'organe, et forme avec lui, jusqu'à sa dissolution entière, une masse spumeuse qui, ne pouvant pas se dégager, s'accumule et produit le ballonnement des cavités droites. Assez souvent, pourtant, on rencontre encore du sang écumeux dans l'artère pulmonaire.

Quant à l'air libre, on en trouve aussi dans le cœur, et avec d'autant plus d'abondance que la mort a été plus rapide, ce qui s'explique par le temps moins considérable qu'il a eu pour se mêler au sang. Lorsque la mort a été presque instantanée, ce qui ne s'observe guère que sur l'homme, il remplit presque seul les cavités droites du cœur. Si la mort a un peu tardé, cas ordinaire chez les animaux qui résistent davantage, il n'y a dans le cœur que du sang écumeux. Enfin, si la vie s'est prolongée longtemps après l'introduction de l'air, on trouve ce fluide répandu dans tout le système circulatoire, et l'on n'observe plus le ballonnement des cavités du cœur.

Une chose remarquable, c'est que la dispersion de l'air dans le torrent circulatoire ne se produit pas avec la même facilité dans toutes les espèces. Ainsi, sur le cheval, et aussi sur l'homme, même quand la mort a été rapide, on rencontre à peu près constamment de l'air dans les cavités gauches du cœur, dans l'aorte, dans les veines du cerveau: tandis que chez le chien on en trouve à peine quelques bulles dans ces mêmes régions; ce qui tient, sans doute, à ce que l'air traverse plus facilement le tissu pulmonaire de l'homme et du cheval que celui du chien. Toutefois, si l'on examine le chien quelques jours après que l'air a été introduit, chez lui comme chez les autres espèces on trouve ce fluide répandu dans toutes les parties du système circulatoire.

4° Causes immédiates de la mort. — Les opinions ont été fort divisées sur la cause déterminante de la mort à la suite de l'entrée de l'air dans les veines. Les premiers auteurs qui eurent occasion de constater le phénomène, Weber, Camerarius, Brunner, Sprægel, Harder, Morgagni, considérant l'état de distension extrême du cœur après la mort, s'accordent à attribuer celle-ci à la cessation des contractions du cœur résultant de cette distension, comparant l'effet alors produit à celui qu'on observe sur la vessie distendue par l'urine.

Bichat vint ensuite émettre une opinion toute différente. Il soutint que l'air agit seulement en arrivant au cerveau et en faisant cesser la fonction cérébrale par une action inconnue; suivant lui, la vie ne s'arrête alors, et la circulation ne s'interrompt que parce que l'action vitale a été primitivement interrompue. Ch. Bell explique la mort par une théorie analogue; il l'attribue à l'annihilation par l'air des fonctions de la moelle allongée, d'où suspension des fonctions respiratoires et cessation de la vie.

Ces dernières doctrines, dénuées de fondement, n'ont pas été admises. L'erreur de Bichat notamment a été depuis longtemps démontrée par les expériences de Nysten qui a fait voir l'innocuité de l'air sur le cerveau, en l'y faisant parvenir directement par une injection dans la carotide. Nysten, ayant ainsi combattu Bichat, revint à la théorie de Morgagni et, de nouveau, attribua la mort à la distension des cavités droites du cœur, distension produisant dans les parois de l'organe une sorte de paralysie s'opposant à ce qu'elles puissent revenir sur elles-mêmes, et qu'il croyait due à la dilatation subite de l'air déterminée par la chaleur du corps. Cette cause, d'après Nysten, qui ne connaissait que le phénomène produit par l'injection artificielle de l'air dans les veines des animaux, est au moins celle de la mort instantanée, telle qu'on l'observe quand on injecte brusquement une grande quantité de ce fluide, et après laquelle on trouve presque toujours les cavités droites du cœur distendues par l'air qui les remplit en totalité ou en partie. Au contraire, si l'on n'injecte l'air que peu à peu et en petites quantités à la fois, de manière à ne pas tuer l'animal de suite, la mort, ajoute-t-il, commence, non pas par le cœur, mais par le poumon. Ainsi, la circulation s'accélère d'abord, puis se ralentit, et il survient un embarras pulmonaire caractérisé par la toux, par une expectoration écumeuse, et qui entraîne la perte de la vie. Sauf la cause de la distension des cavités du cœur, qu'on ne peut attribuer à la raréfaction de l'air par la chaleur, attendu que l'air n'éprouve alors qu'une augmentation de volume très-faible, un douzième environ, et que, d'ailleurs, on produit les mêmes phénomènes avec l'air expiré du poumon, et déjà chaud par conséquent, l'opinion de Nysten a conquis un assez grand nombre d'adhérents, notamment Dupuytren et MM. Magendie, Amussat, Bouillaud. Ce dernier, en outre, s'appuyant des expériences qui font la base de son rapport à l'Académie, pense que la mort peut être encore attribuée : 1° à la présence de l'air dans les divisions de l'artère pulmonaire, ce fluide donnant au sang un sorte de spumosité et s'opposant à sa libre circulation dans les capillaires du poumon; 2° à l'action de l'air sur le cerveau, dans le cas où ce fluide élastique pénètre jusqu'à cet organe.

M. Gerdy, pendant la discussion à l'Académie, fait remarquer que la paralysie du cœur, admise par les auteurs précédents, ne s'accorde pas avec la faculté de contraction que conserve cet organe quand on le met à nu sur un sujet mort par introduction de l'air. Il pense plutôt que la cessation de sa fonction est due à sa privation de sang. Barthélemy, à son tour, combat cette opinion et d'une manière plus absolue encore. Il nie qu'il y ait distension du cœur par l'air; car, à l'ouverture des animaux sur lesquels il a expérimenté, il a toujours trouvé les cavités droites remplies de sang entouré d'une plus ou moins grande quantité de bulles d'air ou de mousse sanguine. Il n'admet pas non plus que la mort commence par le cœur, comme on le dit généralement; voici le passage de son discours dans lequel il donne les faits sur lesquels il appuie cette manière de voir :

« Ce qui prouve, dit Barthélemy, que la mort n'est pas due à la cessation des mouvements du cœur et à la suspension de la circulation, c'est que : 1° à l'ouverture de quelques-uns des chiens soumis aux expériences de M. Amussat, on a vu le cœur droit se contracter encore : la mort n'avait donc pas commencé par cet organe. — 2° Sur le cheval, on sent des pulsations jusqu'au moment de la dernière expiration. — 3° Aussitôt que le cheval auquel on a injecté 4 litres d'air est tombé, si on examine la jugulaire et qu'on la frappe avec le doigt, on la trouve distendue et résonnant dans toute sa longueur comme un tambour d'enfant; mais bientôt la possibilité de produire le bruit cesse dans le voisinage de la parotide, puis plus bas et ainsi de suite, de manière qu'au bout de trois ou quatre minutes, à compter du commencement de l'injection, c'est-à-dire quelques instants avant la mort, la jugulaire est désemplie et ne résonne plus sur aucun point de sa longueur. La circulation n'était donc pas arrêtée, puisque la veine s'est vidée au lieu de se remplir de plus en plus. — 4° A l'ouverture des chevaux tués par injection ou par insufflation dans la jugulaire, au lieu de trouver l'air accumulé dans les cavités droites du cœur, on le voit disséminé dans tout le système circulatoire et jusque dans le système de la veine-porte, même lorsque les animaux n'ont survécu que trois ou quatre minutes à l'injection. — 5° Lorsque l'on coupe la queue à un cheval, on voit aussitôt le sang jaillir des artères coccygiennes. Si on injecte alors 4 litres d'air dans la jugulaire, voici ce que l'on observe : intermittence de quatre ou six secondes, annoncée par la suppression des jets fournis par les artères précitées; chute de l'animal un peu avant, pendant ou après cette intermittence, réapparition des jets qui deviennent plus gros et plus forts qu'ils ne l'étaient avant l'injection; saccades très-rapprochées. Cet état de choses dure trois ou quatre minutes; au bout de ce délai, les jets commencent à s'affaiblir; l'affaiblissement est progressif et dure environ une minute, après laquelle les artères cessent de fournir du sang, et l'animal pousse la dernière expiration : de telle sorte que la respiration et la circulation s'arrêtent à peu près en même temps. Ces phénomènes ont été étudiés sur dix chevaux. Dans un cas, le sang se présenta encore par saccades à l'orifice des artères après que la respiration eut cessé. Dans un autre, les jets ont persisté environ une minute après la dernière expiration. »

Ainsi, en résumé, suivant Barthélemy, dont le discours a pesé d'un grand poids dans la discussion de l'Académie, la mort n'est due ni à la dilatation du cœur ni à la cessation de la circulation, vu qu'elle ne commence pas plus tôt par le cœur que par les autres foyers de vitalité. A quoi donc alors l'attribuer? C'est ce que Barthélemy ne dit pas d'une manière précise. Il paraît toutefois pencher pour l'avis de ceux qui considèrent l'obstacle par l'air à la circulation pulmonaire comme la cause première de la mort.

Cette dernière cause, indiquée par Nysten pour expliquer les cas de mort lente et que nous avons vue exprimée dans le rapport de M. Bouillaud, a été soutenue d'une manière plus positive, d'abord par M. Mercier, interne à l'Hôtel-Dieu [1], et puis par M. Erichsen [2], lequel pose en principe que l'air introduit dans les vaisseaux agit comme toutes les substances étrangères qui font obstacle au cours du sang, et le démontre par une expérience intéressante. Essayant de pousser, par l'artère pulmonaire d'un chien récemment tué, un liquide quelconque à l'aide d'une seringue munie d'un hémodynamomètre, il vit que la force nécessaire pour faire passer ce liquide à travers les capillaires du poumon fait monter le mercure dans le tube de 4 à 5 centimètres ; mais que si l'on fait l'injection après avoir poussé de l'air dans l'artère pulmonaire, la résistance était presque doublée par l'obstruction des capillaires, et que le sang monte dans le tube de 8 à 9 centimètres. Par ce fait, on peut comprendre quel obstacle sérieux la présence de l'air dans le sang apporte à la circulation pulmonaire et la possibilité qu'il devienne cause de mort, s'il est en quantité suffisante.

Mais d'autres causes encore ont été invoquées pour expliquer la mort à la suite de l'introduction de l'air dans les veines. Ainsi, M. Marchal (de Calvi) a émis l'idée que l'action du cœur était arrêtée par l'influence délétère qu'exerce sur lui l'acide carbonique éliminé du sang veineux ; ce n'est là qu'une supposition sans base. Delpech, qui a analysé le gaz mêlé au sang pendant l'accident, lui a trouvé la même composition que l'air atmosphérique, et d'ailleurs Nysten avait injecté de l'acide carbonique sans arrêter les mouvements du cœur. M. Leroy (d'Etiolles) [3], admettant comme possible l'action sur le cerveau et sur le cœur, pense, en outre, que l'air agit sur le poumon en produisant l'emphysème de cet organe. Piedagnel [4] a également soutenu la formation de l'emphysème pulmonaire. Puis est venu M. Wattmann [5] qui, analysant les observations et les opinions de ses devanciers, conclut en admettant que la mort est due au trouble des contractions du cœur, provenant : 1° de l'action mécanique de l'air ; 2° de la perturbation des fonctions respiratoi-

---

[1] *Gazette médicale.* 1837, t. V, p. 484.

[2] *The Edinburg medical and surgical journal.* 1841, n° de janvier.

[3] *Arch. gén. de Méd.* 1823, t. III, p. 110. 1824, p. 430.

[4] *Journ. de physiol. expériment.* 1829, t. IX, p. 60.

[5] *Sicheres Heilverfahren,* etc (De l'entrée de l'air dans les veines, etc. Nouvelle méthode de traitement). Vienne (Autriche). 1843, in-8°.

res ; 3º du mélange de l'air avec le sang dans les vaisseaux capillaires.

Entre ces opinions d'apparences si diverses, mais dont quelques-unes renferment la même pensée plus ou moins déguisée, il n'y a pas nécessité de se prononcer absolument. Nous avons indiqué en passant celles qui ne sauraient être acceptées (Bichat, Ch. Bell, Marchal) ; quant aux autres, elles se rapprochent toutes plus ou moins de la vérité ; cela dépend des cas que l'on observe. Effectivement, si l'on considère la diversité des résultats signalés, il est évident que les causes comme les effets doivent être multiples, et qu'aucune de celles qui ont été indiquées ne doit être adoptée à l'exclusion des autres.

Ainsi, quand la mort est rapide, presque foudroyante, de quelque manière que l'air ait été introduit, il nous paraît démontré, malgré l'argumentation de Barthélemy, qu'elle est due à la cessation des mouvements du cœur (Morgagni, Nysten, Magendie, etc.). Le malade alors succombe à une véritable syncope, c'est-à-dire à un arrêt de la circulation, et, à l'autopsie, on trouve le cœur d'autant plus gorgé d'air que la mort a été plus rapide.

Quand la vie se prolonge, et seulement au-delà de quelques minutes, l'arrêt de la circulation pulmonaire commence à son tour à mettre la vie du sujet en danger, et, si la mort arrive dans un intervalle variable entre huit à dix minutes et quelques heures, elle sera due nécessairement à cette cause (Bouillaud, Mercier, Erichsen). Enfin, si la vie persiste plus d'un jour, à la cause précédente s'ajoute l'emphysème pulmonaire qui hâte d'autant le terme fatal (Leroy d'Etiolles, Piedagnel).

Telles sont les causes immédiates de la mort que l'état actuel des connaissances permet d'admettre aujourd'hui. S'il y en a d'autres, elles attendent encore la sanction de l'expérience.

5º Causes, mécanisme de l'introduction spontanée de l'air ; circonstances qui la favorisent. — La première condition pour que l'air puisse s'introduire dans une veine est l'existence d'une blessure plus ou moins étendue de ses parois, et propre à mettre en communication l'air extérieur avec le sang qui circule dans le vaisseau ; et cette introduction sera d'autant plus facile que l'ouverture offrira un passage plus libre à l'air. Une plaie longitudinale, à bords rapprochés, comme celle qu'on produit en pratiquant la saignée, ne suffit pas, sauf dans quelques circonstances toutes particulières, pour la pénétration spontanée de ce fluide, ainsi que le prouve la rareté de l'accident à la suite de la saignée. Il faut pour cela que la plaie soit plus ou moins béante et que l'air puisse la traverser sans obstacle, condition qui se rencontre habituellement chez l'homme dans les cas où survient cet accident, se manifestant presque toujours, comme on sait, pendant certaines opérations où l'on est exposé à blesser des veines importantes et à produire ainsi sur leur trajet des solutions de continuité avec des pertes de substance plus ou moins étendues.

Chez les animaux, on a peu d'occasions d'observer l'entrée de l'air par des blessures veineuses produites pendant des opérations. Cependant le phénomène est aussi à craindre, et notamment pendant l'opération du thrombus, comme le confirme un fait rapporté par M. Rousset [1] : une fistule s'étant manifestée à la suite d'une saignée, ce vétérinaire y porta un cautère en pointe pour en provoquer la cicatrisation; l'introduction de l'air eut lieu, et la mort fut instantanée. Mais si la condition nécessaire à l'entrée spontanée de l'air dans les veines se présente rarement dans la pratique, il est facile, comme nous l'avons vu, de la réaliser expérimentalement sur une ouverture de saignée en écartant les lèvres de la plaie et en maintenant un certain temps l'ouverture béante. Les choses alors se passent comme chez l'homme, et, dans tous les cas, la facilité de l'accident sera subordonnée à l'étendue, à la forme et à la direction de l'ouverture de la veine, c'est-à-dire que les blessures par perte de substance, les plaies transversales et obliques et celles de grandes dimensions offriront toujours plus de danger que celles qui seront dans des conditions contraires.

Ces circonstances existant, comment l'air peut-il pénétrer dans les veines? C'est ce dont nous avons actuellement à nous rendre compte.

On a d'abord cherché à expliquer le phénomène par l'action aspirante résultant de la progression constante du courant sanguin. Mais le mouvement du sang, à lui seul, n'exerce qu'une action très-faible, et il ne suffirait pas pour aspirer l'air, si une cause supplémentaire plus énergique n'y ajoutait son effet. Cette cause, on l'a attribuée tour à tour à l'action du cœur et à celle du thorax. Suivant M. Magendie, qui a cherché un des premiers à expliquer le phénomène, l'introduction de l'air est due à l'action aspirante exer-

---

[1] *Mém. de la Société vétérin. de Lot-et-Garonne*, 1852, XI⁰ série, p. 140.

cée par l'oreillette droite dans son mouvement de diastole. M. Amussat, au contraire, soutient que l'entrée de l'air a pour principale cause l'aspiration produite par la dilatation des parois thoraciques qui a lieu pendant l'inspiration.

M. Bouillaud, qui partage cette manière de voir, établit, dans son rapport à l'Académie, que le bruit particulier qui accompagne toujours l'entrée de l'air est isochrone avec l'inspiration, et s'accélère d'autant plus que cette inspiration est plus grande. En mettant la veine à nu, dit cet auteur, on observe un mouvement de flux et de reflux coïncidant avec les mouvements d'inspiration et d'expiration de la poitrine, et tant qu'on peut voir, en s'éloignant du centre circulatoire, ce flux et ce reflux, indiquant l'action de la force aspirante du thorax, il y a nécessairement entrée de l'air si l'on pratique une ouverture au vaisseau. M. Bouillaud établit même ce fait comme une loi physiologique.

Toutefois, M. Bouillaud ne croit pas que ce soit là la cause unique du phénomène. Il a remarqué que quelquefois le bruit est plus précipité que les mouvements d'inspiration, et qu'alors on peut constater son isochronisme avec les mouvements du cœur. Barthélemy, de son côté, a parfaitement constaté que le bruit caractéristique de l'entrée de l'air coïncide, non pas avec le flux et le reflux produit par l'action des parois du thorax, mais avec un autre mouvement semblable des veines, isochrone aux contractions du cœur et appelé *pouls veineux ;* c'est ce dont on peut s'assurer au début de l'expérience, avant qu'il y ait accélération des mouvements respiratoires.

De cela il résulte que l'entrée de l'air a pour cause essentielle la dilatation des cavités droites du cœur. Mais, en résumé, on peut admettre l'une et l'autre causes et considérer le phénomène comme produit à la fois par l'action aspirante du cœur et par celle du thorax ; il en résultera toujours qu'il devra se manifester avec d'autant plus de facilité et d'intensité que l'ouverture de la veine sera plus rapprochée de l'entrée de la poitrine. C'est effectivement ce que l'observation pratique confirme.

D'autres circonstances encore peuvent influer sur la production du phénomène ; par exemple, le calibre de la veine, son état plus ou moins permanent de tension et de dilatation. Ainsi, il est encore nécessaire, pour que l'air pénètre dans une veine, qu'elle soit d'un volume assez considérable et que dans son trajet elle reste béante. Une petite veine, à parois libres et flexibles, s'aplatit sous la pression atmosphérique dès que l'aspiration du cœur s'exerce, et l'air ne peut passer. C'est pourquoi, chez les animaux, l'introduction spontanée de l'air n'est guère possible que sur la jugulaire et ses principales branches d'origine, et pourquoi, chez le cheval, l'aspiration de l'air, la dispersion dans le système circulatoire ont lieu avec plus de promptitude et de facilité que chez le chien. Pour que l'air puisse entrer par les veines éloignées du centre et par les veines d'un petit diamètre, il faut qu'elles soient canalisées, c'est-à-dire que leurs parois soient rendues inflexibles et maintenues tendues à l'aide d'une canule ou d'une sonde.

Il en est de même dans l'homme, chez lequel aussi c'est par les jugulaires et les principaux embranchements de la veine-cave supérieure que l'on observe à peu près uniquement l'entrée de l'air. Et cet accident est d'autant plus facile dans notre espèce que ces veines, dans l'état normal, comme l'a démontré M. Bérard, sont constamment maintenues dilatées, par suite des connexions de leurs parois avec les lames aponévrotiques de la région cervicale. Aussi n'est-ce pas sans raison que M. Amussat a qualifié *d'espace dangereux* l'intervalle compris entre le cou et les épaules, où rampent de chaque côté les racines de la veine-cave. Enfin, l'entrée de l'air peut être rendu plus imminente encore par tout ce qui aide à la dilatation des veines : une augmentation anormale de volume, des adhérences insolites, des parois raides ou épaissies, des mouvements accidentels de traction, etc., circonstances qui, réunies, peuvent expliquer l'extrême facilité avec laquelle, chez l'homme quelquefois, se produit cet accident.

En général, dans toutes les espèces, il sera d'autant plus à craindre, outre l'influence du voisinage du cœur, du volume et de la dilatation de la veine, de l'étendue de la blessure, que l'aspiration du cœur sera plus énergique, que le système sanguin aura été plus affaibli par des hémorrhagies, que la veine, par sa position verticale donnera plus de rapidité au cours du sang. On a ainsi observé, dans toutes les expériences, que la position verticale est beaucoup plus favorable que l'horizontale à l'introduction de l'air, ce qui peut tenir aussi à ce que l'animal debout s'agite davantage et fait de plus larges inspirations. Cette influence de la position verticale est sans doute encore une des causes qui rendent la mort si prompte chez l'homme, comparativement à ce qui se passe chez les animaux.

Au reste, toutes ces conditions ne sont pas également nécessaires pour que l'introduction de l'air ait lieu, et l'accident peut très-bien arriver sur des veines éloignées du centre circulatoire et non dans une situation verticale, si les autres circonstances sont favorables. Ainsi, Legallois a vu trois fois l'air pénétrer par les veines utérines et causer la mort immédiate, en expérimentant sur des animaux femelles sur lesquels il étudiait les effets des pertes de sang pendant la gestation [1].

Dans le cas particulier de la saignée à la jugulaire chez les animaux, où l'on ne produit qu'une plaie longitudinale et à bords rapprochés, l'introduction de l'air ne pourrait s'expliquer par les seules causes précédemment indiquées. Il faut une condition nouvelle, sans laquelle l'accident ne serait pas possible. Cette condition est la production dans l'intérieur de la veine d'un vide momentané déterminant une aspiration assez forte de l'air extérieur pour vaincre la résistance offerte par le resserrement des lèvres des deux plaies : celle de la veine et celle de la peau. Or, c'est ce qui arrive quand on cesse brusquement la compression qui faisait refluer le sang et gonfler la veine. Alors les parois du vaisseau, revenant tout-à-coup sur elles-mêmes, chassent en bas le sang que son poids tend à faire descendre encore plus vite, et la colonne sanguine qui suit, ne venant pas assez tôt remplir la veine, il se fait un vide que l'air vient de suite occuper. L'air pénétrera alors d'autant plus facilement que la veine sera d'abord plus gonflée, que la compression sera supprimée plus brusquement, que la plaie de la veine sera plus étendue, plus oblique; que le calibre même du vaisseau sera plus grand, etc., et, en un mot, que toutes les causes générales plus haut signalées agiront, de leur côté, plus efficacement.

6° Indications chirurgicales. — Les indications relatives à l'introduction de l'air sont de deux ordres et comprennent les soins propres à prévenir l'accident et les moyens de le combattre quand l'air a déjà pénétré dans le torrent circulatoire.

1. *Soins préventifs.* — Ces soins ressortent naturellement de l'examen des causes, précédemment énumérées, propres à favoriser l'entrée de l'air. Ainsi, le premier soin sera d'éviter de pratiquer des opérations graves dans les régions où existent des veines de fort calibre, dilatées, rapprochées du cœur, verticales, etc.; et,

[1] *Journal hebdomadaire de Médecine.* 1829, t. III, p. 183.

dans le cas où l'on serait contraint de porter l'instrument dans un point semblable, d'avoir l'extrême attention de ne pas blesser ces vaisseaux, de ne pas exercer sur eux des tiraillements propres à développer leur calibre et à ouvrir une voie à l'air. On a conseillé aussi, en pareil cas, la compression du tronc veineux entre la plaie et le cœur (Larrey, Dupuytren, Barlow, Amussat); mais la disposition anatomique des parties ne permet pas toujours de compter sur l'efficacité de cette compression.

Quelques chirurgiens, MM. Amussat, Gerdy, Erichsen et tous ceux enfin qui admettent l'action des parois thoraciques dans l'introduction accidentelle de l'air recommandent, lorsqu'on doit porter l'instrument aux régions du cou, d'exercer une compression autour de la poitrine des malades, à l'aide d'un bandage serré, afin de diminuer l'action aspiratoire du thorax. Quoique reposant sur un fait hypothétique, cette précaution, n'offrant aucun danger, peut être prise sans inconvénient.

Ces soins préventifs généraux sont surtout nécessaires sur l'homme, chez lequel l'accident offre infiniment plus de gravité que chez les animaux; mais ils sont également applicables à ces derniers pour les circonstances analogues. De plus, il y a, chez les animaux, à considérer le cas de la saignée à la jugulaire, dans lequel le moyen d'éviter l'accident est naturellement indiqué par la connaissance de la manière dont il se produit. Ainsi, il suffit, dès qu'on veut arrêter la saignée : 1º De ne cesser la compression de la veine que graduellement, afin de donner au sang le temps de remplir exactement le vaisseau ; 2º de mettre en même temps le doigt sur l'ouverture de la peau pour empêcher l'air d'entrer pendant que le sang reprend son cours. Avec ces précautions très-simples, il n'y a pas d'accident à craindre. On a conseillé encore de ne pas saigner en exposant la région où l'on opère au vent, qui pourrait forcer l'entrée de l'air dans la veine; quoiqu'une telle cause ne puisse avoir une grande influence, la recommandation ne saurait être nuisible.

II. *Soins curatifs.* — Lorsque l'air a pénétré dans une veine, la première chose est de s'opposer à l'introduction d'une nouvelle quantité de ce fluide en mettant le doigt sur la plaie : c'est une recommandation faite par tous les chirurgiens, et c'est, d'ailleurs, ce que chaque opérateur est porté d'instinct à exécuter quand l'accident se produit sous ses yeux. Après cela, les soins ultérieurs dépendent des conditions dans lesquelles on se trouve.

Quand l'entrée de l'air a lieu pendant qu'on pratique une opération qui a mis à nu une veine portant une blessure béante plus ou moins considérable, ce qui arrive ordinairement chez l'homme, l'essentiel est de procéder à l'occlusion définitive de l'ouverture du vaisseau, afin d'empêcher l'introduction d'une nouvelle quantité d'air. L'observation a appris en effet que, si l'on ne prend pas cette précaution, le bruit indicateur de l'entrée de l'air continue à être entendu pendant quelques instants, et que le malade succombe bientôt par suite de cette introduction prolongée. Pour procéder à l'occlusion de l'ouverture du vaisseau, il y a quelques précautions à prendre qui ont été bien indiquées par le docteur Wattmann. Après avoir appliqué le doigt sur le point où l'on a entendu le bruit, on le fait descendre vers le cœur, de manière à laisser à découvert la blessure veineuse, qui se décèle par le sang qui s'en échappe. Cela fait, pour parer à tout danger ultérieur, il faut interdire tout passage à l'air, soit en rapprochant les bords de la plaie et exerçant ensuite une légère compression; soit en liant le vaisseau au-dessous de la blessure, opération assez dangereuse; soit en liant seulement les bords de la blessure de la veine, sans produire l'oblitération de celle-ci.

Sur les animaux, si l'introduction de l'air avait lieu dans des circonstances pareilles, il faudrait procéder de même. Mais l'accident se produisant habituellement à la suite de la saignée, et par une blessure qui se ferme aussitôt, il y a peu à craindre qu'une nouvelle quantité d'air s'introduise. C'est pourquoi, dès que l'accident s'est manifesté, l'on peut de suite, sans s'occuper de la plaie elle-même, combattre les effets de l'air déjà introduit.

Pour cela, sur l'homme comme sur les animaux, outre les soins généraux, tels que : aspersions d'eau froide, frictions sèches et irritantes, etc., qui conviennent dans tous les cas de syncope, on a encore essayé plusieurs moyens spéciaux qui sont loin de jouir tous de la même efficacité; ce sont principalement : la compression de la poitrine, l'aspiration directe, la saignée.

La *compression* de la poitrine et du ventre a été conseillée par Nysten, qui l'indique comme propre à faire immédiatement refluer l'air vers la veine par laquelle il s'est introduit. M. Amussat a soutenu, à son tour, l'efficacité de ce procédé, qui, selon cet auteur, aide à débarrasser le cœur de l'air qu'il renferme, et favorise la sortie de ce fluide si on répète plusieurs fois la même manœuvre. Beaucoup de chirurgiens ont combattu ce moyen; mais, suivant

Barthélemy, il peut avoir un certain degré d'utilité, sans présenter toutefois l'importance qu'on a voulu lui donner. D'ailleurs, son application est sans danger : il détermine la sortie d'une certaine quantité de sang et d'air, et peut aussi, par l'agitation qu'il fait éprouver au sang contenu dans les cavités droites du cœur et dans les grosses veines, contribuer à diviser l'air, à le délayer dans une plus grande quantité de liquide. Mais, ajoute Barthélemy, il ne faut pas croire qu'on puisse, à l'aide de cette compression, opérer l'expulsion de l'air parvenu dans le cœur droit. La compression, en résumé, ne sera donc que d'un faible secours.

Quant à *l'aspiration directe*, proposée par M. Magendie, il est douteux qu'elle soit jamais appliquée. Elle consiste à retirer directement l'air du cœur avec une sonde d'argent ajustée à une seringue et pénétrant jusque dans l'oreillette droite. On a fait l'expérience sur des chiens et des chevaux. Après avoir poussé de l'air dans la jugulaire avec la seringue et la sonde, on soulevait le piston de l'appareil, on aspirait de l'air en même temps que du sang écumeux, et les symptômes disparaissaient peu à peu. On a qualifié, avec raison, ce moyen d'effrayant. Et puis, comment l'appliquer? Sur l'homme notamment, avant qu'on ait préparé l'instrument, trouvé la veine, le malade a le temps de succomber, sans compter que l'ouverture même, pratiquée à la veine pour introduire la sonde, ne peut que favoriser l'entrée d'une nouvelle quantité d'air. C'est donc là une méthode dangereuse qui doit être absolument rejetée.

Reste la *saignée* ou l'évacuation d'une nouvelle quantité de sang, qui seule, jusqu'à présent, s'est montrée d'une efficacité réelle dans une multitude de cas, notamment dans les observations de MM. Bouley jeune, Lesaint, Riss, Chambert, Reboul, Carrière, etc. ; dans les expériences de MM. Lesaint, H. Bouley, Rey, etc. Si l'on considère, en effet, que la cause principale de la mort est l'arrêt de la circulation par la suspension des fonctions du poumon et du cœur, il devient évident que la déplétion du système sanguin donnera plus de liberté, plus d'espace au cours du sang, sans compter la petite quantité d'air que le sang extrait pourra entraîner avec lui. Aussi, rien de plus naturel que ce que rapporte la presque unanimité des expérimentateurs sur la facilité avec laquelle les animaux reviennent à la vie, lorsque, parvenus à l'état de syncope qui précède la mort, on donne issue au sang en ouvrant une veine.

« Si, au moment où l'animal ne donne plus aucun signe de vie, dit

M. H. Bouley rapportant des expériences faites sur des chiens, on fait une ouverture à la veine du côté de ses racines, le sang qui s'en échappe est écumeux et s'écoule de la veine en bruissant ; puis, au bout de une ou deux minutes, on voit, à des distances d'abord très-éloignées, l'animal effectuer des inspirations grandes, forcées et comme convulsives ; la gueule s'ouvre largement ; les côtes se soulèvent, par un mouvement marqué de torsion, sur elles-mêmes ; puis, peu à peu, et toujours à mesure que le sang écumeux s'écoule du vaisseau béant, les mouvements d'inspiration se rapprochent ; puis, enfin, la respiration se précipite dans son rhythme normal ; et au bout d'un quart d'heure, si l'on a eu soin, *lorsque l'harmonie de la respiration est rétablie*, de fermer le vaisseau pour mettre un obstacle à l'écoulement du sang, l'animal peut se redresser sur ses jambes [1]. »

L'écoulement d'une nouvelle quantité de sang après l'accident, que M. Bouley jeune a le premier recommandé, est donc le meilleur moyen que l'on puisse employer pour combattre immédiatement l'introduction de l'air dans les veines. Quelquefois, ce moyen échoue, il est vrai ; d'autres fois il est au contraire inutile : le malade guérit sans cela, ce qui arrive quand il est dans de bonnes conditions sanitaires et que la quantité d'air introduite est peu considérable. Mais il en est ainsi des meilleurs remèdes, et celui-ci, dans le cas en question, n'en reste pas moins le principal, ou plutôt l'unique moyen à la disposition de l'opérateur pour rappeler à la vie un sujet menacé de succomber sous l'influence de l'air introduit dans les veines.

Pour obtenir, après la saignée à la jugulaire, une nouvelle évacuation de sang, l'on peut, dès qu'on entend le glouglou caractéristique, se contenter, si la plaie n'est pas encore fermée, de reprendre la compression et de continuer la saignée, de manière à extraire encore 2 ou 3 kilogrammes de sang. Quelquefois, par cela seul, l'air se trouve repoussé en partie par le reflux veineux et sort en même temps que le sang, qu'il rend écumeux. Mais cela n'a pas toujours lieu. Alors, pour faciliter la sortie de l'air, M. Lesaint a conseillé et essayé, du reste avec succès, de joindre à la soustraction du sang une compression méthodique de la veine, exécutée de bas en haut, avec l'extrémité des doigts réunis, sur le trajet du vaisseau, et de

[1] *Recueil de Médecine vétérinaire.* 1839, t. XVI, p. 540.

réitérer cette manipulation avec les deux mains alternativement, et d'une manière continue jusqu'à ce qu'on cesse de voir des bulles d'air se présenter à l'ouverture de la saignée. « De cette manière, dit M. Lesaint, on soustrait et on aspire en même temps l'air qu'une colonne de sang a emprisonné dans la veine et précipité vers le cœur ; le gaz, par le seul fait de sa légèreté, remonte par petites portions successives dans l'espace où la pression de la main a fait le vide, et une seconde pression vient le chasser au-dehors. » Rien de plus rationnel que ce raisonnement, et la recommandation de M. Lesaint, étant bien exécutée, ne peut que compléter avantageusement l'effet résultant de la soustraction du sang.

Si déjà on avait fermé la saignée et qu'on reconnût l'accident à ses symptômes consécutifs, on n'aurait qu'à enlever immédiatement l'épingle ; mais comme il pourrait se faire alors que les ouvertures de la peau et de la veine eussent changé de rapport, surtout si l'animal s'était déjà livré à des mouvements convulsifs ou même était tombé, le mieux serait de faire une nouvelle ouverture à la veine, soit au-dessous de la première saignée, soit sur la veine du côté opposé, suivant le plus ou moins de facilité qu'on aurait : cela fait, on comprimerait en remontant, comme l'indique M. Lesaint, et laissant l'écoulement du sang continuer jusqu'à ce que l'animal revînt à lui.

Quelquefois, après le coup de flamme, le sang ne sort pas ; le danger est alors très-grand, la circulation entière est arrêtée, et la mort survient avec une extrême promptitude. Il faut, en pareil cas, s'occuper de rétablir le cours du sang par tous les moyens possibles : ouvrir plusieurs veines, appliquer des ventouses scarifiées ; pratiquer des frictions sèches, irritantes, sinapisées ; faire des lotions d'eau bouillante sur différents points de la surface du corps ; présenter du vinaigre, de l'ammoniaque à l'orifice des voies respiratoires ; essayer même l'insufflation artificielle, et continuer ainsi jusqu'à ce que le sang ait recommencé à circuler, pour ne cesser que quand l'animal a définitivement succombé.

Sur l'homme, tous ces moyens sont également convenables, et ont été employés dans la circonstance. Mais ce qui ne paraît pas avoir été essayé jusqu'à présent par les chirurgiens qui ont observé l'accident, soit qu'ils n'y aient pas songé, soit qu'ils n'en aient pas eu le temps, c'est l'ouverture même d'une veine pour donner écoulement au sang. Il n'est pas douteux pourtant que ce moyen, qui s'est montré si efficace chez les animaux en tant de circonstances, ne puisse, employé chez l'homme, avoir les mêmes avantages. On peut d'autant mieux l'espérer, que la mort n'arrive pas non plus chez lui d'une manière absolument foudroyante, et que l'on a même encore, quand la syncope est survenue, le temps de sauver le malade, comme le prouvent certaines observations [1] où on l'a vu se rétablir par l'emploi seul des moyens généraux propres à combattre la syncope.

CHAPITRE II.

De l'application des Exutoires.

ARTICLE Ier.

DES EXUTOIRES EN GÉNÉRAL.

§ I. — Définition, division et synonymie, historique.

Sous le nom d'EXUTOIRES (de *exuere*, dépouiller), mot qui paraît avoir été introduit dans le langage médical, en 1767, par J. A. Leroy, on désigne, d'une manière générale, différents moyens destinés à produire, à un point quelconque de la surface du corps, par une plaie entretenue artificiellement ou par l'application, sans destruction de tissus, d'un corps irritant, une inflammation plus ou moins vive, suivie d'engorgement, puis, le plus souvent, de suppuration, et ayant pour but de remplir diverses indications thérapeutiques.

Il y a différentes sortes d'exutoires, que l'on distingue surtout par la nature des substances employées pour les produire. Ainsi, parmi ces substances, les unes, sans action par elles-mêmes, n'agissent sur les tissus que comme corps étrangers; les autres, au contraire, jouissent de propriétés particulières qui leur permettent de déterminer dans les tissus une irritation spéciale.

Les exutoires dus à l'application de substances inertes, agissant par le seul fait de leur présence dans les tissus, portent le nom de *sétons*. Ce nom, employé depuis fort longtemps par les chirur-

---

[1] Première obs. de M. Amussat, *loc. cit.* — Observ. de M. Massey, *American journal of the med. sciences*, Février, 1830, — Observ. de M. Velpeau. *Arch. gén. de Méd.* 1852, 4e série, t. XXVIII, p. 101.

giens, vient de *seta* (soie, crin), et leur a été donné parce qu'autrefois, sur l'homme, on se servait surtout de crin de cheval pour les établir. On donne plusieurs formes aux sétons. Le plus généralement ils sont formés d'une bandelette de linge, d'une corde ou d'un ruban, de longueur variable, qu'on introduit, à l'aide d'un instrument approprié, à travers les tissus vivants pour former un trajet artificiel ouvert par les deux extrémités ; c'est ce qui constitue le *séton à mèche*. D'autres fois, au lieu d'une bandelette, c'est une simple petite rondelle de cuir ou d'un corps analogue que l'on engage sous la peau par une seule incision ; on l'appelle alors *séton à rouelle*.

Les exutoires qui résultent de l'application de substances jouissant de propriétés irritantes particulières, sont établis, soit en introduisant le corps étranger sous la peau par une incision pratiquée à cet effet, ce qui constitue les *trochisques* ou *cautères ;* soit en appliquant la substance irritante à la surface de la peau, ce qui forme des *vésicatoires* ou des *sinapismes*.

Quelquefois, enfin, on établit des exutoires à l'aide du calorique appliqué plus ou moins directement sur la peau ; c'est ce qu'on appelle des *moxas*. L'application *du feu* est aussi une espèce d'exutoire ; mais ces procédés ne doivent pas nous occuper ici, tout ce qui concerne l'emploi de la chaleur ou du feu à la surface de la peau devant former plus loin l'objet d'un chapitre particulier.

Les termes divers servant à désigner les différentes variétés d'exutoires, de même que le mot *exutoire* en général, s'appliquent en même temps à la plaie artificielle du corps du sujet et à la matière employée pour entretenir la suppuration. C'est pourquoi l'on peut dire indistinctement *établir, mettre, appliquer* un exutoire, ou un séton, un cautère, etc.

L'usage des exutoires, sur les animaux domestiques comme sur l'homme, remonte aux premiers temps de la médecine. Les ouvrages les plus antiques qui nous restent sur l'art vétérinaire en font mention. Le principal exutoire anciennement en usage consistait à insérer sous la peau, après l'avoir incisée, un fragment de racine d'ellébore noire. C'est ce qu'on appelait un *cautère* (καυτήρ, *cauter*, *cauterium*), comparant les effets produits à ceux du feu. Ce fut pendant longtemps le seul genre d'exutoire connu ; on en variait, suivant la maladie, le lieu et le procédé d'application.

Columelle, qui en parle le premier, prescrit d'appliquer ce cautère à l'oreille pour les maladies des grands ruminants, et décrit le manuel de l'opération. Dans Absyrte, il est fort question encore de cet exutoire, appliqué surtout à la poitrine, notamment pour les maladies accompagnées de jetage; pour cela, on nouait la racine autour d'une petite baguette de chanvre, et, après avoir pratiqué une incision à la poitrine et introduit le corps étranger, on recousait la peau avec une corde et on laissait les choses en cet état jusqu'à ce que tout tombât par pourriture. Végèce, parlant de ce moyen, en conseille en outre l'emploi pour hâter la résolution des tumeurs œdémateuses sous le ventre, et ajoute que, pour opérer, il faut commencer par cerner avec une aiguille de cuivre l'endroit ou doit être insérée la racine, racine, dit-il, dont les vétérinaires et les bouviers font le plus fréquent usage [1].

Dans les siècles suivants, l'emploi des exutoires ne fit aucun progrès. Mais quand les Arabes eurent remis en vogue l'emploi du feu, les hippiatres s'en servirent pour établir de nouvelles sortes d'exutoires; ainsi, en cas de tétanos, ils perçaient l'encolure avec une pointe de fer portée au rouge, et mettaient dans chaque trou un morceau de corde ou de crin qui restait en place quinze jours; ou bien, pour arrêter la chute des poils de la queue, ils fendaient la peau de cet organe par dessus, croisaient l'incision par des raies de feu et mettaient dans chaque raie une pièce de bois.

Après cela, on imagina, notamment pour les boiteries de l'épaule et de la hanche, *de donner les plumes*, opération consistant à introduire une plume de cygne sous la peau, après avoir incisé, séparé celle-ci de la chair à l'aide d'un cornet ou d'une ventouse, et l'avoir soufflée dans toute l'étendue de la partie malade; on remplaçait ensuite la plume par un cordon de crin de cheval entortillé ou un morceau de taffetas qu'on introduisait à l'aide d'une aiguille particulière. Dans les maux de gorge, on passait de la même manière, sous la peau du gosier, un fil, origine du séton à mèche actuel.

---

[1] Cette racine, si fort employée par les anciens pour établir des cautères, était désignée sous les noms de *consiligo* ou de *pulmonaria*. Il ne paraît pas, toutefois, que ces deux dénominations doivent s'appliquer à la même plante. Ainsi, la *pulmonaria*, est évidemment la *pulmonaire* dont les feuilles tachetées de blanc figurent l'état du poumon tuberculeux; et quant au *consiligo*, quoique ce nom soit employé par plusieurs auteurs pour désigner la même plante, ce ne peut être que l'*ellébore noir*, indiqué dans d'autres écrivains, et que l'on trouve d'ailleurs littéralement dénommé dans certaines leçons de Végèce. La confusion entre ces deux mots doit, sans doute, venir d'une altération ultérieure des textes manuscrits.

Markam (1556) donne le premier la description de cette forme d'exutoire si usitée maintenant; le premier encore, entre les hippiatres, il se sert du mot *séton* pour désigner la bandelette de chanvre ou de crin passée à travers les tissus, et donne la description du séton à rouelle, qu'il nomme *ortis*. A côté de ces procédés rationnels, Markam en décrit d'autres, caractéristiques de l'époque, comme les précédents. Il parle ainsi d'une sorte de cautère appliqué sur le front dans diverses maladies, et pratiqué, en introduisant sous la peau incisée et soulevée à l'aide d'une ventouse, de la racine d'aulnée ou d'angélique; d'un autre établi de la même manière sur le chanfrein, avec de petites rondelles de racine de carotte; d'un autre employé sur les luxations, et consistant en deux broches de bois passées sous la peau et croisées, puis liées à leurs extrémités avec une petite corde.

Solleysel répète intégralement tous ses devanciers, et ne fait subir à leurs méthodes que quelques légères modifications; il réédite, par exemple, pour le cas d'ophthalmie périodique, le séton du cou, et l'établit sur la nuque, en perçant la crinière d'outre en outre avec un fer rouge, et en passant dans l'ouverture une corde moitié crin, moitié chanvre, garnie d'un onguent suppuratif, ou bien, à la place de la corde, un anneau de plomb. Il décrit de nouveau et fort en détail la manière de *donner les plumes*, ce qu'il appelle l'*ortie*, et qu'il perfectionne du broiement préalable de l'épaule avec une brique! La seule particularité nouvelle utile, relative aux exutoires, que l'on trouve dans Solleysel, ce sont quelques détails concernant l'application des vésicatoires sur les animaux, et qu'on appelait alors *rétoires* ou *feux morts*.

Les hippiatres qui vinrent ensuite continuent à se répéter, en renchérissant plus ou moins les uns sur les autres. Voici, par exemple, Gaspard de Saunier (1744), qui, dans le cas d'écart, jugeant l'application *des plumes* insuffisante, fait trois ouvertures en arrière de l'épaule et introduit dans chacune une espèce de chandelle plate, faite de différents onguents fondus ensemble; puis coud les plaies, attache l'animal pour l'empêcher de se coucher pendant cinquante jours, et tous les jours diminue les chandelles, jusqu'à ce que les trous ne puissent rien contenir. Garsault se tient dans un ordre d'idées infiniment plus raisonnable; il prépare la voie en rejetant toutes ces opérations ridicules, et s'en tient au séton au poitrail, dont le premier il fait mention, et aux orties ou sétons à rouelle avec une rondelle de cuir, pour les autres parties du corps. Arrive enfin Lafosse, qui introduit dans la chirurgie vétérinaire l'aiguille à séton employée aujourd'hui et dont les chirurgiens faisaient déjà usage, et qui fixe le manuel de l'opération encore suivi actuellement.

De nos jours, la plupart de ces modes d'exutoires sont rejetés. Il en est un cependant, d'un usage fort reculé, consistant à lier la base de l'oreille, avec une ficelle, de manière à produire une inflammation assez considérable de cette partie, qui paraît encore en faveur dans certaines localités. C'est au moins ce que nous apprend Favre (de Genève) en ces termes : « Dans beaucoup d'endroits on lie les oreilles près de la tête avec quelques brins de filasse ou de chanvre tordus. Ce moyen n'est qu'une espèce de vésicatoire, tout au moins inutile dans le cas dont il s'agit (l'indigestion). Les oreilles ainsi liées enflent ; puis on fait quelques incisions dans la peau sur la face supérieure ; il en découle de la sérosité, d'où le guérisseur tire la preuve que l'animal avait le *flein* (mal imaginaire, admis par les paysans dans certains lieux) ; car il regarde cette sérosité comme étant la maladie ou la cause de la maladie [1]. »

Après s'être exprimé ainsi, Favre (de Genève), sous le prétexte que cette méthode ne sera pas abandonnée de sitôt par le plus grand nombre, à cause de l'empire de l'habitude, décrit la manière d'appliquer la ligature. Cela nous étonne ; une semblable coutume, qui a souvent pour conséquence la chute de l'oreille, est un reste des erreurs du passé qu'il faut radicalement condamner, et qui ne mérite pas plus l'honneur d'une description que les autres méthodes empiriques si longtemps en usage et disparues enfin sous l'influence des lumières et de la raison modernes.

§ 2. — Indications et contre-indications des exutoires.

Les exutoires, agissant surtout par l'irritation et la suppuration qu'ils provoquent, sont d'un emploi journalier dans la pratique médicale et remplissent des indications variées. Ils sont surtout usités comme dérivatifs pour appeler à la superficie du corps une irritation, un afflux sanguin que l'on redoute de voir se porter sur un organe interne, par exemple : — pour combattre les inflammations

---

[1] *Le Vétérinaire campagnard*, 1837, p. 81.

aiguës ou chroniques des grands appareils splanchniques ; — pour atténuer ou faire disparaître certaines douleurs locales dont le siége n'est pas parfaitement connu.

On applique encore des exutoires à titre de modificateurs locaux, pour aider à la résolution de certaines affections chroniques, soit en les ramenant directement à l'état aigu, soit en déterminant par leur présence une irritation supplémentaire qui, en disparaissant quand on supprime l'exutoire, entraîne avec elle l'affection préexistante ; — pour amener la fonte de tissus anormaux, d'engorgements chroniques qui se résolvent sous l'influence d'une suppuration prolongée, en lui fournissant leur propres matériaux ; — pour rétablir une suppuration arrêtée, etc.

Le séton à mèche, en particulier, outre ces indications diverses, sert encore : — à favoriser l'écoulement lent et gradué des produits d'une cavité ou d'une poche accidentelle, qu'on traverse pour cela de part en part avec le séton ; — à rétablir l'excitation, la vitalité des parois d'une cavité anormale, à provoquer la fonte des callosités dans une fistule, afin d'en préparer la réunion adhésive ; — à porter des médicaments dans des parties profondes ; — à établir la communication entre deux plaies ; — à entretenir des ouvertures artificielles propres à donner issue à des produits naturels ou morbides : pus, exfoliations osseuses, tendineuses, qu'il importe de ne pas laisser séjourner dans les parties profondes, etc.

Outre ces cas divers qui réclament fréquemment l'application des exutoires, on les emploie souvent encore chez les animaux domestiques, sans véritable nécessité, sans discernement, par simple précaution. C'est la panacée universelle d'un grand nombre de maréchaux, d'empiriques, de maquignons, de propriétaires. On en abuse dans certains pays jusqu'à l'extrême ; ainsi, dans les colonies anglaises de l'Amérique, on applique des sétons sous le ventre des chevaux et des bœufs, toutes les fois qu'ils sont atteints d'une maladie quelconque. Et partout, malheureusement, la coutume trouve l'appui de quelques vétérinaires, qui perpétuent ainsi, sous l'égide de leur autorité scientifique, cet abus des *sétons de précaution*. Soit dit en passant, ce n'est là qu'un moyen de discréditer l'art chirurgical vétérinaire, qui doit être une profession sincèrement exercée et non un métier au service du premier caprice venu.

D'ailleurs, les sétons et tous les autres exutoires ne sont pas d'une innocuité constante, comme le vulgaire se l'imagine. Il y a au contraire des cas où ils sont positivement nuisibles, et par conséquent contre-indiqués, par exemple : — sur les animaux faibles, épuisés, dont ils ne pourraient qu'aggraver l'état, par suite des déperditions continues qu'ils occasionnent ; — sur les sujets atteints de maladies organiques ou scrofuleuses, de farcin ou d'affections par altération du sang, sur lesquels les sétons ne pourraient manquer de causer de graves désordres locaux ; — sur tous les animaux, au début des affections éruptives, des phlegmasies viscérales aiguës, qu'ils pourraient faire avorter intempestivement. Or, ce sont là autant de circonstances que le vétérinaire peut seul apprécier, et qui se présentent assez fréquemment pour que l'application des sétons, pas plus que les autres opérations chirurgicales, n'ait lieu sans qu'il en ait jugé l'opportunité.

ARTICLE II.

SÉTON A MÈCHE.

§ 1. — Du séton à mèche en général

Le *séton à mèche*, celui qu'on entend plus particulièrement désigner par le nom de *séton* employé seul, se compose d'une bandelette formée d'un tissu quelconque et qu'on introduit dans les parties vives, où on la laisse en place un temps plus ou moins considérable. C'est le mode d'exutoire le plus employé, car c'est celui qui produit les effets les plus étendus, les plus réguliers et les plus faciles à mesurer. Avant qu'on se servît de l'aiguille actuellement en usage, le séton à mèche, difficile à appliquer, était bien moins usité que les trochisques et le séton à rouelle : mais depuis qu'on suit le procédé actuel, qui a considérablement simplifié l'opération, l'emploi du séton à mèche s'est le plus généralisé.

Pour le décrire, nous aurons à considérer successivement les objets et instruments qui servent à l'appliquer, le manuel de l'opération et ses effets consécutifs. Nous verrons ensuite les règles de son application dans les diverses régions du corps, et les modifications qu'on lui a fait subir.

1° Objets et instruments nécessaires. — L'appareil nécessaire pour l'application du séton à mèche est fort simple : il se compose de la *mèche* ou *bandelette*, pièce principale ; de *l'aiguille*.

instrument spécial propre à l'introduction de la mèche, et de quelques instruments accessoires qui sont principalement un bistouri droit ou convexe et une paire de ciseaux.

I. *Mèche.* — Différentes substances peuvent être employées pour la confection de la mèche. La première dont on fit usage dans ce but fut le crin de cheval, *seta*, qui servit pour l'homme d'abord, puis pour les animaux. On employa ensuite la corde de chanvre, seule ou unie au crin, et, pendant fort longtemps, jusqu'à Lafosse, une corde tressée, moitié corde et moitié crin, fut employée de préférence à toute autre. On recommandait aussi, pour produire une irritation plus vive, l'emploi de mèches irrégulières, de bandelettes de linge grossier et surtout de drap; de faisceaux entrelacés de filasse seule ou unie au crin et coupés de distance en distance, de manière à faire brosse; de la vieille corde défilée, etc. Mais on a remarqué qu'avec ces mèches irrégulières on risque de faire naître dans le trajet de la fistule des callosités qui persistent et figurent des espèces de cordes de farcin. Aujourd'hui, on rejette ce genre de mèches, et l'on n'emploie plus, ou à peu près, que le ruban de fil, large de 1 à 2 centimètres, plus ou moins, suivant l'étendue que l'on veut donner à l'exutoire; ou, à défaut de ruban de fil, une bandelette de linge coupée régulièrement, ou encore une tresse de chanvre aplatie et uniforme d'un bout à l'autre.

Cependant il est certains pays où l'emploi du ruban de fil est encore peu répandu : telle est l'Allemagne, où beaucoup de vétérinaires et la presque totalité des empiriques se servent uniquement du crin, comme à l'origine; le nom allemand du séton, *haarseil* (corde de crin), caractérise cette coutume. Ces crins sont employés ordinairement à l'état naturel et quelquefois cuits, c'est-à-dire purifiés par l'eau bouillante. Mais il paraît que, dans ce dernier cas, leur action est nuisible; c'est du moins ce qu'a observé un vétérinaire allemand, M. Rosenbaum, lequel rapporte [1] que, s'étant servi de crins cuits pour cet usage, il vit survenir des tumeurs extraordinaires aux endroits où il avait appliqué ces sétons, tandis que l'emploi du crin à l'état naturel n'eut jamais de mauvaises suites. Les praticiens qui, par nécessité ou autrement, croiront encore devoir faire usage du crin pourront tenir compte de l'observation de M. Rosenbaum.

---

[1] *Magazin für die gesammte Thierheilkunde*, 1848, t. XIV, 1er cah. trimestriel.

Quelques vétérinaires ont proposé tout récemment, au lieu du ruban de fil, d'autres substances : la lisière de drap, le cuir coupé en lanières, qu'on emploie, soit à la manière ordinaire, soit par des procédés spéciaux qui seront examinés plus loin.

Quelle que soit la mèche employée, il faut toujours la préparer plus longue que l'étendue du trajet sous-cutané qu'elle doit occuper, afin qu'il en reste à chaque extrémité une assez grande longueur pour pouvoir y faire le nœud ou y appliquer tout autre moyen jugé convenable pour retenir le séton en place.

Le plus souvent la mèche est introduite sous la peau sans préparation; mais quelquefois, pour augmenter l'action du séton, on imprègne ou on enduit la mèche d'une substance médicamenteuse irritante ; le séton est dit alors *animé*. On anime les sétons en recouvrant les mèches d'onguent vésicatoire, d'onguent basilicum, ou d'un corps onctueux quelconque : onguent populéum, axonge, beurre, etc., qu'on saupoudre légèrement avec des cantharides ou de l'euphorbe pulvérisée ; ou bien encore en trempant les mèches dans de l'essence de térébenthine. Quelquefois on coud à la mèche des substances irritantes, telles que l'ellébore noir, le vératre blanc, le garou, etc., comme cela se pratique sur le bœuf ; mais on fait alors de véritables trochisques sur lesquels nous aurons, plus loin, à revenir. On anime les mèches quand on veut produire un effet plus rapide, plus intense, et quelquefois pour suppléer au défaut d'énergie de certains sujets. Mais, dans ce dernier cas, il convient d'être réservé sur l'emploi de ce moyen d'accroître l'action du séton ; car, si le sujet devait sa faiblesse à un appauvrissement du sang, on risquerait de voir survenir les accidents qui accompagnent trop souvent l'application de ce moyen thérapeutique.

II. *Aiguille à séton.* — Avant qu'on eût l'habitude de se servir de l'aiguille pour séparer la peau des tissus sous-jacents, on n'employait qu'une aiguille étroite, courte, avec laquelle on passait la mèche dans l'ouverture préalablement faite avec la spatule ; mais, depuis Lafosse, à qui l'on doit le procédé opératoire actuellement en usage, on se sert d'une aiguille longue, aplatie de dessus en dessous, terminée par une pointe élargie et à double tranchant et qu'on appelle *aiguille à séton*. On a donné à cet instrument différentes formes : les principales sont l'aiguille *à manche* et l'aiguille *unie*.

L'aiguille à manche (*fig.* 158) est celle qu'employait Lafosse. On y distingue trois parties : le manche, la tige et la lame. Le *manche*.

en bois ou en corne, long de 15 à 16 centimètres, a une forme
conique et va en diminuant de la base, qui est large de 2 1/2 à 3 centimètres, jusqu'au collet. La *tige*, traversant de part en part le
manche, à la base duquel elle est rivée, est un fer poli d'une longueur de 30 à 35 centimètres; elle est ronde, de la forme d'un cône
allongé, forte vers le manche, et allant en diminuant jusqu'à la *lame*.
Celle-ci est en acier, longue de 5 ou 6 centimètres, large de 20 à
25 millimètres, et présente la forme et la cambrure de la feuille
de sauge double. La pointe en est légèrement arrondie, afin que,
tout en séparant avec facilité le tissu cellulaire sous-cutané, l'instrument risque moins de pénétrer dans les tissus profonds. Enfin,
la lame est percée dans son milieu d'un trou en carré long servant à
passer la mèche pour l'introduire à travers les tissus en retirant l'aiguille.

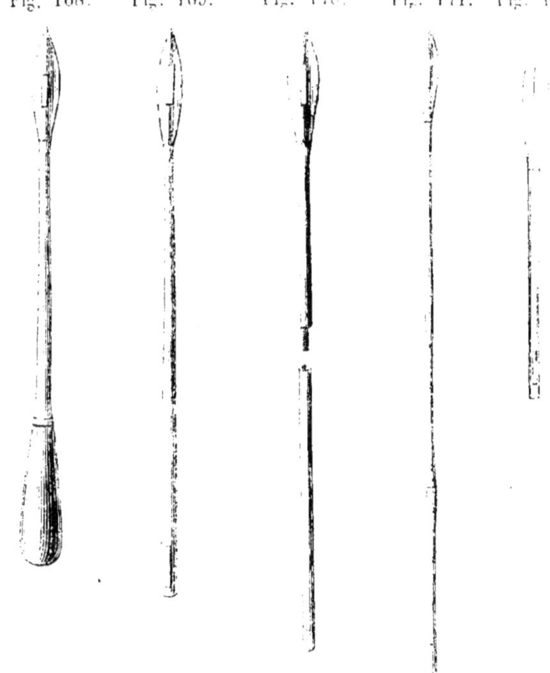

L'aiguille unie (fig. 169), ressemblant davantage à l'aiguille primitivement employée par les chirurgiens, diffère surtout de la précédente par l'absence du manche qui est remplacé par une extrémité libre appelée *tête* ou *talon*. Cette aiguille, telle qu'elle fut
d'abord confectionnée, était d'une longueur totale de 35 à 40 centimètres, aplatie au lieu d'être ronde, large de 10 à 12 millimètres,

vers le talon, avec une diminution de largeur du talon à la lame de 2 millimètres environ, et portant l'ouverture au talon comme le chas d'une aiguille ordinaire. L'aiguille à séton unie fut peu employée en premier lieu, sinon quand on n'avait qu'une légère résistance à vaincre; on lui préférait l'aiguille à manche, comme plus commode pour l'opération.

De nos jours cependant, l'aiguille à manche, peu portative, a été presque complètement abandonnée. On ne se sert guère maintenant que d'une aiguille unie (*fig.* 170), plate, longue de 25 à 30 centimètres, ayant la tige large de 1 centimètre environ et d'égale largeur d'un bout à l'autre, portant une ouverture à chaque extrémité et formée de deux pièces, qui se vissent bout à bout pour l'opération, et permettent de porter l'instrument dans la trousse.

On peut faire des aiguilles à séton de différentes dimensions pour les mettre en proportion avec la taille des sujets. Celles dont nous venons de parler conviennent pour le cheval et le bœuf. Quelquefois l'aiguille a besoin d'être plus longue, comme pour le séton à l'épaule; alors on ajoute une troisième pièce intermédiaire aux deux autres (*fig.* 171), et que l'on ne met que lorsqu'il est nécessaire. On n'a pas besoin ainsi d'un instrument nouveau lorsque les circonstances réclament exceptionnellement un séton de grande étendue.

Outre la grande aiguille, on en emploie encore une autre, dite aiguille *des chiens* (*fig.* 172), moitié plus petite et formée d'une seule pièce. La pointe, courbe sur plat, forme une sorte de pyramide triangulaire, avec une vive arête centrale assez forte et deux arêtes latérales tranchantes. Cette aiguille sert pour les chiens et pour tous les petits animaux domestiques.

2° Manuel opératoire. — La détermination du lieu, l'introduction de l'aiguille, l'arrêt de la mèche constituent les points principaux de l'opération.

I. *Détermination du lieu.* — Remarquons d'abord qu'on ne doit établir des sétons que dans des régions pourvues de vitalité et où le tissu cellulaire, lâche et abondant, promet une ample suppuration, but principal qu'on se propose. En considérant la nature de l'indication, ce lieu sera choisi à une distance variable de la partie malade : assez éloigné, si l'on veut produire une dérivation inflammatoire; plus près, si on applique le séton pour raviver une inflammation chronique; plus près encore ou dans les parties mêmes, si l'on veut résoudre un engorgement chronique, déterminer une excitation locale dans un tissu, établir ou maintenir une ouverture fistuleuse, etc.

Quoi qu'il en soit, le lieu étant fixé, pour opérer avec certitude, il convient de marquer d'avance la place du séton en coupant les poils d'un coup de ciseaux aux endroits correspondant aux deux incisions par où doivent sortir les extrémités de la mèche. On pratique ensuite ces incisions elles-mêmes au moyen du bistouri droit; avec le pouce et l'index de la main gauche, on fait à la peau un pli longitudinal par rapport au trajet que doit suivre la mèche, puis, portant le bistouri à la base du pli, on l'incise transversalement de la base au sommet; l'incision doit avoir au moins 3 centimètres.

Quelques vétérinaires ne font qu'une incision préalable avec le bistouri, celle d'entrée, et d'autres n'en font aucune, s'aidant seulement de l'aiguille pour percer la peau. Cela paraît plus simple et plus vite fait; mais il en est tout autrement si l'aiguille n'est pas bien aiguë et tranchante, si la peau est tendue, si l'animal se défend. Dans ces cas, l'introduction de l'aiguille, sans incision préalable, est beaucoup plus difficile; et de plus on est moins sûr de donner à la mèche la place exacte qu'elle doit occuper, condition importante à observer, surtout quand on a deux sétons à placer symétriquement. De cette manière enfin on fait des incisions qui, n'ayant que la largeur de l'aiguille, sont trop petites et peuvent mettre obstacle à l'écoulement des matières expulsées par le travail de la suppuration.

II. *Introduction de la mèche.* — La première chose à faire pour introduire la mèche, c'est de préparer son trajet dans l'intérieur des tissus. Pendant longtemps on conserva l'ancienne coutume de pratiquer ce trajet avec une tige de fer rougie au feu; cette méthode, aujourd'hui abandonnée, et avec raison, était encore en usage vers la fin du siècle dernier. A la même époque on faisait aussi usage, dans le même but, de la spatule, à l'aide de laquelle, en y joignant quelquefois l'action d'une ventouse, on séparait la peau du tissu sous-jacent, comme on le fait encore pour appliquer le séton à rouelle; on produisait ainsi de grands délabrements sans pouvoir donner une grande étendue aux sétons. On n'a aucun de ces inconvénients avec l'aiguille actuellement employée. Cette aiguille sert non-seulement à introduire la mèche, mais encore à pratiquer le trajet du séton, et offre l'avantage de faire ce trajet régulier, et pas plus large qu'il n'est nécessaire; et l'on peut enfin donner à ce trajet l'étendue que l'on veut en se servant d'une aiguille suffisamment longue.

Pour introduire cette aiguille, l'animal étant convenablement fixé, l'opérateur, après avoir mis à sa portée ou confié à un aide la mèche et l'instrument, commence par faire l'incision d'entrée du séton, en plissant la peau ainsi qu'il a été dit ; puis il lâche le pli, laisse la peau reprendre sa position normale, et saisit l'aiguille de la main droite. Il la tient dans une position qui varie suivant le lieu où l'on place le séton, mais toujours de manière à ce que la convexité de la lame corresponde au corps, et la pointe au-dehors ou à la face interne de la peau.

Ensuite, avec le pouce et l'index de la main gauche, on écarte la lèvre de l'incision correspondant au côté du trajet, on engage la pointe de l'aiguille dans l'incision, et on pousse l'instrument peu à peu entre la peau et les muscles qu'elle recouvre, en ayant soin de ne blesser ni la peau ni les muscles. En même temps, on conduit et on soutient l'aiguille avec l'extrémité des doigts de la main gauche, et, au fur et à mesure qu'elle pénètre, avec les mêmes doigts on soulève la peau au-devant de la pointe de l'instrument, pour favoriser son passage au-delà dans la direction qu'elle doit suivre.

Quand on juge le séton assez long, et que la pointe de l'aiguille est parvenue au point où elle doit sortir, on la laisse passer si la peau a été préalablement incisée. Dans le cas contraire, on dirige la pointe contre la face interne de la peau en rapprochant du corps le talon de l'aiguille, et, en poussant fortement celle-ci contre le tégument soulevé, on le transperce sans difficulté. On facilite la sortie de l'aiguille en formant un point d'appui avec les ciseaux, soit en appliquant la lame en travers et à la base de la saillie formée par la peau soulevée par l'aiguille, soit en circonscrivant cette saillie dans un des anneaux.

La lame de l'aiguille ressortie, il s'agit d'introduire la mèche ; pour cela, on en passe un des bouts, coupé en pointe, soit dans l'ouverture de la lame, soit dans celle du talon, ce qui dépend uniquement de la région sur laquelle on opère, et de la position plus ou moins commode de l'opérateur : et par l'autre extrémité, en retirant l'instrument, on fait pénétrer la mèche dans le trajet où on la laisse en place.

III. *Fixation de la mèche.* — Reste à arrêter la mèche dans cette position. Pour cela, on réunit les deux bouts l'un à l'autre par un

nœud double ou par un point de suture; ou bien, ce qui est le
plus fréquent, on fait à chaque extrémité un nœud assez fort pour
qu'il ne puisse passer par les ouvertures de la peau. Par le premier
moyen on a l'inconvénient de comprendre, dans l'anse de la mèche,
une grande portion de peau pouvant se déchirer d'un bout à l'autre
si l'animal cherche à arracher le séton avec ses dents ou de toute
autre manière; on évite cela en arrêtant avec des nœuds. On fait
ces nœuds, soit en attachant en travers à chaque bout de la mèche
une petite cheville de bois, soit en repliant la mèche plusieurs fois
sur elle-même et arrêtant les replis par une anse serrée, de
manière à former une espèce de bourdonnet (*fig.* 173). C'est le procédé
le plus ordinaire et presque le seul usité maintenant. On abrège encore l'opération en faisant un des nœuds d'avance.

Fig. 173.

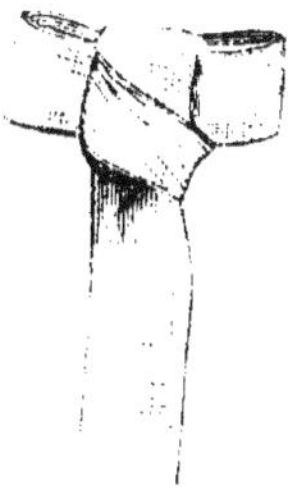

Entre les nœuds et les incisions, il importe de toujours laisser une certaine longueur de mèche, 5 centimètres environ, à chaque bout. Cela est nécessaire
d'abord, afin de ne pas faire obstacle au gonflement
inflammatoire; ensuite, pour que les nœuds ne
gênent pas l'écoulement de la suppuration; enfin,
pour que la mèche ait assez de jeu et puisse être
déplacée quand on veut nettoyer la plaie.

3° Effets consécutifs, soins d'entretien des sétons.
— Les premiers effets des sétons sont ceux qui accompagnent les
plaies ordinaires : engorgement, inflammation, douleur vive, puis
établissement de la suppuration, en un mot toute la succession des
phénomènes propres aux lésions traumatiques récentes. Dans les
premiers moments qui suivent l'application du séton, il y a un écoulement de sang plus ou moins considérable, mais ordinairement très-
faible, si le sujet est en bon état. Après cela, apparaît l'engorgement, qui commence sur le trajet du séton vers la fin du premier
jour, est plus considérable le lendemain, et persiste deux ou trois
jours. En moins de quarante-huit heures se produit dans la plaie
un suintement séreux qu'on voit sortir par les ouvertures en pressant sur le séton. Bientôt après se manifeste une suppuration de
bonne nature qui se trouve généralement établie le troisième jour.

C'est alors seulement qu'il faut commencer le pansement du séton;
jusque-là on n'a dû y toucher en aucune façon. La suppuration établie, le pansement est fort simple; on presse légèrement avec le
doigt et en glissant sur le trajet du séton, pour faire écouler le pus

qui a pu s'y accumuler; on répète cela tous les jours, une ou deux fois chaque jour, suivant l'abondance de la suppuration; et en même temps il faut, au moins chaque jour, nettoyer à l'eau tiède les surfaces environnantes qui ont été salies par la suppuration, ainsi que les extrémités et les nœuds de la mèche.

On doit encore prendre les précautions convenables pour que l'animal ne puisse ni lécher, ni mordre, ni couper avec les dents, ni arracher le séton d'une manière quelconque. Les moyens alors varient avec la situation du séton; le bâton à surfaix, le collier à chapelet suffisent souvent; pour le séton du poitrail on peut faire usage du bandage propre à recouvrir cette partie (*fig.* 54, *b*, p. 253).

Si malgré tous les soins le séton venait à être arraché, on repasserait une nouvelle mèche, en se servant d'un instrument non tranchant, comme une sonde de plomb, une baguette d'osier, si la fistule n'était pas encore fermée, ce qui pourrait être, au bout de vingt-quatre ou trente heures au plus. Si des adhérences avaient commencé à s'établir, il faudrait employer une tige de fer ou le talon de l'aiguille à séton; et, dans le cas où la fistule se serait tout-à-fait fermée, on n'aurait d'autre moyen que de repasser le séton comme en premier lieu.

Il convient encore de ne pas laisser trop longtemps en place la même mèche, car elle pourrait donner un mauvais caractère à la plaie par les matières putrides dont elle s'imprègne; il faut la changer, surtout l'été, tous les sept à huit jours au moins, plus tôt si elle était altérée par vétusté. Pour faire ce changement on attache la nouvelle mèche à un des bouts de l'ancienne, on l'amène en place en tirant celle-ci qu'on retranche ensuite. Il est facile de fixer les deux mèches l'une à l'autre en les nouant avec un peu de fil, ou plus simplement, si l'on se sert de ruban de fil, en les unissant avec une épingle dont la tête est tournée du côté de la plaie.

Au bout d'un certain temps, le séton doit être supprimé; ce temps dépend des circonstances qui en ont motivé l'application et ne peut être fixé ici d'une manière rigoureuse. La règle, c'est que, vu le caractère essentiellement anormal de cette plaie factice, on ne doit la maintenir que le temps strictement indispensable pour l'effet qu'on désire. Si elle reste trop longtemps, l'organisation s'y habitue en quelque sorte, et le séton devient un émonctoire nécessaire, dont la suppression n'est plus sans danger. En général, on laisse rarement les sétons en place plus de trois semaines à un mois; si, au bout de ce temps, la maladie pour laquelle ils ont été appliqués n'est pas guérie, il ne faut pas moins les enlever, sauf à en replacer d'autres dans une région voisine. Dans tous les cas, il convient de les retrancher lorsque la suppuration diminue, lorsque des abcès se forment dans le trajet ou quand la peau commence à se percer.

S'il y avait plusieurs sétons, il serait dangereux de les supprimer tous ensemble. On les retire les uns après les autres, à quelques jours d'intervalle, en commençant par ceux qui sont le plus près de tarir. Cette suppression se fait simplement en retirant la mèche dont on a coupé l'un des nœuds. On comprime ensuite tous les jours le trajet de la fistule, tant que la suppuration continue, pour faire écouler le pus et empêcher la formation des abcès consécutifs, et, enfin, l'on continue, autant qu'il est nécessaire, les soins de propreté.

§ 2. — Du séton à mèche considéré dans les différentes régions où on l'applique

Toutes les régions du corps, si le cas l'exige, peuvent recevoir des sétons; mais il en est quelques-unes que la pratique a plus spécialement consacrées pour leur application. Ces régions sont, chez les solipèdes : le poitrail dans les cas ordinaires, et le thorax, la fesse, l'encolure et la joue, l'épaule et la cuisse dans les cas exceptionnels. Dans les autres espèces domestiques, ces régions, comme on le verra, sont beaucoup moins nombreuses. Ce qui va suivre sur l'application des sétons aux différentes régions du corps concerne donc spécialement les solipèdes : nous indiquerons ensuite, d'une manière générale, les particularités applicables aux autres espèces.

1º Séton au poitrail. — Le poitrail, chez les animaux, est le lieu d'élection ordinaire pour l'application des sétons, toutes les fois que leur situation n'est pas fixée par des indications particulières. Le choix de cette région est motivé par plusieurs circonstances : l'opération est plus facile que partout ailleurs; le tissu cellulaire y est abondant, ce qui favorise la suppuration; ensuite, le séton, en ce point, ne cause aucune gêne, est facile à tenir propre, et ne laisse pas, en définitive, de traces sensibles.

On peut placer au poitrail un ou deux sétons. Un seul doit se mettre sur la ligne médiane, à la hauteur convenable, pour que l'aiguille suive un trajet rectiligne. Il commence vers la limite inférieure de la courbure du poitrail, à la hauteur marquée par une ligne fictive réunissant, de droite à gauche, le pli qui sépare le bras de l'avant-bras. Placé plus en avant, le séton est trop à portée des dents de l'animal; de plus, on est forcé alors, pour l'appliquer, de faire passer l'aiguille sur une surface convexe, ce qui oblige à la faire sortir plus tôt, à mettre l'ouverture de sortie entre les plis de l'ars où elle subit des frottements nuisibles à la cicatrisation. Le séton, plus en arrière, arrive sur les parois abdominales dans une région où le tissu cellulaire, peu abondant, ne fournit qu'une faible suppuration. Dans la position que nous avons fixée, ces inconvénients sont évités en donnant au séton une longueur de 20 à 25 centimètres, et qui varie suivant la taille des sujets.

Quand on applique deux sétons, on les place un de chaque côté, sur le milieu de la saillie formée par la portion antérieure du grand pectoral (sterno-huméral de Girard) et à la même hauteur que lorsqu'on en met un seul. Ces deux sétons ne doivent pas être parallèles; on les fait converger postérieurement à la manière des branches d'un V, laissant un intervalle de 10 à 15 centimètres en avant et de 5 à 6 en arrière. Cette disposition est nécessaire pour éviter que la mèche passe dans les plis de l'ars et gêne ainsi la marche. Inutile d'ajouter que les deux sétons doivent être à la même hauteur, autant pour éviter un effet désagréable à l'œil, que parce qu'ils ne pourraient être à hauteur inégale sans que l'un des deux fût mal placé. On arrive facilement à leur donner cette position symétrique en marquant d'avance leur place sur les poils par deux coups de ciseaux.

Pour l'application du séton au poitrail, l'animal doit rester debout et être tenu en main au moyen d'un tord-nez; l'aide, qui serre le tord-nez, tient de l'autre main la longe du licol et se place à côté de la tête, à l'opposé de l'opérateur. On ne doit jamais attacher le cheval à un mur ou à un poteau; car, outre que cela serait gênant pour l'opération, on aurait à craindre, si l'animal venait à se défendre, des mouvements dangereux. S'il fait trop de résistance, on lui lève un pied, on le met au travail, on le couche, suivant ce qu'on juge devoir être le plus efficace.

L'opérateur peut se mettre à droite ou à gauche, suivant sa commodité. Pour opérer à droite, il se place un peu en avant du membre antérieur droit, et, tenant l'aiguille la pointe en dessous, l'index allongé sur la tige du côté correspondant à la convexité de la lame, il la pousse devant lui en soulevant successivement la peau de l'autre main. S'il se met à gauche, à moins qu'il ne change de main,

il tient l'aiguille dans le sens opposé, c'est-à-dire de manière à ce
que l'index soit allongé sur le côté correspondant à la concavité
de la lame; se plaçant alors un peu en avant de l'épaule gauche, il
renverse l'aiguille en dirigeant la pointe en bas et en arrière, et en
faisant subir à son bras un mouvement de torsion; puis, il introduit
l'instrument sous la peau du poitrail. Placé ainsi, l'opérateur est obligé,
jusqu'à la fin, d'avoir la main gauche en avant, passée dans
l'inter-ars, ce qui est assez incommode, ou de changer de main pour
terminer l'opération. Mais quelques vétérinaires trouvent à cette
méthode l'avantage de permettre de suivre avec plus de facilité les
mouvements de l'animal cherchant à se cabrer ou à reculer. Nous
préférons cependant, avec beaucoup d'autres, la position à droite
qui est plus naturelle et moins gênante.

Pour introduire l'aiguille, on peut faire l'ouverture d'avance en
faisant un pli à la peau avec le pouce et l'index gauches, et l'incisant au moyen d'un bistouri droit de la base au sommet. Sinon,
avec les mêmes doigts, on pince la peau du poitrail un peu au-
dessous du point où doit pénétrer l'aiguille, et on introduit celle-ci
dans la base du pli par un mouvement rapide. L'instrument ayant
franchi cette première ouverture est conduit parallèlement à la direction de la face inférieure du poitrail; quand il a pénétré à la profondeur voulue, l'opérateur passe une main derrière le coude du
cheval en retenant l'aiguille de l'autre, et forme ainsi le contre-
appui nécessaire à la pression de l'instrument. L'aiguille étant ressortie, il prend entre les mains d'un aide ou entre ses dents la
mèche toute préparée, c'est-à-dire nouée à un bout et taillée en
pointe à l'autre, et l'introduit par l'ouverture de la pointe de l'aiguille, retire celle-ci et fait le second nœud.

2° Séton au thorax. — Le séton aux parois thoraciques,
assez fréquemment usité aujourd'hui dans le traitement des maladies
de poitrine, est cependant d'un emploi récent en médecine vétérinaire. Vatel n'en parle pas, et H. d'Arboval ne fait guère que
l'indiquer, en recommandant d'éviter les muscles intercostaux et de
le placer au-dessus de la veine de l'éperon. Cette notion sommaire,
posant un principe vague qui a été adopté sans vérification par la
plupart des praticiens, n'est pas raisonnée et doit être rectifiée.

D'abord, en plaçant le séton au-dessus de la veine, on est obligé
de faire passer l'aiguille sur la partie convexe de la poitrine, à une
région où la peau est tendue, le tissu cellulaire peu abondant;

l'opération devient alors très-difficile, et il en peut résulter la déchirure des téguments, la rupture de l'aiguille, si l'animal se livre à des mouvements de défense quelque peu violents ; puis on n'a de la sorte qu'une faible suppuration, ce qui diminue d'autant l'effet qu'on veut produire. On évite tous ces inconvénients en ne faisant pas monter la mèche plus haut que la moitié de la hauteur des côtes, et en la faisant descendre jusqu'au bas du thorax. La seule chose à craindre dans ce cas, c'est la piqûre de la veine de l'éperon ; mais on évite facilement le vaisseau, si on introduit l'aiguille avec les précautions nécessaires et en soulevant méthodiquement la peau sur son passage. D'ailleurs, la veine étant recouverte par le muscle sous-cutané jusqu'à 15 ou 20 centimètres en arrière du bord postérieur des muscles olécrâniens, on l'évitera plus sûrement encore en ne plaçant pas le séton au-delà de cette distance.

Telle est la position élective et invariable pour le séton au thorax. Dans cette limite, on peut placer un ou deux sétons. Vu la légère courbure de la poitrine dans cette partie, il ne faut pas les diriger verticalement ; on doit les poser un peu obliquement, l'extrémité inférieure en avant, et de manière à ce que cette extrémité soit à quatre ou cinq travers de doigt du niveau du coude. Un second séton se mettrait en arrière, à égale distance et parallèlement au premier, l'un et l'autre arrivant jusqu'à deux ou trois travers de doigt du plan inférieur de la face sternale.

Pour placer ces sétons, on fixe l'animal debout en lui mettant le tord-nez et faisant lever le pied opposé au côté où l'on opère ; considérant la nature des maladies qui, pour l'ordinaire, réclament l'emploi de ce moyen chirurgical, il serait imprudent d'user de tout autre moyen de contrainte et surtout de coucher le sujet.

L'opérateur se place en arrière du thorax pour appliquer les sétons à gauche, et en avant, au niveau de l'épaule, pour les appliquer à droite. D'un côté comme de l'autre, il tient l'aiguille la pointe en bas, l'index allongé sur la tige du côté de la concavité de la lame, et la fait pénétrer de haut en bas, en opérant de même des deux côtés. La position des sétons est marquée d'avance avec les ciseaux, et l'ouverture d'entrée de l'aiguille doit être également faite d'avance avec le bistouri, en incisant un pli vertical de la peau. L'aiguille introduite, on la retire avec la mèche de bas en haut et on noue celle-ci.

3° Séton à la fesse. — Ce séton, utile pour déterminer une révulsion éloignée en cas de phlegmasies d'organes internes, est souvent employé. On en place le plus souvent deux, et alors un de chaque côté.

La position la plus favorable à donner aux sétons de la fesse est déterminée par la configuration de la région. Leur ouverture supérieure doit se trouver en dessous et un peu en dedans de la pointe de l'ischium ; on les dirige ensuite vers la face interne de la jambe, dans une direction à peu près verticale, pour les faire ressortir à la hauteur du pli qui sépare la jambe du bord postérieur de la fesse. De cette manière, l'aiguille parcourt un trajet rectiligne, sans risquer de blesser la peau ou les muscles ; ensuite, la suppuration qui s'échappe peut tomber directement à terre, et ne devient pas, en coulant sur la corde du jarret, une cause de malpropreté et d'irritation.

Pour appliquer le séton à la fesse, dont l'introduction cause une douleur beaucoup plus vive que celle du séton au poitrail, il est nécessaire d'assujétir le sujet avec plus de solidité. Le tord-nez est indispensable, et l'aide doit, en outre, maintenir la tête de l'animal élevée. Enfin, il faut entraver les pieds postérieurs par un double entravon et un lacs passé autour de l'encolure, ou bien encore soulever alternativement les deux pieds, avec la plate-longe autour du cou, et passer le séton sur le membre reposant sur le sol. En dernière ressource, si l'animal continue à se défendre, on le couche, après avoir marqué avec les ciseaux la position de chaque séton.

Pour appliquer le séton droit, l'opérateur se place en arrière et un peu en dehors du membre droit, tenant l'aiguille la pointe en bas, l'index allongé sur le côté correspondant à la concavité de la lame, et il l'introduit de haut en bas comme sur les côtés du thorax. Pour le séton gauche, s'il ne se sert de la main gauche, il tient l'aiguille dans l'autre sens, l'index sur le côté de la convexité de la lame, et, sans changer de place, il la fait descendre sous la peau, la pointe tournée vers lui.

Avant d'introduire l'aiguille, il est toujours nécessaire, sur cette région, à cause de la tension de la peau, qu'augmentent encore les efforts que fait l'animal, de faire une incision préalable, soit sur un pli longitudinal à la manière ordinaire, soit, si l'on ne peut pincer la peau, ce qui arrive quelquefois, en incisant avec la pointe du bistouri droit. Pour la même cause, il faut encore, en introduisant l'aiguille, être attentif à ne pas blesser la peau, ainsi que les muscles sous-jacents, auxquels elle est unie par un tissu cellulaire assez serré. C'est pour cela qu'il importe, dès que l'animal cherche à se défendre, de ne pas laisser l'aiguille dans le trajet, et de la retirer pour ne l'introduire de nouveau qu'après que le calme est revenu. L'aiguille étant passée, on introduit la mèche de bas en haut ; quelques opérateurs la dirigent en sens contraire ; mais cela oblige à saisir l'aiguille par la partie tranchante, ce qui est dangereux si l'animal fait quelques mouvements ; il est d'ailleurs toujours gênant d'aller prendre l'aiguille entre les jambes du sujet.

4° Séton à l'encolure et aux joues. — Les sétons à ces régions sont, aujourd'hui, très-rarement appliqués, autant à cause de leur peu d'utilité dans les cas particuliers, tels que les maladies de la vue, où on les avait recommandés, que parce qu'ils laissent des tares qui déprécient beaucoup l'animal.

Les sétons à l'encolure se placent sur les faces latérales de cette région, à peu près au tiers antérieur. On les fait commencer près du bord supérieur, et descendre verticalement sans dépasser la convexité formée par le muscle huméro-sterno-mastoïdien, de manière à ce que leur trajet s'étende sur une surface plane. Quand on en place deux, le plus antérieur doit se trouver juste en arrière de l'atlas, et l'autre à trois ou quatre travers de doigt plus postérieurement, parallèle au premier et descendant un peu plus bas. Pour l'opération, l'animal reste debout et est tenu en main avec le tord-nez. Si le sujet est de petite taille, l'opérateur tenant l'aiguille comme pour l'introduire sur les côtés du thorax, la fait pénétrer de haut en bas, et la retire pour placer la mèche par en haut ou par en bas, suivant qu'il le trouve plus commode. Quand l'animal est de haute taille, on introduit l'aiguille par l'ouverture inférieure, et on la retire par la même ouverture pour passer la mèche.

Le séton à la joue, qu'on en mette un ou deux, se place dans une direction à peu près parallèle à la crête zygomatique, sur la surface du muscle masséter externe. On se sert de l'aiguille ordinaire ; mais comme ce séton est très-court, on peut employer l'aiguille qui sert pour les chiens. En introduisant cette aiguille, on la dirige toujours de haut en bas pour éviter de l'approcher du voisinage de l'œil, en ayant soin en même temps de ne pas blesser l'aponévrose massétérine ainsi que les nombreuses branches nerveuses qui se ramifient sur cette région. On donne à ce séton une longueur qui ne dépasse pas la largeur du masséter, et quand la mèche est passée, il faut l'arrêter sans réunir les deux bouts, précaution utile en ce point plus que partout ailleurs, à cause de la facilité qu'aurait l'animal de l'accrocher aux corps environnants.

5° Sétons à l'épaule et à la cuisse. — Les sétons sont assez fréquemment appliqués aux articulations scapulo-humérale et coxo-fémorale dans les cas de claudications anciennes provenant d'efforts, d'*écarts*. Le séton à mèche n'est pas seul employé dans ce cas ; loin de là, car on a fait usage, sur ces régions, de toutes les formes possibles d'exutoires, et ce n'est pas là où s'exerça le moins l'art des anciens hippiatres. Quant au séton à mèche, dans le cas de simple claudication, il ne convient pas mieux que les autres exutoires dont nous parlons plus loin ; mais quand il y a amaigrissement de la partie par suite d'une durée prolongée de l'affection, le séton à mèche, qui embrasse une plus large surface, est préférable en ce qu'il permet de produire l'irritation nécessaire au retour de la vitalité sur une aussi grande étendue qu'il le faut.

Le séton à l'épaule peut être appliqué de bien des manières différentes, dépendant de l'indication particulière à remplir, et du goût de l'opérateur. A la cuisse, la région, plus régulière, ne permet pas les mêmes variations. Voici les modes divers qui ont été proposés et qui constituent, en quelque sorte, autant de procédés particuliers.

1. *Procédé Rodet* [1]. — J.-B.-C. Rodet, le premier, parmi les auteurs modernes, qui ait fait mention de l'application régulière des sétons à l'épaule et à la cuisse, dans le cas d'anciennes claudications, suit une méthode fort simple. A l'épaule, « il embrasse la plus grande circonférence possible de cette articulation par deux sétons placés sur elle, dont l'un répond à sa face externe et l'autre à sa face antérieure près du poitrail » : à l'articulation coxo-fémorale, il se borne « à placer un seul séton, rarement deux, de haut en bas et de la longueur de 12 à 15 centimètres, et dont la partie moyenne répond au centre de cette articulation. » Rodet laisse ces sétons en place, en les renouvelant s'il est besoin, et activant leur action qu'il prolonge indéfiniment par de l'onguent basilicum, de l'essence de térébenthine, du vésicatoire, et autres matières irritantes, jusqu'à ce que l'animal soit entièrement guéri.

2. *Procédé Gaullet* [2]. — Ce procédé, qui a eu pendant quelque temps une sorte de vogue, consiste à étendre le plus possible l'ef-

---

[1] *Journal pratique de Médecine vétérinaire.* 1828, t. III, p. 580.
[2] *Recueil de Médecine vétérinaire.* 1832, t. IX, p. 625.

let du séton en lui faisant faire le tour de la région scapulaire et du bras, ce qui justifie assez le nom de *séton monstre* qu'on a donné à ce procédé et qui sert encore à le désigner. M. Gaullet fut amené à appliquer le séton de cette manière, après avoir remarqué que de tous les moyens qu'il opposait aux boiteries anciennes résultant d'écarts, les seuls qui lui réussissaient quelquefois étaient la cautérisation et surtout l'application à l'épaule ou à la pointe de l'épaule d'un ou de deux sétons ordinaires; l'emploi des sétons lui paraissant alors rationnel, il jugea que si leurs effets curatifs n'étaient point aussi complets qu'on pouvait le désirer, c'est que peut-être l'irritation sous-cutanée qu'ils produisaient n'était ni assez intense ni assez étendue pour dériver une fluxion séreuse qu'il avait vue exister sous l'épaule, et être entretenue par les mouvements du membre.

En conséquence, M. Gaullet imagina d'ajouter à l'activité du séton en augmentant de beaucoup son étendue, et en le faisant agir en même temps et avec une égale intensité tout autour du rayon, siége de la maladie; pour cela, il le fit commencer à la partie supérieure et antérieure de l'épaule, arriver à la pointe de cette région, descendre au-dedans de l'avant-bras, se continuer sous la peau de l'ars jusqu'au coude, puis, de là, remonter jusqu'au bord supérieur et postérieur du scapulum, à la hauteur de son origine, de manière à représenter une espèce d'anse qui embrasse l'avant-bras, et dont les deux extrémités se terminent en haut de l'épaule.

« On conçoit d'avance, ajoute M. Gaullet, en réfléchissant aux contours que décrit le séton, qu'il ne peut être passé en un seul temps, l'aiguille qui sert à son introduction étant par sa nature inflexible. Voici de quelle manière je procède à son application. Après m'être pourvu de l'aiguille à séton ordinaire, enfilée par l'œil de son talon d'un ruban assez long, je fais une première incision à *la partie supérieure et antérieure de l'épaule*, et, par cette incision, j'introduis l'aiguille que je pousse *parallèlement au bord antérieur du scapulum* jusqu'à *la pointe de l'épaule*, où je la fais sortir et la tire entièrement en dehors. Après ce premier temps, je la réintroduis dans l'ouverture par laquelle elle vient de sortir et la dirige de haut en bas, et toujours sous la peau, *jusqu'à la partie antérieure et interne de l'avant-bras*, où je la fais sortir de nouveau, pour la faire rentrer ensuite par la dernière ouverture qu'elle a faite et la diriger horizontalement d'avant en arrière *sous la peau de l'ars jusqu'à la face interne et postérieure du coude*, où elle sort par une quatrième ouverture qu'elle fait à cet endroit et par laquelle e'le rentre, pour être dirigée de bas en haut *jusqu'au tiers supérieur des muscles olécrâniens.* Là, cinquième ouverture pour faire sortir l'aiguille qui y rentre ensuite, et va sortir pour la dernière fois et définitivement *à la partie supérieure et postérieure de l'épaule*, à la hauteur à peu près de l'endroit où elle était entrée. Je réunis ensemble par un nœud droit les deux extrémités de la mèche ; ou bien je les termine isolément par des nœuds à billots, en observant toutefois de laisser assez de longueur pour que la mèche puisse se prêter à l'engorgement qui se développera... J'ai l'habitude de laisser ainsi à la mèche au moins sept à huit pouces de jeu. »

Après cette description, M. Gaullet ajoute que les différentes ouvertures par lesquelles on fait sortir l'aiguille, pour la réintroduire ensuite, doivent être répétées chaque fois que change la direction que l'instrument doit parcourir, plus souvent par conséquent chez les chevaux à formes saillantes et arrondies que chez ceux qui sont dans des conditions contraires ; que cela, d'ailleurs, est plutôt un avantage qu'un inconvénient, en offrant des issues plus nombreuses aux produits de l'abondante suppuration qui en résulte ; qu'il faut éviter avec soin, en outre, de blesser les muscles sur lesquels doit passer l'aiguille, la moindre de ces blessures pouvant donner lieu à des engorgements de nature gangréneuse ; qu'on doit enfin, quelque indocile que soit l'animal, l'opérer debout, à cause des changements de rapports entre la peau et les parties sous-jacentes, qui, survenant, exposeraient à donner au séton toute autre position que celle qu'on se serait proposée.

On laisse l'animal pendant vingt-quatre heures au repos et à une diète sévère, qu'on prolonge tant que dure la fièvre de réaction. L'engorgement devient considérable ; on le surveille en donnant les soins de propreté voulus, et au bout de dix à douze jours seulement on commence à faire sortir l'animal de l'écurie pour les pansements. La mèche est enlevée du vingtième au vingt-cinquième jour.

Tel est le procédé Gaullet, dont l'auteur, naturellement, annonce avoir obtenu les plus heureux résultats. Mais les mêmes résultats n'eussent-ils pas été possibles sans une opération entraînant d'aussi grands délabrements? C'est ce qu'il est permis de supposer, connaissant la multitude des moyens *efficaces* qui guérissent l'écart, et dont le moins sûr n'est pas celui qui consiste à ne rien faire du tout, et à laisser l'animal au repos. Des essais d'ailleurs ont été faits avec le séton Gaullet par divers praticiens et dans les Ecoles vétérinaires [1], et on lui a reconnu le grave inconvénient de produire un engorgement considérable qui s'accompagne souvent de la gangrène et entraîne la mort des sujets, ainsi que nous avons eu nous-même l'occasion de l'observer. Ce procédé est aujourd'hui généralement abandonné.

3. *Procédé Stevens* [2]. — M. Stevens, vétérinaire belge, qui annonce avoir eu beaucoup à se louer de l'emploi des sétons à l'épaule dans les cas d'anciennes claudications de cette région, les rend efficaces en les multipliant. Il en met ainsi trois, quatre, et jusqu'à six, suivant la gravité des cas ; il les place, les uns à la pointe de l'articulation, de manière à l'entourer et à la recouvrir, les autres à la surface de l'épaule. Dans un cas de luxation qui avait amené la séparation des surfaces articulaires, M. Stevens obtint la guérison en entourant l'articulation avec quatre sétons, et en plaçant le long de l'épine de l'omoplate deux autres sétons, l'un en avant, et l'autre en arrière. Pour accroître l'effet de ces sétons, le même praticien introduit dans les trajets fistuleux un mélange d'essence de térébenthine et d'alcool camphré, ou d'essence et d'ammoniaque, ou bien de la poudre d'ellébore ; puis il réitère leur application, dans le même lieu, jusqu'à deux ou trois reprises différentes, ne fondant leur efficacité que dans la persistance de leur action.

De l'énumération de ces différents modes d'appliquer le séton à l'épaule et de plusieurs autres plus ou moins inédits, la première conclusion à tirer, c'est qu'il n'y a à cet égard rien de fixe dans la pratique, et que chaque vétérinaire sur ce point s'en rapporte surtout à son propre jugement; la seconde, c'est que la recommandation, généralement faite par les praticiens, de persister dans l'emploi des sétons pour en obtenir quelque effet, doit inspirer plus que des doutes sur l'efficacité particulière de ce moyen, employé contre une maladie que le repos seul guérit souvent.

Quoi qu'il en soit, nous ne rejetons pas pour cela le séton à l'épaule. Il peut être utile dans plusieurs circonstances, surtout

---

[1] *Recueil de Médecine vétérinaire.* 1836, t. XIII, p. 17 (*Compte-rendu* de l'Ecole de Lyon, année 1834-1835); — *Journal des progrès des sciences zooiatriques.* 1836, p. 121.

[2] *Journal vétérinaire et agricole de Belgique.* 1845, t. IV, p. 145.

quand il s'agit de ramener la vitalité dans une épaule amaigrie.
Alors le mieux est d'en placer deux à peu près parallèlement à
l'épine de l'omoplate, et en les dirigeant le plus verticalement possible pour faciliter l'écoulement des produits de la suppuration. Si l'on
veut agir sur l'articulation elle-même, on peut en placer commodément trois, deux en dehors dirigés à peu près verticalement, et
un troisième en dedans et en avant, si la pointe de l'épaule n'est
pas trop saillante, se guidant dans tous les cas sur la configuration
même de la partie pour fixer la position exacte de ces sétons.

A l'articulation coxo-fémorale la position convenable des sétons
est facile à déterminer, d'autant qu'on n'en peut placer plus de
deux. On les dirige alors un peu obliquement de haut en bas et
d'avant en arrière, leur partie moyenne correspondant à l'articulation même. On aurait moins de facilité à les diriger dans le sens
opposé ou tout-à-fait verticalement.

6° Des sétons dans l'espèce bovine. — Dans l'espèce
bovine l'application peut se faire aux mêmes régions que chez les
solipèdes. Toutefois, à moins d'indication particulière, ce n'est guère
qu'au poitrail, dans cette espèce, qu'on passe des sétons, car à cette
région la laxité de la peau formant le pli du fanon rend l'opération facile. Partout ailleurs, l'épaisseur, le défaut de souplesse,
l'adhérence de l'organe cutané s'opposent à l'application de cet
exutoire et à la production des effets qu'on doit en attendre.

Pour placer le séton au poitrail, on laisse l'animal debout; un
aide, placé à gauche, maintient la tête relevée à la manière ordinaire, en passant les doigts dans le mufle; si l'animal résistait
trop, on le fixerait à une voiture ou à un poteau.

L'opération se fait à peu près comme chez le cheval. Quand la peau
est tendue, on fait pénétrer l'aiguille à la manière ordinaire, par une
incision pratiquée au bord inférieur du fanon. Si la peau est
très-lâche et n'est pas trop dure, on lui fait former un large pli
transversal qu'on traverse à sa base par un seul coup de l'aiguille à
séton; cela fait, on engage la mèche dans l'œil de l'aiguille ressortant
d'autre part; on la retire, on lâche le pli qui s'efface, et les deux
ouvertures, faites presque d'un seul coup, s'écartent en laissant
entre elles un intervalle d'autant plus grand que le pli était plus
large. On arrête ensuite la mèche par des nœuds, ou, comme on le
fait plus souvent, en nouant ensemble ses deux extrémités.

Le séton sur le bœuf ne produit qu'une faible irritation, qui souvent même n'est pas accompagnée de suppuration. Aussi, pour en accroître l'effet, est-on ordinairement dans l'usage d'y joindre un trochisque. Alors on attache ce trochisque à la mèche elle-même; ou bien, on met le trochisque seul à l'avance, et au bout de un ou deux jours on passe le séton au milieu de l'engorgement produit. Nous verrons plus loin les règles à observer dans l'un et l'autre cas.

Même après l'emploi des trochisques il arrive souvent qu'on n'obtient aucune suppuration. L'effet se borne à un simple engorgement, plus ou moins considérable, de la région du fanon.

7° Des sétons sur les petits animaux. — Parmi les petits animaux, le chien est le seul sur lequel on fasse habituellement usage des sétons. Sur le mouton et le porc, ils ne produisent aucun effet, sinon des engorgements froids, indolents et d'un mauvais caractère, et par conséquent plus nuisibles qu'utiles. Sur le chien, au contraire, l'application des sétons est fréquente. On les met au poitrail, mais plus souvent sur le cou, en arrière de la nuque, afin de les soustraire à l'action des dents.

L'instrument employé est l'aiguille dite des *chiens*, déjà décrite. Si on n'a pas cet instrument à sa disposition, une aiguille d'emballeur, d'une certaine force, en tient lieu parfaitement. A défaut d'aiguille, on se sert encore d'un bistouri droit; il faut avoir alors en plus un stylet portant un œil à une extrémité.

L'opération est plus simple que sur les grands quadrupèdes. On commence par passer la mèche dans le chas de l'aiguille, puis on fait à la peau un large pli transversal à la direction du séton, et d'une largeur proportionnée à la longueur que l'on veut donner à celui-ci. On fait tenir une extrémité de ce pli par un aide, on tient l'autre et on le traverse à sa base avec l'aiguille par un mouvement rapide; on retire ensuite l'aiguille de l'autre côté, et on passe ainsi la mèche. Quand on emploie le bistouri, on fait de même traverser sa lame, maintenue à plat; puis on fait glisser le stylet sur une de ses faces, et, quand la pointe du stylet a franchi l'ouverture opposée, on retire le bistouri en l'appuyant par le dos pour éviter d'agrandir la plaie; ensuite, on passe la mèche dans l'œil du stylet et on le retire.

On arrête habituellement la mèche, pour mieux assurer sa fixité, en nouant ses deux bouts. On les noue sous le cou, de manière à former un collier à l'animal, quand le séton est passé sur la nuque. Quand on le place au poitrail, il est presque toujours indispensable

de le préserver de l'action des dents par un bandage et par l'usage
continu de la muselière.

§ 3. — Modifications apportées au séton à mèche.

Deux modifications principales au mode ordinaire de séton ont
été proposées ; ce sont : le *séton à ferrets* de M. Bouillard, vétérinaire à Pont-de-Vaux ; et le *séton à mèche cachée* de M. Roydor,
vétérinaire à Lons-le-Saunier.

1° Séton à ferrets. — La mèche de ce séton, suivant la description qu'en donne l'auteur [1], est un morceau de lisière de drap,
large de 10 à 15 millimètres, long de 30 à 35 centimètres, d'étoffe
plus ou moins grossière, suivant le degré d'inflammation qu'on veut obtenir. Pour l'arrêter, M. Bouillard se sert de deux morceaux de fer-blanc,
remplaçant les nœuds du séton à mèche ordinaire ; ce sont les *ferrets*.

« J'emploie, dit l'auteur, le fer-blanc connu sous le nom de dou-
ble-croix, marqué XX ; je coupe les morceaux de 35 millimètres de
long sur 15 à 17 de large ; je coude de chaque côté un rebord d'environ 1 millimètre et demi, de manière à leur donner cette
forme ⌐‾‾‾‾⌐ ; puis je les ploie par le milieu de leur largeur,
de façon à rapprocher les bords à une distance de 2 ou 3 millimè-

tres l'un de l'autre ⊂ .

» Lorsque je veux placer un séton de ce genre, la mèche et les
ferrets étant préparés, je place un de ceux-ci transversalement à
une extrémité de celle-là, et, au moyen d'une petite pince, ou même
avec les branches des ciseaux, je les serre de chaque côté, de sorte
que les rebords rapprochés retiennent solidement la mèche.

» La mèche étant introduite sous la peau de l'animal, j'en coupe
le bout libre, en ne lui laissant qu'un ou 2 centimètres de longueur
au-dehors, puis j'y place le second ferret.

» On conçoit que si l'on anime la mèche de ce séton, soit en l'en-
duisant d'une couche d'onguent irritant, soit en l'humectant d'un
liquide ayant la même propriété, l'essence de térébenthine, par
exemple, on doit lui laisser un peu plus de longueur.

» Ces sétons m'ont paru avoir l'avantage de déterminer, sans être
animés par une substance médicamenteuse, une abondante suppu-

---

[1] *Journal de Médecine vétérinaire*, de Lyon, 1845, t. I, p. 544.

ration, d'être très-faciles à tenir propres ; ils n'ont pas même besoin d'être lavés ; il suffit d'appuyer sur leur trajet pour faire sortir le pus, et d'essuyer les endroits sur lesquels celui-ci aura coulé ; ils n'attirent presque pas les insectes, et les chevaux ne peuvent que très-difficilement les saisir avec les dents.

» Le ferblantier qui fabrique mes ferrets ne les fait payer qu'un franc le cent, ce qui fait qu'un séton de ce genre ne coûte pas plus, peut-être moins, qu'un séton en ruban de fil. »

2° Séton à mèche cachée. — L'idée première de ce mode de séton appartient à M. Roydor ; mais c'est encore M. Bouillard qui l'a d'abord fait connaître par la description suivante [1] :

« La mèche est en cuir raidi au marteau, d'une longueur, pour les grands animaux, de 30 à 35 centimètres, d'une largeur de 8 à 10 millimètres ; elle doit être enduite d'onguent basilicum ou d'onguent vésicatoire ; les liquides irritants la ramollissent, au point qu'elle est plus difficile à placer.

» Lorsqu'on veut établir cet exutoire, on perce sous la peau, avec l'aiguille à séton, un trajet de bas en haut de la longueur de la mèche, que l'on y introduit immédiatement après en avoir retiré l'instrument. Si on éprouve de la difficulté à la faire entrer, on accroche l'un de ses bouts à la pointe de l'aiguille, et l'on introduit, dans le trajet préalablement pratiqué, la mèche et l'aiguille à la fois ; puis on retire celle-ci, et celle-là reste en place. Ensuite, pour la fixer, on prolonge en bas le trajet d'environ 2 ou 3 centimètres, et on loge son extrémité inférieure.

» Ces sétons ont pour avantage d'être toujours propres, de ne pas attirer les insectes, de ne jamais être arrachés par les animaux et de ne pas laisser de cicatrices qui sont souvent cause de mépris pour les chevaux sur lesquels on les a placés aux côtés de la poitrine, de l'encolure, aux fesses, etc., attendu qu'ils ne laissent subsister qu'une cicatrice qui est toujours plus petite que celles que laissent les sétons ordinaires, dont la mèche cause une espèce de callosité aux bords des plaies. Ils ne laissent pas non plus d'induration froide, comme les sétons à rouelle.

» On retire très-facilement la mèche, lorsqu'on le juge à propos, au moyen d'une érigne ou d'un clou dont la pointe a été recourbée. »

Plus tard, M. Roydor, alors vétérinaire à Auxonne, donne lui-

---

[1] *Journal de Médecine vétérinaire*, de Lyon, 1847, t. III, p. 322.

même connaissance de son procédé à l'École de Lyon, et M. Rey, dans le compte-rendu des travaux de la chaire de clinique pour l'année 1851-52, l'apprécie ainsi qu'il suit [1]:

« Cette introduction (de la lanière de cuir) n'exige qu'une ouverture; on peut la pratiquer assez loin des articulations ou autres parties sur lesquelles il importe de ne pas laisser de cicatrice apparente.

» Ce moyen n'est autre chose que le séton à l'anglaise, dont le cuir, au lieu d'être circulaire, présente la longueur du séton ordinaire. En employant ce nouveau procédé, on obtient une quantité de suppuration plus abondante, et on trouve, pour les chevaux de luxe, l'avantage de cacher complètement l'exutoire. Jusqu'à présent, ce séton en cuir, que nous avons employé plusieurs fois sur l'épaule et sur la cuisse du cheval, n'a produit aucun accident sur les sujets que nous avons opérés. Nous pensons cependant qu'il ne faut pas en user sans discernement. »

Nous n'avons rien à ajouter à ces détails, qui donnent sur les procédés en question des renseignements assez étendus pour permettre aux praticiens de juger de l'opportunité de leur application.

ARTICLE III.

DES AUTRES ESPÈCES D'EXUTOIRES.

§ 1. — Séton à rouelle.

1° Synonymie, indications. — Le *séton à rouelle*, appelé successivement *cautère, ortis, ortie, séton anglais, fontanelle, fonticule,* est un genre d'exutoire plus anciennement connu que le séton à mèche. Il consiste en une pièce arrondie, une *rouelle* de cuir, de feutre, de carton, que l'on introduit sous la peau par une incision préalablement pratiquée à celle-ci. Ce morceau de cuir peut être plein ou percé d'une ouverture à sa partie moyenne. Cette dernière forme, généralement adoptée aujourd'hui, paraît avoir été imaginée par les Anglais. Au moins, c'est dans un auteur anglais, Markam, qu'on en trouve la première indication. Quant aux hippiatres français, y compris Solleysel, ils appliquaient auparavant des orties avec toute espèce de chose : des lames de plomb, de la

[1] *Journal de Médecine vétérinaire*, de Lyon. 1852, t. VIII, p. 551.

paille, certaines racines et même du cuir. Mais quand le séton anglais fut connu, il remplaça généralement les autres procédés, et resta longtemps préféré au séton à mèche. Aujourd'hui, l'emploi du séton à rouelle est plus restreint et limité à quelques cas exceptionnels.

Il convient dans les circonstances où la disposition des parties s'oppose à l'introduction d'une mèche d'une certaine étendue, et surtout quand on veut produire un effet local. On l'applique ainsi avec avantage à la pointe de l'épaule, à l'articulation coxo-fémorale, pour combattre certaines douleurs, d'anciennes boiteries siégeant à ces articulations. On l'applique également au poitrail pour remplir les mêmes indications que le séton à mèche, lorsque l'on veut soustraire l'exutoire à l'action des dents de l'animal, soit sur le cheval, soit sur le chien. Enfin, on le préfère pour certains chevaux de luxe, parce qu'il est moins apparent. Hors ces cas, il est toujours plus avantageux de faire usage du séton à mèche qui, étant plus étendu, produit naturellement des effets plus marqués. Quand on l'applique au poitrail, il faut le placer un peu bas, l'ouverture regardant inférieurement, afin que l'écoulement des produits de la suppuration se fasse mieux, et aussi pour éviter les plis de l'ars où le séton ne se maintiendrait pas avec facilité.

2° Préparation du séton à rouelle. — Différentes substances peuvent être employées pour faire des sétons à rouelle ; elles doivent toutefois remplir plusieurs conditions nécessaires : 1° être suffisamment résistantes ; 2° présenter une certaine souplesse leur permettant d'être facilement introduites sous la peau et de céder à la pression des parties molles dans lesquelles on place ce corps étranger ; une matière dure, du bois par exemple, s'appliquerait avec difficulté et causerait ensuite par sa rigidité une douleur et une irritation inutiles ; 3° ne pas être de nature à pouvoir se ramollir et se putréfier au contact des matières liquides sécrétées dans la plaie ; c'est pourquoi le carton, le feutre, qui ont été quelquefois mis en usage, ne conviennent pas. Le cuir de veau ou le cuir mince de bœuf qui remplissent toutes les conditions voulues seront donc exclusivement préférés. A défaut de cuir, on peut encore employer un morceau de toile forte autour de laquelle on enroule, après l'avoir coupé dans la forme convenable, soit de l'étoupe, soit un ruban de fil étroit, de manière à lui donner la rigidité convenable.

Le séton à rouelle figure un anneau plat ; mais on peut lui donner, suivant le point où il doit être appliqué, des formes et des dimen-

sions variables ; on peut ainsi le faire rond ou ovale. Cependant la forme
ovalaire, telle qu'on la voit ici (*fig.* 174). paraît le mieux convenir
dans tous les cas. Pour les grands animaux, on lui donne à peu
près 7 centimètres en hauteur et 5 en largeur ; on augmente ces dimensions quand il doit être appliqué au poitrail, et on les réduit de moitié pour les petits quadrupèdes. L'ouverture centrale, qui doit servir à
l'écoulement de la matière purulente a la même forme,
et doit être assez grande pour correspondre exactement
à l'ouverture de la peau quand le séton est en place.

Fig. 174.

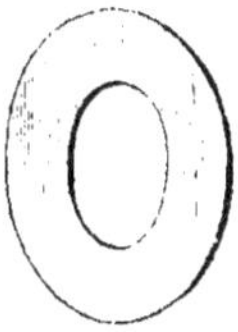

Le plus souvent, ce séton est appliqué sans préparation aucune ;
d'autres fois, pour accroître son action irritante, on l'entoure d'étoupes ou d'une petite bande de toile qui augmentent son volume et
rendent ses surfaces plus rugueuses. Il est rare qu'on l'enduise de
matières médicamenteuses, comme on le fait pour le séton à mèche ;
cela donnerait, pour l'introduire, un embarras difficile à surmonter.

3° Application ; manuel ; soins divers. — Pour l'application du séton à rouelle, une paire de ciseaux, un bistouri droit
ou convexe et la spatule de la trousse suffisent ordinairement. Quelquefois il faut, en outre, une aiguille et un fil ciré. Le séton lui-
même étant convenablement préparé, le sujet fixé, on pratique à
la peau une incision ayant la moitié de la longueur de la rondelle de
cuir. On fait cette incision verticale aux articulations de l'épaule et
de la hanche, et longitudinale au poitrail ; dans ce dernier cas, vu
la laxité de la peau, on opère plus facilement en incisant sur un pli
transversal. L'incision faite, on détache la peau des tissus qu'elle
recouvre à l'aide de la spatule, d'un manche de scalpel ou des
ciseaux fermés. Si les adhérences sont trop fortes, on coupe avec
les ciseaux les brides du tissu cellulaire qui retiennent la peau ; on
peut même opérer la séparation avec le bistouri par une véritable
dissection. Les anciens, en pareil cas, soulevaient d'abord la peau
avec une ventouse et achevaient avec la spatule.

Quand on a détaché la peau dans une étendue qui dépasse un
peu celle de la rondelle de cuir, on introduit celle-ci. Pour cela, il
faut qu'elle soit pliée sur elle-même, sinon elle ne pourrait franchir
l'ouverture. Quelquefois on la roule, et on plie le cylindre formé
pour la faire entrer. Ce procédé est peu commode. Il vaut mieux
plier le cuir en quatre par un premier pli longitudinal et un second
transversal, et l'introduire ainsi sous la peau. Cela fait, avec la

pointe des ciseaux fermés, on ouvre le premier pli, et le séton se trouve alors plié en deux et d'un seul côté de l'incision. Pour achever de l'étendre, on introduit de nouveau l'extrémité des ciseaux entre les deux lames repliées du cuir et par l'ouverture centrale, puis on fait exécuter d'un côté à l'autre un mouvement de bascule aux ciseaux, et le séton se trouve immédiatement déployé et étendu. On passe la main sur la peau pour effacer les plis que le cuir pourrait former; on voit si l'ouverture centrale, devant donner passage au pus qui s'écoulera, correspond à l'incision cutanée, et l'opération est terminée. Si l'incision, accidentellement ou pour toute autre cause, était trop grande, on la diminuerait par un point de suture à chaque commissure ou seulement à une des deux, ou bien l'on retiendrait la rouelle en faisant ce point au milieu de la plaie.

Ce séton reste en place dix ou quinze jours, suivant le cas, et réclame les mêmes soins d'entretien et de propreté que le séton à mèche. Pour le retirer, il faut d'abord inciser légèrement la peau dont l'ouverture a diminué; puis, passant par dessous le corps étranger l'extrémité des ciseaux courbes, ou bien le saisissant avec des pinces ou une érigne, on l'entraîne au-dehors. La plaie qui reste se cicatrise d'elle-même.

§ 2. — Trochisques.

1° Définition, objet, matières employées. — Le trochisque est un mode particulier d'exutoire produit par l'application d'une substance minérale ou végétale de nature irritante, et destiné à produire un engorgement prompt, plus ou moins considérable. Les trochisques furent les premiers genres d'exutoires connus, et reçurent d'abord le nom de *cautères*. Puis, ils furent confondus avec les sétons à rouelle sous les noms de *cautères*, *d'orties*. En leur donnant le nom de *trochisques*, de la nature des substances employées (v. p. 298) pour les appliquer, on a établi définitivement leur caractère thérapeutique particulier et leur distinction chirurgicale d'avec les autres espèces d'exutoires.

Les trochisques se distinguent essentiellement des sétons par leur action spéciale irritante, déterminant une inflammation prompte et vive des tissus. On les emploie ainsi beaucoup plus pour produire une révulsion rapide, une perturbation immédiate, que pour établir une suppuration prolongée. Leur action est à peu près celle des sinapismes. Aussi, ne les laisse-t-on pas longtemps en place ; on a coutume de les enlever aussitôt que les symptômes inflammatoires se sont manifestés, c'est-à-dire dès que leur action spéciale s'est suffisamment exercée ; car leur présence prolongée pourrait occasionner les plus graves désordres [1].

On peut faire usage, pour appliquer des trochisques, de diverses substances appartenant, soit au règne végétal, soit au règne minéral. Les substances végétales employées sont les racines d'ellébore noir (*helleborus niger*), d'ellébore blanc ou vératre (*veratrum album*) ; l'écorce de garou (*daphne gnidium*) ou de lauréole mâle (*daphne laureola*) ; la clématite (*clematis vitalba*). Ces végétaux jouissent tous de propriétés irritantes très-marquées, et, introduits sous la peau, déterminent un engorgement phlegmoneux considérable, pouvant être suivi chez les carnivores, d'après Orfila, d'accidents internes. Pour en augmenter l'action on les fait macérer dans du vinaigre, ou plus simplement on les mouille et on les roule dans des cantharides pulvérisées. Quant aux substances minérales, ce sont tous les caustiques solides, et notamment ceux qui servent à préparer les trochisques escharotiques (v. p. 389), le sublimé corrosif, l'acide arsénieux, le sulfure d'arsenic, le sulfate de cuivre.

2° Modes d'application. — L'application des trochisques se fait de la manière la plus simple, et comprend deux procédés : le procédé ancien, et celui proposé par Gilbert.

1. *Procédé ancien.* Il consiste à introduire directement la substance irritante dans les tissus par une incision préalable plus ou moins étendue. On l'emploie chez les solipèdes et dans l'espèce bovine.

Chez les *solipèdes*, le trochisque est usité quand on veut obtenir avec promptitude un fort engorgement inflammatoire, pour combattre, soit un effort récent des articulations supérieures, soit une phlegmasie interne. On emploie alors les caustiques salins, le su-

---

[1] Les *cautères*, *fonticules* ou *fontanelles*, employés sur l'espèce humaine, sont de véritables trochisques dont on entretient la suppuration comme celle des sétons. Pour les établir, on fait à la peau une incision ou mieux une plaie à l'aide d'un caustique, comme la pierre à cautère ou la poudre de Vienne (v. p. 388) ; on laisse alors l'appareil huit à douze heures en place, on fend l'eschare en croix, on enlève les quatre lambeaux et on met à leur place un pois à cautère ; on retient celui-ci par un morceau de papier ou de taffetas, qu'on recouvre d'une compresse, puis d'une bande ; on change le pois et on renouvelle le pansement toutes les vingt-quatre heures. Ce genre d'exutoire n'est pas usité chez les animaux ; il est remplacé par les sétons.

blimé principalement, dont on prépare un fragment de la grosseur d'un pois ou d'un haricot. Ce fragment est enveloppé dans un linge très-fin, très-usé, ou dans un certain nombre de filaments d'étoupes, puis on y attache un fil d'une certaine longueur qui sert à le retirer de la plaie dès qu'on le désire.

Pour l'appliquer, on fait une légère incision à la peau, on la détache dans une certaine étendue en dessous de cette incision, et l'on introduit dans cet espace sous-cutané le trochisque préparé comme il a été dit, en laissant le fil pendre au-dehors à travers la plaie. Bientôt se manifeste une vive inflammation locale ; des matières séreuses sont sécrétées en abondance, l'engorgement s'étend ; et quand cet engorgement est jugé suffisant, ce qui arrive en douze, vingt-quatre, ou quarante-huit heures, suivant les espèces, on enlève le trochisque, qui doit toujours être retiré avant que la suppuration commence. Quand le pus apparaît, on n'a plus qu'une plaie ordinaire qu'on laisse cicatriser et qui ne réclame autre chose que des soins de propreté, sauf les cas où surviennent des complications, des accidents sur lesquels nous aurons plus loin à revenir.

Dans *l'espèce bovine*, on applique plus particulièrement les trochisques au poitrail, en vue de provoquer l'engorgement inflammatoire que le séton seul est impuissant à produire. On fait alors usage d'un morceau de racine d'ellébore ou d'un autre végétal irritant, ou bien d'une substance minérale escharotique qu'on maintient dans un nouet comme chez les solipèdes, en laissant de même un fil pendant au-dehors, et en donnant alors au trochisque le volume au moins d'une noisette.

Pour l'introduire, on incise la peau du fanon, on place au fond de la plaie le corps étranger et on le retient s'il est nécessaire par un point de suture. On le laisse en place un temps variable, jusqu'à ce que l'engorgement et la suppuration soient établis, et quelquefois jusqu'à ce qu'il tombe de lui-même. Ce procédé primitif, comme on voit, est tout simplement l'opération pratiquée par les anciens vétérinaires, il y a 1800 ans ; elle est encore usitée dans quelques localités de la France : c'est ce qu'on appelle *herbir*.

Ce trochisque, ainsi qu'on l'a dit précédemment, est souvent mis en usage pour aider à l'action du séton ordinaire, dont il précède alors l'application. Le séton, en effet, venant traverser l'engorgement produit par le trochisque, est le meilleur moyen d'entretenir la suppuration. Mais l'exutoire réclame alors deux opérations, et c'est pour les éviter que *Gilbert* a proposé le procédé suivant.

2. *Procédé Gilbert.* Il consiste à attacher la substance irritante à un ruban de fil qu'on introduit dans les tissus à la manière d'un séton à mèche ordinaire. On a alors un véritable séton animé, employé uniquement sur le bœuf. On se sert également pour trochisque de matières végétales ou de matières minérales, qu'on prépare de manière à leur donner le moins de volume possible.

Si l'on emploie des racines végétales, on en découpe un fragment gros comme le petit doigt, mais un peu plus long; ou bien, si les morceaux sont très-petits, on en réunit plusieurs en un paquet de même grosseur, et on attache cette racine, amincie aux extrémités, sur le milieu du ruban de fil qui forme le séton et avec un fil assez fort. Si l'on fait usage d'une substance minérale, qui est presque toujours du sublimé, on la maintient dans une sorte de gaîne faite en roulant le ruban sur lui-même et le fixant avec quelques points de suture ou quelques tours de fil. La mèche ainsi préparée, est introduite dans le fanon à l'aide de l'aiguille à séton; puis on la fixe en cousant les deux bouts ensemble. Par ce moyen on a la facilité, lorsque l'engorgement est suffisant, de retirer le corps irritant sans enlever la mèche, et seulement en la faisant tourner jusqu'à ce que le trochisque soit parvenu au-dehors. On le retire alors en laissant la mèche et on n'a plus qu'un séton ordinaire qu'on laisse en place aussi longtemps qu'on le juge nécessaire.

§ 3. — Sinapismes et vésicatoires.

L'étude de ces sortes d'exutoires, très-importante au point de vue de la matière médicale et de la thérapeutique, offre moins d'intérêt sous le rapport chirurgical, vu la simplicité générale de leur mode d'application. Leur emploi n'est pas très-ancien dans la médecine vétérinaire; il ne remonte guère au-delà de deux siècles, et Solleysel est le premier qui donne quelques détails sur leur mode d'application chez les animaux. On les désignait alors sous les seuls noms de *rétoires* ou *feux-morts;* mais ces dénominations toutefois désignaient plus particulièrement les vésicatoires.

1° Application des sinapismes. — Le sinapisme est appliqué pour déterminer la rubéfaction et produire une excitation générale ou une révulsion. On arrive aussi à cet effet avec la chaleur employée à un faible degré d'intensité; mais ce qu'on appelle sinapisme est produit exclusivement à l'aide de la farine de moutarde, transformée en pâte avec de l'eau tiède. On ne doit pas se servir, pour former cette pâte, d'eau trop chaude ni de vinaigre qui empêchent la formation de l'huile âcre à laquelle le sinapisme doit ses propriétés irritantes. On met une quantité d'eau d'un poids à peu près égal à celui de la farine employée. On fait encore des sinapismes en recouvrant de farine de moutarde des cataplasmes de farine de lin. Quelquefois on les *anime* avec de l'ail pilé, du poivre, substances d'un effet douteux, ou bien encore avec de l'ammoniaque liquide. Quand on a préparé la pâte de manière à ce qu'elle ait une consistance suffisante pour se maintenir sur la peau, on l'applique directement et sans autre précaution, si la partie est recouverte d'une peau mince à poils fins. Quand la peau est épaisse, couverte de poils longs et abondants, on les coupe, mais non d'une manière complète; car il est utile qu'il en reste pour retenir la matière du sinapisme. On augmente l'action de celui-ci en bouchonnant, frictionnant d'avance, en nettoyant bien la partie, en approchant un fer chaud, mais de manière à produire seulement une légère excitation vitale qui prépare l'action rubéfiante du sinapisme.

Ces précautions prises, on applique le cataplasme avec la main ou avec une spatule en l'étendant à contre-poil, de manière à faire passer la substance molle sous les poils. La couche n'a nul besoin d'être épaisse, car la partie qui est en contact avec la peau étant la seule qui agisse, ce qu'on met en surplus est sans action. Il vaut mieux renouveler l'application si l'on veut produire un effet plus énergique. Toutefois, il est une limite à ce renouvellement; car des sinapismes répétés, sur une même région, peuvent amener des désordres assez considérables ou tout au moins des plaies comme celles que produisent les vésicants. Aussi, en principe, n'est-il pas prudent d'appliquer plus de deux sinapismes consécutifs sur la même partie.

L'application des sinapismes se fait ainsi sans intermédiaire sur les parties supérieures et latérales du corps; mais, sur les parties inférieures, comme sous la poitrine, par exemple, il faut les maintenir par un bandage, attaché sur le dos. Le même soin est nécessaire sur les petits quadrupèdes et surtout sur le chien qui, avec ses dents ou ses pattes, l'aurait bientôt arraché, si l'on n'y mettait efficacement obstacle.

Quand le sinapisme a produit son effet, il faut l'enlever. Quelquefois il tombe de lui-même à mesure que la pâte, en se desséchant, cesse d'adhérer à la peau. Quand on veut le faire tomber plus vite, un simple lavage à l'eau tiède suffit. Il faut faire ce lavage avec soin, si on doit appliquer un second cataplasme sinapisé.

2° Application des vésicatoires. — Dans les premiers temps où l'on fit usage des vésicatoires ou des *rétoires,* comme on les appelait autrefois, on les établissait avec toutes les substances irritantes dont on pouvait disposer : avec l'euphorbe, l'ellébore, le sulfure rouge de mercure, la poudre de moutarde, mais principalement avec les cantharides, ou plutôt, à cause du prix de celles-ci, avec le scarabée des maréchaux ou proscarabée (*meloe proscarabœus*) ou la mouche de mai (*m. maialis*), insectes qu'on recueille en avril et mai dans les terrains humides et labourés ou dans les blés.

Il n'y avait d'ailleurs pas de formule générale pour leur confection; chaque maréchal avait son rétoire particulier, qu'il appliquait sur les blessures, les engorgements, les tumeurs synoviales et osseuses, etc. Un des rétoires qui eurent le plus de vogue contre ces dernières affections fut *l'huile de Solleysel* fabriquée avec des scarabées broyés et macérés pendant trois mois dans de l'huile de laurier.

De nos jours, ces diverses préparations sont plus ou moins abandonnées et remplacées presque universellement, en médecine vétérinaire, par *l'onguent vésicatoire* ou les préparations équivalentes par lesquelles on supplée quelquefois à cet onguent, comme, par exemple, la *pommade de Gondret,* la *pommade stibiée.*

Pour appliquer les rétoires, on avait autrefois plusieurs procédés, suivant la consistance du remède. Mais on commençait toujours, après avoir coupé le poil, par soumettre la partie à l'action rayonnante d'un fer rouge maintenu à une certaine distance. Cette méthode est encore suivie dans quelques localités. Cette première opération terminée, parfois on appliquait directement l'onguent épispastique ; mais, le plus souvent, par imitation de ce qui se faisait chez l'homme, on lui donnait d'abord la forme d'emplâtre, que l'on confectionnait avec de la cire, de la poix blanche, de la térébenthine; ou bien on les appliquait en cataplasmes faits avec du levain, de la farine et du vinaigre, etc.; ou bien encore on étendait la matière épispastique sur un linge, et on l'appliquait en la maintenant par des bandages.

Actuellement, sauf un petit nombre d'exceptions, on applique les matières vésicantes directement sur la peau et sans le secours d'aucun appareil, comme on le fait pour les sinapismes ; seulement, il faut que le contact entre le topique et la peau soit plus intime. Pour cela, le poil doit être plus soigneusement coupé, sans être cependant tout-à-fait rasé ; car le peu qui en reste ne nuit pas à l'action du remède et aide à le retenir. Les frictions sèches, le bouchonnement, l'approche d'un fer rouge, sont des précautions également utiles ; il en est même une autre très-avantageuse, c'est l'application préalable d'un sinapisme, déterminant un état congestionnel qui ne peut que hâter l'effet du vésicant. Ce soin est surtout nécessaire quand on opère sur une peau dure et épaisse. Il ne faut pas cependant, ainsi qu'on le fait quelquefois, quand on approche le fer rouge, le mettre au contact même de l'épiderme ; car celui-ci alors, crispé, carbonisé, s'oppose à l'action vésicante.

Les vésicatoires, comme on les prépare aujourd'hui, peuvent, mieux encore que les sinapismes, être appliqués sans appareil, même sur les surfaces déclives, sous la poitrine ; car, si l'on n'en met qu'une couche peu épaisse, elle se maintient facilement sur la peau dans quelque position que ce soit. Tandis qu'un bandage, nonseulement est sans utilité, mais encore a le double inconvénient, d'abord, de retenir dans son tissu une grande partie du vésicatoire, puis, de déterminer, à la surface soumise à l'action vésicante, des frottements, des excoriations qui laissent des plaies plus grandes, des cicatrices d'autant plus défectueuses. En principe, on doit donc s'abstenir, au moins pour les grands quadrupèdes, de l'emploi des bandages quand on fait usage de l'onguent vésicatoire ordinaire. Ils ne pourraient devenir utiles qu'autant que l'on emploierait pour vésicatoire, comme on le fait sur l'homme, un emplâtre quelconque recouvert de poudre de cantharides. Sur les petits animaux, le bandage est nécessaire pour mettre le remède hors de la portée de la bouche.

Quand on applique le vésicatoire sans appareil, il suffit de l'étendre en couche égale sur la peau à l'aide d'une spatule et en frottant légèrement à contre-poil. Toutefois, si la surface est verticale, il importe d'accumuler vers le haut une plus grande quantité du topique ; car, en se ramollissant par la chaleur du corps, il coule en grande partie et se rassemble inférieurement, de telle sorte qu'au bout de peu de temps, si d'abord on en a mis une couche égale partout, il n'en reste presque plus à la partie supérieure. En l'appliquant comme nous l'indiquons, on atténue, en grande partie, cet inconvénient. Le vésicatoire en place, on n'a plus qu'à prendre les précautions convenables pour empêcher les frottements : attacher à deux longes, mettre le collier à chapelet, etc. Si l'on avait appliqué du vésicatoire aux genoux pour une lésion quelconque, il faudrait, pour éviter qu'il s'atteignît la région malade au mur placé devant lui, retourner l'animal dans sa stalle et le fixer la croupe à la crèche.

Dans les premiers jours qui suivent l'application, le vésicatoire ne réclame pas d'autres soins immédiats; mais, dès que les ampoules commencent à se montrer, on les ouvre avec les ciseaux; on enlève ensuite peu à peu, avec les ciseaux ou les pinces, les portions d'épiderme détachées; on absterge le pus, et la plaie simple qui reste est pansée avec du cérat simple, puis avec des étoupes hachées, quand on n'a plus dessein de prolonger la suppuration; et enfin, on termine par les soins de propreté communs à toutes les plaies suppurantes.

Pour appliquer un vésicatoire sur un petit animal, on a d'abord un morceau de peau molle ou d'étoffe moins grand que la main, qu'on recouvre de l'onguent épispastique; on le présente au feu s'il est très-consistant, pour en ramollir la surface et le rendre agglutinatif; puis on le met en place et on le maintient par une bande. Avant de l'appliquer sur la peau, il faut mettre la partie à nu; pour cela, sur le chien, on coupe les poils; mais sur le mouton, comme l'a observé avec raison Favre (de Genève) [1], il faut arracher la laine, car c'est la seule manière de faire agir le vésicatoire sur cette espèce. « Soit, dit ce praticien, que l'évulsion détermine une action suffisante pour que le vésicatoire agisse promptement, soit que les brins de la laine implantés opposent un obstacle physique à l'action vésicante, il est constant que si la laine est arrachée brin à brin, on obtient un effet prompt et actif. Dix à douze heures après l'application, on ne trouve jamais de vésicules; mais l'épiderme est blanchi, ridé et décollé en partie. Après avoir enlevé la pellicule épidermoïde, il faut replacer le même emplâtre, sans quoi la plaie se dessèche en quelques heures. On le relève le lendemain; on essuie la plaie; puis on le replace encore, et ainsi de vingt-quatre heures en vingt-quatre heures, jusqu'à cicatrisation. » Par ce moyen, au second, au troisième pansement, la suppuration est abondante; au quatrième, se détache une

____

[1] *Journal de Méd. vétérin. théoriq. et pratiq.* 1836, t. I, p. 516.

espèce de fausse membrane jaunâtre et élastique, après quoi la suppuration continue pendant dix à quatorze jours ; puis la cicatrisation s'opère en six ou sept jours, malgré la présence de l'emplâtre vésicatoire. En quinze jours, ensuite, la laine reparaît sur la cicatrice comme auparavant.

Sur le chien, il n'est pas nécessaire et il serait dangereux, à cause de l'absorption, de maintenir constamment l'emplâtre épispastique au contact de la plaie. Aussitôt que les phlyctènes sont formées, on l'enlève et on panse à la manière ordinaire.

A défaut d'onguent vésicatoire, on peut faire usage, chez tous les animaux domestiques, de la pommade de Gondret, préparée avec parties égales de suif de chandelle ou d'axonge, et d'ammoniaque, et qu'on étend sur la peau avec une spatule. Elle exerce une action très-rapide, pouvant être utilisée avec avantage quand on veut opérer une révulsion prompte et énergique. Le procédé est d'ailleurs économique et pourrait être employé plus qu'il ne l'est dans la médecine des animaux.

Outre les vésicatoires ordinaires, produits à l'aide de substances jouissant des propriétés vésicantes, on établit encore de ces exutoires à l'aide des liquides bouillants, de la chaleur appliquée de différentes manières. Nous reviendrons plus loin sur ces procédés en traitant de l'application du feu et particulièrement en étudiant les moxas.

<h2 style="text-align:center">ARTICLE IV.</h2>

ACCIDENTS POUVANT SUIVRE L'APPLICATION DES EXUTOIRES.

Les accidents ordinaires qui, plus ou moins fréquemment, surviennent à la suite de l'application des exutoires et particulièrement des sétons, sont : l'hémorrhagie, l'engorgement gangréneux, les abcès, les fongosités, l'induration, le farcin.

1° Hémorrhagie. — Dans les circonstances ordinaires, l'application d'un séton donne à peine lieu à l'écoulement de quelques gouttes de sang. Aussi, lorsqu'il s'en échappe une certaine quantité, cela dépend-il toujours d'une cause particulière : la section par l'aiguille d'un vaisseau sous-cutané, la blessure des muscles, l'instrument ayant fait fausse route. D'autres fois, l'hémorrhagie vient de la débilité du sujet, de la nature fluide du sang qui s'écoule par les capillaires lésés dans l'opération, comme il s'écoulerait de toute autre blessure. Enfin, l'hémorrhagie peut venir de ce que l'on a placé le séton dans une région où siége une infiltration sanguine.

Quand une hémorrhagie survient, elle se manifeste ordinairement aussitôt après que l'opération est terminée; le sang alors coule de la plaie la plus inférieure goutte à goutte ou par un filet continu, ou bien il s'accumule dans le trajet du séton et détermine une tuméfaction plus ou moins considérable.

Les moyens hémostatiques connus sont les seuls remèdes applicables en cette circonstance. Il faut commencer par fermer les deux ouvertures avec de petits tampons d'étoupes et d'amadou, qu'on laisse en place jusqu'à ce que l'épanchement sanguin ait cessé de s'accroître. Si, au bout de quelques heures, l'écoulement persiste, il faut exercer la compression sur la partie à l'aide d'un bandage approprié, qu'on applique après avoir enlevé la mèche. S'il y avait du sang épanché, les lotions froides, généralement recommandées, seraient contre-indiquées, car elles s'opposent à sa prompte coagulation. La saignée à la jugulaire arrête quelquefois cette hémorrhagie; mais ce moyen ne doit pas être employé lorsque celle-ci a pour cause une altération plus ou moins profonde du sang. Dans ce cas, si les moyens précédents ne suffisent pas, il faut retirer la mèche définitivement et fermer les ouvertures de la peau par quelques points de suture : il se forme alors une tumeur sanguine que l'on traite comme un thrumbus.

2° Engorgement gangréneux. — Des accidents divers qui accompagnent dans certains cas l'application des exutoires, l'engorgement gangréneux est à la fois un des plus fréquents et des plus redoutables. Il se manifeste par l'apparition d'un gonflement chaud et douloureux, œdémateux à son pourtour et faisant des progrès rapides. Ce gonflement, d'abord diffus, devient plus distinct à mesure qu'il s'étend de proche en proche aux régions voisines. Il arrête toute suppuration, est accompagné généralement d'une fièvre plus ou moins violente, et, si l'on ne prend aucune précaution pour en arrêter les ravages, il peut se terminer par la mort du sujet, résultat fatal qui survient quelquefois malgré toutes les précautions.

Cet accident doit être distingué de l'engorgement normal, qui survient toujours comme conséquence de l'irritation produite par la présence du corps étranger. On le reconnaît en ce que, dès qu'il se manifeste, ce qui n'a jamais lieu avant le deuxième jour, il s'accroît, s'étend avec infiniment plus de promptitude, devient plus considérable, résistant et douloureux. — Il faut le distinguer encore de l'engorgement qui accompagne la formation d'abcès profonds; celui-ci a les mêmes apparences, mais il se montre beaucoup plus tard, le plus souvent après la sortie du séton; puis il n'a pas une égale rapidité de marche, ni, non plus, le caractère gangréneux et envahissant du premier.

On a attribué l'engorgement gangréneux à différentes causes : à l'excès, au manque de réaction inflammatoire; mais cela ne suffirait pas pour faire naître un engorgement qui a tous les caractères d'une affection charbonneuse. De tels phénomènes ont une cause plus directe, et cette cause, comme l'a fort bien démontré M. Renault dans un travail spécial sur ce sujet [1], c'est le séjour et par suite la décomposition du sang épanché dans l'espace libre pratiqué sous la peau pour loger le ruban ou le cuir du séton.

Dans les circonstances ordinaires, quand du sang s'extravase dans des tissus par une cause quelconque, il disparaît peu à peu sans amener aucun désordre; la partie fluide est entraînée par les voies absorbantes, et la partie fibrineuse forme un caillot solide qui s'organise et prend tous les caractères des tissus voisins. Mais cela n'arrive qu'autant que ce sang n'est pas soumis à l'action de l'air. Dans ce dernier cas, au lieu de s'organiser, il subit les modifications qu'il subirait à l'air libre, c'est-à-dire qu'il se décompose, entre en putréfaction, et donne des produits putrides qui déterminent un véritable empoisonnement, de effets locaux et généraux tout-à-fait semblables à ceux qui résulteraient de l'inoculation directe de matières animales en décomposition. Ces effets sont d'autant plus sûrs, plus rapides, que le sang épanché dans les tissus cutanés est non-seulement au contact de l'air, mais est encore soumis à l'action de la chaleur et de l'humidité, conditions essentiellement favorables à la putréfaction.

L'observation directe a confirmé cette théorie de la formation de l'engorgement gangréneux; ainsi, lorsque cet engorgement existe, on y trouve toujours, en y pratiquant des incisions, des caillots sanguins putréfiés. Mais ce qui établit encore mieux la réalité de cette cause de l'engorgement gangréneux, c'est que ce phénomène est d'autant plus à craindre que les conditions générales sont plus favorables à la putréfaction du sang. Ainsi, il est plus fréquent quand la

<hr>

[1] *Recueil de Médecine vétérinaire*, 1833. t. X, p. 124, 239.

température de l'air est plus élevée; quand il s'écoule des plaies une plus grande quantité de sang, et qu'il s'en dépose par suite davantage dans les tissus sous-cutanés ; et enfin quand le sang est lui-même dans un état plus propre à sa décomposition , c'est-à-dire quand il a déjà subi un commencement d'altération, ce qui arrive sur les sujets atteints d'affections adynamiques ou typhoïdes. C'est dans cette dernière circonstance surtout que l'accident a le plus d'imminence et de gravité, et c'est ce qui explique pourquoi il accompagne si fréquemment l'application des sétons pendant les épizooties, presque toujours dues à des altérations plus ou moins prononcées du sang, et pourquoi il est si difficile alors de combattre cet engorgement avec efficacité.

Dans ces cas, les phénomènes accidentels ont un double motif pour se manifester : d'abord l'état fluide du sang, qui favorise son écoulement avec abondance ; puis son état particulier, qui le prédispose à une putréfaction plus prompte. Alors, la suppuration ne pouvant s'établir, l'élimination des éléments du sang épanché ne peut avoir lieu ; une violente irritation s'empare de tous les tissus : il se fait un appel de fluides considérable ; des matières putrides sont absorbées, entraînées dans le torrent circulatoire, et les symptômes locaux et généraux indiqués apparaissent.

Des considérations qui précèdent il est facile de déduire quelles sont les précautions à observer pour éviter les phénomènes gangréneux. D'abord, il faut s'abstenir d'appliquer des sétons pendant les épizooties, et dans tous les cas sur les sujets qu'on soupçonne atteints d'une altération organique du sang ; puis, être réservé sur leur emploi pendant les temps chauds. Quand l'exutoire est placé , il ne faut pas laisser séjourner du sang dans le trajet sous-cutané. S'il en est resté, malgré tous les soins pris, on peut chercher à enlever les caillots par les ouvertures existantes; mais il faut se garder de faire de nouvelles incisions, qui n'auraient d'autre effet que de mettre le sang épanché au contact de l'air, et d'en faire naître ou tout au moins d'en hâter la putréfaction, comme nous l'avons déjà fait observer en parlant du traitement de l'épanchement sanguin produit par la piqûre de la carotide.

Lorsque l'engorgement est déjà développé et commence à prendre un caractère gangréneux, décélé par la mauvaise odeur que répand la partie, il faut faciliter l'expulsion des produits morbides qui se forment, par des scarifications, des mouchetures, des injections désinfectantes et toniques souvent répétées, qui entraînent au-dehors les matières corrompues et arrêtent ainsi les progrès du mal. On complète le traitement par des pointes de feu pénétrantes dans la peau et le tissu engorgé, par des lotions d'eau vinaigrée, ou des décoctions aromatiques maintenues par des bandages matelassés, par des applications de vésicatoire, etc.

L'engorgement gangréneux est surtout fréquent chez les solipèdes. On a très-rarement l'occasion de l'observer sur les autres espèces domestiques, sinon sur l'espèce bovine, en temps d'épizootie.

3° Abcès. — De petits abcès se développent quelquefois sur le trajet des sétons qui sont en place depuis un certain temps, une dizaine de jours au moins, lorsqu'on n'a pas soin de les nettoyer et de les presser exactement pour en faire sortir le pus. Ils sont formés alors par la matière qui s'amasse dans le trajet de la mèche, et apparaissent au-dehors sous la forme de petites tumeurs arrondies ou allongées plus ou moins volumineuses; ils contiennent toujours un pus blanc et de mauvaise odeur.

On évite facilement ces abcès par les soins de propreté indiqués; et quand ils sont formés, on les ouvre avec le bistouri au fur et à mesure qu'ils apparaissent. S'ils s'étaient multipliés au point que la peau en fût amincie, il faudrait supprimer le séton, sauf à le replacer ailleurs s'il était nécessaire.

Les abcès se forment encore quelquefois dans les trajets fistuleux qui restent après la sortie de la mèche, quand la réunion adhésive n'a pas lieu immédiatement. On les évite de même en pressant chaque jour sur le trajet de la fistule, tant que celle-ci n'est pas entièrement fermée, et on les ouvre également avec le bistouri dès qu'ils se montrent. Il importe beaucoup de ne pas laisser se développer ces abcès secondaires, car ils peuvent s'étendre et occasionner d'autres ravages.

Outre ces abcès superficiels, on observe quelquefois des abcès profonds qui se montrent après la suppression des sétons et sont indiqués par un engorgement œdémateux persistant. Un cas très-curieux de ce genre fut observé, il y a quelques années, à la clinique de l'École d'Alfort[1]. Il s'agissait d'un cheval auquel on avait appliqué un séton au poitrail, pour une maladie de poitrine. La maladie guérie, le séton est enlevé, et huit jours après survient au poitrail

---

[1] *Recueil de Médecine vétérinaire*, 1846, t. XXIII, p. 477.

un engorgement considérable, chaud, douloureux, et présentant quelques petits abcès dans plusieurs points de son étendue. Le gonflement augmentant toujours, on finit par sentir un abcès qui, après avoir été ouvert par le bistouri, laissa écouler une grande quantité de pus. Le cheval succombe néanmoins, vingt jours après la sortie du séton, à une pleurésie aiguë; et, à l'autopsie, on trouve, entre les deux lames du médiastin antérieur, une vaste collection purulente communiquant, par un trajet de petit diamètre, avec les abcès situés hors de la poitrine.

Les abcès profonds, auxquels le cas que nous venons de citer peut servir de type, sont généralement produits par des fausses routes faites par l'aiguille, quand on a appliqué le séton. Mais quelle qu'en soit la cause première, ils ne se forment jamais qu'au bout d'un certain temps; et l'on peut les diagnostiquer en toute assurance dès qu'on voit, après la suppression de la mèche, survenir un engorgement œdémateux, douloureux et persistant, dans la région où existait l'exutoire. Il faut alors ne pas hésiter à débrider pour rechercher et mettre à découvert le siége de l'abcès, afin de ne pas voir surgir de plus graves désordres.

4º Fongosités. Indurations. — On voit, dans certains cas, apparaître aux ouvertures faites à la peau, quand le séton a duré longtemps, des fongosités plus ou moins développées. Si elles sont considérables, on les excise et on les cautérise légèrement, et on achève de les faire disparaître en pansant les plaies avec des substances astringentes.

Des indurations se manifestent quelquefois par suite de l'application des sétons, surtout des sétons à mèche, qui sont restés trop de temps en place. Elles peuvent survenir pendant que le séton y est encore ou après qu'il a été retiré, et sont dues à l'infiltration du tissu cellulaire autant qu'à l'induration proprement dite de la peau. Elles apparaissent sous forme de cordes ou de nodosités qui suivent le trajet du séton, crient sous le scalpel quand on les ouvre, et sont parfois unies à des abcès dont elles sont l'effet ou la cause. Enfin, ces indurations peuvent dégénérer en farcin.

Ces productions anormales cèdent quelquefois aux onctions de corps gras, de pommade mercurielle; mais le plus souvent on est obligé, pour les faire disparaître, d'y plonger des pointes de feu ou d'en opérer l'extirpation; cela est nécessaire surtout quand il s'agit d'un cheval de luxe.

Un vétérinaire belge, M. Vanhaelst [1], pour éviter ces indurations et le farcin qui en est quelquefois la suite, propose de diviser, après avoir enlevé la mèche, la fistule d'un bout à l'autre, au moyen d'un bistouri boutonné. On obtient ainsi, dit ce vétérinaire, une plaie simple qui guérit en dix ou douze jours. Sans faire de cela un procédé général, on peut en tirer avantageusement parti quand la fistule paraît indurée, quand elle est ancienne et que des abcès s'y forment. En l'ouvrant dans toute son étendue, on en facilite alors la guérison, et on prévient les accidents consécutifs.

CHAPITRE III.

De l'application du feu.

ARTICLE Ier.

APPLICATION DU FEU EN GÉNÉRAL.

§ 1. — Objet, Historique de l'emploi médical du feu.

Le FEU, un des plus précieux agents de la thérapeutique chirurgicale, n'est pas seulement un moyen de détruire des tissus anormaux ou des produits morbides; il constitue encore une sorte de topique énergique que la thérapeutique peut utiliser de différentes manières. Dans ce cas, son application réclame des précautions toutes spéciales, et devient une opération particulière, dite *application du feu*, qui se distingue parfaitement de la cautérisation proprement dite, consistant dans la destruction pure et simple, par le feu, des parties malades, nuisibles ou inutiles.

Cette application du feu, encore appelée *ustion, adustion, brûlure,* est une des opérations les plus fréquentes de la chirurgie vétérinaire; elle est beaucoup moins usitée dans la chirurgie de l'homme, car, étant fort douloureuse, elle est redoutée des malades, et, à cause de cela, ne reçoit pas, entre les mains des chirurgiens, toutes les applications auxquelles elle pourrait satisfaire. Les vétérinaires, n'étant pas retenus par la même crainte, ayant moins à se préoccuper des

[1] *Journal vétérinaire et agricole de Belgique.* 1844, t. III, p. 4.

souffrances des malades que de la rapidité de la guérison, et pouvant employer le feu toutes les fois qu'il est nécessaire, en font, au contraire, un emploi journalier ; ils en obtiennent des effets énergiques et prompts que produiraient à peine les autres moyens thérapeutiques auxquels la chirurgie humaine, plus retenue et plus réservée, a ordinairement recours. Ainsi, le feu, sur les animaux, est souvent le seul remède qu'on puisse opposer à certaines lésions survenant chez eux par suite des fatigues auxquelles ils sont soumis, lésions qui, vu la densité, la dureté, l'épaisseur des tissus des animaux, résisteraient à tous les moyens autres que cet agent puissant.

Dans l'une et l'autre médecines, l'application du feu remonte à une haute antiquité. C'est le moyen curatif le plus ancien et le plus général dont on ait fait usage ; chez tous les peuples primitifs, il a été et est encore le premier et le principal remède opposé aux maladies accompagnées d'une douleur externe ou interne. Déjà, du temps d'Hippocrate, le feu, fort usité en général, était appliqué, principalement contre les maladies goutteuses et rhumatismales, jusque chez les Scythes. De nos jours, l'emploi du feu a conservé la même faveur parmi les peuples orientaux : chez les Africains, les Arabes, les Chinois, les Tartares et jusque chez les Lapons qui tous se servent encore du feu, soit sur eux-mêmes, soit sur leurs animaux, comme ils s'en servaient il y a vingt siècles, en lui attribuant les propriétés les plus extraordinaires et les plus opposées, et toutes les vertus médicinales imaginables.

Cette croyance dans la puissance curative universelle du feu est elle-même fort ancienne ; elle est partagée par Hippocrate qui parle de cet agent comme du dernier et souverain remède des maladies, et qui l'indique dans maintes circonstances, soit comme procédé chirurgical pour arrêter les hémorrhagies, pour ouvrir l'empyème, les abcès du foie, l'ascite et, en général, toute espèce d'épanchement purulent, séreux, sanguin, etc. ; soit comme moyen médicinal pour combattre les douleurs fixes ou spasmodiques, les névralgies, la sciatique, l'épilepsie, les engorgements synoviaux, les maladies articulaires, les affections rhumatismales et goutteuses, les tumeurs inflammatoires ou malignes, la phthisie pulmonaire, etc. Après Hippocrate, l'emploi du feu est indiqué, dans les mêmes circonstances, par l'universalité des anciens auteurs, notamment par Celse, Thémison, Galien, qui tous s'accordent à en proclamer l'efficacité. Et même, on ne voit pas sans surprise la singulière unanimité avec laquelle ils vantent les bons effets du feu appliqué sur la poitrine dans le cas de phthisie pulmonaire. Serait-ce vraiment un moyen de triompher de cette terrible affection ?

Sur les animaux, l'emploi du feu, chez les anciens, n'était ni moins général, ni moins varié que sur l'homme. On en usait même avec plus d'énergie, comme on peut en juger par ce qu'en ont écrit Columelle, Absyrte et les autres vétérinaires grecs, et Végèce. Ainsi, pour utiliser davantage les propriétés spécifiques qu'on lui attribuait, on portait directement le feu sur les tissus malades, en enfonçant des pointes dans le corps, ou en faisant pénétrer des verges métalliques à travers les organes. Quelquefois on se bornait à brûler la surface de la peau, soit en appliquant des lames de fer rouge, soit en traçant des figures avec un cautère tranchant. On mettait le feu de ces diverses manières dans toutes les maladies susceptibles de se présenter chez les animaux contre lesquelles les médecins d'alors recommandaient, sur l'homme, ce moyen thérapeutique ; pourtant on réservait le feu superficiel contre les douleurs articulaires, les entorses, la fatigue des articulations ; contre les maux de reins pour lesquels on brûlait la peau tout le long de l'épine du dos jusqu'à formation d'ampoules ; contre la fièvre, que l'on attaquait en faisant des raies de feu sur la tête et l'encolure. A l'époque reculée dont nous parlons, on connaissait même déjà le feu de précaution ; ainsi, les Scythes et les Sarmates appliquaient le feu pour raffermir les jambes de leurs chevaux et en prévenir l'affaiblissement.

Au moyen-âge, le feu acquit une nouvelle faveur sous l'impulsion de la chirurgie arabe qui, vers le dixième siècle, mit cet agent en vogue, tellement que la cautérisation actuelle prit même alors le nom de *ustio arabica*. Albucasis, le restaurateur de la chirurgie au douzième siècle, contribua surtout à répandre l'emploi du feu, et son ouvrage exerça une influence générale qui se fit sentir jusque dans la chirurgie des animaux, comme le fait voir le livre de L. Rusé qui parut à cette époque. Cet auteur, inspiré, en effet, par la médecine arabe, recommande le feu dans toute espèce de maladies, affections externes et internes, fièvre, courbature, blessures, enflures, cors, douleurs articulaires, luxations, boiteries de toutes sortes.

Toutefois, ce retour général à l'emploi du feu ne fut pas de longue durée ; il cessa presque tout-à-coup vers la fin du quinzième siècle après la découverte des caustiques par les alchimistes. Ceux-ci, dès ce moment, commencèrent à substituer partout les nouveaux corps au feu, qui fut alors abandonné, mais non cependant d'une manière complète, car plusieurs chirurgiens continuèrent d'en faire usage. Parmi ces derniers, il faut citer entre autres, Ambroise Paré, Fabrice d'Aquapendente, qui donna de bons préceptes sur l'emploi du feu et en défendit l'application abusive sur la tête, sur le ventre et les autres points du corps où on le mettait souvent pour guérir certaines maladies internes; M.-A. Séverin qui, tombant de nouveau dans l'exagération, fait de ce moyen une panacée universelle, et écrit un grand ouvrage sur ce sujet. Malgré cela, au siècle dernier, l'usage du feu dans la chirurgie humaine était presque entièrement tombé; dans les livres écrits quelques années avant la Révolution, il n'était même plus question du cautère actuel; banni des hôpitaux, on ne le trouvait plus dans les arsenaux de chirurgie. Cet oubli absolu était un nouvel abus contre lequel s'étaient déjà élevés plusieurs chirurgiens sensés, La Bissière, Louis, etc., lorsque Percy vint enfin faire revivre, par la publication de son ouvrage [1], l'emploi de ce précieux agent thérapeutique dans la médecine de l'homme.

Il n'en avait pas été tout-à-fait de même dans la chirurgie des animaux. Les maréchaux, après avoir négligé pendant près de deux siècles l'emploi du feu, sur l'idée exagérée qu'on se faisait de ses dangers, revinrent à ce moyen vers le milieu du dix-septième siècle. Solleysel s'attribue ce rétablissement de l'application du feu aux animaux, et nous apprend lui-même qu'il fut [2] un de ceux qui contribuèrent à remettre en vogue, à Paris, l'usage du feu; qu'avant lui, ce moyen était redouté à l'égal de la perte de l'animal; mais que sa persistance à l'employer, finit par désabuser sur la crainte qu'il inspirait, et par en rendre l'usage très-commun.

Solleysel est, en partie, dans le vrai. Mais, peut-être, la part qu'il s'attribue dans la réhabilitation du feu n'est-elle pas aussi exclusive qu'il le dit. Ainsi, Markam, qui l'a précédé, donne sur l'application de cet agent thérapeutique, des préceptes assez étendus que Solleysel n'a fait que reproduire, et qui permettent au moins de supposer qu'avant cette époque, l'usage du feu n'était pas complètement abandonné sur les animaux. Reconnaissons, toutefois, que Solleysel a

[1] *Pyrotechnie chirurgicale pratique, ou l'art d'appliquer le feu en chirurgie.* Metz, an III (1794), in-8°, fig.

[2] *Parfait Mareschal*, Paris, 1664. Liv. I., chap. 179.

bien traité de l'emploi du feu, et qu'il a laissé de très-judicieux préceptes sur les règles de son application. C'est même la seule partie véritablement bonne de son ouvrage.

Après Solleysel, comme il arrive toujours, on tomba dans l'excès contraire : on abusa du feu ; on le mit à propos de tout, sur le mal présent et pour le mal à venir sur les jambes saines des poulains, sans motifs, sans discernement, sans règles surtout. Cela s'est continué jusqu'à une époque très-rapprochée de la nôtre ; et dans un des premiers traités un peu complets de l'application du feu que nous ayons, et qui est dû à F. de Feugré [1], on trouve encore plusieurs de ces anciens abus conservés.

Aujourd'hui, grâce à l'expérience acquise, aux travaux de quelques praticiens distingués, on a, sur l'application du feu, des connaissances plus satisfaisantes. Elle est devenue une opération régulière et méthodique dont, en restreignant l'application aux cas où elle est réellement indiquée, on a d'autant augmenté l'utilité.

§ 2. — Indications, contre-indications du feu.

Le feu, indépendamment de sa propriété destructive, cautérisante, possède aussi des facultés diverses très-prononcées. Il est à la fois excitant, tonique, résolutif, fortifiant, et agit diversement suivant les cas. Il commence toujours par exalter les propriétés vitales des parties, puis y produit une fièvre locale, un développement du système sanguin, d'où résultent des effets consécutifs, en rapport avec l'état des tissus, et qui le rendent propre à remplir les indications les plus variées. Ainsi, le feu convient, en général, toutes les fois qu'on veut produire, dans l'état physique ou organique d'un tissu ou d'un organe, une modification de quelque importance.

La connaissance de ce pouvoir curatif étendu n'est pas chose nouvelle ; on a vu, au contraire, dans l'historique qui précède, combien est longue la liste des indications du feu depuis les temps éloignés qu'il est employé comme agent médicinal. Pour ne considérer que les indications applicables aux animaux, Végèce résume ainsi celles qui étaient déjà admises chez les anciens : le feu, dit-il, est un moyen de raffermir les parties relâchées, *firmare, constringere laxata,* de diminuer les gonflements, de dissoudre les humeurs

<hr>

[1] *Correspondance sur les animaux domestiques,* etc., 1810, t. I, p. 193.

coagulées, de guérir les anciennes douleurs, d'empêcher le développement des croissances supernaturelles, de coopérer à la réduction de certains déplacements. On voit, d'après cela, que la science moderne a eu peu à faire pour déterminer les premières indications du feu; elle n'a eu qu'à les régulariser et à les spécifier d'une manière plus méthodique.

Ainsi, le feu peut agir

1º Comme *excitant vital, tonifiant*, pour — réveiller la contractilité, la vitalité, dans une partie atrophiée, émaciée, paralysée; — combattre les paralysies partielles, les faiblesses lombaires, et autres affections dues à l'affaissement du système nerveux; — exalter l'action des organes sécréteurs; — empêcher le retour de certains états pathologiques dus à des faiblesses organiques; — redonner de la vigueur, de la souplesse, de la solidité à des membres fatigués, ruinés, engorgés; — hâter la guérison de distensions musculaires, d'entorses, de luxations, d'efforts tendant à passer à l'état chronique.

2º Comme *excitant modificateur*, pour — ramener une irritation chronique à l'état aigu et en favoriser la résolution, principalement: dans les inflammations anciennes des tendons et ligaments, des muqueuses et particulièrement de la conjonctive; dans les tissus atoniques des abcès froids; — combattre des rhumatismes anciens et chroniques; résoudre des engorgements, des tumeurs molles et dures provenant de fatigues ou de langueur vitale, des hydarthroses articulaires, des tumeurs synoviales, des tumeurs blanches, indurées, chroniques, etc.; — arrêter le développement des exostoses; — guérir les névralgies.

3º Comme *dérivatif*, pour — détourner une douleur profonde, et faire ainsi disparaître certaines claudications anciennes à siége inconnu; — combattre les phlegmasies internes, la pleuro-pneumonie, par exemple, contre laquelle certains vétérinaires disent avoir employé avec succès le feu appliqué sur les côtés de la poitrine [1], ce qui n'est au surplus qu'une imitation de ce que faisaient les anciens chirurgiens sur l'homme, dans le cas de phthisie pulmonaire.

4º Comme *agent physique* pour produire, par exemple, des engorgements inflammatoires propres à servir de moyens de compression.

[1] M. Nicholson, dans *The veterinarian* août 1849, et M. Maclean, *ibid.* octobre 1849.

Et non-seulement le feu est employé dans les cas divers que nous venons d'énumérer, mais on l'applique encore souvent sans motif, comme simple mesure de précaution, pour raffermir, dit-on, les articulations des jeunes chevaux, rendre leurs mouvements plus sûrs, les préserver des engorgements, des tumeurs synoviales et d'autres maux à venir, etc. Il n'est peut-être pas inutile de faire ressortir combien une telle coutume, enracinée par une longue habitude, est déraisonnable et irréfléchie. Comment supposer, en effet, qu'une opération faite actuellement puisse empêcher des accidents dont la cause est encore éloignée et incertaine? Comme le dit fort bien H. d'Arboval, « pourquoi prévenir une faiblesse des membres qui n'arrivera peut-être jamais? Pourquoi porter un remède à un mal qui n'existe pas et qui ne se montrera peut-être pas ? Pourquoi même produire un mal sans objet réel, s'exposer à tarer un cheval sans nécessité, et l'exposer lui-même sans but raisonnable aux suites toujours possibles et quelquefois fâcheuses d'un moyen aussi actif? N'est-il pas plus sage de ne mettre le feu que lorsque l'application en est indiquée par un cas pathologique, ou lorsque cette usure prématurée, qu'on redoutait tant, est arrivée, soit par les progrès de l'âge, soit par l'effet de la fatigue ou du travail? C'est alors que l'application du feu devient avantageuse. »

Aujourd'hui, ce *feu de précaution*, qui a joui longtemps d'une faveur presque universelle, et dont l'abus se maintient encore dans certaines populations, par exemple, chez les Arabes qui appliquent le feu sur toutes les régions du corps exposées à des lésions pathologiques, au point que tous leurs chevaux portent des traces de ces cautérisations intempestives, ce feu de précaution, disons-nous, est moins prodigué et n'est plus employé que par quelques maquignons et maréchaux. Il est abandonné de même que la saignée et les sétons de précaution, par quiconque substitue la raison et la science à l'empire de la routine.

Le feu, d'ailleurs, n'est pas seulement inutile dans certains cas ; il est, en outre, parfois nuisible, lorsque les parties, par exemple, se trouvent déjà dans l'état morbide qu'il a pour but de provoquer, quand il y a excès d'exaltation vitale, irritation, inflammation. Alors le feu ne pourrait qu'aggraver, sans avantage particulier, les phénomènes existants : il est donc contre-indiqué. Si les circonstances obligeaient à l'appliquer sur une organe siége d'une irritation plus ou moins vive, il faudrait avant d'opérer, diminuer, par les moyens appropriés, la douleur et l'éréthisme inflammatoire.

C'est en usant de ces réserves qu'on pourra espérer d'heureux résultats de l'application du feu. Ses effets, il est vrai, sont lents à se manifester; ce qui fait souvent mettre en doute son efficacité par des personnes qui, redoutant, d'ailleurs, les tares ineffaçables qu'il laisse ordinairement après lui, s'opposent à son application. Mais combien d'insuccès qui ne dépendent que d'une opération mal faite! On s'en fera une idée en étudiant les soins et précautions de toutes sortes qui sont nécessaires pour mettre un feu convenablement. Au reste, il ne faut pas non plus s'exagérer la puissance de ce moyen thérapeutique, croire qu'il peut guérir tous les maux auxquels on l'oppose. Comme tous les autres agents de la médecine, le feu échoue souvent; il faut s'y attendre. Mais, tout en faisant la part des non-réussites, le praticien qui saura faire de l'application du feu un usage judicieux et habile, verra encore assez promptement s'accroître le chiffre de ses succès, pour accorder à ce moyen chirurgical et thérapeutique le degré de confiance qu'il mérite.

§ 3. — Moyens généraux d'appliquer le feu.

On peut appliquer le feu par tous les moyens servant à pratiquer la cautérisation actuelle, avec un liquide bouillant, une matière combustible et poreuse en ignition, un corps solide, pierre, bois ou métal, porté à une haute température, un verre ardent, etc. Tous ces procédés ont été tour à tour employés, et le sont même quelquefois encore dans certaines circonstances. Ainsi, le feu par application de certaines matières animales et végétales en ignition, notamment, était fort commun autrefois, et de nos jours c'est encore la méthode ordinaire de quelques peuples orientaux. Mais la difficulté d'en obtenir des effets réguliers et sur lesquels on puisse compter, a fait rejeter, comme méthode générale, cette manière d'appliquer le feu; elle est réservée pour l'application des *moxas*. Il en a été de même de l'emploi des liquides bouillants dont il est difficile de limiter l'action, et qui laissent toujours des cicatrices difformes.

A ces moyens incertains, on préfère universellement les corps solides, comme le bois et les métaux, portés à une plus ou moins haute température. Ainsi, l'usage du bois a eu pendant longtemps, principalement dans la chirurgie de l'homme, une grande faveur.

On le taillait en fuseaux ou en lames qu'on chauffait en les approchant du feu, ou mieux encore en les plongeant dans l'huile bouillante. Cela effrayait moins que les cautères métalliques. Pour plus d'efficacité, on imaginait même de se servir de bois divers à chacun desquels on attribuait des propriétés particulières, et qu'on employait alternativement suivant les effets qu'on voulait produire; ainsi, on cautérisait avec le bois où le charbon de chêne, de sarment, pour joindre l'astriction à la brûlure; avec le bois de laurier, pour produire un effet résolutif; avec les bois légers, pour adoucir; avec la racine de gentiane, pour chasser le venin, etc. On comprend que nous ne nous arrêtions pas à réfuter l'existence de ces prétendues vertus complémentaires.

Une méthode préférable, qui est en même temps la plus simple, la plus commode et la plus sûre, est l'emploi d'un métal chauffé. Le métal, en effet, dense, propre à prendre toutes les formes, facile à porter, sans altération, à une haute température; capable de prendre toute la quantité que l'on veut de calorique et de cautériser au degré voulu, tout en ne laissant que des cicatrices relativement peu étendues, convient mieux, à tous égards, que n'importe quel autre corps. Aussi les métaux ont-ils été de tout temps les corps par excellence pour l'application du feu, les seuls avec lesquels on ait fabriqué de véritables cautères.

Tous les métaux ne sont pas également propres à cet usage. On n'y peut employer que les métaux durs, malléables et pouvant être élevés, sans entrer en fusion, à une haute température; tels sont le fer, le cuivre, l'or et l'argent. De ces métaux, les trois derniers ont été fort longtemps les plus en faveur. Ainsi, Végèce avance que les cautères de cuivre ont plus de vertu que ceux de fer, et cette opinion se perpétua jusqu'à Solleysel, lequel n'admet encore, comme propres à faire des cautères, que le cuivre, l'airain, l'or et l'argent. Markam avait aussi préconisé l'or, l'argent et le cuivre, mais en ajoutant que le fer peut suffire. Mais, après Solleysel, l'emploi du fer se répandit de plus en plus, et, au temps de Garsault, on commençait à le substituer généralement au cuivre, quand vint Lafosse, qui en recommande, d'une manière expresse, l'usage exclusif. Parmi les chirurgiens, ce métal, qui avait été aussi abandonné, surtout depuis les Arabes, n'eut pas moins de difficulté à être réadmis pour la pratique de la cautérisation. C'est M.-A. Séverin qui paraît avoir contribué un des premiers, au commencement du dix-septième siècle, à réhabiliter l'usage des cautères de fer.

La préférence accordée auparavant aux autres métaux reposait, comme celle qui dictait l'emploi des différentes espèces de bois, sur la croyance en une prétendue action particulière du métal chauffé, se joignant à celle de la chaleur, et déterminant ainsi une cautérisation plus parfaite ou plus complète. On préférait, de la sorte, les cautères d'or, recommandés surtout par les Arabes, parce que, ne se rouillant point, on supposait qu'ils faisaient une cautérisation plus douce, *lenius urens*, et laissaient des cicatrices moins apparentes ; et, en même temps, on proscrivait le cuivre à cause de ses propriétés délétères qu'on pensait être transmises par le feu pendant la cautérisation. Quelquefois aussi on avait recours au cuivre ou à l'airain, précisément à cause de cette prétendue propriété, quand on voulait produire des effets plus énergiques : la rouille d'airain surtout inspirait une grande confiance. — Il faut dire pourtant que les idées sur ce point n'étaient rien moins qu'arrêtées. Voici, par exemple, Solleysel, qui repousse l'or comme faisant de trop grandes cicatrices, lui préfère l'argent comme moins âcre, et place au-dessus des métaux précieux le cuivre, parce qu'il laisse des plaies plus faciles à guérir. Et Garsault, à son tour, dit que le cuivre est plus doux, mais laisse une eschare plus considérable que le fer.

Inutile de faire ressortir la puérilité de ces distinctions et de ces préférences, trait caractéristique de la science des temps passés. Dans la cautérisation actuelle, c'est le calorique libre qui seul agit sur les tissus, sans que son action soit modifiée par des émanations quelconques du métal qui forme le cautère. C'est pourquoi le fer, qui, outre les propriétés qu'il partage avec les autres métaux, a sur eux l'avantage de son bas prix et de sa propriété particulière plus précieuse encore de manifester sa température en changeant de couleur, doit être invariablement préféré pour la confection des cautères. Il doit l'être encore pour d'autres raisons. Ainsi, le cuivre et l'argent, possédant, pour le calorique, une capacité plus grande que le fer et produisant des eschares dans un espace de temps cinq ou six fois plus court, comme l'a constaté M. Gondret par un grand nombre d'essais comparatifs, ne sauraient être employés avec avantage ; car cette promptitude d'escharification ne peut que nuire à la pénétration profonde du calorique qui est l'objet essentiel du feu.

Outre le fer, on peut employer l'acier, que Percy avait même particulièrement recommandé. Mais l'expérience a fait rejeter l'usage de ce corps métallique qui, étant très-bon conducteur du calorique, se refroidit beaucoup trop vite et ne produit pas une cautérisation bien égale. Le fer doux, qui se chauffe uniformément, se refroidit avec lenteur et peut, de plus, toujours être obtenu au même degré de pureté, est, en définitive, le métal le plus convenable. Aujourd'hui, il est universellement adopté.

Les cautères ont des formes diverses, suivant l'espèce de feu que l'on applique. Les plus employés sont le cautère *cultellaire* et le cautère *olivaire*, dont la forme n'a pas toujours été la même, et qui, avec le cautère à *bouton* et le *brûle-queue*, ont été les seuls à peu près dont on ait fait usage pendant longtemps. Quand on employait d'autres métaux que le fer, on se servait parfois, pour n'avoir pas à faire les frais d'un cautère d'or ou d'argent, de pièces de monnaies montées sur un manche; mais les couteaux métalliques n'en étaient pas moins les plus usités. Aujourd'hui, on leur donne des dispositions diverses que nous indiquerons en étudiant, en particulier, les différents modes d'application du feu.

Pour se servir du cautère, il faut le porter préalablement à une certaine température. Cette température, variant comme la forme du cautère, suivant l'espèce de feu que l'on donne, ne saurait être indiquée ici d'une manière générale.

Le feu peut être mis suivant plusieurs méthodes différentes. La principale, par la variété de ses applications, et la plus universellement adoptée, est *le feu transcurrent*, que nous aurons à étudier d'abord d'une façon toute particulière. Les autres méthodes, moins importantes, seront décrites ensuite successivement.

ARTICLE II.

FEU TRANSCURRENT.

Le *feu transcurrent* ou *superficiel* est le feu appliqué à l'aide de la cautérisation transcurrente. Il reçoit encore habituellement, par suite de la forme ordinaire donnée aux traces du cautère sur la peau, les noms de feu *en raies*, de feu *en pointes*. Ces deux formes ne diffèrent pas, en principe, l'une de l'autre. Dans le feu en raies, on promène le cautère à la surface de la peau, de manière à désorganiser une partie de l'épaisseur du derme; dans le feu en pointes, on se borne à appliquer le cautère sur le tégument, en appuyant avec la force nécessaire et pendant le temps convenable pour arriver au même résultat. Le feu en pointes n'est donc pas, comme on l'a dit, une cautérisation inhérente ; ce n'est qu'une variété de forme du feu transcurrent, qu'il est souvent utile d'adopter, par suite de la configuration des parties.

§ 1. — Choix, préparation des cautères propres au feu transcurrent.

1° Forme, volume. — On emploie des cautères différents pour le feu en raies et pour le feu en pointes.

Pour le feu en raies, on se servait anciennement du cautère en couteau (*fig.* 121, p. 401), dit *couteau de feu, couteau à tirer*, et dont l'usage n'est pas encore abandonné. On donnait cette forme à tous les métaux qui servaient à faire des cautères. Ainsi, on faisait pour les animaux des cautères de cuivre ayant au dos de la partie cautérisante 15 millimètres d'épaisseur ; le tranchant, fortement contourné, surtout à la pointe, permettait de tracer facilement les cercles et les autres courbes dont on faisait grand usage en appliquant les feux. Actuellement, on emploie peu le couteau de feu. On l'a remplacé par le cautère cultellaire prismatique (*fig.* 113, p. 400), qui est entre les mains de tous les praticiens.

Les dimensions de ce cautère varient avec l'étendue et la configuration des surfaces. Voici celles que l'on peut donner aux cautères de grosseurs extrêmes, petits et gros :

	Maximum.	Minimum.
Longueur du tranchant..	4 cent.	2 cent.
Longueur de la base fixée au manche. .	6 —	4 —
Hauteur de la base au tranchant.	6 —	3 ½—
Epaisseur de la base.	1 ½—	1 —

Pour cautériser une région de grande étendue, de forme régulière et recouverte d'une peau épaisse, on se servira d'un cautère de grosseur maximum ; et pour un surface étroite, anfractueuse, recouverte d'une peau fine, on emploiera le cautère de grosseur minimum, avec lequel on aura plus de facilité pour suivre les courbures des surfaces du corps. Entre ces dimensions extrêmes, le praticien, suivant les cas, pourra prendre tous les intermédiaires, en évitant constamment de choisir les cautères trop lourds, ce qui fatigue la main et nuit à la régularité de l'opération. Quelquefois, on leur donne un grand poids, afin de conserver leur chaleur plus longtemps. Mais cette considération ne doit pas servir de règle ; au risque de les remettre au feu plus souvent, il importe d'avoir des cautères légers .

non-seulement pour ne pas risquer d'entailler la peau par la pression, mais encore pour qu'un trop grand foyer de chaleur, rayonnant sur les côtés, n'altère pas les parties de peau que le feu doit épargner. Au surplus, quand on fabrique les cautères, il n'est pas nécessaire d'en faire de petits et de grands, car l'action du feu les amincit et les raccourcit sans cesse ; on leur donne toujours les plus grandes dimensions, et si l'on a besoin d'un cautère plus petit, on en choisit un déjà usé.

Ce qui, dans le cautère, doit être surtout l'objet de l'attention du vétérinaire, c'est le tranchant, de l'état duquel dépendent la facilité, l'efficacité et les suites de l'opération. Un tranchant plat, émoussé ou trop épais, entame largement la peau et laisse des cicatrices ineffaçables : trop mince ou aigu, il expose à la couper, ce qui n'est pas moins grave. En lui donnant une forme arrondie, on évite ce double inconvénient. D'une manière plus précise, le tranchant d'un cautère doit former un demi-cylindre, d'un diamètre variable entre 1 millimètre et demi et un peu moins d'un millimètre du plus gros au plus petit cautère, suivant le volume de l'instrument. De plus, ce tranchant formera une légère courbe dans le sens de sa longueur, afin de suivre plus facilement les ondulations des surfaces, et se terminera à chaque extrémité par un angle arrondi. Ce tranchant, enfin, sera toujours parfaitement lisse et poli.

Pour l'application du feu en pointes, on se sert généralement du cautère olivaire (*fig.* 115, p. 401), quelquefois du cautère conique (*fig.* 114) ; mais le premier pouvant renfermer, sous une forme plus commode, plus légère, une plus grande quantité de calorique, et étant, en outre, plus facile à confectionner, est généralement préféré. On a employé pendant longtemps le cautère olivaire droit sur la tige ; c'est ce qu'on appelait *bouton de feu.* Actuellement, on coude à angle droit sur la tige la partie cautérisante, et cette disposition facilite beaucoup l'opération.

Il faut préparer la pointe du cautère olivaire comme le tranchant du cautère cultellaire ; elle doit être légèrement émoussée et parfaitement arrondie ou hémisphérique, du diamètre d'un millimètre à peu près. Brogniez dit [1] s'être servi avec avantage de cautères dont la pointe, au lieu d'être arrondie, était allongée en forme d'une petite ellipse relevée en avant et en arrière.

---

[1] *Traité de Chirurgie vétérinaire*, t. I, p. 198.

2° Chauffe, préparation du cautère. — Pour l'application du feu transcurrent, le cautère ne doit pas être chauffé à blanc, comme lorsqu'on veut détruire un tissu quelconque ; car il forme alors, en désorganisant la peau dans toute son épaisseur, une eschare qui s'oppose à la pénétration du calorique. Il ne doit pas non plus rester à une température au-dessous du rouge, vu qu'alors le métal, s'attachant à la peau, ne forme une eschare que très-lentement, ce qui détermine une douleur vive et prolongée, sans compter que, dans les parties profondes, par ce défaut de calorique, on n'obtient qu'une action insuffisante. Il importe donc de tenir la température du cautère entre ces deux limites, du rouge-cerise au rouge-sombre. Il produit ainsi un effet aussi profond que possible, sans donner lieu à une notable désorganisation de la peau.

Le degré de chaleur convenable varie un peu, au reste, suivant le moment de l'opération. Quand on commence, on chauffe légèrement, seulement au rouge-gris, de manière à ne brûler que les poils ou l'épiderme sans entamer le derme. Puis, à mesure qu'on avance dans la cautérisation, on élève peu à peu la température, afin de pouvoir, malgré la présence de l'eschare non conductrice, faire constamment pénétrer dans les tissus la même quantité de calorique. On arrive de la sorte, en finissant l'opération, à chauffer jusqu'au rouge-cerise, degré qu'on ne doit jamais dépasser. Ces préceptes sont applicables au cautère cultellaire et au cautère olivaire ; seulement il convient de tenir celui-ci à un degré de température plus élevé à cause du refroidissement rapide de sa pointe.

D'un autre côté, quand on opère la chauffe d'un cautère, il faut avoir soin de ne pas altérer sa forme au feu et que le métal ne garde à sa surface aucune impureté. Pour cela, le mieux serait de le chauffer au charbon de bois, de bois dur s'il se peut ; car la houille oxyde et use rapidement le métal, et, de plus, le recouvre d'une matière vitreuse qui en rend la surface raboteuse. Malgré cet inconvénient, ce dernier combustible n'en est pas moins le plus fréquemment employé, attendu que c'est celui qu'on rencontre le plus souvent dans les forges à proximité desquelles on a coutume de pratiquer les opérations sur les animaux domestiques. Dans ce cas, pour diminuer l'action corrosive de la houille, on peut y mélanger des copeaux qui la font brûler plus complètement et préservent davantage les cautères de l'oxydation et surtout de la vitrification. Dans tous les cas, le cautère étant chauffé, il est nécessaire de le débarrasser, à l'aide d'une lime, d'une brique, d'un grès, des impuretés qui recouvrent sa surface, et de ne pas s'en servir avant de lui avoir rendu tout son poli.

Pour que l'opérateur ait toujours à sa disposition un cautère à la température convenable, il y a plusieurs précautions à prendre. Il faut d'abord la proximité d'une forge ou d'un foyer quelconque, puis au moins deux aides, un qui reste au foyer pour chauffer les cautères, et un autre qui les prépare, c'est-à-dire les débarrasse avec la lime de la crasse et de l'oxyde qui les recouvrent, en régularise les tranchants, puis les porte à l'opérateur. Si la forge est un peu éloignée, l'aide qui chauffe les cautères doit les préparer et l'autre aide se borner à les porter successivement. Celui-ci va avec promptitude pour ne pas donner au métal le temps de se refroidir, présente le cautère par le manche à l'opérateur, qui le prend immédiatement dans la position convenable, en rendant à l'aide, pour qu'il le reporte au feu, le cautère froid.

L'opérateur, en recevant chaque cautère, doit, avant de s'en servir, en vérifier l'état, examiner le tranchant, s'assurer s'il a l'épaisseur, la direction voulues, s'il est suffisamment égal, uni, poli. Il le renverra s'il ne présente pas ces conditions, ou il les donnera lui-même au cautère en le frottant sur une brique ou un grès qu'il a près de lui; cette précaution est toujours bonne d'ailleurs pour faire tomber l'oxyde qui a pu se former pendant le transport du cautère de la forge vers le sujet. Si le cautère était trop chaud, avant de s'en servir il attendrait un peu, ou il en plongerait la base dans l'eau; il ne doit pas l'y plonger en totalité, car il s'exposerait ainsi à le refroidir plus qu'il ne faut; et, de plus, l'immersion laisse toujours sur le métal une couche d'oxyde qui en détruit le poli.

Avec une forge peu éloignée, un aide adroit au feu, quatre cautères suffisent pour que l'opération marche régulièrement et pour que l'opérateur ait sans interruption des cautères à la température convenable.

§ 2. — De la forme à donner au feu.

1° Dessin, figure, étendue convenables. — La disposition graphique du feu, qui n'est aujourd'hui qu'une partie secondaire de l'opération, était, au contraire, autrefois, une question d'extrême importance, et cela pour plusieurs motifs. D'abord, les procédés grossiers que l'on employait pour donner le feu laissant des tares ineffaçables, on cherchait naturellement à rendre ces tares le moins désagréables possible. Dans ce but, on s'ingéniait à tracer avec le cautère toute espèce de dessins, des emblèmes, etc., présentant plus ou moins de régularité, des *triangles* remplis de raies ou de pointes, des *étoiles*, des *pattes-d'oie*, des *feuilles de fougère*, des *lignes croisées*, des *croix de Malte*, des *médaillons*, des *roues*, des *demi-roues*, des *arcs* concentriques ou excentriques, des *demi-ellipses*, etc.; ou bien encore des *têtes d'animaux*, des *chiffres*, des *lettres*, des *mots* entiers, des *noms*, etc.

Le plus souvent on adoptait ces figures par pure symétrie; ou bien on s'arrangeait pour qu'elles ressemblassent à des marques particulières, et fussent ainsi le moins possible un motif de dépréciation. D'autres fois, le choix du dessin était dicté par l'efficacité particulière qu'on supposait à telle forme de feu plutôt qu'à telle autre, d'où l'habitude d'affecter plus spécialement tel et tel dessins aux différentes régions du corps. Ainsi, le feu en feuilles de fougère, était un de ceux qui avaient le plus de réputation; on l'appliquait sur toutes les articulations et à la surface de l'épaule; après venaient l'étoile, la croix de Malte, le triangle, qu'on appliquait principalement à la pointe de l'épaule, à l'articulation coxo-fémorale; à ces régions, ainsi qu'à l'encolure, on appliquait encore souvent le feu en roue qui ressemblait à une marque de haras et dépréciait moins l'animal. Au grasset, sur les paupières, on figurait principalement la demi-roue, les arcs concentriques, etc. Par ces combinaisons de lignes et de figures, le maréchal espérait donner une haute idée de ses talents graphiques. Quand l'adresse de main lui manquait, il traçait le dessin d'avance, ou mieux encore il se servait d'un cautère qui avait la forme même du dessin, et qu'il suffisait alors d'appliquer sur la peau. Le feu en roue, par exemple, se donnait avec un cautère annulaire de grandes dimensions, et ainsi de tous les autres.

Entre ces figures, il en était quelques-unes fort simples et d'un usage beaucoup plus général que toutes les autres. C'étaient : ou de simples raies longitudinales coupées de raies transversales (*fig.* 175); ou, pour les feux qui devraient recouvrir de larges surfaces, des raies croisées en carrés (*fig.* 176) ou en losanges (*fig.* 177); ou la *feuille de fougère* renversée dite encore *barbe de plume* (*fig.* 178).

Ces dessins primitifs se trouvent figurés dans presque tous les anciens hippiatres.

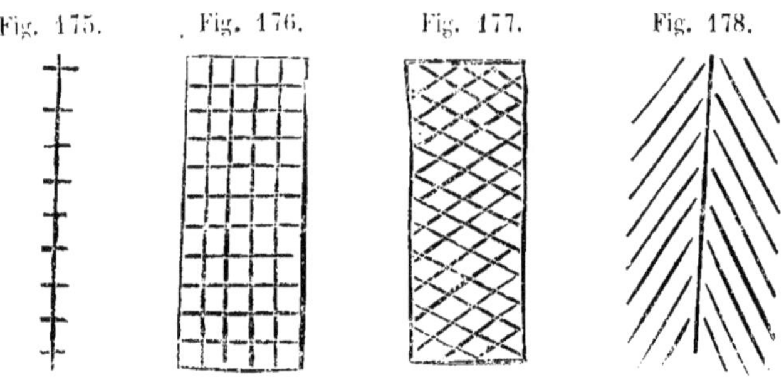

Cette coutume de chercher avant tout la symétrie du dessin dans l'application du feu, présente une foule d'inconvénients. D'abord, elle entraîne à faire des lignes supplémentaires inutiles au but thérapeutique, à mettre le feu sur des parties non malades, comme l'ont même recommandé quelques praticiens éclairés de l'époque moderne, par exemple : F. de Feugré, qui prescrit de mettre le feu moins fort sur le membre qui le recevait *pour la seule régularité ;* Vatel qui, tout en disant d'éviter les cercles, les courbes, les figures compliquées, n'en ajoute pas moins qu'on peut rendre le dessin *plus agréable* et *plus régulier* en traçant d'autres lignes qui ne sont qu'accessoires et sur lesquelles on cautérise avec moins de force. Cette dernière observation, que ne manquaient jamais de faire les partisans du dessin, est la preuve d'une irréflexion singulière ; il est évident que si l'on cautérise les lignes accessoires moins fortement que les autres, elles s'effaceront et laisseront toujours pour la cicatrice un dessin déformé.

En second lieu, par ces lignes superflues que l'on trace, soit sur le mal, soit sur un point qui en est plus ou moins éloigné, on cause à l'animal des douleurs inutiles, on multiplie sans besoin les tares de la peau ; puis on est entraîné à faire des lignes brisées, courbes, plus ou moins transversales à la direction des poils, et qui laissent des cicatrices d'autant plus apparentes. Enfin, comme on est forcé, quelque soin que l'on mette à tracer le dessin, de faire des lignes dans toutes les directions par rapport aux poils, qui produisent par conséquent des cicatrices inégalement effaçables, et que, d'ailleurs, il est impossible d'arriver à un degré de cautérisation parfaitement égal, on n'obtient jamais en définitive que des figures incomplètes et irrégulières, et le but même qu'on se proposait est manqué. Donc, le dessin, malgré toute la régularité et la beauté qu'il peut recevoir d'une main habile et exercée, n'est qu'un accessoire embarrassant qui, sans ajouter rien à l'objet de l'opération, a des inconvénients que ne compense aucun avantage : raisons bien suffisantes pour s'en affranchir désormais complètement.

Ce dont on doit principalement se préoccuper en appliquant le feu, ce n'est pas de sa forme, mais du résultat thérapeutique. Il faut le tracer de manière à en obtenir un effet utile, énergique, proportionné à l'intensité du mal, tout en cherchant, cependant, à ne pas tarer l'animal trop profondément, et à ne laisser que des traces aussi peu visibles, aussi peu difformes que possible. Or, pour cela, ce qu'il y a de préférable, est de tracer simplement une série de lignes droites, parallèles, convenablement distancées et également espacées les unes des autres. C'est là ce qu'on appelle le *feu en raies*.

Ce dessin, le plus simple qu'on puisse faire, a d'abord l'avantage précieux de dispenser de toute ligne superflue ; puis il permet de ne mettre le feu que là où il est nécessaire, et de disséminer beaucoup plus uniformément le calorique dans la partie malade.

Quelquefois, et c'est ce qui arrive le plus ordinairement par suite de l'irrégularité de configuration des surfaces du corps, il est difficile d'embrasser toute une région par une seule série de raies parallèles ; ou bien on peut avoir à cautériser une grande surface sur laquelle les poils présentent des directions variées, nécessitant un changement de direction des raies. Dans ces cas, le mieux est, quand on a recouvert de raies parallèles une certaine étendue de la région à cautériser, d'achever le feu avec une nouvelle série de raies, toujours parallèles entre elles, mais légèrement obliques par rapport aux premières (*fig.* 179). Avec cette simple modification, il n'est aucune

Fig. 179.   Fig. 180.   Fig. 181.

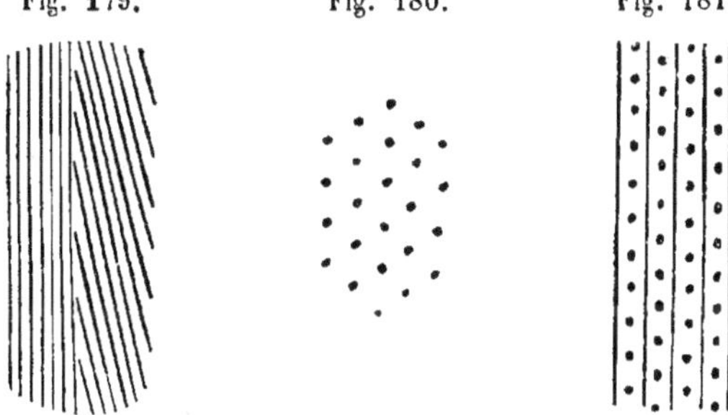

surface qu'on ne puisse régulièrement couvrir de raies de feu. Ce feu, avec des raies obliques, a quelque analogie avec le feu dit en *patte d'oie*, formé d'une ligne centrale de chaque côté de laquelle partent une série de lignes obliques inégalement prolongées. Mais cette figure est encore trop compliquée, présente trop d'angles et ne vaut pas la précédente.

Pour appliquer le feu sur de très-petites surfaces, on peut tracer encore des raies parallèles ; mais on préfère généralement employer alors le feu *en pointes*, formé d'une série de points que l'on peut resserrer, limiter, pour une surface peu étendue, en un aussi petit nombre que l'on veut. On les dispose invariablement en quinconce (*fig.* 180), ce qui permet d'en mettre, sur une même surface, le plus grand nombre possible uniformément espacés.

Quelquefois, on sème des pointes entre les raies ; on les met alors en ligne droite, et l'on en forme ainsi des séries linéaires (*fig.* 181) qui remplacent les raies de feu et laissent des cicatrices moins apparentes. On a conseillé ce moyen pour les animaux dont la peau très-fine a besoin d'être ménagée. Mais cela ne vaut pas les raies pures et simples qui sont plus efficaces, abrègent l'opération et n'exposent aux accidents que lorsqu'on opère sans précaution et sans méthode.

Un vétérinaire, M. Prangé, en vue de diminuer encore les tares défectueuses que le feu en raies ordinaire, même le mieux appliqué, laisse presque toujours après lui, a proposé, pour éviter cet inconvénient, de donner au feu une autre disposition graphique ; il conseille ainsi de le tracer en *raies courtes et interrompues*. Les avantages de ce mode de cautérisation sont signalés en ces termes par l'auteur [1] :

« En interrompant les raies, en les espaçant, on restitue à la peau une partie de son élasticité ; s'il survient un énorme gonflement inflammatoire, elle pourra s'étendre, se déplisser ; plus tard, les parties touchées par le cautère se retrouveront, après l'affaissement du gonflement inflammatoire, dans des rapports convenables avec les régions malades, et fourniront un peu d'action compressive. Si un premier feu, convenablement appliqué, en raies espacées et interrompues, n'a pas donné les résultats qu'on pouvait en attendre, on pourra plus tard procéder à une nouvelle application, en choisissant les surfaces qui n'auront pas été cautérisées dans la première application. Du reste, ce mode de cautérisation présente encore d'autres avantages. Comme la ligne sur laquelle on promène le cau-

___

[1] *Recueil de Médecine vétérinaire.* 1852, t. XXIX, p. 660.

tère n'est que très-peu étendue, il est facile de la suivre méthodiquement. Il résulte de l'ensemble du dessin une perfection plus
grande, en même temps que l'animal se trouve à l'abri des accidents
qui peuvent arriver pendant l'opération. »

M. Prangé ajoute qu'il pense que cette
cautérisation doit être préférée dans les
cas de tumeurs synoviales des membres,
de collections séreuses sous-cutanées, suites de chutes ou contusions; et il complète sa description par deux dessins
que nous reproduisons (*fig.* 182), et qui
donnent du nouveau feu l'idée la plus
claire possible. Les raies ont, en moyenne,
de 2 à 2 centimètres et demi de longueur, et sont séparées par un intervalle de 1 centimètre au plus; elles sont,

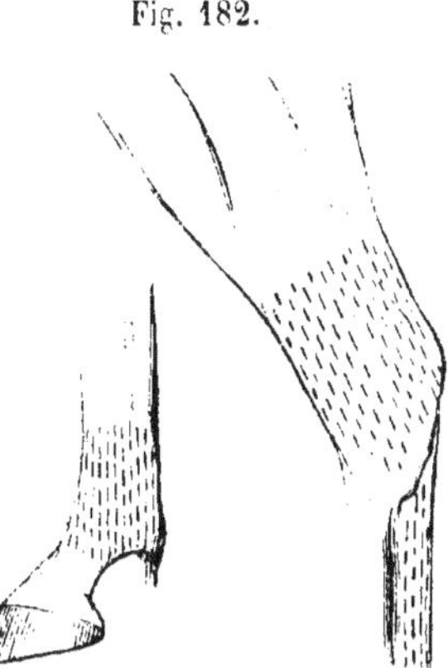

Fig. 182.

d'ailleurs, suivant la qualité des animaux et la nature des altérations, plus ou moins rapprochées les unes des autres.

Le cautère cultellaire ordinaire serait trop volumineux pour
appliquer cette sorte de feu. M. Prangé, en conséquence, se sert
d'un cautère cunéiforme (*fig.* 183), étroit et convexe de lame, d'un
volume moitié moindre de celui du cautère ordinaire.

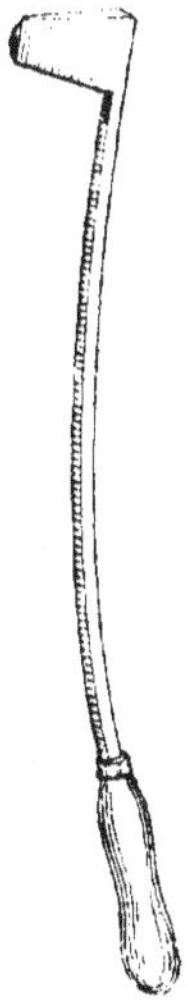

Sans mettre en doute les avantages de la cautérisation
par raies interrompues, nous devons réserver une ap-
probation que l'expérience pratique n'a pas encore eu
le temps de confirmer. Nous avons nous-même essayé
ce procédé; mais les circonstances ne nous ayant pas permis de conserver les sujets d'expérience sous nos yeux
pendant tout le temps qu'il aurait fallu, nous ne saurions
rien affirmer sur les résultats définitifs obtenus. Toutefois,
les probabilités nous semblent assez en faveur de la
méthode de M. Prangé, pour engager les vétérinaires à
profiter des ressources de leur pratique pour vider définitivement la question.

Fig. 183.

En terminant sur ce point, observons encore que, quelque genre de feu que l'on applique, il importe de lui
donner la grandeur nécessaire pour embrasser et même pour
excéder un peu la région malade dans tous les sens. On a dit ainsi
qu'il devait avoir un tiers plus d'étendue que le mal; cette règle est

peu applicable, vu la presque impossibilité de déterminer exactement la limite d'une affection profonde. Il suffit de dire que le feu doit être assez large pour qu'aucun point malade n'échappe à son action.

En subordonnant à cette règle les conditions particulières résultant de la sensibilité, du plus ou moins de finesse de la peau, etc., le praticien éclairé et expérimenté fixera facilement pour chaque feu l'étendue convenable.

2° Direction des raies. — Pour laisser le moins possible de traces du feu à la surface de la peau, il n'est pas indifférent de diriger le cautère dans un sens ou dans un autre. Il importe, au contraire, pour cela, de le faire agir constamment dans une direction déterminée, sur laquelle, au reste, les praticiens ne sont pas parfaitement d'accord. L'opinion la plus répandue, celle qui a été soutenue généralement par les écrivains qui se sont occupés de cette question, par M. Renault notamment [1], c'est qu'il faut faire les raies parallèles à la direction des poils. Par ce moyen, dit M. Renault, la longueur des lignes de cautérisation se trouve dans le sens de l'extensibilité de la peau, la direction des poils étant partout en rapport avec le sens dans lequel la peau s'étend pour se prêter aux mouvements de la partie qu'elle recouvre. Si les raies étaient en travers, à chaque mouvement, surtout aux membres, les lèvres des raies s'écarteraient et formeraient de plus larges cicatrices ; le derme pourrait même se déchirer, ce qui produirait des tares encore plus grandes. Guidé par ces considérations, M. Renault prescrit les raies parallèles aux poils comme une règle invariable, et repousse toute ligne croisant plus ou moins la direction des poils.

Ce raisonnement est fort juste pour ce qui concerne la meilleure direction par rapport à l'extensibilité de la peau. Mais la conclusion ne nous en paraît pas moins un peu absolue. Les lignes obliques n'ont pas autant d'inconvénients que le pense M. Renault ; et pour notre part nous leur donnons même la préférence sur les lignes parallèles, ayant reconnu, par des expériences comparatives, qu'elles laissent des traces moins apparentes que ces dernières. On sait cela, d'ailleurs, depuis longtemps. Ainsi, Garsault dit fort bien qu'il faut diriger le cautère en biaisant le sens du poil, parce qu'ensuite celui-ci recouvre la raie. F. de Feugré aussi recommandait les raies obliques comme étant plus tôt recouvertes. C'est encore

---

[1] *Recueil de Médecine vétérinaire.* 1829, t. VI, p. 183.

l'opinion de Favre (de Genève) [1], qui trouve que la direction oblique a l'avantage de favoriser le recouvrement des raies par rapprochement en même temps que *par imbrication*. Il est facile de comprendre, en effet, que quand la raie est parallèle à la direction des poils, les deux rangs de poils qui bordent de chaque côté la cicatrice, s'inclinant et s'opposant l'un à l'autre, ne peuvent que se soulever mutuellement et former une ligne saillante; tandis que si la cicatrice est oblique, le rang de poils du bord supérieur recouvre la trace du feu sans être soulevé par le rang du bord inférieur incliné en sens inverse. Il en serait de même avec des raies transversales, si la destruction d'une série transversale de bulbes pileux par le cautère ne laissait pas une tare indélébile, tandis qu'elle est presque inaperçue, par le fait de la divergence des poils, quand le cautère est conduit obliquement ou parallèlement à leur direction.

3° Ecartement des raies, des pointes. — Entre chaque raie, il importe encore de ménager un certain écartement, afin que l'inflammation n'envahisse pas des deux côtés, dans la totalité de leur largeur, les bandes de peau comprises entre ces raies; car elles pourraient alors se crevasser et se détacher complètement en laissant de larges cicatrices. D'un autre côté, si l'on écarte trop les raies, on risque de n'appliquer qu'un feu insuffisant. Entre ces deux extrêmes, il y a une moyenne à garder dont il serait difficile de fixer l'étendue d'une manière absolue. Dans un feu de force ordinaire, elle sera d'environ 15 millimètres. Mais cette mesure doit varier avec l'épaisseur de la peau, la sensibilité du sujet, le but qu'on se propose.

Si la peau est épaisse, inerte, le sujet peu irritable, on peut rapprocher les raies sans inconvénient, l'inflammation consécutive n'acquérant pas alors une grande intensité. Il faut les tenir plus écartées, quand la finesse, la sensibilité de la peau font craindre le développement d'une vive inflammation et la chute de quelques portions de cet organe. Lorsqu'on se préoccupe surtout de l'effet utile du feu, on conserve la distance indiquée ou même on l'augmente de manière à pouvoir donner à chaque raie de feu toute l'intensité désirable sans risquer les chutes de peau; mais on laisse des traces ineffaçables. Au contraire, s'agit-il d'un cheval de luxe qu'on tienne à ne pas tarer d'une manière trop apparente, on fait les raies moins

---

[1] *Recueil de Médecine vétérinaire.* 1830, t. VII, p. 575.

profondes, mais en les rapprochant proportionnellement pour obtenir une certaine compensation d'effet.

Quant aux pointes de feu, elles doivent être assez multipliées pour répandre au moins autant de calorique dans la partie, toutes proportions gardées, que le ferait un feu en raies; mais il ne faut pas non plus que ces pointes soient trop multipliées, trop rapprochées les unes des autres, ni trop près des raies, car alors les eschares se confondent, se soulèvent, entraînent la peau, qui tombe en laissant des cicatrices défectueuses. On évite ce double inconvénient, en ménageant entre chaque pointe, dans le sens diagonal, la même distance moyenne qu'entre les raies, 15 millimètres environ. On augmente, ou on diminue l'intensité du feu en variant cette distance; mais, en raison du peu d'étendue qu'on donne généralement au feu en pointes, ces variations ont toujours lieu dans une faible limite.

§ 3. — Manuel de l'application du feu.

1° Soins préliminaires. — Ces soins comprennent le choix du moment favorable, la préparation et la fixation du sujet.

I. *Choix du moment favorable.* — L'application du feu est une des opérations pour lesquelles il importe le plus d'attendre un état atmosphérique convenable. Un temps froid, pendant lequel l'excitabilité vitale est portée à un moindre degré, est favorable en ce sens que le feu fait alors éprouver à l'animal une impression douloureuse moins vive. Mais l'action du feu elle-même peut se trouver contrariée par une basse température, toujours nuisible d'ailleurs à la marche régulière et à la bonne cicatrisation de toutes les plaies. D'un autre côté, une trop grande chaleur augmentant la sensibilité de l'animal sans ajouter à l'effet de l'opération, ne peut convenir davantage, d'autant plus que la température élevée coïncide habituellement avec la présence des mouches qui tourmentent le sujet, le portent à se frotter, à se déchirer, etc. Ces inconvénients divers font donc une nécessité d'attendre un temps doux, une température moyenne de 15 à 20°, autant que faire se pourra.

L'état hygrométrique de l'air est aussi à considérer. Un temps humide, qui émousse davantage la sensibilité, contribue à atténuer la douleur; mais l'humidité atmosphérique a l'inconvénient de s'opposer à l'évaporation des fluides sécrétés par les parties cautérisées, d'où résulte, dans les raies de feu, un dépôt abondant de gouttelettes séreuses pouvant tromper ainsi sur le degré de la cautérisation. Un temps sec convient donc toujours mieux pour opérer avec sûreté. C'est depuis longtemps d'ailleurs une règle générale de ne pas cautériser en temps de pluie ; car, même en se mettant à l'abri, on n'évite pas l'humidité alors répandue dans l'air. Si l'on n'est pas à couvert, l'inconvénient est plus grand encore : l'eau mouille la partie, refroidit l'instrument, et met de la sorte obstacle direct à l'opération.

C'est surtout quand on doit appliquer le feu aux régions inférieures des membres qu'il importe d'éviter les temps de boue et de pluie, qui auraient pour effet d'entretenir sur la partie opérée la malpropreté et une irritation locale nuisible.

II. *Préparation du sujet.* — Le sujet n'a d'autre préparation à subir, généralement, que d'être tenu à jeun le jour de l'opération, ou tout au plus d'être mis à la diète dès la veille, si l'opération doit être longue. Une préparation de plusieurs jours à l'avance, par la diète, les lavements, les boissons délayantes et tempérantes, comme on la recommandait autrefois, est sans utilité. Nous en dirons autant de certaines préparations locales, consistant à amollir les parties sept à huit jours d'avance, par des bains, des cataplasmes émollients, etc., dans le but, disait-on, de faciliter la pénétration du feu à une plus grande profondeur ; cette préparation, dont on a aussi longtemps abusé, n'est pas seulement inutile, elle est encore nuisible ; car, en produisant cet amollissement des tissus, on ne peut que favoriser leur désorganisation sans aider à l'action du feu.

La seule préparation locale nécessaire est de débarrasser la surface à cautériser des matières étrangères qui peuvent la recouvrir. Ainsi, il faut d'abord la nettoyer exactement, enlever les impuretés diverses, la boue, le fumier, etc. Si l'on y avait fait préalablement des applications médicamenteuses, après avoir retiré en totalité ce qui pourrait en rester, on nettoierait la partie à l'eau de savon, et on attendrait quelque temps, afin de n'opérer que sur une surface propre et parfaitement sèche.

Outre cela, on coupe le poil sur la région où l'on doit cautériser, soin indispensable surtout chez les sujets de race commune qui ont les poils longs et épais ; car si on laissait ces poils, on perdrait d'abord du temps et de la chaleur à les brûler. D'ailleurs, les poils restant, ou le feu est sans action si on l'applique légèrement, ou bien, si l'on met un feu assez fort, l'ustion de la substance pileuse risque de désorganiser la surface externe de la peau. Sur la peau nue, l'opération est plus régulière, et, en outre, plus complète et plus prompte.

Cependant, quand la peau est mince, couverte de poils fins et courts, il y a avantage à ne les pas couper ; car ils servent à tracer le feu et permettent de le modifier, s'il est nécessaire, avant que le derme soit entamé. D'un autre côté, comme les raies ne doivent pas avoir une grande profondeur, vu le peu d'épaisseur du tégument, les poils aident à retenir le cautère dans la trace primitive et l'empêchent de glisser à droite ou à gauche pendant la cautérisation. Enfin, ils forment sur la peau une couche protectrice qui garantit les points intermédiaires du calorique rayonnant des faces latérales du cautère. C'est pour ces différents motifs que, même lorsque le poil est long, il est avantageux de ne pas le couper au ras et d'en laisser toujours une certaine longueur.

La coupe des poils doit être faite avant de fixer l'animal, à cause des changements de rapports qui ont lieu quand le sujet est entravé, et qui empêchent de reconnaître la position exacte qu'il convient de donner au feu. Cette précaution est particulièrement utile pour les régions supérieures des membres, et surtout quand on a le feu à mettre à deux régions qui occupent une position symétrique. Lorsque le poil est court et ne doit pas être coupé, il faut, dans les circonstances que nous venons de dire, avant de coucher l'animal, marquer la forme et la situation exacte du feu par une ligne de poils coupés avec des ciseaux, représentant le contour du feu.

Lorsqu'on doit cautériser les régions inférieures des membres, il est indispensable, la veille de l'opération, de parer le pied à fond et de ferrer à neuf, afin de pouvoir attendre la presque guérison du feu et la chute des eschares sans y revenir. Il serait difficile, en effet, pendant le travail de cicatrisation, de saisir et de serrer le membre sans risquer de déchirer les plaies ; et, d'un autre côté, il ne faudrait pas laisser l'ongle prendre trop de longueur, ce qui ne pourrait que fatiguer l'animal et fausser ses aplombs.

Enfin, quand on doit cautériser près du sabot, on a recommandé en outre, à cause de la douleur qui peut s'étendre à cette partie, non-seulement de parer le pied avant l'opération, mais d'y mettre un fer léger. Cela convient pour un pied faible et souffrant, et quand l'animal doit se reposer longtemps ; mais s'il doit travailler aussitôt que le permettra son état, un fer ordinaire, qui s'use moins vite, sera préférable.

III. *Fixation du sujet.* — Pour appliquer le feu, même un feu très-faible, il est toujours prudent de coucher l'animal; car l'opération devant être longue, il serait impossible de maintenir le sujet debout dans un état de fixité suffisante pour faire une cautérisation régulière. C'est donc à tort que certains propriétaires s'opposent à ce qu'on abatte leurs chevaux pour leur mettre le feu; car le sujet couché et bien fixé court infiniment moins de risque de se blesser, et l'opérateur, étant en sécurité, donne à l'opération le temps et les soins nécessaires. Quant à ceux, maréchaux et autres, qui, pour avoir l'air plus habiles, mettent le feu sur l'animal debout, ils prouvent seulement qu'ils n'ont pas l'idée de la condition essentielle de l'opération : sa durée. Obligés de se hâter, d'approcher au hasard le fer de la peau, ils brûlent l'animal, mais ils ne mettent pas le feu. Pourtant, Brogniez dit n'avoir pas abattu les animaux peu impressionnables, trouvant cela moins embarrassant, et prétendant que l'opération, étant longue, paraît moins cruelle sur l'animal debout, aux yeux des propriétaires et des personnes étrangères. Il est douteux que ces considérations suffisent à compenser les inconvénients d'une telle manière d'opérer.

En abattant l'animal, il faut le faire de manière à ce que la surface à cautériser se trouve en dessus et à découvert. Si l'on doit cautériser les deux côtés d'un membre, on couche le sujet sur le côté de ce membre, afin de commencer par la face interne; faute de cette précaution, en retournant l'animal, on l'exposerait à frotter sur le lit et à déchirer la surface cautérisée. Si, lorsque l'animal est abattu, la partie ne se trouve pas tout d'abord naturellement à découvert, ce qui arrive quand on doit cautériser à la face interne, c'est-à-dire quand le membre est en dessous, on dégage ce membre de l'entravon et on l'amène en avant ou en arrière, suivant qu'il s'agit d'un membre antérieur ou d'un membre postérieur.

Si l'animal cherche trop à se défendre, on embrasse le bipède au-dessus du genou ou au-dessus du jarret avec la plate-longe, dont un aide, placé vers le dos du sujet, tient l'extrémité; et enfin, on étend le membre avec une autre plate-longe placée autour du pied, le nœud de l'anse en arrière. On peut se dispenser du bâton à entraves, dont l'usage est peu commode et dangereux.

Quand on cautérise à la région phalangienne, on donne plus de fixité au pied, en attachant le membre croisé sur un autre. Enfin, on se dispense de désentraver le membre si la surface à cautériser est externe et suffisamment à découvert.

Dans la fixation du sujet, il faut avoir soin, lorsqu'on le change de position, que les appareils servant à le maintenir ne portent ni ne frottent sur les parties qui ont reçu le feu. Ayant, par exemple, à cautériser le genou et le boulet, on commence par le genou sans désentraver, et l'on finit par le boulet, pour n'avoir plus besoin ensuite d'y réappliquer l'entravon. Si, cependant, l'on est obligé de remettre cet appareil, il faut alors l'envelopper d'étoupes ou de vieux linge, afin d'atténuer les frottements. Cette dernière précaution est encore plus utile quand on doit mettre le feu à plusieurs membres en même temps, par exemple à un bipède antérieur ou postérieur, et sur les deux faces à la fois. On fait de même pour plusieurs feux mis à des intervalles peu éloignés et avant que les cicatrices des premiers opérés soient suffisamment consolidées.

Dans tous les cas, il importe, avant d'appliquer le cautère, de mettre le membre dans un état de complète tension, tel qu'il se trouve quand l'animal est debout; sinon, quelque attention que l'on ait à faire des raies droites, parallèles et également distancées, on n'a qu'un feu très-irrégulier quand l'animal est relevé. Pour amener le membre dans l'état voulu de tension, on fixe une plate-longe autour du sabot, avec le nœud de l'anse au talon, la ganse en dessous. Cette plate-longe mise en place, il ne faut pas, pour amener le membre à l'extension, tirer sur elle constamment. On se borne à étendre sans effort les rayons du membre, de manière à ne pas provoquer la contraction des muscles fléchisseurs et des mouvements de résistance qui ôtent toute sûreté à l'action du cautère.

2° Tracé du feu. — Dans le tracé du feu, il faut considérer le tracé initial servant à marquer la place que doivent occuper les raies et les pointes, et les précautions générales à prendre pour la disposition définitive des raies.

I. *Tracé initial.* — L'animal étant abattu et toutes les autres précautions étant prises, avant d'approcher le cautère de la peau, il importe de se livrer à une dernière exploration de la région pour bien reconnaître l'état, l'étendue, le centre de la partie malade, afin de pouvoir concentrer où il convient l'impression du calorique. Ce point arrêté, l'opérateur, armé du cautère, commence par tracer des raies légères qui n'intéressent que le poil et l'épiderme, et qu'il rectifie ensuite si elles n'ont pas la direction ou la régularité voulues. Pour tracer la première raie, H. d'Arboval recommande d'en marquer d'abord la partie supérieure en appuyant seulement le cautère sur les poils ; puis d'appliquer de nouveau le cautère plus bas, en brûlant encore les poils ; de continuer ainsi jusqu'au bout de la ligne, et de tracer enfin la raie entière en suivant toutes les marques, qui doivent se correspondre. Avec un peu d'habitude, on se dispense facilement de ce surcroît de précaution ; et on trace aussi bien la raie en la faisant entière du premier trait. Le feu ainsi marqué, on n'a plus qu'à continuer à passer le cautère dans chaque raie successivement.

On trace les pointes en prenant exactement les mêmes précautions.

Quand on avait l'habitude de donner au feu des figures plus ou moins compliquées, il était difficile, à moins d'une assez grande habileté, de les tracer régulièrement par l'emploi seul du cautère. Aussi avait-on cherché par plusieurs moyens à les marquer d'avance, par exemple, en brûlant légèrement le poil avec des marques de fer chauffées et représentant le dessin voulu ; ou bien en les traçant avec des matières colorantes, soit à la main, soit avec des moules en relief, soit avec des moules à jour. Tel est le procédé Rigot, cité par F. de Feugré, dans son traité de l'application du feu [1]. « Avant, dit-il, d'appliquer un dessin particulier, principalement sur un cheval de prix, M. Rigot, vétérinaire à Château-Gonthier, en détermine d'abord l'étendue ; puis il dessine, sur un carton souple, la figure qu'il juge convenable, et la met à jour, en laissant des brides de distance en distance ; ensuite il place, dans un nouet de mousseline claire, une poudre dont la couleur contraste avec la robe du cheval ; il glisse la main frottée d'huile sur la partie ; enfin, appliquant le carton, il frappe légèrement avec le nouet sur tous les points du dessin troué, qui, de la sorte, se trouve tracé d'une manière exacte. »

H. d'Arboval trouve que ce procédé, sans doute ingénieux, n'est pas sans inconvénient : les lignes tracées peuvent s'effacer pendant qu'on abat l'animal, et, d'un autre côté, l'huile, en brûlant, forme une eschare qui intercepte la transmission du calorique et qui est ensuite difficile à enlever ; mais le principal inconvénient qu'il faut reprocher à ce mode d'opération, c'est d'être maintenant tout-à-fait inutile, par suite de l'abandon complet de la méthode à laquelle il se rattache.

Citons encore une méthode, aujourd'hui rejetée et qui avait été

[1] *Correspondance sur les animaux domestiques*, etc. 1840, t. I, p. 202.

proposée pour éviter la défectuosité des cicatrices; elle consistait à inciser d'abord la peau avec un bistouri dans toute la longueur des raies à faire, puis à y passer ensuite le cautère en écartant les bords de la plaie. L'expérience a condamné une telle méthode qui, plus longue et plus douloureuse que le procédé ordinaire, ne remplit même pas le but particulier qu'on se propose; car l'inflammation plus profonde qui se développe détermine la chute de portions considérables de peau entre les raies, ou tout au moins un retrait qui cause l'élargissement des raies, et la formation de cicatrices plus grandes, difformes et calleuses. Sans compter que cette manière de marquer le feu s'accompagne toujours d'un épanchement de sang qui éteint le cautère et nuit à son action régulière.

II. *Disposition définitive des raies.* — Il faut d'abord que les raies soient parfaitement droites, les eschares occupant ainsi moins d'étendue et laissant des traces plus faciles à dissimuler dans le sens rectiligne des poils. Elles devront être ensuite exactement parallèles; si elles ne l'étaient pas, comme le sens des raies est le même pour toutes, il y aurait des lignes dans une mauvaise direction, et, de plus, les bandes de peau restant entre les raies, ne se trouvant pas d'égale largeur, éprouveraient aux points les plus rétrécis une inflammation relativement plus vive, qui pourrait amener la formation de plus larges eschares et même la chute de la peau. Enfin, il convient que toutes les raies soient également espacées, les mêmes accidents pouvant survenir entre les raies les plus rapprochées.

Une autre règle importante, c'est de ne pas croiser les raies ni de les faire se rencontrer; car les eschàres, en se réunissant, laissent alors de plus larges et de plus ineffaçables cicatrices. C'est pour ce motif que, quand on fait, sur une même surface, deux séries de raies parallèles, il faut toujours laisser une certaine distance entre les points de rencontre.

Les raies doivent être, non-seulement parallèles, mais d'égale longueur et terminées à la même hauteur à leurs deux extrémités; si la partie se contourne ou devient de moindre étendue, la terminaison des lignes doit décroître uniformément et former un contour régulier droit ou courbe. L'observation de cette règle n'est pas seulement une affaire de symétrie; on comprend que la limite du feu étant déterminée, toute ligne qui n'atteindrait pas cette limite diminuerait d'autant l'effet total de la cautérisation, et toute ligne qui la dépasserait, étant isolée, serait sans effet utile et formerait une tare superflue. Dans un but semblable, il convient de donner la même profondeur à toutes les raies, de les cautériser au même degré d'intensité et d'observer, en outre, cette règle dans toute l'étendue de chaque raie. C'est ce que l'on doit faire encore en cautérisant les deux faces d'un même membre ou deux membres à la fois; alors on a soin, en même temps, de donner à chaque feu la même figure, la même hauteur et la même intensité.

Le manuel de l'application du feu en pointes repose sur les mêmes principes que celui du feu en raies. On fait attention d'abord, en traçant le feu, à la distribution régulière des pointes, puis on les tient toutes à égale distance les unes des autres.

3° Application du cautère. — Dans l'application du cautère, nous avons à envisager sa position sur la peau, son degré de pression, sa vitesse et sa marche dans les raies, la durée de son application.

I. *Position du cautère sur la peau.* — Le cautère doit toujours être perpendiculaire à la peau, d'abord pour qu'il ne fasse pas une eschare trop large; et puis pour que la masse de l'instrument soit le plus loin possible de la peau; si le cautère était penché, le rayonnement latéral du calorique serait plus fort du côté de l'inclinaison et déterminerait sur les parties voisines une irritation inégale. Cette précaution est facile à observer quand la surface est plane ou à peu près. Si elle est anfractueuse, on ne peut parer à l'inconvénient que nous venons de signaler que par une attention plus soutenue. Il n'est pas nécessaire d'avoir dans ce cas, comme on l'a recommandé, des cautères à tranchant concave ou convexe. Des cautères ordinaires de petites dimensions peuvent suffire; avec une certaine habitude, on les tient facilement dans une position perpendiculaire, et on suit très-bien les parties saillantes et creuses en élevant et en abaissant alternativement le poignet.

On observera encore que le tranchant du cautère soit maintenu constamment parallèle à la direction de la raie, soit dans le sens latéral pour ne pas élargir inutilement les eschares, soit dans le sens vertical, pour ne pas entamer la peau avec les angles du tranchant, lequel, autant que possible, ne doit porter que par sa partie moyenne légèrement convexe.

II. *Degré de pression du cautère.* — La pression du cautère sur la peau doit être aussi faible que possible, se borner presque à un

simple contact, suffisant pour la communication du calorique. Cet
appui doit être ensuite uniforme dans toute la longueur de la raie,
quand celle-ci est sur une surface plane; sinon, on le diminue, afin
de ménager la peau, sur les éminences osseuses, sur les plis des
articulations, sur les surfaces où elle recouvre immédiatement
l'os; la pression sera moindre aussi sur les tissus de cicatrice, ou sur
les portions de peau ayant subi toute autre altération. Enfin, si,
malgré tous les soins, l'organe cutané venait à s'entamer, il faudrait
complètement éviter d'y passer le cautère, en franchissant, sans la
toucher, la solution de continuité.

Pour pouvoir, avec le cautère, ménager ainsi la pression sur les
parties, suivre facilement les contours et les ondulations des surfaces, il ne faut pas trop le serrer dans la main. Mais tout en lui
laissant une mobilité suffisante, on ne doit pas non plus, quoique
cela ait été quelquefois recommandé, le faire porter par son propre
poids, car il serait alors impossible de le bien diriger. En toute circonstance, il faut le soutenir complètement dans la main, et n'appuyer qu'avec la force nécessaire pour produire l'eschare sans entamer
le derme. Il faut, comme on dit, avoir la main légère, surtout si le
cautère est chaud, si la peau est fine, si elle recouvre des éminences
osseuses, si on passe sur des tissus de cicatrices, etc.

III. *Vitesse, marche du cautère.* — Le cautère, que l'on ne fait
jamais aller à contre-poil, pour ne pas plisser la surface de la peau
par le tiraillement des poils, ce qui ferait marcher l'instrument avec
moins de régularité, doit toujours avoir une vitesse égale, afin que
le calorique soit distribué d'une manière uniforme dans toute l'étendue de la raie. En outre, il doit cheminer avec lenteur, afin de
transmettre une plus grande quantité de calorique. On peut aller
plus vite quand la peau est fine, quand le cautère est très-chaud,
quand on commence à l'appliquer; mais, dès qu'il se refroidit, on en
ralentit la marche, afin que la quantité de calorique introduite soit
toujours la même. Dans une même raie, où l'on va toujours suivant
le même sens, il arrive souvent, quand elle est un peu longue,
qu'elle est cautérisée au degré convenable à la partie supérieure qui
reçoit le cautère plus chaud, avant de l'être à la partie inférieure;
on évite cela en ralentissant sa marche vers la fin de la ligne; ou
bien, de temps en temps, on fait la première application du fer sortant du feu vers la moitié ou le tiers inférieur de la raie, et on le
porte ensuite vers le haut quand il est déjà un peu refroidi. Quelque

moyen que l'on emploie, l'essentiel est d'obtenir une intensité de cautérisation partout égale.

Une autre règle importante, c'est de ne pas passer plusieurs fois de suite le cautère dans la même raie, et de mettre toujours un certain délai entre deux de ses applications consécutives. Plusieurs raisons motivent ce précepte. — D'abord, si l'on passait deux fois de suite le cautère dans une raie, à la seconde fois, le calorique dégagé par la première application n'aurait pas encore traversé toute l'épaisseur de la peau, et la quantité restante, jointe à celle qu'on aurait ajoutée, pourrait désorganiser le tissu cutané; tandis que la seconde application étant éloignée, le calorique fourni par la précédente a pu suffisamment pénétrer. — D'un autre côté, l'impression du cautère étant plus douloureuse dans la première application que dans celles qui suivent, si elles sont rapprochées, on déterminerait promptement l'insensibilité de la partie par l'impression trop vive du calorique, et celui-ci serait alors sans action; tandis qu'en laissant s'écouler un certain délai avant de réappliquer le cautère, il y a retour de la sensibilité et action plus efficace du cautère. En éloignant les applications du métal chaud jusqu'à ce que les traces qu'il a parcourues soient presques refroidies, on a le maximum d'intensité de la cautérisation. — Enfin, les applications rapprochées du cautère, produisant dans les raies l'accumulation d'une plus grande quantité de calorique à la fois, il se forme des eschares plus larges et l'animal conserve des tares plus apparentes.

On arrive facilement à espacer les applications du cautère et sans perdre de temps, en le faisant passer successivement une fois dans chaque raie, et en ne revenant à la première qu'après avoir passé dans la dernière. Si le feu est de peu d'étendue, il convient même d'attendre un instant, quand on a passé dans tous les points du feu, avant de recommencer une nouvelle application.

Pour faire des raies bien parallèles et également distancées, il n'est pas indifférent de commencer, d'une manière ou d'une autre, l'application du cautère. Au contraire, il faut procéder de telle sorte que l'on puisse, sans embarras, arriver au résultat désiré. On a conseillé, dans ce but, de tracer la raie centrale en premier lieu, de manière à diviser la surface en deux parties égales, plus faciles ensuite à couvrir régulièrement de raies de feu; mais il est bien plus simple, quand une fois l'on est fixé sur l'étendue à donner au feu, de commencer par la gauche, puis de continuer en allant vers la droite, de façon à ne pas cacher le feu tracé et à pouvoir, en faisant chaque raie nouvelle, bien voir la précédente et la suivre exactement avec le cautère.

L'application du cautère en pointe, comme celle du cautère cultellaire, est instantanée ; elle ne doit jamais durer plus d'une ou deux secondes ; mais on répète cette application autant de fois qu'on le juge à propos, en laissant, entre chacune d'elles, un certain intervalle. Comme pour le feu en raies, on passe successivement dans toutes les pointes à chaque reprise, et, si elles sont en très-petit nombre, on attend un peu entre chaque application, de manière à les espacer chacune de une ou deux minutes au moins.

IV. *Durée de l'application du cautère.* — Le temps nécessaire pour l'application de l'un ou de l'autre de ces feux varie, on le conçoit, avec le degré d'intensité auquel on le porte. Mais, pour quelque feu que ce soit, ce temps doit toujours être le plus long possible. Par une exception presque unique en chirurgie, l'application du feu est une opération qui doit être faite lentement, afin de transmettre une plus grande somme de calorique et lui donner toute la latitude nécessaire pour pénétrer dans la profondeur des tissus. Une cautérisation exécutée avec rapidité brûlerait seulement la peau sans produire d'autre effet, et l'on n'atteindrait pas le but. Voici en quels termes M. Renault exprime ce précepte fondamental de l'opération : « Une condition indispensable, dit-il, une condition sur laquelle repose peut-être tout le succès de l'opération, c'est de n'arriver au degré de cautérisation nécessaire, quel qu'il soit, qu'avec une extrême lenteur ; plus on est long à mettre le feu, plus le cautère a été passé de fois dans une raie pour lui donner la quantité de cautérisation convenable, plus on est fondé à compter sur la réussite. De toutes les opérations, elle est la seule où la lenteur soit une condition de succès [1]. »

Cette loi générale peut servir à régler la durée de toute cautérisation. En effet, quand on a repassé le cautère dans chaque trace un nombre de fois suffisant et en prenant les précautions voulues, l'opération se trouve terminée, quel que soit le temps qu'on ait mis. Il ne serait pas possible, d'ailleurs, de fixer ce temps autrement ; car il dépend, non-seulement de l'intensité du feu, mais de l'étendue, de la régularité de la surface, du nombre de raies, du plus ou

---

[1] *Recueil de Médecine vétérinaire.* 1829, t. IV, p. 125.

moins de facilité que présente l'opération, suivant le degré d'immobilité du sujet. Dans les circonstances ordinaires, si l'on n'est pas dérangé, il faut une heure à peu près pour cautériser un membre des deux côtés, depuis le jarret ou le genou jusqu'au pied; une demi-heure suffirait pour couvrir une seule face. Mais quelque petit que soit le feu, on ne saurait le mettre en moins d'un quart d'heure, si l'on veut qu'il ait quelque efficacité. D'un autre côté, il peut demander plusieurs heures, par exemple si l'on applique un feu énergique dans une grande étendue, comme on le fait quelquefois pour rappeler à la vie des régions entières frappées d'atrophie et d'émaciation.

4° Terme de la cautérisation: divers degrés du feu. — L'instant où il convient de cesser l'application du cautère est difficile à apprécier. Il faut, d'une part, que le feu soit au degré d'intensité nécessaire pour produire l'effet qu'on désire: et, d'autre part, qu'il ne soit pas fort jusqu'au point de laisser sur la peau des tares trop défectueuses. Pour atteindre ce double but, l'expérience a fourni quelques données tirées, soit du nombre de fois pendant lequel on a fait agir le cautère, soit de l'état de la surface cautérisée. Ces indications, dont la valeur est constamment modifiée par une multitude de circonstances, ne sont pas, il est vrai, très-précises; mais elles sont suffisantes dans la pratique, et, faute d'autres, d'ailleurs, il faut s'en contenter.

Les indices fournis par le nombre des applications du cautère sont subordonnés à l'intensité que l'on veut donner au feu, à l'épaisseur de la peau, au degré de chaleur de l'instrument, à la force plus ou moins grande avec laquelle on a appuyé sur le tégument. F. de Feugré dit que, pour un feu léger, il faut passer le cautère dix ou douze fois, et quinze à vingt fois pour les cas graves. Ce chiffre nous paraît trop élevé. On ne saurait, sans risquer la chute de la peau, dépasser la dixième ou douzième application du fer chaud; et, si l'on ne veut pas avoir de cicatrices apparentes, il faut s'arrêter à la moitié de ce nombre. Par des expériences comparatives, nous avons reconnu qu'en se servant d'un cautère de moyenne grosseur, sur une peau recouverte de poils assez fins pour qu'il n'ait pas été nécessaire de les couper, il ne faut pas, en prenant d'ailleurs toutes les précaution indiquées, passer le cautère plus de six fois si on veut que la cicatrice disparaisse. En passant le cautère huit fois seulement, six mois après les traces paraissent encore, et à plus forte raison si on élève ce chiffre. Ces résultats pourront servir de point de départ.

En considérant l'état de la partie cautérisée, on a admis que le feu
est au degré convenable quand son action a atteint le tiers de l'épaisseur de la peau. C'est trop chez un sujet irritable et à peau mince,
aussi bien que sur les points où la peau présente une grande
épaisseur, comme à la couronne. Mais en supposant que cette indication soit juste, comme il est presque impossible de la vérifier sur les
parties cautérisées, il faut avoir recours à d'autres caractères pour
juger de l'intensité du feu. Il est, sur ce point, une règle générale
depuis longtemps admise, c'est que la cautérisation est suffisante
quand le fond des raies prend une couleur jaune-doré et laisse
suinter quelques gouttelettes de sérosité. Cette règle serait excellente
si les caractères indiqués se manifestaient toujours au même degré
de cautérisation; mais il n'en est pas ainsi. D'abord, la couleur
jaune-d'or dépend, non pas du plus ou moins d'intensité du feu, mais
de la température du cautère; elle apparaît toujours quand celui-ci
est chauffé au rouge-cerise, que ce soit la seconde ou la dixième
fois qu'il passe; cette couleur disparaît pour faire place à une teinte
plus foncée, brunâtre, quand le cautère est plus chaud; elle devient
plus claire, au contraire, si le métal n'est chauffé qu'au rouge-
sombre, et au-dessous de cette température elle brunit également.
Cet indice est donc sans valeur aucune pour marquer le degré
du feu.

Quant aux gouttelettes dans les raies, bien des circonstances
peuvent modifier le moment de leur apparition. Ainsi, quand la peau
est altérée, dépilée, porte des cicatrices ou a déjà subi l'action du feu;
ou bien quand elle est épaissie, infiltrée, ou lorsqu'elle recouvre des
régions où siégent des engorgements séreux, on voit, dans ces cas,
les gouttelettes de sérosité apparaître vers la troisième ou la quatrième
application du cautère; tandis que, dans des conditions contraires,
il faut le passer un nombre double de fois avant de produire le même
résultat. Puis, cela dépend de l'état de l'atmosphère. Par un
temps froid, humide, calme, la sérosité apparaît très-vite; au contraire, par un temps sec et chaud, elle se perd en vapeurs, et surtout si la partie opérée est en même temps exposée à un courant d'air;
alors le liquide se vaporise aussitôt qu'il se forme, et on peut aller
ainsi jusqu'à traverser la peau sans en voir apparaître une seule
gouttelette. Et nous ne tenons même pas compte, en cette circonstance, du degré de chaleur du cautère, supposant qu'il est toujours
uniformément employé à la température convenable.

La pratique apprend à se reconnaître au milieu de ces conditions opposées, de ces indications contradictoires; et, en les combinant, les rectifiant les unes par les autres, on arrive généralement, sans trop de difficulté, à savoir arrêter le feu au degré voulu. Quant à ce degré, nous l'avons dit, il doit présenter lui-même d'assez nombreuses variations, suivant l'état des parties et la nature de la maladie.

On ne cautérise pas avec la même énergie un sujet nerveux, doué d'une grande sensibilité, et un sujet mou, lymphatique et à peine sensible à la douleur; sur une peau fine et sur une peau épaisse; pour une affection récente et pour une affection ancienne; une tumeur molle et une tumeur osseuse, etc. Pour satisfaire à ces indications diverses, on a établi plusieurs degrés de feu, qu'à l'exemple de M. Renault [1] nous limiterons à trois, et que nous appellerons feu *léger*, feu *ordinaire* et feu *énergique*; et, pour l'indication de leurs caractères différentiels, nous les considèrerons comme étant appliqués sur un organe cutané parfaitement sain, à un degré moyen de température, à la densité normale de l'atmosphère (0,76) et à l'abri du vent.

1. *Feu léger.* — Ce feu est celui qui convient pour les tumeurs synoviales récentes, les tumeurs ganglionaires du tendon, les infiltrations séreuses partielles; pour les régions recouvertes d'une peau fine; sur les animaux de petite taille et très-irritables. Pour ce feu, on ne passera pas le cautère plus de cinq à six fois; le fond des raies prendra une couleur jaune-doré; une légère humidité suintera de la surface de l'eschare, et le cautère, glissant avec facilité, fournira un nouveau signe non équivoque qu'il convient de s'arrêter. Ce feu ne laisse presque aucune trace.

2. *Feu ordinaire.* — Plus intense que le précédent, il convient pour les tumeurs synoviales anciennes, les engorgements œdémateux, les infiltrations des membres, les indurations chroniques de la région tendineuse, l'entorse du boulet et les autres distensions articulaires, etc. On passe le cautère huit à neuf fois; et quand on arrive au terme, le fond jauni des raies se recouvre d'une abondante sérosité. Si celle-ci se vaporise, comme cela arrive quelquefois, par suite de l'agitation de l'air, et ne peut ainsi être aperçue, on reconnaîtrait néanmoins sa présence, suivant la remarque de M. Renault, à un bruit particulier, espèce de frémissement occasionné par le contact du fer chaud sur le liquide qu'il réduit en vapeur. Le feu ordi-

---

[1] *Recueil de Médecine vétérinaire.* 1829, t. VII, p. 116.

naire laisse des cicatrices ineffaçables, mais qui sont peu apercevables si l'on a conduit le cautère dans une direction convenable par rapport aux poils. C'est le plus fort que l'on doive appliquer sur des animaux à peau fine et de race distinguée.

3. *Feu énergique.* — Ce feu, maximum d'intensité auquel on puisse porter la cautérisation, ne convient que pour les gros chevaux, à peau épaisse, et pour combattre des tumeurs osseuses, des douleurs articulaires anciennes et profondes, lorsqu'une première cautérisation, à un degré moindre, a été impuissante; enfin, pour ranimer des parties paralysées et atrophiées. On passe alors le cautère jusqu'à douze et quinze fois; la couleur des eschares de jaune-doré devient jaune-paille, et le fond des raies paraît s'élargir, ce qui est dû à l'amincissement très-grand du derme formant le fond des sillons, amincissement qui lui permet de céder à la traction qu'exerce de chaque côté la peau crispée par la chaleur qui agit entre les raies. On doit cesser tout-à-fait quand cet élargissement des raies commence à apparaître, car en continuant on diviserait la peau. Ce feu laisse des tares indélébiles qui proscrivent son emploi sur les chevaux de luxe.

§ 4. — Soins consécutifs à l'application du feu.

Les soins à donner au sujet après l'application du feu ont pour objet d'aider aux effets de cette opération, et en même temps d'atténuer le plus possible les suites fâcheuses qu'elle pourrait avoir. Mais pour qu'on puisse apprécier la nature et l'opportunité de ces soins, nous devons auparavant faire connaître les effets immédiats et locaux de la cautérisation.

1° Effets de la cautérisation. — Le premier phénomène qui se manifeste à la suite de l'application du feu est un suintement de sérosité, lequel commence aussitôt que les eschares se refroidissent et devient très-actif au bout de quelques heures. Cette sérosité, d'autant plus abondante que le feu est plus fort, la peau plus organisée, plus molle, se dessèche, se solidifie, et forme, dès le second jour, des croûtes transparentes qui remplissent le fond des raies; ces croûtes tombent ensuite peu à peu, ou persistent jusqu'à la chute des eschares.

Les eschares, formées sur tous les points qui ont été en contact avec le cautère, et ne comprenant qu'une partie de l'épaisseur de la peau, se desséchant à leur tour, se durcissent, prennent un aspect parcheminé, et éprouvent un retrait sur elles-mêmes qui fait froncer la peau dans les intervalles des raies, quand elle est molle et peu adhérente par sa face profonde. Ce froncement apparaît vers le troisième ou le quatrième jour, puis disparaît quand les eschares s'étendent ou se détachent. Ces eschares conservent leur forme primitive, c'est-à-dire restent creuses pendant cinq à six jours. Au bout de ce temps, elles se sont soulevées, aplaties, mises de niveau avec la peau, et, si elles sont légères, elles commencent alors à se détacher aux extrémités. Au bout d'une quinzaine, le soulèvement des eschares est plus complet; elles tombent en partie spontanément, et cèdent toutes à un léger tiraillement; elles forment des lamelles dures, homogènes, assez consistantes, et qui ressemblent à du cuir. Du vingtième au trentième jour, suivant l'intensité du feu et la vitalité de la peau, les eschares sont généralement toutes tombées, ou au moins peuvent être détachées sans effort.

La séparation des eschares n'a pas toujours lieu de la même manière. Quand la cautérisation a été légère, peu profonde, l'eschare se détache à peu près à sec, laissant une surface presque cicatrisée. Si le feu a été plus fort, l'inflammation consécutive détermine une faible suppuration qui soulève l'eschare, se prolonge quelques jours après la chute de celle-ci, puis cesse bientôt par la cicatrisation de la plaie. Enfin, si le feu a été très-fort, la suppuration est plus abondante, des foyers s'établissent sous les eschares; celles-ci deviennent larges, difformes, et laissent, quand elles se détachent, des plaies qui ne guérissent qu'en formant des cicatrices inégales, épaisses et calleuses.

D'autres phénomènes se joignent à ceux qui viennent d'être indiqués. Autour des pointes ou des raies de feu, la peau et les autres tissus, vivement irrités, sont le siége d'une fluxion inflammatoire avec douleur et engorgement. Entre les eschares, l'épiderme atteint par le calorique rayonnant des faces latérales du cautère, commence à se soulever au bout de quelques jours et finit par se détacher en entier par une sorte de desquamation qui persiste encore après la chute des eschares. Un engorgement plus ou moins considérable se montre au bout de deux ou trois jours, notamment sur les animaux lymphatiques et sur ceux qui sont très-irritables; il diminue au bout de huit à dix jours, mais ne disparaît tout-à-fait qu'après la chute des eschares. En même temps se manifeste dans les parties cautérisées

jour, elles étaient trois ou quatre fois plus volumineuses que les eschares sèches, et très-friables entre les doigts; elles commencèrent à peine à se détacher au vingt-cinquième jour, tenaient encore fortement le quarantième, et ne tombèrent que plus tard, en laissant des cicatrices deux fois aussi larges que celles de la surface sèche.

Cette énorme différence, reproduite dans d'autres expériences semblables, entre les effets du feu livré à lui-même ou recouvert de corps gras, est ce qui fera le mieux comprendre l'importance de s'abstenir de toute application de ce genre sur une surface cautérisée, si l'on ne veut pas produire des cicatrices ineffaçables. Dans les premiers jours qui suivent l'opération, il ne faut, à proprement parler, aucun pansement, surtout si la température atmosphérique est élevée, l'action de l'air sur les surfaces cautérisées paraissant alors plus utile que nuisible. Mais quand le temps est froid, humide, il est avantageux, si la forme de la partie le permet, d'entourer la région cautérisée avec un bandage de toile fine, de flanelle ou de toute autre étoffe de laine, ce qui empêche que la partie cautérisée ne se refroidisse et favorise ainsi l'action du feu. Ce bandage, qu'on n'emploie guère que sur les chevaux fins, est utile surtout sur les sujets irritables, pour modérer la douleur, l'éréthisme inflammatoire général, survenant dans les trois ou quatre jours qui suivent l'opération, et qui sont sans avantage pour le but thérapeutique spécial qu'on se propose. Ce bandage est encore utile pour préserver la partie du contact des agents extérieurs : de la boue, de l'humidité, des frottements, de l'action des dents de l'animal, etc.

Après ces premiers soins, l'on attend, en se bornant à la surveillance et aux soins de propreté, que l'engorgement inflammatoire soit dissipé et que la chute des eschares commence. À ce moment, l'application des corps gras devient utile. Les eschares, ayant pris de la consistance, sont raides, sèches, rendent ainsi difficiles et douloureux les mouvements de l'animal, font fendiller la peau, déterminent un prurit qui porte l'animal à se gratter, à se mordre, etc. Les corps gras, alors, sont avantageux pour assouplir les eschares, faciliter la flexion des membres et prévenir ces accidents; et, pour cela, le populéum, l'huile d'olive seule ou battue avec de l'eau ou du vin, et les autres corps gras, conviendront également. Pour ne pas déterminer une irritation inutile de la peau, on ne doit pas arracher les eschares encore adhérentes, à moins que, par-dessous, ne se soient formés des foyers purulents; dans ce cas, on les détache sans trop

tirailler, puis on tient la partie propre par des lotions avec de l'eau
tiède ou des infusions stimulantes. Lorsque les eschares tendent à se
séparer sans suppuration, il faut, quand elles sont prêtes à tomber,
se borner aux frictions huilées, qui les ramollissent et diminuent
ainsi leur action irritante.

3° Précautions générales. — Le premier soin général à
donner à un animal qui a reçu le feu est de le laisser en repos
quelque temps. Toutefois, il serait peu utile que ce repos fût
absolu et trop prolongé. Les anciens hippiatres qui, comme Gaspard de Saunier, recommandaient de laisser l'animal, après le feu,
quatre ou cinq mois à l'écurie, ne montraient que leur ignorance ;
Solleysel, sans aller si loin, prescrivait encore un repos de vingt-
sept jours, temps nécessaire, disait-il, à l'effet du feu : « neuf
jours pour l'augment, neuf pour l'état et neuf pour le déclin. »
Mais, après eux, vint Lafosse, dont l'énergique bon sens, réagissant toujours contre les erreurs léguées par la routine, l'entraîna à
soutenir cette doctrine, étrange alors, qu'un cheval auquel on a
mis le feu aux quatre jambes peut, sans crainte, le lendemain, se
mettre en route.

Ceci est l'excès contraire. Mais, en tenant compte de tout ce qu'exige
la prudence, on peut poser en principe qu'il n'est pas indispensable
que le repos à l'écurie dépasse le temps nécessaire à la cessation
des symptômes inflammatoires ou tout au plus à la chute des eschares. Pendant ce repos, un léger exercice, une petite promenade
une ou deux fois par jour sur un terrain doux ne peut qu'être favorable ; et l'on remet l'animal au travail après un certain temps,
variable suivant l'intensité du feu et le degré d'irritabilité du sujet.
Il est quelques chevaux à tempérament lymphatique, peu excita-
bles, qu'on peut, sans inconvénient, faire travailler quatre ou cinq
jours après l'opération ; mais il en est d'autres, à tempérament
nerveux, très-sensibles, qu'on ne doit remettre à leur service que
lorsque la cicatrisation des plaies est presque achevée.

Sur la fin de la guérison, comme on l'a remarqué depuis longtemps, survient cette démangeaison qui accompagne ordinairement
les plaies qui se cicatrisent ; alors l'animal cherche à se gratter avec
l'autre pied, avec les dents, ou à se frotter aux corps voisins, et il
se fait ainsi des excoriations plus ou moins graves. Pour éviter
cela, on surveille l'animal, on l'attache convenablement à l'écurie,
on lui met le collier à chapelet, on entoure la partie avec de l'étoupe

maintenue par une bande, on y fait des lotions émollientes, etc. Pendant la saison chaude, si les mouches tourmentaient beaucoup l'animal, en s'attachant à la région cautérisée, on les écarterait en frottant les eschares avec de l'huile empyreumatique ou de l'huile de lin, au moyen d'un pinceau d'étoupe, d'une barbe de plume, ou bien on recouvrirait la partie d'une enveloppe.

Quant au sujet lui-même, il n'y a pas, ordinairement, de précaution à prendre, à moins que le feu ait été profond, étendu, qu'on ait eu affaire à un animal vigoureux, s'étant débattu énergiquement pendant l'opération; à moins, en un mot, que la cautérisation ait été accompagnée d'une irritation assez vive pour faire craindre le développement de la fièvre. Dans ce cas, une diète de trois ou quatre jours, une saignée au besoin, suffisent, et l'animal peut être remis ensuite à son régime ordinaire.

Dans la majorité des cas, ce sont là les seuls soins utiles après l'application du feu. Parfois les circonstances en réclament de supplémentaires. Ainsi, quand une première cautérisation ne donne pas les résultats attendus, soit parce qu'elle a été insuffisante ou mal appliquée, soit parce que le mal est trop avancé ou trop profond, on peut soutenir l'action du feu par des applications irritantes, des frictions de teinture d'aloès avec addition d'ammoniaque, conseillées par Favre (de Genève) [1], de teinture de cantharides, ou de tout autre médicament analogue, qu'on applique lorsque la cicatrisation des plaies est presque achevée. Si cela ne suffit pas, il faut revenir à une deuxième, à une troisième application du feu, en changeant plus ou moins de direction pour éviter les anciennes eschares. Mais il faut remarquer que les effets curatifs du feu étant toujours très-longs à se produire, et ne se manifestant quelquefois que plusieurs mois après la cicatrisation des plaies, il est toujours prudent d'attendre au moins un temps égal à deux fois la durée de la cicatrisation complète avant de répéter la cautérisation.

Enfin, une dernière précaution, utile à rappeler ici, est celle, quand on a plusieurs feux à mettre, de laisser entre l'application de chacun d'eux un certain laps de temps.

Cela est surtout important quand on doit appliquer le feu aux quatre membres d'un même animal. Il faut alors au moins deux séances. L'opération faite en une seule fois, outre qu'elle serait

[1] *Recueil de Médecine vétérinaire.* 1830, t. VII. p. 570.

fatigante à l'excès pour l'opérateur, déterminerait une vive irritation, une fièvre de réaction intense et pourrait même amener la fourbure. En un cas semblable, on commence par un bipède diagonal, afin de laisser une plus grande base d'appui aux membres sains. Si le feu doit être mis à deux membres seulement, on peut le faire en une seule fois, si l'animal n'est pas trop irritable ou si les deux membres appartiennent à un bipède latéral ou à un bipède diagonal. Dans les cas contraires, on met le feu en deux fois.

L'intervalle de temps à laisser entre la première et la seconde application dépend de l'état des parties. La règle, c'est de ne mettre le second feu que lorsque la période inflammatoire du premier est terminée, ce qui va du dixième au quinzième jour. Le délai pourra être d'autant plus court que le sujet sera doué d'une irritabilité moindre.

§ 5. — De l'application du feu considérée dans les diverses espèces domestiques.

On peut appliquer le feu sur toutes les espèces domestiques; les solipèdes, toutefois, sont les seuls animaux sur lesquels cette application soit commune. Chez les autres espèces, elle est beaucoup moins fréquente, ce qui s'explique par la rareté, dans celles-ci, des affections qui réclament le plus souvent l'emploi de ce moyen thérapeutique, c'est-à-dire des affections résultant de la fatigue, des efforts articulaires, et auxquelles les solipèdes, soumis toute leur vie à un travail plus ou moins violent, sont à peu près seuls exposés. Au reste, les règles générales de l'opération sont les mêmes pour toutes les espèces; et le praticien peut toujours déterminer, suivant la taille et la sensibilité du sujet, et la nature du mal, le degré de cautérisation convenable pour chacune d'elle.

1° Du feu chez les solipèdes. — Toutes les parties du corps, chez le cheval et les autres solipèdes, sont également propres à recevoir le feu, lorsqu'elles sont le siége de maladies qui en réclament l'emploi. Néanmoins, en raison des indications particulières de cette opération, il est des régions où se présente plus fréquemment l'occasion de l'appliquer; telles sont les régions articulaires et leur voisinage : l'épaule, le genou, l'articulation coxo-fémorale, la région rotulienne, le jarret, le canon et le tendon, le boulet, le paturon, la couronne. On le met aussi sur les reins et quelquefois sur le garrot.

Certains auteurs qui ont traité du feu ont donné, pour le tracé du dessin propre à chacune de ces régions, des indications plus ou moins détaillées. Ces indications ont peu d'utilité en n'admettant que le feu en lignes parallèles. Il suffit, pour le bien appliquer sur chaque point, de tracer des raies en tenant compte de l'étendue du mal, du sens des poils, et on trouve ainsi, sans peine, la forme, la grandeur et la direction qu'il convient de lui donner. C'est d'après ces considérations qu'ont été adoptés les différents tracés de feu ci-après indiqués (*fig.* 184), et dont le dessin donne une idée assez exacte pour nous dispenser d'une description détaillée.

1. *Feu d'épaule.* — Le feu d'épaule peut être appliqué sur toute la surface de cette région ou seulement à la pointe, autour de l'articulation.

On met le feu sur *toute l'épaule* (a) quand il y a émaciation, amaigrissement général de toute cette région, par suite de coups, d'efforts, de tiraillements, ou par suite seulement d'une inaction prolongée du membre; ou bien quand il existe une boiterie ancienne que l'on soupçonne avoir son siége dans les muscles de cette partie. Ce feu doit être fort, sans être profond, par conséquent en raies serrées; il est important surtout de l'appliquer avec une extrême lenteur, tout en ménageant la peau fine, souple et mobile qui recouvre cette région. Il doit s'étendre sur toute la surface des muscles scapulaires, et, pour le bien limiter, il convient d'en marquer d'avance le contour par une ligne de poils coupés.

A la *pointe de l'épaule* (b), on met le feu en cas d'entorse ou de distension de l'articulation scapulo-humérale, lorsque cette affection, déjà ancienne, a résisté aux autres moyens de traitement. A cette région, la peau étant fine, mobile, la surface étant convexe, irrégulière, et l'opérateur ne pouvant se mettre que dans une position gênée, l'application du feu est assez difficile. Considéré dans son étendue, ce feu n'est qu'une portion du précédent; il doit former un cercle ayant l'articulation pour centre et se composer de deux séries de raies se réunissant en avant de l'articulation. Il est encore utile d'en marquer d'avance la place avec des ciseaux, et de n'employer, pour l'appliquer, que des cautères légers. Ce feu est très-rarement en usage aujourd'hui.

2. *Feu du genou.* — On applique le feu au genou dans les cas d'engorgements indolents avec ou sans induration, de bourses muqueuses, d'hydarthroses, de tumeurs synoviales sur le trajet des

tendons, de tumeurs osseuses. Il n'y a pas de forme précise et arrêtée pour le feu à cette région ; on peut le mettre en lignes verticales (c), en lignes obliques (d), suivant le cas ; cela dépend de la
configuration de la région qui peut être plus au moins modifiée par
l'affection dont elle est le siége. Il en est de même de l'intensité du
feu ; il sera léger s'il ne s'agit que d'une tumeur molle, peu développée ; et plus fort, pour une induration ou une tumeur osseuse.

3. *Feu de la cuisse.* — Ce feu est indiqué dans des circonstances

Fig. 184.

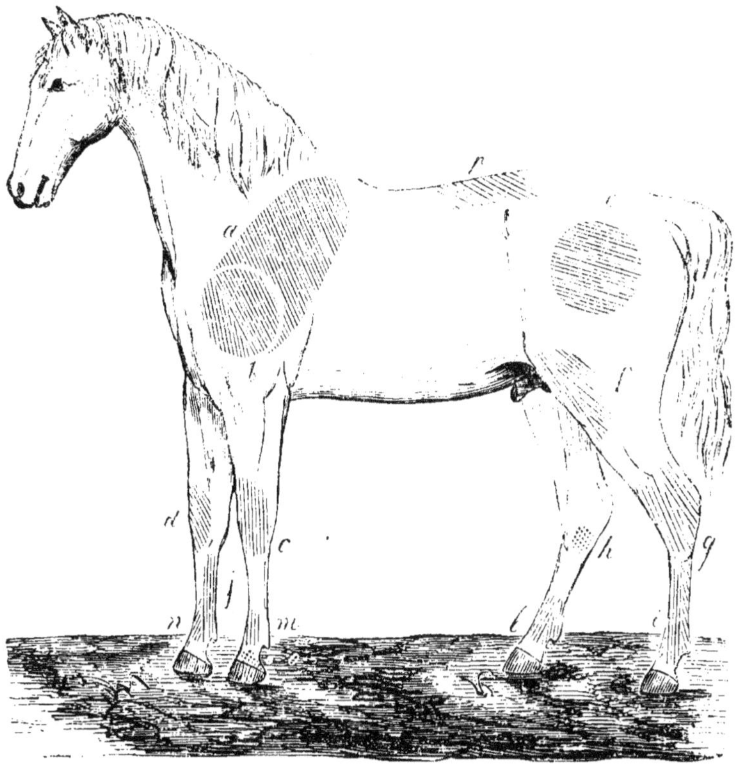

à peu près analogues à celles qui motivent le feu d'épaule : amaigrissement, douleurs articulaires, efforts, distension des ligaments,
boiteries anciennes plus ou moins caractérisées, etc. Quand on applique le feu pour une simple lésion articulaire, on lui donne la forme
d'un cercle (e), dont l'articulation est le centre. S'il y a amaigrissement de la région, on recouvre toute la surface émaciée de raies de
feu, tracées suivant la même direction.

4. *Feu de la rotule* (f). — On cautérise à la rotule dans les cas :

de douleurs vives persistantes, ayant leur siége dans les ligaments articulaires ; de tumeurs synoviales ; de poches séreuses ; d'engorgements, d'indurations, de blessures anciennes. On met encore le feu quand il y a une luxation chronique de la rotule, afin d'en prévenir le retour par le raffermissement des tissus. En raison de la disposition des parties, ce feu est assez difficile à tracer ; on ne peut l'appliquer qu'au côté externe. Pour opérer avec autant de facilité qu'il est possible, il faut d'abord mettre le membre dans l'extension.

5. *Feu du jarret.* — Ce feu, l'un des plus fréquemment appliqués, est particulièrement indiqué dans les cas de tumeurs osseuses, synoviales et autres, d'entorses, qui surviennent à cette articulation, par suite des grands efforts qu'elle est obligée de faire, de la fatigue, du travail incessant auxquels elle est soumise. On met le feu au jarret en totalité ou partiellement. En *totalité* (*g*), contre les engorgements indolents qui suivent les entorses ou efforts de l'artilation, ou bien quand la région est entourée de tumeurs osseuses ; alors on recouvre la face interne de raies de feu comme la face externe. On applique le feu, *partiellement,* sur chacune des tumeurs molles et osseuses qui s'y développent : à la pointe, en cas de capelet ; dans le creux, en cas de vessigons ; à sa partie supérieure et interne, en cas de courbe ; à sa partie inférieure, en arrière et en dedans, en cas d'éparvins, ou en dehors en cas de jarde. Ces feux partiels peuvent être appliqués en raies ; mais il est plus avantageux de les mettre en pointes, comme on le voit en (*h*).

6. *Feux du canon et du tendon.* — On met le feu à la région métatarsienne ou métacarpienne, soit en totalité, soit partiellement. Le feu *total* est indiqué lorsque toute cette région est le siége d'une infiltration molle, d'un engorgement général plus ou moins considérable, comme il en survient souvent à la suite d'affections farcineuses. Ce feu peut être formé uniquement de lignes parallèles dirigées de haut en bas ; mais, le plus ordinairement, pour multiplier les points cautérisés, on trace des raies verticales en avant et des raies obliques en arrière, sur le tendon. Ce feu descend jusqu'à l'articulation du boulet et quelquefois est obligé de le dépasser et d'embrasser une partie du paturon. Alors il faut mettre en avant et à la partie inférieure (*i*) une troisième série de raies qui puisse embrasser le pourtour de l'articulation.

Le feu *partiel*, le plus fréquemment appliqué à la région métatarsienne ou métacarpienne, est le *feu du tendon*, à la partie postérieure de cette région. L'emploi particulier de ce feu est très-souvent indiqué dans les circonstances suivantes : lors de l'existence de molettes ou tumeurs synoviales qui peuvent se développer, soit à la partie supérieure, soit à la partie inférieure de cette région, ou de certaines indurations celluleuses partielles, connues sous le nom de ganglions, de nerf-ferrure ; quand il y a rétraction, gonflement du tendon. On le met encore sur l'engorgement qui succède à l'opération de la ténotomie, etc. Ce feu peut s'étendre sur toute la région tendineuse, et être mis alors en simples raies verticales (*j*) ou en raies obliques, si l'engorgement est considérable. Il est inutile de l'étendre sur la surface antérieure qui correspond seulement à l'os. Quelquefois on se borne à mettre le feu sur le siége de l'affection, sur le ganglion, la molette ; et, dans ce cas, on le trace en raies ou en pointes, suivant qu'on le juge convenable.

Sur le *canon*, ou à la face antérieure, sauf le cas d'engorgement général de l'extrémité inférieure du membre, on n'applique pas habituellement de feu total ; on met seulement des feux partiels dans les cas, assez fréquents, d'exostoses ou suros, ou quand il existe un cal à la suite d'une fracture. Le feu est alors appliqué en raies serrées ou en pointes profondes, comme sur l'éparvin (*h*), au siége même de la tumeur osseuse.

7. *Feu du boulet.* — Les cas ordinaires qui réclament l'application du feu sur le boulet seul sont : les entorses chroniques suivies ou non d'engorgements indurés, les molettes ou tumeurs synoviales siégeant tout-à-fait à la région inférieure du tendon. La forme et l'étendue de ce feu varient suivant le mal, la configuration des parties. Pour une entorse chronique, on entoure l'articulation d'une double série de raies parallèles (*l*), ou d'une seule série (*m*), si l'on se borne à mettre le feu à la partie antérieure, si la partie n'est pas trop volumineuse, ou si l'on opère sur un sujet de petite taille. Dans le cas de molettes, les raies doivent remonter davantage (*n*), et le feu de boulet, alors, se confond avec le feu de tendon. Ces indications, au reste, n'ont rien d'absolu, le praticien pouvant les modifier à son gré quand les circonstances l'exigent.

8. *Feu de la couronne* ou *des phalanges.* — Ce feu est appliqué surtout lors de l'existence de tumeurs osseuses, désignées dans ce cas sous le nom de *formes*, tumeurs qui peuvent exister sur la première ou sur la deuxième phalange. On le met encore sur les engorgements ou indurations qui restent souvent après l'opération du

javart. Ce feu peut être mis en raies; mais la disposition des parties, la brièveté des surfaces nécessitent presque toujours de le mettre en pointes (o). Ce feu doit être appliqué avec beaucoup de précaution et de ménagement, afin d'éviter que l'inflammation consécutive n'atteigne les tissus blancs qui abondent dans cette région, et qui pourraient alors, comme nous avons eu occasion de l'observer, devenir le siége d'engorgements plus ou moins considérables et toujours très-préjudiciables.

9. *Feu des lombes* (p). — On applique le feu à la région lombaire dans les cas d'efforts de reins chroniques ou persistants; quand il y a paralysie, faiblesse lombaire ou paraplégie; dans les maladies de la moelle épinière. Ce feu est très-facile à appliquer, par suite de la régularité de la surface. On le met en raies longitudinales ou obliques; les raies obliques, qui sont plus nombreuses et moins longues, sont préférables. L'étendue de ce feu, qui peut être modifiée suivant les circonstances, doit correspondre ordinairement à celle des vertèbres lombaires d'avant en arrière, et, sur les côtés, à la limite des apophyses transverses de ces mêmes vertèbres. Vu la nature des affections qui réclament ce feu, il ne serait pas prudent d'abattre l'animal; il faut l'appliquer sur le sujet debout, en montant soi-même sur un tabouret pour opérer avec plus de facilité; dans cette position, les raies obliques sont plus faciles à tracer.

10. *Feu du garrot* et *feux divers*. — Le garrot et les autres points de la région dorsale en contact habituel avec la selle ou les harnais d'attelage, et sujets par conséquent à être contusionnés, blessés, peuvent devenir le siége d'indurations, d'engorgements chroniques réclamant l'emploi du feu. Sur ces points et sur d'autres parties du corps peuvent, en outre, se développer, à la suite de frottements, des kystes séreux, des tumeurs molles ou indurées de diverses natures, des tumeurs osseuses, etc., contre lesquels le feu est indiqué. Dans tous ces cas, on applique le feu en raies ou en pointes, en lui donnant la forme, l'étendue et la direction, l'intensité, exigées par la configuration de la partie et la nature de l'affection.

2° Du feu dans l'espèce bovine. — Chez le bœuf, soumis comme le cheval au travail, et sujet à des affections parfois d'une extrême gravité, le feu est fréquemment indiqué. Malgré cela, l'usage du feu sur cette espèce est peu répandu. Un certain préjugé s'oppose à sa propagation; et, de cela même que l'application du feu est rarement pratiquée, les propriétaires, les bouviers, les gens de campagne repoussent ce moyen dont ils n'ont pas l'habitude, et parce qu'ils redoutent les tares qui, prenant un caractère grave de leur rareté même, nuisent effectivement à la vente des animaux.

C'est là une très-fâcheuse circonstance, car il est évident que le feu, appliqué à la thérapeutique bovine, ne rendrait pas moins de services qu'à la médecine du cheval. Il appartient aux vétérinaires éclairés de faire disparaître ce regrettable préjugé, et de faire participer de plus en plus les compagnes à cette ressource précieuse de l'art de guérir. Mais peut-être les vétérinaires subissent-ils eux-mêmes l'influence du défaut d'habitude, et s'abstiennent-ils de faire usage de ce moyen thérapeutique parce qu'ils ne le supposent pas applicable ; parce qu'ils n'ont pas d'exemples, pas de précédents qui puissent les guider dans l'application méthodique de l'opération. S'il en est ainsi, nous avons l'espoir que cette raison perdra bientôt tout fondement, car déjà un certain nombre de praticiens ont ouvert la voie, ont essayé du moyen ; et ils s'en sont assez bien trouvés pour rendre maintenant probables de nouvelles tentatives.

Une raison qui paraît devoir s'opposer à ce que le feu devienne d'une application fréquente dans l'espèce bovine, c'est que lorsqu'une bête de cette espèce est atteinte d'un mal assez grave pour exiger le feu, qui suppose toujours une guérison tardive, au lieu de commencer le traitement, on préfère envoyer l'animal à la boucherie. Mais cela n'est pas une ressource toujours avantageuse, même au point de vue économique. Il se peut que la maladie dont souffre l'animal soit assez grave pour le faire maigrir, surtout si elle siège à un des membres où elle se trouve aggravée par le poids du corps ; alors elle devient un obstacle à la vente, ou tout au moins, en s'opposant à l'engraissement, enlève à l'animal une grande partie de sa valeur. Dans ce cas, le feu se trouve positivement indiqué, et sera d'autant plus efficace qu'on tardera moins dans son application. Il l'est encore sur un bœuf de travail, que la cautérisation permet de rendre promptement à son service ; sur une vache laitière qu'on tient à conserver, et qui, souffrant d'une affection pouvant altérer ou diminuer la sécrétion du lait, a des chances d'être guérie par le feu. Or, ces cas ne sont pas rares, et suffisent pour faire apprécier jusqu'à quelle limite assez étendue le feu peut être utilisé dans la médecine bovine.

Parmi les vétérinaires qui, les premiers, ont donné l'exemple de l'application du feu chez le bœuf, il convient d'abord de citer M. Cruzel, auquel on doit, en outre, des détails assez étendus sur cette opération, et qui, dans le travail qu'il publia à ce sujet [1], annonça avoir obtenu du feu appliqué en raies les succès les plus décisifs dans plusieurs cas de rhumatismes articulaires. Après M. Cruzel vint Roche-Lubin [2] qui, dans une courte note où il expose brièvement les règles principales de l'opération, dit avoir rendu aux cultivateurs un assez grand nombre de bœufs et de vaches mis depuis longtemps hors de service par suite de distensions aux articulations scapulo-humérale, coxo-fémorale, fémoro-rotulienne; d'engorgements froids aux tendons fléchisseurs, de tumeurs lymphatiques aux genoux, etc. Il faut citer ensuite, d'abord M. Festal [3], qui rapporte les effets heureux sur le bœuf de la cautérisation transcurrente dans deux cas d'engorgement du boulet à la suite d'entorse, et dans un cas de vessigon à la face interne du jarret; puis, M. Lafosse [4], qui a cherché à donner les raisons du peu de persistance sur le bœuf des tares produites par le feu.

Ce dernier point était utile à envisager dans la question, en présence des motifs qui s'opposent, surtout parmi les gens de la campagne, à la propagation du feu dans l'espèce bovine, motifs reposant, nous l'avons dit, sur la crainte des traces laissées par le feu. Or, il se trouve que ces traces, si redoutées, sont en réalité assez faibles, et, en tous cas, beaucoup plus que celles qui restent sur le cheval et les autres solipèdes, ce qui tient, suivant M. Lafosse, à l'organisation même des parties. Ainsi, la peau du bœuf est plus épaisse que celle du cheval, couverte de poils plus nombreux, mais implantés plus perpendiculairement; d'où il suit que les bulbes sont plus profonds, par conséquent plus difficilement atteints par le cautère, et de la sorte bien moins sujets à être altérés ou détruits; de là résulte, qu'après la cicatrisation, les poils repoussent comme auparavant, sans éprouver ce changement de direction qui marque le passage du cautère. Enfin, en supposant que ces traces subsistent, elles se trouvent encore amoindries par le mode d'implantation des poils; car, formant une surface moins lisse que sur la peau du cheval, leur dérangement est moins apparent.

---

[1] *Journal pratique de Médecine vétérinaire.* 1828, t. III, p. 309.
[2] *Journal de Médecine vétérinaire pratique, du bœuf et du mouton.* 1836, p. 54.
[3] *Journal des vétérinaires du midi.* 1841, t. IV, p. 398.
[4] *Ibid.* 1850, t. XIII, p. 57.

Quant au manuel de l'opération, il est soumis aux règles générales indiquées. Nous ajouterons seulement que, vu l'épaisseur de la peau, la grande quantité des liquides qu'elle renferme et qui disperse une forte proportion de calorique, il est nécessaire sur le bœuf de cautériser plus profondément que sur le cheval, de passer le cautère un plus grand nombre de fois dans les raies; ainsi, pour obtenir un feu ordinaire, il faut le passer jusqu'à douze et quinze fois, et à proportion pour les autres degrés de feu.

Les eschares se forment et se détachent plus vite, du quinzième au vingtième jour, en laissant des plaies rose-pâle et à surface unie. L'engorgement consécutif, la fièvre de réaction ont plus d'intensité, vu la plus grande irritation causée par l'action du cautère. mais ces phénomènes disparaissent assez promptement. Quelquefois une saignée est nécessaire pour calmer la fièvre; mais l'animal revient vite à son état normal, sans autre soin. Il faut seulement, quand les eschares commencent à se détacher, appliquer le collier à chapelet, ou un moyen équivalent, pour empêcher l'animal de se lécher: car avec les papilles de la langue, il pourrait déterminer des plaies, des excoriations qui compliqueraient inutilement la lésion déterminée par l'emploi du feu.

3° Du feu chez les petites espèces. — Le feu sur les petites espèces domestiques n'est appliqué que dans de très-rares circonstances. Il peut être employé, d'ailleurs, dans les mêmes cas que sur les grands animaux; mais il sert plus ordinairement à combattre certaines maladies organiques ou nerveuses qui, presque exclusivement chez l'homme, motivent l'emploi de ce moyen thérapeutique : tumeurs blanches, indurées, articulaires, osseuses; douleurs névralgiques; paralysies locales, etc.

Sur les petits animaux, chien, mouton, etc., le feu, on le comprend, doit avoir moins d'intensité que sur les grands; et, en outre, pour ménager la peau, il est presque toujours nécessaire de le mettre en pointes. Si la surface était étendue, on tracerait quelques raies. En tous cas, dans chaque raie ou dans chaque pointe, il convient de ne pas passer plus de deux ou trois fois le cautère.

§ 6. — **Accidents pouvant suivre l'application du feu transcurrent.**

Les accidents qui suivent l'application du feu transcurrent sont en petit nombre et généralement de peu d'importance, ce qu'explique la faible étendue des tissus attaqués par l'opération. Ces accidents sont : la section de la peau, — l'hémorrhagie, — l'arrachement des eschares, — la chute de la peau, — les cicatrices défectueuses. Des complications plus graves peuvent accompagner les autres modes de cautérisation; nous les mentionnerons en nous occupant de ces méthodes en particulier.

1° Section de la peau. — Cet accident est un de ceux qui se manifestent le plus souvent pendant l'application du feu, et presque toujours il a pour cause le défaut d'habileté ou d'attention de l'opérateur. Ainsi, il se produit quand le cautère est trop tranchant, trop chaud, trop lourd; ou bien lorsque l'opérateur, n'étant pas suffisamment maître de l'instrument, en fait porter les angles, ou bien l'appuie avec trop de force ou d'une manière inégale dans les raies. Il n'est pas d'ailleurs nécessaire, pour qu'il y ait section de la peau, que le cautère ait traversé la totalité de son épaisseur; il suffit qu'il ait pénétré à une certaine profondeur. Alors le fond des raies, se trouvant fortement aminci, la peau qui est entre les raies, crispée par la chaleur, se contracte, et déchire la faible portion de derme existant encore; ainsi se produit la section de la peau, qui apparaît d'une manière subite, et laisse voir, dans l'écartement des lèvres de la plaie, au fond des raies, la couleur blanche du tissu cellulaire.

D'après cela, on comprend que la peau doit se diviser d'autant plus facilement, qu'elle est naturellement plus tendue; c'est pourquoi l'accident est si fréquent sur les surfaces convexes, les parties proéminentes ; — d'où la règle de ménager l'action du cautère sur des surfaces semblables plus que sur des parties planes ou concaves. La section de la peau a peu de gravité par elle-même; mais elle laisse des traces ineffaçables qui sont quelquefois un grave inconvénient. Il importe donc toujours de l'éviter en observant scrupuleusement des règles prescrites pour l'opération.

2° Hémorrhagie. — L'hémorrhagie n'est pas ordinairement due à ce que la peau est attaquée trop profondément; car souvent il y a section complète du tégument, sans qu'il s'écoule une goutte de sang. Cet incident, fort commun, arrive plutôt quand on fait usage d'un cautère tranchant et rugueux qui déchire une portion de l'eschare mince qui recouvre les raies. Alors, si cette déchirure correspond à un point où aboutissent une des nombreuses artérioles qui rampent dans l'épaisseur de la peau, l'hémorrhagie apparaît, et on voit le sang couler dans l'étendue de la raie. Cette hémorrhagie, sans gravité aucune, ne doit pas arrêter l'opération. On absterge le sang avec de l'étoupe, on applique de nouveau le cautère, et l'eschare, qui se reforme, fait cesser tout-à-fait l'écoulement sanguin.

3° Arrachement des eschares. — Cet accident n'en est un que lorsqu'il arrive avant le moment où les eschares tendent naturellement à se détacher. Alors il est la suite ordinaire d'un défaut de surveillance, et peut être causé par des frottements, par des morsures de l'animal ; quand il a eu lieu, il laisse des plaies suppurantes plus ou moins étendues, qui doivent être traitées par les moyens ordinaires propres à hâter la dessiccation des plaies en voie de cicatrisation. Les lotions d'extrait de saturne plus ou moins pur, de teinture d'aloès, sont les substances alors généralement employées.

4° Chute de la peau. — La chute de portions de peau entre les traces du feu est très-commune ; elle arrive toutes les fois que l'inflammation s'empare de ces parties cutanées avec trop d'intensité ; lorsque le feu est trop fort, appliqué en raies trop rapprochées, en raies qui se touchent à angle aigu ou qui se croisent ; lorsque le cautère est trop volumineux et apporte au voisinage des raies une trop grande quantité de calorique rayonnant ; lorsqu'on fait des applications de corps gras dans les traces du cautère ; lorsque la partie est soumise à des frottements prolongés. Sous l'influence de l'une ou de l'autre de ces causes, la peau comprise entre les raies se désorganise, se mortifie, se gangrène et finit par tomber en laissant de larges cicatrices. L'énumération des causes qui peuvent donner lieu à cet accident fait connaître les moyens de l'éviter.

5° Cicatrices défectueuses. — L'accident qui suit le plus communément l'application du feu est la trace plus ou moins indélébile, marquée par la dépilation ou par un simple changement dans la direction des poils, que laisse la cautérisation à la surface de la peau. Dans les cas ordinaires, cette cicatrice, un des phénomènes constants qui accompagnent l'emploi du feu, n'est pas un accident véritable ; c'est une suite inévitable de l'opération ; et nous avons indiqué en leur lieu les précautions à prendre pour rendre ces tares le plus faibles possible. Mais quand cette cicatrice reste plus apparente qu'il n'était rigoureusement nécessaire pour l'effet qu'on désirait obtenir, elle devient défectueuse et prend alors tout-à-fait le caractère d'une complication accidentelle.

Les cicatrices de ce genre peuvent être occasionnées par toutes les causes qui déterminent les accidents précédemment énumérés : l'emploi d'un cautère mal confectionné, rugueux, porté à une haute température; une cautérisation forte, violente; un appui trop énergique du cautère sur la peau; des raies mal dirigées par rapport aux poils, ou qui se croisent entre elles; l'application de corps gras sur les eschares, etc. Elles sont plus à craindre quand la peau est fine, tendue; quand les eschares se détachent par suppuration; quand on laisse l'animal se frotter ou se mordre. Et, dans tous les cas, leur présence est d'autant plus fâcheuse qu'elles sont incurables, et ne peuvent tout au plus qu'être atténuées par l'action du temps.

Quelquefois, ces cicatrices se compliquent de callosités, d'indurations, qui surviennent peu à peu par une sorte d'hypertrophie du tissu de cicatrice; c'est ce qui arrive surtout quand il y a eu désorganisation profonde de la peau par suite d'un feu trop fort, trop pénétrant, ou quand sont survenues des excoriations consécutives à la formation des eschares. L'accident, alors, a surtout de la gravité comme tare, indépendamment de la raideur qu'il maintient dans les parties, et est très-difficile à faire disparaître. Si les callosités sont par trop volumineuses, on essaie de les diminuer en les enlevant avec le bistouri, par couches minces, sans aller jusqu'au vif. On essaie aussi de ramener leur vitalité par de légères applications de vésicatoire. Mais, quelque moyen que l'on emploie, il est presque impossible d'en obtenir la disparition complète.

Cette induration dépasse parfois l'épaisseur du derme, et envahit les tissus sous-jacents; cela arrive quand on met le feu avec une certaine force sur une partie où dominent les tissus blancs, les tendons, les ligaments, comme, par exemple, à la région des phalanges. Il se produit alors une sorte d'engorgement qui entraîne la dépilation complète de la peau, et il reste une tare des plus défectueuses dont on ne peut presque pas, vu la faible vitalité des parties, espérer la guérison.

ARTICLE III.

AUTRES MODES D'APPLICATION DU FEU.

Indépendamment du feu transcurrent en raies et en pointes, qui est la méthode ordinaire, classique, il y a d'autres manières encore d'appliquer le feu, constituant autant de méthodes particulières. Ces modes divers d'application du feu, usités seulement dans quelques circonstances exceptionnelles, sont les suivants :

Le feu Gaullet,	Le feu incendiaire,
Le feu médiat,	Le feu sous-cutané,
Le feu objectif,	Le moxa.

§ 1. — Feu Gaullet.

Le *feu Gaullet*, ainsi appelé du nom de celui qui l'a imaginé [1], et que l'on pourrait nommer encore feu *épidermique*, feu *plat*, a pour but de remédier à un des inconvénients les plus graves qu'on reproche au procédé ordinaire de cautérisation, celui de laisser des traces presque toujours ineffaçables. Il consiste à remplacer les raies ou les pointes à distance par une dissémination égale de la chaleur sur toute la surface de la peau recouvrant les parties malades. Dans le procédé ordinaire, la peau, irritée seulement par places, finit par acquérir sur ces points cautérisés une plus grande épaisseur, ce qui nuit à son élasticité naturelle et à ses autres fonctions, et laisse des traces d'autant plus apparentes; par la chaleur disséminée également, on fait, dit-on, disparaître ce double désavantage.

Pour cette sorte de feu, M. Gaullet se sert de cautères cultellaires (*fig.* 185), ayant en poids un tiers de plus qu'à l'ordinaire et présentant, au lieu du tranchant, une surface large de 12 à 15 millimètres, parfaitement polie à la lime et arrondie à ses bords.

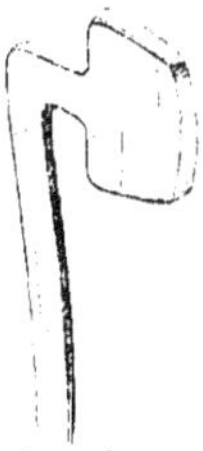

« Le sujet étant disposé à être opéré, dit l'auteur, je pousse jusqu'à un peu au-dessous du rouge-cerise la chaleur du fer, et je trace une première ligne droite, laquelle suit la direction principale de la partie à cautériser; j'en dirige une autre immédiatement à côté de la première, et ainsi de suite, jusqu'à ce que j'aie couvert la surface sur laquelle je veux agir. Ces premières lignes sont ensuite croisées transversalement ou obliquement par d'autres lignes qui se touchent aussi entre elles; enfin, pour que toute la surface reçoive une impression aussi égale que possible, je brûle toutes les parties qui n'ont pas été touchées, en passant sur les lignes le plat du cautère, qui ne doit plus conserver alors qu'un demi-degré de chaleur.

» Avec un peu de légèreté dans la main et un peu d'habitude

Fig. 185.

<hr>

[1] *Recueil de Médecine vétérinaire*, 1828, t. IV, p. 569.

dans cette opération, on est sûr de ne pas altérer l'intégrité de la peau ; mais cette habitude, voici la manière de l'acquérir promptement. Ce qui m'embarrassait le plus, dans mes premiers essais, c'était de reconnaître, d'une manière suffisamment exacte, le degré convenable de cautérisation ; je ne trouvai pas de meilleur moyen pour apprécier ce degré que de compter la durée de l'opération, afin de ne pas mettre plus de temps à cautériser par ma méthode que je n'en employai auparavant par la méthode ancienne.... »

Ces détails donnés, M. Gaullet rapporte, en résumé, les avantages qu'il a obtenus par son procédé, surtout en l'appliquant à des entorses plus ou moins anciennes et ayant résisté aux agents pharmaceutiques et même au feu ordinaire, et il signale les phénomènes consécutifs suivants comme les seuls qu'on observe :

« Au bout de vingt-quatre heures, dit-il, et quelquefois moins, comme cela se voit sur les extrémités plutôt que sur le corps, un engorgement inflammatoire se manifeste ; la peau se recouvre ensuite de petites vésicules séreuses, semblables à celles produites par l'action des cantharides ; trois semaines environ après la cautérisation, les croûtes qui ont succédé aux vésicules commencent à tomber, et l'on aperçoit facilement le poil qui repousse avec sa souplesse et son égalité premières. »

Depuis la publication du travail de M. Gaullet, aucune observation, sur ce sujet, n'a paru dans les journaux vétérinaires, ce qui peut tenir à l'insuffisance des détails donnés par ce praticien sur le manuel de l'opération et sur les caractères permettant de juger le degré de cautérisation nécessaire ; de sorte qu'il serait difficile aujourd'hui de bien fixer la valeur pratique de ce procédé. Suivant son auteur, il a pour principal avantage de permettre aux poils de repousser partout régulièrement ; l'expérience et le temps peuvent seuls décider de la vérité de cette affirmation, nous apprendre si cet avantage n'est pas contrebalancé par l'inconvénient de n'obtenir que des effets insuffisants. C'est au moins ce qui nous semble : l'eschare non interrompue qui recouvre la totalité de la surface cautérisée devant, dès la seconde application du cautère, s'opposer fortement à toute nouvelle pénétration de calorique. Cette eschare, d'ailleurs, est beaucoup plus lente à se détacher que ne le dit M. Gaullet. Nous avons fait des essais sur cette cautérisation, en passant le cautère une, deux et trois fois sur des surfaces différentes, et, au bout de quarante jours, les eschares tenaient encore

très-fortement ; elles ne tombèrent que plus tard, dans un temps
variable et en laissant des plaies non proportionnées, assurément,
par leur gravité, à la faible intensité de la cautérisation que nous
avions produite. Malgré nos doutes, nous nous en référons encore à
l'expérience pratique pour une solution définitive de la question.

§ 2. — Feu médiat.

On donne le nom de feu médiat à un mode d'application du feu
dans lequel on interpose, entre le cautère chaud et la peau, un
corps étranger qui, s'opposant à l'action directe du fer rouge sur
l'organe cutané, empêche la formation d'eschares consécutives. Cette
manière d'appliquer le feu n'est pas nouvelle, car on la trouve mentionnée dans les anciens auteurs et particulièrement dans Solleysel [1].
Toutefois, la méthode paraissait oubliée, lorsqu'elle fut remise en
lumière par Dutrosne, vétérinaire à Lisieux [2], qui la proposa comme
propre à éviter aux sujets les traces que laisse le procédé ordinaire
de cautérisation. Elle fut ensuite mentionnée par Godine jeune [3], se
donnant pour en être l'inventeur, et annonçant qu'il a fait des essais
depuis 1796 ; puis par Gellé [4] ; et l'un et l'autre la préconisent
pour la guérison des tumeurs molles des membres. De son côté,
M. Leblanc [5] conseillait le feu médiat contre les ophthalmies chroniques. Ces auteurs, à notre connaissance, sont les seuls qui aient
parlé favorablement de cette méthode. Jugée dès qu'elle fut mise en
expérience, elle ne fut plus ensuite mentionnée que pour être désap-
prouvée. On le comprendra sans peine, quand on connaîtra les
inconvénients qu'elle entraîne.

Le corps étranger, employé en premier lieu par Solleysel, puis
par Dutrosne, et la plupart des autres opérateurs qui mirent le procédé en usage, est la couenne de lard. Godine jeune avait d'abord
voulu employer des morceaux de peau de veau tannée qu'il appliquait sur la partie, et sur lesquels il traçait des raies de feu ;
mais il préféra ensuite la couenne de lard comme étant plus propre
à transmettre le calorique dans les tissus vivants. On choisit, pour

---

[1] *Parfait Mareschal.* 1664, liv. I, chap. 69.

[2] *Correspondance sur les animaux domestiques*, de F. de Feugré. 1809, t. I, p. 215.

[3] *Eléments d'hygiène vétérinaire.* Paris, 1815.

[4] *Recueil de Médecine vétérinaire.* 1828, t. V, p. 143.

[5] *Traité des Maladies des yeux.* Paris, 1824, p. 345.

l'opération, de la couenne à laquelle reste une certaine quantité de graisse ; on l'applique sur le lieu à cautériser, la graisse en dedans touchant les poils, et on promène par-dessus un fer rouge dont on réitère l'application à plusieurs reprises et à de courts intervalles.

Godine jeune employait pour cette opération un cautère cultellaire à tranchant très-épais, presque aussi large que la base, c'est-à-dire semblable au cautère Gaullet, et chauffé un peu plus que pour la cautérisation ordinaire. Gellé se servait de cautères olivaires n'ayant que le volume d'une amande et portés à une température au-dessous du rouge cerise.

Dutrosne recommandait de ne pas laisser trop de graisse à la couenne, parce qu'alors on n'en met en ébullition qu'une faible quantité à la fois et on n'intéresse pas ainsi les bulbes des poils. Gellé, au contraire, prescrit d'employer une couenne épaisse, plus large que la tumeur, du double au moins, et couverte d'une couche de lard d'une ligne au moins d'épaisseur, afin que le calorique, pénétrant moins rapidement, l'opération soit plus complète. Dans ce même but, il promène le cautère légèrement, en suivant une courbe concentrique plus large que la partie à cautériser, laisse toujours, entre chaque application du cautère, un certain intervalle, afin que la graisse, fondue graduellement, pénètre d'une manière douce et insensible dans la partie à cautériser.

Par cette méthode, l'opération est longue ; elle dure une heure, une heure et demie, deux heures, et est terminée, quand la couenne et le lard sont presque entièrement fondus, sans être déchirés ni percés, parce qu'alors le cautère porterait à nu sur la peau. Après la cautérisation, on ôte la couenne, et avec la main on sent dans la région une température élevée, par laquelle on peut même reconnaître, suivant Dutrosne, si la cautérisation est au degré suffisant. Ce même auteur ajoute, que cette cautérisation produit un léger engorgement sans désorganisation, peut être répétée plusieurs fois sur une même partie sans laisser de traces, et qu'il a guéri ainsi des exostoses et des tumeurs articulaires chez le cheval.

Gellé dit avoir obtenu, par son procédé, douze à quatorze cas de guérison, dont trois seulement sont rapportés par lui. Dans l'un, il s'agit d'une jarde au jarret gauche, grosse comme une noix ; la bête abattue et fixée, le poil coupé, Gellé recouvre la tumeur osseuse d'un morceau de couenne d'environ cinq pouces carrés, la fixe avec la main et de la ficelle et passe le cautère par-dessus pendant une heure; le lendemain, gonflement léger de la partie; quelques jours après, chute de l'épiderme sans chute de poils; et six semaines après, guérison parfaite. La seconde observation concerne une tumeur osseuse de la grosseur d'une œuf d'oie, sur l'épine de l'omoplate gauche; l'opération, faite de même, dura deux heures, et la guérison arriva au bout de vingt jours, sans laisser de traces de feu. La dernière observation de Gellé a trait à une exostose non douloureuse de la face externe du jarret droit, que la même opération fit disparaître, dit-il, en trente jours. Ces faits auraient une grande valeur si on pouvait y avoir foi entière.

M. Leblanc n'opère pas tout-à-fait de même en appliquant la cautérisation médiate contre l'ophthalmie chronique. Il emploie un morceau de peau de cochon dégraissée à sa face interne, et un cautère d'une forme spéciale à ce genre d'opération. C'est une sorte de cautère à roulette (*fig.* 186) formé d'une pièce d'acier cylindrique, bombée légèrement dans son milieu, et roulant sur un axe tenant entre les deux branches d'une tige divisée qui sert de manche à l'instrument. On applique la peau sur la partie à cautériser, et l'on promène à la surface le cautère chauffé au rouge cerise, pendant un temps qui varie de trois à cinq minutes; ce qui est loin, comme on voit, du maximum fixé par Gellé. Au reste, on doit éviter que la peau des paupières devienne trop chaude; on reconnaît la température en glissant la main au-dessous de la couenne de lard; et l'on cesse la cautérisation dès que la main ne peut plus supporter la chaleur produite.

Fig. 186.

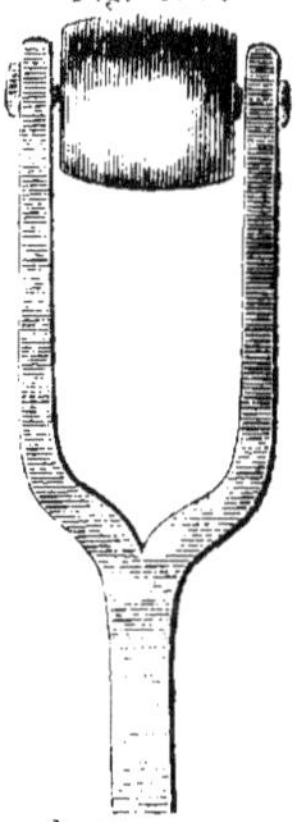

Malgré ces diverses tentatives, la cautérisation médiate eut peu de succès; elle fut notamment combattue par M. Renault [1], dont les objections, demeurées sans réplique, démontrèrent suffisamment l'impossibilité d'introduire avec succès ce mode opératoire dans la pratique chirurgicale.

Ainsi, M. Renault demande comment on pourrait, de cette manière, cautériser une surface de grande étendue, se procurer une assez grande quantité de couenne, la fixer sur les parties, la faire fondre toute à la fois? comment on reconnaîtra que la cautérisation est suffisante, n'ayant d'autres signes un peu certains que la fusion

---

[1] *Recueil de Médecine vétérinaire.* 1829, t. VI, p. 218.

de la graisse variable avec la température du cautère, l'épaisseur de la couenne, et la chaleur de la peau dont le contact de la main ne peut fournir qu'une appréciation fort inexacte.

Et ce ne sont là que les moindres inconvénients. Il y en a de plus graves encore; ce sont les accidents qui peuvent survenir, c'est-à-dire la *chute complète de la peau* sur toute la surface cautérisée, accident constaté par les praticiens mêmes qui ont préconisé ce procédé, et que l'on peut craindre chaque fois que l'on donne au feu l'intensité suffisante pour produire un effet curatif notable. Ainsi donc, suivant M. Renault : « peu d'observations satisfaisantes en sa faveur; difficulté dans le plus grand nombre de cas, et quelquefois impossibilité dans l'application; incertitude extrême relativement à la quantité du calorique introduit;... le vétérinaire contraint d'opérer en aveugle, exposé au danger ou de manquer l'effet de la cautérisation, ou d'occasionner la chute d'une portion de peau, » tels sont les inconvénients attachés à ce mode opératoire. L'expérience n'a pas infirmé ces justes observations, et le feu médiat est aujourd'hui banni de la pratique.

§ 3. — Feu objectif.

1° Définition. Historique. Indications. — Le *feu objectif* est le feu appliqué à l'aide de la cautérisation objective, c'est-à-dire en faisant agir le calorique par simple rayonnement, et qui se pratique en approchant de la partie, sans la toucher, un corps porté à une haute température. On l'appelle encore feu *par approche.* Ce genre de feu n'est pas nouveau; il était fréquemment employé par les anciens hippiatres, conjointement avec d'autres modes de cautérisation, et on le pratiquait alors en approchant des parties un fer rouge, des charbons ardents, jusqu'à escharification de l'épiderme. Actuellement, on fait souvent usage de la cautérisation objective pour en joindre l'effet à celui du feu en raies ordinaire, en laissant s'éteindre plusieurs cautères chauffés à blanc à une certaine distance des raies. On obtient toujours, d'ailleurs, ce surcroît de cautérisation, dans l'application simple du feu en raies, par le rayonnement de calorique qui se fait sur les faces latérales du cautère.

Indépendamment de ces circonstances, on a encore employé la cautérisation objective, comme mode particulier d'application du feu. Le premier vétérinaire qui ait rapporté des observations positives à cet égard est Gaullet [1], qui appelle cette méthode *feu par insolation,* vu la ressemblance avec l'effet produit par la concentration des rayons solaires, et dit en avoir obtenu des succès dans des cas d'ulcères, d'eaux-aux-jambes, d'ophthalmie, et comme moyen fortifiant à la suite de maladies internes. Puis viennent : M. Leblanc [2], qui préconise ce moyen contre les ophthalmies chroniques; M. Laux [3], qui annonce en avoir retiré de grands avantages dans le cas de vieilles boiteries de la cuisse; enfin, M. Mercier [4] qui, le premier, donne quelques détails sur le manuel de l'opération.

Les indications que peut remplir le feu objectif sont à peu près toutes celles que remplit le feu en général, avec cette particularité qu'il convient surtout dans les cas où il faut exercer une action très-profonde, attendu qu'il agit sans former d'eschare pouvant, au bout d'un certain temps de cautérisation, s'opposer à la pénétration de nouvelles quantité de calorique; cela permet d'en réitérer l'application à plusieurs reprises, et de faire pénétrer une assez notable proportion de calorique dans la profondeur des tissus.

Ce sont ces principes qui ont dirigé M. Laux dans l'application qu'il a faite du feu objectif contre certaines claudications chroniques, et qui lui ont permis d'arriver à un résultat plus complet que par les autres procédés de cautérisation. Les vieilles claudications, en effet, qui ont pour causes premières des distensions, des tiraillements, des contusions, des efforts articulaires, et qui n'apparaissent souvent que longtemps après que ces causes ont agi, lorsque le mal a été notablement aggravé par la continuité du travail, consistent le plus souvent en une inflammation chronique profonde des tissus qui entourent l'articulation. Or, ces tissus, de nature fibreuse, doués de peu de vitalité, sont difficilement atteints par les agents thérapeutiques extérieurs. Mais le feu objectif, qu'on peut renouveler tous les jours pendant longtemps, doit finir par déterminer une inflammation assez profonde pour atteindre les tissus malades de l'articulation, pour donner un caractère aigu à leur état inflammatoire chronique, et finalement en déterminer la résolution.

Agissant d'après ce raisonnement, qui a quelque valeur, M. Laux

---

[1] *Annales de l'Agriculture française.* 1re série, 1813, t. LV, p. 29.

[2] *Traité des Maladies des yeux.* Paris, 1824, p. 143.

[3] *Mémoires de la Société vétérinaire de l'Hérault.* 1839, 1re série, p. 67.

[4] *Recueil de Médecine vétérinaire.* 1843, t. XX, p. 268.

obtint plusieurs guérisons dans des cas de boiteries ayant leur siége à l'articulation coxo-fémorale, provenant de causes diverses et durant depuis un temps variable. Sur un des sujets, boitant depuis dix-huit mois, le feu objectif, combiné avec des frictions irritantes d'eau-de-vie et de savon, et appliqué tous les deux jours, pendant une quinzaine, détermina la guérison en deux mois. C'est d'après les mêmes considérations que Gaullet était parvenu à rétablir un cheval qui, à la suite d'une péripneumonie, commençait à être attaqué d'hydropisie de poitrine ; à cicatriser un ulcère de la queue qui avait résisté pendant longtemps à la cautérisation ordinaire ; à guérir un animal atteint d'eaux-aux-jambes aux quatre membres, avec flux abondant et fort engorgement des extrémités.

En résumé, la cautérisation objective est indiquée toutes les fois qu'on veut obtenir les effets du feu sans produire d'eschare ; et, de plus, pour arrêter certaines hémorrhagies des muqueuses ; pour réduire les chutes du rectum, de la matrice, des hernies ; pour raviver des ulcères atoniques ; pour combattre certaines inflammations chroniques des muqueuses, de la conjonctive, de la pituitaire, du vagin, etc.

2º Mode opératoire. Effets consécutifs. — Pour l'application du feu objectif, le point essentiel à considérer, c'est que l'opération doit se faire sans déterminer la destruction, ni partielle ni totale, des tissus, c'est-à-dire sans formation d'eschare. Elle doit, pour être aussi parfaite que possible, aller jusqu'à la limite où la désorganisation commence. C'est la condition même du feu objectif. Mais à cause de cela, pour remplir son but, ce feu doit être renouvelé plusieurs fois ; une seule application, dans ces conditions, ne produirait qu'un faible résultat ; et si l'on voulait lui donner une intensité assez grande en une fois, pour obtenir l'effet voulu, il déterminerait, sans profit, à la surface de la peau, des désordres plus grands que le feu ordinaire. Il faut donc l'appliquer faiblement, mais y revenir à différentes reprises, tous les jours, tous les deux jours, pendant un temps plus ou moins long, dix, quinze, vingt jours, et sans jamais altérer la peau. Il faut compenser, par le temps employé, l'avantage de ne pas avoir de cicatrice.

Pour appliquer le feu objectif d'après ces principes, M. Mercier conseille de se servir d'un cautère nummulaire d'une largeur proportionnée à l'étendue de la région malade, depuis 2 jusqu'à 5 ou 6 centimètres de diamètre. Dans des expériences que nous avons faites pour examiner les effets du feu objectif, nous avons employé des cautères elliptiques de 9 à 10 centimètres dans le plus grand axe, et de 6 à 7 dans le petit, et de 7 à 8 millimètres d'épaisseur. Ces dimensions conviennent pour appliquer le feu sur une surface très-étendue et à peau épaisse. On prépare ces cautères en maintenant dépolie leur face inférieure ou cautérisante, afin de produire un plus fort rayonnement de calorique. Ils doivent être, autant que possible, chauffés au charbon de bois. On les emploie d'abord à la température rouge-brun; puis, peu à peu, on les porte au rouge-cerise. On ne les chauffe jamais à blanc, car on déterminerait ainsi la brûlure prompte de toute l'épaisseur du derme, et la chute complète de la peau au bout de quelques jours.

Avant de commencer l'opération, il importe de couper les poils qui s'opposeraient à l'action du calorique rayonnant. On fait ensuite coucher l'animal et on explore exactement la région à cautériser; on palpe, on plisse la peau, pour s'assurer de son épaisseur, de sa mollesse, de son adhérence aux parties sous-jacentes, précaution indispensable pour pouvoir reconnaître plus tard la marche de l'opération.

Cela fait, on approche le cautère de la surface tégumentaire, à une distance d'autant plus grande que le cautère est plus large et plus chaud. M. Mercier, employant des cautères de 2 centimètres de diamètre, dit que cette distance ne peut pas être moins de 4 millimètres; en employant de plus grands cautères, nous avons dû, pour ne pas transformer l'épiderme en eschare, tenir l'instrument chaud à 4 et même à 5 centimètres de distance. On prendra encore pour guide l'action produite sur les poils restant sur la peau; ces poils, quand la cautérisation est au degré voulu, doivent seulement roussir; s'ils se carbonisent, s'ils fument, le cautère est trop rapproché ou trop chaud, ce qui revient au même. Le cautère, placé à la distance suffisante, est mis en mouvement avec plus ou moins de rapidité, suivant la température, afin que la chaleur se répande d'une manière uniforme. Pour limiter la surface sur laquelle on voudrait faire agir le calorique, on pourrait mettre en usage une lame d'une matière peu conductrice, une feuille de carton, par exemple, portant une ouverture de la grandeur de la surface à cautériser, et qui serait mise sur la partie malade avant l'approche du cautère.

La durée de l'opération est subordonnée à l'épaisseur, à la

vitalité de la peau, au volume du cautère. Un petit cautère de 2 à
4 centimètres de diamètre, qui se refroidit vite, qu’on fait mouvoir avec rapidité, qu’on laisse s’éteindre pendant deux ou trois
minutes ou davantage, peut, sans danger, à la distance de 5 à
6 millimètres, être appliqué de suite jusqu’à trois et quatre fois, en
laissant un intervalle éga , et plutôt plus que moins, entre chaque
application. Au contraire, un cautère de 7 à 8 centimètres de diamètre, chargé par conséquent d’une plus grande quantité de calorique, peut, à la distance de 3 centimètres, étant appliqué le même
nombre de fois, de la même manière, c’est-à-dire en le faisant mouvoir, déterminer la chute de l’épiderme et le décollement même de
toute la peau. Pour préserver celle-ci, il faut au moins tenir le cautère à 5 centimètres. Entre ces résultats extrêmes, il y a une infinité
de nuances intermédiaires qu’il est impossible de fixer, et que le praticien appréciera sur les données qui précèdent. Dans tous les cas, les
effets seront d’autant plus sûrs qu’on aura mis plus de temps pour
pratiquer l’opération.

Pour s’arrêter avant qu’il y ait désorganisation du derme, on peut
se guider sur les signes suivants, qui marquent le terme de l’opération : 1º l’épiderme se détache facilement avec l’ongle, ou est soulevé par des phlyctènes de la grosseur d’une tête d’épingle; 2º la surface cautérisée est humide au toucher, et à sa surface suintent des
gouttes séreuses; 3º la peau, palpée de nouveau, offre plus d’épaisseur, de densité et d’adhérence aux tissus sous-jacents.

Après la cautérisation, le suintement séreux continue et augmente
pendant une demi-heure, une heure même. Du deuxième au troisième jour, l’engorgement inflammatoire se déclare avec ses symptômes ordinaires. La surface cautérisée se couvre de pellicules ou de
croûtes formées par la sérosité desséchée, et qui tombent bientôt;
enfin, après trois semaines, un mois, la résolution est complète,
sans autre précaution que les soins de propreté et les soins généraux recommandés à la suite du feu ordinaire.

Quand le feu est trop intense, c’est-à-dire quand on laisse seulement s’éteindre trois ou quatre cautères de grandes dimensions à
3 centimètres de la peau, il se produit d’abord une sécrétion séreuse
très-abondante; puis, au bout de vingt-quatre heures, apparaît
l’engorgement inflammatoire, qui, promptement, devient considérable, chaud et douloureux. Du cinquième au sixième jour, la peau
noircit, se dessèche, se soulève par larges lambeaux et tombe en

laissant au-dessous une plaie à gros bourgeons qui se cicatrise avec une extrême lenteur.

Le feu objectif, bien appliqué, détermine une répartition du calorique plus uniforme et plus égale que le feu ordinaire, permet de conserver intégralement la peau, qui revient à son état normal dès que l'état inflammatoire causé par la chaleur a cessé; et il ne laisse pas après lui de traces, les poils dont les bulbes n'ont pas été altérés repoussant après l'opération comme avant.

M. Leblanc, pour appliquer la cautérisation objective sur l'œil, dans le cas d'ophthalmie chronique, emploie un cautère creux en forme de cuiller et un peu plus grand que l'œil, afin que toutes les parties soient chauffées en même temps et avec la même intensité. Il mesure la chaleur avec la main appliquée préalablement sur l'œil malade pour déterminer, d'après la sensation de chaleur produite, la distance convenable du cautère.

Pour le même cas, M. Leblanc conseille un autre mode de cautérisation objective : c'est l'*insolation*, pratiquée avec un verre biconvexe pour concentrer les rayons solaires sur le point malade. Ce procédé, un peu long, causant une douleur insupportable, fut autrefois conseillé par quelques médecins; il est aujourd'hui abandonné à cause de son peu d'efficacité.

§ 4. — Feu sous-cutané.

1° Définition. Historique. Indications. — Le *feu sous-cutané*, appelé encore généralement *feu Nanzio*, du nom de celui qui, récemment, l'introduisit dans la chirurgie vétérinaire, est un mode particulier d'appliquer le feu, consistant à porter le cautère sur le tissu cellulaire et les muscles sous-cutanés mis à découvert par une incision faite à la peau. Cette méthode doit être distinguée de la cautérisation par pointes pénétrantes qui intéresse le derme en même temps que les organes sous-jacents, et que l'on met en usage, d'ailleurs, dans des circonstances toutes différentes.

La première mention du feu sous-cutané, parmi les vétérinaires modernes au moins, se trouve dans un mémoire adressé par M. de Nanzio, directeur de l'Ecole vétérinaire de Naples, à l'Académie royale de Médecine de Paris, sous le titre de *Nouveau procédé pour guérir quelques claudications du cheval.* Ce travail fut remis, dans la séance du 26 octobre 1836, à une commission composée de MM. Bouley jeune et Dupuy; M. Bouley jeune présenta son rapport au mois de mars suivant et le lut à l'Académie le 7 novembre 1837. Le rapport et le mémoire furent publiés dans le *Bulletin* des séances de l'Académie. Le rapport reçut ailleurs une nouvelle publication [1], de même que le mémoire original [2]. Dans ce premier travail, M. de Nanzio préconise particulièrement son procédé pour remédier aux lésions de l'articulation coxo-fémorale venant de chutes, d'efforts, de douleurs rhumatismales, ayant reconnu l'insuffisance des traitements tels que charges, vésicatoires, séton, feu superficiel, qu'on oppose habituellement aux claudications de cette nature, et, de plus, il le présente comme nouveau. Mais M. Bouley, dans son rapport à l'Académie, fait observer que l'idée première de cette cautérisation appartient à Bourgelat qui l'a consignée dans le *Dictionnaire encyclopédique* de Diderot. On pourrait remonter plus haut, car l'idée se trouve déjà dans Ruini [3]. Seulement Ruini, ainsi que Bourgelat, n'avaient pour but que de ménager les bulbes des poils et de rendre ainsi les traces du feu moins apparentes, et ils ne songeaient pas à faire de cette manière de donner le feu un moyen curatif spécial des boiteries anciennes. C'est donc à M. de Nanzio que revient en définitive l'honneur de cette application du procédé.

Quelque temps après la lecture de ce rapport, un vétérinaire de Narbonne, M. Viramond, adressa à l'Académie de Médecine, sur le même sujet, un nouveau mémoire [4], qui fut aussi remis à une commission, composée de MM. Bouley jeune et Barthélemy aîné, et qui présenta son rapport le 28 mai 1839. Dans ce mémoire, l'auteur blâme très-vivement M. de Nanzio de s'attribuer la priorité d'un procédé qu'il pratique, lui, depuis 1801. Mais M. Viramond, ajoutant qu'il n'avait jamais publié sa méthode, son reproche, comme sa réclamation d'antériorité, n'ont aucun fondement. Au reste, M. Viramond dit ensuite que ce procédé n'appartient ni à lui ni à M. de Nanzio, mais à Solleysel et à Garsault qui l'employaient, « le premier, en 1619; le second, en 1663 [5], » et qu'il n'a été

---

[1] *Recueil de Médecine vétérinaire.* 1837, t. XIV, p. 552.

[2] *Mém. de la Société vétér. du Calvados et de la Manche.* 1837, t. III, p. 197.

[3] *Anatomie du cheval; ses maladies et ses remèdes.* Bologne, 1598, liv. VI, ch. 35.

[4] Ce Mémoire parut plus tard dans le *Journal des vétérinaires du Midi.* 1840, t. III, p. 16.

[5] Nous ignorons à quelle source M. Viramond a puisé ces dates, la première édition de Solleysel n'ayant paru qu'en 1664, et la première de Garsault en 1741.

conduit à en faire usage lui-même que d'après le conseil que donnent ces auteurs, dans les cas de claudications anciennes de l'épaule ou de la hanche, de mettre le feu autour de l'articulation en *perçant le cuir avec le cautère*. Or, cette méthode [1], qui remonte d'ailleurs bien au-delà de Solleysel, puisqu'elle était connue déjà des hippiatres grecs et latins, n'a pas de rapport avec le procédé Nanzio qui précisément se pratique en ménageant le cuir; aussi son existence n'enlève-t-elle rien aux droits de priorité que peut avoir l'honorable vétérinaire de Naples sur cette innovation chirurgicale, adoptée depuis par beaucoup de vétérinaires, dont plusieurs, tels que MM. Rousseau [2], Carrière [3] et Rey [4], ont même publié des observations sur les effets avantageux qu'ils en avaient obtenus.

Quant à ses indications, le feu Nanzio peut convenir pour toutes les claudications anciennes dues à des lésions d'articulations. Mais, comme il intéresse les tissus à une certaine profondeur, il doit être réservé pour celles qui sont recouvertes d'une certaine épaisseur de muscles; c'est pourquoi on ne l'a appliqué encore qu'aux articulations de l'épaule et de la cuisse, et seulement quand ces régions étaient le siége de boiteries anciennes et ayant résisté aux moyens ordinaires de traitement, dans les mêmes cas, par conséquent, où l'on a vu, plus haut, indiqué l'emploi du feu objectif.

2° Manuel opératoire. Soins consécutifs. — Le manuel opératoire du feu sous-cutané ne présente aucune difficulté; il réclame seulement quelques précautions complémentaires que nous ne pouvons mieux faire connaître qu'en transcrivant les descriptions données par les auteurs que nous avons cités, et qui ont chacun imprimé à la méthode générale quelques modifications particulières.

1. *Procédé Nanzio*. — « Mon procédé, dit **M.** de Nanzio, consiste à faire une incision de haut en bas à la peau qui couvre l'articulation; et pour cela, il faut d'abord bien s'assurer de la situation de l'articulation coxo-fémorale, pour ne pas blesser le trochanter, ainsi que cela arrive souvent aux hommes sans connaissances anatomiques, et pour établir le point sur lequel on doit pratiquer l'incision. On fera faire à l'animal un léger mouvement en avant, puis un autre

---

[1] En voir la description dans SOLLEYSEL, liv. 1, chap. 55 et 161.

[2] *Mémoires de la Société vétérinaire de l'Hérault*. 1839, 1re série, p. 60.

[3] *Journal des vétérinaires du Midi*. 1847, t. X, p. 217.

[4] *Journal de Médecine vétérinaire*, de Lyon. 1847, t. III, p. 189.

en arrière, ayant soin de tenir la main sur l'articulation, au-dessus et en avant du trochanter; et, après avoir trouvé le point de l'articulation, on fait une marque en coupant le poil avec les ciseaux. Ensuite, on fixe convenablement l'animal; on incise la peau du haut en bas, ainsi que nous venons de le dire; on la sépare du tissu cellulaire en la disséquant, et l'on enveloppe les lambeaux dans des morceaux de linge trempés dans de l'eau. On prend ensuite deux crochets, et on écarte les lambeaux; et avec un cautère à bouton émoussé, sans être trop rouge, on applique trois ou quatre boutons sur l'articulation, ayant la précaution de mettre de temps en temps le doigt dans le fond de la plaie, pour sentir jusqu'à quelle profondeur on est arrivé, afin de ne pas ouvrir l'articulation, ainsi que cela a lieu entre les mains de quelques opérateurs inexpérimentés.

» On ôte les crochets et les linges qui ont servi à garantir les lambeaux; on panse ensuite la plaie en la rembourrant d'étoupe, ensuite d'onguent d'*althéa*, ou bien l'on n'applique aucun remède. On aura soin de tenir l'animal debout, de l'empêcher de se mordre et de se frotter. On panse la plaie consécutivement par les moyens ordinaires; et après dix, quinze ou vingt jours au plus, la cicatrice ne laisse aucune trace, et l'animal guérit parfaitement. J'ai répété deux fois cette opération sur le même cheval et dans le même endroit, à trois ans d'intervalle, et toujours avec succès; elle a réussi sur des chevaux qui boitaient depuis un an et plus. Quelquefois, après avoir fait l'opération, on a l'habitude de mettre à la partie supérieure de la blessure, une espèce de séton avec une plume de dinde, que l'on fait arriver jusqu'à la partie supérieure de la hanche, en dilatant le tissu cellulaire et en mettant la plume avec le tuyau en dehors, sur lequel on fait une trace pour passer un cordon, qui fait rester la plume en place, en l'attachant à un autre cordon que l'on fixe sur la croupe avec de la poix. Ce séton n'est pas nécessaire; mais toutes les fois que l'on désire irriter ou faire suppurer la partie, on peut l'appliquer en mettant sur la barbe de la plume un peu d'onguent vésicatoire. Comme cette méthode d'appliquer le feu ne laisse aucune trace de cicatrice, je l'ai appelée cautérisation couverte ou cachée, ou sous-cutanée, en italien : *fuoco coverto, mascoto, o satto cutaneo.*

» On peut aussi appliquer ce procédé aux claudications de l'articulation scapulo-humérale, et dans d'autres parties, comme on l'a déjà fait dans ces derniers temps. »

A l'exemple de M. Bouley jeune, rapporteur de l'Académie de

Médecine, nous ferons remarquer que c'est bien à tort que M. de Nanzio redoute la blessure de l'articulation coxo-fémorale, qui est trop profondément située pour être atteinte, soit par l'instrument tranchant, soit par le cautère. Quant à l'emploi de la plume en séton, pour produire une irritation supplémentaire à l'action du feu, c'est une réminiscence de la vieille hippiatrique que nous ne saurions approuver.

2. *Procédé Viramond.* — M. Viramond qui, outre la question de priorité, reproche encore à M. de Nanzio de n'avoir pas décrit son procédé avec assez de détails, d'avoir ainsi négligé de faire connaître — l'étendue de l'incision, — la disposition des pointes de feu, — leur direction, leur espacement et leur profondeur, — lacunes qui n'ont pas, dit M. Bouley jeune, l'importance qu'on veut leur donner, M. Viramond, disons-nous, décrit comme il suit sa méthode opératoire :

« Après avoir attaché l'animal à un anneau fixé dans le mur, les morailles appliquées, le membre non malade relevé convenablement, nous pratiquons une incision perpendiculaire sur le milieu de l'articulation de la hanche ou de l'épaule, de trois pouces et demi de long environ (10 centimètres), avec le soin en incisant de ne pas attaquer les tissus articulaires. Cela étant, nous séparons par la dissection la peau des tissus sous-cutanés, et puis nous faisons écarter les lèvres de la plaie, à peu près vers son centre, au moyen de deux érignes, l'une dirigée en avant par la main droite d'un aide intelligent, et l'autre en arrière par sa main gauche, disposition qui donne à la plaie une forme presque ovale. Cela fait, nous appliquons sur l'articulation souffrante quatre ou cinq boutons de feu en rond, savoir : un sur le point le plus central, et les trois ou quatre autres disposés avec symétrie autour du premier. Le cautère dont on doit se servir est un cautère olivaire avec la pointe émoussée et arrondie ; on le chauffera jusqu'au rouge-cerise pâle. La profondeur de la brûlure devra être d'environ une ligne ou une ligne et un quart, et son fond, après la cautérisation, présentera une teinte aux trois quarts brune. »

La plaie est pansée ensuite comme une plaie ordinaire ; on attache court l'animal à l'écurie, on le surveille, on modifie son régime suivant l'état général, etc.

M. Viramond, comme on voit, fait, de même que M. de Nanzio, une incision verticale au niveau de l'articulation, mais son procédé diffère de celui du directeur de l'école de Naples par la disposition des pointes de feu qu'il n'applique pas en série linéaire, mais en cercle autour de l'articulation.

3. *Procédé Rey.* — Le procédé suivi par M. Rey diffère des précédents par la direction de l'incision. Voici, d'ailleurs, sa propre description.

« On fixe le cheval debout ou couché; nous préférons l'étendre sur un lit de paille, cette position donnant plus de facilité à l'opérateur. On fait à la peau, au niveau du trochanter, s'il s'agit de l'articulation coxo-fémorale, entre les deux parties qui composent la tubérosité du trochiter, s'il s'agit de l'articulation scapulo-humérale, une incision de 10 à 15 centimètres de longueur, *en suivant la direction des poils.* L'incision doit être moins étendue, quand il s'agit de remédier à une boiterie qui n'est pas trop ancienne. »

La peau séparée par la dissection, et les lèvres de la plaie écartées par un aide au moyen de deux érignes, « on applique, continue M. Rey, avec un cautère olivaire, dans l'aponévrose sous-cutanée, trois à six boutons de feu, disposés en ligne droite, à la profondeur de 2 centimètres. Il faut revenir cinq à six fois dans chaque trou fait par le cautère, et l'opération est terminée. »

M. Rey, ainsi qu'on le remarquera, applique le feu plus profondément et avec plus d'intensité que MM. Nanzio et Viramond; et les indications qu'il donne sur ce point complètent la description du manuel opératoire donnée par ses prédécesseurs. Il dit de plus que pour l'épaule, on brûlera plus légèrement, afin de ne pas trop attaquer les muscles qui recouvrent le côté externe de l'humérus.

Dans une note, ci-dessus mentionnée, où M. Rousseau rapporte, en faveur de ce procédé opératoire, huit observations de boiteries plus ou moins anciennes, guéries complètement dans un intervalle de quinze jours à un mois, il y a cinq cas de boiteries d'épaule; et l'auteur nous apprend que, pour cette boiterie, il pratique l'incision à trois travers de doigt en dessous et en avant de l'articulation, dans l'épaisseur des muscles huméro-sterno-mastoïdien et coraco-radial; il faut s'assurer, ajoute-t-il, avant d'abattre l'animal, de la position de la veine céphalique, afin de l'éviter, et marquer la place de l'incision avec des ciseaux.

L'opération achevée, il n'y a plus à s'occuper que de la guérison de la plaie. A ce sujet, et sur les suites ordinaires de l'opération, M. Rey donne les détails suivants, intéressants à connaître.

« L'animal étant relevé, dit-il, un peu de sang s'écoule de la plaie; on se borne à remplir sa surface avec de l'étoupe hachée. Pendant les jours suivants, la partie cautérisée s'engorge, les bords de la peau s'écartent, des bourgeons charnus se développent et produisent une abondante suppuration. Le pansement doit consister en des soins de propreté, quelques lotions avec l'eau vineuse et des applications d'étoupes. Après la chute des eschares, la cicatrisation marche activement, la plaie se rétrécit et finit par ne représenter qu'une simple couture linéaire. On aura soin de surveiller le cheval et de le fixer convenablement pour qu'il ne puisse se frotter contre les corps qui sont à sa portée. Un repos complet doit être exigé jusqu'à la guérison de la brûlure. Cette opération peut être répétée plusieurs fois sur les mêmes articulations, à certains intervalles, quand elle n'a pas été suffisante, ou quand la claudication revient après avoir disparu pendant quelque temps.

».... Quand on observe pour la première fois les suites de cette cautérisation, l'on est presque effrayé par l'aspect repoussant de la plaie, qui s'élargit et suppure beaucoup; on se demande si l'on n'aura pas une cicatrice trop défectueuse; puis, à mesure que la guérison s'opère, la division des tissus devient de moins en moins apparente.

».... Si l'on a soin de faire l'incision de la peau dans le sens de la direction des poils et de ne pas toucher ses bords avec le cautère, il ne reste qu'une cicatrice linéaire, à peine apercevable, quelquefois invisible. Le cheval, opéré de la sorte et guéri, peut être vendu avec plus d'avantage que s'il portait les traces ordinaires du feu; la cicatrice est trop longue pour être attribuée à un séton à rouelle; on est loin de la regarder comme le résultat du cautère, le procédé qui l'a causée n'étant pas encore rendu vulgaire. Plusieurs animaux opérés à l'École ont été conduits sur les marchés, sans qu'on ait reconnu qu'ils avaient été soumis à l'application du feu. »

M. Rey dit encore qu'il a eu l'idée d'essayer cette cautérisation sur les lombes, dans le cas de faiblesse musculaire des reins; mais que, dans cette région, elle a l'inconvénient de donner des plaies horizontales, desquelles le pus ne s'écoule pas facilement et dont la cicatrisation est plus lente.

3° Accidents. Inconvénients. Avantages. — Les accidents qu'on peut redouter à la suite de l'application de cette méthode sont les complications ordinaires de toutes les plaies d'une certaine gravité. M. Olivier, de Saint-Maximin, en cite un exemple remarquable [1]; il s'agit d'une jument qui, à la suite de l'opération pratiquée à la cuisse, fut prise, cinq ou six jours après, de symptômes très-graves : fièvre générale, *gangrène de la plaie*, résorption purulente, etc, mais qui, pourtant, finit par guérir. Les *abcès* sous les aponévroses qui enveloppent les muscles de ces régions, les *décollements* et autres délabrements de ce genre peuvent encore aggraver la plaie; on les prévient par des soins convenables apportés à l'opération et aux pansements consécutifs, et on les combat, quand ils se sont développés, par le traitement habituellement en usage contre ces sortes d'affections.

Il n'y a pas à redouter l'*ouverture de l'articulation*, dont parle M. de Nanzio. Elle est impossible quand on prend toutes les précautions voulues; et d'ailleurs, si on touchait l'os avec le cautère, on n'aurait guère à craindre qu'une nécrose partielle.

Un reproche plus grave qu'on a fait à ce nouveau mode de cautérisation, c'est de n'avoir pas répondu aux espérances qu'il avait fait naître. Ainsi, M. Prudhomme, à la suite de l'observation de M. Olivier, dit positivement que la nouvelle méthode, ayant été l'objet de nombreux essais à l'École d'Alfort, n'avait pas donné les résultats qu'on en attendait; qu'elle avait été impuissante dans beaucoup de cas, et que les succès obtenus pouvaient être attribués au repos prolongé dans lequel on avait maintenu les animaux.

Pour juger si ces reproches sont bien fondés, il faudrait connaître les faits non suivis de succès dont M. Prudhomme veut parler, et savoir surtout si la cautérisation a bien été appliquée sur des lésions de l'épaule ou de la cuisse. On sait combien il est facile de se tromper à cet égard, et combien on est souvent porté à attribuer à des affections de ces articulations la cause de certaines boiteries, dont le siége est inconnu, et qu'avec autant de raison on pourrait parfaitement supposer être ailleurs; or, s'il en est ainsi, il est au moins prudent de ne pas se prononcer trop vite, après des insuccès qui ne sont peut-être dus qu'à des erreurs de diagnostic, et de tenir compte seulement des cas où il ne reste aucun doute sur le siége du mal. Mais quand on n'est pas sûr du siége de la boiterie, dit M. Prudhomme, à quoi sert la méthode? Cette objection est sans valeur, car quel est donc le mode de traitement auquel on ne puisse faire cette objection?

---

[1] *Recueil de Médecine vétérinaire.* 1844, t. XXI, p. 690.

En résumé, le feu sous-cutané de M. de Nanzio, sans être un spécifique assuré contre les boiteries de l'épaule et de la cuisse, est un mode énergique de cautérisation, propre à déterminer dans ces articulations une excitation assez vive pour entraîner la résolution des affections chroniques dont elles peuvent être le siége, et qui possède sur les autres moyens thérapeutiques, employés dans les mêmes circonstances, l'avantage d'être plus actif et de laisser des traces moins apparentes. C'est en l'appréciant ainsi, et en sachant l'appliquer à propos, que les vétérinaires pourront avec profit utiliser un mode opératoire dont l'expérience a souvent confirmé les avantages.

§ 5. Feu incendiaire.

Sous ce nom, M. Prétot, vétérinaire, désigne [1] un mode particulier de cautérisation, consistant dans la combustion de l'essence de térébenthine à la surface de la peau, et propre à remplacer, dans certaines circonstances, le feu par le cautère actuel ordinaire. Un incident imprévu fit naître l'idée de cette espèce de cautérisation. Un cheval, affecté d'engorgements froids aux extrémités postérieures, ayant été frictionné avec de l'essence de térébenthine, on approcha une pelle chaude pour donner plus d'action à la friction ; mais cet instrument, ayant été porté trop près du membre, enflamma l'essence, et aussitôt le cheval fut couvert de feu ; on l'éteignit avec un seau d'eau, et, contre la crainte qu'on avait, la peau ne tomba pas en eschares ; le poil seul était brûlé, et, peu de jours après, le cheval avait les jambes parfaitement saines.

Une autre fois, le même vétérinaire, traitant un animal atteint d'une pleuropneumonie aiguë qui, après avoir résisté à tous les traitements, prenait un caractère des plus alarmants, eut l'idée de faire une friction d'essence sous la poitrine et d'y mettre le feu. Ayant donné à la flamme le temps de produire une vive douleur, il l'éteignit avec une couverture de laine, appliqua ensuite une forte couche d'onguent vésicatoire qui produisit un engorgement très-chaud en quelques heures, et la guérison s'ensuivit.

M. Prétot ajoute avoir encore employé ce moyen avec succès contre les coliques aiguës, arrivées à leur dernier degré, quand on

---

[1] *Journal des Haras.* 1841, t. XXVIII, p. 115.

désespère de la guérison ; pour cela, il frictionne d'abord avec l'essence la colonne dorso-lombaire, y met le feu et l'étouffe avec des couvertures quand, par ses ruades, ses plaintes, son agitation, l'animal manifeste le retour de la sensibilité.

Peu de temps après que M. Prétot eut fait connaître les faits qui précèdent, un autre vétérinaire, M. Oger, vint affirmer à son tour [1] l'efficacité de la cautérisation incendiaire dans les cas les plus graves, ayant lui-même obtenu de ce moyen, dit-il, des résultats heureux au-delà de tout espoir. Malheureusement, M. Oger ne cite aucun fait qui puisse éclairer les praticiens sur l'étendue des applications que cette méthode peut recevoir. Il observe seulement, avec raison, qu'il faut veiller à ce qu'il ne reste pas de paille ou d'autre corps combustible autour de l'animal lorsqu'on enflamme l'essence, et tenir compte de la sensibilité de la peau du sujet.

Tels sont les seuls documents que possèdent les annales de la science sur la cautérisation incendiaire. On voit que, par la nature des cas dans lesquels cette méthode est employée, elle tient le milieu entre le moxa et le feu ordinaire, et appartient alternativement à l'une et à l'autre de ces deux opérations. C'est un moyen en même temps dérivatif comme les moxas et les autres exutoires, tonique et fortifiant comme le feu, et duquel, dans tous les cas, on peut obtenir des effets énergiques et d'une extrême promptitude ; il peut donc devenir à l'occasion une ressource très-précieuse, surtout dans un cas désespéré, et quand on veut agir vivement sur une grande surface.

Pour appliquer cette sorte de feu sans danger, il faut user des plus grandes précautions. Si l'on met une trop grande quantité d'essence, si la combustion dure seulement quelques instants, on détermine, comme nous l'avons constaté par expérience, une mortification et une chute complètes de la peau sur la surface cautérisée, et il reste une plaie bourgeonneuse équivalente à un des derniers degrés de la brûlure, et très-difficile ensuite à guérir. On évite ce grave danger en laissant à la surface de la peau une certaine longueur de poil, taillé en une couche uniforme sur la surface entière ; en ne versant que très-peu d'essence : quelques grammes pour une étendue de 2 à 3 décimètres carrés, et en arrêtant la combustion au bout de quatre à cinq secondes. On prépare à l'avance une couverture de laine

[1] Journal des Haras, 1841, t. XXXI, p. 221.

épaisse ; et quand on a mis le feu, s'il ne s'éteint pas spontanément après qu'on a compté jusqu'à cinq ou à six, on l'étouffe immédiatement avec la couverture. On doit se borner, en effet, à une irritation vive et prompte de la surface cutanée ; aller au-delà, ce serait courir un grand danger sans aucun profit. Mais en restant dans les limites voulues, il est probable qu'on pourra utiliser avantageusement ce procédé toutes les fois qu'il s'agira de produire, dans un cas désespéré, une révulsion rapide et énergique, ou bien de combattre une phlegmasie profonde, une grande douleur, etc.

§ 6. — MOXA.

1° Définition. Historique. — On désigne sous le nom de *moxa* un mode particulier d'application du feu résultant de la combustion, à la surface de la peau, d'un corps poreux et combustible. Cette méthode, en usage depuis fort longtemps chez la plupart des peuples orientaux, fut introduite en Europe, il y a environ deux siècles, par les Portugais qui l'importèrent de la Chine et du Japon. Le nom de *moxa*, suivant Percy, vient même du portugais *metchia* ou *motzchia* (mèche), et lui fut donné parce que les premiers Européens qui mirent en pratique cette cautérisation se servirent, à l'exemple des Portugais, imitant eux-mêmes les Chinois et les Japonais, de petites mèches disposées comme des cordes ou des cigares. Ce genre de cautérisation est d'ailleurs mis en pratique chez beaucoup d'autres peuples encore, et cela depuis les temps les plus reculés ; chez plusieurs, tels que les Indiens, les Perses, les peuples du Mogol, les Égyptiens, c'est même la forme primitive et presque unique de l'application du feu ; chez d'autres, il a été aussi employé, mais d'une manière moins exclusive, par exemple, chez les Arabes, les peuples de l'Afrique, les Laponais, et même autrefois chez les Européens, suivant le témoignage d'Hippocrate.

Toutefois, ce mode de cautérisation ne fut adopté, en Europe, comme procédé spécial, qu'après que les Portugais l'eurent importé du Japon, et il acquit d'abord une certaine vogue par les merveilles qu'en racontèrent quelques voyageurs (Ten-Rhyne [1], Kaempfer [2]) au commencement du dix-septième siècle. En France, malgré cela, on

---

[1] Dans DUJARDIN, *Histoire de la chirurgie*, Paris, 1774-80, t. I, p. 88 et suiv.
[2] *Amoenitatum exoticarum*, La Haye, 1712, in-4, fasc. III, p. 589.

tarda assez longtemps à faire usage des moxas. C'est à Pouteau, célèbre chirurgien de Lyon (1725-1775), qu'on en doit l'introduction dans notre pays; il en proclama les avantages après des essais faits sur lui-même, et contribua ainsi beaucoup à en propager l'emploi [1].

Les moxas ne sont pas partout appliqués de la même manière. Les Chinois et les Japonais se servent d'une espèce de duvet, obtenu en broyant dans un mortier les feuilles desséchées de plusieurs espèces d'armoises, surtout de l'*artemisia latifolia*, et qu'on tord comme une corde en le roulant entre les doigts en forme de cônes ou de petites boulettes. La matière ainsi préparée est appliquée sur la peau, on met le feu au sommet et on laisse brûler jusqu'à ce que tout soit consumé. On produit de la sorte une légère brûlure qu'on répète plusieurs fois, s'il est besoin, et les plaies qui en résultent sont pansées avec des feuilles de plantain ou abandonnées aux soins de la nature. Ce procédé, sauf la substance employée, est à peu près celui que l'on suit dans les autres pays où l'on pratique cette cautérisation.

Ainsi Hippocrate recommandait de se servir de lin cuit ou d'une espèce de tissu de lin préparé par une lessive, et qu'on faisait brûler par flabellation, c'est-à-dire en activant la flamme avec une plaque agitée en manière d'éventail, après avoir roulé en cylindre et appliqué sur la peau la matière combustible. Chez les Indiens, on brûle de la soie ou de la moelle de jonc imprégnée d'huile de sésame; les Arabes brûlent de la laine, de la bourre de dromadaire; les Perses, les Mogols, les Tartares emploient un morceau d'étoffe de coton roulée en cylindre; les Egyptiens se servent également du coton, mais ils le prennent en nature; ils en font un petit cône serré dans une bandelette et le brûlent de la même manière en allumant sa partie supérieure et le laissant se consumer. Ce sont les Egyptiens qui paraissent les premiers s'être servis d'un anneau de fer autour de la partie cautérisée pour maintenir le coton en place et préserver les parties voisines [2]. Cet instrument a été adopté depuis par les chirurgiens sous le nom de *porte-moxa*.

En Europe, lorsque l'usage des moxas commença à s'y répandre, on employa, pour les confectionner, outre les substances qui viennent d'être nommées, une foule d'autres, telles que le chanvre, les matiè-

---

[1] *Œuvres posthumes*, etc. Paris, 1783, t. I, p. 202 et suiv., 306; t. II, p. 55 et s.
[2] Prosper Alpin, *de Medicinâ Ægyptiorum*. Paris, 1646, p. 97 et suiv.

res à tisser imprégnées de nitrate de potasse, l'amadou, les mèches d'artillerie, la moélle de jonc et de sureau, plusieurs mousses, les tiges d'hélianthus (Percy), le soufre, le phosphore, la poudre à canon; toutes les substances, en un mot, capables de brûler promptement à l'approche d'un corps enflammé. On fit encore de véritables moxas à l'aide des liquides bouillants. Le feu incendiaire, nous l'avons dit, n'est qu'une espèce de moxa; et, en somme, on peut donner ce nom à toute application immédiate du feu ayant pour but de déterminer avec promptitude une vive irritation de la peau. L'insolation avec un verre ardent rentre dans cette catégorie. Enfin, à la rigueur, les sétons passés dans différentes parties du corps à l'aide d'une aiguille chauffée à blanc, conseillés par Chabert pendant les épizooties pour préserver les animaux de l'influence épizootique, sont encore des sortes de moxas. Toutefois, malgré les analogies, en général ce nom est réservé pour désigner spécialement la cautérisation produite par l'ustion d'un corps à la surface de la peau; nous y joindrons l'effet résultant de l'action des liquides bouillants, mode d'application du feu pouvant offrir, dans certaines circonstances, de très-grands avantages à la médecine pratique.

2° Indications. — Les indications des moxas sont à peu près toutes celles que remplit l'application du feu considérée d'une manière générale. Les Japonais et les Chinois, qui font un très-grand usage des moxas, l'emploient dans tous les cas où les autres peuples orientaux font usage du feu : dans les douleurs locales et générales, les faiblesses d'organes, les écoulements des muqueuses, l'ascite, la phthisie, etc., c'est-à-dire contre la presque totalité des maladies. Les gens de ces pays s'en servent même comme d'une sorte de préservatif universel; ainsi, beaucoup d'entre eux subissent l'opération à périodes fixes par pure précaution, comme d'autres chez nous, autrefois, se faisaient saigner, s'appliquaient les sangsues ou les ventouses. En Europe, sans aller jusque-là, les moxas ont servi encore à remplir des indications assez nombreuses; ainsi, on les a appliqués contre les affections rhumatismales, les tumeurs blanches, les maladies chroniques articulaires, les hydarthroses, les abcès froids qui ne pourraient être ouverts sans danger; contre les affections chroniques du larynx, de la poitrine, des organes abdominaux; contre les paralysies, l'amaurose, les maladies diverses de la moelle épinière et des autres centres nerveux; contre les luxations spontanées, etc.; contre la plupart des affections, en

mètres de diamètre sur 15 à 20 de hauteur au plus; ces dimensions peuvent convenir pour le chien; pour le cheval, on les double en tous sens.

3. *Procédé à l'aide du porte-moxa*, imité également des Egyptiens. Le porte-moxa est un anneau métallique, de forme et de dimensions variables, servant à limiter exactement, sur un point déterminé du corps, l'action du moxa. Les chirurgiens font usage surtout du porte-moxa de Larrey (*fig.* 187), formé d'un anneau en cuivre, soutenu par trois supports en bois en forme de petites boules. Pour les animaux, on se sert de porte-moxa en fer auxquels on donne la hauteur et le diamètre que doit avoir le moxa lui-même. On les fait, en conséquence, de grandeurs différentes (*fig.* 188 et 189) pour les grands et pour les petits quadrupèdes. Quand on n'a pas un instrument semblable tout préparé, on peut y suppléer

Fig. 187.   Fig. 188.   Fig. 189.

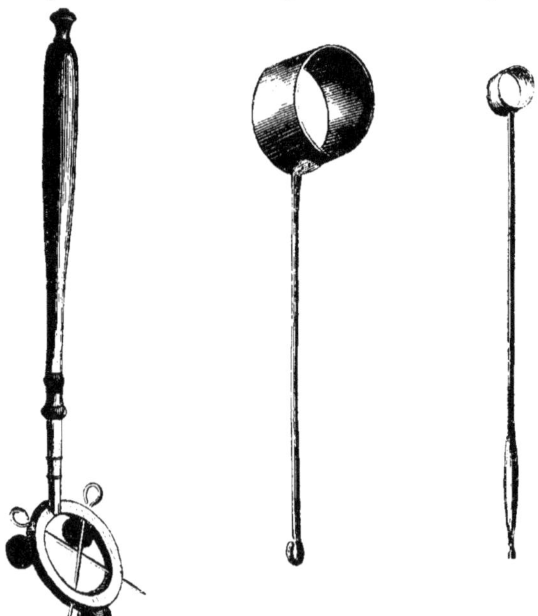

avec un morceau de carton roulé et maintenu ainsi avec un fil assez fort. Sur un petit animal, on peut se servir d'un anneau de ciseaux.

Avec le porte-moxa, on est dispensé de préparer le moxa lui-même en cylindre. On se borne à remplir la cavité formée par l'instrument mis en place avec la substance combustible, coton ou étoupe. Si le porte-moxa a peu de hauteur et forme un simple anneau, comme celui qu'emploient les chirurgiens, on y maintient plus solidement le moxa par des broches traversant, d'un côté à l'autre, la circonférence de l'anneau, comme on le voit dans la figure (*fig.* 187). Quand on n'a pas ce moyen de retenir la substance combustible, il faut en faire un cylindre comme dans le procédé précédent. Dans tous les cas, la matière étant prête, on l'introduit dans le porte-moxa appliqué d'abord sur la peau, puis, on l'allume par la face qui se trouve en dessus, et on entretient la combustion, comme dans les cas précédents, soit par flabellation, soit en soufflant, avec la bouche, avec un tube, un chalumeau ou un soufflet. Un aide doit se charger de cette opération complémentaire.

Quelque procédé que l'on suive, on coupe d'abord exactement les poils sur la partie où le moxa va être appliqué. Le sujet est ensuite parfaitement assujéti; car la douleur très-vive produite par la combustion du moxa sur la peau pourrait, en provoquant des mouvements violents, être une cause de dérangement pendant l'opération. On aura soin, en même temps, d'éloigner de soi toute matière combustible autre que celle servant à composer le moxa, afin que les étincelles jaillissant du corps en combustion ne puissent causer d'accident.

L'application des moxas produit des effets qui se font sentir à divers degrés durant l'opération. D'abord, le malade n'éprouve qu'une sensation de douce chaleur; cette sensation devient plus vive à mesure que la combustion s'avance, et elle se change en une douleur très-aiguë lorsque le corps enflammé touche la peau. A ce moment, on entend quelquefois de petites explosions résultant de la rupture brusque de l'épiderme par la vaporisation du liquide remplissant les phlyctènes qui se forment. Après l'opération, la peau est dure, desséchée, racornie et se trouve transformée, dans toute son épaisseur, en une eschare qui tombe au bout de quelques jours. Il reste alors une plaie qui fournit une suppuration plus ou moins abondante, suivant l'étendue et l'intensité de la combustion, et qui transforme le moxa en un véritable exutoire.

Le lieu d'application des moxas, de même que leur nombre et leur volume, varie suivant la nature de la maladie. Pour la paraplégie, les douleurs lombaires, les efforts de reins, l'immobilité, la danse de Saint-Guy, on les met généralement sur les côtés de la colonne vertébrale. M. Magendie, sur un cheval immobile, dans le cas déjà cité, mit quatre moxas, deux à droite et deux à gauche, sur cette région, à 18 ou 20 centimètres de distance l'un de l'autre; au bout de huit jours, l'animal reculait; puis, il guérit tout-à-fait, et en un mois les plaies furent cicatrisées. M. Hugon, dans un cas semblable, en appliqua le même nombre avec des couches successives de laine et de coton, imbibées d'essence de térébenthine, dans des cylindres de carton hauts de 15 centimètres sur 13 de diamètre et maintenus en place par de longues pinces. L'opération dura en tout trente-six minutes, et, après une seconde application, l'animal guérit. Contre les maladies de poitrine, on peut appliquer deux ou trois moxas de chaque côté des parois thoraciques; et, pour les autres affections en général, on applique directement les moxas sur les parties malades, en modifiant, suivant l'effet qu'on désire, la largeur et la hauteur des cylindres.

Outre les procédés que nous venons de mentionner, on a encore essayé l'emploi de quelques autres matières très-combustibles pour faire des moxas, et notamment le phosphore et la poudre à canon. Le phosphore fut employé par M. Paillard [1] dans les cas de lumbago opiniâtre, de névralgie fémoro-poplitée, de quelques phlegmasies chroniques de la poitrine; pour cautériser des boutons cancéreux, des ulcérations scrofuleuses. Il coupe un bâton de phosphore par fragments, les rapproche pour former une lame grande comme une pièce de 1 fr. environ, l'applique sur la peau et y met le feu. La combustion est vive, la douleur très-aiguë, l'eschare profonde; et il reste une plaie extrêmement difficile à cicatriser, ce qui est une des raisons, sans doute, qui ont empêché ce procédé de recevoir d'autres applications. Avec la poudre à canon, ou un mélange des substances composant cette poudre, on a fait des espèces de moxas, usités surtout en chirurgie vétérinaire pour cautériser le crapaud; mais on n'en a pas obtenu de succès, la déflagration trop rapide de la poudre ne laissant que des eschares peu profondes et ne produisant que des effets insuffisants.

II. *Moxa par l'emploi d'un liquide bouillant.* — Parmi les liquides employés pour produire la cautérisation, en les appliquant sur les tissus vivants après les avoir portés à une haute température, l'huile est le plus anciennement en usage. C'était autrefois un mode direct de cautérisation, et l'on s'en est longtemps servi pour brûler

---

[1] *Nouvelle bibliothèque médicale.* 1838, n° de mai.

les plaies d'armes à feu. Aujourd'ui on n'en fait plus usage, quoiqu'il soit possible de l'employer utilement dans des cas de métastases, de léthargie, de syncopes prolongées, etc.

Vient ensuite l'eau bouillante, dont l'emploi judicieux peut fournir d'heureuses applications, surtout dans certains cas pressés, pour produire une prompte et énergique révulsion; par exemple, dans les cas de syncope, de léthargie, de faiblesse extrême par hémorrhagie, où les sinapismes et les vésicatoires seraient sans effet. On peut encore s'en servir contre les rhumatismes chroniques, contre certaines maladies articulaires et certaines névralgies, etc., comme les autres moxas.

Il y a plusieurs procédés pour l'application de l'eau bouillante : ou bien on met la partie, s'il est possible, sur l'embouchure d'un vase rempli du liquide en ébullition, et l'on obtient alors une eschare presque sèche; ou encore on l'applique à l'aide d'un tampon ou d'un linge légèrement exprimé, pour éviter que le liquide coule sur les parties voisines, et on détermine ainsi une prompte vésication; Mais, par ces moyens, il est très-difficile de circonscrire l'action de l'eau bouillante ; cette difficulté est levée par l'emploi du *marteau*, imaginé par Mayor (de Lausanne), et constituant un procédé aussi simple que commode.

On a un morceau de métal, un marteau quelconque qu'on plonge pendant cinq minutes dans l'eau bouillante, et qu'on applique ensuite aussitôt sur la peau pendant quelques secondes. On produit ainsi une cautérisation suffisamment intense, et qu'on peut apprécier par ce qu'on sait des effets ordinaires de l'eau en ébullition, mise au contact de la peau. Il y a rubéfaction de la peau, formation de phlyctènes, séparation de l'épiderme, et il reste une plaie plus ou moins longue à guérir, suivant l'intensité de la cautérisation. D'après Marjolin, ce procédé détermine une douleur moins vive, durant moins longtemps que la combustion du coton, et produit un effet beaucoup mieux limité.

Au reste, le marteau peut être chauffé à différents degrés faciles à déterminer exactement, en le plongeant dans de l'eau au-dessous de 100°; ou bien dans de l'eau bouillante pure ou chargée d'un sel, comme le chlorure de calcium, qui peut faire monter à 150° le degré de l'ébullition; ou, enfin, dans l'huile bouillante, qui arrive à plus de 300°. Mais comme on attaque les tissus par de larges surfaces à la fois, il y aurait du danger à appliquer le marteau à ces hautes températures

qui, d'ailleurs, ne sont pas nécessaires à l'effet thérapeutique qu'on cherche à obtenir par ce moyen. La chaleur de l'eau bouillante, ou tout
au plus la chaleur produite par l'ébullition d'une dissolution saline,
suffit pour produire une énergique action révulsive; et dans cette
limite, en variant le degré de chaleur, on peut à volonté produire
l'effet d'un moxa, d'un vésicatoire ou d'un simple sinapisme. A la
température de l'huile bouillante, le marteau Mayor ne déterminerait qu'une profonde brûlure; et, sans résultat utile, on tarerait le
sujet par des cicatrices ineffaçables.

Le marteau Mayor a été employé sur l'homme, comme vésicatoire, par le docteur Ant. Carlisle, qui s'est servi pour cela d'une
plaque de métal de grandeur variable, et qu'il mettait en contact avec
la partie préalablement recouverte de taffetas mouillé, après avoir
tenu cette plaque pendant cinq minutes dans l'eau bouillante; il
pressait ensuite trois, quatre ou dix secondes, suivant l'effet qu'il
voulait produire. Après dix secondes, il obtenait ainsi la rubéfaction
et la formation de l'ampoule.

Sur les animaux, c'est là un moyen facile et économique dont les
vétérinaires pourraient aussi souvent faire usage à titre de vésicatoires, notamment quand il y aurait lieu de joindre une révulsion
prompte à l'action pure et simple de la vésication. Seulement, il
peut se présenter des cas dans lesquels, vu la résistance plus grande
des tissus, la chaleur de l'eau bouillante pure ne soit pas suffisante;
c'est alors que, pour obtenir de ce moyen tout l'effet désirable, l'on
peut ajouter à l'eau des substances salines qui, en élevant son
degré d'ébullition, permettent d'agir plus efficacement sur la peau
moins sensible et plus épaisse des animaux. Les sels les plus convenables, dans ce cas, pour la facilité avec laquelle on peut se les
procurer, sont le sel marin, dont la dissolution concentrée bout à
108°, et le carbonate de potasse (lessif sec du commerce), dont la
dissolution bout à 135°. Cette dernière température est la plus élevée
dont on doive faire usage, et encore faut-il l'employer avec beaucoup de réserve pour ne pas laisser des tares trop défectueuses.
C'est ce qui résulte d'une série d'expériences que nous avons entreprises pour déterminer les règles de l'emploi pratique du marteau
Mayor chez les animaux.

Dans ces expériences, faites sur les chevaux et suivant le procédé
Carlisle, nous nous sommes servi, comme marteau, d'un cautère nummulaire ovalaire de 7 et 9 centimètres dans son petit et son grand dia-

mètre ; l'instrument était maintenu sept à huit minutes dans le liquide bouillant et appliqué sur la partie qui avait auparavant été recouverte d'un linge de fil mouillé dans l'eau tiède. Nous essayâmes ainsi l'eau pure et les dissolutions concentrées de sel marin et de carbonate de potasse, en variant, pour chaque liquide, le temps d'application du métal chaud depuis cinq, dix, quinze, vingt, etc., jusqu'à soixante secondes. Ces essais nous ont conduit aux résultats suivants :

Avec l'*eau pure* bouillante ou à 100°, on ne produit une véritable vésication que sur une peau fine et souple, et alors il faut tenir le marteau appliqué de quinze à vingt secondes pour produire un effet d'une certaine énergie. La cicatrisation est terminée au bout de trente à quarante jours et ne laisse qu'une tare peu sensible. En prolongeant l'application, le métal se refroidissant n'ajoute rien à l'effet produit à la surface de la peau, tandis que la chaleur, continuant de pénétrer, envahit le derme, le désorganise, et à la vésication, qui ne se produit pas toujours alors, s'ajoute une eschare plus ou moins large de la peau, laissant une cicatrice indélébile. Quand la peau est épaisse et dure, on n'obtient à aucun degré les ampoules caractéristiques de la vésication et seulement des eschares très-lentes à se former.

Avec la *dissolution de sel marin,* bouillant à 108°, on observe des effets analogues, mais plus marqués; un engorgement limité se manifeste à la partie soumise à l'action de la chaleur, et, sur une peau médiocrement fine, on obtient des phlyctènes en maintenant le cautère appliqué pendant quinze secondes. Sur une peau très-épaisse, on pourrait aller jusqu'à vingt secondes, mais jamais plus, si l'on ne veut pas laisser des traces indélébiles.

La *dissolution de carbonate de potasse*, qui ne bout qu'à 135°, produit des effets plus énergiques et ne doit être employée que sur les animaux qui ont la peau épaisse et dure. Le métal chauffé à cette température produit une vésication énergique quand il est appliqué seulement pendant cinq secondes. Maintenu pendant dix secondes, il produit une eschare d'une certaine épaisseur et une plaie pouvant encore se cicatriser en ne laissant qu'une trace peu apparente ; mais, au-delà, on n'a plus de vésication et seulement une brûlure intense à la suite de laquelle reste une cicatrice qui ne disparaît plus.

Tels sont, sommairement exposés, les résultats de nos essais; ils ne suffiront peut-être pas pour résoudre complètement la question

de l'emploi pratique du marteau Mayor chez les animaux domestiques; mais, en tous cas, ils pourront servir de guide pour de
nouvelles tentatives. En l'absence de tout autre élément de discussion, nous ne pouvions maintenant donner que des principes :
l'expérience et le temps les compléteront et les rectifieront s'il y a
lieu.

FIN DU PREMIER VOLUME.

TABLE DES MATIÈRES

DU PREMIER VOLUME.

PROLÉGOMÈNES.

SECTION PREMIÈRE.

MOYENS PROPRES A CONTENIR LES ANIMAUX PENDANT LA PRATIQUE DES OPÉRATIONS.

SECTION II.

GÉNÉRALITÉS CONCERNANT LA PRATIQUE CHIRURGICALE.

SECTION III.

ÉLÉMENTS DES OPÉRATIONS.

FIN DE LA TABLE DES MATIÈRES DU PREMIER VOLUME.

TABLE DES FIGURES

FIN DE LA TABLE DES FIGURES DU PREMIER VOLUME.

TABLE DES MATIÈRES

DE LA PREMIÈRE LIVRAISON.

TABLE DES MATIÈRES

DE LA DEUXIÈME LIVRAISON.